Tratado de Cirugía Bucal

CUARTA EDICION

Tratado de
CIRUGIA BUCAL

Dr. GUSTAV O. KRUGER

Catedrático de Cirugía Bucal y Director Asociado de Estudios de Posgrado, Escuela de Odontología, Georgetown University, Washington, D. C., Jefe del Personal Dental, Georgetown University Hospital, Washington, D. C.: Asesor, District of Columbia General Hospital, Washington, D. C.; Asesor, Veterans Administration Hospitals, Martinsburg, W. Va. y Washington, D. C.; United States Naval Dental School, Bethesda, Md., y Walter Reed Army Hospital, Washington, D. C.; Antiguo Decano, Public Health Service Clinical Cancer Training Committee (Dental), National Cancer Institute; Antiguo Decano, Review Commission on Advanced Education in Oral Surgery, Council on Dental Education; Antiguo Presidente, Middle Atlantic Society of Oral Surgeons; Diplomado y Antiguo Presidente, American Board of Oral Surgery.

Director Artístico

B. John Melloni

Traducido al español por DRA. GEORGINA GUERRERO

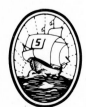

Interamericana

México – Argentina – España – Brasil – Colombia – Chile – Ecuador – Perú – Uruguay – Venezuela

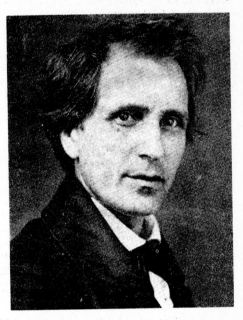

El primer cirujano bucal
de Estados Unidos

Colaboradores

DR. S. ELMER BEAR

Profesor y Decano, Departamento de Cirugía Bucal, Universidad Virginia Commonwealth y de la Escuela de Odontología del Medical College of Virginia; Director de la División de Cirugía bucal, Medical College of Virginia Hospital, Richmond, Virginia; Asesor del Hospital Naval de Estados Unidos en Portsmouth, Virginia, y McGuire Veterans Hospital, Richmond, Virginia; Vocal de House of Delegates y antiguo Presidente de la American Society of Oral Surgeons; Diplomado de la American Board of Oral Surgery.

DR. PHILIP J. BOYNE

Decano y profesor de Cirugía Bucal, Escuela de Odontología de la Universidad de Texas, San Antonio, Texas; Catedrático de Cirugía Bucal, Universidad de Texas, Medical School, San Antonio, Texas; Presidente de la American Institute of Oral Biology; Capitán retirado del United States Navy Dental Corps; Diplomado del American Board of Oral Surgery; Asistente de los Consejos de la American Dental Association sobre Educación Dental y Servicios Dentales para Hospitales; Asesor para la Oficina Central de la Veterans Administration, y los Hospitales Veterans Administration en Los Angeles, Sepulveda y Long Beach, California; Miembro del Merit Review Board en Biología Bucal para la Veterans Administration; Asesor de los Hospitales Navales de Estados Unidos en Long Beach, Oakland y San diego, California; Miembro del Comité de Investigación de la American Society of Oral Surgeons; Editor de la sección de investigación del Journal of Oral Surgery; Miembro del Editorial Board of Oral Surgery; Oral Medicine y Oral Pathology, y del International Journal of Oral Surgery; Antiguo Director Asistente y Decano de la Sección de Cirugía en U.C.L.A. Escuela de Odontología, Los Angeles, California; antiguo Profesor de Cirugía Bucal, U.C.L.A., Escuela de Odontología, U.C.L.A., Escuela de Medicina, Los Angeles, California.

DR. JACK B. CALDWELL

Coronel del Cuerpo Dental del Ejército de Estados Unidos (Retirado); Personal Visitante de Cirugía Bucal, Denver General Hospital, Denver, Colorado; Asesor de Cirugía Bucal, Hospital General de Fitzsimons y Veterans Administration Hospital, Denver, Colorado; antiguo Jefe de Servicio Dental en el Second General Hospital y Asistente de Cirugía Bucal al Cirujano en Jefe del Ejército de Estados Unidos en Europa; Antiguo Profesor Visitante del College of Physicians and Surgeons, Escuela de Odontología, San Francisco,

California; Antiguo Miembro del personal del Army Medical Service Graduate School, Walter Reed Army Medical Center, Washington, D. C.; Antiguo Jefe de Cirugía Bucal, Hospital General de Walter Reed, Washington, D. C. Fitzsimons General Hospital, Denver, Colorado y del Letterman General Hospital, San Francisco, California; Diplomado y Antiguo Presidente de la American Board of Oral Surgery.

DR. JAMES R. CAMERON†

Profesor Emérito de Cirugía Bucal de la Escuela de Odontología de la Universidad de Temple, Filadelfia, Pensilvania; Profesor Emérito de Cirugía Bucal y Antiguo Director del Curso de Cirugía Bucal de la Graduate School of Medicine, University of Pennsylvania, Filadelfia, Pensilvania; Fundador y Jefe del Servicio de Cirugía Bucal del Pennsylvania Hospital, Filadelfia, Pennsylvania; de 1916 a 1950; Consultante de Cirugía Bucal del Pennsylvania Hospital y United States Naval Hospital en Filadelfia, Pensilvania; y del Valley Forge Army Hospital, Phoenixville, Pa., Antiguo Presidente del American Board of Oral Surgery y American Society of Oral Surgeons; Diplomado del American Board of Oral Surgery.

DR. DONALD E. COOKSEY

Profesor de Cirugía bucal, Escuela de Odontología de la University of Southern California, Los Angeles, California; Capitán del United States Navy Dental Corps (Retirado); Antiguo Oficial en mando de la United States Navy Dental Clinic, Yokosuka, Japón; Jefe de los Servicios Clínicos, Jefe de la División de Cirugía Bucal e Instructor–Asesor en Cirugía Bucal de la United States Naval Dental School, National Naval Medical Center, Bethesda, Md.; Conferenciante invitado de la Universidad de Pensilvania, Filadelfia, Pensilvania y de la Georgetown University, Washington, D. C.; Diplomado y Antiguo Presidente, de la American Board of Oral Surgery.

DR. ROY C. GERHARD

Coronel del United States Army Dental Corps (Retirado); Antiguo Jefe de Cirugía bucal y Director del Residency Training Program, Walter Reed Army Hospital; Antiguo Asesor en Cirugía Bucal de la First United States Army; Conferenciante Invitado de la Graduate School of Dentistry, Howard University; Antiguo Jefe de Servicio Dental, del

† Fallecido

102avo Destacamento Médico en Munich, Alemania; Antiguo Consultante de Cirugía bucal, Area de Servicio Médico de Munich, Munich, Alemania; Antiguo Asistente del Zahnaertzliches Institut, Zurich, Suiza; Diplomado del American Board of Oral Surgery, Miembro de la American Society of Oral Surgeons.

DR. JOHN M. GREGG

Catedrático asociado de Cirugía Bucal, e Investigador Principal del Dental Research Center, The University of North Carolina, Chapel Hill, N. C.; Premio Edward H. Hatton de la International Association for Dental Research, 1963; Premio de Investigación de la American Society of Oral Surgeons, 1970; Diplomado del Michigan State Board of Oral Surgery.

DR. LOUIS H. GUERNSEY

Coronel del United States Army Dental Corps; Jefe del Departamento de Odontología, Jefe del Departamento de Cirugía Bucal del Walter Reed General Hospital, Washington, D. C.; Asesor en Cirugía Bucal del Cirujano General del Ejército de Estados Unidos, Personal Asesor de Cirugía Bucal del Washington Hospital Center, Washington, D. C.; Diplomado del American Board of Oral Surgery.

DR. MERLE L. HALE

Catedrático de Cirugía Bucal, Universidad de Iowa, Escuela de Odontología; Jefe de Cirugía Bucal y Departamento Dental, de los Hospitales de la Universidad de Iowa; Profesor Clínico de Cirugía Bucal del Colegio de Medicina de Iowa City, Iowa; Asesor en Cirugía Bucal en el Hospital Veterans Administration, Iowa City, Iowa; Editor de la Sección de Cirugía Bucal del Year Book of Dentistry; Diplomado del American Board of Oral Surgery; Asesor Nacional en Cirugía Bucal al Cirujano General de la Fuerza Aérea de Estados Unidos.

DR. JAMES R. HAYWARD

Profesor de Cirugía Bucal, Escuela de Odontología de la Universidad de Michigan, y Escuela Médica en Ann Arbor, Michigan; Director de la Sección de Cirugía Bucal, Hospital de la Universidad de Michigan, Ann Arbor, Michigan; Diplomado y Antiguo Presidente del American Board of Oral Surgery; Antiguo Presidente de la American Sociey of Oral Surgeons; Antiguo Editor del Journal of Oral Surgery.

DR. FRED A. HENNY

Diplomado y Miembro del Consejo de Directores de la American Board of Oral Surgery; Antiguo Jefe de División de Odontología y Cirugía Bucal del Hospital Henry Ford, Detroit, Michigan; Antiguo Presidente de la Asociación Internacional de Cirujanos Bucales; Antiguo Editor del Journal of Oral Surgery, Antiguo Presidente de la American Society of Oral Surgery, Consultante en Cirugía Bucal del Veterans Administration Hospital en Dearborn, Michigan.

DR. EDWARD C. HINDS

Catedrático de Cirugía en la Universidad de Texas, Escuela de Odontología, Houston, Texas; Jefe de Servicios Dentales, del Hospital General Ben Taub, Hospital Metodista, y Hospital M. D. Anderson, así como del Tumor Institute, Houston, Texas; Asesor Nacional del Cirujano General de la Fuerza Aérea de Estados Unidos de 1964 a 1969; Asesor del Veterans Administration Hospital en Houston, Texas, del William Beaumont Army Hospital, El Paso, Texas, del Wilford Hall Air Force Hospital, San Antonio, Texas; Asesor en Cirugía Bucal para el Central Office, Veterans Administration; Diplomado de la American Board of Oral Surgery; Diplomado de la American Board of Surgery.

DR. GUSTAV O. KRUGER

Profesor de Cirugía bucal y Decano Asociado para estudios de Posgrado, Georgetown University, Escuela de Odontología, Washington, D. C.; Jefe del Personal Dental del Hospital de Georgetown University, Washington, D. C.; Asesor del Hospital General District of Columbia, Washington, D. C., Asesor de los Hospitales de Veterans Administration en Martinsburg, W. Va., y Washington, D. C., Escuela Dental Naval de Estados Unidos, Bethesda, Md., y Hospital del Ejército Walter Reed en Washington, D. C.; Antiguo Director del United States Public Health Service Clinical Cancer Training Committee (Dental) del National Cancer Institute; Antiguo Decano de la Review Commission on Advanced Education in Oral Surgery del Council on Dental Education; Antiguo Presidente de la Middle Atlantic Society of Oral Surgeons; Diplomado y Antiguo Presidente del American Board of Oral Surgery.

DR. CLAUDE S. LA DOW

Director y catedrático, Departamento de Cirugía Bucal, Escuela de Medicina Dental de la Universidad de Pensilvania, Filadelfia, Pensilvania; Jefe de Odontología y Cirugía Bucal, Centro Médico Presbiteriano, Universidad de Pensilvania; Jefe Visitante, de Cirugía Bucal del Hospital General de Filadelfia; Jefe de Odontología y Cirugía Bucal en el Hospital Lankenau, Filadelfia, Pensilvania; Asesor en Fort Dix, N. J.; Hospital Paoli Memorial en Paoli, Pensilvania, y Hospital Veterans Administration en Filadelfia, Pensilvania; Diplomado y Antiguo Presidente de la American Board of Oral Surgery.

DR. THEODORE A. LESNEY

Capitán del Cuerpo Dental, Marina de Estados Unidos (Retirado); Antiguo Jefe del Servicio Dental Jefe de Cirugía Bucal y Asesor-Instructor en los Programas de Residencia e Internos en los siguientes Hospitales Navales; Great Lakes, Ill., Portsmouth, Va., San Diego, California y la Escuela Dental Naval, Centro Médico Naval Nacional, en Bethesda, Diplomado del American Board of Oral Surgery.

DR. SANFORD M. MOOSE

Profesor Clínico Emérito de Cirugía Bucal en la Escuela de Odontología, Universidad del Pacífico, San Francisco, Cali-

fornia; Asesor Civil Especial en Cirugía Maxilofacial al Ciru-
jano General del Ejército de Estados Unidos; Consultante en
el Central Office, Veterans Administration, Consultante en
Cirugía Bucal y Miembro del Profesorado, Programas de
entrenamiento de Posgrado del Hospital General Letter-
man, San Francisco, California; Antiguo Asesor en Cirugía
Bucal en el Hospital Veterans Administration, Palo Alto,
California; Hospital Veterans en Livermore, California y
Hospital de United States Public Health Service, San
Francisco, California; Antiguo Jefe de Cirugía Bucal en el
Hospital Mount Zion, San Francisco, California; Personal de
Cirugía Bucal del Hospital Península, Burlingame, Califor-
nia; Personal de Cirugía Bucal Hospital Mills Memorial, San
Mateo, California; Miembro de la International Association
of Oral Surgeons; Diplomado de la American Board of Oral
Surgery.

DR. EDWARD R. MOPSIK

Profesor Adjunto de Cirugía Bucal en la Escuela de Odontología de la Universidad de Georgetown, Washington, D. C.;
Asesor del Hospital General del Distrito de Columbia, Washington, D. C.; Diplomado de la American Board of Oral
Surgeons.

DR. JAMES A. O'BRIEN

Diplomado y Miembro del Comité Consultante del American Board of Oral Surgeons.

DR. LEROY W. PETERSON

Catedrático de Cirugía Bucal de la Escuela de Odontología
de la Universidad de Washington, San Luis, Misuri; Asesor en
Cirugía Bucal en el Hospital Veterans Administration, San
Luis Misuri; Asesor del Council on Dental Education de la
American Dental Association; Fundador y Miembro de la
International Association of Oral Surgeons; Antiguo Presi-
dente de la American Society of Oral Surgeons; Diplomado
del American Board of Oral Surgeons; Presidente de la
American Association of Hospital Dentists.

DR. DONALD C. REYNOLDS

Profesor Asociado de Cirugía Bucal en la Escuela de Odon-
tología de la Universidad de Georgetown, Washington, D.
C.; Consultante del Hospital General del Distrito de Co-
lumbia, Washington, D. C., y de los Hospitales de Veterans
Administration en W. Va., Martinsburg y Washington, D.
C.; Asesor del National Naval Medical Center, Bethesda,
Md.; Diplomado de la American Board of Oral Surgery.

DR. QUENTIN ROYER †

Antiguo Asesor de la Sección de Odontología y Cirugía
Bucal de la Mayo Clinic, Rochester Minn; Antiguo Profesor

† Fallecido

Adjunto en Odontología de la Fundación Mayo, Escuela de
Posgrado de la Universidad de Minnesota, Rochester, Minn;
Diplomado y Antiguo Presidente de la American Board of
Oral Surgery.

DR. ROBERT B. SHIRA

Director y Catedrático de Cirugía Bucal, Universidad de
Tufts, Escuela de Medicina Dental en Boston, Mass.; Antiguo Mayor General del Ejército de Estados Unidos, y Jefe
del Army Dental Corps; Profesor Visitante de Cirugía Bucal
del Colegio de Médicos y Cirujanos, Escuela de Odontología, Universidad del Pacífico en San Francisco, California;
Conferenciante en Cirugía bucal, en la Escuela de Odontología de la Universidad de Pensilvania, Filadelfia, Pensilvania;
Antiguo Presidente de la Escuela de Odontología en Filadelfia, Pensilvania; Antiguo Presidente de la American Society
of Oral Surgeons; Antiguo Decano del Council on Dental
Therapeutics de la American Dental Association; Diplomado y Vicepresidente de la American Board of Oral Surgery; Editor del Journal of Oral Surgery, Oral Medicine, y
Oral Pathology.

DR. DANIEL GORDON WALKER

Catedrático Asociado Clínico de la Universidad de Texas,
Medical Branch, Houston, Texas; Profesor Asociado Clínico
en Cirugía de la Escuela de Odontología de la Universidad de
Texas; Jefe del Servicio de Cirugía Maxilofacial, del Hospital
de Centro Diagnóstico de Houston, Texas; Asesor del Veterans Administration Hospital en Houston, Texas; Asesor,
del Texas Children's Hospital en Houston, Texas, Editor de
la Sección del Journal of Oral Surgery, Antiguo Jefe de
Cirugía Bucal, en el Hospital Keesler Air Force Base Ala
núm. 3380; Antiguo Jefe de Cirugía Bucal del Memorial
Hospital System, Houston, Texas; Antiguo Presidente de la
Southwest Society of Oral Surgeons; Antiguo Miembro de la
American Board of Oral Surgery Advisory Committee; Antiguo Asesor de la Council of Dental Education de la American Dental Associaton; Diplomado de la American Board of
Oral Surgery.

DR. PHILLIP EARLE WILLIAMS

Miembro del Profesorado de la Escuela Dental de Baylor y
de la Southwestern Medical School de la Universidad de
Texas, Dallas, Texas; Antiguo Primer Vicepresidente de la
American Dental Association; Director de la American So-
ciety of Oral Surgery; Presidente electo del American Co-
llege of Dentists; Diplomado y Antiguo Presidente de la
American Board of Oral Surgery; Presidente de la Texas
Dental Association.

Prefacio

Este texto se escribió teniendo presentes los propósitos: 1) dar una descripción precisa de los procedimientos y tendencias actuales en todas las áreas de la cirugía bucal y 2) presentar el tema de la cirugía bucal en la secuencia presentada a estudiantes los cursos de la carrera.

La primera edición se publicó en 1959. Reflejaba la filosofía y práctica de ese momento. Los considerables avances en técnica y materiales desde esa época han sido descritos en revisiones actuales y anteriores. Los ejemplos incluyen conceptos inmunológicos, asociados con trasplante de tejidos; avances en el cuidado de defectos adquiridos; adiciones en el tratamiento de deformaciones de desarrollo; refinamientos en cirugía preprotética; mejoras en armamentario, materiales, antibióticos y agentes farmacológicos y mejor comprensión de los problemas nerviosos. Esta edición refleja los cambios actuales en filosofía, práctica y pedagogía.

Este libro se diseña para ajustarse a las necesidades del estudiante de licenciatura, pero los odontólogos generales, internos, residentes, cirujanos bucales y otros especialistas, también encontrarán utilidad en él. Se ha hecho hincapié en los fundamentos básicos del discernimiento y técnica. Incluso si el lector no va a realizar todos los procedimientos quirúrgicos descritos, deberá tener una idea clara de qué se hace y cómo se hace.

Hemos añadido un capítulo sobre cuidados preoperatorio y posoperatorio en la cuarta edición para recoger información relacionada a esta área tan importante. He tenido la satisfacción de recibir autores nuevos que han vuelto a escribir totalmente capítulos sobre cirugía preprotética, infecciones especiales y trastornos nerviosos de la región maxilofacial. El capítulo sobre deformaciones de desarrollo ha sido extensamente revisado por su autor, quien ha añadido un nuevo colaborador para conceder atención especial a los procedimientos intrabucales. El capítulo sobre trasplante tisular ha sido escrito de nuevo por su autor. Otros capítulos han sido cuidadosamente revisados y se han hecho los cambios apropiados, incluyendo nuevas ilustraciones y dibujos.

Hemos seleccionado los colaboradores por su competencia en el campo. Cada uno ha dedicado sus esfuerzos a un capítulo. A ellos se debe cualquier mérito que obtenga este trabajo. Sin excepción, han sido extremadamente generosos con su tiempo y esfuerzo.

Quiero agradecer a B. John Melloni, Director de la Medical-Dental Communications, Georgetown University Medical Center, por su soberbio trabajo de arte y generosa ayuda. Los miembros de su departamento que han secundado admirablemente las nuevas ilustraciones en esta edición incluyen a Nelva Bonucchi, Jane Gilmore, Jane Hurd, Peter Stone, y Bernard Salb, Jefe de Fotografía.

GUSTAV O. KRUGER

Indice

1

Bases de la cirugía

JAMES R. CAMERON

Las bases de la cirugía general son igualmente aplicables a la cirugía bucal. En el año de 1864 la cirugía bucal, como especialidad de la odontología, fue incluida en el plan de estudios de la Escuela de Odontología de Filadelfia, actualmente Escuela de Odontología de la Universidad de Temple. Al mejorar la educación dental, la práctica de la cirugía bucal se ha vuelto más importante y requiere mayor entrenamiento del que se recibe en las escuelas dentales. La definición de la cirugía bucal formulada por el Consejo Norteamericano de Cirugía Bucal y aceptada por el Board of Trustees y el House of Delegates de la Asociación Médica Americana es la siguiente:

Cirugía bucal es la parte de la odontología que trata del diagnóstico y del tratamiento quirúrgico y coadyuvante de las enfermedades, traumatismos y defectos de los maxilares, mandíbula y regiones adyacentes.

Un estudio cuidadoso de esta definición daría a entender al clínico la necesidad de estudio especial de los principios quirúrgicos y de la formación de un buen discernimiento quirúrgico. Los cursos de ciencias básicas que se imparten en escuelas dentales, seguidos de un internado en cirugía bucal, están preparando un cirujano bucal capaz de practicar inteligentemente esta especialidad en toda su extensión.

Un cirujano capaz es aquel cuya destreza manual se basa en conocimientos fundamentales de anatomía, fisiología y de los estados patológicos más frecuentes. En todos los campos de la cirugía bucal es esencial el diagnóstico correcto. Hay solamente un diagnóstico, el exacto, mientras que pueden emplearse distintos métodos de tratamiento, cada uno con resultados satisfactorios. Para llegar a un diagnóstico el clínico utiliza todos sus conocimientos y experiencias y, por un proceso de eliminación, llega a ciertas conclusiones. Debe ver al paciente como una totalidad, pero concentrarse en la región del padecimiento

como si estuviera hecha de vidrio. Viendo así la anatomía normal y pensando en términos de los cambios estructurales que pueden ocurrir en esa parte del cuerpo, debe educar sus dedos para descubrir las anormalidades de estructura e interpretarlas en estados patológicos o traumatismos. Una historia médica adecuada muchas veces lleva a una conclusión correcta.

HISTORIA CLINICA

Una historia clínica adecuada deberá contener la siguiente información:

Molestia principal (MP). Se registran sucintamente los síntomas presentados por el paciente y su duración.

Padecimiento actual (PA). La descripción que hace el paciente de su padecimiento nos facilita datos importantes acerca de la importancia relativa de los síntomas. El paciente rara vez describe su padecimiento clara, concisa y cronológicamente; cómo empezó y cómo ha evolucionado. Tampoco describe adecuadamente los síntomas en lo que respecta a la localización, tipo, regiones de irradiación, duración, relación con otras funciones, respuesta a las medicinas domésticas o prescritas y el estado actual.

Antecedentes (A). Nos informan sobre las enfermedades y traumatismos anteriores. Se especifica en detalle el tiempo de iniciación, duración, complicaciones, secuelas, tratamiento, lugar de tratamiento, nombre del médico que lo atendió. Ejemplos importantes de estas enfermedades son: reumatismo, tuberculosis, neumonía, enfermedades venéreas y tendencias hemorrágicas.

Historia social y ocupacional. En algunos casos, debido a la naturaleza de la enfermedad actual, se necesita el conocimiento detallado del estado económico y emocional del paciente, y de su ocupación (número y tipo de trabajos, clase del trabajo actual, exposición a agentes tóxicos y

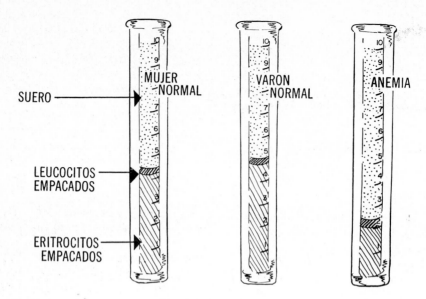

SUERO

MUJER NORMAL

VARON NORMAL

ANEMIA

LEUCOCITOS EMPACADOS

ERITROCITOS EMPACADOS

Fig. 1-1. Hematócrito.

signos profesionales, es decir, ventilación, temperatura e iluminación).

Historia familiar (HF). Esta nos da la oportunidad de valorar las tendencias hereditarias del paciente o las posibilidades de adquirir la enfermedad dentro de su propia familia. Ejemplos: cáncer (tipo y origen), diabetes, artritis, enfermedades vasculares (hipertensión, crisis cardiacas, enfermedad renal), enfermedades de la sangre (hemofilia, anemia perniciosa), estados alérgicos (asma, fiebre del heno), e infecciones (tuberculosis, fiebre reumática).

Hábitos. Esto informa del método de vida del paciente: sueño, dieta o ingestión de líquidos. Hay que registrar cuidadosamente las medicinas que está tomando o que ha tomado. Por ejemplo: analgésicos, estimulantes, vitaminas, tranquilizadores, sedantes, narcóticos, medicinas prescritas (digital, cortisona) y, en particular, la reacción a los antibióticos, sulfonamidas, sedantes u otras medicinas.

Cuando hay alguna duda, debido a la historia obtenida, se debe consultar al médico de cabecera para valorar las condiciones físicas del paciente.

Algunos exámenes de laboratorio pueden ser útiles para establecer el diagnóstico.

ANALISIS DE LABORATORIO

Estos son útiles al cirujano bucal y le ayudarán a obtener un diagnóstico correcto. La radiografía, algunas veces, nos da información que no podemos obtener por medio de la inspección, palpación o auscultación. Además de las radiografías periapicales se pueden tomar radiografías oclusales, topográficas, laterales o posteroanteriores.

El examen sistemático de la sangre y de la orina algunas veces nos revela estados que pueden complicar el procedimiento quirúrgico. Por ejemplo, la glucosuria debe tratarse antes de emprender la operación. Debe ser sistemático el examen de la sangre y de la orina de todos los pacientes que se vayan a internar en el hospital. El examen de la sangre debe incluir valor hematócrito y cuenta de leucocitos. Esto se pide comúnmente como examen completo de la sangre. El número normal de leucocitos está dentro de 4 000 y 6 000 células por 100 cm^3 de sangre. No sólo se anota el número de leucocitos, en lo que respecta a aumento o disminución, sino también el porcentaje; normalmente hay 60 a 70 por 100 de leucocitos polimorfonucleares, 20 a 30 por 100 de linfocitos, 4 a 5 por 100 de monocitos, 1 por 100 de eosinófilos y 0.5 de basófilos. Si se sospechan anormalidades en estas relaciones, se debe consultar con el médico. Los leucocitos polimorfonucleares tienden a aumentar en estados inflamatorios agudos y después de traumatismos. En la osteomielitis de los maxilares y de la mandíbula, los monocitos tienden a aumentar.

El hematócrito (fig. 1-1), nos presenta un índice excelente del volumen de los glóbulos rojos. El volumen de la sedimentación de los glóbulos rojos se expresa en porcentaje después de que la sangre ha sido centrifugada. Si hay 2 ml de glóbulos rojos sedimentados en el tubo que contiene 4 ml de sangre entonces el hematócrito es de 50. La cifra normal para los hombres es de 40 a 50; para las mujeres de 35 a 45. Un paciente con valor hematócrito bajo debe recibir atención médica inmediata, ya que puede necesitar transfusiones. Un hematócrito alto posiblemente es causado por la policitemia. El hematócrito es superior al examen de hemoglobina en los pacientes quirúrgicos, ya que este último se halla sujeto a errores que no se encuentran en el hematócrito.

Puede ser indispensable llevar a cabo otras pruebas de laboratorio, según las necesidades del paciente. Así, un paciente que ha presentado hemorragia prolongada después de la extracción puede exigir otras pruebas, como tiempo de sangrado, de coagulación y de protrombina. Las pruebas de sangrado y de coagulación pueden llevarse a cabo en el consultorio dental. El método de Duke para el tiempo de sangrado se hace con una pequeña incisión en el lóbulo de la oreja, con una aguja o punta de bisturí. Cada 30 segundos la sangre se recoge con un pedazo de papel absorbente. El tiempo normal de sangrado es de unos 3 minutos.

Para determinar el tiempo de coagulación se colocan varias gotas de sangre en un portaobjetos y cada minuto se pasa una aguja a través de una o dos gotas. Cuando la fibrina se adhiere a la aguja, la coagulación se ha llevado a cabo. El tiempo normal es de siete minutos, o menos.

El tiempo normal de protrombina (método de Quick) puede variar de 9 a 30 segundos, según la actividad de una de las soluciones (tromboplastina) que se utiliza en el laboratorio. Cada 48 horas se establece una norma para la solución de tromboplastina. Los tiempos de protrombina varían de un laboratorio a otro, pero pueden estar dentro de las cifras normales establecidas para cada laboratorio.

ASEPSIA

Como en cualquier campo de la cirugía, las bases de la asepsia se aplican a la cirugía bucal, pero el uso de los antibióticos y el mejoramiento de los métodos de anestesia, tanto local como general, han revolucionado la práctica de la cirugía bucal. Muchos procedimientos quirúrgicos que una vez fueron considerados como problemáticos, pueden ahora llevarse a cabo con éxito gracias a la seguridad de la anestesia, a la terapéu-

tica antibiótica y al conocimiento del equilibrio de los líquidos. El uso de los antibióticos no debe disminuir el cuidado meticuloso en la asepsia, ya que la infección de una herida puede acarrear el fracaso completo de la operación o, cuando menos, prolongar el proceso de curación.

La cavidad bucal nunca está quirúrgicamente limpia. Sin embargo, se puede evitar la mayor parte de la contaminación antes de la intervención. Antes de cualquier operación, aun una extracción sencilla, la boca debe limpiarse bien o aplicarse Mercresin en toda la cavidad bucal y la lengua. Todos los instrumentos deben ser esterilizados y colocados en una charola cubierta por una toalla estéril. En la región operada sólo deben introducirse gasas o esponjas estériles. Las manos del operador deben estar limpias. Las manos, y los brazos hasta los codos, deben cepillarse cuidadosamente con agua y jabón y se debe dar atención especial a la uñas. En la cirugía es costumbre cepillar las manos y los brazos hasta los codos diez minutos, enjuagándose frecuentemente con agua corriente, después de lo cual las manos y los brazos se lavan con alcohol antes de ponerse la bata estéril, que abrochará la enfermera. En cirugía mayor de la boca todos los campos deben ser estériles, y el operador y sus ayudantes deben llevar cubrebocas, gorros, batas y guantes de hule también estériles.

El cirujano diferencia entre la limpieza cotidiana de su persona (limpieza social) y la limpieza quirúrgica antes de la operación. La infección es el factor más frecuente del fracaso del hecho quirúrgico.

Aunque el cirujano no sea responsable de la infección que se encuentra en una región, sí lo es de la que pueda introducir en la herida. El cirujano y sus ayudantes esterilizan el campo operatorio y los instrumentos por medio del calor, substancias químicas y fármacos que poseen propiedades antisépticas, germicidas o bactericidas. La cirugía aséptica es aquella que está libre de toda infección o contaminación por instrumentos o materiales empleados al operar.

Es mejor esterilizar las agujas hipodérmicas en autoclave que en soluciones. Las operaciones extrabucales requieren una limpieza cuidadosa de la piel, más allá del campo operatorio. Los pacientes masculinos deben ser rasurados antes de la limpieza de la piel. El primer paso en la preparación de la piel es lavarla completamente con gasa empapada en éter; después se lava con alcohol y, finalmente, toda la zona operatoria se pinta con tintura de Mercresin. Se colocan los campos y toallas estériles dejando solamente expuesto el campo operatorio. Es esencial una buena luz enfocada en el campo operatorio; una vez que el operador y sus ayudantes se han puesto los cubrebocas, gorros, batas y guantes, no deben tocar nada fuera del campo operatorio estéril.

CIRUGIA ATRAUMATICA

Uno de los principios básicos de la cirugía es que el manejo de los tejidos debe hacerse con un mínimo de traumatismo. El manejo cuidadoso de los tejidos, que están compuestos por infinidad de células, ayuda a la reparación y curación de las estructuras sometidas a los instrumentos quirúrgicos. Los tejidos lacerados y rotos tienden a perder vitalidad y se vuelven necróticos; esto favorece la infección y retarda la curación. Todas las operaciones quirúrgicas deben ser planeadas de antemano para minimizar el traumatismo. En la cirugía bucal se utilizan comúnmente colgajos de diferentes formas, en las diversas regiones. Existen tres principios fundamentales en lo que se refiere a la utilización de colgajos.

1. Debe conservarse el aporte sanguíneo del colgajo.
2. El diseño del colgajo debe permitir su separación del campo operatorio.
3. El diseño debe permitir que el colgajo cubra completamente el campo operatorio y que pueda retenerse por suturas sin tensión cuando regresa a su sitio original.

INFECCION

La infección está influida por: 1) la virulencia de los gérmenes, 2) el número de los gérmenes, 3) la resistencia del huésped. Cuando se opera en una herida infectada y con pus es aconsejable canalizar al cerrarla. Esto puede hacerse de varias maneras:

1. La canalización de Penrose, con gasa dentro de un tubo de hule delgado de varios tamaños.
2. Dique de caucho de longitud y anchura apropiados.
3. Tubos de hule biselados en la punta que se inserta y perforados en sus lados.
4. Gasa yodoformada al 5 por 100 de anchuras variables.

La canalización se introduce en la herida o en la cavidad del absceso para facilitar la salida del material infectado en las profundidades de la herida. Fuera de la superficie de la herida se deja una parte para que la canalización no se pierda y para facilitar su remoción. El dique de caucho y el tubo de hule deben tener en su porción externa un alfiler de seguridad para evitar que se pierda dentro de la herida.

La canalización debe cambiarse diariamente, según la cantidad de pus expulsado. Si al quitar la primera canalización no se encuentra exceso de pus, no hay necesidad de poner una nueva y se deja que la herida cierre. Las canalizaciones intrabucales se cambian o se retiran en uno o tres días. Las excepciones son las heridas abiertas grandes, en las que el apósito, que generalmente es gasa, se utiliza más como taponamiento que como canalización. Por ejemplo, cavidades quísticas intrabucales grandes, osteomielitis o seno maxilar con una abertura grande. No se debe confundir la canalización con el taponamiento. La canalización facilita el paso del pus desde las profundidades de la herida hasta la superficie, mientras que el taponamiento es el apósito que se coloca con presión sobre una herida. El taponamiento puede utilizarse para controlar la hemorragia o para mantener abierta una herida hasta que la cicatrización haya prosperado. La gasa yodoformada al 5 por 100, de anchura variable, es el material más comúnmente usado para taponar.

MATERIAL DE SUTURA

El cirujano bucal utiliza muchos materiales de sutura (figs. 1-2 a 1-4). El más usado para cerrar incisiones intrabucales es el hilo de seda negro, de tamaño apropiado. El hilo de seda negro estéril llena todos los requisitos de la sutura intrabucal. No irrita la lengua y su color se distingue perfectamente para poder retirarlo fácilmente. Este material no es caro.

Para cerrar las incisiones intrabucales son preferibles los puntos separados a la sutura continua, pues los primeros pueden quitarse fácilmente sin perturbar toda la línea de sutura.

Las incisiones externas de la cara se cierran con material fino, generalmente nilón número 3-0, en una aguja sin ojo. Estas incisiones pueden cerrarse con puntos separados o puntos de colchonero. Las suturas subcutáneas tienen ciertas ventajas estéticas, pero son inconvenientes cuando hay que abrir una incisión para dejar salir un exudado seroso.

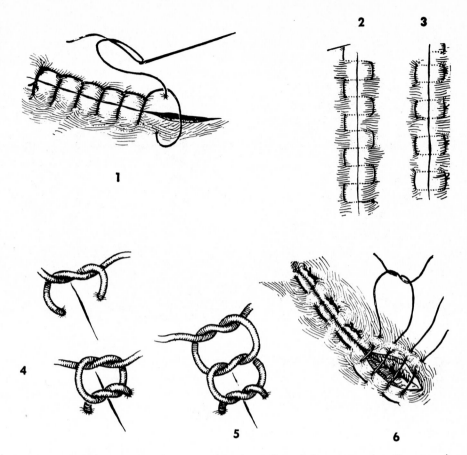

Fig. 1-2. Técnicas de sutura: 1, la sutura de manta o de nudo continuo; 2, la sutura continua; 3, puntos de colchonero interrumpidos; 4, método de colocar el primero y segundo medios nudos en el nudo cuadrado o auténtico; 5, nudo cuadrado reforzado por un tercer medio nudo; 6, sutura de colchonero interrumpida tipo Halsted. (Cortesía de Ethicon, Inc., Somerville, N. J.)

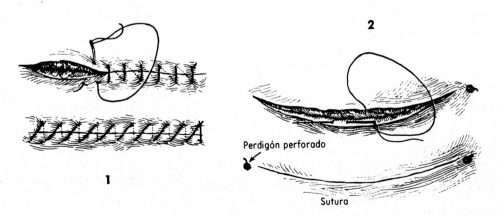

Fig. 1-3. Técnicas de sutura: 1, dos métodos de suturas para cerrar, externas y continuas; 2, sutura intradérmica para cierre de incisión en piel. Se usa un balín perforado para anclar la sutura. (Cortesía de Ethicon, Inc., Somerville, N. J.)

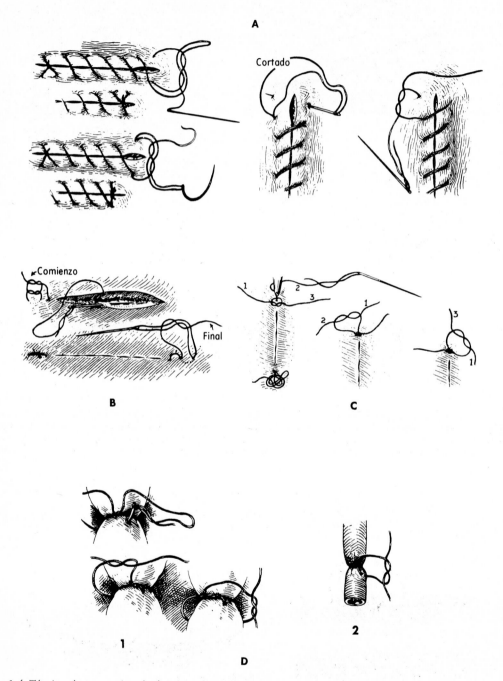

Fig. 1-4. Técnicas de sutura. A, métodos para rematar las suturas continuas. Se demuestra en el grabado la manera de asegurar las suturas sencillas y dobles. Nótese el método de cortar un hilo para evitar el grosor doble del nudo. B, manera de iniciar la sutura intradérmica colocando un nudo de cirujano a un lado de la incisión. C, método para terminar la sutura intradérmica continua por medio de un nudo de sostén alrededor del extremo del mismo hilo de la sutura. D, ligaduras de transfixión para evitar el deslizamiento; 1, ligadura de transfixión de un pedículo; 2, método para colocar una ligadura de transfixión en un vaso. (Cortesía de Ethicon, Inc., Somerville, N. J.)

LIGADURAS

La ligadura de los vasos seccionados generalmente se hace con catgut sencillo. El grosor del catgut depende del calibre del vaso que se va a ligar (figs 1-5 a 1-8). Los vasos pequeños pueden ser ligados con catgut número 2-0. Los vasos más grandes, como la arteria facial externa, se ligan con catgut crómico. Para aproximar los músculos seccionados se utiliza el catgut número 3-0. El músculo seccionado puede aproximarse y suturarse por puntos separados o sutura continua, según su localización.

AGUJAS

La aguja curva de borde cortante, del tamaño de una moneda de diez centavos, se utiliza en la

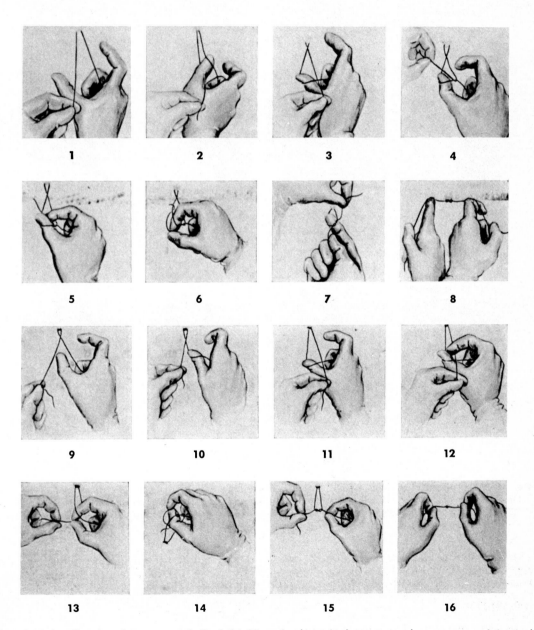

Fig. 1-5. Nudo utilizando ambas manos (según Partipilo). Nota: el nudo con las dos manos puede empezarse con la izquierda o con la derecha. (Cortesía de Ethicon, Inc., Somerville, N. J.)

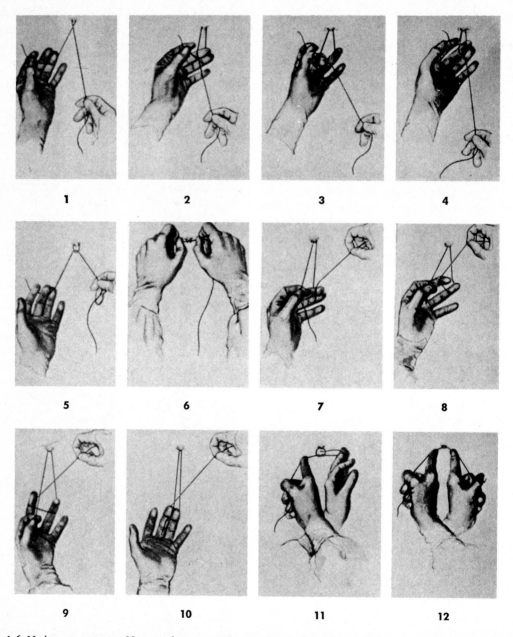

Fig. 1-6. Nudo con una mano. Nota: aquí se muestra la mano izquierda empezando el nudo con el extremo corto de la ligadura. Se puede utilizar cualquier mano para este primer paso. (Cortesía de Ethicon, Inc., Somerville, N. J.)

sutura intrabucal. Hay diferentes numeraciones, según la fábrica que las hace. La aguja con un borde cortante es preferible a la redonda lisa.

APOSITOS

Se prefiere la gasa al algodón. La gasa es de diferentes tamaños, según la localización del campo operatorio. Puede ser esterilizada y conservarse en una bolsa de muselina. La gasa y los rollos de algodón para la exodoncia pueden cortarse en ternas pequeñas y secas y pueden dejarse descubiertas después del segundo día, pero la ropa no debe ponerse en contacto con la región que se está interviniendo.

PERDIDA DE SANGRE

Cuando por un accidente durante la operación se ha perdido gran cantidad de sangre, es necesario administrar sangre completa. Los pacientes intoxicados con elevación de temperatura no sólo requieren terapéutica antibiótica o una intervención, sino también la adecuada administración de líquidos. A pacientes que no pueden tomar líquidos por la boca se les aplican por vía intravenosa. Generalmente se utilizan $1/2$ a un litro de glucosa en agua destilada estéril. La administración intravenosa no debe exceder de 250 ml por hora. Los pacientes deshidratados e intoxicados, especialmente en un tiempo caluroso, responden bien a la solución salina intravenosa. Los pacientes intoxicados también reaccionan con la enema de agua jabonosa. Si la aplicación intravenosa es difícil, se hace procto-

clisis con medio litro de agua a la temperatura ambiente.

QUIROFANO

En el quirófano no debe haber exceso de muebles. Y, sobre todo, debe estar limpio y arreglado de manera que se pueda mantener limpio con facilidad. En un quirófano moderno no debe haber cuadros colgados de la pared, cortinas ni tapetes, pues acumulan gran cantidad de polvo. La limpieza se facilita en un cuarto con piso y paredes de mosaico. Es esencial para los procedimientos quirúrgicos una buena luz artificial. El gabinete para guardar los instrumentos no debe estar en un quirófano, pues todos los que van a emplearse se colocan en una mesa cubierta con toalla estéril o en una charola de acero inoxidable esterilizada.

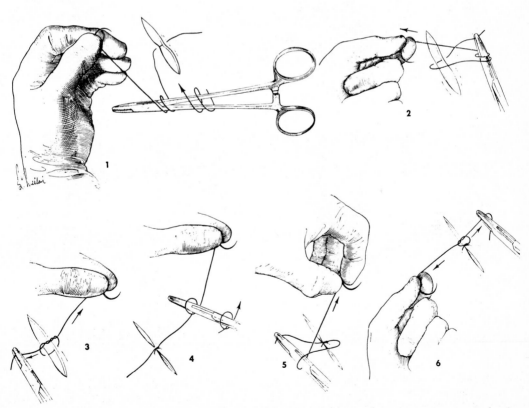

Fig. 1-7. Técnica del nudo instrumental. 1, la aguja, en el cabo largo del hilo, se mantiene en la mano izquierda mientras que el portaagujas da dos vueltas en dirección de las manecillas del reloj, para formar una lazada. 2, el portaagujas se ha cruzado para asir el cabo corto del hilo. 3, la mano y el portaagujas han invertido posiciones para ajustar el nudo. El nudo deberá quedar a un lado de la herida. 4, el portaagujas da una vuelta en dirección contraria a las manecillas del reloj, a lo largo del eje longitudinal del hilo sutura para formar un nudo cuadrado. 5, el instrumento ase el cabo corto del hilo al otro lado de la herida 6, el nudo se ajusta en el mismo lado de la herida.

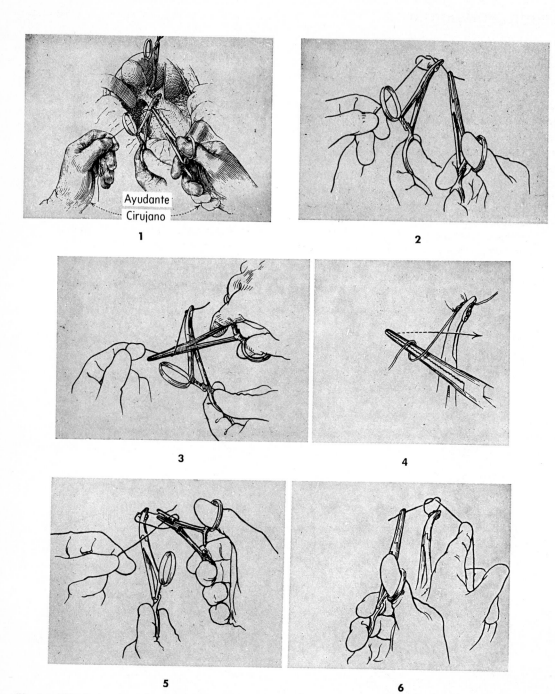

Fig. 1-8. Método de colocación de ligaduras profundas (Printy, Grant). 1, el primer medio nudo se hace flojo y se desliza sobre la punta de la pinza. 2, el extremo corto de la ligadura es tomado por la pinza y se aprieta la ligadura alrededor del pedículo. 3, se empieza un segundo medio nudo envolviendo el extremo largo de la ligadura en la pinza de la mano derecha. 4, método para comenzar el segundo medio nudo envolviéndolo alrededor de la pinza. Se deja la pinza en su lugar. 5, después de que se enlaza alrededor de la pinza el extremo corto se agarra abriendo las pinzas y se hala. 6, terminación del segundo medio nudo cruzando las manos; este método es útil en las regiones de difícil acceso. (Cortesía de Ethicon, Inc., Somerville, N. J.)

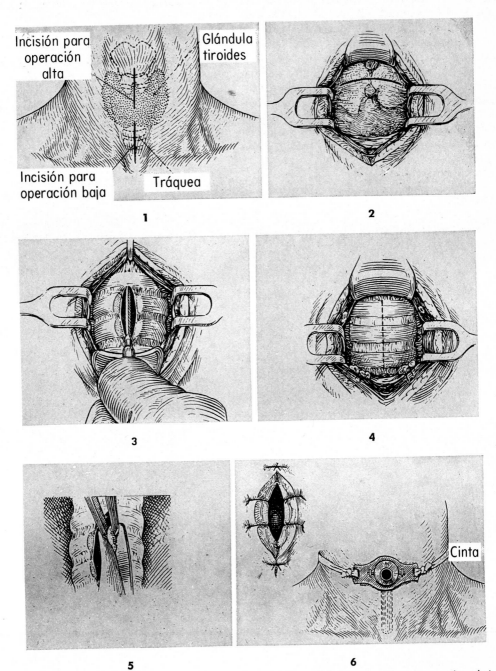

Fig. 1-9. Traqueotomía. 1, anatomía de la superficie mostrando las relaciones entre las incisiones alta y baja y las estructuras subyacentes. 2, técnica de la traqueotomía alta. La aponeurosis pretraqueal se corta a nivel del cartílago cricoides. 3, el cartílago cricoides se retrae para fijar la tráquea. Incisiones en el primero, segundo y tercer anillos cartilaginosos. 4, técnica de la traqueotomía baja. La línea punteada muestra la incisión. La incisión baja no se aconseja en los niños. 5, método para cortar los bordes de la incisión traqueal haciendo una abertura oval (Digby). 6, método para fijar la tráquea atravesándola con la sutura y método para fijar el tubo traqueal mediante una cinta. (Cortesía de Ethicon, Inc., Somerville, N. J.)

La escupidera no es necesaria, ya que se pueden usar pequeños receptáculos manuales. Tampoco se necesita la unidad dental. De este modo el sillón o la mesa operatoria quedan libres de equipos que obstaculizan la movilidad del cirujano y de sus ayudantes.

En el quirófano debe haber siempre un aparato de aspiración con aspiradores de varios tamaños. También es necesario el esfigmomanómetro. En todo momento debe estar a mano un aparato portátil de oxígeno, aunque no se administre anestesia general. El oxígeno debe ser considerado tan necesario como el aparato de anestesia general.

CAMPOS

La exodoncia sistemática y sin complicaciones se puede llevar a cabo cubriendo al paciente con un babero grande de plástico, flojo en el cuello y en la cintura, y cubierto a su vez por una toalla estéril.

La contaminación puede evitarse limpiando bien los labios y la piel adyacente mediante una gasa con alcohol. La cabeza y el tórax del paciente deben cubrirse con una sábana estéril cuando en el consultorio dental se van a efectuar procedimientos quirúrgicos más complicados.

BIBLIOGRAFIA

1. Davis, L., editor: Christopher's textbook of surgery, ed. 8, Philadelphia, 1965, W. B. Saunders Co.
2. Moyer, C. A., Rhoads, J. E., Allen, J. G., and Harkins, H. N.: Surgery principles and practice, ed. 3, Philadelphia, 1965, J. B. Lippincott Co.

2

Bases de la técnica quirúrgica

THEODORE A. LESNEY

Contra lo que generalmente se cree, la cirugía trata de salvar tejidos humanos, ya sea en parte o completamente. Para salvar la vida, o la mayor parte de la anatomía, muchas veces hay que sacrificar una parte de tejido. Pasaron muchos años antes de que este concepto tuviera aceptación. Se tardó en que la cirugía ocupase su puesto entre las otras ramas importantes del arte de curar. En la era preanestésica, la cirugía tenía que hacerse rápidamente y con mucha habilidad. Con la anestesia llegaron las técnicas meticulosas y bien calculadas para solucionar con el bisturí los problemas quirúrgicos.

Antes de Lister, en el siglo XIX, prácticamente toda herida quirúrgica se infectaba. La formación de pus en las heridas quirúrgicas se consideraba como fase necesaria de su curación. Cuando Lister presentó sus doctrinas sobre asepsia, en 1867, se le ridiculizó, por su insistencia en que el cirujano se lavara perfectamente las manos después de la disección del cadáver y antes de empezar la operación en el quirófano. La cirugía tardó mucho en aceptar la idea de que la supuración de una herida es una complicación dañina.

En Estados Unidos. William S. Halsted, primer profesor de cirugía en la Escuela de Medicina de Johns Hopkins, fue el primer cirujano en utilizar guantes de hule como una medida para evitar la infección cruzada. Poco tiempo después esta innovación incluyó el uso de ropa adecuada en el quirófano y el aislamiento del paciente con sábanas estériles. En aquellos días había gran oposición, tanto de parte de los pacientes como de los médicos, a esos detalles que se utilizaban en procedimientos quirúrgicos menores; pero una herida infectada no hace distinción entre cirugía mayor y menor. Todavía en nuestros días hay a veces en la odontología, oposición a la preparación para la cirugía dentro de la boca. Halsted insistió, además, en el uso de bisturíes afilados para disminuir el traumatismo tisular. Diseñó pinzas de bocados finos para que sólo el vaso sangrante pudiera ser agarrado sin traumatizar los tejidos adyacentes. Su técnica de sutura, introducida en 1883, utilizando seda delgada negra, se usa todavía con pequeñas modificaciones. Consideró que los puntos separados eran mejores que la sutura continua en cuanto a su firmeza y para limitar la infección por el material de sutura.

Dijo que la seda utilizada en las suturas no debería ser más fuerte que el tejido mismo y que un número mayor de puntadas finas era mejor que pocas gruesas. Advirtió el peligro de aproximar los tejidos bajo tensión ya que eso obstaculizaba el aporte sanguíneo, aumentaba el tiempo de curación y favorecía la necrosis de los tejidos traumatizados.

Las bases fundamentales de la técnica quirúrgica se han mantenido más o menos constantes. Sólo se modificarán cuando hayan evolucionado nuestros conocimientos.

Los objetivos principales de un buen cirujano deben ser: técnicas atraumáticas, control de la hemorragia, manejo cuidadoso de los tejidos y asepsia quirúrgica.

INFECCION

La infección es el mayor obstáculo a la cicatrización de la herida y la complicación más grave de la cirugía moderna. Hoy en día el cirujano tiene conocimientos suficientes de anatomía para evitar cortar los vasos mayores. Conoce la fisiología básica para administrar sangre y plasma, manteniendo el equilibrio de líquidos y electrólitos para evitar el choque y otros trastornos graves. Siempre está alerta para controlar la hemorragia, mantener libres las vías respiratorias y dar la oxigenación necesaria. Sin embargo, sus esfuerzos quizá no son tan completos al controlar la infección secundaria.

A pesar del cuidado con que se hace la cirugía bucal, los pacientes todavía presentan osteomie-

litis después de una extracción dental ordinaria.
Antes de la operación en bocas asintomáticas se
observan actinomicosis y otras micosis profundas. Otra complicación frecuente, pero menos
espectacular, es la infección por estreptococos,
estafilococos, espiroquetas y virus.

No hay duda de que el estado físico general
del paciente es un factor que predispone a la
infección. Todo cirujano tiene la experiencia de
haber operado un paciente "que debió haber
sufrido infección posoperatoria", pero que, no
obstante, no la tuvo. A la inversa, el paciente
"que no debió presentar infección secundaria"
ha tenido complicaciones. El choque, agota-
miento, desnutrición, deshidratación y enfermedad general disminuyen la resistencia del paciente a la infección.

La curación de una herida está, en gran parte,
influida por el estado nutricional del enfermo, ya
sea por desnutrición o por falta de asimilación. El
paciente anémico es un ejemplo de "curación
lenta". Quizá no absorba suficiente cantidad de
proteínas y vitaminas; otro caso de "curación
lenta" es el del paciente con trastornos metabólicos. El diabético no controlado responde po-
bremente al traumatismo y es un problema constante en la infección secundaria posoperatoria.
Las enfermedades del hígado y el riñón, por su
influencia en el estado hematológico y seroló-
gico, perjudican la curación de las heridas.

Es evidente que los antibióticos y la terapéutica clínica moderna son de gran ayuda para el
cirujano en su constante batalla con infecciones
de las heridas; sin embargo, no substituyen a la
buena técnica quirúrgica y a la asepsia. La supuración localizada todavía debe canalizarse; no es
buena práctica intentar secarla con antibióticos.
Las heridas infectadas no se suturan hasta que la
infección ha sido dominada.

VIAS AEREAS LIBRES

Ya que el hombre vive minuto a minuto dependiendo de su habilidad de adquirir y asimilar
el oxígeno, es un principio fundamental en la
cirugía conservar en todo momento la permeabilidad de las vías respiratorias.

La obstrucción de la glotis suele deberse a:
1. Inhabilidad del paciente para evacuar adecuadamente las secreciones de la boca y de
la faringe, o los cuerpos extraños.
2. Edema por traumatismo o infección.
3. La deglución "aparente" de la lengua.
4. Oclusión mecánica como por prótesis dentales desplazadas.

5. Intoxicación por drogas como depresoras
respiratorias o relajantes musculares (fármacos curarizantes).

El enfermo consciente trata desesperada-
mente de recuperar la permeabilidad de las vías
respiratorias, lo que no ocurre con el paciente
inconsciente. El signo inmediato de anoxemia
puede ser la cianosis, seguida rápidamente por la
depresión de todas las funciones vitales.

Tratamiento de urgencia:
1. Tirar de la lengua todo lo que sea posible,
pues esto ayuda a elevar la epiglotis.
2. Palpación digital de la bucofaringe, en busca
de cuerpos extraños que la ocluyen.
3. Intentar pasar un tubo endotraqueal más
allá de las cuerdas vocales y administración
de oxígeno.
4. Respiración artificial.
5. Traqueotomía o cricotiroidotomía cuando
han fallado todas las otras medidas.

CONTROL DE HEMORRAGIA

Galeno, el gran anatomista romano, aconsejaba que el cirujano tuviera un conocimiento
básico de la región anatómica que iba a operar.
Afirmaba: "Si bajo tales circunstancias uno no
conoce la posición exacta de un nervio o músculo importantes o una arteria o vena grandes,
puede suceder que uno ayude al paciente a morir
o, muchas veces, lo mutila en vez de salvarlo."
Algunas de las dificultades en relación con la
infección secundaria y la curación normal de
la herida pueden deberse al tratamiento inadecuado de la hemorragia operatoria. La pérdida de
sangre es una complicación constante en todo
procedimiento quirúrgico. La sangre arterial es
de color rojo intenso, relativamente poco espesa
y expulsada por pulsaciones, mientras que la
sangre venosa es de un rojo más obscuro, con
flujo constante, que puede muchas veces ser
controlada por la aplicación de tapones a presión. Los métodos modernos de hemostasia han
mejorado considerablemente desde la época de
Hipócrates, cuando las heridas se quemaban con
hierro candente para detener la hemorragia.
Hasta el siglo XVI se utilizaba el aceite hirviendo para coagular las heridas sangrantes.

El mejor método de controlar la hemorragia
consiste en tomar y ligar el vaso sangrante. Todas
las arterias cortadas necesitan ser ligadas, ya que
la pérdida de sangre en estas circunstancias es
sumamente rápida. No todas las hemorragias
venosas pueden detenerse con otros métodos
que no sean la ligadura; muchas de las grandes

venas, al igual que todas las arterias, deben ser ligadas para controlar la hemorragia. Las pinzas hemostáticas pequeñas de Halsted sirven para asir *solamente* el vaso seccionado. Incluir otros tejidos puede traumatizarlos y necrosarlos.

Las pinzas hemostáticas pequeñas al asir un vaso sangrante se levantan ligeramente para permitir la introducción del material de ligadura alrededor del muñón del vaso y así se lleva a cabo el primer tiempo del nudo quirúrgico. Se quita la pinza hemostática y el punto sangrante vuelve a examinarse para asegurar que la hemostasia es completa antes de aplicar el segundo tiempo del nudo quirúrgico.

La gasa es más eficaz que el aspirador mecánico para secar el campo, ya que permite la aplicación periódica de presión sobre el punto sangrante y la hemostasia momentánea. Cuando se quita la gasa, el flujo súbito de sangre permite localizar rápidamente el vaso sangrante.

En la cirugía bucal hay poco que escoger en lo que respecta al mejor material para ligar vasos. Clásicamente, los tejidos subcutáneos se cierran y los vasos se ligan con materiales absorbibles como catgut quirúrgico. El catgut quirúrgico crómico se resorbe más lentamente que el catgut quirúrgico sencillo, y por esta razón se prefiere para ligar vasos mayores y para suturar aponeurosis, tendones y ligamentos. La piel y las mucosas se suturan con materiales no absorbibles, como seda, algodón, nilón y alambre. Pero estos conceptos clásicos han sido modificados y muchos cirujanos están usando material no absorbible donde antes sólo se permitía el catgut quirúrgico. Algunos prefieren utilizar el algodón para ligaduras subcutáneas y seda en la superficie. Algunos prohiben el uso de materiales no absorbibles, porque éstos son cuerpos extraños; otros consideran que el catgut quirúrgico puede convertirse en un medio de cultivo para la multiplicación de las bacterias y producir infección posoperatoria.

Recientemente se ha intentado, con bastante éxito, cerrar heridas en piel con cementos fisiológicos en forma de aerosol. Estos adhesivos eliminan el traumatismo debido a la sutura. Sin embargo, la buena unión del cemento depende en cierto grado de que la herida esté razonablemente seca. Las "lágrimas" persistentes en los bordes de la piel aceleran la pérdida de adhesión.

En muchas especialidades quirúrgicas se utiliza el cauterio para detener la hemorragia. La electrocoagulación quema los extremos cortados de los vasos sangrantes, lo que detiene la salida de la sangre. Está indicado especialmente para tratar las hemorragias de los vasos pequeños. En los vasos mayores, especialmente en los que hay presión arterial, esta escara coagulada puede desprenderse más fácilmente que el nudo quirúrgico. La hemorragia posoperatoria es más difícil de manejar en lugar que no sea el quirófano. La electrocoagulación está indicada cuando la ligadura no puede hacerse bien como, por ejemplo, en tejidos glandulares friables o en plexos venosos. Los neurocirujanos utilizan ventajosamente la electrocoagulación. Actualmente la unidad Bovie, que da corriente farádica con intensidad no coagulante, coagulante y quirúrgica, se utiliza en muchos hospitales.

Los tapones a presión siguen siendo los medios más satisfactorios y convenientes para controlar la hemorragia capilar. En los casos difíciles el taponamiento a presión, embebido en agua caliente, disminuye el tiempo de coagulación. Los hematomas deben ser evacuados por incisión y drenaje. Estas acumulaciones de sangre, ocasionadas por traumatismos o por tratamiento inadecuado de la hemorragia durante y después de la operación, pueden asumir la forma de extravasaciones sanguíneas en los planos tisulares o como lagunas en los hematomas.

El hematoma no tiene circulación hasta que se organiza. Puede alojar bacterias y ofrecer condiciones óptimas para la multiplicación de estas colonias infecciosas. Es muy difícil tratar con medicación antibacteriana un hematoma infectado, por la ausencia de circulación. Los hematomas son digeridos lentamente y muchas veces permanecen como cavidades residuales con paredes fibrosas.

La extravasación de sangre en los planos tisulares produce edema, y si es superficial se verá como una equimosis. En la cara, estas lesiones edematosas y equimóticas pueden descender por la fuerza de gravedad hasta los planos tisulares y se dispersan en las regiones cervicales y muchas veces hasta la pared anterior del tórax. Esto se observa a veces como complicación de una extracción dental, cuando la hemorragia posoperatoria no ha sido controlada adecuadamente. Después de varios días la mancha equimótica (primero de color negro y azul, que se torna amarilla) emigra desde el sitio de la operación en la cara hasta el cuello y, subsecuentemente, a la región de las clavículas, donde se fijan las aponeurosis.

Resumen del tratamiento de la hemorragia

El sangrado visible de un vaso aislado se trata pinzándolo y aplicando ligadura. La hemorragia capilar en las cavidades óseas se controla con tapones a presión. Algunas veces es necesario taponar primero la cavidad ósea con un agente hemostático (celulosa oxidada o esponja de gelatina saturada en adrenalina o trombina), antes de aplicar la presión con el tapón. La cera estéril para huesos, fabricada con cera de abejas, ha resultado muy eficaz para controlar la hemorragia capilar en el hueso. Esta cera es absorbible.

El sangrado no visible es subcutáneo y generalmente se ocasiona por no ligar un vaso de gran calibre. Entonces es necesario abrir de nuevo la herida y ligar el vaso sangrante. La hemorragia prolongada con pérdida apreciable de volumen de sangre requiere medidas contra el choque.

En pérdida sanguínea aguda se aconseja el reemplazo temprano del volumen sanguíneo. Se prefiere la transfusión con sangre completa, fresca y del mismo grupo.

En otra parte de este texto hacemos mención especial de la preparación preoperatoria para controlar la hemorragia posoperatoria, en pacientes sometidos a medicación anticoagulante para producir hipoprotrombinemia terapéutica. Aquí sólo consideramos pertinente reconocer en general los antagonistas anticoagulantes usados ampliamente en la actualidad. Las fitonadionas (preparaciones del tipo de la vitamina K) se consideran eficaces principalmente para prevenir y tratar un incidente de hipoprotrombinemia por terapéutica anticoagulante cuando se induce por la serie de medicamentos de cumarina. Sin embargo, el uso de fitonadionas como antagonistas de la cumarina no deberá substituir la transfusión de sangre completa cuando exista esta demanda. Actualmente, el antagonista de la heparina es la protamina.

Es adecuado reconocer que a pesar del gran progreso que se está realizando en los campos de la química biológica y la hematología, todavía no se ha logrado la comprensión total del mecanismo coagulante de la sangre.

Los venenos de serpientes y los escaróticos, como el ácido tánico, se utilizan muchas veces localmente para controlar la hemorragia. Sin embargo, en un gran hospital no se utilizó veneno de serpientes para tratar la hemorragia durante los últimos 25 años. Los escaróticos, por su parte, no son muy diferentes a los hierros calientes y al aceite hirviendo.

ESTERILIZACION DE LOS INSTRUMENTOS

Principios de esterilización

Los aspectos fundamentales básicos de los procedimientos de esterilización se expondrán brevemente para tener la seguridad de cumplir con los requisitos educativos para estudiantes de licenciatura. De hecho, actualmente se ve muy pocas veces un esterilizador de agua hirviendo o un horno de calor seco en servicio en salas de hospital o en clínicas. Los artículos preesterilizados que se usan sólo una vez y se desechan han eliminado la necesidad de este equipo. Asímismo, la esterilización por gas como el óxido de etileno se está usando con base progresivamente limitada. Sin embargo, son técnicas probadas y comprobadas que han prevalecido a lo largo de los años y continuarán siendo seguras hasta que sean suplantadas por mejores métodos en la evolución progresiva de la tecnología médica.

Autoclave. La autoclave es el aparato de preferencia para la esterilización y, generalmente, destruye todos los organismos que forman esporas y los hongos. Proporciona calor húmedo en forma de vapor saturado a presión. La combinación de humedad y calor es el medio más eficaz para destruir bacterias. Los instrumentos y materiales para esterilizar en la autoclave se envuelven en muselina, que es económica y se puede cortar a cualquier tamaño. Se utiliza en doble grosor y cada paquete quirúrgico se marca para saber su contenido y la fecha de su esterilización. Parece que el papel está suplantando ahora a la muselina para envolver paquetes quirúrgicos.

Algunas fábricas están produciendo varios tipos de envolturas de papel, que se manejan como tela y tienen mayores ventajas que la muselina. Son menos porosas y, por lo tanto, son menos propensas a la entrada de polvo y de los microorganismos. Sin embargo, son lo bastante porosas para permitir la penetración del vapor a presión. También se utiliza el papel crepé. Tiene cierta elasticidad y puede ser usado varias veces. Los materiales esterilizados con papel permanecen estériles durante dos o cuatro semanas. Esto lo compara favorablemente con la muselina.

El tiempo de autoclave varía directamente con el tamaño del paquete. Los paquetes pequeños, utilizados para la cirugía bucal, generalmente requieren 30 minutos a 121°C y 20 libras de presión. En el paquete se pueden insertar varios indicadores de esterilización para demostrar que ha penetrado suficiente cantidad de vapor. Los guantes de hule, que son más frágiles que las telas y la mayoría de los instrumentos, se esterilizan en la autoclave durante 15 minutos a 121°C y 15 libras de presión.

Esterilización con agua hirviendo. Generalmente los esterilizadores de agua hirviendo no llegan a una temperatura mayor de 100°C.

Algunas de las esporas bacterianas resistentes al calor pueden sobrevivir a esta temperatura durante largos periodos. El vapor a presión de 15 a 20 libras llega a una temperatura de 129°C y la mayoría de los autores están de acuerdo en que ningún organismo viviente puede sobrevivir a la exposición directa, durante 10 a 15 minutos, al vapor saturado a esa temperatura. Si se utiliza la esterilización con agua hirviendo, se recomienda que se empleen medios químicos para elevar el punto de ebullición del agua, aumentando así su poder bactericida. Resulta eficaz la solución al 2 por 100 de carbonato de sodio; 60 g de carbonato de sodio por 4 litros de agua destilada hacen una solución al 2 por 100. Esta agua destilada alcalizada reduce el tiempo de esterilización y el contenido de oxígeno del agua, lo que disminuye la acción corrosiva sobre los instrumentos.

Esterilización por calor seco. La esterilización en hornos de calor seco a temperaturas elevadas durante largos periodos se usa ampliamente en odontología y cirugía bucal. Esta técnica proporciona un medio para esterilizar instrumentos, polvos, aceites (vaselinas), cera para hueso y otros artículos que no se prestan a esterilización por agua caliente o vapor bajo presión. El calor seco no ataca al vidrio ni causa oxidación. Además, los hornos tienen usos adicionales en odontología, como hornear y curar pónticos plásticos, así como otras aplicaciones. El diseño general de los hornos permite una gama de calor entre 100 y 200°C. Se usa ampliamente la esterilización durante la noche por más de seis horas, a 121°C. La esterilización adecuada de pequeñas cargas se logra a 170°C durante una hora. Los fabricantes de esterilizadores por calor seco proporcionan instrucciones detalladas para su uso eficaz.

La mayor desventaja que presenta la esterilización por calor seco, obviamente, es el largo tiempo que se requiere para tener la seguridad de obtener resultados bactericidas.

Esterilización fría. Ninguna de las substancias químicas utilizadas para la esterilización fría satisface todos los requisitos. El alcohol es muy caro, se evapora rápidamente y también oxida los instrumentos. El cloruro de benzalconio (Zefirán) en solución del 1 por 1 000 requiere un aditivo antioxidante (nitrato de sodio) y largos periodos de inmersión (18 horas). Recientemente se han utilizado compuestos de hexaclorofeno para esterilizar en frío. Se dice que estos agentes químicos esterilizan en tres horas instrumentos vulnerables al calor. La mayoría de estos compuestos probablemente matan todas las bacterias vegetativas, pero hay duda de que puedan obrar sobre las esporas y los hongos.

Esterilización por gas. Las limitaciones de las técnicas de esterilización por solución química, han hecho necesario explotar otros métodos para esterilizar instrumental sensible al calor o al agua. En uno de estos métodos se emplea un gas, el óxido de etileno, que ha probado ser bactericida al ser usado en concordancia con factores de medio ambiente, temperatura y humedad, controlados y en la concentración adecuada para un periodo prescrito de exposición esterilizante. Los esterilizadores por óxido de etileno se fabrican actualmente en diversos tamaños que van desde el pequeño modelo portátil para mesa (la cámara mide aproximadamente 7.5 cm de diámetro), hasta el gran conjunto empotrado y estacionario que tienen muchos hospitales. Las cámaras más pequeñas usan gas suministrado por cartuchos metálicos. Los esterilizadores grandes y empotrados se enchufan a tanques de gran capacidad.

El costo relativamente alto incurrido al usar esterilizadores de óxido de etileno, frecuentemente hace que se usen sólo una o dos veces al día, y más frecuentemente para esterilizar una gran carga durante la noche. Se necesita un aparato sellado herméticamente para asegurar en forma económica la retención del costoso gas, a su concentración más eficaz, durante un periodo prolongado, que varía de dos a 12 horas. Como el óxido de etileno es altamente difundible, requiere un aparato que lo contenga con detalles de fabricación muy precisos.

En condiciones áridas, se sabe que los microorganismos desecados resisten la eficacia bactericida del óxido de etileno. Por tanto, la humedad relativa dentro de la cámara esterilizadora deberá controlarse a un grado óptimo de 40 ó 50 por 100. Asimismo, la eficacia del gas esterilizador se reduce directamente por descensos de la temperatura por debajo de 22°C.

En general, la esterilización por gas, de la manera empleada actualmente en técnicas con óxido de etileno, realmente llena un vacío entre las prácticas de esterilización disponibles actualmente, pero sus desventajas dictan la necesidad urgente de encontrar métodos mejores y más económicos.

Esterilización de suministros a nivel industrial

Nuestra población cada vez mayor y la práctica exitosa de la geriatría han aumentado enormemente la demanda de mayores servicios médicos. Aunque la construcción de hospitales para afrontar esta demanda ha sido lenta, y el entrenamiento del personal médico ha sido aún más lento, es alentador observar los logros notables de la industria farmacéutica y de hospital, para producir suministros médicos en masa. Un logro capital comprende el desarrollo y la aceptación en toda la profesión de artículos desechables (se usan una vez). Existen actualmente tantos productos desechables en uso diario, que el espacio nos impide discutirlos por separado. Otro logro comprende la automatización en fabricación, elaboración, esterilización y empaque, a escala industrial. Expondremos aquí la *esterilización* de artículos desechables y otros suministros médicos producidos en masa.

Los métodos modernos de fabricación de suministros médicos y su aceptación en el mercado, han señalado las desventajas de las antiguas prácticas esterilizantes aplicadas a esta industria. Aunque antiguamente calor, vapor, gas y soluciones bactericidas, eran los únicos medios ampliamente aceptados para esterilizar, estos métodos no podrían adaptarse a la producción en masa y las técnicas de mercado actuales. Muchos suministros, recipientes, ilustraciones y artículos impresos adjuntos no podrían resistir estos procedimientos de esterilización. El sellado hermético de productos y paquetes era imposible, puesto que la asepsia dependía de permeación por calor, vapor, gas o soluciones bactericidas. Los equipos y los suministros sensibles al calor y al agua requerían manejo especial que no se adaptaba bien a las prácticas de producción en masa.

Recientemente, se ha instituido un cambio radical en los procedimientos de esterilización de suministros médicos fabricados y empacados. El cambio ha sido costoso, pero eficaz. Su éxito en la industria ha enfocado la atención de los profesionales sobre algunas de las técnicas de esterilización algo arcaicas. Sucintamente podemos decir que las técnicas de esterilización mejoradas usan radiación ionizante. Las industrias farmacéuticas y de hospitales son las que reciben el crédito por desarrollar, a un costo considerable, una técnica exitosa de esterilización por radiación. La institución militar del gobierno federal también ha desempeñado una función importante, con sus estudios sobre esterilización de alimentos por radiación para conservarlos. Ambos grupos han contribuido con conocimientos y estandarización de técnicas de radiación, al grado de poder usar ahora en forma

segura y eficaz tanto rayos gamma como rayos beta acelerados, en la amplia escala que se emplea en tecnología de alimentos y medicamentos.

El fabricante puede ahora empacar su producto en una diversidad de recipientes que no podía usar con los métodos antiguos de esterilización. Puede incluir instrucciones, leyendas, ilustraciones y materiales sensibles al calor y al agua, y aún cumplir con los requisitos de esterilización de la profesión. De hecho, en gran parte de la industria, los contenidos se empacan para su embarque final antes de pasarlos a través de una cámara de radiación mediante un sistema conductor de banda sinfín para esterilizar eficazmente todo el recipiente de embarque y su contenido.

Fuentes de radiación. La radiación ionizante para esterilización, como se practica actualmente, puede obtenerse de dos fuentes: 1) máquinas de baja energía, pero alto rendimiento (aceleradores de electrones) y 2) radioisótopos. Las máquinas convierten el rendimiento de electrones de manera algo similar a la del rendimiento de una máquina de rayos X, pero con un potencial más alto, muchos kilovatios mayor que el rendimiento de rayos X. De los isótopos, el cobalto 60 y el cesio 137, emiten los rayos gamma más penetrantes. Actualmente, se usan más ampliamente los isótipos. Sin embargo, los aceleradores de electrones (máquinas) tienen muchas ventajas, y se espera que finalmente suplanten a los radioisótopos para lograr estos objetivos.

La observación de las prácticas de esterilización actuales sugiere la necesidad de mejorar los métodos empleados en la actualidad en hospitales y clínicas. Como se indicó antes, la industria farmacéutica está dedicando mucho tiempo y dinero a promover el uso de fuentes de radiación para esterilizar una gran variedad de productos. Ciertamente, la radiación es hoy en día un proceso costoso. La inversión de capital y los costos de operación sobrepasan el alcance de las pequeñas instituciones y de la práctica privada. Pero las inmensas ventajas de la esterilización por radiación imponen la explotación continua de este campo hasta que pueda estar al alcance en amplia escala, tanto para las profesiones como para la industria.

La presentación de este tema se ha simplificado en exceso. Por esta razón, se recomiendan las exposiciones de Artandi[1] y Olander[5] para una revisión más detallada y autorizada de los aspectos tecnológicos de la radiación para esterilizar.

Observaciones generales

1. Los mayores enemigos de la esterilización son los aceites y la grasa. Los instrumentos expuestos a los aceites deben limpiarse con un solvente y luego cepillarse con fuerza con agua y jabón, antes de ser esterilizados.

2. Los instrumentos no se oxidan si están completamente sumergidos en agua hirviendo. Esto se debe a que el oxígeno disuelto es expelido de la solución por el calor y no puede tener acción corrosiva. Por el contrario, los instrumentos mojados se oxidarán si se exponen al aire durante mucho tiempo. Después de la esterilización con agua caliente y antes de enfriarse los instrumentos deben secarse perfectamente con una toalla estéril.

3. Los instrumentos con partes movibles requieren menos lubricación si se esterilizan en autoclave y no en agua hirviendo. Esto es así particularmente en los casos en que se utiliza agua de la llave en el esterilizador, ya que esta agua tiene una gran concentración de sales calcáreas que se depositan en los instrumentos durante la ebullición.

4. Para esterilizar jeringas y agujas hipodérmicas deben tenerse muchas precauciones. Las inyecciones con equipos contaminados pueden dar lugar a síntomas. En las infecciones con un periodo largo de incubación, como la hepatitis, el paciente infectado puede presentar hepatitis meses después de la inyección. Se recomienda particularmente que las jeringas y agujas hipodérmicas se esterilicen de preferencia en la autoclave y en segundo término en agua hirviendo. No se ha confirmado que tenga eficacia la esterilización en frío.

Actualmente, casi todos los inyectables se empacan con antelación como artículos desechables estériles, de una dosis, para usarse una vez. El sistema de inyección cerrada se usa generalmente como unidad estéril, de cartucho y aguja. El inyectable se mide con antelación y con exactitud y se identifica según su contenido, dosificación y fecha de caducidad. Como se desecha por completo después de usarse, se elimina cualquier riesgo de contaminación cruzada.

5. Los instrumentos se guardan en envolturas estériles de papel o de muselina. Cuando no se utilizan pueden ser esterilizados de nuevo cada 30 días, o antes en caso necesario.

6. Los paquetes de instrumentos deben guardarse de acuerdo con los procedimientos corrientes. Los instrumentos pueden ser sacados del envoltorio y colocados en una bandeja de Mayo o mesa dental. Se puede agregar cualquier tipo de instrumento, según se necesite en casos especiales. El ayudante sin guantes debe manejar los instrumentos estériles solamente con pinzas estériles que se guardan constantemente en un recipiente con una solución esterilizadora.

Comentario

Actualmente, se están realizando logros notables para mejorar el control aséptico de todo el ambiente hospitalario, incluyendo salas de operaciones, clínicas y servicios auxiliares. Por ejemplo, se hacen esfuerzos afortunados para controlar dirección del flujo, temperatura y pureza del aire que se hace circular en quirófano. Se eliminan los microorganismos filtrables, y se ajusta la temperatura del aire antes de permitir que fluya a velocidad medida en una dirección predeterminada. Además, la tecnología del medio ambiente ha producido sistemas de aire acondicionado, calefacción, alumbrado y ventilación de muchos centros de asistencia para el paciente, en hospital. Este medio ambiente local se registra electrónicamente por medio de control con computadora (o minicomputadora). La tecnología médica continúa esforzándose por lograr una meta de superficies "libres de gérmenes" y atmósferas "libres de gérmenes" en quirófanos, unidades y centros de cuidado intensivo. El progreso para lograr estas metas se ve retrasado por el elevado costo del equipo especializado y el rápido desuso de este equipo, debido al ritmo acelerado de cambio tecnológico.

La infección posoperatoria es objeto de constante vigilancia por parte del equipo médico y enfermeras. Se cambian los apósitos con adherencia extricta a los principios asépticos. Las infecciones resistentes se identifican y someten a tratamiento vigoroso como esté indicado, a veces observando aislamiento del paciente, descanso total en la cama, o ambas cosas. Se organizan comités sobre infección compuestos por personal instruido, para asegurar el cuidado adecuado y la eliminación de infecciones normales, agudas, o persistentes.

El servicio central de suministro debe mantenerse totalmente informado sobre los últimos y mejores desarrollos en el área de las técnicas de esterilización, para que no exista duda sobre la esterilidad de los materiales y equipos requeridos. El aspecto dietético, servicios de alimentos, los múltiples laboratorios, e incluso el mantenimiento general del medio del hospital, requieren disciplina cuidadosa y vigilancia constante para mantener control aséptico.

CONDUCTA A SEGUIR EN EL QUIROFANO

El trabajo de Lister ha probado el papel que juegan las bacterias en la infección de las heridas. Es obligatorio en todo tipo de cirugía que se apliquen las medidas de precaución para evitar la contaminación de las heridas.

No es razonable abandonar los métodos sistemáticos de asepsia, pues no hay métodos exclusivos de la cirugía bucal. Por lo menos, en la cirugía bucal, el sistema de asepsia elimina algunos de los peligros de la infección cruzada, es decir, la del operador por el paciente, o la del paciente por el operador, o bien la del paciente por otro paciente a través del operador o de los instrumentos contaminados empleados por otro cirujano. Se ha establecido que las heridas quirúrgicas se contaminan principalmente por microorganismos que habitan en la piel o en las membranas mucosas que han sido cortadas. Además, la cavidad bucal es un campo normal para la multiplicación de una gran variedad de microorganismos. La nariz, la garganta y las manos del equipo operador son una de las fuentes más frecuentes de infección de la herida. Siguen los instrumentos no estériles y los materiales que se utilizan en la operación. No hay excusa para esto último.

La asepsia completa en la cirugía puede ser un ideal que quizá nunca se logre. Siempre habrá duda en lo que respecta a la esterilización de la piel o de las membranas mucosas que se van a operar. La contaminación de las heridas por el aire es un problema que siempre estará presente, pero si se va a evitar, en todo lo que sea posible, la infección de la herida durante la cirugía, se deben tomar todas las precauciones y preparaciones lógicas.

Esto incluye la preparación adecuada del equipo operador y del paciente. Cualquiera que sea el lugar donde se haga cirugía, en el quirófano o en la clínica, el cirujano se pondrá un cubreboca de gasa fina, en cuatro capas, y un gorro de lino o tela como el tejido usado bajo los moldes de yeso. Sin embargo, al igual que en otras partes en el hospital, el papel está ganando ventaja sobre la tela para máscaras faciales desechables, gorras y batas quirúrgicas. Las manos del cirujano estarán bien cepilladas. Para la técnica de cepillado se utilizan jabones detergentes con hexaclorofeno. Siempre se emplean guantes

y éstos, como los campos estériles y las toallas, sirven para aislar, desde el punto de vista bacteriológico, al doctor del paciente.

Técnica de lavado

1. El traje de calle se substituye con la ropa para lavado (fig. 2-1, A), que consiste en pantalones limpios de lino y una blusa de manga corta. Como en el quirófano puede ocasionar trastornos la electricidad estática, el personal usará zapatos apropiados. Cada zapato tendrá suela y tacón de hule o piel conductores o su equivalente. Estos zapatos tienen electrodos metálicos en las plantillas, para mantener contacto con los pies a través de los calcetines.

2. Es necesario recalcar que el pelo y áreas pilosas son extremadamente difíciles de esterilizar. Esta es la razón principal para afeitar antes de operar los sitios quirúrgicos. El personal médico y paramédico que circula a través de un quirófano es fuente alarmante de infección. Junto con otras múltiples precauciones, el pelo de este personal deberá estar adecuadamente cubierto. El cambiar estilos en el peinado, como puede ser pelo largo a la moda, grandes barbas y enormes bigotes, ha aumentado el problema de la contaminación cruzada en el quirófano. Los gorros quirúrgicos y máscaras faciales están volviéndose más grandes y menos cómodos, en un esfuerzo por cubrir adecuadamente el pelo de cabeza y cara. Uno de estos gorros se denomina actualmente "gorro de Lauwrence de Arabia" porque se asemeja vagamente al tocado de cabeza y cara que llevaba esta figura legendaria para protegerse contra la arena arrastrada por el viento. Esta necesaria cubierta completa de pelo largo y barbas es muy incómoda durante procedimientos prolongados y difíciles. Deben hacerse cortes para las orejas en estos gorros cuando se usen gafas o vaya a utilizarse un estetoscopio.

De paso, podemos repetir una regla no escrita ya antigua: "estornudar y toser sencillamente *no* se permiten en la sala de operaciones".

3. El lavado quirúrgico se efectúa de la manera prescrita para la cirugía mayor. Las manos y los antebrazos se cepillan desde los codos, con cepillo y jabón o detergentes de hexaclorofeno, y agua según el plan establecido. En muchos hospitales la técnica escrita se coloca directamente sobre los lavabos (fig. 2-1, B). Entre una y otra operaciones se puede hacer un lavado y cepillado de dos minutos. Sin embargo, numerosos hospitales no permiten una técnica de lavado

que requiera menos de 10 minutos. Durante el lavado y el cepillado las uñas deben limpiarse correctamente; para esto se usan los palillos de madera de naranja estériles. Si se utiliza un jabón no detergente se requiere mayor tiempo para el lavado y se recomienda un enjuague con antiséptico de baja tensión superficial, como el alcohol o el Septisol.

4. Las manos se secan en el quirófano con una toalla estéril. En este momento se consideran las manos quirúrgicamente limpias, pero no estériles.

5. El ayudante, ya puesta la ropa y guantes estériles, ayuda al cirujano a ponerse la ropa estéril (fig. 2-1, C). Otro ayudante asegura la bata del cirujano en la parte posterior. La espalda del cirujano y la bata por debajo de la cintura se consideran como *no estériles* (fig. 2-1, E).

6. Al cirujano se le ayuda a poner sus guantes de manera que solamente la parte interna de los guantes es tocada por sus manos (fig. 2-1, D). La parte exterior, no la interior, de los guantes de hule se considera estéril.

Se permite solamente una cantidad mínima de talco para preparar las manos del cirujano a fin de ponerse los guantes de hule. El polvo de almidón modificado ha substituido al talco como agente para espolvorear. Sin embargo, se están usando cremas estériles para este propósito, en mayor grado que los agentes en polvo. En la cirugía de heridas abiertas, habrá que tomar en consideración la propensión irritante y productora de granulomas que poseen los cuerpos extraños como talco, almidón y cremas, cuando se usan en cantidades excesivas y se introducen inadvertidamente en la herida.

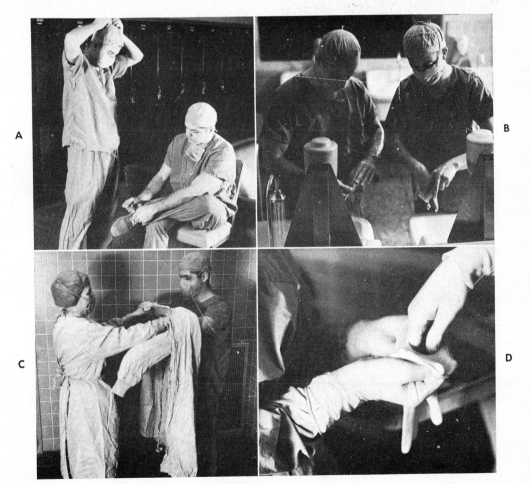

Fig. 2-1. *A*, ropa que se utiliza durante el lavado. *B*, técnica del lavado de acuerdo con las instrucciones generalmente colocadas sobre el lavamanos. *C*, la asistente ayuda al doctor a ponerse la bata. *D*, ayudando al doctor a ponerse los guantes de manera que solamente la parte interna es tocada por la mano.

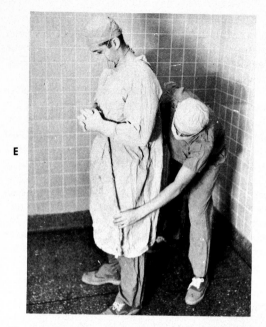

Fig. 2-1. *Cont. E,* se consideran no estériles toda la parte posterior de la bata del cirujano y la parte frontal por debajo del nivel de la mesa quirúrgica. (Fotografías oficiales de la Marina de Estados Unidos.)

4. Los paños estériles se aseguran con pinzas de campo (fig. 2-2, *B*). En algunas operaciones que requieren la manipulación de la cabeza del paciente, moviéndola de un lado a otro, conviene suturar a la piel los paños estériles que rodean la incisión.

5. El anestesista y su equipo están aislados del equipo operador por una pantalla cubierta con un paño.

6. Se considera estéril tan sólo la zona que está arriba del nivel de la mesa quirúrgica. Se consideran contaminadas las manos, el equipo o cualquier otro material que baje del nivel de la mesa operatoria.

7. La organización debe ser tal que una vez que el cirujano ha terminado el lavado, se ha puesto los guantes estériles y el paciente está aislado por los campos, no debe ser necesario lavarse de nuevo para obtener los materiales que se necesitan.

8. Aquí es importante establecer que una bata, un campo o una cubierta, se consideran *contaminados cuando están húmedos* a menos que bata, campo o cubierta sean de material impermeable o tengan un forro del mismo.

El aislamiento estéril sólo se logra con los guantes de hule, que sirven para la protección del paciente y del operador. Los peligros de una infección cruzada hacen imperativo que el cirujano traiga puestos los guantes de hule cuando toca sangre, líquidos tisulares o saliva. El bacilo de la tuberculosis prospera en los líquidos bucales. El virus de hepatitis por suero puede estar presente en la sangre de pacientes asintomáticos.

Aislamiento del paciente del equipo operador

1. Se prepara la región de la incisión. El campo operatorio se limpia con cepillo y jabón detergente, se enjuaga y se aplica un antiséptico adecuado.

2. El paciente se aísla todavía más del médico con campos estériles de tela o material similar. El campo inicial puede ser un paño delgado que mida aproximadamente 115 × 180 cm. Un segundo campo, llamado paño delantero mide aproximadamente 115 × 175 cm, completando así el aislamiento principal (fig. 2-2, *A*).

3. Se cubre la cabeza del paciente según el sistema de la doble sábana; una para la parte inferior y una toalla para la superior (fig. 2-2, *A*).

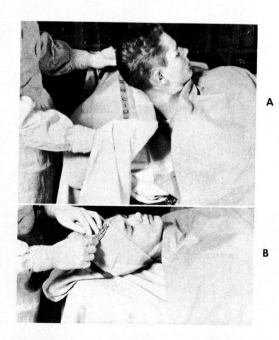

Fig. 2-2. *A,* se utiliza un campo y una toalla de mano para envolver a los pacientes; pueden utilizarse también toallas dobles de mano. *B,* los paños y las toallas se aseguran con pinzas de campo. (Fotografías oficiales de la Marina de Estados Unidos.)

Modificaciones del sistema de asepsia en la práctica de cirugía bucal en el consultorio dental

Hay cirujanos que insisten en que no se debe transigir con las medidas asépticas empleadas en la cirugía. Otros subrayan que una técnica aséptica rígida no es práctica en un consultorio activo, en el que se hace gran cantidad de operaciones de cirugía menor bucal en numerosos pacientes. El hecho es que la infección no hace diferenciación entre la cirugía mayor y menor, o de gran número a menor número de pacientes, o de operaciones breves o largas.

Se cree que la razón de la frecuencia relativamente baja de infección consecutiva a las operaciones bucales se puede atribuir a "la tolerancia adquirida por el hombre para sus propios microorganismos". No cabe duda de que estos gérmenes transmitidos a otro individuo por contaminación cruzada pueden dar como resultado una infección virulenta. En otras palabras, un hombre puede tolerar sus propios gérmenes mejor que los de otra persona. Este concepto justifica la necesidad de la técnica aséptica en regiones quirúrgicas en que se dificulta la completa esterilización, como la boca, las cavidades nasales y los senos faciales, las áreas digestivas y urinarias, etc.

A pesar del cuidado que el operador haya tenido al prepararse a sí mismo, al preparar sus instrumentos, sus materiales y al paciente para la cirugía bucal, siempre existirá el peligro de la infección cruzada. Lo menos que un paciente puede exigir de su cirujano es que haga todo lo posible para limitar el peligro de la infección.

Gran parte de la conducta que se sigue en el quirófano durante la cirugía mayor está dentro de los límites prácticos de los procedimientos de cirugía bucal. En el quirófano de un hospital el nivel de la mesa quirúrgica es la línea de demarcación de la asepsia. En la clínica dental el nivel de los brazos del sillón dental puede considerarse como una línea similar de demarcación; todo lo situado arriba de este nivel debe cumplir con los requisitos asépticos.

La asistencia prequirúrgica cuidadosa debe incluir la piel peribucal y la mucosa en la que se va a operar. Esto puede hacerse convenientemente pidiendo que el paciente se lave la cara con detergente de hexaclorofeno, que se suministra en el mismo consultorio. Después se aplica un antiséptico incoloro y no irritante a la piel alrededor de la boca y a la mucosa. La boca del paciente se lava con solución antiséptica de sabor agradable y la región inmediata a la punción de la aguja o de la incisión se pincela con un antiséptico que tiene colorante para que la región en la cual se va a operar se identifique claramente como preparada antisépticamente.

El pelo del paciente puede cubrirse con campos o toallas estériles.

La mayoría de los pacientes se sienten satisfechos por cualquier esfuerzo que el cirujano emplee para hacer la operación con mayor seguridad (fig. 2-3, A y B). Muchos pacientes prefieren que las manos del cirujano estén enguantadas antes de introducirlas en la boca. En un gran número de operaciones de corta duración no hay que cambiar los guantes estériles para cada paciente. Las manos enguantadas pueden cepillarse entre una y otra intervenciones, utilizando una técnica de lavado y cepillado de dos minutos con jabón detergente de hexaclorofeno (fig. 2-3, C). Pero con este método los guantes, cuando se lavan y se secan, se vuelven pegajosos y son difíciles de usar si están mojados.

Los gorros quirúrgicos y los cubrebocas no necesitan cambiarse para cada operación. La bata del cirujano puede ser aislada de los campos estériles que se utilizan para cubrir al paciente sujetando una toalla estéril sobre la porción de la bata que hace contacto con los campos que cubren al paciente (fig. 2-3, D). Algunos cirujanos y los pacientes ignorantes ofrecen resistencia a estas recomendaciones en lo que respecta a la necesidad de la asepsia en la cirugía menor de la boca, pero hace menos de 100 años que existía una oposición similar contra el médico que se lavaba las manos cuidadosamente (y entonces se arremangaba la levita contaminada, antes de tomar el bisturí). En aquellos días, se aceptaba erróneamente como secuela necesaria de la cirugía el "pus laudable". Actualmente, en la cirugía bucal no puede justificarse en manera alguna el concepto de "pus laudable".

Materiales y equipos desechables (para usarse sólo una vez)

Las técnicas modernas de fabricación, esterilización, y empaque proporcionan actualmente una gama cada vez mayor de artículos empacados convenientemente para usarse una sola vez y desecharse después. En muchos casos, el costo cada vez mayor de la mano de obra en el manejo múltiple del material hospitalario que puede volver a usarse ha hecho del uso de artículos desechables una práctica más económica.

24

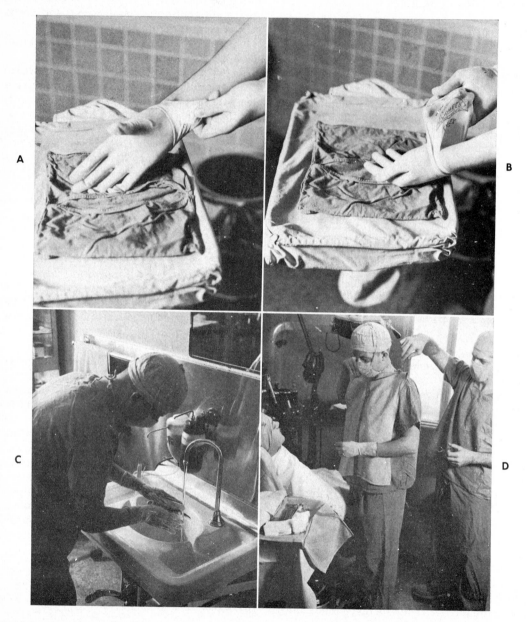

Fig. 2-3. *A,* las manos sólo tocan la parte inferior de los guantes. *B,* los guantes estériles pueden tocar sus superficies externas. *C,* en las operaciones de la boca, muy numerosas pero breves, se permite darse un lavado de las manos enguantadas de dos minutos, entre una y otra intervención, en vez de cambiar guantes para cada paciente. *D,* en el consultorio se utiliza una toalla de manos estéril para aislar la ropa del cirujano de los campos que cubren al paciente. (Fotografía oficial de la Marina de Estados Unidos.)

El papel y fibras artificiales semejantes, han substituido a tela para sábanas, campos, toallas y suministros similares. Batas y uniformes de quirófano, sábanas, cubiertas para mesas y envolturas quirúrgicas están disponibles actualmente en paquetes estériles listos para usarse, conveniente y económicamente desechables después de un solo uso (fig. 2-4). Los guantes de caucho sin costura y desechables que se pueden colocar en manos lavadas quirúrgicamente sin necesidad de polvos o cremas, se usan actualmente en muchos hospitales y clínicas.

Agujas hipodérmicas, jeringas, sondas colectoras de plástico y recipientes para muestras biológicas se empacan actualmente como artículos desechables. Las técnicas intravenosas incluyendo las que conciernen a toma e infusión de sangre y administración de medicamentos y terapéutica líquida, se llevan a cabo en mucho con suministros y equipo desechables de plástico. Casi todos los departamentos de clínica u hospital donde se imparta asistencia profesional parecen estar usando, en grado cada vez mayor, los artículos desechables que cada vez se ponen más al alcance. Además, las técnicas de empaque mejoradas han hecho que los artículos desechables sean más seguros y convenientes. La esterilidad de los contenidos se asegura mejor con envoltura en secuencia y pliegues. El paquete puede marcarse claramente con tipo grande y codificarse cromáticamente para diferenciarlo o almacenarlo más fácilmente. El potencial de los suministros de un solo uso parece ser ilimitado.

Naturalmente, cuantos más artículos desechables se usen dentro de una actividad, mayor área de almacenamiento se requerirá para suministros con un tiempo de repuesto tan corto.

Algunas precauciones fundamentales en los quirófanos al usar mezclas gaseosas

Los siguientes anestésicos están considerados como combustibles y se deben tomar ciertas precauciones en su administración: *a)* ciclopropano, *b)* éter divinílico (Vineteno), *c)* éter etílico, *d)* cloruro de etilo y *e)* etileno. Una explosión en el quirófano es un gran peligro y desgraciadamente, como los accidentes de automóvil o de avión, se consideran como "algo que le sucede a otra persona". En forma sistemática se deben aplicar las siguientes medidas de precaución.

1. Los quirófanos modernos tienen un piso conductor de la electricidad. El personal y los visitantes deben ponerse zapatos conductores, que suelen hacerse con suelas y tacones de hule o de piel conductores. Tienen conductores de acero inoxidable en las plantillas, para que la electricidad estática friccional pueda pasar a tierra, evitando las chispas. Otras medidas para "hacer" tierra se utilizan en el equipo vecino a las mezclas gaseosas explosivas.

2. Las telas sintéticas, de seda y de lana, producen cargas eléctricas cuando están sujetas a fricción. Por esta razón en los quirófanos no se permiten cobertores de lana o ropa de seda o de nilón.

3. El equipo eléctrico y anestésico y otros aparatos que generalmente se usan en presencia de gases combustibles, deben ser examinados periódicamente, para asegurarse de que no tienen defectos que puedan ocasionar chispas en presencia de mezclas explosivas.

4. El electrocauterio, la electrocoagulación y otros equipos que emplean la chispa abierta no

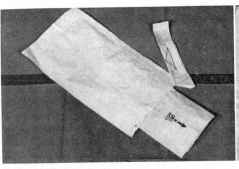
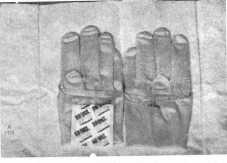

A   B

Fig. 2-4. *A,* los guantes de cirujano de caucho, desechables y estériles, se empacan en envolturas externa e interna de papel para permitir su uso en condiciones asépticas. *B,* un paquete de polvo o crema se incluye con los guantes de puño volteado en la envoltura interna estéril. La esterilización se logra por radiación.

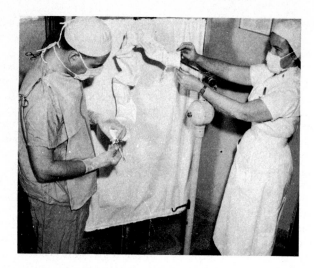

Fig. 2-5. El cable y las extensiones de la máquina dental portátil se cubren con una manga estéril durante la operación. (Fotografía oficial de la Marina de Estados Unidos.)

se permiten en la vecindad de los gases combustibles.

Tanques de oxígeno

El oxígeno generalmente no se considera como agente explosivo, pero sí mantiene la combustión, por lo que puede estimarse como auxiliar de la explosión. Se deben adoptar ciertas precauciones fundamentales al utilizar los cilindros de oxígeno (1).

1. Fundamentalmente, los aceites, grasas y lubricantes pueden ser muy combustibles con el oxígeno. Por lo tanto, debe evitarse su proximidad a éste. Los reguladores, medidores y otros aditamentos en los cilindros de oxígeno, no deben estar lubricados cuando el cilindro contiene este gas a presión.

2. Los cilindros de oxígeno no deben manejarse con manos que tengan aceite, ni con guantes o paños aceitados.

3. Antes de aplicar los aditamentos al cilindro se limpia el conducto abriéndolo para permitir el escape momentáneo del gas.

4. La válvula de alta presión en el cilindro se abre antes de llevar el oxígeno al paciente. Se abre esta válvula con lentitud y se toman precauciones en lo que respecta a una explosión súbita.

5. El cilindro de oxígeno no debe cubrirse con batas, telas, etcétera, que pueden servir para atrapar el gas que se escape.

6. Nunca se debe usar oxígeno de un cilindro que no tiene un regulador para disminuir la presión.

7. No debe intentarse la reparación de los aditamentos en un cilindro con oxígeno a presión.

FUNDAMENTOS DE LA CIRUGIA BUCAL

Incisión

El empleo eficiente del bisturí requiere el conocimiento básico de los puntos de apoyo convenientes que el cirujano bucal ya conoce por la instrucción que recibió acerca de los instrumentos giratorios usados en la boca. El bisturí se toma con firmeza, pero sin tensión, cualquiera que sea la forma en que se use. No debe asirse rígidamente, de manera que haga temblar la mano, o que pueda influir en el movimiento necesario para lograr una incisión limpia y atraumática.

En la figura 2-6 se muestra el "agarre en pluma fuente" (el mango del bisturí se toma entre el pulgar y los dos primeros dedos), que es el elegido para los cortes delicados y pequeños que se requieren en la cirugía intrabucal.

La piel es más difícil de cortar que la mucosa y la presión constante que requiera la incisión puede obtenerse mejor agarrando el bisturí como el cuchillo de mesa (fig. 2-6, B).

La manera de tomar el bisturí es cuestión de preferencia individual. Es más importante emplear una técnica atraumática para la incisión y la escisión, para que el bisturí afilado pueda utilizarse con eficacia y seguridad. Es más seguro emplear un punto de apoyo durante la incisión para que el bisturí pueda tomarse con los dedos que descansan sobre hueso o sobre un diente adyacente a la línea de incisión. Es indispensable la completa visualización de la región que se va a cortar.

Las *incisiones intrabucales* que abarcan la reflexión del mucoperiostio, para descubrir el hueso o los dientes, son incisiones directas en línea recta o curvilíneas, que siguen la distancia más corta a través de los tejidos. Sin embargo, donde el hueso subyacente puede estar lejos del sitio de la incisión, por ejemplo en paladar blando, lengua, carrillos, labios y piso de la boca, la incisión no es necesariamente directa. En estos casos, se hace solamente a través de la mucosa. Después se combina la disección roma con sección por bisturí o tijeras, para que los tejidos importantes no se sacrifiquen inútilmente. Esta disección puede efectuarse con instrumentos romos y las capas tisulares se separan desgarrándolas. Se utilizan pinzas hemostáticas, tijeras romas, mango del bisturí o el dedo enguantado del cirujano.

La exposición de las capas tisulares cortándolas con las tijeras o con el bisturí es menos traumática que la disección. Sin embargo, esto requiere conocimientos anatómicos más precisos. El corte es necesario solamente para descubrir la línea de despegamiento entre las capas, permitiendo así la separación fácil hasta que se expone otra línea de despegamiento. Se corta esta capa y se diseca hasta encontrar la siguiente. Así se llega ordenada y atraumáticamente a la región patológica.

La *cirugía en la piel facial* requiere que la cicatriz posoperatoria sea mínima en tamaño y no complicada, para que sea aceptable estéticamente. Cuando sea posible, estas incisiones se hacen en las arrugas naturales, la línea de inserción del pelo, a lo largo de las uniones mucocutáneas, o en las regiones sombreadas, como el repliegue nasolabial y la zona submandibular cervical (fig. 2-7, *A*). Además, es aconsejable hacer las incisiones en piel en sentido longitudinal y no transversal a sus fibras a veces denominadas "líneas de tensión" o líneas cutáneas de Langer (fig. 2-7, *B*). Las incisiones hechas *en* líneas de Langer permitirán una exposición más amplia del campo operatorio, ya que son realmente líneas de segmentación de los planos de tejido superficial. En las incisiones perpendiculares a estas líneas de tensión, las suturas tendrán que hacerse con tensión máxima, y es posible la formación de cicatriz antiestética.

Es necesario cortar el cabello cuando se opera el cuero cabelludo. Sin embargo, las cejas no se rasuran ni las pestañas se cortan.

Debe prevenirse la infección de la herida, pues las heridas sépticas pueden curar con una cicatriz extensa e irregular. La depresión con contracción e hipertrofia en la línea de incisión produce resultados antiestéticos y muchas veces requiere cirugía correctora, que hubiera podido evitarse si se hubieran tomado todos los cuida-

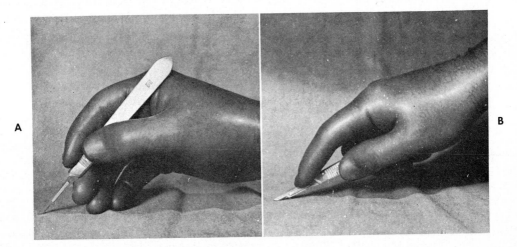

Fig. 2-6. *A,* manera de tomar el bisturí, como pluma de escribir, utilizada comúnmente en la cirugía bucal, entre el pulgar y los dos primeros dedos. El tercero y el cuarto sirven de punto de apoyo (palanca) para hacer incisiones cortas y firmes. *B,* manera de tomar el bisturí como cuchillo de mesa; el pulgar y el dedo índice se colocan sobre el borde no cortante de la hoja, lo que permite hacer la presión necesaria en incisiones vigorosas.

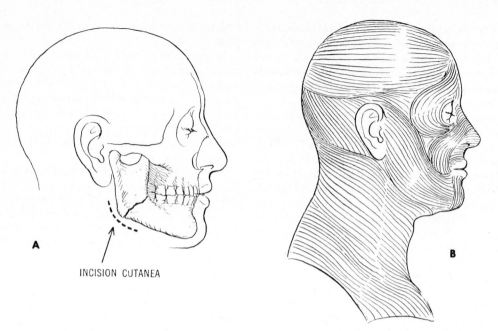

INCISION CUTANEA

A   B

Fig. 2-7. *A*, incisión submandibular en la línea de sombra natural de la mandíbula. Este acceso se emplea comúnmente para las intervenciones sobre el cuerpo de la mandíbula. *B*, líneas de tensión cutánea de Langer, en la cara.

dos posibles. Las incisiones deben hacerse con un bisturí afilado, perpendiculares à la superficie y de preferencia en las arrugas naturales de la piel (líneas de Langer de tensión). El cirujano capaz se caracteriza por el manejo cuidadoso de los tejidos blandos. La retracción con "mano pesada" puede originar necrosis de tejidos, cicatrización por segunda intención y una cicatriz más grande de la necesaria. Al suturar las incisiones faciales, conviene una ligera eversión de los bordes de la piel. Esto compensará la hinchazón y permitirá la nivelación de la eversión sin pérdida del contacto de los bordes de la incisión. Es simplemente un medio para evitar que se separe la línea de incisión.

Los bordes de la incisión en la piel no deben suturarse demasiado apretados y las suturas deben quitarse tres o cuatro días después para evitar las cicatrices de sutura. Repetimos aquí las enseñanzas básicas de Halsted: el material de sutura no debe ser más fuerte que el tejido mismo; son mejores las suturas finas múltiples que unas pocas burdas; para las incisiones en la piel se utiliza seda fina o algodón, tamaños 3-0, 4-0 y 5-0. Cuando es necesario reforzar estas suturas, pueden emplearse estos métodos:

1. Suturas dérmicas profundas de tensión.
2. Vendaje adhesivo, elástico y contra la tensión, atravesando la línea de sutura.

3. Vendaje de presión.
4. Sutura subcuticular (intradérmica) con alambre delgado de acero inoxidable.

La historia del paciente debe incluir datos sobre la formación de cicatrices queloides; cirujano y paciente deben tener en cuenta el riesgo en este respecto. Se cree que la raza negroide está más predispuesta a la formación de queloides, pero este problema no tiene límites raciales.

Comentario. Al terminar la exposición que trata sobre la cirugía y las lesiones tisulares y su reparación, prevalecen los siguientes factores como requisitos básicos.

1. Es necesario contestar a la pregunta: "¿cuándo se dejan abiertas las heridas?" Las heridas deberán dejarse abiertas:

a) Cuando la lesión es resultado de mordedura humana y por lo tanto está contaminada por microorganismos altamente patógenos. Las heridas de mordedura humana nunca se suturan.

b) Cuando la contaminación parece cierta o cuando la infección con supuración es ya evidente.

c) Cuando existe tanta pérdida de substancia tisular como para excluir adecuada aproximación primaria. En pérdidas masivas de tejido, tales como mejilla o labio, la mucosa bucal del defecto puede suturarse a la piel periférica circundante, de manera que la circunferencia del defecto se mantiene libre de arrugas y cicatrices mientras no se realiza la cirugía plástica.

2. La queja persistente de dolor en una herida suturada se debe probablemente a suturas en piel o suturas de retención demasiado ajustadas. Generalmente, después de tres o cuatro días, la mayor parte de las suturas han realizado sus principales beneficios y pueden eliminarse.

3. Contrariamente a la creencia común, una herida con prurito ciertamente no indica curación normal. Con mayor probabilidad sugerirá una reacción de hipersensibilidad a los materiales de sutura, venda y materiales de apósito, medicamentos tópicos, u otros materiales de tratamiento.

4. La supuración persistente en un paciente que por lo demás está sano, sugiere retención de un cuerpo extraño en la herida o alrededor de ella.

Materiales de sutura

Actualmente, en la cirugía bucal, se prefieren los materiales de sutura inabsorbibles para piel, mucosa y capas profundas. Sin embargo, se utilizan todavía los materiales absorbibles para las capas no superficiales. De los materiales absorbibles, el catgut es el más usado. En realidad, el nombre de catgut es inadecuado, pues este material se hace de la capa serosa del intestino de borregos. Se fabrica simple y crómico, en muy diversos calibres.

De los materiales inabsorbibles, la seda negra se emplea mucho. Tiene fuerza de tensión adecuada, produce reacción tisular mínima, se ve con facilidad y se quita rápidamente. El tamaño 4-0 es muy usado en cirugía bucal y es barato si se compra en carretes. El hilo de algodón común para coser, número 40, tiene muchas de las ventajas de la seda y es aún más barato.

Las suturas atraumáticas, absorbibles e inabsorbibles, se venden en ampolletas cerradas que contienen un líquido esterilizador. Este tipo contiene una aguja fina de medio círculo o de tres octavos de círculo en uno de sus extremos.

Malla de alambre

En la cirugía bucal ésta se utiliza algunas veces para llenar defectos óseos y restituir los contornos perdidos del hueso. La tela de tantalio es la más satisfactoria, pues la toleran mejor los tejidos. Sin embargo, es muy cara. Un substitutivo satisfactorio y menos caro es la malla de alambre de acero inoxidable. Consta de alambres muy delgados de 0.008 cm de diámetro. Está tejida de manera que tenga 22 alambres por pulgada. Esto permite que el tejido crezca a través de la tela. La malla puede suturarse con alambre del mismo material o con algodón o seda inabsorbibles, para evitar la posibilidad de que se produzca una corriente galvánica.

Apósitos

El fin primario del apósito es mantener el campo quirúrgico libre de infección. En segundo lugar, los apósitos sostienen la incisión, la protegen del trauma y absorben el exudado. Dentro de la boca, los apósitos tienen otras finalidades. Se utilizan como drenaje o como vehículos para llevar medicamentos, calmantes, etc., al sitio operado. Se prefieren las tiras de gasa estéril de 1 a 2 cm de ancho. Esta gasa puede ser simple o yodoformada. La yodoformada es antiséptica, pero tiene olor medicinal fuerte y persistente. Cuando se utiliza como drenaje, la tira de gasa puede saturarse con petrolato, lo que facilita quitarla.

Apósitos en lesiones intrabucales. Todos conocen la tendencia a la curación rápida y completa de la mucosa bucal. Por esta razón, las lesiones menores, como mordeduras, quemaduras y cirugía limitada, curarán sin tratamiento en una boca limpia. Las laceraciones grandes y colgajos quirúrgicos requieren colocación adecuada y aproximación, suturando, o fijando de alguna otra manera los tejidos dañados. Las áreas denudadas dentro de la boca son estremadamente dolorosas hasta haberse producido granulación y recubrimiento al curar. Durante este periodo de curación, corto, pero doloroso, el apósito intrabucal puede ser beneficioso. Estos apósitos tienen gran uso en la cirugía posperiodontal, en que el área denudada se cubre no sólo para aliviar el dolor posoperatorio, sino también para controlar el contorno gingival adecuado.

Muchos apósitos intrabucales combinan un medicamento con otras substancias que producen fraguado de tipo cemento. La medicación generalmente es un calmante para aliviar localmente el dolor. El cemento frecuentemente comprende combinaciones de óxido de cinc, resinas en polvo, y gomas mezcladas con ácido tánico. Los barnices tópicos que forman una película protectora sobre las áreas denudadas también son útiles para aliviar el dolor y retener los coágulos de sangre. A este efecto existen muchos barnices tópicos. Algunos emplean éter y colodión; otros usan celofán, teflón, y los cementos impermeables de policarboxilato. En general, es difícil mantener cualquier apósito cómodamente dentro de una boca húmeda durante cualquier periodo prolongado. Sin embargo, puesto que el epitelio bucal se regenera tan rápidamente en una boca lesionada, tan sólo unas horas con apósito tópico pueden hacer soportar al paciente el periodo más doloroso, y también proporcionar protección para que continúe la curación de la herida en la que ya se está formando tejido de granulación. En cualquier libro de texto sobre periodoncia se encontrará fácilmente una exposición más detallada acerca de apósitos intrabucales, desde hojas adhesivas hasta cementos impermeables.

Apósitos en lesiones extrabucales. Para las lesiones extrabucales, son prácticas las almohadillas de gasa de 5 × 5 cm y 10 × 10 cm. Se mantienen en posición por vendaje elástico o adhesivo. El vendaje elastoplast es un elástico de algodón con adhesivo en un lado. No se contrae debido a que es elástico; sin embargo, proporciona la presión suave y uniforme necesaria para mantener el apósito en su lugar y evitar la hernia de la incisión. El vendaje a presión se utiliza frecuentemente como apósito en las incisiones faciales. Su utilidad principal se refiere a la necesidad de inmovilizar los tejidos blandos y reducir al mínimo el edema, que puede romper las suturas y abrir la incisión. También sirve para eliminar los espacios muertos, cohibir la hemorragia capilar secundaria y evitar los hematomas. Estos apósitos a presión generalmente son gasa esponjada, borra, esponjas de mar y espuma de caucho. El material se coloca directamente sobre la compresa de gasa estéril que cubre la herida y se mantiene en posición con vendaje elástico.

Deben señalarse algunas objeciones al vendaje por compresión, para identificarlas y, si es posible, eliminarlas. Cuando se utilizan en una región con inflamación creciente causan dolor; pueden originar bloqueo linfático y venoso, y aumentan en lugar de disminuir la inflamación, motivo de su empleo. Los vendajes a presión deben estar acolchonados para que sean efectivos. Deben examinarse cuidadosamente las regiones distales a los bordes del vendaje, para evitar la estasis y la tumefacción; si ocurren éstas, el vendaje debe quitarse o se suspenderá la compresión durante breves periodos, para aliviar la estasis.

El vendaje a compresión usado inteligentemente favorece una buena cicatrización, con resultado estético excelente. Mal empleado, no sólo retarda la curación sino estimula la fibrosis

al ocasionar oclusión linfática y venosa en las regiones distales a la herida.

TECNICA OPERATORIA

Anatomía general

Este capítulo no trata la anatomía detallada del campo quirúrgico bucal. Esta información puede obtenerse de otras fuentes. Fundamentalmente, los vasos faciales principales en cuanto a las incisiones de cirugía bucal siguen un trayecto que es: 1) profundo en relación con los músculos superficiales de la expresión (incluyendo el cutáneo del cuello y excluyendo los músculos canino y buccinador) y 2) superficial a los músculos de la masticación y, desde luego, a los huesos faciales profundos. En un sentido general la vena facial anterior drena las regiones alimentadas por la arteria maxilar externa (facial), y la vena facial posterior drena las regiones faciales más profundas regadas por las ramas terminales de la arteria carótida externa. El nervio sensitivo principal de la cara es el quinto par craneal. El nervio motor más importante de la cara (además del trigémino o quinto par, que inerva los músculos de la masticación) es el séptimo par craneal. El trauma quirúrgico del quinto par craneal puede considerarse de importancia secundaria, pues la secuela más probable es una parestesia, y la posibilidad de regeneración es buena. Sin embargo, la lesión quirúrgica del séptimo par craneal y la pérdida subsecuente de función de los músculos faciales de la expresión, son un problema estético importante y sin gran esperanza de regeneración espontánea y funcional.

Es imprescindible tener un conocimiento completo de las relaciones anatómicas de los tejidos que van a operarse. Los cirujanos jóvenes con experiencia limitada deben efectuar la operación planeada en el cadáver antes de operar al paciente. Esta es buena técnica y no debe considerarse como signo de deficiencia.

Acceso submandibular a rama ascendente y cuerpo de la mandíbula

Muchas operaciones extrabucales que requieren la exposición de la mandíbula se hacen por la vía de acceso submandibular. La región alrededor del ángulo de la mandíbula es más compleja que las zonas más anteriores y será explicada quirúrgicamente.

Debe pensarse cuidadosamente la localización de la incisión, para asegurar que los tejidos observados tendrán relaciones normales. La posición del paciente, y de su cabeza pueden modificar considerablemente la localización de la incisión comparada con su situación cuando el paciente está sentado y en descanso. En esta vía de acceso la incisión debe hacerse en una línea de tensión de la piel, y debe determinarse con anterioridad, marcándola con el borde no cortante del bisturí o con un colorante de anilina. Como puntos de referencia deben marcarse el ángulo gonial de la mandíbula y la escotadura en el borde inferior (producida por pulsación de la arteria facial); el primero indica el límite posterior del campo operatorio y el último la localización de arteria maxilar externa (facial) y vena facial anterior (fig. 2-8). La incisión se hace más o menos dos centímetros debajo del borde inferior de la mandíbula, siguiendo la curvatura del hueso. Así se evita cortar la rama mandibular del nervio facial. La longitud total de la incisión puede ser de seis a ocho centímetros.

Trazado de "perpendiculares" en la incisión. Una vez determinada y marcada la línea de incisión, se extiende la cabeza del paciente y se voltea lo más posible a un lado, para conveniencia y comodidad del equipo operador. Se consulta con el anestesista si el paciente está listo para la cirugía, y la línea de incisión marcada claramente se atraviesa con unas líneas perpendiculares, trazadas con el borde no cortante del bisturí; deben estar separadas entre sí 1.5 cm, en toda la longitud de la incisión; sirven para asegurar el acercamiento adecuado de los bordes, con la cicatriz mínima.

Incisión. Se tira de la piel hacia arriba, para que el trazo de la línea de incisión descanse sobre hueso, dando así una base firme que permita una incisión limpia y con un solo movimiento. El corte debe ser perpendicular a la superficie de la piel, y atravesará la misma. La incisión en bisel aumenta la anchura de la cicatriz. Una hoja de Bard-Parker número 10 ó 15 es útil para las incisiones de la piel en esta región, pero la elección depende de la preferencia del cirujano. En la capa subcutánea aparecen algunos puntos sangrantes; si son arterias, se toman con pinzas hemostáticas de Halsted de mosquito, y se ligan con hilo de algodón delgado (núm. 3-0 ó 4-0) o catgut quirúrgico (núm. 3-0). Se recomienda ligar los vasos con nudo de cirujano y cortar los cabos del hilo cerca del nudo.

Disección de tejidos blandos profundos. Después de cortar piel y tejido areolar subcutáneo, pueden despegarse ampliamente por disección con tijeras curvas de Mayo de 14 cm, pinzas hemostáticas o con el extremo del mango del

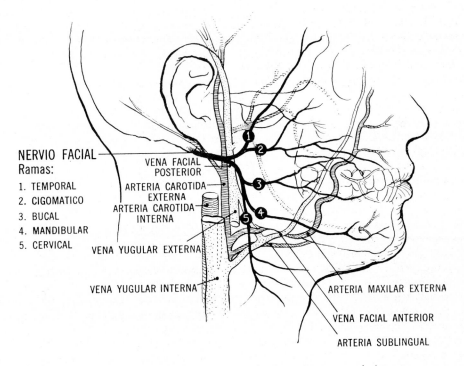

NERVIO FACIAL
Ramas:

1. TEMPORAL
2. CIGOMATICO
3. BUCAL
4. MANDIBULAR
5. CERVICAL

VENA FACIAL POSTERIOR
ARTERIA CAROTIDA EXTERNA
ARTERIA CAROTIDA INTERNA
VENA YUGULAR EXTERNA
VENA YUGULAR INTERNA
ARTERIA MAXILAR EXTERNA
VENA FACIAL ANTERIOR
ARTERIA SUBLINGUAL

Fig. 2-8. Distribución general del nervio facial, arterias y venas de la cara.

bisturí. Esto permitirá introducir separadores (como el de rastrillo de Kny-Scheerer para tráquea) en ambos lados de la incisión, y obtener amplia exposición y visualización del músculo cutáneo del cuello subyacente. Explicaremos algunos puntos de interés en relación con la técnica de separación:

1. Una buena separación incluye elevación suave y fuerza de tracción.

2. Una buena separación debe ser moderadamente firme y continua. El tejido es traumatizado innecesariamente y se prolonga el tiempo de operación si el ayudante cambia constantemente la posición de los separadores.

3. Si la técnica operatoria lo permite, debe suspenderse periódicamente la tracción de los separadores, sin quitarlos; ello restablece la circulación de los colgajos de tejidos blandos durante un breve período.

4. La separación debe ser continua y suficiente si ocurre hemorragia arterial inesperada, hasta cohibirla.

El músculo cutáneo del cuello está listo para ser seccionado cuando se ha descubierto adecuadamente, junto con su fascia superficial. Debe recordarse que este músculo necesita suturarse en el cierre por capas. En consecuencia, debe disecarse con cuidado, se eleva y se corta limpiamente, para que se encuentre con facilidad para suturarlo. Inmediatamente debajo del músculo y a lo largo del borde de la mandíbula, debe hacerse exploración para identificar la rama mandibular (ramas marginalis mandibulae) del nervio facial; es pequeña y difícil de localizar, sobre todo si se ha fragmentado la fascia en las regiones adyacentes. Muchas veces se localiza mejor en el espacio aponeurótico potencial subyacente al músculo cutáneo del cuello y superficial al borde anterior del masetero, o sobre el anguli oris depresor. Los segmentos de este nervio pueden identificarse por estímulo de corriente farádica o tomándolos suavemente con una pinza hemostática. El efecto de la estimulación puede verse en la contracción de los músculos en la comisura de la boca. Frecuentemente se utiliza el aparato Bovie, que emplea una corriente baja (no coagulante) para estimulación con corriente farádica. Muchos cirujanos consideran que el punto de referencia más constante para la identificación de la rama mandibular del séptimo par craneal es su relación con la arteria maxilar externa (facial) pulsátil. El nervio está directamente sobre la arteria facial cuando ésta pasa sobre la mandíbula. Si la arteria y la vena se separan hacia arriba de su situación normal en el.

borde inferior de la mandíbula, la retracción incluye, y por lo tanto salva, la rama mandibular más superficial del séptimo par craneal (ramus marginalis mandibulae). Este nervio tiene una importancia estética y funcional muy considerable y no debe ser sacrificado.

El siguiente paso es identificar y separar la arteria y la vena faciales al pasar sobre la escotadura en el borde inferior de la mandíbula, algo por delante del ángulo. Primero se ven la fascia parótida y masetérica, y otras vainas de las fascias cervicales profundas ascendentes. Después de orientarse palpando la escotadura mencionada, se separa esta fascia por disección roma, permitiendo que la arteria maxilar externa (facial) sobresalga en la abertura creada. La vena facial, de mayor calibre, es ligeramente superficial y posterior a la arteria, pero está muy cerca de ella.

Ambos vasos se sacrifican en caso necesario. Esto se logra mejor pinzando primero cada vaso y después ligando proximal y distalmente antes de seccionar. A este efecto se elige material de sutura de algodón blanco número 2-0. Para vasos menores, se usa material de sutura de algodón más delgado, números 3-0 y 4-0. Naturalmente, los otros materiales de sutura subcutáneos, como catgut quirúrgico crómico y materiales absorbibles similares para ligar, son igualmente aceptables a este efecto. En este tiempo de la disección, se observa el tejido de la glándula salival submaxilar. Esta es la glándula submandibular (glándula mandibularis). Puede haber dificultad al separar el polo inferior de la glándula parótida de la glándula submaxilar. El ligamento estilomaxilar se ve muchas veces como un plano aponeurótico grueso que separa estas glándulas. Los tejidos glandulares deben despegarse por disección roma y se separan con cuidado. Si se cortan, puede producirse hemorragia persistente, difícil de cohibir. Retraído el tejido glandular, ligados y seccionados los vasos faciales, y el séptimo par craneal protegido por separación cuidadosa, el resto de la exposición quirúrgica puede hacerse con menor peligro y mayor rapidez; pueden encontrarse otros pequeños vasos sin importancia quirúrgica, pero deben ligarse para evitar la pérdida de sangre y mantener el campo quirúrgico seco. La cirugía del cuerpo de la mandíbula, por delante de arteria y vena faciales, pocas veces se complica por hemorragia excesiva. La hemorragia de vasos menores muchas veces se cohibe por la presión. Con frecuencia, tomar estos vasos con pinzas hemostáticas durante unos cuantos minutos estimula la coagulación y la ligadura no es necesaria. Sin embargo, al quitar la pinza hemostática, el campo debe observarse cuidadosamente para cerciorarse de que la hemostasia ha sido completa; en caso de duda, se liga el punto sangrante.

Los métodos quirúrgicos descritos para tejidos blandos necesitan modificarse algo cuando se operan regiones más anteriores de porción facial inferior. Si se necesita descubrir el cuerpo de la mandíbula, la incisión es más anterior. La exposición requerida rige la longitud de la incisión.

Suele ser adecuada una longitud de seis a siete centímetros; pero no debe sacrificarse la accesibilidad para producir una cicatriz más pequeña. Hacerlo puede originar trauma innecesario de tejidos blandos adyacentes, inflamación posoperatoria, curación pobre y cicatriz defectuosa. Conviene identificar y separar, o identificar, ligar y separar los vasos sanguíneos que están sobre el campo operatorio. *Es necesario* identificar y conservar los nervios, especialmente *los motores*.

Sutura de tejidos blandos

Como en toda cirugía la sutura de tejidos blandos en la vía de acceso submandibular debe ser ordenada. Primero se explora el campo para comprobar que la hemorragia se cohibió y que las ligaduras están seguras. Es mejor tomar las precauciones necesarias en este momento, que tener que solucionar el problema de la hemorragia posoperatoria a media noche.

La sutura de tejidos blandos se hace en capas colocando los tejidos en relación anatómica adecuada. El periostio es muy difícil de suturar. Conviene utilizar catgut número 3-0 ó 4-0, con una aguja de tres octavos de círculo con lados cortantes. Pueden utilizarse catgut crómico o simple.

El crómico se resorbe con más lentitud y ello puede ser de importancia al ligar grandes vasos y suturar aponeurosis. La fascia cervical se sutura de la misma manera. Cuando el músculo masetero ha sido desinsertado y elevado en las operaciones de la rama de la mandíbula, es importante suturarlo bien en su origen, cerca del ángulo de la mandíbula. Esto puede hacerse suturando el extremo inferior del músculo masetero al extremo inferior del músculo pterigoideo interno (en la cara interna del maxilar), en el ángulo de la mandíbula. La posición de estos músculos puede modificarse algo, pero no se perjudica su función.

En la sutura por capas, es importante la aproximación apropiada, para eliminar los espacios muertos. Un espacio muerto favorece el hematoma.

Al suturar el cutáneo del cuello, conviene que los ayudantes mantengan tensa la incisión introduciendo ganchos de Dural-Adson en cada extremo de ella. De esta manera, se restablece la relación longitudinal de este músculo y puede efectuarse una mejor sutura de la piel más fácilmente. La sutura del músculo en este nivel superficial puede hacerse con catgut sencillo número 4-0 (también se puede utilizar hilo de algodón o seda), con una aguja redonda de tres octavos de círculo. Para aproximar los bordes de la piel con cicatrización mínima, es prudente utilizar primero sutura subcuticular de catgut simple o alambre de acero inoxidable. El alambre puede quitarse después del décimo día. La aproximación subcuticular alivia la tensión de los puntos en la incisión de la piel.

Si no se emplea sutura subcuticular, la piel puede cerrarse con puntos verticales de colchonero. Convienen más los puntos separados que la sutura continua, pues mantienen la aproximación aunque se suelte un punto. El cierre de la piel debe hacerse con material inabsorbible de pequeño calibre (núm. 4-0 ó 5-0) enhebrado en una aguja cortante de tres octavos de círculo, dejando un espacio de tres milímetros entre cada punto. También se puede utilizar una aguja atraumática con Dermalon fino. Los puntos de la piel se ponen en cada una de las rayas perpendiculares, para facilitar la aproximación exacta.

Conviene evertir ligeramente la incisión de la piel al cerrarla. Los puntos deben quitarse el cuarto día, para evitar que dejen cicatrices; en este momento puede haber tendencia a la separación en la línea de sutura. Evertir los bordes de la incisión de piel permite la contracción subdérmica, sin que se abra la incisión. Si no se hizo sutura por capas anatómicas en todos los tejidos, el resultado estético puede ser insatisfactorio, por más cuidado que se ponga al cerrar la incisión dérmica.

La incisión de la piel se cubre primero con una capa de gasa vaselinada estéril; sobre ésta, se coloca una almohadilla de gasa estéril de 10 por 10 cm, y se cubre con un apósito a presión para limitar el edema posoperatorio. El apósito es parte del procedimiento quirúrgico y es responsabilidad del cirujano. Es importante que todos los apósitos, primarios y secundarios, sean estériles. El mayor obstáculo para la curación de una herida es la infección.

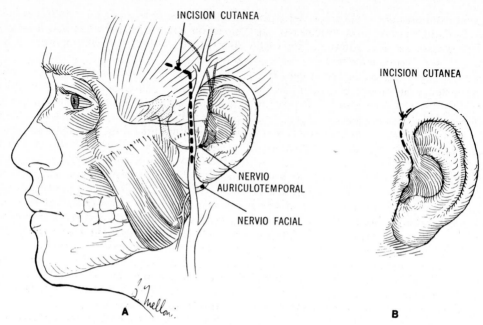

Fig. 2-9. *A*, incisión básica empleada por Blair, Ivy y otros en la operación de la articulación temporomandibular. *B*, vía de acceso empleada por Dingman para la articulación temporomandibular.

Vía de acceso a la articulación temporomandibular

Muchas vías de acceso clásicas a la articulación temporomandibular se han visto complicadas por el peligro de dañar el séptimo par craneal.

Blair (2) utilizaba una incisión similar a un "signo de interrogación" invertido, o a una "L" invertida, que comenzaba en el temporal a nivel de la línea de inserción del cabello, y describía una curva hacia abajo, delante de la oreja (figura 2-9, *A*). Wakely (8) utilizaba una incisión semejante a una T, con la barra horizontal colocada sobre el arco cigomático. La vía endaural de Lempert (4) al oído medio sugirió a numerosos observadores que, con algunas modificaciones, podía emplearse básicamente como la vía de acceso quirúrgica más segura a la fosa glenoidea.

En 1951 Dingman y Moorman (3) informaron de esta nueva técnica, que comenzaba de manera parecida a la segunda incisión endaural de Lempert. El objeto principal era seccionar la inserción fibrosa menor de la lámina del trago en su región superior y reflejar este cartílago hacia adelante y hacia abajo sobre sí mismo (fig. 2-9, *B*). Rongetti (6), en 1954, informó otra modificación del segundo tiempo de la vía endaural de Lempert al oído medio, que permitía llegar de manera directa y segura a la articulación tempo-

romandibular. Sin embargo, para fines prácticos, el método de Rongetti es similar al de Dingman, con la diferencia de que invade el meato auditivo externo a mayor profundidad y no se extiende la incisión hacia arriba y hacia abajo como la de Dingman. Ambas son vías endaurales encaminadas a evitar el traumatismo del nervio facial y dejar una cicatriz casi imperceptible.

La incisión endaural para llegar a la cavidad glenoidea se ha utilizado con éxito para la meniscectomía y la condilectomía, pero no se limita obligadamente a estas operaciones.

Se rasura el pelo en la fosa temporal y se prepara y cubre la cabeza para la cirugía estéril. Se empieza la incisión en la arruga cutánea inmediatamente adyacente al hélix anterior. Se lleva hacia abajo a nivel del trago, en este punto pasa por un hueco hasta las regiones más profundas del meato auditivo externo donde se esconde. El hueco está lleno de la inserción fibrosa de la lámina del trago; por lo tanto, cortarlo no es perjudicial (fig. 2-10). En el meato auditivo la incisión está en contacto con la placa ósea timpánica. Al salir la incisión del meato auditivo externo, se hace ligeramente visible en la región inferior del trago. No es necesario seccionar el cartílago en este punto, ya que tiene suficiente elasticidad para permitir la reparación adecuada, sin el peligro de acercar la incisión al agujero

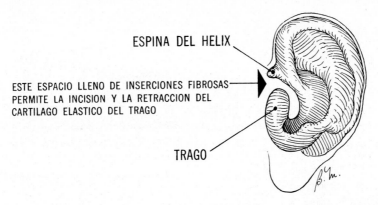

ESPINA DEL HELIX

ESTE ESPACIO LLENO DE INSERCIONES FIBROSAS
PERMITE LA INCISION Y LA RETRACCION DEL
CARTILAGO ELASTICO DEL TRAGO

TRAGO

Fig. 2-10. Cartílago de la oreja. El espacio entre el hélix y el trago permite separar a éste hacia adelante y abajo para llegar a la articulación temporomandibular.

estilomastoideo (sitio de salida del nervio facial). En la región superior de esta incisión pueden encontrarse los vasos temporales superficiales y el nervio auriculotemporal.

Los vasos se separan o se ligan y cortan. Los puntos de referencia son la fascia temporal y el cartílago descubierto del trago. Se secciona la fascia con bisturí o tijeras y se despega el músculo temporal con un elevador para periostio y se levanta de la raíz del arco cigomático. En esta región puede identificarse una pequeña porción del polo superior de la glándula parótida. Conviene disecar y separar el tejido glandular, pues cortarlo puede producir hemorragia molesta. En este momento los movimientos mandibulares demostrarán claramente el cóndilo rodeado de una cápsula articular más bien laxa. Con disección roma puede lograrse mayor exposición. Toda incisión ulterior se hará directamente sobre la cabeza del cóndilo o siguiendo el borde inferior del arco cigomático (fig. 2-11).

No hay peligro quirúrgico en la región profunda a la fascia temporal y lateral al cóndilo. Puede haber parálisis por retracción de alguna rama del nervio facial, ya que la región de exposición es pequeña aunque suficiente. Esto será una parestesia temporal.

Si se requiere profundizar hacia el cuello del cóndilo, deberá hacerse respetando la **arteria maxilar interna**, la arteria meníngea media y el nervio auriculotemporal. Llegar al plexo venoso pterigoideo dará como resultado una hemorragia persistente, pero se cohibe con compresas a presión o tiras de Gelfoam empapadas con algún hemostático. Todas las compresas de gasa utilizadas en esta región deben estar atadas en un extremo con hilo largo de seda negra quirúrgica, para facilitar su extracción.

Muchos autores consideran la vía de acceso endaural a la articulación temporomandibular, como para meniscectomía o condilectomía, la más directa y segura en esta región difícil. Las principales objeciones pueden ser una exposición limitada de la articulación y la posibilidad de una infección secundaria del cartílago aural. Sin embargo, son objeciones menores. Conviene cualquier vía de acceso a esta región que elimine el peligro de dañar el nervio facial y deje una cicatriz estéticamente aceptable.

La operación de Lempert para otosclerosis es la base de esta modificación de la vía de acceso a la articulación temporomandibular a través del meato auditivo externo.

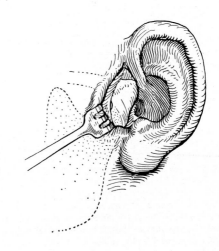

Fig. 2-11. La incisión endaural permite cortar el trago a nivel de la inserción fibrosa en su borde anterosuperior y separarlo hacia adelante y abajo, descubriendo así la cápsula ligamentosa de la articulación temporomandibular.

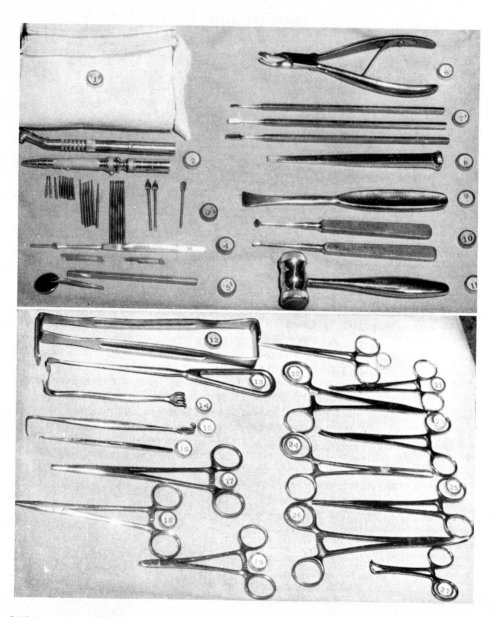

Fig. 2-12. 1, mangas estériles para cubrir los cables y extensiones de la máquina dental portátil. 2, piezas de mano rectas y en ángulo. 3, varios tipos de fresas; son preferibles las de carburo. 4, mango de bisturí y hojas números 10 y 15. 5, espejo bucal plano y su mango. 6, osteótomo número 4. 7, cinceles de Stout para hueso. 8, cincel con un solo bisel. 9, legra roma de Lane, de 19.5 cm de largo. 10, curetas de Molt, rectas, números 2 y 4. 11, martillo de metal. (Fotografía oficial de la Marina de Estados Unidos.) 12, conjunto de retractores para operaciones generales. 13, retractor de Cushing para venas. 14, retractor de Hupp, para tráquea de tres puntas romas y 16.5 cm. 15, retractor Kny-Scheering para tráquea, de tres puntas romas, 16.5 cm. 16, gancho de Dural-Adson para piel. 17, pinzas hemostáticas rectas, de Rochester-Ochsner, de 19 cm. 18, portaagujas de Mayo-Hager, de 18 cm. 19, portaagujas de Sterz-Brown, de 14 cm. 20, pinzas hemostáticas rectas de Halsted (mosquito), de 13 cm. 21, pinzas hemostáticas curvas de Halsted (mosquito), de 13 cm. 22, portaagujas de Mayo-Hager, de 15 cm. 23, pinzas hemostáticas de Kelly, curvas de 14 cm. 24, pinzas rectas de Allis, para tejido, de 15 cm. 25, pinzas hemostáticas rectas, de Rochester-Ochsner, de 14 cm. 26, pinzas hemostáticas curvas, de Rochester-Ochsner, de 16 cm. 27, pinzas de campo de Backhaus, de 8 cm. (Fotografía oficial de la Marina de Estados Unidos.)

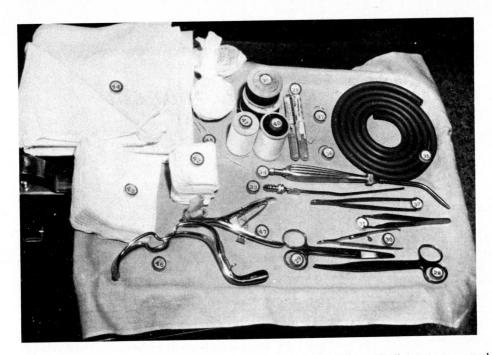

Fig. 2-12, *Continuación* 28, tijeras curvas de Aufricht, para cirugía general, de 14 cm. 29, tijeras rectas, con un bocado puntiagudo, para cirugía general, de 14 cm. 30, pinzas rectas de Graefe, de fijación, de 11.5 cm. 31, pinzas de Brown-Adson, para tejidos, de 11.5 cm. 32, pinzas para apósito, rectas, de 13 cm. 33, sonda para aspiración. 34, sonda para aspiración laríngea. 35, tubo de hule para aspiración. 36, aguja de medio círculo, para sutura, número 12. 37, aguja cortante para sutura de tres octavos de círculo, número 20. 38, catgut quirúrgico para sutura (sencillo y crómico), número 3-0. 39, carretes de seda negra para sutura números 3-0, 4-0, 5-0. 40, algodón blanco para sutura, número 2-0. 41, algodón blanco para sutura, número 3-0. 42, gasa de 5 × 5 cm. 43, gasa de 10 × 10 cm. 44, campo quirúrgico, 1.04 × 1.78 m. 45, empaque para garganta, con un hilo. 46, abrebocas de Jennings. 47, abrebocas de Denhardt. (Fotografía oficial de la Marina de Estados Unidos.)

INSTRUMENTAL

En la figura 2-12 se presentan los instrumentos frecuentemente usados en cirugía bucal. Los instrumentos y artículos se colocan en empaques o estuches estériles. A estos juegos el cirujano puede agregar cualquier instrumento especial que pueda necesitarse para algún problema quirúrgico particular.

BIBLIOGRAFIA

1. Artandi, C.: Production experiences with radiation sterilization, Bull. Parenteral Drug Ass. **18**:2, 1964.
2. Blair, V. P.: Consideration of contour as well as function in operations for organic ankylosis of lower jaw, Surg. Gynec. Obstet. **46**:167, 1928.
3. Dingman, R. O., and Moorman, W. C.: Meniscectomy in treatment of lesions of temporomandibular joint, J. Oral Surg. **9**:214, 1951.
4. Lempert, J.: Improvement of hearing in cases of otosclerosis; new, one stage surgical technic, Arch. Otolaryng. **28**:42, 1938.
5. Olander, J. W.: New facilities and equipment for radiation sterilization, Bull. Parenteral Drug Ass. **17**:14, 1963.
6. Rongetti, J. R.: Meniscectomy; new approach to temporomandibular joint, Arch. Otolaryng. **60**:566, 1954.
7. Safe practice for hospital operating rooms, Booklet No. NFPA-56, July, 1956, National Fire Protective Association, 60 Batterymarch St., Boston 10, Mass.
8. Wakely, C. P. G.: Surgery of temporomandibular joint, Surgery **5**:697, 939.

3

Introducción a la exodoncia

GUSTAV O. KRUGER

PRINCIPIOS GENERALES

Una técnica cuidadosa basada en conocimientos y habilidad es el factor más importante para tener éxito en exodoncia. El tejido vivo deberá tratarse con cuidado. El manejo poco cuidadoso, incisión incompleta o desgarrada, retracción excesiva de colgajos o sutura poco uniforme, aunque sin ser dolorosos, para el paciente anestesiado, darán por resultado daño tisular o necrosis, que a su vez proporciona un medio excelente para la multiplicación de bacterias. La curación que podía haber ocurrido de primera intención, debe granular desde el fondo de la herida después de estar fagocitado el tejido necrótico. Esto causa dolor, inflamación excesiva, y posiblemente deformación. Manejar la herida cuidadosamente y usar instrumentación con artículos afilados y bien cuidados, tendrán como recompensa una mejor reacción tisular.

Psicología

Ciencia del comportamiento. La reacción con la que diferentes personas responden al mismo estímulo varía considerablemente. Los individuos reaccionan al dolor según su conformación básica, que puede variar desde estoicismo hasta sensibilidad extrema. Un paciente ocasional que no desee anestesia podrá soportar una extracción mostrando pocas señales externas de dolor. Otro paciente, bajo profunda anestesia local puede saltar cuando se le coloquen unas pinzas sobre el diente. El paciente estoico es capaz de desdeñar hasta cierto grado el dolor que esté sintiendo. Se cuenta la historia de una paciente que observaba las creencias de la Ciencia Cristiana, y que rechazó todo tipo de anestésico. Llamó por teléfono a su guía espiritual en esa religión, y dejó el teléfono descolgado, a pesar de estar éste al otro lado de la habitación, y

por lo tanto la paciente no podía diferenciar los sonidos del mismo. La paciente no se movió ni mostró señales externas de molestia durante la extracción, a pesar de que las lágrimas corrían por sus mejillas.

El efecto psicológico del placebo ha sido estudiado muchas veces. Un estudio doble ciego para comparar los efectos sedantes de un agente terapéutico con los de una píldora neutra de igual tamaño y color, se llevó a cabo de manera tal que ni el operador ni el paciente sabían cuál píldora contenía el agente activo. Se informó a los pacientes que se les iba a administrar un sedante o agente analgésico; no supieron que existía la misma posibilidad de recibir una píldora de azúcar. Al final del experimento, después de registrar las reacciones de todos los pacientes, se abrió la clave y se marcaron las tarjetas de registro terminadas con los ingredientes. En muchos estudios de este tipo que comprendían muchas píldoras y diversos medicamentos, no menos del 35 por 100 de los pacientes experimentó alivio usando el placebo. Se demostró que en estos pacientes se aliviaba el dolor real, no únicamente el dolor imaginario; esto indica que los procesos fisiológicos y psicológicos pueden ser modificados por las actitudes psicológicas. En otro experimento doble ciego, se administró una inyección de solución salina normal o una solución anestésica en los tejidos bucales de estudiantes de odontología. Un número significativo de los hombres inyectados con solución salina normal mostró signos objetivos y subjetivos de anestesia.

Las circunstancias tienen mucho que ver con la percepción del dolor. Los soldados en medio de las tensiones de la batalla, sufren heridas mayores que no sienten y las ignoran hasta haber logrado el objetivo inmediato. Los niños a veces reaccionan con miedo a la bata blanca que lleva el médico, y en consecuencia, ciertos odontopediatras llevan vestidos de calle en el consultorio (1).

El umbral al dolor varía mucho según el individuo. Lo que representa un dolor mayor para una persona en un momento dado puede representar un dolor menor para otra. La introducción de una aguja hipodérmica en la vena del brazo puede pasar casi desapercibida en un individuo, aunque otro pueda sentirla como un dolor tremendo.

El control emocional en presencia del dolor varía considerablemente. Los pacientes con el mismo umbral al dolor pueden variar desde el individuo que reacciona en forma exagerada, como el niño sin inhibiciones, hasta el paciente que no muestra señales externas de dolor (3).

El paciente ansioso. El miedo puede relacionarse con cualquiera de los siguientes factores:

1. Miedo al miedo mismo. Experiencias pasadas de algún incidente doloroso durante la infancia y que han sido relegadas al inconsciente, e incluso historias de experiencias dolorosas, narradas por alguna otra persona, puede condicionar al paciente a temer al miedo que asocia con el procedimiento. Esto es principalmente una reacción introvertida, aunque los factores externos, como olores recordados desde hace mucho, colores, y situaciones, puedan revivir recuerdos latentes.

2. La operación. Cualquier individuo normal se preocupa en cierto grado acerca de una operación inminente. Los cirujanos generales afirman que el paciente que se enfrenta a la cirugía mayor sin preocupación alguna, no tiene la misma oportunidad de sobrevivir que el paciente que ha estimulado sus cortezas suprarrenales hasta cierto punto. Todas las personas pasan por situaciones de esfuerzo y alarma en la vida pero varían la magnitud del factor requerido para producir esas situaciones y la respuesta del individuo a ellas. Es responsabilidad del dentista y de todo su personal, reducir este miedo normal a su mínimo absoluto. Todo practicante que tenga éxito induce en su paciente confianza en él, que mitigue el miedo natural. El paciente deberá estar preparado psicológicamente antes de realizar cualquier operación, y en muchos casos, la preparación se hace por la gran consideración mostrada por personal y practicante, incluso sin emplear palabras. La mayoría de los dentistas no extraerán dientes en pacientes que aferren los brazos del sillón hasta mostrar los nudillos blancos, por el contrario, preferirá prepararlos psicológicamente y con premedicación para una visita subsecuente en que estén más tranquilos.

3. Estética. La matrona menopáusica, cuyos hijos están casados, cuyo esposo, en la cumbre de su carrera, está siempre ocupado y no le presta mucha atención, y quien ha perdido la belleza de su juventud, piensa más allá de las extracciones superiores completas que le estén realizando. Este último insulto a su belleza toma el aspecto de una castración subconsciente. Teme estar perdiendo en la sociedad el poder que algún día le confirió su belleza, y éste es el último golpe de ese proceso. Este miedo puede agravarse por inestabilidad mental asociada a la menopausia. El dentista sensato procederá lentamente al recomendar estas extracciones, mostrando todas las razones patológicas para extraer los dientes, y permitiendo que la paciente exprese primero la conclusión de que deberían extraerse todos los dientes. Su primer afirmación a este efecto parece prepararla mejor desde el punto de vista psicológico. Naturalmente, el practicante al hacer esto, puede encontrarse con la matrona realista que le diga "bueno, bueno, joven, ¿qué es lo que me está usted diciendo?, ¿cuál es su diagnóstico?"

Debe recordarse, que el dolor experimentado por un paciente temeroso, realmente lo siente, aun cuando en ciertas enfermedades psicosomáticas, no pueda encontrarse base orgánica objetiva del dolor.

Valoración y preparación. Antes de iniciar el tratamiento deberá valorarse la conformación general psicológica del paciente. La confianza y la seguridad en sí mismo, su actitud general, y su porte dan indicaciones sobre sus reacciones posteriores. El paciente neurótico sufre inestabilidad nerviosa que deberá tomarse en consideración al planear premedicación y manejo. El corpulento oficial de policía que alardea al decir que no teme a nada, frecuentemente es el primero que sufre un síncope al aparecer las pinzas. La esposa de un banquero, cuya posición la ha hecho inmune a insultos tanto físicos como mentales, puede reaccionar verbalmente durante la extracción, incluso con anestesia adecuada; la firmeza del operador en el momento, seguida después de la operación, por algunas palabras amables de elogio sobre su excelente comportamiento, sin mencionar lo desagradable, harán de esta paciente una amiga. Edad, raza, salud, factores físicos, e incluso vocación representan variables que deberán tomarse en consideración al valorar al paciente.

En la presentación verbal del problema de exodoncia, deberá explicarse al paciente qué debe esperar. Las complicaciones y los problemas posoperatorios posibles pueden identificarse sin describir cada uno de los detalles catastróficos. El paciente puede tener oportunidad de verificar estas experiencias más adelante, y basándose en ello, tener más confianza en el dentista que se las advirtió con antelación. La terminología es importante. Por ejemplo, cuando se prevé una alveoloplastia considerable, se le informa al paciente que se alisarán las partes para crear una base mejor para la dentadura postiza, previniendo la resorción natural. Es mejor no explicar los detalles sangrientos. Durante el procedimiento operatorio, se advierte con antelación al paciente acerca del ruido hecho por algunos instrumentos como cincel o pinzas de gubia.

Manejo psicológico en el consultorio. El consultorio y su personal deberán guiarse para infundir confianza en el paciente desde el momento de su llegada. Nada frustra tanto este objetivo como ignorar al paciente en un consultorio lleno de animación e impersonal. Como una de sus funciones primarias, el personal del consultorio deberá mostrar interés por el paciente. Otro motivo de irritación lo constituyen los ruidos ajenos al mismo. Un practicante tenía un consultorio silencioso, en el que toda la pared frente al sillón había sido substituida por dos placas de vidrio que se extendían del piso al techo, y formaban parte de un acuario para peces tropicales. Esto tranquilizaba mucho al paciente.

Los instrumentos nunca deberán exponerse a la vista. Los olores que sugieran medicación deberán eliminarse tanto como sea posible. Se administrará premedicación adecuada en caso necesario. Puede colocarse una toalla sobre los ojos del paciente si se va a emprender una operación que comprenda considerable uso del instrumental.

El operador deberá actuar en forma simpática con gentileza y tranquilidad. Deberá estar calmado y mostrar seguridad en sí mismo para inspirar confianza. La terminología deberá usarse de manera tal que si desea una nueva aguja, pida una "punta". Todo el consultorio deberá dedicarse a eliminar problemas psicológicos en los pacientes y a asegurarles que sólo sufrirán molestias mentales mínimas mientras están en él.

Aspectos psiquiátricos. Los pacientes neuróticos necesitan extracciones dentales tanto como los pacientes normales, pero existen varias diferencias que deberán observarse en su manejo. En primer lugar, el paciente neurótico frecuentemente sufre tensiones que hacen difícil manejarlo. En segundo lugar, el paciente neurótico o ligeramente neurótico puede mostrar reacciones posoperatorias extrañas, como síntomas prolongados de anestesia local, dolor prolongado o poco natural en la herida o algún otro fenómeno de histeria. El paciente puede volver durante meses y después iniciar algún proceso legal. En tercer lugar, el paciente neurótico insistirá en recetarse operaciones, que según él le curarán milagrosamente sus problemas. Puede quejarse de algún dolor vago en el maxilar superior para el cual no pueda encontrarse base orgánica, e insistir en que se le extraiga el segundo molar. Un examen completo mostrará que el diente está sano. Después de visitar numerosos dentistas, terminará por encontrar uno que le extraiga la pieza. Inmediatamente, el dolor desaparecerá, justificando el diagnóstico del paciente y haciendo de ese dentista el mejor que haya conocido. Desgraciadamente, a los pocos meses, el paciente regresará quejándose del mismo dolor y exigiendo la extracción del segundo premolar, o, si todos los dientes han sido extraídos, exigirá que le abran quirúrgicamente el maxilar superior para quitar el "hueso malo". Una vez extraído el primer diente no patológico, es casi imposible convencer al paciente de que este tipo de tratamiento no le servirá, y de que en realidad necesita valoración y tratamiento psiquiátrico. Si el dentista cree que el paciente pueda resentirse por esta recomendación, podrá enviarlo a un neurólogo para que le valore las vías neurológicas.

Anestesia

El que la operación se lleve a cabo con el paciente bajo anestesia local o general depende de muchos factores, incluyendo costumbres, entrenamiento y equipo del dentista, deseos y estado físico del paciente, pericementitis o pulpitis aguda que puedan dificultar la anestesia local, infección en tejidos circundantes, y extensión del procedimiento.

Algunos operadores usan anestesia local para todo tipo de procedimiento, con anestesia de bloqueo y premedicación para manejar los casos difíciles. Otros usan anestesia general para todo.

Premedicación. La premedicación con anestesia local para extracciones, es útil, especialmente si se prevé que la operación comprenda procedimientos complicados (4). La premedicación deberá delinearse para cada individuo. Puede variar desde medicamento ataráxico o barbitúrico, tomado por la boca en casa, o en la sala de espera, hasta inyección intramuscular de un narcótico sintético o inyección intravenosa de un barbitúrico administrados cuando el paciente esté en el sillón.

La premedicación intravenosa es tanto arte como ciencia.

Se han desarrollado técnicas que varían desde una sola inyección intravenosa hasta inyección continua usando una combinación de medicamentos para proporcionar sedación durante un procedimiento más prolongado. Estas técnicas proporcionan sedación y amnesia, pero no producen inconsciencia ni los factores adicionales inherentes a ella que necesitan vigilancia instrumental automática como son respiración, presión arterial y vía aérea.

Una técnica ampliamente usada comprende la inyección intravenosa de diacepam en cantidades de 20 mg o menos antes de administrar el anestésico local. El medicamento se inyecta en la vena mediana basílica o preferentemente en alguna vena de la mano. Se prefiere esto último por ser más seguro (la vena nunca se confunde con la arteria en la mano), aunque tal vez sea más doloroso. El medicamento se inyecta a una velocidad de 5 mg por minuto, y se interrumpe la inyección cuando empiecen a caer los párpados. Se inyecta anestésico local en los tejidos bucales inmediatamente después de retirar la aguja de la mano.

Sin embargo, parece ser una técnica mejor la inyección de ataráxico intravenoso inmediatamente antes de iniciar el procedimiento quirúrgico. En este procedimiento, se administra anestesia local sin premedicación, usando técnica cuidadosa precedida por anestésico tópico que haya permanecido contra el lugar de inyección durante tres minutos. Se permite al paciente permanecer sentado en la tranquila sala de operaciones hasta que haya anestesia profunda. La premedicación intravenosa administrada justo antes de la cirugía cambia su actitud mental en el momento más importante. Se necesitarán rara vez más de 10 mg si se administran en esta coyuntura.

La analgesia por inhalación con oxígeno y óxido nitroso es un avance reciente importante en las técnicas de sedación.

Examen del paciente

Cuanta más experiencia posea un dentista en exodoncia, más consciente estará de las complicaciones que puedan ocurrirle y más cuidadoso será su examen. Se volverá experto en justipreciar al paciente y al área de la boca involucrada. Las consideraciones legales requieren registrar el examen. Para el novato, el examen deberá redactarse y registrarse con cierto detalle. El examen se divide en diversas porciones.

La *historia* se divide básicamente en manifestación clínica principal, enfermedad actual, historia clínica e historia familiar (véanse caps. 1 y 2). Para valorar inteligentemente el problema, deberá llegar a tenerse un conocimiento adecuado del pasado del paciente y de la manifestación clínica actual. No hay problema tan sencillo como para no causar lesión grave o muerte en circunstancias inconvenientes. Sin embargo, en circunstancias aparentemente normales, en que no necesite desentrañarse problema diagnóstico alguno, el practicante formula algunas preguntas importantes en vez de tratar de escribir una historia completa de tipo hospitalario. Se le pregunta al paciente si ha sufrido operaciones mayores o enfermedades graves, cuándo fue examinado por última vez por su médico de cabecera, si entonces hubo datos positivos, y qué medicamentos está tomando actualmente. Se le pregunta si es alérgico o tiene historia de fiebre reumática, con cuántas almohadas duerme, y si tiene dificultades para subir escaleras.

El *examen clínico* consiste en inspección (color, inflamación y estado del diente y estructuras circundantes), palpación y percusión, instrumentación y pruebas de vitalidad. El diente en cuestión se examina cuidadosamente. Además, se examinan dientes adyacentes y estructuras circundantes detalladamente, en busca de problemas que puedan ser pertinentes. El borde de la obturación que sobresale sobre el diente siguiente, que se fracturará al hacer extracción la osteorradionecrosis en el maxilar subyacente, o el maxilar fracturado bajo un diente flojo en un paciente que acaba de llegar de una pelea en un bar, no deberán descuidarse. La revisión clínica del estado de la salud general del paciente completamente vestido en el sillón dental es también un arte necesario para lograr éxito en la práctica dental.

El *examen radiográfico* es necesario, tanto antes como después de la operación. De esta manera se revelan muchas afecciones que no podían haberse diagnosticado, como raíz curvada, gran quiste, absceso nuevo, o exposición cariosa de la pulpa sobre un diente adyacente que no aparecía en radiografías hechas varios años antes. El hombre que sufrió fractura del maxilar en una pelea entablará demanda legal cuando esté sobrio, afirmando que el maxilar fue fracturado durante la extracción, a menos que exista un registro radiográfico preoperatorio. La radiografía posoperatoria es importante tanto para la valoración clínica como para propósitos de registro. Puede ser necesario probar que una fractura recibida por el paciente convaleciente en un club nocturno no fue sufrida durante la extracción. Con procedimientos radiográficos y protección mejores, la radiación asociada a estas radiografías es insignificante. Sin embargo, no suelen tomarse radiografías posoperatorias a mujeres embarazadas ni niños después de procedimientos sin complicaciones.

Las pruebas de laboratorio son auxiliares necesarios de diagnóstico y manejo. Ciertas pruebas (por ejemplo análisis de orina) pueden hacerse en un consultorio bien equipado, pero la mayor parte de las pruebas se realizan en el laboratorio. Las pruebas de sangrado no se hacen con exactitud en el consultorio dental. Si están indicadas estas pruebas, deberán realizarse en algún laboratorio, en el hospital o en el consultorio del médico. Aunque estas pruebas son caras y toman tiempo, no deberá titubearse en ordenarlas de considerarse necesarias.

Las pruebas de selección de diabetes y nivel de hemoglobina están disponibles en el comercio en forma de tiras de papel tratadas. Se lleva a cabo un servicio si a cada paciente dental se le hacen pruebas de selección anualmente, en especial si no se somete a examen médico anual, puesto que pueden descubrirse casos desconocidos de diabetes y anemia en el consultorio dental y pueden enviarse al médico para recibir el tratamiento apropiado.

INDICACIONES Y CONTRAINDICACIONES PARA EXTRACCION

Indicaciones

Se considera candidato a extracción todo diente que no sea útil al mecanismo dental total.

1. La patología pulpar, sea aguda o crónica, en un diente que no es compatible con terapéutica endodóntica condena a dicho diente. Un diente imposible de restaurar con procedimientos periodontales, puede clasificarse en esta categoría, incluso cuando no sea demostrable patología pulpar alguna.

2. La enfermedad periodontal, aguda o crónica, que no sea compatible con tratamiento, puede ser causa de extracción.

3. Los efectos de traumatismo sobre diente o alveolo a veces van más allá de cualquier posible reparación. Muchos dientes en la línea de fractura del maxilar se extraen para tratar el hueso fracturado.

4. Los dientes impactados o supernumerarios frecuentemente no toman su lugar en la línea de oclusión.

5. Consideraciones ortodónticas pueden requerir la extracción de dientes totalmente brotados, dientes en erupción y dientes caducos retenidos mucho tiempo. Los dientes mal colocados y los terceros molares que han perdido sus antagonistas prodrían incluirse en la categoría.

6. Los dientes desvitalizados son focos posibles de infección. Los dientes desvitalizados, negativos radiográficamente, se extraen a veces, como último recurso, a petición del médico.

7. Las consideraciones protéticas pueden requerir la extracción de uno o más dientes para lograr diseño o estabilidad de la prótesis.

8. Las consideraciones estéticas a veces son más importantes que los factores meramente funcionales.

9. Puede existir patología en el hueso circundante que incluya al diente, o el tratamiento de la patología puede requerir la extracción del diente. Ejemplos de esto son quistes, osteomielitis, tumores y necrosis óseas.

10. Los dientes en "la línea de fuego" de radiación terapéutica planeada en un área cercana se extraen para que la osteorradionecrosis del hueso que sobrevenga no se complique por caries debidas a radiación, o por pulpas necrosantes y sus secuelas.

Contraindicaciones

Pocas afecciones son contraindicaciones absolutas para la extracción de dientes. Se han extraído dientes en presencia de todo tipo de complicaciones, por necesidad. En estas situaciones, es necesario preparar más al paciente para evitar lesión o muerte o para lograr la curación de la herida local. Por ejemplo, la inyección de un anestésico local, y con mayor razón la extracción de un diente, puede provocar muerte instantánea en un paciente con crisis de Addison. La intervención quirúrgica de cualquier tipo, incluyendo exodoncia, puede activar enfermedades generalizadas o locales. Por tanto, se proporciona una lista de contraindicaciones relativas. En ciertos casos, estas afecciones se vuelven contraindicaciones absolutas.

Contraindicaciones locales. Las contraindicaciones locales se asocian principalmente a infección, y en menor grado, a enfermedad maligna.

1. La infección aguda con celulitis no controlada debe controlarse de manera que no se extienda aún más. El paciente puede exhibir toxemia, que trae a consideración la complicación de factores generalizados. El diente que causó la infección es en este momento de importancia secundaria; sin embargo, para controlar mejor la infección, se extrae el diente siempre y cuando esta extracción no haga peligrar la vida del paciente. Antes de que existieran los antibióticos, nunca se extraía el diente hasta que la infección se localizara, se drenara el pus, y la infección cediera hasta entrar en estado crónico. Este orden de acontecimientos tomaba mucho más tiempo que el procedimiento actual de extraer el diente en cuanto el nivel sanguíneo adecuado de algún antibiótico específico haya controlado los factores generalizados.

2. La pericoronitis aguda se maneja más conservadoramente que las otras infecciones locales debido a la flora bacteriana mixta que se encuentra en el área, al hecho de que el área del tercer molar tenga un acceso más directo a los planos aponeuróticos profundos del cuello, y al hecho de que la extracción de este diente es un procedimiento muy complicado que incluye osisección.

3. La estomatitis infecciosa aguda es una enfermedad lábil, debilitante y dolorosa complicada por exodoncia intercurrente.

4. La enfermedad maligna alterada por la extracción de un diente incluido en el tumor, reaccionará con exacerbación del tumor y falta de curación de la herida local.

5. Los maxilares radiados pueden desarrollar radioosteomielitis aguda después de la extracción por falta de aporte sanguíneo. La afección es muy dolorosa y puede terminar en muerte.

Contraindicaciones generales. Cualquier enfermedad o malfunción generalizada puede complicar una extracción o ser complicada por ella. Estos padecimientos son demasiado numerosos para poder enumerarlos. Algunas de las contraindicaciones relativas más frecuentes son las siguientes:

1. La diabetes sacarina no controlada se caracteriza por infección de la herida y porque no hay curación normal.

2. Las cardiopatías, como arteriopatía coronaria, hipertensión y descompensación cardiaca, pueden complicar la exodoncia. El manejo puede requerir la ayuda de un médico.

3. Las discrasias sanguíneas incluyen anemias simples y graves, enfermedades hemorrágicas como hemofilia y las leucemias. La preparación

para la extracción varía considerablemente según los factores subyacentes.

4. Las enfermedades debilitantes de cualquier tipo hacen que los pacientes estén bajo alto riesgo si hay insultos traumáticos ulteriores.

5. La enfermedad de Addison, o cualquier deficiencia de esteroides, es extremadamente peligrosa. El paciente que haya sido tratado por cualquier enfermedad con terapéutica de esteroides, incluso si la enfermedad ha sido vencida y el paciente no ha tomado esteroides durante un año, puede no tener suficiente secreción de corteza suprarrenal para soportar la situación de esfuerzo de una extracción, sin tomar esteroides adicionales.

6. La fiebre de origen desconocido se cura rara vez y frecuentemente se agrava con una extracción. Una posibilidad sería una endocarditis bacteriana subaguda no diagnosticada, padecimiento que se complicaría considerablemente con una extracción.

7. La nefritis que requiera tratamiento puede crear un problema formidable al preparar al paciente para exodoncia.

8. El embarazo sin complicaciones no constituye mayor problema. Deberán tomarse precauciones para evitar la tensión de oxígeno baja en anestesia general o en estado de gran temor. Los ginecólogos, mantienen opiniones diferentes con respecto al momento en que deben hacerse las extracciones, pero generalmente prefieren que las extracciones necesarias se realicen en el segundo trimestre de embarazo. La menstruación no representa contraindicación, aunque la exodoncia electiva no se realiza durante el periodo menstrual debido a la menor estabilidad nerviosa y a la mayor tendencia a la hemorragia de todos los tejidos.

9. La senilidad es una contraindicación relativa que requiere mayor cuidado para superar una reacción fisiológica deficiente a la cirugía y un equilibrio negativo de nitrógeno prolongado.

10. Psicosis y neurosis reflejan inestabilidad nerviosa que complica la exodoncia.

CONSULTORIO Y EQUIPO

La diferencia principal entre un consultorio dedicado únicamente a exodoncia y otro diseñado para la práctica general es la ausencia de equipo fijo alrededor del sillón en el primero. En el consultorio del exodontista, el espacio a la izquierda del sillón, generalmente ocupado por unidad dental y escupidera, se deja vacío para que el ayudante pueda colocarse ahí. El paciente

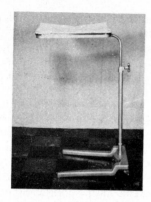

Fig. 3-1. Mesa Mayo con bandeja para instrumentos cubierta.

escupe en una palangana de acero inoxidable esterilizada mantenida en el regazo o sostenida por la enfermera, o también se puede usar una máquina de aspiración. De usarse aspiración, es más poderosa que la producida por la unidad dental normal, y frecuentemente es aspiración central (es decir un gran compresor localizado en otra habitación o área). Si se usan fresas para hueso, se emplea un motor móvil de alta velocidad. Se acerca al sillón una máquina de anestesia general después de sentarse el paciente. En vez de la bandeja sobre la mesa con soporte frente al paciente, donde el contenido está a la vista, se coloca una mesa de Mayo detrás del sillón (véase la figura 3-1).

Se requiere poco cambio para adaptar el consultorio general a la exodoncia, siempre que se incluyan varias consideraciones básicas en el diseño. La escupidera sobre la unidad puede empujarse hacia atrás de manera que el ayudante pueda trabajar en el lado del paciente opuesto al operador. Para la exodoncia será suficiente una buena luz sobre la unidad. Si la aspiración en la unidad es inadecuada, y no hay aspiración central disponible en el edificio, puede adquirirse una máquina de aspiración móvil. Deberá estar al alcance una mesa de Mayo detrás del sillón de manera que no se use la bandeja de la mesa con soporte. El lavabo no deberá ser mayor que el de tamaño convencional, pero deberá tener controles de rodilla. Ningún lavabo en el consultorio dental debe tener controles manuales. Los pedales son difíciles de limpiar por debajo, y los controles de codo a veces dificultan la operación.

Deberá haber espacio adecuado para el almacenamiento del armamentario estéril, ya sea en la misma habitación sin estar a la vista o en área vecina. Deberá haber un lugar para la lata estéril con compresas en la habitación.

Deberá colocarse un negatoscopio para ver radiografías en posición prominente frente al operador, puede colocarse en la pared que está frente a él, y a la izquierda del ayudante. La habitación deberá contener una máquina de rayos X para que el paciente no tenga que desplazarse para tomarle radiografías después de la operación o durante ella.

ARMAMENTARIO

Cuanta más experiencia adquiera el exodontista y mayor volumen de trabajo tenga, más sencillo y estandarizado se volverá su armamentario. Como no desea desperdiciar tiempo eligiendo varios instrumentos, y como le es más costoso añadir pinzas a sus juegos completos, y como cada instrumento adicional deberá ser manejado varias veces por el personal del consultorio, aprende a hacer más con cada instrumento. Ciertos practicantes alardean de poder trabajar con sólo dos pinzas. Aunque esta filosofía parece algo insensata, ya que las pinzas modernas se diseñan cuidadosamente para ajustarse a la anatomía de los diversos dientes, no por ello deja de probar lo fundamental en la "filosofía del bolsillo trasero".

Muchos practicantes han substituido pinzas universales por pinzas por pares (izquierda y derecha). Otro ahorro es la eliminación de muchas, por no decir de todas, las pinzas especiales. Naturalmente, se encuentra amplia variación en gustos y aversiones personales así como en las diversas técnicas que requieren instrumentos especializados. Se aconseja a quien empieza iniciarse con armamentario básico, y familiarizarse profundamente con su uso durante cuando menos un año antes de pensar en instrumentos nuevos o adicionales.

Un armamentario que ha probado ser satisfactorio y completo a lo largo de los años sería el siguiente:

Pinzas (fig. 3-2).
    Pinzas estándar Núm. 1 para incisivos laterales y centrales caninos, y premolares superiores en algunos casos.
    Pinzas estándar del Núm. 65 para puntas radiculares superiores.
    Pinzas estándar Núm. 10S para molares superiores.
    Pinzas Ash, Mead Núm. 1, para dientes inferiores.
    Pinzas estándar Núm. 16, en cuerno de vaca, para molares inferiores.
    (Se pueden añadir en caso deseado las pinzas estándar Núm. 150 para premolares superiores y las pinzas estándar Núm. 151 para premolares inferiores a estas cinco pinzas básicas. Además, son aconsejables pinzas superiores e inferiores para niños.)

Palancas LL (fig. 3-3).

Palanca elevadora Winter 14R y 14L, "palanca elevadora Winter larga" diseñada primordialmente para extraer raíces molares inferiores asentadas a profundidad.

Palanca elevadora Winter 11R y 11L, "palanca elevadora Winter corta", diseñada para elevar raíces dentales cerca del borde del alveolo.

Palanca elevadora en herradura de tronco recto Núm. 34, diseñada para elevar raíces así como dientes completos.

Palanca elevadora Krogh, Krogh, 12B, diseñada para extraer terceros molares impactados.

Palanca elevadora radicular Núms. 1, 2 y 3, Hu-Friedy, para extraer puntas radiculares fracturadas.

Se han hecho muchos diseños que varían en delicadeza. Quien comienza necesita un instrumento bastante recio para que la fractura sea mínima, pero los instrumentos delicados y afilados son los mejores. Se hacen en juegos de tres, derechas, izquierdas y rectas (se pueden añadir las palancas elevadoras de Potts R y L, para puntas radiculares caducas).

Instrumentos quirúrgicos (fig. 3-4).

Mango de Bard-Parker, Núm. 3; la hoja Núm. 15 se usa con mayor frecuencia.

Pinzas de gubia Núm. 4, universales para cortar hueso.

Lima para hueso Núm. 10.

Cincel Gardner Núm. 52.

Mazo estándar Núm. 1.

Pieza de mano de alta velocidad, y fresas, de usarse técnica de fresa.

Retractores Austin.

Curetas, Molt Núm. 2 para uso universal incluyendo fractura de inserción periodontal antes de exodoncia; Molt Núms. 5 y 6 del mismo tamaño, anguladas a la derecha y a la izquierda; Molt Núm. 4 para elevador del periostio y para extraer grandes quistes.

Portaagujas Mayo-Hegar de 15 cm (un portaagujas deberá tener 15 cm de longitud; las pinzas de hemostasia delicadas no son adecuadas).

Agujas de medio círculo con borde cortante.

Material de sutura de seda Núm. 3-0.

Tijeras de disección.

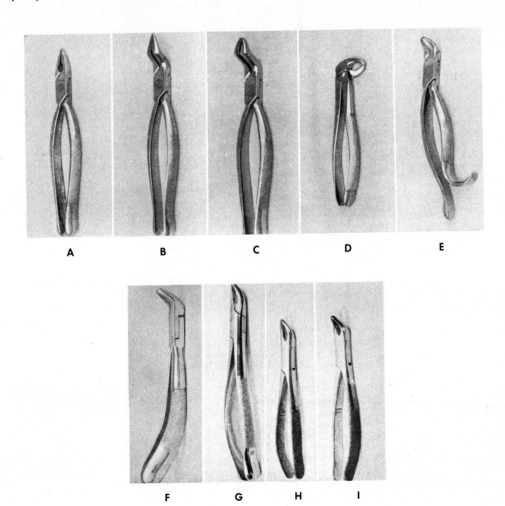

Fig. 3-2. Pinzas de extracción. *A*, número 1. *B*, número 65. *C*, número 10S. *D*, pinzas de Mead. *E*, en cuerno de vaca, número 16. *F*, número 151. *C*, número 150. *H*, pinzas para maxilares superiores para niños. *I*, pinzas para maxilares inferiores para niños.

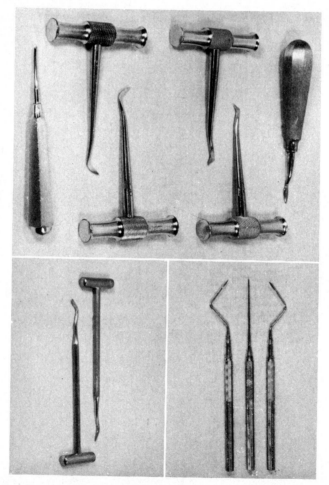

Fig. 3-3. Palancas elevadoras. Arriba, de izquierda a derecha: recta; Winter larga (derecha e izquierda), Winter corta (derecha e izquierda); Krogh, en punta de lanza. Abajo, de izquierda a derecha: elevadores Potts (derecha e izquierda) palancas elevadoras radiculares.

Tijeras para material de sutura.
Pequeñas pinzas de hemostasia, curvadas.
Pinzas de Allis para asir tejido.
Pinzas para un solo diente, de Adson de 11 cm, para asir
    delicadamente el tejido.
Pinzas comunes.
"Pinzas rusas" de V. Mueller Co., de 15 cm, para asir
dientes.

Cabe hacer varias observaciones generales para comprar equipo. El equipo de acero inoxidable es más costoso al principio, pero dura más. Es obligatorio comprar dos juegos completos de instrumentos, aunque un consultorio dedicado a la exodoncia tendrá varios juegos. Si un instrumento se deja caer o se contamina de alguna otra manera, el tiempo es demasiado precioso como para esperar su reesterilización, incluso con autoclave de alta velocidad. Si se usa técnica de fresa para eliminación ósea, el operador y todo el personal dental deberán tener cuidado especial en proveer una pieza de mano estéril para cada procedimiento. Tal vez el mayor argumento en favor de la técnica de cincel es que siempre podrá haber disponible un cincel estéril, mientras que el practicante general con prisa suele sentirse tentado a usar su pieza de mano común para lo que considera únicamente un pequeño corte en la herida en el hueso o en el diente. Algunas de las peores infecciones de los pacientes admitidos en el servicio dental de un hospital general en el Pacífico del Sur durante la Segunda Guerra Mundial, eran resultados de exodoncia complicada por infección de pieza de mano.

Esterilización y cuidado de los instrumentos

La mejor manera de esterilizar instrumentos es con autoclave. Los instrumentos afilados como cinceles y bisturíes pueden esterilizarse con

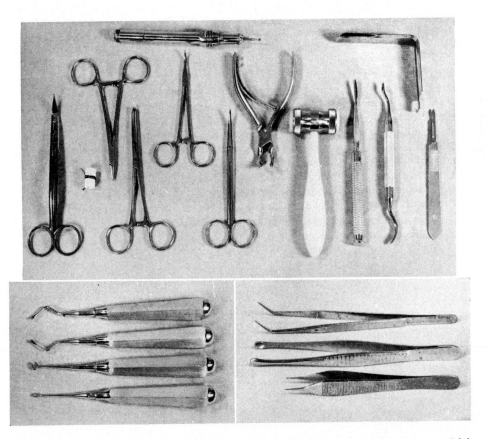

Fig. 3-4. Instrumentos quirúrgicos. Arriba, de izquierda a derecha: tijeras para material de sutura, material de sutura y aguja alrededor de rollo de algodón, portaagujas; pinzas de Allis; pinzas de hemostasia; trépano de alta velocidad; tijeras de disección; pinzas de gubia; mazo; cincel; lima para hueso; retractor; bisturí. Abajo, a la izquierda: curetas de Molt, derecha: pinzas de Adson (abajo), pinzas rusas y pinzas comunes.

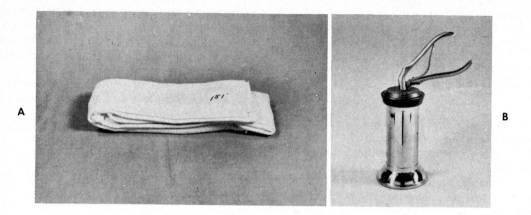

Fig. 3-5. *A*, pinzas en lienzo estéril. Observe el número de las pinzas escrito sobre èl lienzo antes de introducirlas en la autoclave. *B*, pinzas auxiliares.

el esterilizador de aceite caliente. Las soluciones frías se usan para almacenar instrumentos esterilizados o para esterilización primaria si puede dedicarse a ésta un largo periodo sin interrupciones. Se usa la autoclave para esterilización de compresas de gasa, aplicadores de algodón, y lencería.

El almacenamiento de instrumentos esterilizados representa un problema. En un consultorio dedicado a la exodoncia puede disponerse una mesa estéril cada día. Esto no es factible en una práctica general. Aquí cada par de pinzas deberá envolverse en un lienzo lo suficientemente grande para ajustarse a la mesa de Mayo, y lienzo y pinzas deberán esterilizarse juntos. Una marca con lápiz en el exterior del paquete antes de la esterilización, identificará el instrumento (fig. 3-5, *A*). Una bandeja completa de instru-

mentos accesorios cubierta con un lienzo deberá estar lista para cirugía más extensa. Los instrumentos pueden esterilizarse sobre la bandeja si existe espacio para almacenar las bandejas completas (que es la manera ideal) o pueden colocarse en una caja de acero inoxidable que es más conveniente para almacenar y se ajusta al autoclave más pequeño (fig. 3-6). En este último caso, se usan las pinzas auxiliares estériles (figura 3-5, *B*) para disponer los instrumentos sobre la bandeja de la mesa de Mayo, que ha sido cubierta con un lienzo estéril. Los instrumentos afilados se colocan en la caja que va al autoclave o en la bandeja después de haberlos esterilizado con otros métodos. Los instrumentos deberán lavarse con cepillo y jabón para eliminar sangre y desechos que se endurecerían durante la esterilización. Los hospitales logran esto con equipo

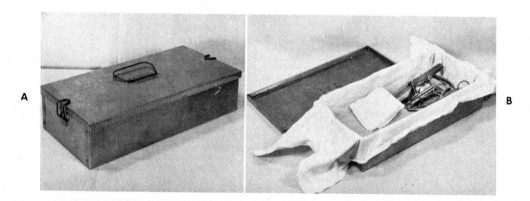

Fig. 3-6. *A*, caja de acero inoxidable al sacarla de la autoclave. *B*, la caja abierta mostrando lienzos doblados, compresas de gasa, e instrumentos quirúrgicos accesorios.

ultrasónico. La bisagra de las pinzas deberá poder moverse libremente en todo momento. El paciente no tendrá confianza en el operador que use las dos manos para separar los mangos de unas pinzas congeladas justo antes de la extracción. La herrumbre no tiene lugar en el consultorio dental.

Las puntas de trabajo de todos los instrumentos deberán estar afiladas. Las pinzas con puntas romas pueden devolverse a la fábrica para que vuelvan a afilarlas. Un cincel que haya estado en la bandeja deberá lavarse con cepillo y colocarse en el escritorio del dentista para inspección. Si el cincel ha sido usado deberá afilarse en una piedra de manera que llegue a cortar incluso cabello. Las hojas de bisturí y las agujas deberán cambiarse frecuentemente en caso de no usarse artículos desechables.

BIBLIOGRAFIA

1. Baldwin, D. C.: An investigation of psychological and behavioral responses to dental extraction in children, J. Dent. Res. **45**:1637, 1966.
2. Kruger, G. O., and Reynolds, D. C.: Maxillofacial pain. In McCarthy, F. M., editor: Emergencies in dental practice, Philadelphia, 1967, W. B. Saunders Co., p. 123.
3. McKenzie, R. E., Szmyd, L., and Hartman, B. O.: A study of selected personality factors in oral surgery patients, J. Amer. Dent. Ass. **74:** 763, 1967.
4. Shannon, I. L., Isbell, G. M., and Hester, W. R.: Stress in dental patients. IV. Effect of local anesthetic administration on serum free 17-hydroxycorticosteroid patterns, J. Oral Surg. **21**:50, 1963.

4

Extracción con pinzas

GUSTAV O. KRUGER

Después de haber completado historia clínica, radiografías y exploración, se discute con el paciente el procedimiento exodóntico y el operador toma nota sobre la planeación del procedimiento, incluyendo premedicación si está indicada. El paciente temeroso que llega acompañado al consultorio puede iniciar la premedicación la noche anterior al procedimiento o media hora antes de llegar al consultorio. A otros pacientes se les puede dar la premedicación en el consultorio, mientras esperan en la sala de recepción. Los medicamentos por vía bucal intramuscular, o intravenosa varían en la profundidad de su efecto y en el tiempo en que empiezan a actuar, según el agente y la cantidad usados.

ANESTESIA

El armamentario debe estar en su lugar, cubierto con un lienzo estéril, cuando el paciente entre a la sala de operaciones. Se hace sentar al paciente, y se ajusta el sillón en la posición adecuada para administrar la anestesia. Se coloca una toalla de papel sobre el paciente y se le da la tercera parte de un vaso de papel con enjuague bucal, para enjuagarse la boca. Se administra el anestésico local. Se apaga la lámpara para operación y se permite que el paciente lea o se entable conversación con él durante un mínimo de tres a 10 minutos, según el diente o los dientes que vayan a extraerse. El operador deberá dedicar cuando menos un minuto completo de este tiempo para estudiar cuidadosamente la radiografía del diente afectado y sus estructuras circundantes, en busca de posibles variaciones anatómicas o patológicas de los estándares normales.

POSICION DEL PACIENTE

El sillón generalmente tiene que colocarse en posición adecuada para exodoncia. Para extracciones inferiores debe estar tan bajo como sea posible. Para extracciones superiores, el maxilar superior del paciente deberá estar a la altura del hombro del operador. Estas posiciones permiten que el brazo cuelgue en forma laxa de la articulación del hombro y evitan la fatiga asociada a sostener los hombros en una posición alta y poco natural durante el curso del día. Las posiciones bajas permiten que los músculos de espalda y piernas del operador intervengan en la operación como ayuda para el brazo. El sillón puede inclinarse ligeramente hacia atrás en casos de extracciones superiores.

PREPARACION Y USO DE LIENZOS DE CAMPO

La lámpara para operación se vuelve a encender, el operador y su ayudante se lavan, y se coloca un lienzo estéril sobre la servilleta de papel mientras el dentista advierte al paciente que no lo toque. Como el lienzo está estéril, pueden colocarse sobre él compresas de gasa o instrumentos. Si se planea un procedimiento exodóntico complicado, o si el paciente manifiesta ansiedad, se coloca otro lienzo estéril sobre los ojos de éste, desde la parte posterior de la cabeza y se ajusta, con un alfiler o con pinzas para lienzos de campo estériles, sobre la frente del paciente. El operador y su ayudante pueden colocar lienzos estériles sobre sus uniformes, ajustándolos con pinzas estériles para lienzos de campo. La porción expuesta de la cara del paciente se limpia con compresas sumergidas en solución de cloruro de benzalconio de 1:10 000.

Se coloca una compresa de gasa de 7.5×7.5 cm en la boca, de manera que se aísle el campo operatorio. La compresa permite que el campo esté seco, mantiene la lengua apartada de la operación, absorbe saliva y sangre, evita que dientes y sus fragmentos se deslicen a la parte posterior de la faringe y evita que el paciente se incline sobre la palangana a escupir, lo que haría perder tiempo. De elegirse técnica de aspiración continua, puede usarse o no la compresa de gasa.

POSICION DE LA MANO IZQUIERDA

Los dedos de la mano izquierda sirven esencialmente para retraer los tejidos blandos y proporcionar al operador los estímulos sensoriales necesarios para detectar la expansión de la placa alveolar y el movimiento radicular bajo la placa. Por estas razones se coloca siempre un dedo sobre la placa alveolar bucal o labial que queda sobre el diente, y otro dedo retrae el labio o la lengua. Un tercer dedo, que puede ser el pulgar, guía las pinzas hacia su lugar sobre el diente y protege los dientes de maxilar opuesto contra contacto accidental con la parte posterior de las pinzas en caso de que el diente se desprenda súbitamente. En extracciones inferiores debe proporcionarse fuerza de torsión igual y opuesta con la mano izquierda para contrarrestar las fuerzas aplicadas al maxilar inferior por las pinzas de extracción en la mano derecha, de manera que no se provoquen dolor ni lesiones en la articulación temporomaxilar. Cada extracción y cada tipo de pinzas requieren diferentes posiciones de la mano izquierda para acomodar las posiciones de la mano derecha que sostiene las pinzas.

EXTRACCION CON PINZAS

Se usa una cureta Molt núm. 2 para comprobar la anestesia. Entonces se hace girar alrededor del manguito gingival libre para cortar la adherencia gingival de cada diente que va a extraerse en ese cuadrante. No deberá emplearse fuerza alguna, puesto que esto alarmaría al paciente.

Se toman las pinzas de la mesa Mayo que está detrás del paciente, oculta a su vista cuando sea posible, y se guían en la boca con la ayuda de un dedo que también puede ser el pulgar de la mano izquierda. El pico palatino o lingual se coloca primero, seguido por el pico bucal o labial. El eje longitudinal de las pinzas debe colocarse paralelo al eje longitudinal del diente. El fracaso en lograr esto es la causa más común de fracturas dentales. (El uso de pinzas anatómicas equivocadas, como sería pinzas molares en un premolar, es otra causa común de fractura.) Se aplica presión hacia la punta del diente para "asentar" las pinzas en la unión entre cemento y esmalte.

Se aplica suficiente presión sobre los mangos para sostener las pinzas en el diente sin que se deslicen, pero una fuerza poco común puede hacer añicos un diente débil. Las pinzas deberán sostenerse cerca de los extremos de los mangos para obtener ventaja mecánica máxima. No se obtendrá mayor delicadeza de toque sosteniendo las pinzas a la mitad de los mangos. En las fábricas de muebles, cuando un aprendiz sostiene el martillo a la mitad del mango, un trabajador antiguo le quita el martillo y corta la porción de mango que no estaba usando. Esta es una lección que se aprende rápidamente, y el aprendiz apenas puede esperar a que llegue la tarde para comprar un nuevo mango bien equilibrado.

Cada diente requiere una serie aparte de movimientos para extraerlo, que se describen en las fotografías y los diagramas adjuntos (figs. 4-1 a 4-8).

PROCEDIMIENTO DESPUES DE LA EXTRACCION

Después de la extracción, todas las espículas óseas y porciones del diente o de restauración o cálculos libres se retiran del alveolo así como de canales bucales y linguales y de la lengua. De existir tejido patológico en la región apical, se quita cuidadosamente con una pequeña cureta. Se elimina o fractura el tejido de granulación, pero no se raspa el hueso. Esto *no* se hace en el área incisiva superior porque ahí las venas no tienen válvulas; consecuentemente, material infectado y trombos podrían ascender hacia la cavidad del cráneo para formar trombosis de seno cavernoso. Si una radiografía reciente no muestra radiolucidez apical, sería sensato no colocar la cureta en ningún alveolo, puesto que esto sólo inocularía el alveolo con microorganismos y desechos del borde gingival libre, si se usara la cureta original.

El alveolo debe comprimirse con los dedos para volver a establecer la anchura normal que había antes de que la placa fuera expandida quirúrgicamente. En caso de extracciones múltiples, los alveolos pueden comprimirse en exceso hasta en un tercio, lo que elimina la necesidad de alveoloplastia en muchos casos dudosos. Las suturas generalmente no son necesarias a menos que se hayan incidido las papilas. Cuando se prevé infección posoperatoria, pueden colocarse conos de sulfonamidas en los alveolos de molares, premolares y caninos inferiores.

El alveolo se cubre con una compresa de gasa de 7.5 × 7.5 cm que ha sido doblada en cuartos y humedecida ligeramente en su centro con agua fría, para evitar que la hemorragia del alveolo

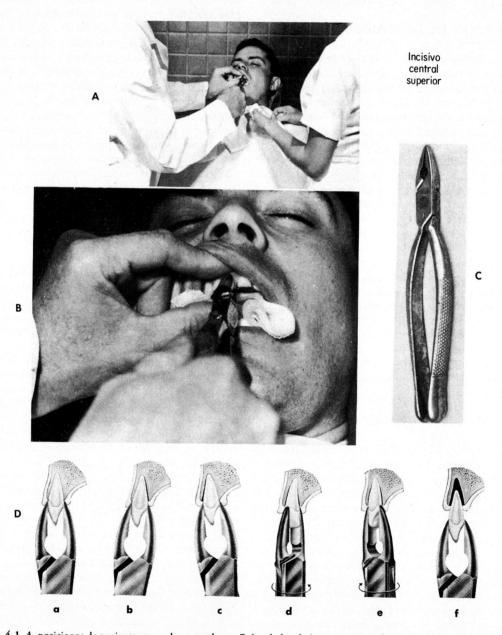

Incisivo
central
superior

Fig. 4-1. *A*, posiciones de paciente, operador y ayudante. *B*, los dedos de la mano izquierda retraen los tejidos, *C*, pinzas núm. 1. *D*, movimientos de extracción: *a*, pinzas aplicadas; *b*, primer movimiento hacia el lado labial; *c*, movimiento hacia el lado palatino; *d*, movimiento rotatorio del lado labial al distal; *e*, movimiento rotatorio invertido del lado labial al mesial; *f*, movimiento hacia abajo en línea con la posición original del diente. (*D* de Winter, G. B.: Exodontia, St. Louis, 1913, American Medical Book Co.)

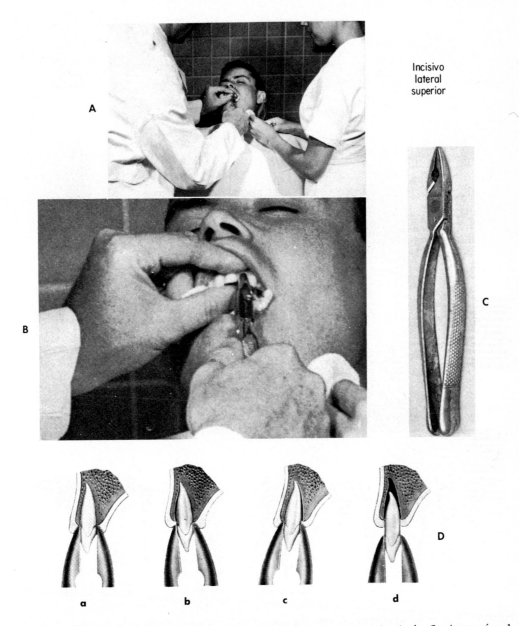

Incisivo
lateral
superior

Fig. 4-2. *A,* posiciones de paciente, operador, y ayudante. *B,* dedos de la mano izquierda. *C,* pinzas núm. 1. *D,* movimientos de extracción: *a,* pinzas aplicadas al cuello anatómico; *b,* primer movimiento hacia el lado palatino; *c,* movimiento hacia el lado labial; *d,* movimiento hacia abajo en línea con la posición original del diente. (*D* de Winter, G. B.: Exodontia, St. Louis, 1913, American Medical Book Co.)

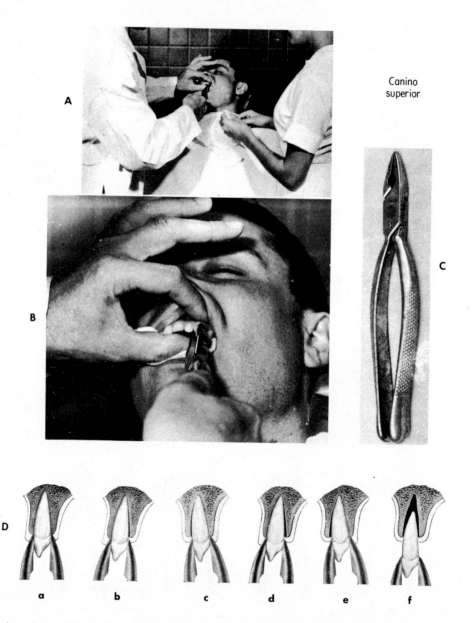

Canino
superior

Fig. 4-3. *A,* posiciones de paciente, operador y ayudante. Observe la línea recta formada por diente, pinzas y antebrazo, mientras el brazo cuelga de la articulación del hombro. *B,* posiciones de los dedos de la mano izquierda. *C,* pinzas núm. 1. *D,* movimientos de extracción: *a,* pinzas aplicadas al cuello anatómico; *b,* primer movimiento hacia el lado labial; *c,* movimiento hacia el lado palatino; *d* y *e,* movimientos labial y palatino repetidos con más fuerza; *f,* movimiento hacia abajo en línea con la posición original del diente. (*D* de Winter, G. B.: Exodontia, St. Louis, 1913, American Medical Book Co.)

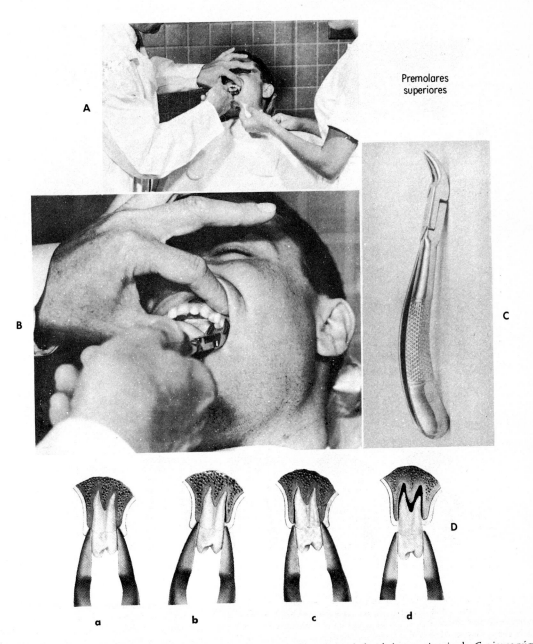

Premolares
superiores

Fig. 4-4. *A*, posiciones de paciente, operador, y ayudante. *B*, posiciones de los dedos de la mano izquierda. *C*, pinzas núm. 150 (las núm. 1 pueden substituirse). *D*, movimientos de extracción: *a*, pinzas aplicadas al cuello anatómico; *b*, primer movimiento hacia el lado bucal; *c*, movimiento hacia el lado palatino; *d*, movimiento hacia abajo en línea con la posición original del diente. (*D* de Winter, G. B.: Exodontia, St. Louis, 1913, American Medical Book Co.)

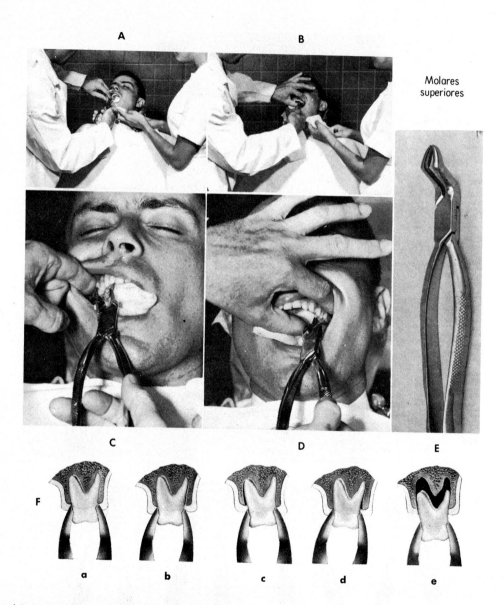

Molares
superiores

Fig. 4-5. *A,* posiciones del lado derecho. *B,* posiciones del lado izquierdo. *C,* retracción de tejidos y palpación de placa bucal con el lado radial del dedo índice, lado derecho. *D,* retracción de tejidos, lado izquierdo. *E,* pinzas núm. 10S. *F,* movimientos de extracción: *a,* pinzas aplicadas al cuello anatómico; *b,* primer movimiento hacia el lado bucal; *c,* movimiento hacia abajo y hacia el lado palatino (no introduzca la raíz lingual otra vez en el alveolo; el movimiento palatino y hacia abajo puede ser detenido cuando el diente se encuentra en su posición bucopalatina original; pero más abajo y no en palatoversión); *d,* movimiento bucal repetido con más fuerza; *e,* movimiento hacia abajo en línea con la posición original del diente. (*F* de Winter, G. B.: Exodontia, St. Louis, 1913, American Medical Book Co.)

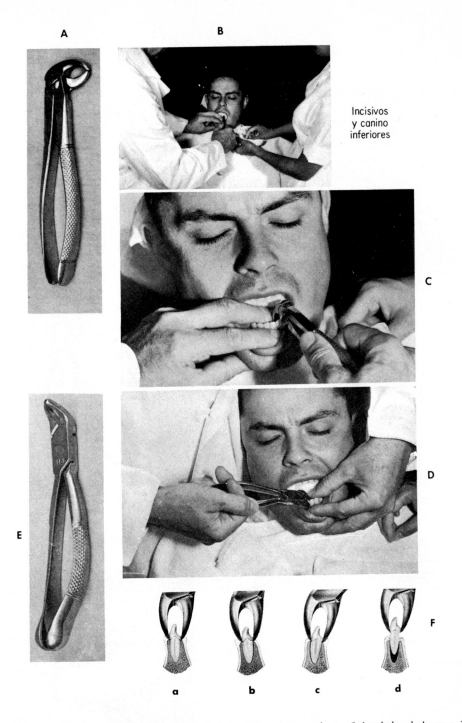

Fig. 4-6. *A*, pinzas Mead. *B*, posiciones relativas de paciente, operador y ayudante. *C*, los dedos de la mano izquierda retraen la lengua y el labio mientras el pulgar sostiene el maxilar. *D*, posición invertida empleada con pinzas núm. 151. *E*, pinzas núm. 151. Pueden usarse ya sea éstas o las pinzas Mead. *F*, movimientos de extracción: *a*, pinzas colocadas en el cuello anatómico; *b*, primer movimiento hacia el lado labial; *c*, movimiento hacia el lado lingual; *d*, movimiento hacia arriba en línea con la posición original del diente. (*F* de Winter, G. B.: Exodontia, St. Louis, 1913, American Medical Book Co.)

58

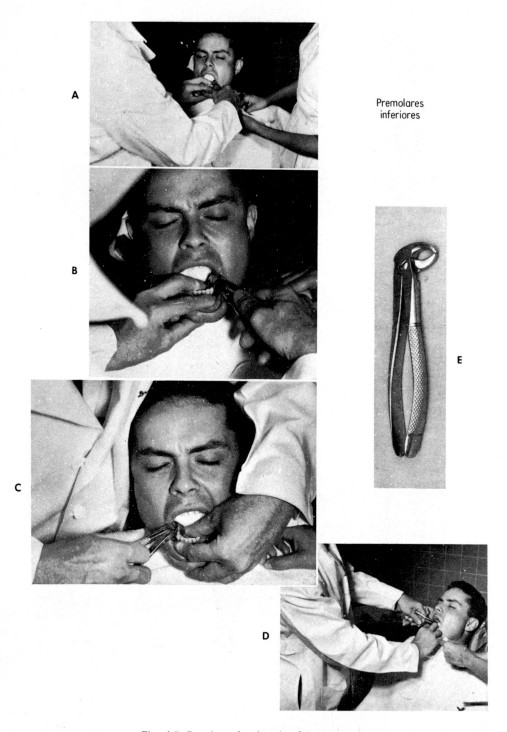

Premolares
inferiores

Fig. 4-7. Para leyenda véase la página opuesta.

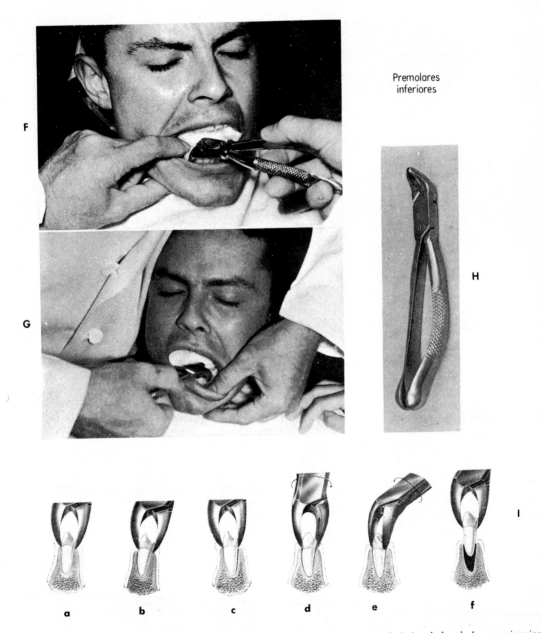

Premolares
inferiores

Fig. 4-7. *A*, posiciones para extracciones en el lado izquierdo usando pinzas Mead. *B*, los dedos de la mano izquierda sostienen el maxilar. *C*, posiciones para extracciones del lado derecho. *D*, posición de alternativa para extracciones del lado derecho usando pinzas Mead en la mano izquierda. *E*, pinzas Mead. *F*, posiciones empleadas para extracciones del lado derecho usando pinzas núm. 151. *G*, posiciones empleadas para extracciones del lado izquierdo usando pinzas núm. 151. *H*, pinzas núm. 151. *I*, movimientos de extracción: *a*, pinzas colocadas en el cuello anatómico; *b*, primer movimiento hacia lingual; *c*, movimiento hacia el lado bucal; *d*, movimiento rotatorio del lado mesial al bucal; *e*, movimiento rotatorio invertido; *f*, movimiento hacia arriba en línea con la posición original del diente. (*I* de Winter, G. B.: Exodontia, St. Louis, 1913, American Medical Book Co.)

Molares inferiores

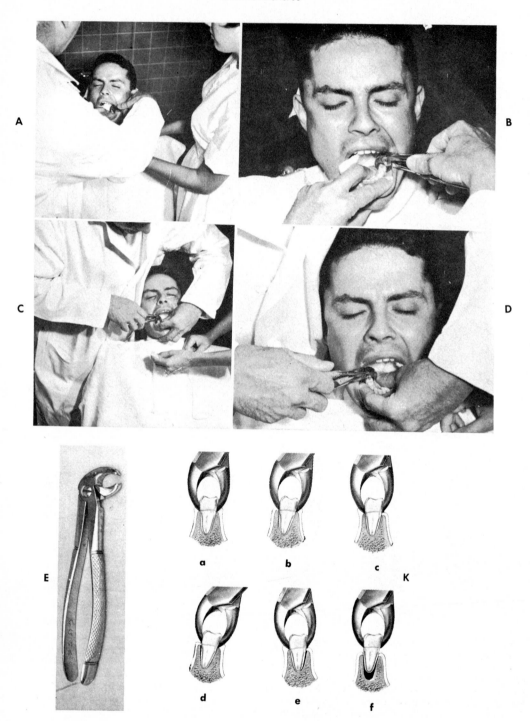

Fig. 4-8. Para leyenda véase la página opuesta.

Molares inferiores

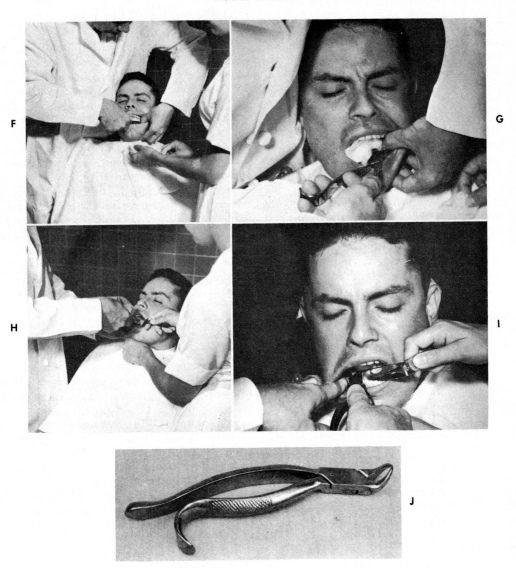

Fig. 4-8. *A*, posiciones para extracciones en el lado izquierdo usando pinzas Mead. *B*, observe las posiciones de la mano izquierda. *C*, posiciones para extracciones sobre el lado derecho usando pinzas Mead. *D*, el pulgar retrae la lengua, el índice retrae el labio y el dedo cordial sostiene el maxilar. *E*, pinzas Mead. *F*, posiciones para extracciones del lado izquierdo usando pinzas en cuerno de vaca. *G*, se coloca el pulgar en la superficie oclusal del diente posterior siguiente o sobre el reborde del maxilar inferior. *H*, posiciones para extracciones en el lado derecho usando pinzas en cuerno de vaca. *I*, se coloca el dedo índice en el reborde del maxilar inferior. *J*, pinzas núm. 16 (en cuerno de vaca). *K*, movimientos de extracción: *a*, pinzas en posición; *b*, primer movimiento hacia el lado lingual; *c*, movimiento hacia el lado bucal; *d* y *e*, movimientos hacia los lados bucal y lingual, repetidos con más fuerza; *f*, movimiento hacia arriba en línea con la posición original del diente. Con las pinzas en cuerno de vaca, los picos se asientan en la bifurcación apretando los mangos mientras se los mueve hacia arriba y hacia abajo. Cuando ambos picos están colocados, se empiezan los movimientos hacia los lados lingual y bucal. *(K* de Winter, G. B.: Exodontia, St. Louis, 1913, American Medical Book Co.)

penetre en la gasa en ese punto, que le haría desgarrarse del resto del coágulo al retirar la gasa, provocando nueva hemorragia. El operador no toca el lado de la gasa colocado sobre la herida por razones de asepsia. Cuando la compresa que cubre está en su lugar, se retira la compresa originalmente colocada sobre la lengua. Gracias a este método la saliva y los desechos se mantienen fuera del alveolo. Se pide al paciente que muerda la esponja durante cinco minutos.

Pasado ese tiempo, se toma una radiografía posoperatoria por razones legales así como profesionales, y se coloca otra compresa estéril humedecida, que deberá permanecer en su lugar hasta llegar el paciente a casa. Si se sigue este procedimiento, se producirán pocos casos de hemorragia posoperatoria. Se facilita al paciente una hoja de instrucciones impresas, junto con una receta si se prevé dolor. Los medicamentos analgésicos deberán empezar a administrarse en cuanto el paciente vuelva a casa, mucho antes de que desaparezca el efecto del anestésico local. Se concerta cita para examen posoperatorio.

NUMERO DE DIENTES QUE VAN A EXTRAERSE

Existen muchas variables en la salud y la idoneidad del paciente, además del estado de sus dientes y estructuras circundantes. El procedimiento planeado puede comprender extracciones complicadas y alveoloplastia, que podría tomar tiempo considerable y dar por resultado pérdida sanguínea hasta de 500 ml. En el caso no complicado, los dientes posteriores restantes de maxilar superior e inferior, de un lado, pueden extraerse en una visita. Si no va a hacerse una dentadura postiza inmediatamente, en ocasiones se extraerá también el canino inferior, de manera que pueda administrarse un anestésico por infiltración para extraer los incisivos más tarde.

La cirugía ulterior no se hace antes de una semana, en cuyo momento inflamación y molestia habrán desaparecido, y la fórmula leucocitaria habrá vuelto a lo normal. Los dientes posteriores del lado opuesto se extraen una se-

mana después. Los dientes anteriores se extraen después de otra semana, o cuando las heridas posteriores hayan curado bien.

ORDEN DE EXTRACCION

El orden de extracción es importante. Como la anestesia surte efecto más pronto en el maxilar superior, se extraen primero los dientes superiores (con excepción de los dientes impactados). Asimismo los desechos como fragmentos de esmalte o amalgama no pueden perderse en alveolos inferiores abiertos. Los dientes más posteriores se extraen primero para lograr mejor visibilidad, puesto que la sangre por hemorragia se acumula en la región posterior. En una boca que contenga dientes difíciles de extraer, los primeros molares y caninos se extraen después de haber extraído sus dientes adyacentes a manera de poder hacer palanca mejor en el diente y para sacar ventaja de la expansión de placa anterior, resultante de las extracciones adyacentes. Estos dos dientes se engastan en los denominados pilares óseos de la cara. En concordancia, tercer molar, segundo molar, segundo premolar, primer molar, primer premolar, incisivo lateral y canino se extraerían en ese orden en casos difíciles.

Si se fractura un diente o una raíz, el mejor procedimiento es detenerse y recuperar la raíz antes de proseguir con la siguiente extracción. En consecuencia, el alveolo adyacente no produce hemorragia que obscurezca el campo y no se pierde la localización de la raíz. Si existe una buena posibilidad de que los dientes adyacentes puedan fracturarse, o si será necesaria una alveoloplastia, el operador puede continuar con las extracciones, tomando nota cuidadosamente de la localización de la raíz, y después diseñar el colgajo quirúrgico que acomode al problema o a los problemas que requieran atención.

BIBLIOGRAFIA

1. Rounds, F. W., and Rounds, C. E.: Principles and technique of exodontia, ed. 2, St. Louis, 1962, The C. V. Mosby Co.

5

Exodoncia complicada

GUSTAV O. KRUGER

ALVEOLOPLASTIA

La alveoloplastia o alveolectomía es la eliminación quirúrgica de una porción del proceso alveolar. Cuando se realizan extracciones múltiples, los contornos del reborde alveolar deberán tomarse en consideración respecto a necesidades protéticas futuras. El reborde ideal tiene forma de U. La resorción natural contorneará los rebordes, a veces, de manera poco uniforme, pero se requiere un periodo más largo, y el paciente puede experimentar molestias hasta que los bordes óseos localizados bajo el periostio sensible se redondeen. Se requiere buen juicio para determinar si la alveoloplastia es necesaria, y cuán extensamente deberá hacerse.

El objetivo es conservar la cantidad máxima de hueso, junto con un reborde adecuado. Aunque el reborde extensamente contorneado por cirugía es muy hermoso, con cierre mucósico terminoterminal sobre los alveolos, el procedimiento será inútil si la grave resorción del hueso restante hace imposible llevar dentadura postiza después de algunos años. Por otro lado, la pereza por parte del operador para alisar bordes claramente afilados, protuberancias, y socavados excesivos que causan molestia y una base para dentadura postiza poco satisfactoria, nunca podrá denominarse tendencia conservadora.

Hace muchos años, en una reunión de cirujanos bucales, la discusión reveló que todos se habían vuelto más conservadores en los procedimientos de alveoloplastia. Los participantes informaron haber observado mayor número de pacientes desdentados ancianos cuyo plazo de vida había aumentado y en quienes no quedaba hueso alveolar. Finalmente, un cirujano bucal anciano, al fondo de la sala, dijo, "Soy diabético. Como saben, los diabéticos experimentan resorción ósea rápida y extensa. Cuando mi hijo me extrajo todos los dientes, dijo: 'Papá, voy a extraer sólo los dientes y no un reborde o una porción de hueso afilados porque tenemos que salvar todo el hueso que podamos.' Señores, sufrí la peor de las agonías hasta que los rebordes afilados se redondearon. Basándome en mi experiencia personal, yo me aseguro de que el hueso esté liso, incluso si tengo que eliminar un poco de hueso en un paciente de quien se espera sufra resorción extensa."

El procedimiento más conservador es la compresión de las paredes alveolares haciendo presión con el pulgar y algún otro dedo. La extracción generalmente expande la corteza labial o bucal. La presión restaurará las paredes a su forma inicial. El exceso de compresión debido a presión muy fuerte puede reducir la anchura de los alveolos en un tercio.

Si existe duda en la mente del operador sobre el grado de resorción natural que vaya a producirse, puede juzgar mejor tres semanas después de haber llevado a cabo las extracciones. La mayor parte de la resorción inicial habrá terminado en tres semanas. En ese momento, puede aún ser necesaria una alveoloplastia extensa, pero encontrará con más frecuencia que sólo unas cuantas áreas pequeñas requieren contorneado.

Alveoloplastia simple. Después de extracciones múltiples, se examinan placas alveolares bucales y hueso interseptal para buscar protuberancias y bordes afilados. Si es necesario realizar una alveoloplastia, se hacen incisiones a través de las crestas interseptales. El mucoperiostio se eleva cuidadosamente del hueso con una cureta Molt núm. 4 o algún elevador de periostio. Se experimenta dificultad al empezar a formar el colgajo en el borde del hueso porque el periostio está adherido a los extremos de los huesos, pero deberá tenerse cuidado de no elevar el colgajo más de dos terceras partes del alveolo vacío. Elevarlo más desgarraría el pliegue mucobucal ligeramente adherido, con la consecuencia de grave pérdida de espacio para la altura de la aleta de la dentadura postiza.

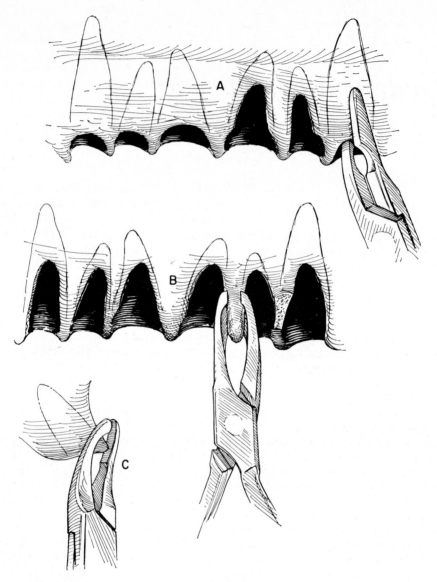

Fig. 5-1. Alveoloplastia simple. *A,* eliminación de placa labial con pinzas de gubia. *B,* extirpación de punta interseptal. *C,* vista lateral de extirpación de punta interseptal.

El colgajo se retrae delicadamente y se coloca el borde de una compresa de gasa entre hueso y colgajo. Se colocan unas pinzas de gubia universales, de lado, a mitad del alveolo vacío y la placa alveolar labial o bucal se reseca para lograr una altura uniforme en todos los alveolos (fig. 5-1, *A).* Las pinzas se colocan entonces en ángulo de 45° sobre la cresta interseptal, con un pico en cada alveolo y se elimina la punta interseptal bucal o labial (fig. 5-1, *B* y *C).* Este procedimiento se lleva a cabo en todas las crestas interseptales. Los vasos hemorrágicos en hueso se

controlan haciendo rotar una pequeña cureta en el punto de la hemorragia. Una lima pasada ligeramente en una sola dirección sobre todos los cortes, alisará el hueso. Se eliminan las partículas sueltas, se retira la gasa de manera que el colgajo vuelva a tomar su lugar sobre el hueso, y se frota un dedo sobre la superficie de la mucosa para examinar si el alveolo está liso.

La placa bucal deberá contornearse aproximadamente a la misma altura que la placa palatina para formar un reborde plano y ancho. Los socavados excesivos en los segmentos posterosuperior y anteroinferior deberán recibir especial atención. El tejido blando excesivo y el tejido de granulación crónica se eliminan de los colgajos bucal y palatino, que se suturan entonces sobre las áreas interseptales, pero no sobre los alveolos abiertos. Se sutura en forma continua o con puntos separados, sin tensión.

Alveoloplastia radical. En ciertos momentos, se aconseja contorneado radical del reborde alveolar debido a socavados extremadamente prominentes, o en ciertos casos, una gran discrepancia en la relación horizontal de los rebordes superior e inferior, debida a sobremordida horizontal notable ("overjet"). Estos pacientes pueden requerir eliminación total de la placa labial para lograr substitución protética satisfactoria (fig. 5-2).

En estos casos, se eleva un colgajo mucoperióstico antes de la extracción. La extracción de los dientes puede facilitarse al eliminar primero el hueso labial que queda por encima de las raíces de los dientes (fig. 5-3, A y B). Esta eliminación de hueso también asegurará la conservación del hueso interradicular. Después de extraer los dientes, se recorta el hueso restante y se contornea para lograr la altura labial y oclusal deseada con cincel, pinzas de gubia y lima (figura 5-3, C). Se recorta tejido excesivo de los colgajos labial y palatino, que se unen con sutura continua o puntos interrumpidos sobre los tabiques.

Al cerrar este colgajo, puede ser necesario eliminar una cuña de tejido en las áreas de los premolares para dar espacio a la circunferencia externa disminuida del hueso labial. Deberá tenerse cuidado con este colgajo mayor para conservar cuanta adhesión sea posible a la altura del repliegue mucobucal porque de otra manera, se encontraría, al cerrar, un colgajo excesivamente largo. Si el colgajo no es sostenido por una dentadura postiza de colocación inmediata y el exceso de tejido se reseca, la altura del pliegue mucobucal disminuirá drásticamente.

Alveoloplastia interradicular. En este procedimiento, se sacrifica hueso interradicular en vez de placa labial. Se extraen los dientes. No se intenta elevar un colgajo mucoperióstico sobre el hueso que va a aplastarse. Se extirpa el hueso interradicular con unas pinzas de gubia de picos angostos (un pico en cada alveolo) a la mitad de la altura de los alveolos (fig. 5-4). Se hace una muesca con cincel o pinzas de gubia en la placa labial de cada área premolar, para permitir que la mayor circunferencia de la placa labial se ajuste en su nueva posición. Se aplasta el hueso hasta obtener el contorno deseado con presión del pulgar.

Se asocian menos resorción y menos dolor posoperatorio con este procedimiento, puesto que el periostio no se desprende del hueso y no descansa sobre hueso que se ha puesto áspero.

COLGAJO QUIRURGICO

Un colgajo quirúrgico es un colgajo de tejido blando que se corta y retrae a manera de poder retirar hueso subyacente para exponer raíces, dientes y tejido patológico. Las extracciones y procedimientos de extracción de raíz llevados a cabo a través del alveolo intacto se denominan procedimientos cerrados. Las operaciones que

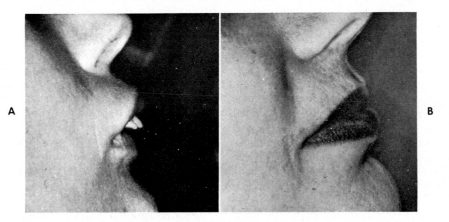

Fig. 5-2. Alveoloplastia radical. *A*, sobremordida horizontal preoperatoria que constituía deformación estética y funcional. *B*, resultado posoperatorio con dentadura postiza en su lugar.

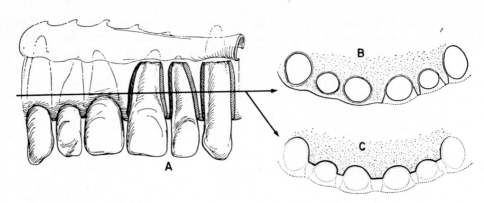

Fig. 5-3. Alveoloplastia radical. *A,* colgajo mucoperióstico elevado y hueso labial sobre dientes extirpados. *B,* corte transversal mostrando extirpación de hueso labial para abarcar la mayor anchura del diente. *C,* dientes extraídos y tabiques contorneados hasta placa palatina.

requieran colgajo quirúrgico se denominan procedimientos abiertos.

Básicamente, la indicación para el colgajo quirúrgico es la incapacidad de eliminar la estructura o el tejido sin traumatizar los tejidos circundantes. Si un procedimiento cerrado fracasa, se obtienen visualización y acceso apropiados mediante un procedimiento abierto. Un resto radicular que no pueda recuperarse por medios normales se extrae haciendo un colgajo quirúrgico. Un diente grande engastado en hueso denso y que no se moverá con presión de pinzas, se diseca bajo colgajo quirúrgico, lo que hace posible la extracción con pinzas. Sin embargo, existen indicaciones para hacer un colgajo quirúrgico sin intentar primero el procedimiento cerrado. Por ejemplo, si existe la posibilidad de que la corona del diente se fracture por estar debilitada debido a caries extensa o grandes restauraciones, o si no hay corona deberá pensarse en usar un colgajo quirúrgico. Ciertos operadores preparan sistemáticamente todos los dientes desvitalizados porque la corona y la raíz son friables después de procedimientos endodónticos. Si las raíces de un diente son ampliamente divergentes, están curvadas o agrandadas por hipercementosis, podrá prepararse un colgajo. Si la estructura ósea suprayacente está agrandada o especialmente densa, o si la membrana periodontal es atrófica o falta (anquilosis) se aconseja cirugía. Una gran área patológica que no puede eliminarse a través de un alveolo estrecho, puede eliminarse haciendo un colgajo quirúrgico.

Principios. La curación deberá producirse sin complicaciones siempre que se sigan los principios quirúrgicos básicos. La incisión deberá planearse de manera que el aporte sanguíneo del colgajo sea adecuado. Si el lado libre del colgajo es ancho, y la base con el aporte sanguíneo es estrecha, la nutrición al colgajo podría resultar inadecuada. El colgajo deberá contener todas las estructuras que quedan sobre el hueso, incluyendo mucosa, submucosa y periostio, teniendo especial cuidado de incluir el periostio en el colgajo. El colgajo deberá ser lo suficientemente grande como para proporcionar visualización y espacio adecuado para extirpar hueso sin dañar por ello los bordes tisulares blandos. La incisión deberá hacerse siempre sobre hueso que no vaya a eliminarse, de manera que las incisiones suturadas estén sostenidas por el mismo. Las incisiones hechas en tejidos con infección incontrolada pueden causar rápida extensión de la infección.

Tipos. Los dos tipos básicos de colgajos quirúrgicos intrabucales son el colgajo envolvente y el colgajo que tiene un componente vertical sobre la superficie bucal o labial. El colgajo envolvente se hace cortando los tejidos alrededor de los cuellos de varios dientes en posición anterior y posterior con relación al área, y extendiendo el colgajo bucal o labial resultante alejándolo del hueso. Este colgajo se usa para extraer dientes impactados más que en otros tipos de extracciones. En el colgajo vertical se usa una incisión vertical que se extiende desde el pliegue mucobucal hasta una incisión gingival horizontal alrededor de los cuellos dentales. Se eleva menos tejido, y las fibras gingivales libres de los dientes adyacentes no se cortan. Ciertos operadores prefieren un tipo, otros prefieren el otro.

Procedimiento quirúrgico. La incisión con una hoja de bisturí núm. 15 se hace alrededor del manguito gingival labial o bucal que rodea el diente por detrás del diente que se va a operar, alrededor del diente mismo, y después se angula hacia arriba, hacia el pliegue mucobucal, alejándola del diente que va a extraerse (fig. 5-5, *A*).

La elevación del colgajo mucoperióstico, se inicia en el componente vertical, donde el periostio no está adherido en forma tensa, y el elevador periostio se mueve hacia las incisiones del manguito gingival así como hacia atrás. El fino periostio que se encuentra sobre el hueso debe incluirse en el colgajo. Se eleva el colgajo. El borde del elevador se inserta a 2 mm bajo el tejido anterior adherido a medio camino entre repliegue y manguito para proporcionar más adelante entrada a la aguja de sutura.

El colgajo se mantiene hacia arriba desde el plano de incisión con el elevador de periostio, o se coloca un pedazo de gasa bajo el colgajo para alejarlo del campo operatorio con un dedo. La retracción deberá ser cuidadosa para evitar daños y edema. El colgajo deberá permanecer retraído sin relajar la fuerza retractora hasta terminar la operación.

La extirpación del hueso puede lograrse con cincel, fresa, o pinzas de gubia, estas últimas se usan para iniciar la osisección si hay un alveolo vacío. Al disecar un diente, se hacen cortes paralelos al eje longitudinal del diente en la placa labial o bucal, sobre los lados mesial y distal de la raíz. Después de extirpar la placa bucal, se hacen otros cortes en hueso, a ambos lados de la herida, hasta haber expuesto la parte más ancha de la raíz. Deberá tenerse gran cuidado de evitar las raíces de dientes adyacentes (fig. 5-5, *B*).

El diente se extrae con pinzas o elevadores. El tejido patológico en la punta se quita con curetas. Los bordes de la incisión ósea se alisan con lima o con una pequeña cureta. Todos los desechos y pequeñas espículas se eliminan. Se vuelve el colgajo a su posición. Se coloca una sutura a través del borde del colgajo libre, aproximadamente a la mitad entre manguito y pliegue, y se sutura con un punto opuesto en el tejido fijo que está por delante de la incisión. Se anuda sin tensión. No es necesario suturar los tejidos linguales. Se coloca una compresa de gasa doblada y húmeda sobre el alveolo para evitar hemorragia.

En áreas especiales son necesarias las variaciones en el diseño básico del colgajo. En el área del premolar inferior se añade una incisión vertical distal de modo que puedan protegerse las estructuras del agujero mentoniano (fig. 5-6). En el área del molar inferior, se forma un colgajo similar para lograr mejor disección de la raíz distal. El colgajo doble es más difícil de suturar.

EXTRACCION DE LA RAIZ

La extracción de una raíz recién fracturada se intenta siguiendo el método cerrado (es decir,

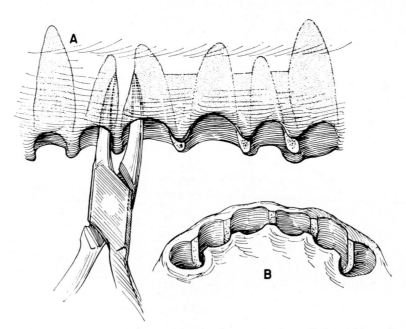

Fig. 5-4. Alveoloplastia interradicular. *A*, con las pinzas de gubia de pico estrecho se eliminan tabiques sin elevar colgajo ni destruir la placa labial. *B*, la placa labial debilitada, se colapsa hacia la placa palatina con presión del pulgar.

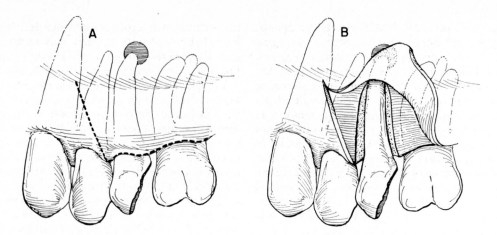

Fig. 5-5. Colgajo quirúrgico. *A,* incisión. *B,* retracción del colgajo y eliminación del hueso labial hasta lograr la anchura mayor del diente. Observe que el borde del colgajo que se suturará, quedará sostenido por hueso no disecado.

sin colgajo quirúrgico) si hay probabilidades de éxito. Muchos operadores hábiles alardean de poder extraer todas estas raíces a través del alveolo intacto. Sin embargo, si la técnica no tiene éxito a los cuatro o cinco minutos, es mejor preparar un colgajo quirúrgico. De otra manera podría perderse media hora, traumatizar tejidos blandos y óseos, y terminar haciendo el colgajo de todas maneras.

Procedimientos cerrados. Un diente fracturado en su cuello anatómico frecuentemente puede asirse con pinzas anatómicas o para raíz, y extraerse de esta manera. Puede hacerse por vía alveolar aflojando el manguito gingival labial o bucal, con una cureta pequeña y afilada. El pico bucal de las pinzas se coloca entonces bajo los tejidos sobre la placa bucal (fig. 5-7). La presión sobre pinzas afiladas hará que éstas muerdan la raíz, y ésta, junto con la placa alveolar cortada. En ocasiones, la presión fracturará la placa lo suficiente para aflojar el diente, y las pinzas se vuelven a su posición normal en el cuello anatómico para lograr una extracción normal sin eliminar la placa alveolar. La intervención alveolar no tendrá éxito si la placa bucal es excesivamente pesada o no puede asirse el borde palatino de la raíz.

Se usa un elevador de tallo recto para extraer raíces fracturadas exactamente debajo del borde alveolar, especialmente en el maxilar superior.

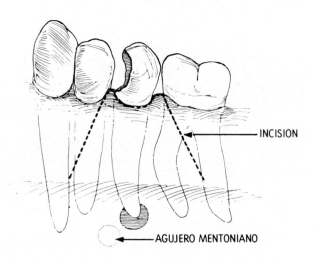

Fig. 5-6. Incisión invertida para colgajo inferior en el área de molar y premolar.

El instrumento se mantiene en un plano paralelo al eje longitudinal del diente y se mueve hacia arriba, sobre el lado palatino de la raíz, con la palanca colocada en el borde palatino en caso necesario (fig. 5-8, *A).* Otro método para usar el elevador de tallo recto es colocarlo en el área interdental en ángulo recto, con el eje longitudinal del diente, usando intervención bucal. Se eleva la raíz empleando el tabique interdental como punto de apoyo (fig. 5-8, *B).*

Si la raíz está fracturada a más de la mitad de la altura del alveolo, se usan palancas elevadoras radiculares. Estos son instrumentos delicados que pueden romperse fácilmente (fig. 3-3). La presión sobre la punta radicular misma puede forzar al fragmento hacia el antro, el conducto dentario inferior o los tejidos blandos. Será necesario emplear técnica cuidadosa, y su aspecto más importante será lograr buena visualización. Si hay hemorragia que obscurezca el campo, se logrará ver el fragmento aplicando presión durante varios minutos con una compresa de gasa mantenida por un instrumento en el alveolo, con o sin adrenalina de 1:1 000. Luz, posiciones de paciente y operador, retracción de lengua y mejilla y sequedad del campo deberán todos estar coordinados. Una vez que se observa el frag-

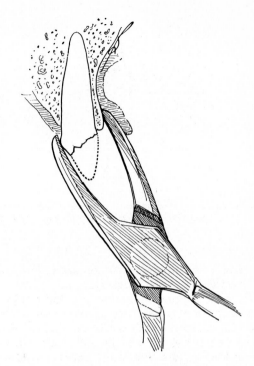

Fig. 5-7. Palanca alveolar. Los tejidos labiales han sido liberados y la punta de las pinzas está colocada sobre la placa alveolar labial.

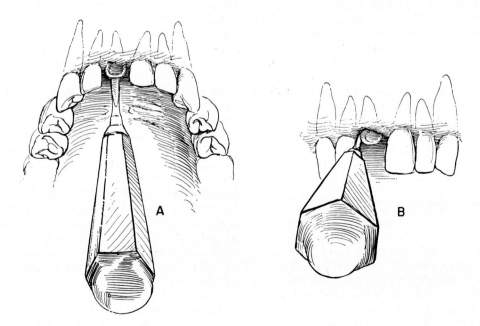

A

B

Fig. 5-8. Elevación del resto radicular necrótico con elevador de tallo recto. *A,* vía de acceso palatina paralela al eje longitudinal del diente. *B,* vía de acceso labial-bucal en ángulos rectos con el eje longitudinal de la raíz.

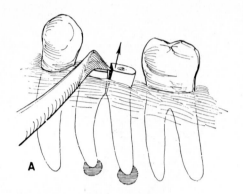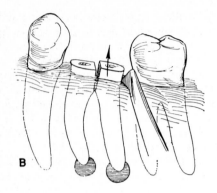

Fig. 5-9. Elevación de raíz inferior con elevador Winter corto. *A,* punto de apoyo colocado sobre la raíz más corta con el talón del elevador. *B,* procedimiento de alternativa: el punto de apoyo se coloca en el área interdental.

mento, frecuentemente se requiere sólo un momento para poder extraerlo.

La meta del procedimiento es colocar el instrumento entre la pared del alveolo y el lado más elevado del fragmento (es decir, el más cercano al borde del alveolo), e inclinar el fragmento en dirección opuesta. Entonces, podrá extraerse. Podrá obtenerse indicación sobre la inclinación de la superficie radicular, observando la fractura en el diente que ha sido extraído. Es mejor excavar ligeramente la pared del alveolo para poder apalancar bien, que arriesgarse a aplicar presión apical sobre el fragmento.

Los fragmentos de molares superiores, especialmente los que se encuentran en el área del tercer molar, se observan e intervienen mejor de manera indirecta, usando un espejo. El operador se mantiene detrás del paciente. Las raíces bucales pueden estar curvadas, lo que requerirá considerable despedazamiento. Las raíces palatinas de los molares son grandes y están rodeadas por paredes alveolares no dúctiles. Debido a su proximidad al antro, no deberá aplicarse presión directa sobre la raíz. Se logra espacio entre la pared del alveolo y la raíz a expensas de la primera, y se atacan varios lados antes de poder extraer una raíz curvada.

Las raíces del primer premolar superior son pequeñas y finas. La raíz bucal puede fácilmente empujarse a través de la delgada pared bucal de manera que quede entre periostio y placa alveolar. Se coloca un dedo sobre la placa bucal para evitar esta situación o para sentir si la raíz penetra en la placa. La raíz palatina se extrae a expensas del tabique interradicular.

Las raíces inferiores fracturadas a nivel alto requieren separación si la corona se fractura bajo el borde alveolar y las dos raíces están aún uni-

das. La separación puede lograrse con cincel, fresa o elevador. La primera raíz se retira con un pequeño elevador Winter (núm. 11); se obtiene palanca entre las dos raíces separadas con el punto de apoyo sobre la segunda raíz (fig. 5-9, *A*). En un método de alternativa se obtiene palanca en el área interdental (fig. 5-9, *B*). Después de retirar la primera raíz, se extrae la segunda con el mismo elevador por medio de palanca alta en el área interdental, o aún mejor, se coloca el elevador Winter largo (núm. 14) en la profundidad del alveolo vacío (fig. 5-10). Cuidando que el talón del elevador no dañe al diente adyacente, la punta del instrumento empotra en el tabique y lo quita con una vuelta. El elevador se vuelve a colocar en el alveolo, se empotra en la raíz y la saca. Este último método se usa para eliminar todas las raíces del área del molar inferior.

Las raíces inferiores en las áreas premolares y anteriores se extraen con palancas elevadoras radiculares.

Procedimientos abiertos. Cuando a causa de paredes de alveolo rígidas, puntas radiculares curvadas, inaccesibilidad, o visibilidad inadecuada, no se pueda extraer una raíz con procedimiento cerrado, deberá hacerse un colgajo quirúrgico antes de perder demasiado tiempo. El procedimiento de colgajo estándar se usa para raíces bucales. Se puede eliminar hueso labial o bucal con pinzas de gubia, aunque cincel o fresa son igualmente rápidos. La punta radicular saltará a la vista poco después de haber retirado la placa alveolar.

Algunas personas aconsejan una incisión en media luna de tipo apicoectomía, para puntas radiculares pequeñas labiales o bucales (fig. 12-4). Este procedimiento conserva considerable cantidad de placa alveolar, pero la orientación es más difícil, y habrán de observarse dos áreas –la herida y el alveolo– para sacar la raíz.

Las raíces palatinas en las áreas molar y premolar superior se intervienen a través del tabique. Se hace el colgajo quirúrgico estándar, se elimina suficiente hueso bucal para lograr acceso y se extirpa el tabique con instrumentos cortantes. Como el antro frecuentemente se extiende hacia abajo, en el área septal de los molares, el cortar a profundidad sería arriesgado. Las raíces palatinas no están localizadas cerca de las raíces palatinas de dientes adyacentes; por lo tanto, puede eliminarse hueso mesial o distal a la raíz.

Si una raíz palatina de un molar desapareciera súbitamente hacia arriba, se instruye al paciente para que sople fuertemente con los orificios nasales obturados. Si la raíz no baja inmediatamente, estará en el antro. En esta situación está indicado un procedimiento de Caldwell-Luc (véase el capítulo 15). En ocasiones, una pequeña punta radicular queda "enclavada" entre la membrana del antro y el hueso, de manera que no se le encontrará dentro de la membrana del seno o antro maxilar.

El molar superior a veces sufre fractura horizontal a través de la cámara pulpar, lo suficientemente alta como para no hacer palanca con las pinzas, con las raíces todavía unidas. En esta situación, se eleva un colgajo quirúrgico, se extirpa el hueso sobre la superficie bucal, y se separan las raíces bucales con fresa, cincel, o elevador.

La raíz bucal que se ha dividido y liberado se quita con un elevador. Si la otra raíz bucal está aún unida a la raíz palatina, se trata de extraer la estructura combinada. De no ser esto posible, se separan las dos raíces y se extraen una por una.

Incidentalmente, si un molar superior intacto no puede extraerse con procedimiento cerrado a causa de la forma exageradamente romboidal de la corona o a otras razones relacionadas con las raíces y estructuras circundantes, habrá que extraerlo quirúrgicamente. Después de elevar un colgajo quirúrgico, las dos raíces bucales se cortan y separan de la corona por encima de la bifurcación con fresa o cincel. La corona y su raíz palatina se extraen con pinzas, luego se elevan las raíces bucales una por una.

Los procedimientos de colgajo quirúrgico pueden verse complicados por hemorragia en las áreas incisivas inferiores. En las áreas premolar y molar, el procedimiento se vuelve más aparatoso debido a la presencia del agujero mentoniano y

del pesado hueso bucal, fortalecido por la línea oblicua externa.

Raíces residuales. Las raíces residuales que han estado presentes en los maxilares durante cierto tiempo se consideran infectadas. En ocasiones, aparecen en la radiografía circunscritas por una línea de cemento y una línea periodontal. Esto significa que se ha producido la curación, y deberá decidirse si se deben extraer o no. La mayoría de los dentistas no construyen dentaduras sobre una raíz residual, y muchos médicos requieren la eliminación de raíces residuales en presencia de tipos específicos de enfermedades generales, que la experiencia ha asociado a infección focal. Cada situación requerirá valoración individual.

De igual interés es la diferenciación en la radiografía entre osteosclerosis y resto radicular. El personal de cirugía bucal de una escuela dental juzgó en particular cada uno de tales problemas de diagnóstico durante un año escolar, y después se hicieron extracciones quirúrgicas y diagnóstico histológico. El personal se había equivocado en un tercio de los casos. La zona osteosclerótica no tiene que extirparse si se hace el diagnóstico adecuado. Si se forma en un alveolo o entre dos conductos nutritivos, es difícil diferenciarla de una raíz.

Es necesario localizar con exactitud la raíz, especialmente en un área totalmente desdentada. Si no existen puntos de referencia anatómicos, se coloca una aguja de sutura en los tejidos anestesiados en la región de la raíz, y se toma una radiografía para comparar la localización de ésta en relación con la aguja. También es útil la pro-

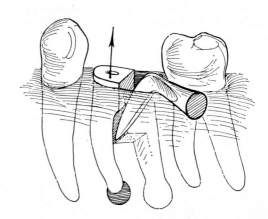

Fig. 5-10. Elevación de raíz inferior única a través de alveolo adyacente vacío con elevador Winter largo. El tabique alveolar fue eliminado con la primera vuelta; se ve la raíz empotrada.

yección oclusal, para asegurarse de la posición bucolingual. La raíz puede no estar dentro del hueso, aunque esté superpuesta a hueso en la radiografía. La proyección oclusal mostrará la verdadera posición y se investiga quirúrgicamente entre el hueso y el periostio, sobre el lado bucal o lingual, según esté indicado.

Cuando se ha precisado la localización de la raíz residual en el hueso, se eleva un colgajo mucoperióstico generalmente por medio de una incisión sobre la cresta del borde, con una pequeña incisión vertical anterior. Se hace una fenestración en la corteza bucal (en forma de cuadrado cuyo lado mida lo mismo que la anchura del cincel), una serie de orificios con fresa. Después de haber extraído esta porción de la placa, se explora la esponjosa con una cureta afilada. Si la raíz no puede encontrarse o no puede extraerse a través de la pequeña fenestración, ésta se agranda en las direcciones apropiadas. La herida se cierra con puntos de sutura.

PRINCIPIOS DE LA PALANCA ELEVADORA

Para elevar un objeto del nivel de su base con la ayuda de un punto de apoyo se usan dos fuerzas principales. Según la localización del punto de apoyo en relación con el objeto que va a **elevarse, se usará una fuerza de empuje o de** tracción para desalojar el objeto hacia arriba (fig. 5-11). Al colocar un elevador delgado y plano entre el segundo y el tercer molar (en situaciones en que el tercer molar no pueda asirse con pinzas) el punto de apoyo puede establecerse en el borde inferior del elevador, en donde entra en contacto con el hueso septal de manera que el borde superior del elevador sea el que eleve; o puede establecerse cerca del borde superior del

elevador para que el borde inferior del instrumento sea el que eleve.

Examinemos en primer lugar la segunda situación. Cuando se usa el borde inferior de un elevador para tocar el objeto que va a extraerse **(el tercer molar), el borde superior y la parte** posterior del elevador forman un punto de apoyo en el lugar de contacto sobre el segundo molar (fig. 5-12, *B*). El tercer molar se extrae como con pala cuando se haya obtenido suficiente espacio por movimiento distal del tercer molar. Sin embargo, se aplica mucha fuerza sobre el segundo molar.

La primera situación establece el punto de apoyo en el lugar apropiado. Cuando el borde superior del elevador se usa para entrar en contacto con el tercer molar, el punto de apoyo se coloca sobre el borde inferior del elevador, que **descansa sobre el tabique (fig. 5-12, *A*);** el borde superior se inclina hacia atrás para obtener apalancamiento sobre el cuello anatómico del tercer molar. El elevador no ejerce fuerza alguna sobre el segundo molar. Por medio de un movimiento hacia arriba y hacia abajo, como de "abrelatas", sobre el mango del elevador en punta de lanza, el tercer molar se desaloja casi en posición recta, hacia arriba, de manera que la rama anterior del maxilar no interfiera en la vía de salida del diente. Esta es la técnica recomendada.

A medida que el diente se eleva, también se mueve hacia atrás hasta cierto punto, de manera que podría perderse el contacto continuo del elevador con el cuello anatómico. Si el diente no puede extraerse totalmente con esta técnica, se desvía el punto de apoyo cuando el diente está ya a medio camino fuera del alveolo y el borde inferior del elevador se hace funcionar como una pala por debajo de la corona para terminar la elevación (fig. 5-12, *C*). Esta es la aplicación

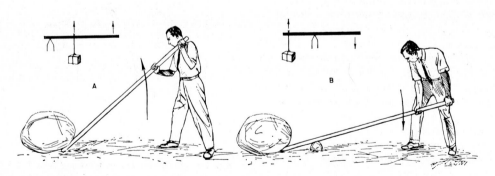

Fig. 5-11. *A*, elevación de un objeto con fuerza de tracción sobre el elevador. *B*, elevación de un objeto con fuerza de empuje, cambiando la localización del punto de apoyo.

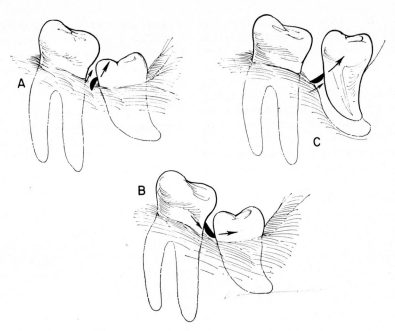

Fig. 5-12. Elevación del tercer molar. *A,* punto de apoyo establecido sobre el tabique mediante el borde inferior del elevador, mientras el borde superior empotra el diente para realizar movimiento recto y hacia arriba. *B,* punto de apoyo establecido cerca del borde superior del elevador, con el borde inferior empotrando el diente para sacarlo como con pala. El vector de fuerzas mueve el diente hacia atrás tanto como hacia arriba, y aplica más presión sobre el segundo molar. *C,* uso adecuado del movimiento "de pala" cuando el diente ha sido elevado parcialmente en el alveolo.

adecuada del segundo ejemplo. Entonces habrá ya suficiente espacio entre los dientes de manera que el borde superior del elevador al rotar, pueda entrar en contacto con el tabique y no con el segundo molar.

El elevador de tallo recto (núm. 34) se usa de dos maneras (fig. 5-8). Se coloca paralelo al eje longitudinal de las raíces entre la pared del alveolo y la raíz, y se mueve hacia la punta. Cuando se logra hacer palanca la porción más fuerte del alveolo puede usarse para punto de apoyo, en caso de requerirse palanca adicional. El otro método es colocar el elevador entre la raíz y el diente adyacente, en ángulos rectos en relación con el eje longitudinal del diente, y hacerlo rotar ligeramente. Este movimiento deberá cercenar las inserciones pericementales y hacer salir la raíz. Este último método se usa a veces para aflojar dientes antes de tratar de extraerlos con pinzas, pero debido a las molestias asociadas a la presión sobre membrana periodontal, se usa más frecuentemente bajo anestesia general.

Los elevadores Winter largos (números 14R y 14L) se diseñaron para extraer raíces molares inferiores. Jamás se usan en otros lugares, con la posible excepción de una técnica especial para elevar terceros molares superiores o inferiores impactados. Con el elevador de barra cruzada puede desarrollarse una presión tremenda y se han dado casos en que se han fracturado las mandíbulas durante el procedimiento.

El elevador se coloca en el alveolo vacío del diente que se está extrayendo, con la punta frente a la raíz que va a retirarse en el alveolo adyacente. Tallo y mango se localizan en el lado bucal. El tabique interradicular se empotra cerca de la punta del alveolo, teniendo cuidado de que la punta no invada el conducto dentario inferior. La parte posterior del instrumento deberá correr bucal al diente siguiente, porque el contacto con este diente podría dañarlo. Un movimiento rotatorio cortará el tabique y lo extraerá. El elevador se coloca en posición similar, empotrando entonces la raíz fracturada, y un movimiento rotatorio extraerá la raíz (fig. 5-10).

Se usa elevador núm. 14 para extraer un tercer molar inferior impactado parcialmente movilizado, empotrándolo en el lado bucal del área de bifurcación y elevándolo hacia arriba, usando la placa bucal como punto de apoyo.

Los elevadores Winter cortos (núms. 11R y 11L) se usan para muchos propósitos. Como la

superficie radicular debe ser empotrada en cualquier caso, estos elevadores (al igual que todos
los demás) deberán ser remodelados frecuentemente. Se usa el elevador núm. 11 para elevar
raíces molares que han sido fracturadas cerca del
borde alveolar (fig. 5-9). Muchas situaciones que
evitan la aplicación de pinzas sobre dientes completos se prestan al empleo de este elevador. Por
ejemplo, un primer premolar inferior está salido
lingualmente, de manera que el pico bucal de las
pinzas no puede lograr acceso entre el canino y el

segundo premolar. En el ejemplo dado, el cuello
anatómico del diente se empotra por el lado
mesial y se afloja o extrae usando el borde alveolar lingual como punto de apoyo.

BIBLIOGRAFIA

1. McCarthy, F. M.: Osteosclerosis: a roentgenographic differential diagnosis of residual root
   tip and osteosclerosis, J. Amer. Dent. Ass.
   55:344, 1957.

6

Dientes impactados[*]

GUSTAV O. KRUGER

Los antropólogos afirman que la cerebración del ser humano, constantemente en aumento, agranda su caja craneana a expensas de sus mandíbulas. La línea prehipofisaria que se inclinaba hacia adelante desde la frente en recesión hasta la mandíbula en protrusión en las formas prehumanas, se ha vuelto casi vertical en el hombre moderno a medida que ha disminuido el número de dientes. Una dieta más blanda y refinada, que requiere menos masticación, favorece esta tendencia, haciendo innecesario poseer aparato masticatorio poderoso. Un gran número de personas tiene dientes impactados por ésta tanto como por otras razones. El hombre perderá los terceros molares, a lo que seguirá, eternidades después, impacción y pérdidas subsecuentes de los incisivos laterales.

Todos los dientes que no asumen su posición y funcionamiento adecuados en el arco deberán ser candidatos a extracción. Hay excepciones de este enunciado general, pero son raras. Por ejemplo, los jóvenes que tienen que perder todos sus dientes para llevar dentaduras postizas completas no deberán perder sus terceros molares superiores que no han brotado, ya que la erupción de estos dientes ayudará a formar la tuberosidad. La dentadura puede hacerse sobre los dientes no brotados si se logra que el paciente se dé cuenta de la situación, de manera que puedan extraerse los dientes más adelante, cuando aparezcan bajo la mucosa.

En el individuo mayor, puede ser mejor usar discreción. Un diente que no ha brotado en 50 años a veces está anquilosado, frecuentemente presenta membrana periodontal atrofiada separando diente y hueso, y siempre está engastado en hueso no elástico y altamente mineralizado. Los dientes no brotados pueden y deben ser extraídos para asegurar el éxito de la dentadura postiza, pero en ciertos casos, la extracción puede no ser factible.

CONSIDERACIONES PRELIMINARES

Presencia de infección. La infección en forma de pericoronitis deberá tratarse antes de la cirugía. Una pericoronitis aguda alrededor del tercer molar inferior, generalmente reacciona a la extracción del tercer molar superior si este último está chocando contra los tejidos inferiores infectados. Explorar con una pequeña sonda de plata, estéril, bajo el colgajo, sobre el lado bucal, para liberar pus, irrigación, subsecuente y terapéutica de antibióticos, puede ayudar al tratamiento. En ocasiones puede extraerse un diente impactado en el tejido o en alto nivel en cuanto se haya establecido un nivel satisfactorio de antibiótico. Si surgen complicaciones quirúrgicas, puede permitirse que las raíces fracturadas permanezcan sin que se les toque durante unos cuantos días, antes de extraerlas. La extracción de la corona permitirá que ceda la pericoronitis.

Cuando no existe infección, es innecesaria la terapéutica con antibióticos por vía bucal o parenteral.

Premedicación y preparación del paciente. La premedicación es útil cuando se extraen dientes impactados bajo anestesia local. Por vía bucal, la dosis para un paciente externo es de 0.1 g de pentobarbital sódico. Sin embargo, pueden administrarse por vía intravenosa de 1 a 2 ml de esta substancia. El paciente permanece ambulante, pero se requiere de alguien que lo lleve a casa. Pueden administrarse muchos otros medicamentos por vía intravenosa o intramuscular. La música, el ambiente apacible, y la conversación interesante del operador, ayudan a establecer una atmósfera favorable. Muchos pacientes y operadores prefieren la anestesia general.

* Extensas porciones de este capítulo provienen directamente de: Kruger, G. O.: Management of impactions, Dent. Clin. N. Amer., p. 707, Nov., 1959.

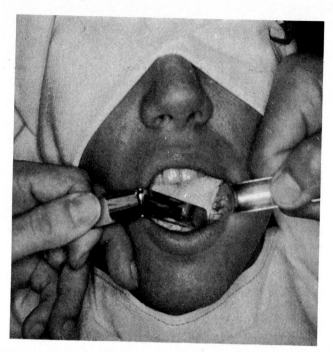

Fig. 6-1. Lienzos de campo estériles y retractores en posición. Observe el aislamiento del campo con compresas de gasa estériles. (De Kruger, G. O.: Dent. Clin. N. Amer., p. 707, Nov., 1959.)

La preparación del paciente se inicia con un enjuague bucal de cualquier agente antiséptico adecuado para reducir el número de bacterias intrabucales.

Lienzos de campo. Los lienzos de campo estériles proporcionan un campo estéril y también cubren los ojos, reduciendo así el traumatismo psicológico. Se coloca un lienzo estéril bajo la cabeza del paciente, se lleva hacia adelante, sobre nariz y ojos, y se fija con pinzas estériles para lienzo de campo o con alfiler de seguridad estéril (fig. 6-1). Las porciones expuestas de cara o mentón se lavan con solución antiséptica. Se coloca un lienzo estéril sobre el pecho del paciente. Se puede fijar con pinzas otro lienzo estéril, sobre el pecho del operador. Pueden usarse guantes estériles. Incidentalmente, esta colocación de lienzos, no representa demasiada atención al detalle, ya que la frecuencia particular de alveolo seco se reduce considerablemente.

Posición del sillón. La posición del sillón deberá ser lo suficientemente baja como para que el codo derecho del operador se encuentre en dirección opuesta al hombro derecho del paciente.

Compresas. Se coloca una cortina de compresas para aislar el campo quirúrgico si se usa técnica de cincel. Se coloca una compresa de gasa de exodoncia de 7.5 × 7.5 cm con un ángulo cerca de los incisivos inferiores y otro bajo la lengua en el lado de la operación. La compresa evita que pase saliva al campo, así como fragmentos y sangre a la garganta, y elimina la pérdida de tiempo asociada a la expectoración. El tipo de saliva espesa, filamentosa, "simpática", frecuentemente encontrada en pacientes quirúrgicos, es difícil de quitar de la boca. Cambiar la compresa, cuando se humedezca, elimina la expectoración y se ahorrará tiempo.

Separadores. El ayudante deberá estar entrenado para sostener el separador en la mano derecha. El borde de la gasa sobre el lado lingual se mantiene bajo la punta del separador, que a su vez se mantiene contra la placa lingual cuando se opera en el lado derecho del paciente. La lengua no se mantiene hacia la línea media. Cuando se opera en el lado izquierdo del paciente, la punta del separador se mantiene bajo el colgajo mucoperióstico, contra el hueso. Si el ayudante tira fuertemente del colgajo, provocará linfedema posoperatorio excesivo. Con la mano izquierda pueden emplearse compresas y mazo. Si se usa aspirador, sería útil tener otro ayudante.

Armamentario. En la figura 6-2 se muestra el armamentario. Los cinceles se vuelven a afilar después de cada uso, y se cambian frecuentemente durante el curso de una operación. Muchos operadores prefieren usar fresas (1, 2). Deberá concederse atención a la esterilidad de pieza de mano y fresas, al usar esta técnica.

Principio para extracción de dientes impactados inferiores. El principio básico al extraer dientes impactados inferiores es seguir una técnica de sección. Se elimina hueso para exponer la corona. El diente se divide con un cincel recién afilado, de manera que una buena porción de la corona quede separada de éste. Cuando se extrae esta porción, se obtiene espacio, de modo que el resto del diente puede elevarse en el defecto. Antes de desarrollar esta técnica, se obtenía espacio para elevación haciendo más extensa la extirpación de hueso y produciendo consecuentemente mayor traumatismo.

Clasificación de dientes impactados inferiores. La clasificación de dientes impactados inferiores puede enunciarse simplemente como: 1) mesioangular, 2) horizontal, 3) vertical y 4) distoangular. Además, el diente puede desplazarse hacia los lados bucal o lingual. También, puede localizarse en un nivel oclusal alto (cerca de la superficie del reborde) o en nivel oclusal bajo. (Véase fig. 6-3.)

Un diente que pertenezca a cualquier clase básica se extrae más fácilmente si se desplaza a posición bucal, y será más difícil de extraer si está situado cerca de la placa lingual o incluso directamente detrás del segundo molar. Un diente en nivel oclusal alto será más fácil de extraer. Un diente puede no poder brotar por la presencia de hueso (bloqueo óseo), por presencia de un diente adyacente (bloqueo dental) o por ambas.

Evaluación preoperatoria. La evaluación preoperatoria cuidadosa permitirá la planeación adecuada para cirugía subsecuente. La radiografía deberá estudiarse cuidadosamente para localizar la impacción y para precisar forma, número e inclinación de las raíces. Frecuentemente, la raíz se dirigirá hacia el observador o en dirección opuesta a él, en vez de mesial o distalmente. Las raíces pequeñas, frecuentemente están superpuestas y pueden faltar en el diagnóstico radiográfico. Deberá observarse, la relación del diente con el conducto dentario inferior de manera que pueda prevenirse al paciente acerca de una posible parestesia posoperatoria. La presencia de una gran restauración, especialmente una obturación antigua de amalgama, sobre el segundo molar, deberá ser causa de advertir al paciente que el operador está consciente de la situación y, en consecuencia, tratará de salvar la restauración de daño inadvertido durante el proceso quirúrgico.

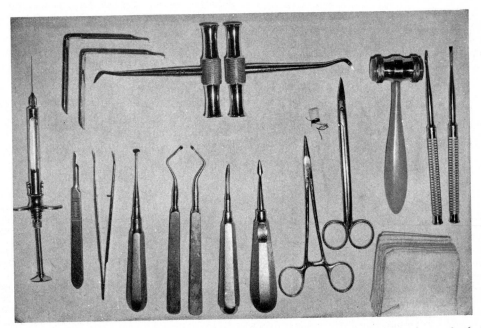

Fig. 6-2. Armamentario: jeringa, bisturí, pinzas de pulgar, cureta Molt número 4, curetas Molt números 5 y 6, elevador número 34, elevador Krogh en punta de lanza, portaagujas, material de sutura, tijeras, martillo, cinceles Gardner número 52, elevadores Winter números 14R y 14L, y retractores Austin. (De Kruger, G. O.: Dent. Clin. N. Amer., p. 707, Nov., 1959.)

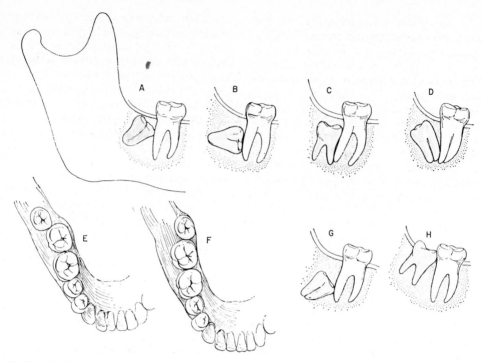

Fig. 6-3. Clasificación de dientes impactados en maxilar inferior. *A*, mesioangular; *B*, horizontal; *C*, vertical; *D*, distoangular; *E*, bucoversión; *F*, linguoversión; *G*, nivel bajo; *H*, nivel alto.

IMPACCION MESIOANGULAR EN MAXILAR INFERIOR

En la figura 6-4 se ilustra una impacción mesioangular típica a nivel bajo, con bloqueo dental y óseo. Antes de extraer, se han preparado adecuadamente paciente y campo operatorio de la manera descrita anteriormente y se ha administrado un anestésico local.

Se coloca una compresa en cortina en la boca para aislar el campo operatorio. Se usa otra compresa para secar membranas mucosas bucales expuestas. La presión sobre el área con una pequeña cureta Molt (núm. 5), combinada con afirmaciones positivas en vez de preguntas negativas descubrirá la profundidad de la anestesia.

Se hace una incisión en los tejidos distales al segundo molar, con el bisturí. Es importante palpar los tejidos antes de la incisión para mantener ésta sobre el hueso. La rama vertical del maxilar inferior se ensancha hacia afuera, y por lo tanto una incisión distal recta puede extenderse dentro de los tejidos que quedan por dentro del maxilar inferior y contienen estructuras anatómicas importantes. Una regla segura a seguir es colocar la incisión por detrás de la cúspide bucal del segundo molar, siguiendo el hueso subyacente, que puede ensancharse hacia afuera (figura 6-4, *A*).

La segunda rama de la incisión se hace verticalmente a partir de la primera incisión en su unión con la cúspide distobucal, extendiéndose

Fig. 6-4. Extracción de tercer molar en maxilar inferior, posición mesioangular. *A*, la incisión se hace por la parte posterior de la cúspide bucal del segundo molar y después en los tejidos bucales. *B*, osisección. Los dos puntos de revisión que deben permitir la entrada de la cureta antes de que la osisección esté terminada se marcan con asteriscos. *C*, osisección horizontal. *D*, formación de "zanja" para salvar la altura de la placa cortical bucal. *E*, sección de la cúspide distal. *F*, posición del elevador bajo la unión de cemento y esmalte en la superficie mesial. *F*$_1$, el diagrama representa la acción del borde superior del instrumento al elevar el objeto posterior. Observe que el borde inferior del instrumento descansa sobre la superficie del fondo y no sobre el objeto anterior. Esta es la técnica recomendada. *F*$_2$, usar el instrumento como una pala fuerza el objeto posterior hacia atrás y no hacia arriba. Observe que el borde opuesto del instrumento ahora queda sobre el objeto anterior y tiende a forzarlo hacia adelante. *G*, el diente se mueve hacia arriba y hacia atrás tanto como lo permita el reborde distal de hueso. *H*, el movimiento ulterior recto y hacia arriba se logra con elevador número 14, si el diente no puede extraerse en un arco con el elevador en punta de lanza. *I*, colocación del punto de sutura. (De Kruger, G. O.: Dent. Clin. N. Amer., p. 707, Nov., 1959.)

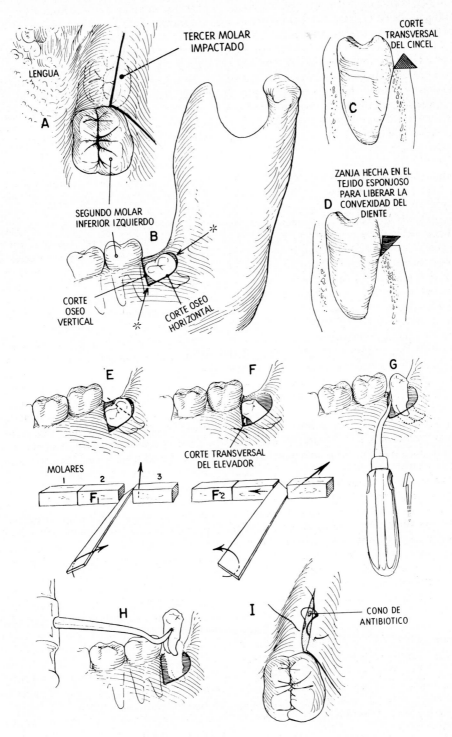

Fig. 6-4. Para el pie de figura véase la página opuesta.

hacia abajo y hacia adelante hasta los tejidos bucales sobre la raíz mesial del segundo molar.

Las variaciones en el diseño del colgajo incluyen la técnica de desprender las fibras gingivales bucales libres alrededor de todos los dientes, hacia adelante, para incluir el primer molar, y separando el gran colgajo bucalmente. Se afirma que este colgajo es más fácil de suturar, que es menos doloroso en el periodo posoperatorio y que existe menos distorsión al curar. Otra variación es colocar la incisión vertical oblicua mesial al segundo molar, en vez de mesial al tercer molar.

El colgajo mucoperióstico se eleva cuidadosamente con una cureta Molt núm. 4 afilada, empezando en la incisión vertical, donde el periostio no está unido al hueso. El instrumento se mueve hacia atrás y hacia el reborde alveolar. Cuando el sitio operatorio está ampliamente expuesto, se coloca un separador apropiado bajo el colgajo y se mantiene contra el hueso.

La osisección se inicia en forma vertical, paralela a la raíz distal del segundo molar y justo detrás de ella (fig. 6-4, B). La incisión ósea tendrá la misma longitud que la anchura del cincel, o doble o triple, dependiendo de la profundidad necesaria para llegar bajo la corona de esmalte del diente impactado, según se haya observado en la radiografía preoperatoria. Se voltea entonces el cincel para que quede con el frente hacia atrás, se coloca en el fondo del primer corte, y se dirige ligeramente hacia la cresta alveolar. La mayor parte de la placa bucal se extirpará en una pieza, lo que es aconsejable.

Se hacen otros cortes horizontales según sea necesario para exponer la corona (fig. 6-4, C). En un maxilar inferior ancho con placa cortical pesada, el diente impactado puede exponerse aún más angulando un borde del cincel hacia el diente, al hacer un corte horizontal para crear una "zanja" en el tejido esponjoso, entre el diente y la placa cortical (fig. 6-4, D).

Se revisan dos puntos con la cureta pequeña. El hueso sobre la superficie distal o superior de la impacción deberá eliminarse, a manera de poder extraer la corona después de dividir. El hueso en la unión de los cortes horizontal y vertical deberá extirparse lo suficiente para permitir que la cureta entre en el tejido esponjoso bajo la corona impactada. Si alguno de estos dos puntos de revisión resulta insatisfactorio, se extirpa aún más hueso.

Entonces se secciona el diente (fig. 6-4, E). Se coloca un nuevo cincel en el surco bucal, se dirige distalmente hacia el cuello anatómico distal del diente (no lingualmente, lo que podría fracturar la placa cortical lingual) y se le golpea con fuerza. Este golpe deberá ser un golpe seco. El diente frecuentemente se dividirá al primer intento. La porción distal seccionada de la corona se levanta de la herida.

Se coloca un elevador en punta de lanza, biangulado, como el elevador Krogh, bajo la corona y se hace movimiento hacia arriba (fig. 6-4, F). El borde superior de este elevador es la porción del instrumento que levanta el diente. Para obtener mejor palanca sobre el diente, se voltea el borde principal (superior) un poco distalmente hacia el diente. El mango del instrumento se mueve en plano vertical recto (fig. 6-4, G). En este momento no se hace rotar.

Cuando el diente se mueva, estará forzado a moverse en arco. Cuando se haya movido hacia arriba y distalmente hasta un punto en que el instrumento no pueda ya mantener contacto con él, se hace rotar aquél de manera que el borde inferior termine la extracción del diente. La rotación temprana a veces fracturará la raíz y puede hacer peligrar el segundo molar.

Frecuentemente, el diente se moverá hacia arriba lo suficientemente lejos para no tocar el segundo molar, pero no rotará distalmente. Ahora está en posición vertical, separado del segundo molar lo suficiente para perder la ventaja mecánica del elevador colocado entre los dientes. Un elevador Winter largo (número 14) colocado en la bifurcación de la raíz, con la placa cortical bucal usada como punto de apoyo, elevará este diente y lo sacará de la herida (véase la figura 6-4, H).

Los fragmentos óseos se levantan de la herida con una cureta pequeña. Se concede atención especial a las astillas alojadas bajo el colgajo en bucal al segundo molar. Los restos de tejido blando en el alveolo (v. gr.: tejido de granulación, folículo de erupción) se extraen cuidadosamente por disección roma o cortante. Se evita raspar fuertemente en las profundidades de la herida en donde yacen el nervio dental inferior y vasos correspondientes. Los bordes de la herida ósea se alisan con la cureta. Se coloca un pequeño fragmento de una tableta de sulfonamida en la herida si el interrogatorio preoperatorio indicó que el paciente no presentaba sensibilidad a dicho medicamento.

Se coloca una sutura sobre el alveolo del lado lingual al bucal (fig. 6-4, I). Esto viola la regla quirúrgica de suturar el colgajo libre al colgajo fijo, pero parece ser aquí más sencillo, porque el separador no se retira de la herida hasta haber recuperado la aguja en la profundidad de la herida. Se usa una aguja cortante redonda de 12.5 mm y seda número 3-0, aunque el catgut número 3-0 no tiene que quitarse. Generalmente es suficiente un punto de sutura. El corte vertical casi nunca se cierra. No se coloca drenaje. Se coloca una compresa de gasa sobre el área.

IMPACCION HORIZONTAL EN MAXILAR INFERIOR

La impacción horizontal situada a bajo nivel oclusal requiere un corte óseo vertical profundo, que frecuentemente se extiende casi hasta el nivel de la punta del segundo molar (fig. 6-5, A). Los cortes horizontales deberán ser suficientes para exponer el cuello anatómico del diente. La descripción clásica de la extracción de ese diente incluye una división en el cuello anatómico para separar la corona de la raíz. Esto puede lograrse con un cincel afilado. Sin embargo, la fresa es especialmente eficaz para este procedimiento, siempre que existan disponibles fresa y pieza de mano estériles.

Un método de alternativa comprende colocar el cincel en el surco bucal, dirigiéndolo hacia atrás y hacia arriba y tan poco lingualmente como lo permita el acceso. La porción distal de la corona puede dividirse y eliminarse. Se coloca entonces el cincel en el mismo sitio dirigido hacia atrás y hacia abajo. Esto dividirá la porción mesial (inferior) de la corona, que no puede extraerse en ese momento. Si los ángulos de las secciones han sido lo suficientemente anchos, puede existir suficiente espacio para extraer la impacción, siempre que se haya eliminado suficiente hueso sobre la cresta del reborde. Se dirige entonces la atención a esa área. Si se lleva a cabo toda la osisección antes de intentar seccionar, el diente puede aflojarse ligeramente, y un diente flojo en su lecho es difícil de dividir. Se secciona en cuanto se logra acceso a la corona, incluso si las partes no pueden retirarse, y después se lleva a cabo la osisección ulterior.

Puede hacerse otra división en dirección casi vertical (hacia abajo) en ese momento (fig. 6-5, B). La superficie de dentina expuesta, puede dividirse más fácilmente que el esmalte, y si se expone la cámara pulpar, es aún más fácil obtener una división.

Se extraen los diversos fragmentos dentales superficiales. Si el corte óseo vertical se ha hecho lo suficientemente profundo para lograr el acceso del elevador, y se ha eliminado suficiente hueso de la cresta alveolar, la porción radicular puede extraerse con elevador número 14, seccionando, o no, aún más la raíz. No deberá usarse presión fuerte. Debe seguirse seccionando el diente o el hueso hasta poder retirar la impacción con relativa facilidad. La porción mesial de la corona se extrae en último lugar. Se efectúa cierre primario después de hacer cuidadoso desbridamiento.

IMPACCION VERTICAL EN MAXILAR INFERIOR

La extracción de la impacción vertical es una de las operaciones más difíciles debido a la dificultad de colocar un instrumento entre el segundo molar y el tercer molar impactado inmediatamente adyacente. Este espacio es demasiado pequeño para eliminación ósea adecuada.

Se expone el área a la vista bajo un gran colgajo mucoperióstico. Se hace un corte óseo vertical y largo para exponer cuando menos el cue-

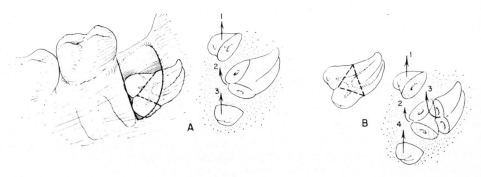

Fig. 6-5. *A,* impacción horizontal. Se secciona la cúspide superior (distal) y la cúspide inferior (mesial). El fragmento coronario superior se extrae primero, seguido por la protuberancia del diente. El fragmento coronario inferior se extrae en último lugar. *B,* impacción horizontal (variación). Si el espacio es insuficiente para extraer la masa del diente, se hace un corte cerca del cuello anatómico de éste. (De Kruger, G. O.: Dent. Clin. N. Amer., p. 707, Nov., 1959.)

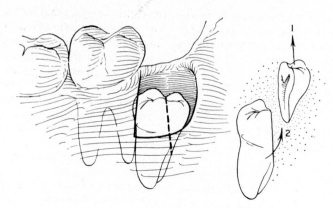

Fig. 6-6. Impacción vertical. Se hace una división larga. La cúspide distal se extrae primero, a lo que sigue elevación del diente. (De Kruger, G. O.: Dent. Clin. N. Amer., p. 707, Nov., 1959.)

llo anatómico de la impacción. Se elimina hueso por detrás de la impacción (en forma distal a ella) y también sobre su superficie oclusal. Se logra hacer una grieta casi vertical desde el surco bucal a través de la porción distal del diente bajo el cuello anatómico (fig. 6-6). Esta porción se quita. Se fuerza un elevador delgado en punta de lanza entre los dientes, si es posible, y se eleva el diente. Si no es posible lograr acceso, un elevador núm. 14 puede empotrar el área de bifurcación en el lado bucal, y puede ejercerse fuerza recta hacia arriba.

IMPACCION DISTOANGULAR EN MAXILAR INFERIOR

La impacción distoangular es difícil de extraer porque su masa queda en la rama vertical. La corona de la impacción está situada lejos del segundo molar, lo que hace que no haya ventaja mecánica para el elevador.

Se eleva un colgajo mucoperióstico amplio, y se hacen los cortes óseos corrientes vertical y horizontal. Se secciona el diente en dirección vertical (fig. 6-7, A). Según la curvatura de las raíces, la masa mesial del diente se mueve primero hacia arriba mediante el elevador en punta de lanza, colocado en el lado mesial del diente, o con el elevador número 14 colocado en el área de bifurcación. A veces la porción distal de la corona seccionada puede disecarse fuera del hueso en primer lugar. El diente entonces se hacer rotar distalmente en el espacio creado. Frecuentemente es útil seccionar la corona desde la raíz en la impacción distoangular, extraer la corona, dividir la raíz en casos factibles, y extraer las porciones radiculares separadas (figura 6-7, B).

En las operaciones para extraer impacciones inferiores deberán observarse varios factores de cautela. La fuerza aplicada con elevadores deberá ser siempre fuerza controlada, así como mínima. En algunas situaciones especiales será necesario usar fuerza mayor que la normal, especialmente al forzar un elevador entre dos dientes colocados muy cerca uno del otro. Ciertos operadores usan más fuerza que otros. Sin embargo, es mejor hacer secciones múltiples del diente y extraer los bloques óseos antes de tratar de elevar el diente. Muchas impacciones bien preparadas, incluso a bajo nivel, podrán extraerse con una cureta pequeña en vez de con elevador pesado.

El hueso que ha resultado excesivamente traumatizado deberá extraerse con cincel afilado o fresa después de haber extraído el diente.

IMPACCION MESIOANGULAR EN MAXILAR SUPERIOR

El diente impactado superior generalmente se extrae en la misma visita en que se elimina el diente inferior del mismo lado. Se administra un anestésico al mismo tiempo que el anestésico en maxilar superior. La compresa en cortina se substituye rápidamente por una compresa de gasa seca. El repliegue bucal se seca y el operador sostiene el retractor bucal.

La incisión se hace sobre la cresta del reborde, desde la tuberosidad hasta el segundo molar, y se agrega un componente vertical en forma oblicua hacia arriba y hacia adelante, para terminar sobre raíz mesiobucal del segundo molar (fig. 6-8, A). El colgajo mucoperióstico se eleva con cureta Molt núm. 4; se coloca un nuevo cincel para hacer un corte vertical paralelo a la raíz distal del

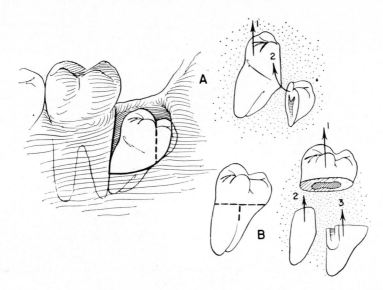

Fig. 6-7. *A*, impacción distoangular. La cúspide distal se divide. El diente se eleva primero y después se extrae la cúspide distal seccionada. *B*, impacción distoangular (variación). El diente se secciona en el cuello anatómico. La corona se extrae y las raíces se dividen y extraen separadamente. (De Kruger, G. O.: Dent. Clin. N. Amer., p. 707, Nov., 1959.)

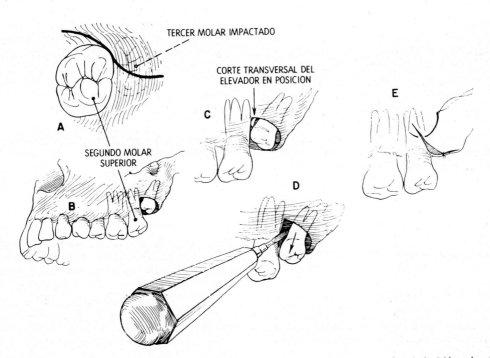

Fig. 6-8. Extracción de tercer molar impactado en maxilar superior, posición mesioangular. *A*, incisión sobre la cresta alveolar extendida a tejidos bucales. *B*, eliminación de hueso. Se da especial atención al acceso entre segundo molar y el tercer molar impactado. *C*, posición del elevador en la unión de cemento y esmalte. *D*, el mango del elevador se mueve hacia arriba y hacia abajo. *E*, sutura de cierre. (Modificado de Kruger, G. O.: Dent. Clin. N. Amer., p. 707, Nov., 1959.)

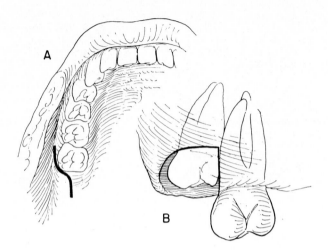

Fig. 6-9. *A*, incisión para impacción vertical. *B*, extirpación de hueso. (Modificado de Kruger, G. O.: Dent. Clin. N. Amer., p. 707, Nov., 1959.)

segundo molar (fig. 6-8, *B*). Usando ligeramente el martillo se logrará penetrar el tejido esponjoso blando y la corona de esmalte, a menudo se siente poco después de penetrar. La placa cortical se eleva lentamente sobre el lado bucal del diente o, en caso de impacción considerable, deberá extraerse completamente. Se usa una cureta pequeña para asegurarse de que hay acceso entre el segundo molar y el tercer molar impactado. En ciertos casos, no existe. Es casi imposible lograr mayor eliminación ósea entre los dos dientes, y será necesario ejercer presión controlada y considerable con el elevador para forzar la punta del instrumento en el espacio interdental. El hueso distal deberá extirparse en este caso.

Se extrae el diente con elevador en punta de lanza, elevador número 34, o elevador número 14 (fig. 6-8, *C*). La punta del elevador se fuerza entre los dientes, en el área de osisección, y se aplica fuerza recta hacia abajo y bucal (fig. 6-8, *D*). La punta y el borde inferior del elevador entran en contacto con el cuello anatómico del diente y lo elevan hacia abajo con estos puntos de ventaja. Se tiene cuidado al voltear distalmente el elevador (hacia atrás), puesto que esto aumenta la posibilidad de fracturar la tuberosidad.

El área se desbrida de material tisular extraño blando y duro y los bordes óseos se alisan con la cureta. Se coloca un punto de sutura a través de la incisión de la cresta y otro a través de la incisión vertical (fig. 6-8, *E*).

Se quita la compresa en cortina. Se coloca otra compresa, ligeramente humedecida en agua, sobre la herida (principalmente hacia el lado bu-

cal), y se instruye al paciente para que muerda sobre ella con fuerza. Unos minutos después se toman radiografías posoperatorias, y se coloca otra compresa entre los maxilares, que permanecerá allí hasta que el paciente haya regresado a su casa. Se receta una bolsa de hielo que irá colocada sobre la cara, a intervalos intermitentes de 10 minutos, durante el resto del día. Se establece nivel terapéutico de un medicamento analgésico, administrándose la primera dosis al llegar a casa, antes de haber desaparecido el efecto del anestésico local.

IMPACCION VERTICAL EN MAXILAR SUPERIOR

La impacción vertical en maxilar superior, especialmente si la corona descansa cerca del cuello anatómico del segundo molar, no permitirá acceso entre los dientes para osisección ni para hacer palanca con algún instrumento.

Se hace un corte óseo vertical, paralelo al borde mesial del diente impactado. El delgado hueso que está sobre la superficie bucal del diente se elimina cuidadosamente, o a veces se separa del diente y se dobla de 1 a 2 mm, hacia bucal. El cincel se introduce cuidadosamente en la parte posterior de la superficie distal con objeto de crear espacio para hacer movimiento hacia atrás (fig. 6-9).

Se introduce entre los dientes alguno de los instrumentos de hoja delgada, de cualquier tipo, descritos anteriormente. Como no ha sido posible extirpar hueso en este espacio, será necesario usar fuerza considerable. En cuanto el instrumento pueda empujarse en ese espacio, el diente podrá extraerse fácilmente. Ocasionalmente, se moverá hacia abajo tan rápidamente que podrá ser deglutido o aspirado, de no existir una cortina de gasa adecuada que cubra la bucofaringe.

Si el instrumento no puede introducirse en el espacio, y se ha extirpado considerable cantidad de hueso alrededor del diente, puede colocarse un cincel guía sobre la superficie bucal del esmalte en dirección vertical y golpearse suavemente hacia abajo.

IMPACCION DISTOANGULAR EN MAXILAR SUPERIOR

La impacción distoangular, situación muy rara, requiere un colgajo quirúrgico mayor y eliminación extensa del hueso circundante. Se hace una incisión en la cresta media, extendiéndose desde el segundo molar a la curva de la tuberosidad, y las extensiones verticales a bucal y lingual se hacen distales al segundo molar. Este colgajo expone toda la tuberosidad ósea (fig. 6-10, A).

Se hace una incisión ósea vertical en distal al segundo molar hasta el área de la punta. Se elimina el hueso de la cresta alveolar y bucal. El área distal a la impacción se expone cuidadosamente con un cincel, principalmente por presión manual (fig. 6-10, B).

El diente se eleva haciendo palanca sobre el lado mesial, tan cerca de la punta como lo permita el acceso. El diente puede empujarse al antro o a los tejidos que están por detrás de la tuberosidad. En ocasiones, un segundo instru-

mento (la cureta Molt núm. 5) se coloca simultáneamente sobre la superficie distal para guiar el diente hacia abajo. Pueden usarse varios métodos de alternativa. Si el diente sufre posición distoangular grave, puede usarse un elevador número 14 sobre la superficie coronaria distal (superior) para llevar el diente hacia abajo y hacia adelante. A veces el diente deberá disecarse extensamente y extraerse con pinzas. Puede usarse Gelfoam para llenar un defecto extenso, y la herida deberá cerrarse en forma tensa con puntos separados múltiples.

IMPACCION DE CANINO EN MAXILAR SUPERIOR

Las impacciones del canino superior se clasifican como labial, palatina e intermedia. La localización es importante, puesto que las técnicas quirúrgicas para eliminar los tres tipos varían tanto que son casi operaciones totalmente distintas. Pueden examinarse radiografías intrabucales para estimar la forma del diente, así como su localización (regla de Clark; regla de objeto bucal). La auténtica proyección oclusal hecha con "chasis" intrabucal y las proyecciones extrabucales, frecuentemente son necesarias. La palpación clínica sobre el lado labial no es segura, puesto que la protuberancia sentida puede ser el diente impactado o la raíz de incisivo o premolar desplazada labialmente.

Posición palatina del canino. La posición palatina es la situación más frecuente. Se hace incisión en los espacios interdentales palatinos,

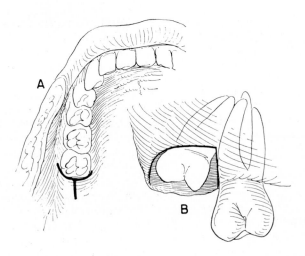

Fig. 6-10. *A*, impacción distoangular, incisión modificada de tejidos blandos. *B*, extirpación de hueso. (De Kruger, G. O.: Dent. Clin. N. Amer., p. 707, Nov., 1959.)

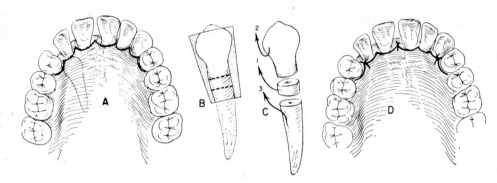

Fig. 6-11. *A,* impacción de canino, posición palatina. Diseño de colgajo de tejido blando. *B,* sección del diente. *C,* obsérvese que la sección media se extrae primero. *D,* cierre del colgajo. (Modificado de Kruger, G. O.: Dent. Clin. N. Amer., p. 707, Nov., 1959.)

empezando con el espacio entre premolares sobre un lado y alrededor de las fibras gingivales libres palatinas y espacios interdentales hasta el área del premolar en el otro lado (fig. 6-11, *A*). El pesado colgajo mucoperióstico se desprende del hueso con cureta Molt núm. 4. Los contenidos del agujero incisivo se dividen con bisturí en el lugar en que entran al colgajo.

Se elimina hueso con el cincel empezando con un pequeño rectángulo por detrás del incisivo que aparezca más cercano a la impacción en la radiografía (a menos que una protuberancia obvia localice al diente). El rectángulo tiene la misma anchura que el cincel al principio y se agranda en cuanto se localiza la corona de esmalte. Debe tenerse cuidado de disecar anteriormente en la región de los incisivos, y deberá mantenerse un margen de 1 a 2 mm de hueso alrededor de sus alveolos. Cuando se ha expuesto la mitad o dos tercios del diente, se hace una hendidura en el cuello anatómico. Si la corona se encuentra cerca de los incisivos de manera que su punta esté en un socavado, se hace inmediatamente una segunda división, 3 mm hacia la punta, a partir del primer corte (fig. 6-11, *B*). Se retira la pieza pequeña, se empuja la corona al espacio creado, y se extrae, y se saca la raíz con elevador número 34 o cureta Molt (fig. 6-11, *C*).

Las virutas óseas y desechos se eliminan, se alisan los bordes de la herida ósea con una cureta, se coloca una porción de una tableta de sulfonamida en el defecto, y se cierra la herida con tres o cuatro puntos de sutura a través de los espacios interdentales anudando sobre labial (fig. 6-11, *D*). La presión sobre un gran rollo de gasa sobre el paladar durante 15 minutos ayuda a evitar la formación de hematoma macroscópico. Para sostener el colgajo palatino contra el hueso, es útil una férula palatina preformada de acrílico transparente. Algunos operadores usan una incisión con transfixión y dren de caucho a través de la mucosa palatina para evitar formación de hematoma por declive.

Posición labial del canino. Después de haber localizado la impacción, se hace una incisión grande, en media luna, extendiéndose desde el frenillo labial hasta el área del premolar, con la curvatura apuntando hacia el borde gingival (fig. 6-12, *A*). Se elimina hueso labial en la forma acostumbrada hasta haber localizado el diente; puede estar alto, sobre la superficie facial del maxilar superior. Se logra suficiente disección hasta poder elevar el diente con instrumentos apropiados.

Posición intermedia del canino. La posición corriente de una impacción intermedia es con la corona sobre el paladar y la raíz sobre las puntas de los premolares, cerca de la corteza bucal (fig. 6-12, *B*). Incluso cuando no se formula diagnóstico de la afección antes de operar, deberá sospecharse su existencia al presentarse dificultades para extraer la porción radicular de cualquier canino colocado palatinamente.

La exposición palatina se hace de la manera acostumbrada, y se extrae la corona. Se hace un colgajo bucal separado en la región sugerida por los hallazgos radiográficos y clínicos, generalmente por encima y entre los premolares del mismo lado. La extirpación cuidadosa de hueso descubrirá la extremidad radicular de la impacción, que puede empujarse desde la abertura bucal hasta la herida palatina. Los dos sitios quirúrgicos se cierran.

IMPACCION DE DIENTES SUPERNUMERARIOS

Aunque los dientes supernumerarios pueden encontrarse impactados en cualquier área de los rebordes alveolares, más comúnmente aparecen la región anterior del maxilar superior. Pueden aparecer aislados entre los incisivos centrales (mesiodens), o pueden ser dobles (mesiodentes).

En circunstancias ordinarias, no se programa la extracción de mesiodentes hasta que las puntas de los incisivos permanentes hayan cerrado, porque entonces hay menos peligro de dañar la porción mesenquimatosa en crecimiento de los dientes permanentes. A veces los incivos permanentes no brotarán debido a interferencias con los dientes supernumerarios. La operación se ve complicada por la dificultad en localizar, identificar, y extraer los dientes supernumerarios sin dañar el diente permanente (fig. 6-13, A).

Los dientes superiores anteriores supernumerarios se extraen por vía palatina. Cuando las radiografías no logran establecer claramente la localización de los dientes supernumerarios, ya sea en anterior o en posterior a los dientes normales, se hace una intervención palatina, ya que pocos están localizados en posición anterior.

La técnica para extracción es similar a la usada para extraer un canino impactado colocado palatinamente. Se hace una incisión alrededor de los cuellos de los dientes sobre el paladar, de primer premolar a primer premolar, y se eleva un colgajo palatino (fig. 6-13, B). De no encontrarse protuberancias que sirvan de identificación sobre la superficie ósea, se inicia la osisección por detrás del incisivo central, posterior al agujero incisivo. Se deja un anillo de hueso alrededor del incisivo central. Se lleva a cabo la disección hacia arriba y hacia atrás, hasta encontrar el esmalte. Si los incisivos centrales permanentes no han brotado, el diente encontrado deberá, por su anatomía, diferenciarse del incisivo central permanente no brotado. Se extirpa suficiente hueso para sacar el diente. Cuando se producen impacciones bilaterales, el segundo diente será menos difícil de encontrar por la experiencia obtenida al localizar el primero. La herida se trata y se cierra en la forma acostumbrada.

Si está indicada la intervención labial (generalmente para un mesiodens sencillo), se hace una incisión grande en media luna entre los incisivos laterales, y se eleva el colgajo. Se extirpa hueso según indique la radiografía, empezando tan alto sobre la placa cortical como sea necesario. Se impone lograr disección cuidadosa, de manera que las raíces permanentes no resulten dañadas. Se cierra según el método acostumbrado.

Los premolares supernumerarios impactados son difíciles de extraer por la presencia de hueso compacto y estructuras vitales como el contenido del agujero mentoniano en el lado bucal y glándulas salivales y estructuras neurovasculares en el lado lingual. Las radiografías oclusales localizarán el diente en el lado bucal o lingual, o también a mitad de camino entre las placas (esta última posición es la menos frecuente).

Se hace un colgajo doble sobre el lado bucal, que consiste de dos componentes verticales a cierta distancia entre sí y unidos por una incisión alrededor de los cuellos dentales. A menos que el diente haya brotado a través de la placa lingual, es difícil y arriesgado hacer una intervención lingual. El hueso bucal sobre el diente que va a

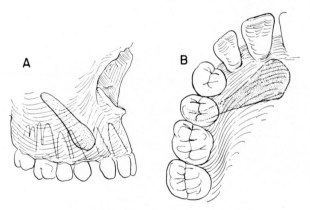

A

B

Fig. 6-12. *A*, impacción de canino, posición labial. *B*, impacción de canino, posición intermedia. (Modificado de **Kruger**, G. O.: Dent. Clin. N. Amer., p. 707, Nov., 1959.)

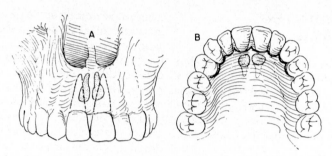

Fig. 6-13. Dientes supernumerarios. *A*, la localización anterior o posterior a los incisivos centrales puede ser difícil de precisar. *B*, incisión alrededor de los cuellos de los dientes para mesiodentes localizados palatinamente. (Modificado de Kruger, G. O.: Dent. Clin. N. Amer., p. 707, Nov., 1959.)

extraerse se extirpa a través de una fenestración cuadrada hasta haberlo disecado. El diente supernumerario que no está completamente formado, es más fácil de extraer (con una cureta) que el que sí lo está. Después de la extracción, se coloca un cono de sulfonamida en la herida, y todos los bordes de la incisión se aproximan con puntos de sutura.

Los molares supernumerarios se manejan de manera muy similar a los terceros molares im-

pactados, puesto que el diente supernumerario aparece al final de la serie de molares.

BIBLIOGRAFIA

1. Szmyd, L., and Hester, W. R.: Crevicular depth of the second molar in impacted third molar surgery, J. Oral Surg. 21:185, 1963.
2. Szmyd, L., Shannon, I. L., Schuessler, C. F., and McCall, C. M.: Air turbine in impacted third molar surgery, J. Oral Surg. 21:36, 1963.

7

Consideraciones especiales en exodoncia

DONALD C. REYNOLDS

EXTRACCION DE DIENTES EN NIÑOS

El manejo de un niño que debe sufrir extracciones dentales se basa en: (1) su edad y madurez; (2) experiencias médicas y dentales pasadas que puedan influir en su comportamiento; (3) estado físico, y (4) duración y magnitud de la manipulación necesaria para llevar a cabo la cirugía.

La edad y madurez del niño frecuentemente determinan el tipo de anestesia que se adapta mejor al procedimiento programado. Los niños que no han llegado a la edad de la razón se manejan generalmente mejor bajo anestesia general, ya que siempre existe una ligera molestia al administrar anestesia local. Durante la extracción, el niño experimentará presiones y ruidos asociados a instrumentación necesaria. Si no pueden explicársele estos fenómenos, el niño experimentará temor y se rebelará. Por estas razones, a menudo se usa anestesia general para los pacientes muy jóvenes.

Debe establecerse una buena relación entre el dentista y el paciente pediátrico. El dentista deberá ser amistoso, pero firme. Deberán darse explicaciones cortas y sencillas sobre las sensaciones que el niño va a experimentar. En el momento de insertar la aguja, se le dirá que va a sentir una pequeña "picadura" y durante la inyección de la solución se le dirá que va a sentir una presión. Las fuerzas que el niño experimentará durante la extracción pueden demostrársele empujando, con la mano, suave pero firmemente, sus hombros. Se le informa al niño que sentirá la presión en el área de la cirugía, igual que la experimentada en los hombros. Se deberá señalar que el empuje será la única sensación que sentirá. En ningún momento deberá mencionarse la palabra "dolor".

Deberá reprenderse verbalmente al niño por acciones injustificadas. Durante el procedimiento y al final de éste deberá elogiársele por su cooperación. Hablarle al niño de manera amistosa y comprensiva a lo largo de todo el procedimiento, favorecerá enormemente la eficacia de la "anestesia verbal".

Es aconsejable programar al paciente infantil en la mañana. En este momento del día tiene menos probabilidades de estar cansado y será más fácil de manejar. Deberá eliminarse en lo posible todo retraso entre el momento en que el niño entra en el consultorio y el comienzo del tratamiento. Los retrasos sólo harán que el temor sea mayor. Si el niño se ve temeroso se aconseja premedicación con un sedante. Esta premedicación será útil tanto si se administra anestesia local como general. Si se planea un procedimiento largo, como sería la extracción de dientes supernumerarios, se aconseja también un sedante. El niño tenderá a volverse inquieto y poco dócil durante procedimientos prolongados.

En ningún momento deberá permitírsele al niño ver los instrumentos necesarios para anestesia y cirugía. Se coloca una mesa Mayo detrás del sillón y los instrumentos se llevan a la boca desde atrás y por debajo para evitar que entren en el campo visual del niño. Hay a la disposición jeringas y pinzas de extracción pequeñas que pueden ocultarse con mayor facilidad, pero en ningún caso son necesarias para el manejo afortunado del paciente pediátrico. Un ejemplo con respecto a la conveniencia de conservar los instrumentos fuera del alcance visual del niño sería el del niño que se puso histérico al ver una aguja de sutura después de haber estado sentado tranquilamente durante extracciones múltiples. Al interrogar al paciente, se descubrió que el año

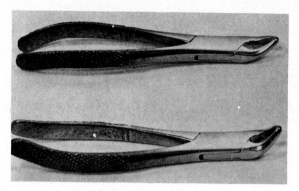

Fig. 7-1. Pinzas de extracción para niños.

anterior el niño había sufrido una laceración del cuero cabelludo, lo que requirió sutura. El niño asociaba la aguja con el dolor experimentado durante la sutura del cuero cabelludo y lo relacionó con la operación actual.

En general, la extracción de dientes caducos no es difícil; se facilita por la elasticidad del hueso joven y la resorción de la estructura radicular. Para extraer todos los dientes primarios pueden usarse pinzas para niños superiores e inferiores (fig. 7-1). Estas pinzas tienen el diseño básico de las pinzas universales superiores e inferiores (núms. 150 y 151). De no tener pinzas para niños al alcance, pueden extraerse los dientes primarios con las pinzas usadas para extraer sus análogos permanentes. Sin embargo, no se usan pinzas en "cuerno de vaca" (núm. 16) para la extracción de molares primarios inferiores, porque los picos afilados de estas pinzas podrían dañar los dientes premolares no brotados.

Los seis dientes anteriores superiores e inferiores se extraen por luxación hacia el lado labial, seguida por rotación mesial, y después presión en la dirección de la extracción. Por la posición lingual de los dientes incisivos permanentes en periodo de erupción, podrá ganarse muy poca ventaja aplicando presión lingual sobre estos dientes. Los molares superiores e inferiores se luxan hacia las áreas bucal y lingual y se extraen hacia la lingual. Frecuentemente, es necesaria una vía de salida mesial o distal por la formación de la raíz.

Para extraer cualquier diente primario es esencial obtener radiografías apropiadas. Debe establecerse presencia y posición del sucesor permanente así como el estado de la formación radicular del diente primario que va a extraerse. Muchas veces, la resorción de la raíz caduca es poco uniforme, dejando una porción radicular larga y delgada. Si se fractura una raíz durante la extracción, deberá extraerse usando atinadamente palancas elevadoras radiculares o una pequeña cureta. Los elevadores Potts también son valiosos en estos casos (fig. 7-2). Deberá tenerse cuidado de no lesionar la corona del diente permanente ni su soporte óseo circundante. Si la extracción de la punta de corona caduca arriesga al diente permanente, será mejor dejar la punta radicular intacta. Se producirá resorción o podrá extraerse en fecha posterior, sin arriesgar el diente permanente.

En ocasiones, la radiografía demostrará que el premolar permanente está firmemente acuñado entre las raíces en forma de campana del diente primario. Esto se produce con mayor frecuencia en un diente profundamente carioso de un paciente joven, en el que no se haya producido resorción de raíz primaria. Deberá tenerse cuidado de que el diente sucesor no sea eliminado junto con el diente caduco debido a que las raíces están dispuestas como un tornillo. Si la radiografía muestra esta situación, deberá seccionarse la corona primaria en una mitad mesial y otra distal antes de colocar las pinzas sobre el diente, para extraer separadamente las dos porciones. Si en algún momento se extrae un diente permanente durante la extracción de uno primario, deberá colocarse otra vez en el hueso alveolar con el menor movimiento que sea posible, y el operador tendrá que asegurarse de que el aspecto bucal del diente está colocado en el lado bucal del alveolo.

SELECCION DE ANESTESIA PARA EXODONCIA

Los tipos de anestesia disponibles para exodoncia son: 1) anestesia regional o local, 2) anestesia local con sedación considerable o complementada por agentes anestésicos generales ligeros y 3) anestesia general inducida por vía intravenosa o por inhalación.

Los factores que determinan la elección de la anestesia son: 1) edad y estado físico del paciente, 2) infección, 3) trismo, 4) estado emocional del paciente, 5) naturaleza y duración del procedimiento, 6) alergias, 7) deseos del paciente y 8) entrenamiento y equipo de consultorio del operador.

Como afirmábamos anteriormente, el paciente muy joven se maneja mejor bajo anestesia general, por lo común por inhalación o en combinación con pequeñas dosis de barbitúricos intravenosos. El paciente geriátrico metaboliza mal los barbitúricos, y requiere dosis reducidas. Los pacientes de más edad tienen más probabilidades de sufrir enfermedades generales que complican el uso de la anestesia general. El paciente geriátrico se maneja frecuentemente con anestesia local, con uso atinado de sedantes, en caso necesario, para aliviar cualquier temor.

Si hay infección, la anestesia local no siempre es profunda. De usarse anestesia local, será eficaz emplear bloqueo nervioso y permitir inyección de la solución anestésica en un área no infectada. Bajo ninguna circunstancia se inyecta solución de anestesia local en un área de celulitis, o a través de ella. Esto sólo sirve para extender la infección, con posibles consecuencias graves. La anestesia general frecuentemente se indica en presencia de infección aguda, excepto cuando la afección generalizada del paciente excluya su uso, o cuando el paciente esté intoxicado y deshidratado por causa de la infección. Después de haber disminuido las manifestaciones tóxicas, y estando el paciente bien hidratado, puede administrarse un anestésico general y extraer el diente. Antes de extraer cualquier diente durante una infección aguda, deberán obtenerse niveles sanguíneos adecuados de antibióticos.

El trismo, es decir, la incapacidad del paciente para abrir la boca, puede dificultar la administración de anestésico local por la vía normal. Pueden administrarse generalmente bloqueos nerviosos extrabucales. Cuando el bloqueo nervioso ha aliviado el dolor, el paciente podrá abrir la boca de manera que pueda realizarse la extracción necesaria. El cloruro de etilo rociado sobre la piel localizada sobre los músculos en espasmo, puede permitir al paciente abrir la boca lo suficiente para permitir al cirujano administrar un anestésico local y llevar a cabo la extracción. Debe tenerse especial cuidado de no congelar el tejido con el rocío de cloruro de etilo. La anestesia general, si es lo suficientemente profunda para obtener relajamiento muscular, es valiosa cuando el trismo está causado por traumatismo o infección. Cuando existe anquilosis de la articulación temporomaxilar, puede llevarse a cabo anestesia con bloqueos extrabucales, o puede llevarse a cabo una traqueotomía y administrar un anestésico general. Si se administra anestesia general a un paciente con esta afección, se realiza una traqueotomía para poder mantener una vía aérea permeable. Aunque pueda obtenerse anestesia adecuada, este tipo de paciente aún presenta muchos problemas debido a la inaccesibilidad de los dientes que van a extraerse.

El estado emocional del paciente puede determinar la selección de la anestesia. Ciertas personas sufren fobia a las inyecciones dentro de la boca. Debido a avances recientes, la anestesia general es comparable en seguridad a la local. Por esta razón, a los pacientes de este tipo, se les maneja mejor bajo anestesia general.

Si hay que tratar bajo anestesia local al paciente temeroso será necesario darle sedación. El paciente deberá recibir un barbitúrico al irse a la cama la noche antes del día de la cirugía, y otra vez una hora antes de la operación. Pueden administrarse barbitúricos intravenosos en el momento de la cirugía, para aumentar los ya administrados. Cualquier paciente que reciba un sedante deberá ir acompañado por un adulto responsable. El cirujano es responsable de su paciente mientras éste se encuentre bajo la influencia del medicamento. En ninguna circunstancia deberá permitirse que el paciente sedado maneje un automóvil.

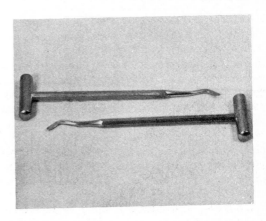

Fig. 7-2. Elevadores Potts para extraer raíces primarias.

La naturaleza del procedimiento y el tiempo necesario para llevar a cabo el procedimiento exodóntico pueden determinar el agente anestésico que deba usarse. En general, los procedimientos que requieran más de 30 minutos se manejan mejor bajo anestesia local con premedicación, o admitiendo al paciente en un hospital donde existan facilidades de recuperación.

Con anestesia general prolongada, será necesario un tiempo de recuperación igualmente largo.

Deberá interrogarse a todos los pacientes con respecto a alergias a todos los medicamentos. Los pacientes que sufran de posibles antecedentes de alergia a la anestesia general, deberán ser interrogados sobre el tipo de reacción experimentado, y enviarse a un especialista en alergias para ser valorados. Los pacientes con antecedentes de reacción alérgica a la procaína, frecuentemente no son alérgicos a la lidocaína, por la diferente estructura química del medicamento. Aunque la lidocaína tiene una frecuencia particularmente baja de reacciones alérgicas, hay algunos comunicados de que han acontecido. Se encuentran con poca frecuencia reacciones nocivas a los barbitúricos. La mayor parte de ellas no son auténticas reacciones alérgicas, sino imposibilidad de los pacientes de reaccionar al medicamento de manera normal. Reacciones comunes son náuseas, vómitos, o cambios del estado psicológico. En cualquier consultorio donde se administren medicamentos, deberá existir a la disposición inmediata una bandeja de urgencia con los medicamentos apropiados necesarios para el tratamiento de reacciones alérgicas. Más adelante, en este capítulo, describiremos el tratamiento de estas reacciones.

EXTRACCION DE DIENTES BAJO ANESTESIA GENERAL

La organización y el trabajo de equipo son factores esenciales al usar anestesia general. Un equipo eficaz está compuesto por tres o cuatro miembros: cirujano, anestesista, ayudante, cuyo deber consiste en usar el aparato de aspiración, y retraer tejidos, y a veces una enfermera instrumentista, cuyo deber sea pasar instrumentos o manejar el martillo, en caso de usar técnica de cincel. Cada miembro del equipo debe conocer la técnica y anticiparse a las necesidades del cirujano y del paciente. Deberá evitarse todo acto innecesario. Cada movimiento deberá ser cuidadoso y tener un determinado propósito.

Todos los instrumentos que puedan requerirse para un procedimiento deberán estar disponibles de manera que ningún miembro del equipo tenga que quebrantar la asepsia para conseguir un instrumento. Los instrumentos deberán estar en una bandeja y siempre agrupados de igual manera, con los instrumentos más frecuentemente usados en la posición más accesible.

Para anestesia general el paciente puede estar en posición supina o sedente. Cada posición tiene sus ventajas.

Los anestésicos generales usados más frecuentemente son: los que se administran por inhalación, los barbitúricos, los barbitúricos con oxígeno y óxido nitroso y los barbitúricos con oxígeno y óxido nitroso en combinación con algún agente más potente como el Fluothane. Además, se administra a veces un anestésico local para lograr vasoconstricción y disminuir la cantidad de barbitúrico usado en procedimientos prolongados.

Se inserta inmediatamente un separador bucal antes de inducir la anestesia. Se usan dos tipos de separadores bucales, ya sea un bloque de caucho sólido o un separador de cremallera. De usarse este último se inserta en posición cerrada, y se instruye al paciente para cerrar la boca sobre el separador y mantenerlo así en posición. Después de inducir la anestesia, se ajusta el separador bucal al grado de abertura deseada.

Inmediatamente después de inducir, se coloca un taponamiento bucal. Se hace en tal forma que se mantengan lengua y tejidos blandos del piso de la boca hacia adelante para mantener una vía aérea. Deberá tenerse gran cuidado de no colocar el taponamiento tan atrás que se estimule la bucofaringe. Cuando se usa anestesia por inhalación, es importante un taponamiento hermético para poder mantener la anestesia usando una mascarilla nasal. Pueden añadirse compresas adicionales sobre el apósito para absorber secreciones y sangre. Con la anestesia general, se experimenta mayor sangrado debido a la falta de agentes vasoconstrictores.

El equipo quirúrgico deberá estar listo para trabajar en cuanto esté anestesiado el paciente. No pierda dos o tres preciosos minutos por no estar preparado. El separador bucal se abre inmediatamente y se coloca el taponamiento bucal. El diente se extrae y el alveolo se comprime y cubre con compresa de gasa. El taponamiento bucal se retira y se aspira la boca. El separador bucal se cierra pero se deja en su lugar hasta que reaccione el paciente. Se transfiere el paciente a una silla de ruedas o camilla y se lleva a la sala de recuperación, donde un ayudante lo observará cuidadosamente.

Durante procedimientos más largos, se coloca una compresa de gasa sobre el taponamiento bucal y se cambia según sea necesario. El asistente retrae y aspira en las porciones más en declive de la boca, no necesariamente en un alveolo. Se desarrolla una técnica cuidadosa, eficaz y sin prisa. La eficacia se logra con instrumentación precisa con pocos cambios de instrumentos. Deberá llevarse a cabo todo lo que tenga que hacerse con un instrumento dado antes de cambiarlo por otro (por ejemplo raspar con una cureta alrededor de todos los dientes que van a ser extraídos antes de tomar las pinzas). En casos de extracciones múltiples, los dientes superiores se retiran primero en un cuadrante, se termina ahí la alveoloplastia necesaria y se sutura. Se coloca entonces una compresa de gasa sobre esta herida para ayudar a controlar la hemorragia. Se extraen los dientes inferiores en el cuadrante opuesto. Después de terminar la cirugía en esta área, se coloca una nueva compresa de gasa sobre la herida antes de desviar el separador bucal de manera que puedan realizarse extracciones en los dos cuadrantes restantes. Frecuentemente, cuando se está extrayendo una serie de dientes, cada vez que se extrae un diente posterior, se cubre el alveolo con una compresa para ayudar a controlar la hemorragia mientras se extrae el siguiente diente anterior.

Es necesario usar un aparato de aspiración potente. El mayor riesgo al operar bajo anestesia general es dejar que sangre, secreciones y desechos se acumulen dentro de la boca. Si se permite que estos materiales desciendan, la laringe podría irritarse y causar un laringospasmo, podría formarse un absceso pulmonar o podrían producirse naúseas y vómitos al entrar estos materiales en el estómago. La aspiración normal disponible en una unidad dental es inadecuada. Deberán existir dos tipos de puntas de aspiración. Una punta de succión tonsilar se adapta mejor para manejar eficazmente un gran volumen de líquido, pero es demasiado voluminosa para permitir aspiración dentro de un alveolo. Una punta de succión neuroquirúrgica cabrá en un área pequeña. Es útil tener las dos puntas de succión sobre la mesa en caso de que los desechos taponen una de ellas.

En el arte de la exodoncia jamás se hará alarde de fuerza. Esto se verifica especialmente cuando se opera en un paciente bajo anestesia general. Como el paciente pierde los síntomas, es fácil que el operador novato aplique gran fuerza con el botador o que retraiga descuidadamente el tejido blando. Es importante realizar cirugía me-

ticulosa al emplear anestesia general, de manera que la curación posoperatoria no resulte ser una experiencia dolorosa para el paciente.

EXTRACCION DE DIENTES EN EL HOSPITAL

Deberá siempre tenerse en mente la hospitalización del paciente para procedimientos exodónticos cuando el manejo médico de éste represente un problema, o el curso posoperatorio requiera cuidados especiales.

Antes de que un paciente sea admitido en el hospital, deberán hacerse arreglos con la oficina de admisión de manera que se tenga una cama disponible. También habrá que ponerse de acuerdo con la encargada de quirófanos para reservar una sala de operaciones.

En Estados Unidos el personal dental del hospital está obligado a cumplir con las reglas básicas de éste y de la American Hospital Association. Aunque no es el objeto de este texto delinear procedimientos de hospitales, deberemos observar ciertas reglas básicas. Un paciente que va a someterse a anestesia general debe pasar un examen médico, que incluya historia. Todos los pacientes admitidos en un hospital por más de 24 horas deberán pasar pruebas de laboratorio sistemáticas. Estas generalmente consisten en hematócrito, fórmula blanca, cuenta diferencial y análisis de orina. Ciertos hospitales pueden requerir una radiografía de tórax y pruebas serológicas. Los pacientes de más de 45 años frecuentemente son examinados con electrocardiograma (ECG), en caso de usar anestesia general. El dentista debe escribir las órdenes necesarias y una nota de admisión, incluyendo la razón que indica la admisión y el procedimiento planeado. También deberá incluirse en la nota del dentista una historia dental y examen bucal.

El dentista deberá asegurarse con el personal del quirófano de que estén disponibles todos los instrumentos necesarios para el procedimiento. En muchos hospitales el dentista deberá aportar ciertos instrumentos.

En la sala de operaciones se usan precauciones estériles. Se espera que el cirujano se lave y lleve gorro, bata, máscara y guantes.

El área alrededor de la boca del paciente deberá prepararse con una solución antiséptica para eliminar contaminantes superficiales. Si va a realizarse una extracción simple o algún procedimiento menor, la simple colocación de lienzos de campo estériles para aislar la boca es suficiente. Para extracciones múltiples o procedimientos más extensos, deberán añadirse sábanas estériles, de manera que el paciente esté completamente cubierto para protegerlo contra la contaminación.

Al terminar la cirugía, se dicta una descripción del procedimiento operatorio, para que pueda añadirse al expediente del paciente. Esta nota deberá incluir lo siguiente: fecha, nombre del paciente, cirujano, ayudante y anestesista; tipo de anestesia y agentes usados; procedimiento quirúrgico y cómo se llevó a cabo; cualquier complicación (como hemorragia extensa), y estado del paciente al terminar la cirugía.

Se escriben nuevas órdenes puesto que las órdenes operatorias se ven generalmente canceladas por el procedimiento del quirófano. Habrá que volver a escribir las órdenes sugeridas por el médico asesor para que se lleven éstas a cabo. Las instrucciones posoperatorias sistemáticas incluyen el estado ambulante del paciente (descansar en la cama hasta recuperarse y después levantarse y caminar), compresas calientes o frías para controlar inflamación, antibióticos, en caso requerido, para infecciones, dietas, y receta para analgésico hipnótico si es necesario. El dentista hace notas sobre los progresos diarios del paciente.

Cuando el paciente sale del hospital, se escribe un resumen de salida en un párrafo, incluyendo razón de la admisión, procedimiento quirúrgico, curso posquirúrgico, y estado del paciente al ser dado de alta.

MANEJO DE DIENTES GRAVEMENTE INFECTADOS

Con la llegada de los antibióticos, ha cambiado el manejo de dientes gravemente infectados. En el pasado, era necesario tratar al paciente paliativamente hasta poder localizar y drenar la infección, y extraer el diente. Actualmente puede evitarse este retraso a veces largo, usando antibióticos. Si la causa de infección (el diente) puede extraerse, se acelerará la resolución de la infección. La formación del absceso puede no haber logrado la etapa en que se destruye el tejido y se forma pus. Los antibióticos pueden controlar el proceso infeccioso agudo evitando formación de pus. En cualquier caso, deberá establecerse un nivel sanguíneo de antibióticos cuanto antes sea posible. Cuando se establece este nivel sanguíneo, el diente puede extraerse, en caso de que no se juzgue necesaria la extracción quirúrgica. Si se prevé una extracción difícil, el paciente deberá tomar antibióticos hasta el momento en que se pueda elevar un colgajo quirúrgico y eliminar hueso sin extender la infección a los tejidos circundantes. El paciente deberá seguir tomando antibióticos después de extraer un diente gravemente infectado, durante tres días después de haber desaparecido toda evidencia de infección.

COMPLICACIONES DE LA EXODONCIA

Las complicaciones surgen debido a errores de juicio, mal uso de instrumentos, aplicación de fuerza excesiva, y a no poder obtener visualización adecuada antes de actuar. El antiguo proverbio "para hacer bien, tienes que ver bien" es muy adecuado para la exodoncia y también podríamos añadir "haga bien lo que vea".

Debido a la anatomía del seno maxilar o antro y a su proximidad al premolar superior y a las raíces molares, deberá siempre tomarse en consideración al extraer dientes en esta área.

En la sección sobre extracciones radiculares se han descrito métodos para extraer raíces superiores.

Una fuerza excesiva aplicada a los molares superiores puede dar por resultado la extracción del diente molar junto con todo el borde alveolar superior y el piso del antro. En ciertos casos, se han extraído primero, segundo y tercer molares junto con la tuberosidad en un segmento, por uso inapropiado de fuerza en el maxilar superior. Si durante una extracción el cirujano siente que existen grandes segmentos óseos moviéndose con el diente al aplicar presión, deberá dejar a un lado las pinzas de extracción y elevar un colgajo. Si la extirpación atinada de parte del hueso alveolar permite extraer el diente, entonces el hueso restante, que está adherido al periostio, podrá ser retenido y curará. Esto reducirá el defecto óseo. Si el hueso no puede retirarse del diente, deberá cortarse la mucosa y reflejarse de manera que no se desgarre al extraer diente y hueso. La laceración es mucho más difícil de reparar que la incisión bien planeada.

Las grandes perforaciones del antro, resultado de exodoncia, deberán cerrarse en el momento de la extracción. El hueso en el área deberá alisarse con pinzas de gubia o con lima para hueso.

El colgajo mucoperióstico se devuelve a su posición original y se deberá hacer cierre a prueba de agua sin ejercer presión indebida sobre el colgajo. Si esto no puede lograrse, el colgajo deberá liberarse por medio de una incisión que se extienda verticalmente hacia el pliegue mucobucal y socavarse la mucosa del colgajo para permitir que avance sobre el defecto.

Cuando se penetra en el antro durante un procedimiento de exodoncia, deberá informarse al paciente sobre la situación y pedírsele que no se suene la nariz y que tampoco, si le es posible, tosa o estornude. Se recetan antibióticos y gotas nasales vasoconstrictoras para evitar infección en el seno y permitir que salga el líquido que se acumulará en su interior.

En ocasiones, las raíces bucales de los premolares y molares son empujadas lateralmente a través de la pared del maxilar superior y quedan sobre la inserción del músculo buccinador. Cuando el operador usa palancas elevadoras radiculares en esta área, un dedo de su mano izquierda deberá mantenerse contra la placa bucal, de modo que pueda darse cuenta de cualquier movimiento de la raíz en esta dirección. Si la raíz es desalojada hacia estos tejidos, se hace una incisión en la mucosa por debajo de la punta radicular, y la punta radicular se quita con unas pequeñas pinzas de hemostasia o un instrumento similar.

El espacio infratemporal queda directamente por detrás y por encima de la tuberosidad del maxilar superior. En este espacio se encuentran importantes estructuras neurovasculares. Al elevar los terceros molares o las puntas de terceros molares, y al extraer molares supernumerarios, deberá tenerse especial cuidado de no desalojarlos hacia atrás. Si va a extraerse un objeto del espacio infratemporal, son necesarias visualización adecuada y disección cuidadosa. La incisión deberá incluir toda la tuberosidad y extenderse posteriormente al pilar anterior de las fauces.

Disecar a ciegas y buscar objetos a tientas en esta área puede complicarse con hemorragia masiva o daño nervioso.

En la región del tercer molar del maxilar inferior, la superficie lingual de éste se curva lateralmente, cerca de las puntas de este diente. Por lo tanto no es difícil desalojar una punta radicular hacia abajo en este espacio, cuando se fractura la placa lingual. Cuando se desplaza la punta radicular en esta área, deberá colocarse un dedo por debajo de la punta radicular (en la boca) para estabilizar la punta contra la placa lingual del maxilar inferior. Se logra acceso a esta área haciendo un colgajo mucoperióstico sobre el lado lingual del maxilar inferior y extendiéndolo hacia adelante lo suficiente para que los tejidos puedan retraerse lingualmente logrando así buena visualización.

La recuperación de una punta radicular en el conducto dentario inferior es principalmente un problema de acceso y visualización. Generalmente, es difícil extirpar el hueso que queda sobre el conducto desde las profundidades de la herida, que generalmente es el alveolo del tercer molar. Puede ganarse abceso extirpando hueso de la placa bucal y eliminando cuidadosamente el hueso localizado sobre el conducto. Si uno de los componentes vasculares del conducto ha sido lesionado, puede ser necesario taponar el alveolo con gasa durante 10 minutos, para controlar la hemorragia. Si la hemorragia no puede controlarse de esta manera, deberá seccionarse completamente el vaso lesionado y dejar que se retraiga en el conducto. En ese momento se vuelve a taponar el alveolo y generalmente se logra así el control de la hemorragia.

COMPLICACIONES POSEXODONTICAS

La hemorragia posoperatoria es una de las complicaciones más comunes después de exodoncia. Si el paciente llama desde su casa para informar que ha vuelto a iniciarse la hemorragia, deberá instruírsele para que primero se limpie la boca de cualquier coágulo sanguíneo con una compresa de gasa. La boca se enjuaga con agua salada caliente. Todos los coágulos sanguíneos excesivos deberán ser retirados de la vecindad del alveolo, pero el coágulo en el alveolo no deberá eliminarse. Se instruye al paciente para que muerda firmemente una compresa de gasa estéril doblada, para poder ejercer presión sobre el área de cirugía. Si no existe disponible una compresa de gasa estéril, el paciente puede usar una bolsita de té colocada previamente en agua fría para ablandar las hojas. Se aconseja que el paciente muerda (y no mastique) la bolsita o la compresa durante 20 minutos. Si persiste la hemorragia al final de este periodo, el dentista deberá examinar al paciente.

En casos de hemorragia persistente, pueden ser útiles compresas de gasa y agentes hemostáticos como Gelfoam, trombina tópica y celulosa oxidada para el control local de la hemorragia, además del armamentario adecuado (fig. 13-11).

Se sienta al paciente y se le administra anestesia local. Se elimina el coágulo formado dentro del alveolo. Después se localiza el área de hemorragia. Si la hemorragia viene de un vaso óseo sangrante del interior del alveolo, se usa el lado sin filo de una cureta para pulir el hueso en el área de la hemorragia. Si existe hemorragia ósea generalizada, se tapona el alveolo con un agente hemostático, como Gelfoam empapado en trombina, y se aplica sutura en bolsa de tabaco para sostener el agente hemostático en su lugar. Se pide al paciente que muerda una compresa de gasa húmeda. Si la hemorragia proviene del tejido blando circundante, se coloca una sutura bajo tensión para aplicar presión al área (véase cap. 13).

En pacientes con enfermedades periodontales avanzadas, se producirá hemorragia posoperatoria si se deja el tejido de granulación después de haber extraído los dientes afectados. En el momento de operar, unos minutos dedicados a eliminar el tejido de granulación y suturar la mucosa alveolar, asegurarán el control adecuado de la hemorragia.

Puede producirse infección como complicación posoperatoria. El tratamiento de esta infección se maneja siguiendo los principios señalados en el capítulo 11.

El alveolo seco (osteítis localizada) es una de las complicaciones posoperatorias más problemáticas. Se desconoce la etiología del alveolo seco, pero los siguientes factores aumentan la frecuencia de esta secuela tan dolorosa de la extracción: traumatismo, infección, aporte vascular del hueso circundante y enfermedad generalizada.

Esta afección se produce rara vez al emplear métodos que reduzcan el traumatismo al mínimo durante extracciones simples o difíciles. Debe hacerse desbridamiento meticuloso de todas las heridas por extracción en forma sistemática. La etiología puede estar relacionada con factores que dificultan o impiden la llegada de los nutrientes adecuados al coágulo sanguíneo recién formado dentro del alveolo. Los pacientes con hueso osteosclerótico denso o con dientes que tengan paredes alveolares osteoscleróticas debido a infección crónica, están predispuestos a tener alveolos secos.

El alveolo seco se desarrolla más comúnmente durante el tercero o el cuarto día posoperatorio y se caracteriza por dolor grave y continuo y olor necrótico. Clínicamente, la afección puede describirse como un alveolo en el que el coágulo sanguíneo primario ha pasado a ser necrótico y permanece dentro del alveolo como un cuerpo extraño séptico hasta ser eliminado por irrigación. Esto generalmente se produce unos días después de la extracción, dejando las paredes alveolares desprovistas de su cubierta protectora.

El hueso denudado se acompaña de dolor grave, que sólo puede controlarse por aplicación local de analgésicos potentes y empleo de analgésicos o narcóticos por vía bucal o parenteral.

Para tratar adecuadamente un alveolo séptico, debe comprenderse la fisiología de la reparación ósea. Si la pérdida del coágulo sanguíneo primario se debe a que las paredes alveolares están esclerosadas y a que no hay vasos nutritivos, entonces la superficie resultante de hueso denudado debe considerarse como cualquier otra superficie de hueso denudado, y el dentista deberá confiar en los métodos de preparación ósea naturales para lograr la recuperación final y no usar ningún otro método que pudiera ofender el proceso de curación.

El alveolo séptico es una superficie ósea denudada. El hueso denudado es antinatural, por lo que se produce su reparación. Detrás de esta superficie denudada y traumatizada se establece inmediatamente un mecanismo para corregir fisiológicamente el defecto. Todo hueso denudado se vuelve necrótico, y debe extirparse antes de poder ser reemplazado por hueso normal. Durante este periodo la región contigua detrás del alveolo está protegida contra la invasión de microorganismos piógenos dentro del alveolo séptico, si nada se hace para atravesar o violar esta pared hasta que el mecanismo de reparación esté listo para reemplazar la estructura desvitalizada. Este proceso generalmente toma de dos a tres semanas, según la capacidad de regeneración del individuo. Al terminar este ciclo, la pared alveolar desvitalizada está secuestrada molecularmente o en masa, e inmediatamente detrás de ella se encuentra una capa defensora regeneradora de tejido conectivo joven, que en última instancia llena el vacío y experimenta substitución ósea. Durante este periodo, el tratamiento deberá dirigirse sólo a mantener higiene en la herida, usando apósitos antisépticos y analgésicos dentro del alveolo, con suficiente potencia para mantener cómodo al paciente. La naturaleza tiene que realizar la reparación. El raspado está contraindicado, porque éste no sólo retrasa la curación fisiológica y la reparación sino que también puede permitir que la infección invada el área de defensa inmediatamente por detrás del alveolo denudado y la sobrepase.

Naturalmente, prevenir es el mejor tratamiento. Con este fin, es importante hacer cirugía atraumática, evitar contaminación, y mantener buen nivel de salud general.

Cuando se desarrolla un alveolo seco, el tratamiento deberá ser paliativo. El alveolo se irriga delicadamente con solución salina normal y tibia para eliminar todos los desechos. Después de haber secado cuidadosamente el alveolo, se coloca un ligero apósito de gasa simple de 6 mm saturado de una pasta obtundente, como partes iguales de polvo de yoduro de timol y de cristales de benzocaína disueltos en eugenol. El apósito puede cambiarse según sea necesario, hasta que ceda el dolor y el tejido de granulación haya cubierto las paredes del alveolo.

CASOS DE URGENCIA EN EL CONSULTORIO DENTAL

El número de casos de urgencia que surgen en un consultorio dental es inversamente proporcional a las medidas preventivas tomadas por el dentista. Una buena historia clínica valorada cuidadosamente, podrá ser el mejor seguro contra urgencias en el consultorio. Aunque estos casos de urgencia dental son raros, el dentista y su personal deberán estar preparados para manejar los que se presenten. Un plan de tratamiento bien organizado deberá ser probado y ensayado para hacer frente a estas situaciones. Los ejercicios de simulacro de urgencia, al igual que los de simulacro de incendio, pueden salvar vidas. El consultorio dental deberá estar equipado con oxígeno que pueda aplicarse bajo presión positiva. Una charola de urgencia, conteniendo todos los medicamentos necesarios, deberá estar fácilmente disponible y deberá examinársele de cuando en cuando para asegurarse de que está completa. Nunca deberán tomarse medicamentos de una charola de urgencia para uso diario. Las situaciones de urgencia pueden ser de menor o mayor importancia, pero en todos los casos, de administrarse cuidados inapropiados, el resultado puede ser desastroso.

El síncope (desmayo) es probablemente la urgencia más común y se asocia generalmente con la administración de anestesia local. La etiología es hipoxia cerebral, resultado del trastorno del mecanismo normal que controla la presión arterial. La dilatación de los vasos esplácnicos causa un descenso de la presión arterial con disminución del flujo sanguíneo cerebral. El inicio de esta reacción es de naturaleza psíquica y no deberá interpretarse como reacción al medicamento administrado. Los síntomas incluyen palidez, mareo, aturdimiento, piel sudorosa, náusea y a veces pérdida total del conocimiento. El tratamiento consiste en colocar al paciente en posición supina, con la cabeza más baja que el resto del cuerpo. Se mantiene una vía aérea permeable, y deberá administrarse oxígeno. Pueden usarse ligeros estimulantes respiratorios

como espíritu amoniacal, pero no se usan analépticos ni otros agentes más potentes a menos de estar específicamente indicados. Puede evitarse el síncope considerando la constitución física del paciente. Deberán tomarse las medidas necesarias para desvanecer todo temor.

Las reacciones a anestésicos locales, con la posible excepción de la lidocaína, se caracterizan por una fase inicial de excitación, seguida por fuerte depresión. El paciente puede volverse muy locuaz e intranquilo. Pueden producirse náusea y vómito. Si el medicamento se administra intravenosamente, la fase inicial de excitación puede ser breve, terminando en convulsiones que irán seguidas por notable depresión. En caso de observar cualquier señal de reacción al medicamento durante la inyección, habrá de retirarse inmediatamente la aguja.

La mayoría de las reacciones a la anestesia local son de naturaleza menor y pueden tratarse paliativamente. Si se producen convulsiones y éstas se vuelven cada vez más intensas, deberá administrarse por vía intravenosa, para controlar la convulsión, un barbitúrico de acción breve como pentobarbital (Nembutal) o tiopental (Pentothal). Entonces deberá administrarse oxígeno para asegurar oxigenación adecuada. Cuando la fase estimulante es leve o de corta duración, no se administra sedante sino oxígeno, y se toman medidas para mantener una circulación adecuada.

En casos de grave estimulación del sistema nervioso central, depresión, o colapso cardiovascular, el dentista deberá iniciar el tratamiento, pero también requerir ayuda profesional adicional. Llamar a otros profesionales no significa mala preparación por parte del dentista, sino por el contrario, demuestra su sensatez.

Para evitar reacciones alérgicas al medicamento, el dentista deberá completar una historia clínica y una valoración adecuadas antes de usar el medicamento. Aspírese siempre antes de inyectar.

Las reacciones alérgicas a los medicamentos pueden variar desde reacciones demoradas, más molestas que peligrosas, a reacciones anafilactoides, que son graves y frecuentemente producen la muerte del paciente. La mayor parte de los medicamentos, en un momento o en otro, han sido asociados a reacciones alérgicas. Penicilina, sulfonamidas, y otros antibióticos son los medicamentos de uso más común para el dentista, asociados a reacciones alérgicas.

Las reacciones demoradas o menos graves, pueden caracterizarse por inflamación en el sitio de inyección, edema angioneurótico, ardor y urticaria. El tratamiento consiste en antihistamínicos y cuidado paliativo.

Las reacciones anafilactoides se desarrollan rápidamente. El paciente se vuelve extremadamente temeroso, experimenta prurito intenso, y se presenta respiración asmática. Puede desarrollarse rápidamente urticaria, la presión arterial desciende y el pulso se debilita o se pierde. El paciente puede caer en estado inconsciente, con o sin convulsiones. Puede producirse la muerte a los pocos minutos o varias horas después.

El tratamiento de una reacción anafilactoide consiste en aplicar inmediatamente un torniquete por encima del sitio de inyección si es posible.

Debido a los efectos vasopresores broncodilatadores, y antihistamínicos de la adrenalina, es el medicamento preferido para reacciones de este tipo. La dosificación en el adulto variará de 0.3 a 1 mg (0.3 a 1 ml de una solución al 1:1 000) por vía subcutánea o intramuscular. En todas las reacciones generalizadas graves, colocar cánula en una vena permitirá el rápido uso de medicamentos y el manejo de líquidos. En caso posible, deberá iniciarse y mantenerse una vía I.V. La vía intravenosa permite la titulación o dosis fraccionadas de adrenalina, aunque la dosificación total es aproximadamente la misma. El oxígeno bajo presión deberá administrarse con respiración ayudada. Los antihistamínicos (v. gr.: difenhidramina, 50 mg) se administran por vía intravenosa o intramuscular. Se recomiendan generalmente los esteroides corticales como la hidrocortisona (Solu-Cortef) 100 mg por vía intravenosa o intramuscular, debido a su efecto vascular periférico.

Deberá requerirse ayuda profesional cuanto antes sea posible para consultar sobre el tratamiento ulterior del paciente. Si continúan los síntomas, habrá de pensarse en volver a administrar adrenalina o antihistamina. Si la presión arterial es baja, habrá que pensar en usar un medicamento vasopresor como la fenilefrina, de 1 a 5 mg por vía intramuscular.

Durante la exodoncia, a veces se desplazan inadvertidamente los dientes a bucofaringe, laringe, tráquea y esófago. Los dientes en estas posiciones pueden provocar graves problemas que podrían haberse evitado observando precauciones sencillas. Siempre deberá colocarse una pantalla de gasa para bloquear la bucofaringe de la boca. Esto se verifica cuando el procedimiento de exodoncia se lleva a cabo bajo anestesia general o local.

Los dientes desplazados a bucofaringe no representan problema, siempre que puedan recuperarse antes de descender a estructuras más profundas. Cuando un diente se desplaza a bucofaringe con el paciente bajo anestesia local, se le pide al paciente mantenerse totalmente quieto y no tragar o tomar aire hasta haber recuperado el diente. Si el caso se produce bajo anestesia general, todo procedimiento habrá de detenerse hasta recuperar el diente. Deberá prevenirse al ayudante para que no mueva el retractor y la punta de aspiración, ya que cualquier movimiento podría causar la pérdida del diente en laringe o esófago.

Cuando el diente se desplaza a porción posterior de la boca, el reflejo natural del paciente es toser o tragar. En la mayor parte de los casos, el paciente tragará, llevando el diente al esófago. Independientemente de las reacciones del paciente, deberán tomarse radiografías para determinar la localización exacta del diente. Si se encuentra que el diente está en el aparato gastrointestinal, deberá recetarse una dieta con mucha masa, y el paciente deberá ponerse en contacto con el dentista en caso de producirse cualquier tipo de síntoma gastrointestinal. Generalmente, el diente se defecará sin incidentes.

Al toser, el paciente puede toser el diente y escupirlo o alojarlo en la laringe, o aspirarlo en el árbol traqueobronquial. En el caso de dientes en laringe, puede producirse un espasmo en ella, bloqueando el intercambio de aire. El diente puede extraerse con laringoscopio y pinzas Magill. Si el diente no puede extraerse rápidamente, habrá que establecer una vía aérea. Esto puede lograrse por medio de una cricotiroidectomía a través de la membrana cricotiroidea de forma triangular, y la tráquea. La membrana cricotiroidea se localiza entre el cartílago tiroides (nuez), el más grande de los cartílagos traqueales, y el cartílago cricoides, el siguiente cartílago traqueal inferior. Deberá entonces administrarse oxígeno por la vía aérea establecida hasta extraer el diente e interrumpir el espasmo de la laringe.

Los dientes que son aspirados en el árbol traqueobronquial constituyen un grave problema. Sólo una persona entrenada en los métodos de broncoscopia puede extraer el diente en esta posición. El paciente toserá continuamente y podría producirse cianosis. Deberá administrarse oxígeno hasta que el paciente pueda ser transferido a un área donde puedan tomarse radiografías de tórax y hacerse broncoscopia directa. Se ha asociado la aspiración de dientes y otros desechos durante operaciones dentales a alta frecuencia particular de abscesos pulmonares.

Bajo toda circunstancia deberá tomarse una radiografía de tórax y posiblemente de abdomen, para establecer la localización exacta de cualquier diente desplazado.

BIBLIOGRAFIA

1. Auster, K. F.: Systemic anaphylaxis in man, J.A.M.A. **192**:116, 1965.

2. Calhoun, N. R.: Dry socket and other postoperative complications, Dent. Clin. North Am. **15**:337, 1971.

3. Erickson, R. I., Waite, D. E., and Wilkinson, R. H.: A study of dry socket, J. Oral Surg. **13**:1046, 1960.

4. McCarthy, F. M.: Emergencies in dental practice, ed. 2, Philadelphia, 1972, W. B. Saunders Co., pp. 239-250.

5. Norman, J. E., and Cannon, P. D.: Fractures of the maxillary tuberosity, J. Oral Surg. **24**:459, 1967.

6. Thoma, K. H.: Oral surgery, ed. 5, St. Louis, 1969, The C. V. Mosby Co.

8

Cirugía preprotética

LOUIS H. GUERNSEY

En un ensayo en la revista *Time* (38), se observó que 20 millones de personas en Estados Unidos son mayores de 65 años, y que el número de personas de edad ha crecido hasta representar aproximadamente el 10 por 100 de la población total. Los actuarios han recalcado que puede esperarse un aumento de la duración máxima de la vida para los estadounidenses, como resultado de medidas de salud pública, investigación, y alta calidad de los cuidados médicos característicos de esta nación. Actualmente la población de personas mayores de 75 años de edad en Estados Unidos está aumentando al ritmo de dos y media veces más que el índice de población general. Este gran sector de la población, de edad avanzada, que vive en una época de conciencia social, en la que la salud y el cuidado de la misma se consideran como derechos garantizados e incluso asegurados por el gobierno, ciertamente crearán un problema de restauración protética de tamaño colosal.

La prostodoncia tiene por meta restaurar las porciones estéticas y funcionales del sistema gnatológico perdidas o ausentes congénitamente. Como una dentadura postiza no puede ser mejor que su cimiento de hueso basilar, con recubrimiento tisular adecuado, es axiomático que el dentista haga todo esfuerzo posible por preparar, mejorar, conservar y reconstruir los maxilares para que el paciente pueda usar una dentadura postiza durante mucho tiempo.

Muchas dentaduras postizas que se llevan con molestia, desagrado y vergüenza, podrían hacerse cómodas y funcionales si se llevaran a cabo alteraciones quirúrgicas para mejorar su uso.

CRITERIOS DEL REBORDE DESDENTADO

Goodsell (21) delineó los criterios para prótesis en una boca desdentada ideal. A continuación damos los criterios de un reborde desdentado ideal:

1. Sostén óseo adecuado para las dentaduras postizas.
2. Hueso cubierto por tejido blando adecuado.
3. Ausencia de socavados y protuberancias colgando.
4. Ausencia de rebordes afilados.
5. Surcos bucal y lingual adecuados.
6. Ausencia de cintas de cicatrización que eviten que la dentadura postiza se asiente normalmente en su periferia.
7. Ausencia de fibras musculares o frenillos que movilicen la periferia de la prótesis.
8. Relación satisfactoria de los rebordes alveolares superior e inferior.
9. Ausencia de repliegues tisulares blandos, redundancias, o hipertrofias de los rebordes o en los surcos.
10. Ausencia de enfermedad neoplásica.

PROCEDIMIENTOS QUIRURGICOS CORRECTIVOS

Se ha aconsejado un gran número de procedimientos quirúrgicos correctivos para lograr los prerrequisitos que acabamos de mencionar. Recientemente, se ha hecho mucho hincapié en los procedimientos de extensión del reborde. Sin embargo, se ha concedido poca atención a los intentos quirúrgicos para alterar, mejorar o substituir tejidos defectuosos que cubran el reborde con mucosa o piel. Los principios de la cirugía plástica bucal: manejo delicado de los tejidos, preservación del aporte sanguíneo, y prevención de infección son especialmente aplicables a este tipo de cirugía (28).

Los procedimientos correctivos necesarios para preparar al reborde desdentado para una prótesis, pueden dividirse en dos grupos básicos en relación con el momento en que se opera.

Preparaciones iniciales y preparaciones secundarias. *Las preparaciones iniciales* del reborde desdentado se producen en el momento de la extracción dental durante la primera inserción de la dentadura postiza. Este grupo puede subdividirse aún más en preparaciones que corrijan el tejido blando y deformaciones del tejido duro. La preparación del tejido blando incluye procedimientos para eliminar frenillos, cicatrices, e inserciones musculares altas; las preparaciones de tejido duro incluyen procedimientos para alveoloplastia, extirpación de tori, y eliminación de rebordes afilados, lo que incluye reducción lingual del borde alveolar. La corrección de las deformaciones combinadas, blandas y duras, incluye procedimientos para alteración y reducción de la tuberosidad. Estos procedimientos se realizan en su mayor parte para lograr soporte.

Las preparaciones secundarias del reborde se producen después de un periodo de uso de la dentadura postiza en protracción, durante el cual cicatrización, atrofia o lesión excesivas han causado un cambio notable del hueso basilar y los tejidos que lo cubren, impidiendo de esta manera el uso afortunado de la dentadura postiza. Este grupo también puede subdividirse aún más en preparación de tejido blando y de tejido duro. Esta preparación incluye la eliminación de épulis con fisuras y cicatrices, corrección de hiperplasia papilar inflamatoria reactiva del paladar, extensión del reborde, y aumento del reborde en maxilar superior e inferior. Se dará especial atención a los procedimientos de extensión y de aumento del reborde.

Preparaciones iniciales

Deformaciones del tejido blando y procedimientos correctivos

La preparación de tejido blando del reborde desdentado comprende la corrección de deformaciones del tejido blando. Las deformaciones como inserciones musculares altas y frenillos pueden ocurrir normalmente, pero en general se encuentran en casos en que la atrofia excesiva haya disminuido la altura alveolar. Las cicatrices pueden ser residuos de cirugía periodóntica, endodóntica o traumatizante.

La corrección se inicia con incisión transversal a través de la inserción y disección supraperióstica de la misma, seguida por desplazamiento hacia abajo y sutura del músculo al periostio con Dexon núm. 3-0 (material de sutura poliglicólica) en la nueva posición. Se obtiene estabilización adicional extendiendo en exceso la periferia de la dentadura postiza con compuesto dental y pasta para impresiones de gutapercha u óxido de cinc para sostener la inserción en esta nueva posición. Obwegeser (36) afirma que si existen tres o más inserciones musculares altas, o frenillos, habrá de pensarse en realizar una vestibuloplastia submucósica en el maxilar superior o vestibuloplastia con injerto cutáneo en el maxilar inferior.

Otros métodos correctivos útiles incluyen plastia en Z, plastia en V-Y para alargar el tejido, plastia en Y-V para acortar el tejido, y excisión de diamante cruzado de frenillos (fig. 8-1).

Deformaciones del tejido duro y procedimientos correctivos

Alveoloplastia. En casos de alveoloplastia, sólo se eliminan las protuberancias que evitan la inserción de la dentadura postiza o retrasan la curación.

La guía principal en este tipo de operaciones debe ser la tendencia conservadora. Se hace elevación mínima de la encía adherida (sea labial, lingual, o palatinamente) de manera que se exponga un mínimo de hueso subyacente. La gran

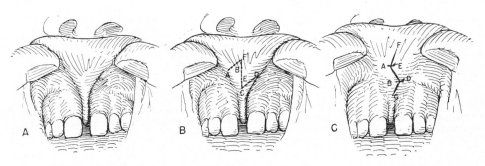

Fig. 8-1. Operación plástica en Z. *A,* una cinta que interfiere, en este caso un frenillo tirante. *B,* diseño para una técnica de operación plástica en Z. *C,* colgajos angulares *B* y *E* transpuestos a sus nuevas posiciones.

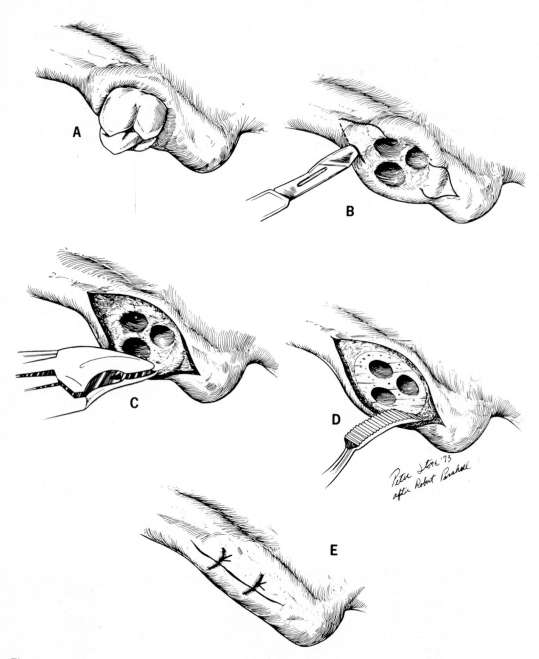

Fig. 8-2. Alveoloplastia de un solo diente. *A*, diente aislado con hueso alveolar alto. *B*, después de extraer el diente, se eliminan porciones en forma de cuña de la encía mesial y distal al alveolo. *C*, el mucoperiostio se refleja bucal y lingualmente. Reducción ósea con pinzas de gubia. *D*, alisado con lima ósea. *E*, sutura final.

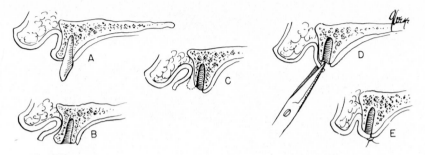

Fig. 8-3. Alveoloplastia simple. *A*, corte transversal mostrando un socavado moderado en la cresta alveolar labial. *B*, la extensión de la retracción del colgajo deberá limitarse únicamente a la altura del socavado. *C*, eliminación conservadora de hueso. *D*, el exceso de tejido se recorta de los colgajos labiales. *E*, colgajo suturado.

retracción de tejidos aumenta resorción ósea y oblitera los surcos.

En extracción simple, con pérdida temprana de dientes adyacentes, el anillo de hueso alrededor del diente debe reducirse en el momento de la extracción (fig. 8-2). Deberán reducirse los rebordes afilados palatinos, linguales y labiales, para proporcionar un reborde en forma de U. No deberá sacrificarse hueso para hacer cierre primario de tejidos.

Durante el procedimiento, deberá recortarse y eliminarse tejido interdental e interradicular inflamado o excesivo. Al procedimiento deberá acompañarle irrigación abundante con solución salina normal y palpación e inspección, para asegurarse de haber eliminado desechos y de que la base ósea está lisa. La sutura con seda o Dexon núm. 3-0 deberá hacerse a través del hueso interseptal mientras el asistente sostiene el surco hacia arriba con un retractor (fig. 8-3).

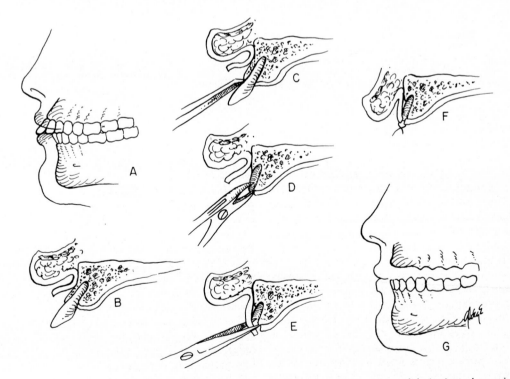

Fig. 8-4. Alveolectomía radical. *A*, corte transversal mostrando pronunciada sobremordida horizontal superior. *B*, retracción de colgajo mayor que para alveoloplastia simple. *C*, eliminación de hueso antes de extracción. *D*, rebajado con pinzas de gubia del exceso de hueso interseptal. *E*, el colgajo recortado para eliminar exceso de tejido. *F*, colgajo suturado. *G*, corte transversal mostrando relación intermaxilar mejorada.

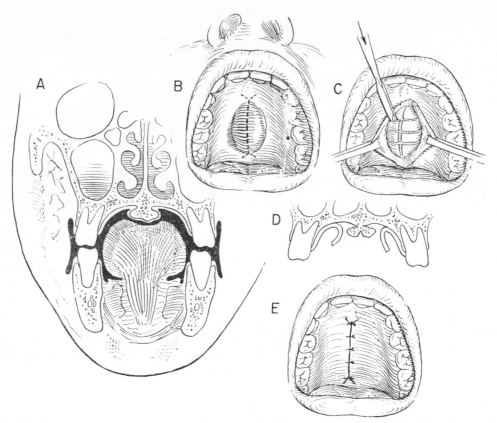

Fig. 8-5. Técnica de eliminación de torus superior. *A*, corte transversal de la cabeza con torus palatino prominente. *B*, línea de incisión punteada. *C*, segmentos divididos del torus retirados con cincel. *D*, formación de surco lateral en la base de la masa (opcional). *E*, sutura terminada. (De Goodsell, J. O., and King, D. R.: Abnormalities of the mouth. En Kruger, G. O. editor: Textbook of oral surgery, ed 3, St. Louis, 1968, The C. V. Mosby Co.)

La alveolectomía radical tiene una importancia mínima en las preparaciones especiales de la boca para afecciones específicas (fig. 8-4). La corrección de sobremordida vertical y horizontal grave puede obtenerse mejor por extirpación labial extensa de hueso bucal e interseptal, o llevando a cabo una alveolectomía interseptal.

La alveoloplastia radical se lleva a cabo en pacientes con cáncer bucal que van a ser sometidos a terapéutica de radiación como parte del tratamiento preoperatorio. En estos pacientes se extraen los dientes afectados en forma periodontal, desvitalizados y extensamente restaurados o que vayan a estar en el camino directo de la radiación. La alveoloplastia radical del hueso se hace en cirugía para contornear el hueso al nivel logrado por curación normal y atrofia subsiguientes. Se ha observado que el hueso interseptal y alveolar que ha sido radiado no se remodelará espontáneamente, lo que puede excluir para siempre el uso de una dentadura postiza, puesto

que las úlceras por decúbito que exponen un reborde (que no ha vuelto a contornearse) pueden predisponer el reborde a radiosteomielitis de los maxilares.

Eliminación de tori. Los tori no tienen importancia patológica, pero a veces se formula diagnóstico equivocado considerándolos tumores, alarmando así a los pacientes. Los tori contra los que choca una prótesis, son fuentes de dolorosa irritación crónica que puede hacer que se produzca una infección o falle la dentadura postiza, o ambas cosas, e incluso volverse un factor etiológico de proceso maligno bucal.

Tori del maxilar superior. Los tori del maxilar superior deberán estudiarse por verdadera radiografía lateral, para descartar la posibilidad de neumatización. Extirpar estos tori podría dar lugar a la producción de una abertura buconasal yatrógena (paladar hendido traumático).

Las indicaciones para extirpación incluyen torus grande y lobulado, con delgada cubierta mucoperióstica extendiéndose hacia atrás a la línea vibrátil del paladar, que evita que la dentadura postiza se asiente sobre la masa, así como el sellado ulterior de las depresiones palatinas.

La técnica para extraer el torus es la siguiente (fig. 8-5).

El torus superior no deberá cortarse en masa, para evitar entrada a la nariz, sino deberá subdividirse en segmentos con una fresa. Los segmentos se retiran entonces con un osteótomo, y las protuberancias se alisan con una lima ósea o un Hall Surgairtomo bajo corriente constante de enfriador. El colgajo se recorta y se sutura laxamente.

El paladar debe cubrirse para evitar formación de hematoma y sostener el colgajo, y se cubre óptimamente con una férula palatina ajustada a los dientes mediante ganchos o ligadura con alambre de acero inoxidable. La férula permanece en su lugar 48 horas y después se extrae para limpiar e inspeccionar la herida. Se lleva entonces como un vendaje sobre el sitio de la operación hasta haber curado bien la herida. Sin embargo, la férula se extrae, después de cada comida para tomar medidas de limpieza e higiene bucal.

Tori del maxilar inferior. Los tori del maxilar inferior se producen principalmente en el área lingual a los premolares. Son generalmente bulbares, pueden ser simples o múltiples y ocasionalmente hacen coalescencia para formar una gruesa exostosis lingual que se extiende hacia atrás, desde el canino, hasta el segundo molar.

En la figura 8-6 mostramos la técnica de extirpación de tori del maxilar inferior. Es importante colocar la incisión sobre la cresta del reborde desdentado o alrededor de los cuellos de los dientes para lograr un cierre apropiado. La incisión deberá ser lo suficientemente larga para abarcar todo el torus y extenderse más allá del mismo, esto último con objeto de no desgarrar el colgajo, generalmente delgado. Sólo se refleja el grosor completo del mucoperiostio sobre el lado lingual. Los tejidos labiales no se liberan, proporcionando así tejido labial estable para cerrar y evitar pérdida de la profundidad del surco.

Se corta un canal con la fresa, en el torus expuesto, para desarrollar un plano desde el cual se le dividirá. Se coloca un osteótomo de un solo bisel sobre el corte con el bisel dirigido en dirección opuesta a la corteza, y se divide el torus con un golpe seco de martillo. Se alisa el hueso con una lima para hueso, o, si el espacio lo permite, con una fresa para hueso en frotación o se realizan ambos procedimientos.

El área se irriga con solución salina normal. Se cierra mediante puntos separados con Dexon o seda núm. 3-0, y se coloca una férula acrílica transparente en lingual a los dientes, para evitar formación de hematoma. El cuidado de la férula es el mismo que en caso de tori del maxilar superior.

Eliminación de reborde afilado. Una de las causas comunes de molestias en la dentadura son los rebordes desdentados, en forma de sierra y afilados. El reborde generalmente se ve obscurecido por tejido redundante movible sobre la cresta. Con fuerte palpación digital o radiografías subexpuestas, o con ambas cosas, se descubrirán las excrecencias afiladas.

La eliminación se inicia colocando la incisión a través del periostio, labialmente en relación a la cresta del reborde fláccido y reflejando al mínimo el mucoperiostio, para conservar el vestíbulo (fig. 8-7). Se recorta el hueso con pinzas de gubia, limas o fresas quirúrgicas, o con estas dos

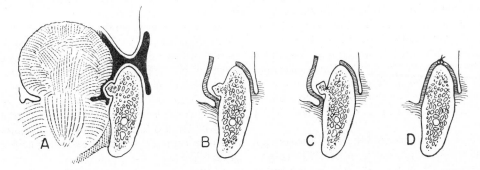

Fig. 8-6. Técnica de eliminación de torus inferior. *A,* corte transversal de torus inferior. *B,* periostio lingual reflejado, exponiendo el torus pero dejando adherido el periostio del lado externo. *C,* surco superior sobre el torus. *D,* incisión suturada. (De Goodsell, J. O., and King, D. R.: Abnormalities of the mouth. En Kruger, G. O. editor: Texbook of oral surgery, ed. 3, St. Louis, 1968, The C. V. Mosby Co.)

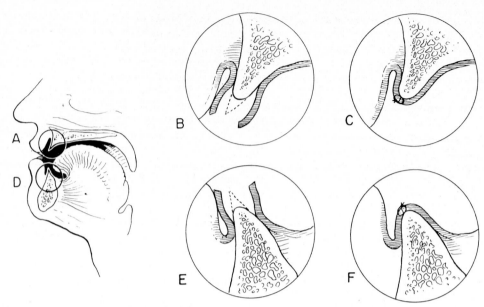

Fig. 8-7. Método para reducir rebordes desdentados afilados. *A* y *D*, rebordes desdentados afilados. *B* y *E*, grado en que recorta el hueso y en que se refleja el periostio. *C* y *E*, utilización de colgajos linguales o palatinos para recubrir rebordes óseos. (De Goodsell, J. O. and King, D. R.: Abnormalities of the mouth. En Kruger, G. O. editor: Textbook of oral surgery, ed. 3, St. Louis, 1968, The C. V. Mosby Co.)

últimas, y se incluyen sólo las espinas y el hueso afilado. Habrá que eliminar un máximo de 1 a 2 mm, puesto que la resorción durante la curación provocará mayor pérdida. El exceso de tejido fláccido se reseca y se envía al patólogo. El cierre se hace con seda o Dexon núm. 3-0. Se logra sostén tisular adicional revistiendo la dentadura postiza del paciente con taponamiento periodontal o acrílico blando.

Reducción del borde alveolar. La reducción del borde alveolar comprende una cresta ósea afilada en el lado lingual del hueso alveolar del maxilar inferior y la cresta milohioidea del mismo (fig. 8-8). Un número cada vez mayor de prostodontistas está extendiendo las aletas de las dentaduras postizas inferiores hacia lingual, para aumentar estabilidad y disminuir tensiones laterales. Esto requiere la eliminación de socavados naturales en el área lingual del borde alveolar, también puede obtenerse importante extensión del reborde en esta área usando las técnicas sugeridas por Trauner (45), Obwegeser (33) y Caldwell (10).

La reducción del borde alveolar se basa en que el hueso del maxilar inferior contiene fibras similares a las de la madera y a que se conoce la dirección de estas fibras. Esto permite al cirujano dividir el hueso a sabiendas, para extirpar este borde (fig. 8-9).

El procedimiento para reducir el borde alveolar es el siguiente: se usa un separador de boca de bloque de caucho, especial, con un retractor de lengua que se sostiene por sí mismo. Se hace la incisión a través del periostio desde la cresta del reborde, hacia afuera y por arriba, hasta la línea oblicua externa. El periostio se desprende primero bucalmente; se inserta entonces una cureta Molt núm. 4 en el espacio lingual bajo el cojín retromolar. En este momento, se tiene cuidado de no dañar el nervio lingual. El lado lingual del borde alveolar resulta ampliamente expuesto al desprender el periostio hacia adelante. El nervio lingual y el conducto de Wharton se protegen con un retractor Lane.

El borde se desprende con cincel, colocando un osteótomo de 1 cm y un solo bisel paralelo al borde anterior de la rama ascendente y llevando el cincel hacia abajo y en lingual para dividir el borde óseo (fig. 8-9). Puede haber importante hemorragia al desprenderse el músculo milohioideo del hueso. Se recorta y alisa aún más con una fresa o lima para hueso, con objeto de eliminar espículas afiladas en el espacio pterigomandibular.

La herida se irriga copiosamente con solución salina, a lo que sigue un cierre laxo de los tejidos usando seda o Dexon núm. 3-0. Puede mantenerse la reposición hacia abajo del tejido, colo-

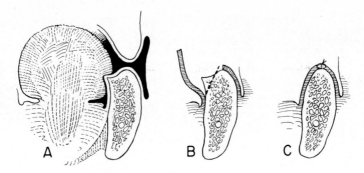

Fig. 8-8. Técnica de reducción de reborde milohioideo afilado. *A,* reborde milohioideo afilado. *B,* reflexión del colgajo lingual y extensión del hueso extirpado. *C,* colgajo lingual vuelto a colocar y suturado. (De Goodsell, J. O., and King, D. R.: Abnormalities of the mouth. En Kruger, G. O. editor: Textbook of oral surgery, ed. 3, St. Louis, 1968, The C. V. Mosby Co.)

cando un catéter francés de caucho núm. 14 en el suelo de la boca, sobre el cual se ha pasado Tevdek núm. 2-0 a través de la piel con una lezna. Los cabos que emergen en la piel se ligan sobre un rollo de algodón o a botones y se dejan en posición durante cinco días (fig. 8-10).

El dolor al inflamarse y edemas del suelo de la boca son las secuelas posoperatorias normales. Este edema previsto no implica riesgo para la vía aérea. En procedimientos más extensos, puede controlarse el edema del suelo de la boca y del lado interno del maxilar inferior usando dexametasona (Decadrón) antes, durante y después de la operación (23).

Deformaciones combinadas de tejido blando y duro y procedimientos correctivos correspondientes

Tuberosidades. Las tuberosidades agrandadas del maxilar superior pueden acompañar a casos de hiperplasia fibrosa submucósica, o pueden ser resultado de auténticos agrandamientos óseos, que interfieren en el asentamiento de la dentadura debido a algún socavado excesivo o a choque en el espacio intermaxilar. La corrección se logra haciendo una resección en cuña del tejido fibrótico hasta el hueso localizado en la porción de la cresta del reborde, seguido por resección submucósica de este tejido desde los colgajos bucal y palatino. Al hacer este socavado palatino, habrá de tener gran cuidado de evitar la arteria palatina posterior o descendente (fig. 8-11). Las áreas óseas socavadas o de exceso se eliminan con pinzas de gubia o fresas quirúrgicas, se irrigan y se alisan con limas. Al lograr el contorno óseo básico deseado, se recorta el exceso de tejido para permitir cierre sin tensión. El

cierre se hace con seda núm. 3-0, que permanece en su lugar durante cinco días.

Reducción de la tuberosidad, intervención lateral. Se ha diseñado una modificación o la reducción de la tuberosidad, usando una incisión lateral y no la de cresta del reborde, para conservar la cantidad limitada de mucosa queratinizante localizada sobre una estrecha tuberosidad (17), sal-

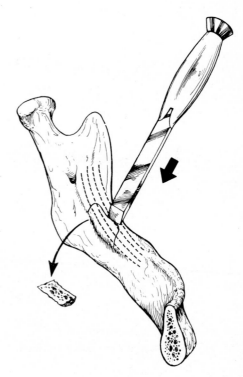

Fig. 8-9. Fibras del maxilar inferior y colocación de cincel para desprender el borde palatino afilado. (Adaptado de Guernsey, L. H.: Dent. Clin. N. Amer. 15:459, 1971.)

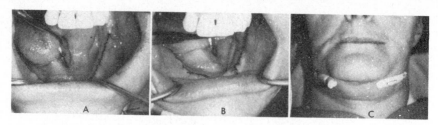

Fig. 8-10. Catéter en el suelo de la boca. *A,* reducción del borde lingual. *B,* catéter francés colocado en el suelo de la boca. *C,* catéter suturado a cataplasma sobre la piel.

vándola así para poder realizar vestibuloplastia de avance local al final de la operación (véase la figura 8-12).

Se hace una incisión al hueso en el lado externo del borde superior, desde la tuberosidad por delante pero lo suficientemente por abajo para pasar bajo el borde anteroinferior del molar. Se extiende una incisión relajante sobre la cresta del reborde hacia adelante y hacia atrás, según sea necesario para obtener relajación del tejido. El tejido fibrótico engrosado localizado sobre la tuberosidad ósea se eleva con retractores de periostio y se logra la excisión submucósica del tejido fibrótico. El surco se extiende hacia arriba desde la altura de la incisión lateral gracias a disección submucósica, según sea necesario para profundizar el surco. Ahora puede avanzarse el colgajo de mucosa queratinizante basado palatinamente, para cubrir el hueso y recubrir el surco nuevo, en donde se sutura al periostio con Dexon núm. 3-0. Se introduce inmediatamente una dentadura postiza superior con periferia extendida, que actúa como férula para estabilizar el tejido en la nueva posición.

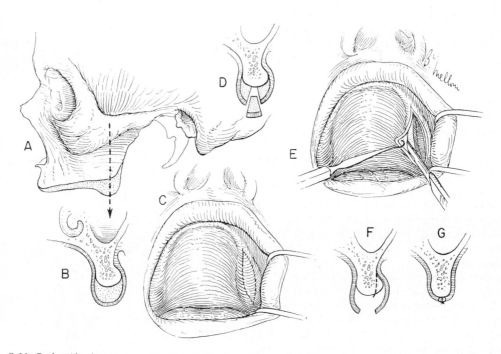

Fig. 8-11. Reducción de la tuberosidad del maxilar superior. *A* y *B*, proyecciones de corte transversal y lateral de tuberosidades agrandadas. *C*, incisiones elípticas de la tuberosidad al área del premolar. *D*, corte transversal con eliminación del área entre las incisiones elípticas. El área punteada representa el tejido fibroso que va a extirparse. *E*, extirpación de tejido fibroso socavando colgajos palatino y bucal. *F*, eliminación de socavado óseo. *G*, cierre de la herida. (De Goodsell, J. O. and King, D. R.: Abnormalities of the mouth. En Kruger, G. O., editor: Textbook of oral surgery, ed. 3, St. Louis, 1968, The C. V. Mosby Co.)

Tuberoplastia. Este procedimiento aconsejado por Obwegeser (36), está diseñado específicamente para aumentar la profundidad entre el gancho del ala interna de la apófisis pterigoides del esfenoides y el lado distal del maxilar superior. Es especialmente útil para crear espacio en un maxilar superior plano, en el que la atrofia extrema ha provocado la pérdida completa de la tuberosidad, en el lugar donde debería descansar el reborde de la dentadura postiza (figura 8-13).

Esto generalmente es un procedimiento de anestesia general y quirófano, puesto que la hemorragia desde el plexo venoso pterigoideo puede ser importante. La técnica operatoria es la siguiente: el área se infiltra con lidocaína al 2 por 100 con una solución de 1/100 000 de adrena-lina para hemostasia. Se hace una incisión en el ángulo pterigomaxilar y la mucosa del paladar blando, se socava y moviliza. El tejido localizado sobre el ángulo pterigomaxilar se diseca hasta el hueso con tijeras curvas. Se introduce un osteó-tomo de 1 cm en el área hasta encontrarse hueso; entonces se mueve dentro del hueso, fracturando la apófisis pterigoides y desprendiéndola hasta una profundidad de aproximadamente 1 cm. Generalmente, en esta etapa, el sangrado es abundante y puede controlarse saturando una gasa orlada de 2.5 cm con solución de adrenalina al 1/50 000 y haciendo con ella taponamiento bajo presión en la herida. Al lograr hemostasia, se sutura la mucosa socavada a la profundidad de la tuberosidad con una aguja de anzuelo y catgut

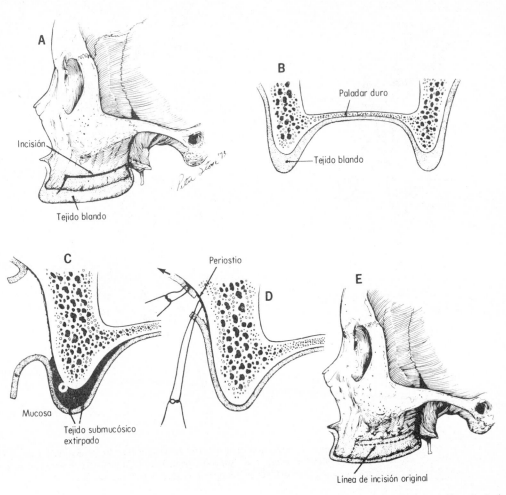

Fig. 8-12. Reducción de tuberosidad del maxilar superior, intervención externa. *A*, delineado de incisión principal y dos incisiones relajantes sobre el lado externo del alveolo. *B*, delineado del colgajo que va a elevarse. *C*, extirpación de tejido conectivo submucoso y socavado óseo. *D*, disección submucósica y reposición del colgajo apical protector para profundizar el surco. *E*, sutura final del colgajo.

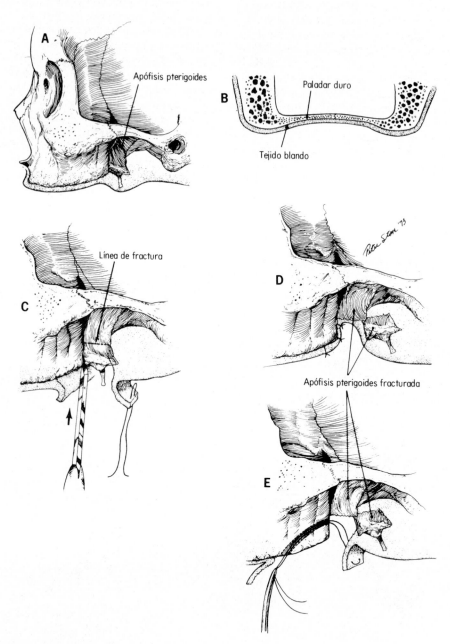

Fig. 8-13. Tuberoplastia del maxilar superior. *A*, delineado de la incisión en paladar blando, en el área del gancho de la apófisis pterigoides. *B*, disección submucósica del colgajo. *C*, apófisis pterigoides fracturada. *D*, sutura del colgajo al tendón muscular. *E*, uso de lezna como método de alternativa para pasar el material de sutura.

crómico núm. 3-0 o Dexon núm. 3-0, a los restos de los músculos pterigoideos. El hueso expuesto en el lado distal de maxilar superior puede cubrirse por epitelización secundaria o, si se desea, por injerto cutáneo de grosor parcial. De encontrarse dificultades con el método de sutura recién descrito, puede pasarse una lezna que lleve Dexon núm. 3-0 a través del seno, saliendo al nivel de la tuberoplastia posterior. Esto permitirá un medio excelente para tirar del tejido hacia abajo en el espacio recién creado. La curación continúa cuando menos una semana, antes de poder llevar una dentadura postiza temporal.

Preparaciones secundarias

Epulis de fisura y procedimientos correctivos correspondientes. El tejido blando atrapado entre la aleba de una dentadura postiza ajustada y el hueso subyacente llevará a fibrosis tisular y cicatrización del surco, lo que se conoce como épulis de fisura. La oclusión traumática de los dientes naturales opuestos a una dentadura artificial también podría ser causa de la afección. La grave cicatrización en los surcos también se observa en lesiones traumáticas agudas, provocadas durante accidentes de automóvil y lesiones por avulsión debidas a fragmentos de mortero o balas.

La corrección de los épulis de fisura se logra cortando el pliegue, si es pequeño, o haciendo una disección submucósica cortante para desarrollar un colgajo y entonces hacer una excisión submucósica de los tejidos de cicatrización. El colgajo se sutura al periostio a manera de no perder la altura vestibular (fig. 8-14).

En casos de cicatriz grave, de herida por avulsión, o ambas, el método recién descrito fracasa debido a la recurrencia de extensa contracción que disminuye aún más la altura del vestíbulo. En estos casos, se corta el épulis, se extiende el vestíbulo supraperiósticamente, y se coloca un injerto palatino mucósico libre de manera similar a la descrita para procedimientos de extensión de reborde. Si se coloca un injerto más pequeño, puede protegerse y estabilizarse con cianoacrilato isobutílico o una férula especial de dentadura postiza que proteja el lugar del injerto (fig. 8-15).

Hiperplasia papilar inflamatoria reactiva del paladar. La hiperplasia papilar inflamatoria reactiva del paladar se asocia comúnmente al uso

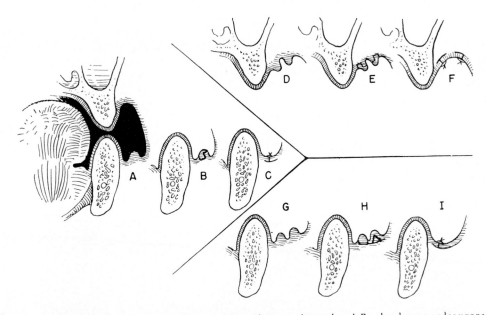

Fig. 8-14. Técnica para eliminar épulis fissuratum. *A*, pliegue único en el surco bucal. *B*, rebordes socavados y zona que va a desecharse. *C*, herida suturada. *D*, dos pliegues en el surco. *E*, tejido que va a extirparse. Extirpar estos dos pliegues en una pieza, sin salvar parte alguna de la membrana del pliegue interno, daría por resultado grave pérdida de la profundidad del surco. *F*, suturas aplicadas. *G*, método alterno para extirpar doble pliegue. *H*, se extirpa el pliegue interno y se diseca la mucosa del segundo pliegue. Se diseca cuidadosamente el tejido fibroso subyacente al pliegue externo, y se desecha. *I*, se ha deslizado el colgajo sobre el área "denudada" y se sutura en su lugar. Ahora se inserta, de la manera descrita, la antigua dentadura del paciente con nueva "periferia" de cemento quirúrgico. (De Goodsell, J. O., and King, D. R.: Abnormalities of the mouth. En Kruger, G. O., editor: Textbook of oral surgery, ed. 3, St. Louis, 1968, The C. V. Mosby Co.)

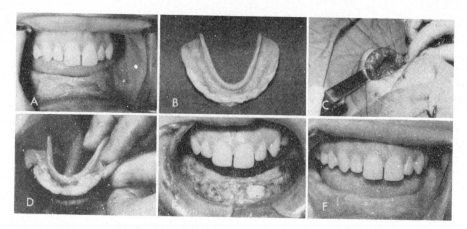

Fig. 8-15. Epulis fissuratum corregido con un injerto de mucosa. *A,* épulis fissuratum en el preoperatorio. *B,* dentadura revestida burdamente por el paciente, lo que provocó la afección. *C,* corte del épulis y vestibuloplastia. *D,* mucosa palatina fijada a la dentadura revestida con cemento para dermatoma. *E,* el injerto una semana después de operar. *F,* injerto sano seis meses después.

prolongado de dentadura postiza superior, total o parcial, mal ajustada o a revestimiento o remodelación de la dentadura sobre una papilomatosis preexistente lo que perpetúa la afección (fig. 8-16). El llevar la dentadura día y noche, así como medidas a destiempo de higiene bucal (como permitir que alimentos permanezcan sobre la dentadura mucho tiempo) son causas contribuyentes de cierta importancia. La afección se reconoce como excrecencias enrojecidas nodulares o papilares, elevándose de la mucosa palatina. A veces se encuentra sobre el reborde y en los surcos bucal o labial (22).

La eliminación se logra mejor con el paciente bajo sedación o analgesia con óxido nitrosooxígeno y anestesia local, usando unidad de electrocirugía totalmente rectificada y un electrodo de asa (fig. 8-17). La profundidad de la resección se hace hasta la submucosa. La profundidad adecuada viene determinada por la ausencia del efecto "de campos de trigo al viento" cuando los tejidos se someten a flujo de aire comprimido. El color gris amarillento de la submucosa es una guía útil para lograr la profundidad adecuada de la resección. Debe evitarse la penetración del periostio para evitar escaras óseas que retrasarían la curación. Se lleva a cabo una biopsia del tejido afectado hacia el final del procedimiento y se envía el tejido al patólogo para confirmar el diagnóstico. (Véase fig. 8-18.)

Se usa una férula palatina recubierta con apósito periodontal especial (3) para reducir al mínimo el sangrado y dolor posoperatorio. Se permite que la férula permanezca en su lugar (excepto para irrigaciones bucales higiénicas) para permitir buen inicio de formación de tejido

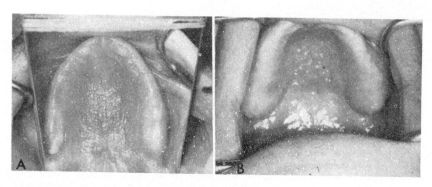

Fig. 8-16. Hiperplasia papilar inflamatoria y reactiva del paladar. *A,* tipo difuso *B,* tipo nodular o polipoide. (De Guernsey, L. H.: Oral Surg. **20:** 814, 1965.)

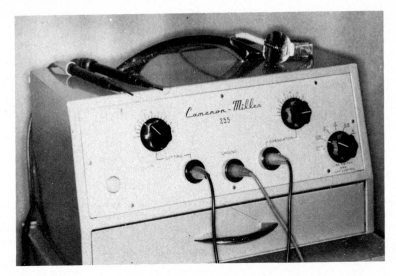

Fig. 8-17. Unidad electroquirúrgica usada para eliminar hiperplasia papilar inflamatoria y reactiva.

de granulación. Se cambia el apósito cada semana bajo anestesia tópica para permitir la curación por granulación y epitelización secundaria.

Posoperatoriamente, el dolor que dura una semana puede ser grave. Se recetará un analgésico narcótico. Puede producirse hemorragia posoperatoria durante cinco a siete días cuando las escaras se ablandan y caen durante la comida o al tomar medidas de higiene bucal. Esto se controla presionando la férula o con una compresa saturada en solución de hipoclorito sódico o anestesiando el paladar adyacente al sitio de he-

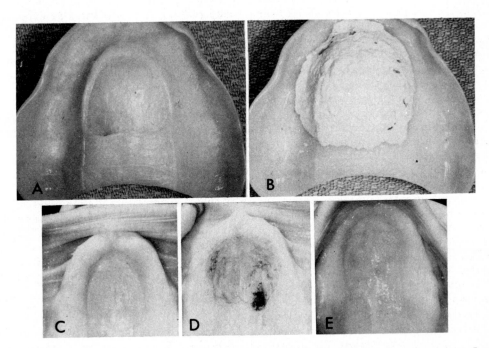

Fig. 8-18. Resumen fotográfico de técnica operatoria. A, notable cámara de relieve en la dentadura postiza. B, taponamiento periodontal de bacitracina cinc antes de insertar después de cirugía. C, hiperplasia reactiva preoperatoria. D, aspecto después de electrocirugía. Las áreas obscurecidas son sitios de biopsia y vasos sangrantes, que han sido cauterizados. E, caso curado. (De Guernsey, L. H.: J. Oral Surg. 20:814, 1965.)

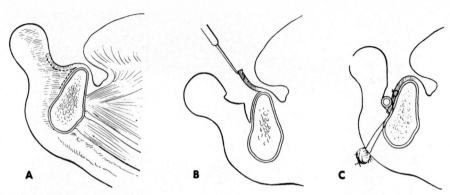

Fig. 8-19. Método de Kazanjian. *A,* se hace la incisión a través de la mucosa de la superficie interna del labio. *B,* se diseca la mucosa hasta formar una base sobre la cresta del reborde alveolar. Se mantiene el colgajo fuera del campo con un instrumento mientras se logra la profundidad del surco con disección supraperióstica. *C,* el colgajo de mucosa se sutura al periostio. Se conserva en sitio una sonda de caucho o polietileno en el fondo del nuevo surco por medio de suturas circulares anudadas alrededor de rollos de algodón. (Vuelto a dibujar de **Kruger,** G. O.: J. Oral Surg. 16:191, 1958.)

morragia, para lograr presión sobre los vasos y efecto vasoconstrictor. Se requieren de tres a cinco semanas de curación antes de iniciar el periodo de construcción de la nueva dentadura.

PROCEDIMIENTOS DE EXTENSION DEL REBORDE

El objetivo de extender un reborde es descubrir quirúrgicamente hueso basal de las mandíbulas volviendo a colocar la mucosa suprayacente, inserciones musculares y músculo en una posición más baja en el maxilar inferior, o más alta en el superior. La ventaja resultante es poder acomodar una aleta mayor de dentadura postiza contribuyendo así a lograr mayor estabilidad y retención de la dentadura.

No todos los casos de atrofia de hueso basal superior o inferior pueden tratarse quirúrgicamente por extensión del surco. Deberá existir hueso alveolar apropiado con suficiente altura restante para permitir la recolocación de los nervios mentonianos y los músculos milohioideo y buccinador en el maxilar inferior. En el maxilar superior, la espina nasal anterior, el cartílago nasal y el borde anteroinferior del molar pueden interferir en la reposición del surco en la parte superior.

A la inversa, no todos los casos requieren vestibuloplastia completa con injerto de piel o mucosa, con descenso del piso de la boca. En muchos casos se obtiene éxito con extensión vestibular anterior a los agujeros mentonianos o con un proceso lingual para reducir las apófisis geni o liberar el músculo milohioideo por detrás en el piso de la boca, lo que bien puede resolver

el problema de falta de estabilidad y retención de la dentadura.

Principios de revisión plástica de tejidos

Se han recomendado muchos procedimientos básicos y bien conocidos para corregir las diversas anomalías bucales encontradas. Sin embargo, habrá que comprender los principios de la revisión plástica de tejido antes de exponer estos procedimientos. Según Ashley (2), son los siguientes:

1. El tejido blando y denudado deberá cubrirse quirúrgicamente con epitelio para evitar contractura posterior.

2. Siempre que no exista tejido local disponible para lograr el resultado final previsto o cubrir el defecto sin tensión, deberá usarse tejido más distante.

3. Al crear una nueva cavidad, deberá darse margen para contractura cuando aquella esté revestida de injerto de tejidos distantes o colgajos locales. La contractura se evita generalmente corrigiendo un exceso de defecto de la cavidad, sin aplicar tensión sobre los tejidos de revestimiento.

4. Cuanto mayor sea el grosor de los injertos de piel, menor será la tendencia a la contractura.

Revisión de la literatura

Kruger (27) en un excelente artículo de revisión en 1958, valoró las técnicas de extensión vestibular de Kanzajian, Clark (11) y Collett (12) y las intervenciones linguales de Trauner (45) y Caldwell (10) (figs. 8-19 a 8-22). Encontró que las principales diferencias de técnica radican en la localización de la incisión, que antes se encontraba sobre la cresta del reborde o en labio y mucosa bucal, y también dependía de que el periostio fuera, o no cortado y retraído. Las técnicas de Clark y Kanzanjian eran más difíciles de lograr que el empuje del grosor total del mucoperiostio hecho por Collett, y sostenido en su nueva posición por la periferia de la dentadura postiza extendida apropiadamente. Al comparar las técnicas de Clark y de Kanzanjian, Kruger concluyó que la colocación de incisión no provocaba gran diferencia en el resultado. En todos los casos había obliteración del nuevo surco artificialmente creado, por contractura desde el fondo, lo que ocurría temprano, generalmente antes de la colocación de la dentadura final. Esto también se confirmó en un estudio realizado por Spengler y Hayward (42), quienes usaron estas técnicas en perros.

Diversos prostodontistas consideraron que la localización de la cicatriz quirúrgica en el surco, en la técnica de Kanzanjian, era útil o perjudicial para la retención de la dentadura postiza.

La siguiente lista enumera los procedimientos de extensión de reborde, con referencias apropiadas de publicaciones que contienen revisiones detalladas. Sólo describiremos en mayor detalle en otra sección del capítulo, las operaciones que han rendido los mejores resultados.

I. Procedimientos para maxilar superior
   A) Intervención bucal
      1. Vestibuloplastia de epitelización secundaria

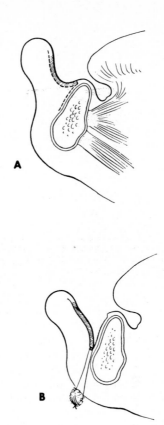

Fig. 8-20. Técnica de Clark. *A*, se hace una incisión ligeramente labial a la cresta del reborde. Se obtiene la profundidad del surco por medio de una disección supraperióstica. La mucosa labial se socava desde el borde de la incisión hasta el borde bermellón. *B*, el colgajo mucósico se mantiene sobre la herida con puntos colocados hasta la superficie de la piel. (De Kruger, G. O.: J. Oral Surg. 16:191, 1958.)

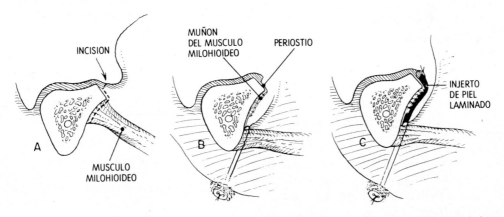

Fig. 8-21. Reposición lingual del músculo milohioideo según la técnica de Trauner. *A*, línea de incisión a través de mucosa y músculo milohioideo. *B*, anclaje del músculo milohioideo al piso de la boca por medio de puntos externos. *C*, el defecto quirúrgico sobre el muñón milohioideo puede cubrirse con injerto laminado o se deja que sane por granulación. (De Goodsell, J. O., and King, D. R.: Abnormalities of the mouth. En Kruger, G. O., editor: Textbook of oral surgery, ed. 3, St. Louis, 1968, The C. V. Mosby Co.)

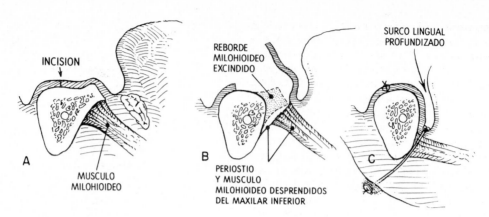

Fig. 8-22. Reposición lingual del músculo milohioideo según la técnica de Caldwell. *A,* línea de incisión. *B,* músculo milohioideo, y periostio desprendidos del maxilar inferior. *C,* sutura y anclaje al piso de la boca. (De Goodsell, J. O., and King, D. R.: Abnormalities of the mouth. En Kruger, G. O., editor: Textbook of oral surgery, ed. 3, St. Louis, 1968, The C. V. Mosby Co.)

a) Disección de grosor total del mucoperiostio–Collett (12)

b) Disección submucósica, periostio intacto–Szaba (44)

Vestibuloplastia submucósica –Obwegeser (34), Yrastorza (48)

3. Vestibuloplastia con injerto de piel del reborde–Weiser (47), Schuchardt (41)

4. Injerto de piel en surco bucal –Esser (15), Guillies (18)

5. Vestibuloplastia con injerto mucósico del reborde –Obwegeser (37), Steinhauser (43)

II. Procedimientos para maxilar inferior
` A) Intervención bucal

1. Disección submucósica, periostio intacto

a) Vestibuloplastia de epitelización secundaria
(1) Incisión en mucosa del labio –Kazanjian (26)
(2) Incisión sobre la cresta del reborde –Clark (11)

b) Vestibuloplastia con injerto de piel en el reborde –Obwegeser (35), McIntosh y Obwegeser (30)

c) Vestibuloplastia con injerto de mucosa –Propper (39), Nabers (31), Hally y O'Steen (32)

2. Disección de grosor total del mucoperiostio

a) Incisión en mucosa labial –Godwin (20)

b) Incisión sobre la cresta del reborde bajando el nervio mentoniano y frenotomía lingual con trasplante del geniogloso –Cooley (14)

c) Injerto de piel del reborde e incisión sobre la cresta del reborde, con eliminación de apófisis geni y reposición de los músculos geniogloso y geniohioideo –Anderson (1)

B) Intervención lingual

1. Disección de submucosa, periostio intacto

a) Epitelización secundaria
(1) Extensión de surco lingual con resección del músculo milohioideo y con o sin injerto cutáneo lingual –Trauner (45)
(2) Descenso del piso de la boca –Trauner (45), Obwegeser (35)
(3) Extensión de reborde sublingual con injerto de mucosa libre –Lewis (29)

2. Disección de grosor total del mucoperiostio

a) Extensión del surco lingual con resección del reborde milohioideo y músculo milohioideo, y cubierta de colgajo lingual sobre el hueso –Obwegeser (36)

b) Extensión del reborde lingual –Caldwell (10)

c) Extensión del surco lingual con injerto libre de piel –Ashley (2)

C) Intervención labiolingual
   1. Intervención submucósica, periostio intacto
      a) Extensión del surco sublingual y bucal anterior con procedimiento de fenestración –Baurmash (4)
      b) Vestibuloplastia con injerto de piel del reborde, combinada con descenso total del piso de la boca –Obwegeser (35)

Procedimientos recomendados

Procedimientos para maxilar superior

VESTIBULOPLASTIA SUBMUCOSICA

Indicaciones. Este procedimiento se aconseja para pacientes con un pequeño reborde clínico y mucosa sana sobre el mismo sin fibrosis submucósica, hiperplasia, ni cicatrización excesivas. Una prueba útil para determinar si existe suficiente mucosa que soporte la extensión del surco es empujar un espejo bucal superiormente en el surco labial. Si el labio superior se invierte o se lleva hacia arriba fuertemente, existe mucosa insuficiente para realizar este tipo de vestibuloplastia. La vestibuloplastia en la submucosa deberá llevarse a cabo en sala de operaciones, con el paciente bajo anestesia general.

Técnica. Los tejidos blandos submucósicos se distienden con solución de anestésico local, usando solución de adrenalina al 1:100 000 para lograr hemostasia y facilitar la disección. Se hace una incisión vertical en la línea media, de la espina nasal a la papila incisiva (fig. 8-23). A partir de esta incisión, se procede a disecar la submucosa distalmente a cada lado (preferiblemente con tijeras Lincoln o Metzenbaum pequeñas), separando los tejidos hacia abajo, hasta

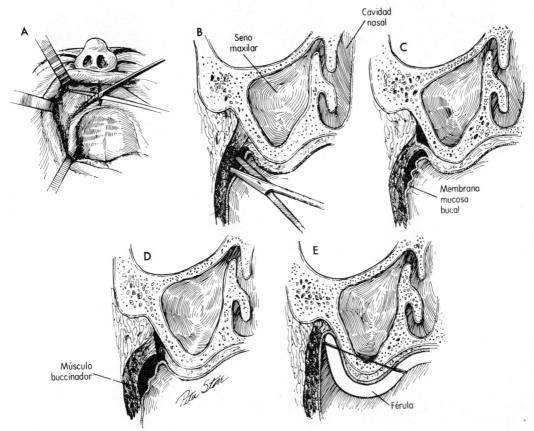

Fig. 8-23. Vestibuloplastia submucosa. *A,* la incisión vertical proporciona acceso para socavar la mucosa y cercenar los músculos de su inserción. *B,* socavado de la membrana mucosa. *C* y *D,* desprendimiento supraperióstico del músculo. *E,* retención de la profundidad del surco con férula acrílica. (Las extremidades del alambre peralveolar deberán doblarse en un orificio cercano.)

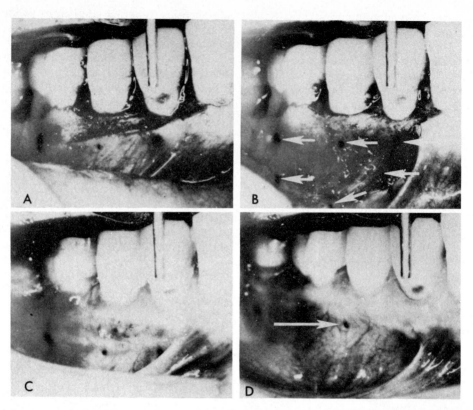

Fig. 8-24. Recidiva de contractura al colocar de nuevo el colgajo apical. *A*, gingivectomía terminada. *B*, disección del colgajo supraperióstico y desplazamiento apical. Observe que los dos grupos de marcas con colorante azul de metileno están bien separados. *C*, curación a las tres semanas. Observe que las dos marcas de colorante se acercan cada vez más al reaparecer la contractura. *D*, curación a las seis semanas, con situación semejante al estado preoperatorio. (Cortesía de Billy M. Pennel; cirujano dentista.)

la cresta del reborde, y hacia arriba hasta restaurar una buena altura vestibular. Si no puede manejarse a ciegas borde enteroinferior del molar en este túnel, puede hacerse otra incisión en el pliegue mucobucal en la raíz del malar permitiendo terminar la disección posteriormente, hacia la región de la tuberosidad.

La siguiente disección libera el tejido conectivo submucósico del periostio. Esto se hace estableciendo un plano supraperióstico y se logra mejor con tijeras curvas. Los tejidos liberados pueden entonces ya sea volver a colocarse superiormente para rellenar un defecto en la fosa del canino, o resecarse. La espina nasal anterior, si es prominente o si interfiere en el asentamiento de la dentadura postiza, se interviene con la misma incisión vertical y se reseca con un osteótomo. Las incisiones se cierran con Dexon núm. 3-0. La periferia de la dentadura del paciente se extiende con compuesto dental y gutaforma hasta la nueva altura vestibular. Se drena entonces el exceso de sangre en el túnel para evitar formación de hematoma. La férula se fija al maxilar superior con alambres perialveolares o suturas de nilón. El soporte se retira una semana después, en cuyo momento se hacen las impresiones para revestir inmediatamente la dentadura.

VESTIBULOPLASTIA DE EPITELIZACION SECUNDARIA

Indicaciones. Según McIntosh y Obwegeser (30), la vestibuloplastia de epitelización secundaria es el procedimiento de elección en pacientes con cicatrización excesiva o épulis de fisura en el surco, o que poseen cubierta de mucosa de buena calidad disponible, pero sin altura suficiente.

La vestibuloplastia de epitelización secundaria requiere disección supraperióstica de la mucosa para formar un colgajo (similar a un colgajo mucósico periodontal para procedimiento de retracción) y su reposición hacia arriba suturando el colgajo en posición alta al periostio. Se permite que el periostio expuesto granule y reepitelice sin beneficiarse con recubrimiento de una dentadura postiza (fig. 8-24).

Neidhardt (32) estudió un buen número de casos en los cuales se usó esta técnica y encontró que 50 por 100 de los casos de maxilar superior recaían a los tres años. Esta ocurrencia de recaída puede alcanzar de 80 a 95 por 100 en pacientes sometidos a esta cirugía en el maxilar inferior, y es la razón por la que se usan injertos de mucosa o piel para sostener los músculos colocados en su nueva posición para lograr una frecuencia particular de contractura de 20 a 30 por 100 menor y más aceptable.

Los injertos de mucosa libres, trasplantados de un sitio de la cavidad bucal a otro no son nuevos. Muchos autores han aconsejado su uso para problemas quirúrgicos específicos (6, 24, 29, 39, 43). Según mi experiencia con pacientes afectados por heridas de guerra en el maxilar superior, que provocan cicatrización excesiva y pérdida de substancia, he encontrado que es mejor substituir el tejido perdido por tejido similar siempre que sea posible. De manera similar, Steinhauser (43) ha señalado que la vestibuloplastia de extensión con injerto cutáneo en el maxilar superior ha resultado insatisfactoria para lograr retención de la dentadura postiza, por lo que recomienda en vez de ello hacer injertos libres de la mucosa de la mejilla, que proporcionan mucosa vestibular autóctona que favorece la adhesión de la dentadura. Aunque yo concuerdo con Steinhauser, he encontrado que la mucosa masticatoria que soporta tensiones, similar a la encía adherida, es superior. Esta mucosa puede fácilmente obtenerse del recubrimiento del paladar duro. La mucosa palatina es un tejido ideal para soportar tensiones, por estar queratinizada, y por lo tanto es el trasplante tisular preferido

para el maxilar superior, cuando se requiera mayor altura vestibular.

VESTIBULOPLASTIA DE INJERTO DE MUCOSA BUCAL

Técnica. Esto es generalmente una operación con anestesia general en la sala de operaciones del hospital, aunque naturalmente puede hacerse un injerto localizado y de corta duración en el consultorio (fig. 8-25).

La preparación del lecho recipiente comprende infiltración de la submucosa con lidocaína al 2 por 100 y solución de adrenalina al 1/100 000, para distender los tejidos, proporcionar hemostasia y facilitar la disección. Se hace la incisión a través de la mucosa en la unión de la mucosa adherida con la libre, de un cojín malar al otro. Se desarrolla un colgajo supraperióstico por disección cortante. Se lleva hacia arriba y hacia afuera, de la fosa canina a la región del nervio suborbitario. En posición anterior en la línea media, la disección llega a la abertura piriforme, sin perforar la mucosa nasal. Si la espina nasal anterior es prominente, se elimina, como mencionábamos anteriormente.

El margen del colgajo liberado se sutura por arriba al periostio con Dexon núm. 4-0 para delinear la nueva altura vestibular. Esto normalmente terminaría el procedimiento en una vestibuloplastia de epitelización secundaria, pero colocar una dentadura sobre este tejido cruento tiende a acelerar la granulación secundaria y contribuye a la recaída. Como mencionábamos anteriormente, para evitar recaída, el operador puede usar injertos de mucosa para asegurar el colgajo en su nueva posición.

El procedimiento para obtener el injerto de mucosa donador es el siguiente: se mide el tamaño de la mucosa donadora sobre el lugar reci-

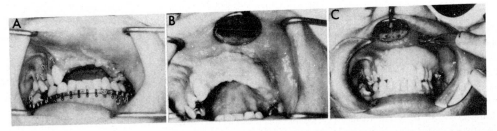

Fig. 8-25. Extensión de reborde de maxilar superior para restaurar el vestíbulo perdido por lesión de arma de fuego. *A,* aspecto preoperatorio del vestíbulo cicatrizado. *B,* injerto de mucosa, que sanó tres meses después de la operación. *C,* prótesis final en su lugar. Observe la aleta adecuada para sostener el labio. (De Guernsey, L. H.: Dent. Clin. N. Amer. 15:459, 1971.)

piente, usando hoja de estaño esterilizada. La hoja se adapta al paladar, previamente inyectado con lidocaína al 2 por 100 y adrenalina al 1/100 000 para lograr hemostasia. Se corta el contorno del injerto hasta la submucosa, pero sobre el periostio. La disección submucósica se inicia movilizando una extremidad del injerto con un bisturí y manteniéndolo bajo tensión con un gancho. Cuando el injerto está bien movilizado, se procede rápidamente a extraer mucosa, usando bisturíes periodontales y tijeras de estrabismo. Se corta el injerto en su base y se conserva en una compresa humedecida con solución salina fisiológica. La hemostasia del lecho vascular es la primera consideración a tomar después de extraer mucosa donante, ya que el paladar contiene muchos vasos. Esto se logra con electrocauterización y suturas, según sea indicado. Se prueba el ajuste de una tablilla palatina preparada anteriormente o de una dentadura postiza con periferia extendida.

Después de probar y medir el injerto para cubrir el lecho recipiente, especialmente en la altura del surco extendido, se recorta y se fija al periostio con Dermalon núm. 6.0 cuando se haya logrado meticulosamente la hemostasia. Esta es la parte más delicada y más larga de la operación. Si el lecho recipiente presenta tendencia a rezumar, se colocan puntos de colchonero horizontales en la parte media del injerto para mantenerlo en su lugar. El injerto se cubre después con una férula acrílica revestida de compuesto dental y gutaforma, y se fija al maxilar superior con alambres perialveolares o suturas de nilón. Con este método se producen a veces áreas de necrosis localizada debidas a presión excesiva sobre el injerto. A menos de poder lograr alivio apropiado en el soporte se recomienda suturar el injerto y cubrirlo con cianoacrilato isobutílico.

Cuidados posoperatorios y secuelas. La férula permanece intacta durante siete días, después de este periodo se extrae para comprobar la curación del lugar donador y la viabilidad del injerto. La mucosa estará cubierta por un coágulo blanco de células de descamación que al lavarse o frotarse suavemente caería dejando superficie granulosa hemorrágica. Esto es normal y es evidencia de la viabilidad del injerto. En menos de dos semanas, el injerto tomará nuevamente aspecto de mucosa normal. El paciente lleva la férula como una dentadura postiza durante el periodo de curación. Se toma una impresión en cera blanda en cuanto la curación lo permita, y la férula se reviste con acrílico, según

sea necesario. Es importante no extender en exceso sino más bien en defecto la periferia, entre 1 y 2 mm, porque esto reduce las granulaciones que son causa de recaída por contractura. Se produce una contractura inicial del 20 al 30 por 100 en la periferia entera del vestíbulo durante la curación inicial. Por esta razón se corrige en exceso todo caso posible. Puede hacerse una prótesis final aproximadamente cuatro semanas después de injertar.

Procedimientos para maxilar inferior

VESTIBULOPLASTIA CON INJERTO DE MUCOSA BUCAL

La vestibuloplastia con injerto de mucosa bucal es el procedimiento preferido en pacientes gravemente traumatizados o con lesiones por avulsión en quienes el surco ha desaparecido totalmente debido a cicatrización o a procedimientos reconstructivos con injertos óseos. Pueden realizarse en el consultorio pequeños injertos localizados, usando anestesia local. Sin embargo, como muchos pacientes afectados por este problema requieren diversos grados de extensa disección, la operación deberá realizarse en la sala de operaciones del hospital, usando anestesia general.

Indicaciones. Este procedimiento está indicado en pacientes con surco obliterado por altas inserciones musculares, extensa cicatrización local, extensa atrofia ósea del maxilar inferior con los nervios mentonianos emergiendo en la cresta del reborde, o con extensión del surco normal de canino a canino, resultado de pérdida dental prematura causada por enfermedad periodontal.

Técnica. El procedimiento es igual al del injerto de mucosa del maxilar superior, excepto en la manera de tratar el surco lingual, que expondremos detalladamente en la siguiente sección, sobre vestibuloplastia con injerto de piel bucal. El procedimiento se asemeja al método recomendado por McIntosh y Obwegeser (30), excepto en que se realiza en un área localizada (figura 8-26).

Uso de férulas. Se usa una férula palatina completa de acrílico para cubrir el lugar donador en el paladar. Para el maxilar inferior, de modo especial el parcialmente desdentado, se usa una férula sobreextendida con relieve sobre el nervio mentoniano. La férula se usa para tomar una impresión compuesta del vestíbulo extendido, y se alivia para acomodar un revestimiento de gutaforma. Se sutura el injerto en su lugar al igual que en el procedimiento para maxilar superior, se inserta la férula sobre el injerto, y se inmoviliza con puntos de sutura con Mersilene o Tevdek núm. 2-0, colocados circunferencialmente alrededor de hueso y férula. Esto reduce al mínimo la necrosis por presión del injerto, producida por exceso de presión de la ligadura circular.

Cuidado posoperatorio. Ambas férulas se retiran a los siete días, y se revisan la curación del sitio donador y la viabilidad del injerto. Si la férula palatina estaba recubierta con apósito periodontal, se cambia semanalmente para permitir que el proceso de granulación siga su curso libre de trastornos. Ahora se reviste la férula para maxilar inferior, se extiende a 1 ó 2 mm en la periferia, y se lleva como dentadura postiza temporal. En casos de maxilar inferior, se requiere curso posoperatorio muy vigilado para evitar puntos de presión y granulaciones que predispondrían a recaída por contracción. A las tres o cuatro semanas puede iniciarse la construcción de la dentadura definitiva.

VESTIBULOPLASTIA CON INJERTO DE PIEL BUCAL Y DESCENSO COMPLETO DEL PISO DE LA BOCA

Aunque yo prefiero usar injertos de trasplante de mucosa libre en mis casos de vestibuloplastia, por tener la mucosa ventajas definidas sobre la piel, no siempre puede conseguirse suficiente mucosa palatina para cubrir toda el área del surco extendido. (Ahora se está investigando un sistema de formar cubos con la mucosa donadora o usar delgadas tiras de mucosa en la periferia a intervalos medidos, o una combinación de ambas técnicas.) Para pacientes que necesiten grandes injertos es necesario usar piel de un área sin vello, como la parte interna del muslo, región de las nalgas, y parte externa del abdomen.

Indicaciones. Estas incluyen maxilar inferior atrófico pero no demasiado delgado, con buccinador, frenillo e inserciones milohioideos altos, cubiertos por mucosa no queratinizante, delgada, atrófica y móvil. Además, el suelo de la boca sobresale hacia arriba para desplazar la aleta lingual de la dentadura. El paciente típico es aquel con boca ulcerada a causa de la dentadura postiza, y con antecedentes de incapacidad de mover o retener una dentadura postiza inferior total, en situaciones de tensión funcional.

Selección de casos. Con esta cirugía, más que con ninguna otra de las que se exponen, es obligatorio seleccionar el caso y asesorar respecto a las secuelas probables. Deberán explicarse a fondo y con antelación las secuelas de hiperestesia, parestesia, o anestesia del nervio mentoniano, unidas a disfagia grave y dolor al deglutir que se asocia a operaciones realizadas en el suelo de la boca. Debe entenderse la necesidad de llevar una férula fijada al maxilar inferior durante una semana. El lugar donador deberá requerir cuidado especial hasta que caiga el apósito

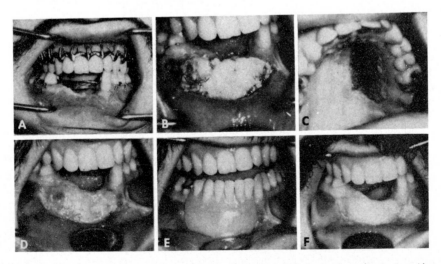

Fig. 8-26. Injerto de mucosa palatina para extender un vestíbulo anteroinferior inadecuado. *A,* situación preoperatoria como resultado de lesión por fragmento de mortero. *B,* el injerto en el séptimo día del posoperatorio, después de quitar la férula. *C,* Granulaciones del sitio donador en paladar una semana después de operar. *D,* curación del injerto a las dos semanas. *E,* prótesis dental final. *F,* aspecto de la mucosa injertada ocho meses después. (De Guernsey, L. H.: Dent. Clin. N. Amer. 15:459, 1971.)

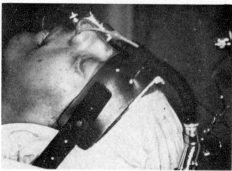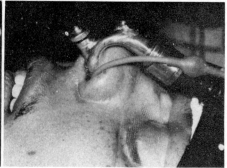

Fig. 8-27. Técnica de anestesia general de perfil inclinado con sondas de extensión a la máquina de anestesia, lo que permite al cirujano operar en el suelo de la boca desde una posición a la cabecera de la mesa de operaciones.

de gasa de malla fina, tres a cinco semanas después de la cirugía, y que la piel nueva cubra el sitio donador.

Planeación preoperatoria. Después de asesorar al paciente y estudiarlo, se hace un estudio radiográfico completo del maxilar inferior, para asegurarse del tamaño y la forma del hueso basal, la posición de los agujeros mentonianos y la presencia y la ausencia de rebordes afilados. Se usa una impresión compuesta sobreextendida para vaciar un modelo de maxilar inferior, sobre el cual se hace una bandera acrílica sobreextendida que sobrepase, sin tocarla, la región del nervio mentoniano y en la cual se angosta un alambre en forma de U que se usará como mango durante la toma de impresión al operar.

El día anterior a la cirugía se estima el tipo de sangre del paciente y se hacen pruebas de compatibilidad cruzada para tener dos unidades de sangre completas disponibles. Se administran la noche antes de la cirugía, y dos veces el día de la operación el corticosteroide dexametasona (Decadron), 4 mg intramuscularmente. Entonces se disminuye la dexametasona a 2 mg dos veces al día, luego a 1 mg dos veces al día, y después se suspende, en el tercer día del periodo posoperatorio. Esta combinación disminuirá materialmente los edemas y la probabilidad de infección posoperatoria, que podría representar una amenaza para vías aéreas.

Esto obviamente es una operación mayor, y sólo podrá realizarse bajo anestesia general y en sala de operaciones. Se facilita enormemente con una técnica de anestesia general endotraqueal y de inclinado perfil con la que el anestesista está al nivel del muslo del paciente. Esto permite la colocación especial de lienzos de campo en la cabeza y que el equipo de cirugía

bucal permanezca alrededor de la cabeza del paciente, cuando se opera en el suelo de la boca (fig. 8-27).

Técnica. La operación comprende los siguientes procedimientos.

Procedimiento para piel donadora. Se prepara el área de la parte externa del muslo y se colocan los lienzos de campo. Se obtiene una porción de piel de 4 × 10 cm, laminado de 0.49 a 0.625 cm con un dermátomo Brown o Padgett. Se conserva la piel, hasta necesitarla en gasa de malla fina humedecida con solución salina fisiológica. En el sitio donador se coloca inmediatamente un apósito de gasa de malla fina y se cubre con un apósito de presión temporal durante el resto de la operación. Se reducirá al mínimo el cuidado posoperatorio del sitio donador al exponerse éste a una lámpara de calor seco en el periodo posoperatorio inmediato. Esto dará por resultado un sitio donador seco, con pérdida de apósito a las dos o tres semanas, al producirse reepitelización bajo éste.

Procedimiento en el suelo de la boca. Se infiltra lidocaína al 2 por 100 con adrenalina al 1/100 000 inmediatamente por debajo de la mucosa lingual hasta el maxilar inferior, para hinchar el tejido y lograr vasoconstricción. Se hace una incisión en la mucosa exactamente por dentro de la cresta del reborde, de un cojín retromolar al otro. Se retrae vigorosamente la lengua hacia afuera con un hisopo, para poner en tensión el músculo milohioideo. Esto facilita la disección. Alternando disección cortante y roma pueden hacerse protruir las fibras musculosas en la incisión. Se pasan pinzas de hemostasia Kelly curvas bajo el músculo, que se corta con tijeras cerca del maxilar inferior sin lesionar el periostio ni el nervio lingual en la porción posterior de la incisión. La disección restante de la pared faríngea externa a la inserción del geniogloso es roma, se hace con el dedo enguantado. Se realiza disección similar en el otro lado, en ángulo con el área de la sínfisis. En la línea media se seccionan las fibras externas y superiores del músculo geniogloso pero el fascículo muscular inferior se deja intacto para sostener la lengua. Aunque Obwegeser (36) ha advertido en contra de cortar los músculos milohioideo y geniogloso-geniohioideo, debido a la pérdida total del control de la lengua y a la dificultad para deglutir resultantes, una modificación sugerida por Anderson y colaboradores (1) (fig. 8-28), ha resuelto este problema cuando las apófisis geni son especialmente altas o grandes.

El periostio sobre la apófisis geni se corta verticalmente, y se identifican las inserciones musculares. Se anuda un catgut crómico núm. 2-0 al fascículo que servirá como sutura de tracción. El fascículo se corta desde la inserción. Las apófisis geni se reducen con mazo y osteótomo. El periostio se cierra con material de sutura crómico.

Cuando el injerto de piel, que está pegado a la férula, se inserta más tarde, se coloca un punto de sutura circular con Tevdek núm. 3-0 en la línea media para que sostenga la férula. La sutura de tracción con material crómico se anuda por debajo de un nudo colocado en la sutura circular, permitiendo así que el fascículo se desplace hacia abajo, y que después se mantenga en su lugar al anudar la sutura circular sobre la férula.

Procedimiento de preparación del reborde e injerto de piel. El lado externo de la mucosa del maxilar inferior se infiltra con lidocaína para distender este tejido y proporcionar hemostasia. Se hace una incisión superficial en la mucosa de un cojín retromolar al otro, exactamente por fuera de la cresta del reborde. Se hacen posteriormente dos incisiones externas relajantes. A través de estas incisiones se desarrolla un colgajo supraperióstico hacia afuera y hacia abajo, deteniéndose poco antes de la línea oblicua externa. La disección en la región del nervio mentoniano es meticulosa, para identificar y disecar estos importantes nervios. Si se necesita hacer descender el agujero (lo que es determinado por la presencia del agujero en la cresta del reborde) para eliminar la presión sobre el nervio que podría esperarse bajo el injerto de piel, entonces se retrae el nervio con un gancho romo mientras se hace descender el agujero perforando en el hueso con fresa redonda núm. 6.

El surco anterior entre los agujeros mentonianos se diseca hacia los lados y hacia abajo, lo suficiente para cercenar parte de los músculos canino y del mentón, pero no su totalidad. Si estos músculos se cercenan completamente, el paciente mostraría después labio inferior de aspecto fláccido.

Se lleva a cabo el mismo procedimiento en el otro lado del maxilar inferior.

Técnica de sutura especial. Los bordes liberados de la mucosa obtenidos por medio de las disecciones de colgajo lingual y bucal, necesitan volver a colocarse y estabilizarse en su posición más inferior. Esto se lleva a cabo con ocho puntos de sutura con Mersilene o Tevdek núm. 2-0, cuidadosamente colocados en cabestrillo bajo el maxilar inferior (fig. 8-29). Se pasan ocho puntos (cuatro a cada lado de la línea media con el primero a 1 cm de ésta) cerca del fascículo genioglósico a través de la mucosa del colgajo lingual, y se sujetan con pinzas de hemostasia. Empezando del lado externo hacia la línea media, se pasa una lezna desde la piel que queda bajo el maxilar inferior hacia el suelo de la boca; se enhebran ambos cabos del punto de sutura en el ojo de la lezna que se lleva al borde inferior del maxilar inferior, entonces se pasa bucalmente al vestíbulo, donde se quita un cabo del ojo de la lezna. El cabo restante se pasa entonces a través de la mucosa del colgajo bucal con la lezna y se saca del ojo de ésta, que se quita. Esto termina la colocación de una sutura en hamaca simple. El material de sutura se vuelve a sujetar con pinzas de hemostasia. Se usan leznas separadas, y se aplican y sujetan los puntos restantes.

Se anuda sobre un punto que se quitará sólo tirando de él hacia afuera, con seda negra núm. 2-0 colocado en forma laxa en el surco lingual, y enhebrado bajo todos los puntos en hamaca. Esto facilitará quitarlos a los siete días. Esta etapa puede omitirse si se usa material resorbible Dexon núm. 2 en vez de Mersilene o Tevdek núm. 2. Los puntos en hamaca se someten a tensión alternando la tracción en cada cabo del material de sutura. Se tiran los tejidos bucal y lingual hacia abajo, bajo el maxilar inferior, profundizando así los vestíbulos bucal y lingual. Entonces se eliminan con tijeras tejido fibroso excesivo, inserciones musculares, y tejido cicatrizado gingival, teniendo cuidado de no perforar el periostio.

Impresión del sitio recipiente. La bandeja acrílica transparente se llena con compuesto dental rojo y blando, y se toma una impresión del reborde extendido, manteniendo corta la aleta lingual, puesto que no se colocará injerto de piel en esta área socavada. Se desprende el compuesto con cuidado, se recorta y se flamea hasta que el ajus-

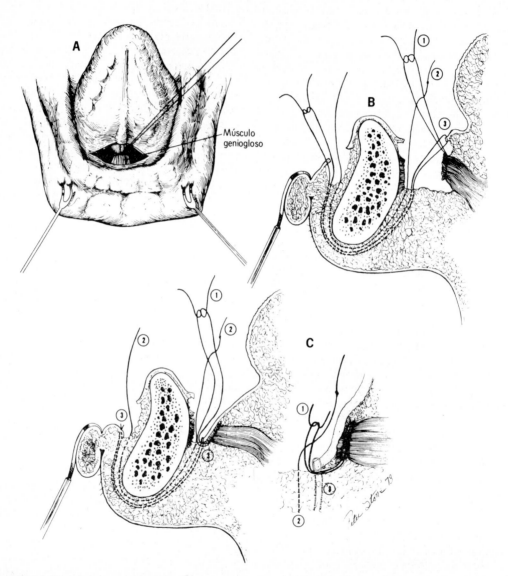

Músculo
geniogloso

Fig. 8-28. Modificaciones sugeridas por Anderson y colaboradores (1), para reposición inferior de los músculos geniogloso y geniohioideo mientras se lleva a cabo el procedimiento de injerto cutáneo del reborde y de descenso completo del suelo de la boca. *A*, punto de tracción. *B*, material de sutura formando lazada alrededor del geniogloso, usado para reposición de la inserción muscular: *1*, punto de tracción, *2*, punto por debajo del maxilar inferior con nudo, *3*, punto en hamaca para vestibuloplastia. *C*, punto en hamaca anudado para colocar en posición los bordes de la mucosa. El punto de tracción (1) se ata incluyendo el punto anudado que pasa por debajo del maxilar inferior (2). Se corta un cabo del punto de tracción; el otro se anuda al cabo labial del punto que pasa por debajo del maxilar inferior. *D*, punto que pasa por debajo del maxilar inferior al ser anudado alrededor de la férula. Observe que el nudo en el hilo 2 se ha halado hacia abajo para lograr la reposición de los músculos cercenados. *E*, ulteriormente se quitan los puntos que pasan bajo el maxilar inferior.

te sea satisfactorio, y se refina más revistiendo la impresión con gutaforma de bajo punto de fusión. En la impresión se aplica algún adhesivo para piel (como mastique de caucho o un compuesto que contenga partes iguales de cemento para dermátomo y éter), y se deja que seque durante un minuto cuando menos.

La piel se coloca entonces en la férula (el lado epitelial contra el adhesivo) y con masaje se coloca en su lugar, con aplicadores de punta de algodón humedecidos. Se recorta el exceso de piel en la periferia.

Preparación final del lecho receptor. Mientras el cirujano coloca la piel en la férula, un asistente obtiene hemostasia cuidadosa del lecho gracias a la electrocauterización de los vasos sangrantes, presión y aplicación de agua helada. Cuando la hemostasia es satisfactoria, la férula que contiene la piel se coloca sobre el sitio receptor y se mantiene con dos puntos de sutura circulares con Mersilene o Tevdek núm. 2-0 (una anterior y la otra posterior al agujero mentoniano) anudadas circularmente sobre la férula. Esto termina el procedimiento, excepto por un apósito superficial sobre las heridas provocadas en la piel por la lezna.

Curso posoperatorio. Edema e inflamación posoperatorios inmediatos, se controlan con dexametasona, apósitos de hielo al área, y evitando alimentación por vía bucal hasta que la inflamación sea menos dolorosa. La alimentación con líquidos claros por vía bucal se inicia generalmente a las 24 h, progresando a un dieta líquida dental completa alta en calorías y proteínas.

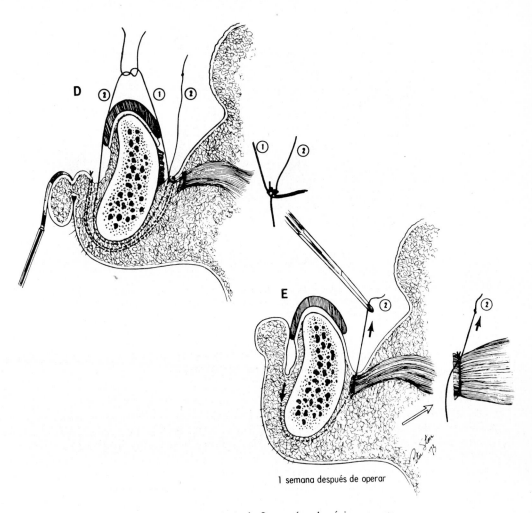

1 semana después de operar

Fig. 8-28. Para el pie de figura véase la página opuesta.

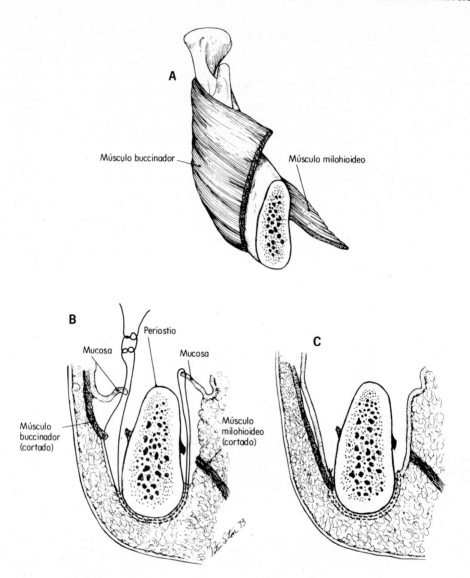

Fig. 8-29. Colocación de puntos de sutura especiales en "hamaca". *A,* Aspecto preoperatorio. *B,* ilustración esquemática de colocación de puntos de sutura. *C,* puntos anudados, que logran reposición inferior del suelo de la boca. (*B* y *C* adaptadas de Guernsey, L. H.: Dent. Clin. N. Amer. **15:**459, 1971.)

La férula se retira a los siete días, para comprobar la viabilidad del injerto y para recortar el exceso de piel que no haya prendido. Se proporciona cuidado protético inmediato volviendo a revestir las antiguas dentaduras y realzando la periferia, hasta poco antes de la nueva extensión del surco, en cuando menos 1 a 2 mm. Estas dentaduras pueden llevarse hasta tres meses bajo estrecha supervisión, para evitar que se formen puntos de presión o granulaciones o ambas cosas (fig. 8-30). Después de este periodo podrá fabricarse el tipo final de dentadura.

PROCEDIMIENTOS PARA AUMENTAR EL REBORDE

En casos en que la atrofia o lesión de los maxilares ha sido tal, que aunque se ha logrado extensión de reborde máxima por medio de sulcoplastia, el reborde sea aún inadecuado para dar margen a una dentadura funcional, habrá de pensarse en realizar procedimientos que aumenten el reborde. Esta área de la cirugía preprotética ha recibido poca atención por parte de los cirujanos, posiblemente porque no parecía existir operación alguna que fuera eficaz para aumentar el reborde usando algún método estéril extrabucal de inserción. Como la penetración a la cavidad bucal durante el procedimiento estaba casi condenada al fracaso, pocos cirujanos o pacientes se sentían dispuestos a tomar este riesgo para aumentar electivamente el maxilar inferior. Este método de tratamiento no fue aceptado hasta la llegada de los antibióticos, y de informes tempranos en la literatura sobre injertos óseos perbucales satisfactorios (13, 17).

Tradicionalmente se han usado para aumentar los maxilares la cresta del hueso iliaco y las costillas, pero más recientemente Boyne (8) ha descrito un método de regeneración ósea en que se usa una bandeja de malla de vitalio conteniendo médula de hueso hemopoyético, incluido en un filtro Millipore reforzado con nilón. El filtro parece favorecer la generación ósea en el lugar quirúrgico por exclusión de elementos celulares de tejido conectivo del defecto en donde se desee curación ósea. Este método ha sido útil al hacer injertos óseos de pérdida de substancia, especialmente en la región de la sínfisis, y ahora se está probando clínicamente en pacientes como medida para aumentar el reborde.

Blackstone y Parker (42) han usado injertos de cartílago, aorta y hueso, deshidratados y congelados, en perros, para restaurar rebordes atróficos. Se ha usado gran variedad de materiales aloplásticos que varían desde la malla de tantalio hasta los plásticos de silicona para restaurar porciones del cuerpo humano perdidas por atrofia, traumatismo, o procedimientos quirúrgicos radicales (5, 9, 16, 25, 40). En general, estos materiales no dan buen resultado cuando se colocan bajo tensión funcional, con excepción del hueso autógeno.

Para aumento de reborde quirúrgico, yo prefiero la cresta iliaca. Aunque una costilla escotada puede fácilmente contornearse para lograr el arco del maxilar inferior, en este tipo de cirugía de aumento puede preverse hasta 50 por 100 de pérdida por contracción. Mi experiencia con injerto de hueso iliaco esponjoso solo e injertos seccionales de iliaco cortical esponjoso, introducidos perbucalmente, con inmovilización apropiada del injerto, muestran curación excelente, incluso en caso de alguna dehiscencia de incisión. Vale la pena hacer notar que se tienen los mejores resultados si el maxilar inferior aumentado no se somete a tensiones, mediante uso de dentadura postiza o procedimiento de vestibuloplastia, durante cuando menos cuatro meses después del injerto. Esto deja tiempo para que se forme una excelente capa de hueso cortical en el lugar del injerto.

Técnica. Después de inocular lidocaína al 2 por 100 con adrenalina al 1/100 000 para lograr hemostasia, se hace una incisión en la cresta del reborde de un cojín retromolar al otro, teniendo cuidado de no cortar los nervios mentonianos en caso de emerger éstos en posición alta sobre la cresta. Se refleja un colgajo mucoperióstico de espesor total. Los nervios mentonianos, se identifican y se liberan al entrar al labio, para reducir la tensión sobre estos nervios durante la retracción al mínimo. Si va a ejercerse presión sobre el

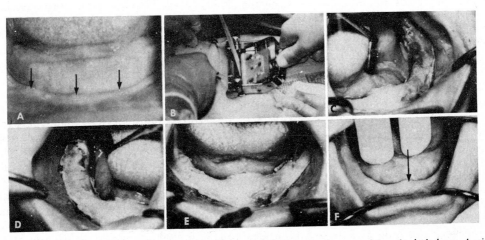

Fig. 8-30. Extensión del reborde de maxilar inferior con injerto de piel y descenso del suelo de la boca. *A,* situación preoperatoria. *B,* se obtiene injerto de piel laminado con dermátomo de Brown. *C a E,* aspecto del injerto de piel una semana después de la operación. *F,* injerto de piel curado y vestíbulo lingual y labial extendido dos meses después de la operación. (De Guernsey, L. H.: Dent. Clin. N. Amer. **15**:459, 1971.)

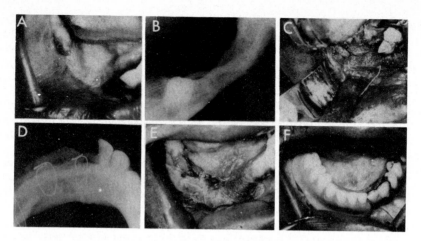

Fig. 8-31. Aumento de reborde con injerto óseo de la cresta iliaca. *A*, situación preoperatoria, pérdida de hueso alveolar después de lesión por arma de fuego. *B*, radiografía del alveolo deficiente. *C*, injerto óseo fijado con alambre en su lugar por medio de intervención perbucal con cierre de sutura. *D*, radiografía del aumento en el injerto óseo. *E*, aspecto de la vestibuloplastia con extensión del reborde por injerto de piel después de una semana. *F*, prótesis final.

nervio por el injerto óseo de aumento, los agujeros mentonianos se hacen descender al igual que en vestibuloplastia con injerto de piel.

Mientras se está preparando el lugar del injerto bucal otro equipo quirúrgico obtiene un injerto de hueso esponjoso, del tamaño adecuado, de la tabla interna del iliaco (19). El adulto promedio puede fácilmente proporcionar un bloque de injerto de 8 × 3 cm, y aproximadamente 25 a 30 ml de médula esponjosa para depositarla en las articulaciones de los segmentos del injerto.

Después de exponer el maxilar inferior, en la cavidad bucal, se desprende ampliamente el mucoperiostio en el lado bucal. Se corta la inserción del músculo milohioideo en el sitio lingual para liberar el tejido lo suficiente, y poder cerrar sobre el injerto. Puede lograrse mayor relajación tisular cortando la suspensión del periostio intacto tan abajo como sea posible, cerca del borde inferior del maxilar inferior, y disecando aún más el colgajo. Puede hacerse una técnica similar de aumento óseo en maxilar superior atrófico, teniendo especial cuidado durante el socavado del tejido para cerrar y así evitar entrar en la cavidad nasal.

Técnica de injerto óseo. Se secciona el bloque para injerto de la cresta iliaca en piezas de 1 a 1.5 cm de anchura con una sierra Stryker oscilante. Se prueba el ajuste de éstas y se contornean según sea necesario; la corteza se adelgaza pero no se quita completamente, y se hacen fenestraciones en la corteza del maxilar inferior, te-

niendo cuidado de no penetrar en el conducto dentario inferior. Las piezas individuales se escotan, se rayan, se doblan en caso necesario, y se fijan con una técnica circular transósea combinada (fig. 8-31). En caso de maxilar inferior gravemente atrofiado un alambre circular puede erosionar a través de la corteza, provocando fractura yatrógena.

Los fragmentos, generalmente tres, se fijan al maxilar inferior huésped. Se taponan con médula esponjosa los intersticios bajo el injerto y alrededor de las uniones ensambladas para lograr buen contacto óseo entre injerto y hueso huésped, así como para dar forma de U al reborde aumentado.

El cierre se logra con suturas de colchonero horizontales y continuas con Dexon núm. 3-0, teniendo especial cuidado de no cerrar los tejidos, bajo tensión. Los puntos interrumpidos refuerzan la incisión para cierre a prueba de agua.

Como todos los procedimientos del piso de la boca son propensos a provocar edema e inflamación importantes, a estos pacientes se les somete al mismo régimen de antibióticos y corticosteroides que a los pacientes sometidos a vestibuloplastia con injerto cutáneo.

Curso posoperatorio. Si se ha logrado cierre meticuloso, libre de tensión la incisión sanará sin dificultades. En varios casos de heridas de guerra en los que había cicatrización extensa, la incisión presentó dehiscencia para exponer pequeños fragmentos de hueso o alambre. En hueso expuesto, pueden lograrse buenos resultados permitiendo que la espícula ósea se secuestre o extrayéndola con pinzas de gubia, mientras se irriga la herida con 9-aminoacridina y solución salina normal. En casos de alambre expuesto, es necesario extraer éste, generalmente antes de irrigar, y la granulación secundaria logrará cubrir el injerto. En todos los casos, el paciente no estará listo para la inserción de la prótesis final hasta que se hayan dejado transcurrir de cuatro a seis meses, para la curación, y se haya hecho vestibuloplastia de extensión con injerto de mucosa o piel.

CONCLUSION

La magnitud de los procedimientos de extensión del surco y aumento del reborde, combinados con la molestia que sentirá el paciente, no deberán usarse como excusa para negar a éste los beneficios de la cirugía preprotética. Los pacientes que han sufrido dolor o vergüenza por una dentadura móvil y mal ajustada durante años, se sienten muy agradecidos cuando se corrigen estos defectos y se restaura el uso satisfactorio de la dentadura postiza.

BIBLIOGRAFIA

1. Anderson, J. O., Benson, D., and Waite, D. E.: Intraoral skin grafts, an aid to alveolar ridge extension, J. Oral Surg. **27**:427, 1969.
2. Ashley, F. N., Schwartz, A. N., and Dryden, M. F.: A modified technic for creating a lower lingual sulcus, Plast. Reconstr. Surg. **22**:204, 1953.
3. Baer, P., Sumner, C., and Scigliano, J.: Studies on hydrogenated fat-zinc bacitracin periodontal dressing, J. Oral Surg. **13**:494, 1960.
4. Baurmash, H., Mandel, L., and Strelioff, M.: Mandibular sulcus extension—a new technic, preliminary report, J. Oral Surg. **20**:390, 1962.
5. Bellinger, D. H.: Preliminary report on the use of tantalum in maxillofacial and oral surgery, J. Oral Surg. **5**:108, 1947.
6. Bjorn, H.: Free transplantation of gingiva propria, Sveriges Tandlukarforbunck Tidung. **22**:684, 1963.
7. Blackstone, C. H., and Parker, M. L.: Rebuilding of resorbed alveolar ridge, J. Oral Surg. **14**:45, 1956.
8. Boyne, P. J.: Restoration of alveolar ridges by intramandibular transposition osseous grafting, J. Oral Surg. **26**:569, 1968.
9. Brown, J. B., Tryer, M. B., and Lu, M.: Polyvinyl and silicone compounds as subcutaneous prostheses, Arch. Surg. **68**:744, 1954.
10. Caldwell, J.: Lingual ridge extension, J. Oral Surg. **13**:287, 1955.
11. Clark, H. B., Jr.: Deepening the labial sulcus by mucosal flap advancement: report of a case, J. Oral Surg. **11**:165, 1953.
12. Collett, H. A.: Immediate maxillary ridge extension, Dent. Dig. **60**:104, 1954.
13. Converse, J. M.: Restoration of facial contour by bone grafts introduced through the oral cavity, Plast. Reconstr. Surg. **6**:295, 1950.
14. Cooley, D. O.: Method for deepening maxillary and mandibular sulci to correct deficient edentulous ridges, J. Oral Surg. **10**:279, 1952.
15. Esser, J. F.: Studies in plastic surgery of the face, Ann. Surg. **65**:297, 1917.
16. Flohr, W.: Zur Implantation alloplastisches Materialen, Zahnaerztl. Prax. **4**:1, 1953.
17. Gerhard, R. C.: Personal communication, 1971.
18. Gillies, H. D.: Plastic surgery of the face, London, 1920, Oxford University Press.
19. Gilles, H. D., and Millard, D. R.: Principles and art of plastic surgery, Boston, 1957, Little, Brown & Co.
20. Godwin, J. G.: Submucous surgery for better denture service. Amer. Dent. Ass. **34**:678, 1947.
21. Goodsell, J. O.: Surgical aids to intraoral prosthesis, J. Oral Surg. **13**:8, 1955.
22. Guernsey, L. H.: Reactive inflammatory papillary hyperplasia of the palate, Oral Surg. **20**:814, 1965.
23. Guernsey, L. H.: Preprosthetic Surgery, Dent. Clin. N. Amer. **15**:478, 1971.
24. Hall, H. D., and O'Steen, A.: Free grafts of palatal mucosa in mandibular vestibuloplasty, J. Oral Surg. **28**:565, 1970.
25. Hecht, S. S.: Improving mandibular ridge form by means of surgery and drug implanation, J. Oral Surg. **3**:1096, 1950.
26. Kazanjian, V. H.: Surgery as an aid to more efficient service with prosthetic dentures, J. Amer. Dent. Ass. **22**:566, 1935.
27. Kruger, G. O.: Ridge extension: review of indications and technics, J. Oral Surg, **16**:191, 1958.
28. Lane, S. L.: Plastic procedures as applied to oral surgery, J. Oral Surg. **16**:489, 1958.
29. Lewis, E. T.: Surgical correction to the sublingual region, J. Amer. Dent. Ass. **67**:364, 1963.
30. McIntosh, R. B., and Obwegeser, H.: Preprosthetic surgery: a scheme for its effective employment, J. Oral Surg. **27**:427, 1969.
31. Nabers, J. M.: Free gingival grafts, Periodontics, **4**:243, 1966.
32. Neidhardt, A.: Die Mund Vorhofplastik mit sekundarer Epithelieserung an Oberkiefer: Entwicklung, Methodik, Ergebnisse, Inaugural

dissertation, Zurich, Switzerland, 1963, Benzinger and Co. Ag.

33. Obwegeser, H. Cited in Trauner, R.: Alveoplasty with ridge extension on lingual side of the lower jaw to solve the problem of a lower dental prosthesis, J. Oral Surg. **5**:340, 1952.

34. Obwegeser, H.: Die submuköse Vestibulumplastik, Deutsch. Zahnaerztl. Z. **14**:629, 1959.

35. Obwegeser, H.: Die totale Mundbodenplastik, Schweiz. Mschr. Zahnheilk. **73**:565, 1963.

36. Obwegeser, H.: Personal communication, 1968.

37. Obwegeser, H.: In Thoma, K. H.: Oral surgery, ed. 5, vol. 1., St. Louis, 1969, The C. V. Mosby Co., p. 445.

38. The old in the century of the young, Time **49**:Aug. 3, 1970.

39. Propper, R. H.: Simplified ridge extension using free mucosal grafts, J. Oral Surg. **22**: 469, 1964.

40. Rieger, H. G.: J. Oral Surg. **3**:727, 1950.

41. Schuchardt, K.: Die Epidermis Transplantation bei der Mund Vorhofplastik., Deutsch. Zahnaerztl. Z. **7**:364, 1952.

42. Spengler, D. E., and Hayward, J. R.: The study of sulcus extension wound healing in dogs, J. Oral Surg. **22**:413, 1964.

43. Steinhauser, E. W.: Free transplantation of oral mucosa for improvement of denture retention, J. Oral Surg. **27**:955, 1969.

44. Szaba, Ganzer, and Rumpel, Cited in Obwegeser, H.: Surgical preparation of the maxilla for prosthesis, J. Oral Surg. **22**:127, 1964.

45. Trauner, R.: Alveoplasty with ridge extension on lingual side of the lower jaw to solve the problem of a lower dental prosthesis, J. Oral Surg. **5**:340, 1952.

46. Ward, T.: The split bone technique for removal of lower third molars, Brit. Dent. J. **101**:297, 1956.

47. Weiser, R.: Ein Fall von Ankylose, verlust des Alveolarforsatzes und der Vestibulum oris in bereiche fast des ganzen Unterkiefers-Oester, Hungra Viertelfahrsschr. Zahnheilk. **34**:147, 1918.

48. Yrastorza, J. A.: Mandibular sulcus deepening: a modified technic, J. Amer. Dent. Ass. **67**: 859, 1963.

9

Bacteriología quirúrgica

S. ELMER BEAR

INFECCION

La infección es el problema siempre presente en la cirugía bucal. En circunstancias normales la cavidad bucal nunca es estéril, y si no fuera por ciertos factores extrínsecos e intrínsecos, el cuidado del paciente dental sería mucho más difícil de lo que es.

Los factores intrínsecos incluyen estos: inmunidad regional normal del huésped a la flora bacteriana de la boca; función descamativa del epitelio; riego sanguíneo abundante de la cavidad bucal, y respuesta inmediata de los leucocitos cuando las bacterias invaden al huésped. Además, la saliva tiene efecto inhibitorio para algunas bacterias, especialmente las extrañas a la flora normal. La flora normal también es una barrera para los microorganismos invasores.

Los factores extrínsecos que pueden ayudar a dominar las infecciones bucales son múltiples. Los más importantes son la observancia de técnicas quirúrgica y aséptica adecuadas, y el uso de antibióticos y quimioterápicos; los primeros se explicaron en detalle en el capítulo 2. Los fundamentos del uso de antibióticos y quimioterápicos son similares, y aun cuando los términos no son técnicamente sinónimos debido a su derivación, de aquí en adelante se utilizará el primero en aras de la brevedad y la simplificación. Hay otros factores que ayudan en el control de la infección, pero deben revisarse primero la fuente y la respuesta fisiológica, locales y generales, antes de explicar la terapéutica específica.

En cualquier exposición de bacteriología quirúrgica aplicable a la cavidad bucal y tejidos adyacentes, debe tenerse en cuenta la existencia de innumerables microorganismos que son habitantes normales de esta región. Las bacterias más comunes que se encuentran en la boca incluyen estreptococos alfa y beta, estreptococos no hemolíticos, estafilococo dorado, estafilococo blanco, espiroqueta de Vincent y bacilos fusi-

formes. Se ha observado el aumento de los microorganismos resistentes a los antibióticos en la saliva, particularmente los resistentes a la penicilina. Estas bacterias suelen mantenerse dominadas en la cavidad bucal por el efecto bactericida ligero de la saliva y por el paso de los líquidos bucales al estómago, donde el pH es suficiente para destruir casi todas las bacterias; el resto se digiere. Estos dos factores no siempre bastan para abortar un proceso infeccioso; por lo tanto, consideramos primero los factores que participan en la reacción inflamatoria.

Factores locales

Una boca crónicamente infectada o que contiene gran cantidad de sarro y de detritus es un campo malo para la cirugía. La irritación crónica daña los tejidos, disminuye la resistencia normal y la región es más susceptible a la infección. Las bacterias frecuentemente destruyen las facultades protectora y reparadora del coágulo sanguíneo y evitan la consolidación normal de los tejidos adyacentes. Operar una boca en la cual hay signos de gingivitis necrótica es sumamente peligroso. Los tejidos gingivales están necróticos y una operación en este campo perjudica la salud general del paciente, no sólo por la infección local y el dolor en el campo operatorio, sino también porque los espacios aponeuróticos de cabeza y cuello pueden ser invadidos fácilmente, lo que ocasiona septicemia si las bacterias son de virulencia suficiente.

Estado general del paciente

Existen numerosos factores de índole general que participan en la predisposición a la infección. La diabetes sacarina es un ejemplo clásico de enfermedad que si no se domina, crea un campo pobre para la cirugía. Es una anomalía del metabolismo de los hidratos de carbono, caracterizada por hiperglucemia y glucosuria; guarda relación directa con insuficiencia de insulina. Una de las características de la diabetes es que los individuos son más susceptibles a la infección, y una vez establecida ésta, puede extenderse rápidamente. En estas circunstancias, la necesidad·de insulina aumenta enormemente, lo cual crea mayores complicaciones. Las manifestaciones bucales del diabético, como sequedad de la boca, edema lingual, enfermedad periodontal, etc., son bien conocidas, pero quizá no sean demostrables en el examen clínico si la enfermedad está parcialmente controlada. La intervención quirúrgica puede precipitar un proceso infeccioso, por la disminución de la resistencia local y general. La cicatrización también puede ser defectuosa, y el paciente es más propenso a la infección.

Si la historia o el examen clínico de un paciente dan indicación de diabetes, aquél debe ser valorado cuidadosamente. Si el paciente está al cuidado de un médico y la diabetes dominada, la cirugía puede emprenderse. Si hay alguna duda acerca del estado del diabético, el tratamiento debe aplazarse hasta consultar con el médico e investigar glucosa en orina y sangre.

Recalcaremos que aún cuando la cirugía es peligrosa en el paciente diabético, eliminar las infecciones bucales es de mucha importancia. Debe hacerse lo más pronto posible ya que curar el proceso infeccioso puede ayudar a controlar los síntomas de la enfermedad.

Discrasias sanguíneas

Las leucemias son las discrasias sanguíneas más notables que predisponen a la infección bucal. En la leucemia aguda y en las exacerbaciones de la leucemia crónica, son frecuentes las infecciones de la cavidad bucal, y difíciles de tratar. Las intervenciones quirúrgicas en leucémicos son peligrosas, no sólo por las hemorragias copiosas muy frecuentes, sino también por la susceptibilidad a la infección y por la curación deficiente. Si se hace cirugía, el uso de antibióticos es imperativo; estos fármacos se utilizan muchas veces para los síntomas bucales de la enfermedad.

La agranulocitosis y las anemias causan disminución general de la resistencia a la infección, y pueden originar complicaciones graves si la discrasia es intensa. En la primera, las hemorragias espontáneas de la cavidad bucal son comunes, y pueden acompañarse de úlceras de mucosa. El cuadro clínico bucal de la anemia es el lógico en

un estado donde hay disminución de glóbulos rojos o de la hemoglobina de los mismos. Labios y mucosa están pálidos y de textura delicada. La lengua generalmente está lisa, brillante y dolorosa. Este puede ser el primer indicio de la enfermedad y nunca debe ignorarse. La disminución del número de leucocitos y la subnormalidad de los elementos que transportan el oxígeno son las manifestaciones generales y hacen al paciente más susceptible a la infección.

Desnutrición

La desnutrición puede ser resultado de que no se ingiera, asimile o utilice alguna de las substancias esenciales para el metabolismo normal del cuerpo o ninguna de ellas. En ciertas partes del mundo, la inanición puede ser la causa predominante de desnutrición, pero en una sociedad moderna, las causas más comunes son probablemente dieta mal equilibrada, alcoholismo, y vejez.

La longevidad, uno de los logros de la ciencia moderna, ha provocado diversos problemas nuevos en odontología, incluyendo construcción de dentadura sobre rebordes atrofiados, mala tolerancia tisular a las tensiones y deteriorada. En el paciente anciano y el alcohólico el aparato digestivo puede no poseer la capacidad de asimilar apropiadamente aminoácidos, otras substancias necesarias para la reparación tisular, o todos estos elementos. Cuando esto ocurre, el paciente está más propenso a infecciones y puede requerir terapéutica parenteral con antibióticos y vitaminas.

Es importante obtener cuidadosa historia clínica en relación con curación tisular y otras secuelas adversas resultado de cirugía anterior. No podrá ignorarse la sospecha de función antibiótica deteriorada por cualquier causa, y deberá tratarse en forma correspondiente.

Problemas generales diversos

Existen numerosas enfermedades generales que guardan relación directa o indirecta con las infecciones de cavidad bucal y tejidos adyacentes, en el preoperatorio o el posoperatorio. Cualquier enfermedad debilitante o trastorno del huésped pueden causar curación deficiente y disminuir la resistencia a la infección.

Enfermedades del hígado. En la cirugía bucal tienen importancia la cirrosis del hígado, la hepatitis, etc., por el trastorno del mecanismo de coagulación. La lesión de hígado puede perjudicar el proceso de curación por la anemia, el metabolismo defectuoso, etcétera. Todo paciente que presente las manifestaciones clínicas patentes de ictericia debe estudiarse cuidadosamente antes de intentar la cirugía.

Enfermedades renales. A los riñones compete, en parte, eliminar los desechos nitrogenados del cuerpo, mantener la normalidad de líquidos y electrólitos, y mantener el nivel adecuado de proteínas del plasma. Cualquier enfermedad o anormalidad de estos órganos puede complicar el progreso de un paciente operado, incluso causar la muerte, si no se toman las precauciones debidas. Una respuesta anormal de inmunidad al estreptococo hemolítico generalmente precede a una glomerulonefritis. Aunque suele haber antecedente de infección de aparato respiratorio, la posible presencia del estreptococo hemolítico en la cavidad bucal no puede ser ignorada por el dentista. No es rara la historia de infecciones bucales que predisponen a nefritis, pielitis, etcétera, y debe tenerse gran cuidado para no permitir la reinfección de un paciente con historia de enfermedad renal. Los pacientes con enfermedades renales activas deben ser protegidos con antibióticos por dos razones. Primera, la función renal ha sido dañada por la enfermedad y cualquier infección hematógena, aunque sea temporal, puede producir consecuencias graves. En segundo lugar, la resistencia local y la facultad de curación de los tejidos operados han disminuido, por el aumento de la urea y otras substancias de desecho en la sangre. La infección después de la cirugía no es rara en estos pacientes, y deben emplearse todos los métodos de sostén posibles.

Enfermedades cardiovasculares. Los pacientes que presentan historia de enfermedad cardiovascular deben recibir atención especial todo el tiempo, pero el tratamiento varía mucho, de acuerdo con el tipo de la enfermedad. En la angina de pecho, la oclusión coronaria, la hipertensión y la insuficiencia congestiva, el primer problema al que debe enfrentarse el dentista es evitar el dolor y la aprensión que pueden precipitar una recaída. El antecedente de fiebre reumática, corea, cardiopatía congénita o cirugía cardiovascular requiere atención específica por una razón completamente diferente: la infección. Estos problemas cardiovasculares se agravan por la bacteriemia transitoria, y en la literatura se relatan numerosos casos que comprueban la relación entre las extracciones y la endocarditis bacteriana. El microorganismo generalmente responsable de esta complicación es el estreptococo hemolítico alfa. Estos gérmenes pueden descubrirse casi siempre por cultivo de sangre, después de una extracción o de una terapéutica periodontal extensa. Por lo tanto, es una buena técnica médica y dental emplear en los individuos con cardiopatía reumática o congénita medidas profilácticas.

Tienen interés desde el punto de vista dental la terapéutica de conductos radiculares y el tratamiento periodontal, sea cual sea su extensión y, desde luego, todos los procedimientos quirúrgicos dentro de la cavidad bucal. Si hay duda sobre la magnitud de una intervención gingival que puede producir bacteriemia transitoria, deben administrarse antibióticos. Aun cuando la dosificación exacta y la duración de la terapéutica son empíricas, se acepta que convienen las altas concentraciones antes de emprender cualquier procedimiento dental.

La American Heart Association considera la penicilina como el fármaco de elección y aconseja el siguiente método de administración:

Penicilina administrada por vía intramuscular

600 000 unidades de penicilina G procaínica mezcladas con 200 000 unidades de penicilina G cristalina administradas una hora antes del procedimiento y una vez al día durante dos días después del procedimiento (o más tiempo en caso de curación tardía)

Penicilina administrada por vía bucal

1. 500 mg de penicilina V o feneticilina administrados una hora antes del procedimiento y 250 mg cada seis horas durante el resto del día y durante dos días después del procedimiento (o más tiempo en caso de curación tardía)
2. 1 200 000 unidades de penicilina G una hora antes del procedimiento, luego 600 000 unidades cada seis horas durante el resto de ese día y durante dos días después del procedimiento (o más tiempo en caso de curación tardía)

En pacientes de quienes se sospecha que sean alérgicos a la penicilina, o en quienes estén sometidos a un régimen de penicilina continua por vía bucal para profilaxia de fiebre reumática, y que pueden alojar estreptococos viridans resistentes a la penicilina, el medicamento de elección será la eritromicina. A continuación damos los métodos de administración que se sugieren:

Eritromicina administrada por vía bucal

Para adultos, 500 mg de una y media a dos horas antes del procedimiento, después 250 mg cada seis horas durante el resto de ese día y durante dos días después del procedimiento (o más tiempo en caso de curación tardía)

Para niños pequeños 20 mg por Kg, por vía bucal de una y
media a dos horas antes del procedimiento, después
10 mg por Kg de peso cada seis horas durante el resto
de ese día y durante dos días después del procedimiento (o más tiempo en caso de curación tardía)

Eritromicina administrada parenteralmente

También existen preparaciones para uso parenteral

La Asociación también sugiere instruir a los
pacientes para que consulten a su médico de
cabecera en caso de desarrollar fiebre en un
plazo de un mes después de la operación.

Todos conocen la importancia de los antibióticos administrados en forma profiláctica para
pacientes afectados de reumatismo o cardiopatía
congénita, o con antecedentes de cirugía cardiovascular cuando se someten a un procedimiento
dental. Los avances en el campo de la cirugía
cardiovascular han permitido substituir protéti-
camente válvulas dañadas y corregir quirúrgicamente problemas cardiacos congénitos.

Esto ha aumentado las obligaciones en la profesión dental, puesto que un número cada vez
mayor de pacientes cardiovasculares están
siendo observados como pacientes dentales ya
sea antes o después de la cirugía cardiovascular.
Como resultado de estos avances han surgido
dos consideraciones especiales. Los estudios han
mostrado la importancia de un examen completo
y de llevar a cabo todos los posibles procedimientos dentales para eliminar todos los sitios de
infección focal que surjan en la cavidad bucal
antes de cirugía cardiaca. Además, todos los pacientes que han sufrido cirugía valvular con o sin
inserción de prótesis valvular, deberán recibir
dosis masivas de antibióticos. Los niveles de dosificación normalmente administrados para profilaxia, han resultado ser totalmente inadecua-
dos. Deberá consultarse rápidamente al cirujano
cardiovascular o al médico de cabecera del
paciente antes de iniciar el tratamiento dental,
especialmente cuando se piensa realizar terapéutica periodontal o algún procedimiento de
cirugía bucal.

Fisiopatología de la infección

La invasión por microorganismos es una causa
frecuente de inflamación aguda. Esta suele ocurrir en cavidad bucal y regiones adyacentes. La
respuesta a la infección sigue generalmente un
patrón relativamente normal. Aceptando esta
premisa, puede decirse que la respuesta fisiológica a la infección es la inflamación. La naturaleza

de la reacción inflamatoria depende del sitio,
tipo y virulencia de las bacterias. Además, el
estado físico del huésped puede regir el grado de
inflamación, según los factores locales y generales ya explicados.

La respuesta del huésped a la infección puede
dividirse en local y general. La reacción local es la
inflamación definida por Moore (20) como sigue: "La inflamación es la suma total de los cambios en los tejidos del organismo animal en respuesta al agente perjudicial, incluyendo reacción
local y reparación de la lesión. Si la reacción
inflamatoria es adecuada, reduce al mínimo el
efecto del agente perjudicial, lo destruye y restaura lo más posible la estructura y la función
normales. Si no es adecuada, hay destrucción
extensa de tejido, invasión del cuerpo y muerte
somática."* Sucintamente puede decirse que la
inflamación es la reacción del cuerpo a los irritantes; el más común es el bacteriano. Los signos
clásicos de la inflamación son rubor, tumefacción, calor y dolor. El grado y frecuencia de estos
signos varían considerablemente, según la virulencia de las bacterias y su localización. Por
ejemplo, en la cavidad bucal puede haber gingivitis ligera, que es una reacción inflamatoria mínima y al mismo tiempo encontrar una celulitis
cervical fulminante causada por los mismos microorganismos. La diferencia depende en parte
de la localización de las bacterias y puede variar
considerablemente si el medio es aerobio o
anaerobio. Además, distintos tejidos responden
diferentemente al mismo germen invasor.

Los signos y síntomas de la inflamación pueden explicarse si se comprende la respuesta tisular a un irritante. Inicialmente hay gran dilatación de los vasos que se acompaña de disminución de la rapidez del flujo sanguíneo, por el
mayor calibre vascular. Al aumento del volumen
capilar se deben los signos de rubor, tumefacción y calor. Al disminuir la rapidez del flujo, los
leucocitos empiezan a atravesar las paredes de
los vasos dirigiéndose a los tejidos adyacentes.
Este fenómeno se acompaña de exudación de
plasma sanguíneo a través de las paredes que
produce el edema inflamatorio. La extravasación
del plasma sanguíneo puede deberse a reacción
tóxica de las paredes capilares a la infección, o al
aumento en la presión osmótica de los tejidos
adyacentes. Esta distensión tisular produce presión de las fibras nerviosas y puede incluso destruirlas. Este fenómeno, y la liberación de hista-

* De Moore, R. A.: A textbook of pathology, Filadelfia,
1948, W. B. Saunders Co.

mina por las células dañadas, tienen un papel principal en la aparición del cuarto signo clásico de la inflamación: el dolor.

Desde luego, hay muchos tipos de inflamación, según el tejido, el tipo de bacteria y la resistencia del huésped. Los más importantes son piógeno, seroso, catarral, fibrinoso, hemorrágico y necrótico.

La inflamación más común en cirugía bucal es la piógena, lo cual significa "que forma pus". La mayor parte de las infecciones de la boca, si se permite que progresen sin tratamiento, producirán pus. Las bacterias y sus toxinas pueden producir entidades clínicas diferentes que expondremos detalladamente en el capítulo 11. Incluyen linfadenitis, celulitis, abscesos, flemones y osteomielitis. Estos procesos pueden ser agudos o crónicos y puede haber combinaciones de dos o más. La forma de la infección depende de los factores ya explicados, del tiempo que ha estado presente la infección y del tratamiento.

Efectos generales de la infección bucal

Con excepción de las más tribiales, las enfermedades infecciosas muestran manifestaciones generales de la invasión bacteriana. La reacción puede deberse a la facultad destructiva de las bacterias, como en el absceso, o a sus toxinas, como en la difteria. Cuando hay bacterias en la sangre, el estado se llama "bacteriemia". Muchos autores utilizan la palabra "septicemia" cuando las bacterias y sus toxinas se encuentran en grandes cantidades, lo cual sugiere su proliferación en la corriente sanguínea. Las bacteriemias transitorias se observan generalmente después de la extracción de dientes o de la terapéutica periodontal. Esto suele tener poca importancia, excepto cuando hay deformidad de una válvula cardiaca, cuando la resistencia del huésped está disminuida, o cuando los gérmenes son muy virulentos.

Posiblemente el síntoma más notable de la infección general sea la fiebre, y probablemente resulta de la acción de las toxinas bacterianas sobre el mecanismo termorregulador del cerebro. La fiebre varía considerablemente de un individuo a otro, incluso si presentan el mismo proceso infeccioso. No se ha dilucidado la naturaleza de la regulación de la temperatura; pero cuando la fiebre es intensa hay reducción del volumen sanguíneo, causada por extravasación de líquido sanguíneo a los tejidos y a los espacios extravasculares. Este fenómeno, junto con la pérdida hídrica por la sudación intensa, disminuye la excreción urinaria (oliguria) y causa retención de cloruros. El aumento del nitrógeno no proteínico en sangre y orina resulta del aumento del metabolismo, que también es una consecuencia de la fiebre. Si los riñones funcionan bien, esto no constituye problema; pero si la deshidratación intensa no se trata, el paciente puede presentar serias dificultades, por el balance anormal de electrólitos y la retención de productos nitrogenados de desecho.

El aumento en el metabolismo resultante de la fiebre también incrementa la frecuencia cardiaca y respiratoria, y el gasto del corazón. Estos signos clínicos de la fiebre son de gran valor para estimar el progreso de la enfermedad y la efectividad de la terapéutica. Cualquier anomalía notable de estas manifestaciones requiere modificar la terapéutica y las medidas coadyuvantes.

Focos de infección

Durante muchos años ha existido controversia en lo que respecta a la infección focal. Desde principios de siglo la opinión se ha inclinado en ambas direcciones muchas veces. El concepto moderno de la infección focal fue apoyado grandemente por Billings (4) y Rosenow (23) de manera que ya para 1920 se le daba una importancia considerable. Desde ese tiempo se han hecho innumerables estudios para probar la validez de las conclusiones anteriores. Algunos han apoyado el principio de infección focal y otros no. En la actualidad, predomina un concepto más conservador. Se ha llegado a la conclusión de que el principio de la infección focal es válido y que cualquier foco de infección debe ser eliminado cuando sea posible. Sin embargo, se cree que un foco menor no suele ser capaz de producir exacerbaciones de enfermedades independientes, salvo en circunstancias especiales.

En los últimos cincuenta años se han sacrificado muchos dientes por la infección focal. En la actualidad, con el auxilio de las radiografías, las pruebas de vitalidad y el mejor juicio clínico, el dentista está capacitado para defender su posición al intentar salvar los dientes del paciente. Un foco de infección puede actuar como un depósito desde el cual las bacterias o sus productos se diseminan a otras partes del cuerpo, o puede ser el sitio donde se localicen las bacterias, transportadas por la vía circulatoria, causando reacción inflamatoria aguda.

No se ha dilucidado totalmente el concepto de localización electiva de microorganismos, pero explica en parte por qué cietas bacterias tienen afinidad por uno o dos tejidos específicos del cuerpo. Indudablemente existe interacción química entre las bacterias y los tejidos; esto explica que la mayor parte de las lesiones apicales hagan poco daño en otras partes del cuerpo, a menos que la resistencia esté disminuida o se haya dañado una región específica en otro lugar. Un ejemplo de este fenómeno es el efecto que tiene el estreptococo hermolítico alfa sobre una válvula mitral previamente dañada.

El odontólogo debe pensar en estas posibilidades al tomar la decisión de salvar el diente y sus tejidos de soporte. Si un diente está infectado, la infección debe eliminarse. Esto es indiscutible, ya que es una base fundamental de la buena práctica dental. Ello no implica necesariamente la extracción del diente; puede y debe hacerse tratamiento del conducto radicular si está indicado en relación con el resto de la dentadura, y además, debe hacerse resección de la raíz si la lesión apical no puede eliminarse definitivamente por métodos conservadores. Esta resección asegura un sellado completo de los canales accesorios y elimina la región del cemento infectado. En cuanto a la infección focal, parece razonable aceptar que la resección de la raíz es más segura, pues elimina el foco de infección.

La enfermedad periodontal ha sido aceptada como el sitio más frecuente de infección focal. Esta enfermedad, con excepción de la caries, quizá sea el proceso infeccioso crónico más común en el hombre. La valoración clínica en lo que respecta a la presencia de pus y a la inflamación de las encías, es más fidedigna que las radiografías para determinar si la enfermedad es infecciosa. Los estudios radiográficos pueden mostrar pérdida de hueso que puede persistir por años aunque los tejidos adyacentes no muestren signos clínicos de infección. Cuando el diente está firme, aun si hay pérdida moderada de hueso, y en ausencia de signos clínicos de infección, está justificado actuar conservadoramente al considerar los dientes como posibles focos de infección.

Está comprobado que algunas enfermedades específicas guardan relación directa con los focos de infección bucal. Se ha demostrado a veces relación directa de algunas enfermedades con la infección bucal, por ejemplo estas: las infecciones agudas de ojos, corazón, riñones y articulaciones. Algunas formas de neuritis óptica e iritis han sido causadas directamente por lesión periodontal o periapical crónicas. En épocas anteriores no era poco común hacer la extracción de un diente crónicamente infectado y apreciar exacerbación súbita de una iritis crónica. El microorganismo que causa el estado inicial del ojo, al ser liberado súbitamente al torrente circulatorio en cantidades relativamente grandes, puede producir un estado agudo. Hoy esta observación clínica no es tan frecuente, ya que la mayoría de los pacientes con iritis reciben antibióticos antes de las extracciones.

En los pacientes artríticos, probablemente se hayan extraído más dientes que en cualquier otro grupo, a causa de la infección focal. La artritis es una enfermedad dolorosa y debilitante, y el médico encargado hace lo posible para descubrir el factor etiológico. La artritis se presenta de muchas formas, dependiendo de los factores etiológicos. En la artritis infecciosa, como gonocócica o neumocócica y en la artritis degenerativa, los factores etiológicos se comprueban fácilmente y no hay necesidad de buscar un foco bucal. Sin embargo, no se conoce la etiología de la artritis reumatoide, aun cuando se piensa que puede ser infecciosa. Por ello, el dentista ve al paciente para eliminar cualquier foco de infección. Esto es razonable, pues el paciente necesita toda la ayuda posible. Debe eliminarse cualquier proceso infeccioso activo en cavidad bucal. Los dientes con tratamiento de conductos, pero sin patología periapical, las regiones de osteítis condensante, etcétera, no deben extraerse a menos que el dentista esté seguro de que hay infección, o si el médico insiste y ha examinado al paciente buscando otros posibles focos de infección. De esta manera, es posible ayudar al paciente y protegerlo, manteniendo sus dientes en la boca.

Algunas investigaciones han intentado explicar uno de los aspectos perturbadores de infección focal. Hay procesos infecciosos en regiones específicas del cuerpo que se consideran definitivamente secundarios a un foco primario de infección, pero que no responden favorablemente cuando el foco primario se elimina. Estas investigaciones han demostrado que el foco secundario ha estado actuando tanto tiempo y el daño es de tal magnitud que resulta irreversible. Entonces, el foco secundario no depende ya del foco primario. Ello parece explicar la falta de resultados notables en muchos casos, cuando se extraen los dientes con foco de infección. Un ejemplo de esto es la infección apical de larga duración. Este proceso infeccioso bien puede ser el punto de partida de pielitis, nefritis bacteriana, etc., y aunque se elimine la infección apical, el foco secundario no podrá responder, ya que el proceso es irreversible.

ANTIBIOTICOS

Datos históricos

Desde las postrimerías del siglo pasado se conoce el antagonismo de los microorganismos entre sí y la facultad de varias bacterias y hongos de producir substancias antibacterianas. Antes de 1938, este fenómeno era una curiosidad científica que se utilizaba solamente para diferenciar varias especies entre sí. Sin embargo, desde esa fecha, ha revolucionado la medicina moderna. Fleming, en 1928, informó acerca del valor de la penicilina para aislar *Hemophilus influenzae,* En 1940, un grupo de Oxford obtuvo la penicilina como agente terapéutico. Las investigaciones de Waksman y colaboradores, y de Dubos y colaboradores más o menos simultáneas, condujeron a numerosos agentes antibióticos que pueden utilizarse en clínica. Domagk en 1935, demostró el valor terapéutico del Prontosil en el tratamiento de ratas con septicemia estreptocócica. Esto fue solamente el principio de una nueva época en el tratamiento de la infección. Las sulfamidas han salvado muchas vidas, y aunque desde 1944, los antibióticos las han suplantado, no deben olvidarse para el tratamiento de las infecciones bucales.

Consideraciones generales

Todavía no se ha encontrado el antibiótico ideal. Si alguna vez se encuentra, debe tener numerosos atributos importantes: 1) Será antimicrobiano y terapéuticamente efectivo in vivo en concentraciones innocuas para el huésped. 2) Debe atacar al germen patógeno sea cual sea su localización en el huésped. 3) Debe tener un valor terapéutico constante. 4) No debe impedir la actividad fagocítica ni la producción de anticuerpos. 5) No debe inducir fácilmente el desarrollo de microorganismos resistentes. 6) Su eficacia no debe disminuir en presencia de otros agentes terapéuticos que puedan administrarse simultáneamente. 7) Debe ser estable y fácil de administrar. 8) Ha de ser barato.

Para administrar un antibiótico con seguridad y eficacia, hay ciertos factores que requieren consideración cuidadosa.

Naturaleza de la lesión

Las lesiones bacterianas que se encuentran comúnmente en cirugía bucal pueden clasificarse en tres grupos. La más frecuente en la práctica general es la contaminación de la herida, como en el "alveolo seco". Aun cuando el cuadro clínico no depende necesariamente de la infección, no es rara cuando se han extraído dientes en presencia de infección crónica y falta de limpieza bucal. El coágulo sanguíneo es delicado y si hay acción enzimática bacteriana antes de su vascularización desde las paredes de la herida, el coágulo será destruido. Los instrumentos y los materiales no estériles posiblemente causarán una contaminación de la herida ya que las bacterias son extrañas a la flora bucal, y no hay resistencia local normal.

El absceso es la lesión bacteriana bucal que ocupa el segundo lugar en frecuencia. Puede ser crónico o agudo dependiendo de la virulencia de las bacterias, la resistencia del huésped y la localización del proceso infeccioso. Los abscesos apicales generalmente son crónicos, ya que los microorganismos en esta región no son especialmente virulentos, y las respuestas normales del cuerpo bastan para producir una reacción protectora, como se ve en un granuloma. Estas lesiones se hacen agudas solamente cuando la resistencia del cuerpo disminuye o cuando el medio se altera y favorece la proliferación de las bacterias. El tercer tipo de lesión bacteriana es la infección invasora que se extiende por los tejidos blandos y suele resultar de un episodio agudo de un absceso apical. Esta entidad clínica se conoce como una celulitis mientras no existen signos de pus. Como respuesta a los microorganismos invasores o a sus toxinas, hay una reacción inflamatoria. En la boca generalmente abarca tejido conectivo y músculos adyacentes a la mandíbula, a los maxilares o a ambos, ya que la lesión generalmente es el resultado de disgregación del periostio. Si no se trata rápidamente la infección, hay formación de absceso con necrosis tisular, linfadenitis y bacteriemia.

La eficacia de los antibióticos guarda relación directa con la naturaleza de la lesión. Si una herida está contaminada y está en la superficie, donde el antibiótico puede aplicarse tópicamente en cantidad suficiente sin producir sensibilización, la administración tópica puede ser el método de elección. Sin embargo, en la mayor parte de los casos la herida bucal infectada no puede ser tratada tópicamente, porque es difícil mantener una concentración suficiente, a causa de la dilución por la saliva. Más importante es que la mucosa bucal con mucha frecuencia produce sensibilización del huésped al fármaco. Por esta sola razón, el uso tópico de antibióticos

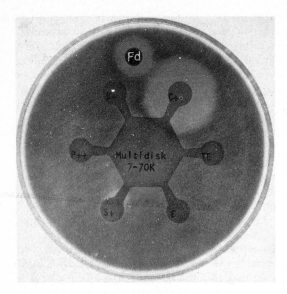

Fig. 9-1. Platillo para determinar la sensibilidad de los microorganismos a los antibióticos. La falta de crecimiento bacteriano reveló su inhibición por el cloranfenicol y la furadantina. El tamaño de la zona inhibida no debe ser tomado como indicación del grado de sensibilidad. La pieza central se prepara comercialmente y contiene en cada segmento una cantidad predeterminada de la droga. Clave: C, cloranfenicol; TE, tetraciclina; E, eritromicina; S, estreptomicina; P, penicilina; B, bacitracina; Fd, furadantina.

debe evitarse y está contraindicado, con excepción de los pocos casos en que los antibióticos insolubles pueden ser beneficiosos. En las heridas contaminadas, suele ser necesario el desbridamiento de los tejidos necróticos para que los antibióticos sean efectivos. Esto asegurará una periferia sana para la curación de la herida y un riego sanguíneo adecuado.

Los microorganismos extracelulares suelen ser responsables de las infecciones agudas, y si no hay acumulación de pus, generalmente pueden ser destruidos por los fagocitos y los antibióticos. La ausencia de tejidos normales en un absceso priva a los leucocitos de una superficie sobre la cual pueden actuar efectivamente, y cuando falta el oxígeno, como en el caso de un absceso, los leucocitos se inmovilizan y pierden su propiedad fagocítica. Para que sea efectivo un antibiótico, debe estar en contacto directo con el agente infectante. Esto no es posible en muchos abscesos, ya que el único contacto posible es a través de los capilares intactos en la periferia de la lesión. Cuanto más voluminoso el absceso, tanto menor la efectividad del antibiótico. Este hecho por sí solo muestra la necesidad de la intervención quirúrgica cuando hay material

fluctuante dentro de un espacio tisular. Se ha visto que, cuando hay pus, los antibióticos solamente son coadyuvantes y que el material purulento debe evacuarse quirúrgicamente.

Una celulitis que no ha experimentado degeneración suficiente para producir pus, puede ser curada solamente por los antibióticos. El rico riego sanguíneo característico de la inflamación temprana brinda el transporte óptimo del antibiótico a los tejidos infectados. Además, la droga tiende a acumularse en la región infectada, por el aumento de los vasos y de la permeabilidad de sus paredes. Para evitar la cirugía, la terapéutica antibiótica debe instituirse pronto. Antes de suspender los antibióticos, es aconsejable eliminar el factor causal para descartar la posibilidad de una recidiva.

Sensibilidad de los microorganismos

En el tratamiento de un proceso infeccioso un problema que va en aumento es la respuesta de los organismos causales a los antibióticos. Cuando fueron introducidos al mercado los antibióticos, el fabricante podía predecir, basándose en los datos de laboratorio, cuáles especies y cepas de bacterias serían sensibles. Hoy ya no ocurre así. Se dice que los antibióticos son efectivos contra varios grupos bacterianos, pero la eficacia específica ya no es la regla general. Por el contrario, las especies y las cepas muestran gran variación en la susceptibilidad al mismo antibiótico. Para hacer el tratamiento todavía más complejo, está el hecho de que la susceptibilidad inicial de una bacteria para un antibiótico específico puede cambiar durante el tratamiento.

Es difícil explicar por qué algunos microorganismos modifican su respuesta a un antibiótico. La mayoría de los investigadores opina que las bacterias sufren cambios suficientes para considerarlas mutantes espontáneas. Otros creen que un organismo que era inicialmente sensible a uno o más antibióticos, gradualmente se hace resistente al grado de que no sèrá afectado por las propiedades bacteriostáticas o bactericidas de los fármacos. La explicación exacta está aún sujeta a controversias.

La resistencia de los microorganismos a los antibióticos representa un grave problema y promete ser aún más difícil. Por ejemplo, en Estados Unidos, en muchos hospitales se han descubierto estafilococos resistentes a todos los antibióticos conocidos. Los investigadores están trabajando para producir nuevos fármacos, con la esperanza de que sean efectivos. Como este tipo de microbio ha producido numerosas muertes, algunos hospitales han tenido que cerrar sus quirófanos durante largo tiempo.

Uno de los métodos más efectivos para determinar la sensibilidad a los antibióticos de un microorganismo es ensayarlo en el laboratorio. Primero es necesario obtener algo de pus. Esto suele lograrse temprano en cirugía bucal, ya que la incisión y el drenaje del absceso están indicados en periodo incipiente. Con el material obtenido se inocula una placa con agar, y sobre ella se ponen pequeños discos, cada uno de los cuales tiene una dosis conocida de antibiótico. Si el microorganismo es sensible al antibiótico no proliferará alrededor del disco (fig. 9-1). Los gérmenes resistentes proliferarán; puede haber grados de sensibilidad o resistencia que pueden ser estimados por un observador experimentado. Si el grado de susceptibilidad es importante o si es posible la infección mixta hay otras pruebas de laboratorio como la dilución en tubos.

Debe subrayarse que aun cuando los procedimientos de laboratorio son importantes y deben utilizarse cuando sea posible, la terapéutica de antibióticos no debe posponerse hasta tener los resultados de la prueba. Por el contrario, estas drogas deben utilizarse y la terapéutica antibiótica será cambiada si así lo indican los estudios de laboratorio (fig. 9-2).

Dosis y vía de administración

Al administrar un antibiótico, son de importancia la dosis y la vía de administración. El propósito de la terapéutica es producir tan pronto como sea posible una concentración óptima del fármaco en el sitio de infección, y mantener un nivel efectivo. La bacteria causal debe ser sensible al antibiótico. Cada antibiótico tiene sus propias características en lo que respecta a absorción y excreción que, a su vez, dependen de la manera de administrarlos. Por ejemplo, la penicilina se absorbe menos cuando se administra por la boca, comparada con la inyección parenteral, aunque en algunos nuevos preparados se ha aumentado el grado de absorción considerablemente. La absorción también varía con el vehículo, ya sea oleaginoso o acuoso. Además, cuando la penicilina está combinada químicamente con un radical procaínico, se absorbe más lentamente.

La dosis también depende del grado de inactivación y excreción de la droga. Algunos antibióticos se destruyen fácilmente en el tracto digestivo bajo, cuando se administran por la boca; otros se absorben muy lentamente y quizá sean excretados antes de obtener concentración terapéutica. En algún tiempo se pensó que la dosis máxima tolerada era la única limitación que se imponía en la cantidad que se daba a un paciente. Se ha comprobado que esto es erróneo y puede causar efecto nocivo en el huésped. La premisa de que si una pequeña cantidad es beneficiosa una gran cantidad lo será más, no tiene fundamento en el uso de los antibióticos.

Los antibióticos pueden ser administrados por vía intramuscular, intravenosa, bucal o tópica. Con excepción de este último método, los antibióticos llegan a la región infectada por la corriente sanguínea. Cuando se aplican intramus-

PRUEBA DE SENSIBILIDAD A LOS ANTIBIOTICOS

MICROORGANISMO : *Estafilococo dorado - coagulasa +*

INHIBIDO POR

PENICILINA	( )	TETRACILINA	( )
ERITROMICINA	( )	ESTREPTOMICINA	( )
BACITRACINA	(✓)	CLOROMICETINA	(✓)

NO INHIBIDO ( )

TERRAMICINA	( )	NEOMICINA	( )
AUREOMICINA	( )	POLIMIXINA B	( )

Fig. 9-2. Informe del laboratorio de la prueba de sensibilidad. El germen es una cepa resistente del estafilococo dorado, frecuente en los hospitales. La prueba positiva de la coagulasa es un dato de laboratorio que supone patogenicidad del estafilococo.

cularmente, el sitio de inyección actúa como un depósito del cual el fármaco se absorbe poco a poco por la corriente sanguínea.

La administración intravenosa produce con rapidez una concentración alta en la sangre, pero la excreción también es más rápida. Se utiliza este método de administración cuando hay una enfermedad aguda fulminante que debe ser tratada a la mayor brevedad. Para mantener un nivel adecuado se combina el método intravenoso con una o más vías de administración.

Originalmente la administración bucal de algunos antibióticos era necesaria, pues era la única disponible fuera de la intravenosa. Esto ya no es cierto, pero el método de administración ha ganado favor entre los médicos y los pacientes. Es indoloro, conveniente y de valor en los niños. Las suspensiones de sabor agradable para uso bucal son una gran ventaja en pediatría. Esta vía de administración tiene varias desventajas; la más importante es que el paciente debe colaborar. La terapéutica depende de la cooperación del paciente, que puede ser descuidado y olvidarse de mantener la dosificación con intervalos regulares el tiempo necesario. Algunos clínicos opinan que si un paciente está lo suficientemente enfermo para justificar un antibiótico, conviene administrar el fármaco personalmente, teniendo así la oportunidad de valorar el progreso del paciente y asegurando que recibirá el medicamento con la debida oportunidad.

Uno de los problemas más discutidos en lo que respecta a los antibióticos se refiere al uso tópico. La duda ha nacido debido a las serias complicaciones suscitadas al utilizar las sulfamidas en forma tópica; muchas veces provocan reacciones alérgicas en el huésped. Esto ha causado serias complicaciones, incluso muertes; está contraindicado definitivamente, con excepción de los casos específicos y raros en circunstancias bien controladas.

Los antibióticos también han causado respuestas alérgicas similares en el huésped y tienden a producir tipos de bacterias resistentes. En la cavidad bucal el uso tópico de algunos antibióticos destruye parcialmente la flora normal y permite la rápida proliferación de hongos. Se eliminan los antagonismos y las asociaciones simbióticas normales; predomina una flora naturalmente resistente al fármaco. El uso tópico sin discernimiento de los antibióticos permite la producción de queilitis, moniliasis y bacterias resistentes que pueden causar infecciones agregadas.

Algunos antibióticos no pueden administrarse sistémicamente sin peligro, debido a las reacciones tóxicas. En tal caso, es mejor aplicarlos tópicamente, sobre todo cuando el germen causal es resistente a los fármacos de uso común. Afortunadamente, estos agentes tópicos (bacitracina, tirotricina, neomicina, polimixina) son bastante insolubles, lo cual es una ventaja cuando se utilizan tópicamente, y son relativamente poco tóxicos. Casi nunca producen manifestaciones alérgicas y sólo ocasionalmente suscitan resistencia.

El valor terapéutico de estas drogas en la odontología todavía es discutible, con excepción de unos casos aislados. Mantener una concentración terapéutica suficiente en la cavidad bucal es casi imposible, por la dilución constante por la saliva. Pueden utilizarse a manera de pomada en los labios y en los tejidos blandos fuera de la cavidad bucal, principalmente como profilácticos. En la osteomielitis crónica los antibióticos tópicos son muy beneficiosos, especialmente cuando pueden ser colocados en la cavidad ósea y mantenidos ahí en concentración adecuada. Los antibióticos administrados por vía parenteral no se difunden al hueso infectado en concentraciones terapéuticas, a causa de gran variedad de factores, incluyendo la circulación escasa y las barreras fibrosas. En estas circunstancias, deben usarse los métodos disponibles. La terapéutica parenteral está indicada para evitar la difusión de la infección; la administración tópica está indicada para dominar y abortar el proceso infeccioso dentro del hueso.

Uso imprudente de antibióticos

El descubrimiento de los antibióticos como agentes terapéuticos debe considerarse como uno de los más grandes adelantos de la ciencia médica, pero con su descubrimiento, vino el uso innecesario, indiscriminado y peligroso. Los antibióticos tienen limitaciones terapéuticas y pueden producir reacciones tóxicas mucho más graves que la enfermedad para la cual se emplean. Por lo tanto, el profesionista debe examinar el problema más cuidadosamente y utilizar los fármacos de una manera más razonable.

Los resultados más peligrosos de la terapéutica antibiótica son las reacciones tóxicas del huésped y la adquisición de resistencia de numerosos microorganismos. La resistencia adopta dos formas básicas: los tipos naturalmente resistentes que siempre existen en algunas floras bacterianas, y la más peligrosa, los tipos resistentes que se desarrollan como resultado del uso inadecuado e indiscriminado de los antibióticos. Está comprobado que la resistencia aparece cuando las bacterias son expuestas a una concentración subóptima. El dentista debe conocer a fondo este problema, ya que en algunos lugares es costumbre administrar los antibióticos en dosis insuficientes. Por ejemplo, después de la extracción de un diente impactado, el operador receta una inyección de penicilina como medida profiláctica y ya no ve al paciente para la terapéutica antibiótica ulterior. Este método es lamentable dado que tiene poco valor terapéutico y puede producir microorganismos resistentes que pueden causar al paciente gran daño.

La resistencia no depende solamente de dosis inadecuadas. Los antibióticos que se administran durante largo tiempo y que producen excelentes resultados para un germen específico, pueden causar alteraciones en otras bacterias que más tarde producirán dificultades, ya sea en el paciente o por infección cruzada. El problema de la infección cruzada es importante en algunos hospitales de Estados Unidos, por la aparición de cepas resistentes de estafilococos. Bastaría esta razón para seguir una técnica aséptica rígida en el consultorio dental. Casi todas las personas han recibido terapéutica antibiótica en algún momento, y pueden ser portadoras de un tipo resistente de bacterias. Es imperativo que los profesionistas y el público en general comprendan este problema de la resistencia, ya que la frecuencia está relacionada en gran medida con su empleo sin discernimiento.

Otro factor que complica el uso de antibióticos es la reacción tóxica. Es más común cuando se emplean irreflexivamente y puede ser producida de dos maneras. Primero, puede depender de sensibilidad o respuesta alérgica del huésped; y segundo, las actividades fisiológicas normales pueden ser alteradas por dosificación prolongada o masiva. Ha aumentado la frecuencia de respuestas alérgicas a los antibióticos, principalmente por el uso irreflexivo y repetido de los mismos para problemas triviales. Uno de los métodos que más fácilmente sensibiliza al paciente es el uso de preparados tópicos, especialmente en piel y mucosa bucal. No es raro ver eritemas, ronchas, dermatitis exfoliativa, etc., cada vez con más frecuencia, al hacerse la población más sensible a estos medicamentos. Si el paciente presenta una historia de reacciones menores a un fármaco, el dentista debe evitar usarlo, ya que los resultados pueden ser desastrosos. Las reacciones anafilácticas generalmente ocurren después que un paciente ha tenido una reacción menor en una ocasión anterior. Esta reacción se caracteriza por la aparición repentina de cianosis, tos, espasmo tónico, pulso débil filiforme y descenso de la presión arterial. Está en aumento la frecuencia de resultados graves y mortales, más comunes con el uso de la penicilina, pero el problema siempre debe tomarse en cuenta cuando se utiliza cualquier antibiótico.

Algunos antibióticos, aparte de la penicilina, son capaces de producir cefalea, náuseas, vómitos y diarrea. Muchas veces estas reacciones son ligeras y pueden ser controladas, pero ocasionalmente los síntomas son agudos y muy difíciles de tratar. Algunas complicaciones que pueden nacer del uso de antibióticos son vértigo, lesión nerviosa, perturbaciones renales, discrasias sanguíneas e infecciones secundarias resistentes. Se explicarán las reacciones tóxicas específicas y las contraindicaciones de cada fármaco.

Otra complicación en el uso indiscriminado de los antibióticos consiste en enmascarar la entidad clínica verdadera. Cuando el paciente presenta síntomas que sugieren infección, el tratamiento no solamente debe consistir en los antibióticos. Es importante establecer el diagnóstico antes de instituir el tratamiento, por ejemplo, si un paciente da síntomas de infección en la arcada superior, puede enmascararse una sinusitis aguda, incluso un tumor maligno del seno maxilar si se dan los antibióticos, pensando que el factor causal es un absceso apical agudo. Es posible que una vez administrado el medicamento los síntomas agudos desaparezcan, para presentarse después, con consecuencias más graves. Los antibióticos administrados cuando hay pus también pueden complicar el problema. La cirugía es el mejor método para tratar una región fluctuante infectada. Debe tenerse en cuenta que los antibióticos son solamente coadyuvantes. No evacuar el pus puede producir lo que se llama un "absceso estéril", y aunque permanezca inactivo por un tiempo se activará de nuevo con más virulencia.

Antibióticos específicos

Diversas casas de productos farmacéuticos están sacando al mercado nuevos antibióticos y modificaciones de antibióticos antiguos. Esto es la consecuencia natural de investigación activa y de competencia, y deberá ser favorecida. Es un aspecto totalmente necesario si quieren combatirse el número cada vez mayor de cepas resistentes y la frecuencia particular de superinfecciones. Los antibióticos actuales pueden ser inútiles o pasados de moda mañana, aunque los que vamos a exponer han soportado bastante bien el paso del tiempo.

Las recientes investigaciones de laboratorio sugieren que pueden existir bacterias anaerobias no detectadas anteriormente, que pueden causar algunas graves infecciones de origen dental. Hasta hace poco, la mayor parte de los cultivos se hacían sólo para bacterias aerobias. Las bacterias anaerobias, resistentes a la penicilina, podrán forzar a los dentistas a alterar su elección de antibióticos. En la actualidad se está realizando continua investigación al respecto.

Se ha hecho un esfuerzo por exponer los antibióticos sobre una base genérica y no por sus nombres patentados.

Penicilina

Aunque es el antibiótico más antiguo, la penicilina sigue siendo el más usado. La penicilina es un inhibidor selectivo de la síntesis de la pared celular bacteriana, en bacterias en multiplicación, por su capacidad de inhibir la formación de enlaces cruzados en celosías de mucopéptidos. La inhibición de la síntesis de la pared celular puede no ser, por sí sola, mortal, pero bajo las condiciones osmóticas en los líquidos corporales, que son normalmente hipotónicos en relación con el interior de la bacteria, se produce lisis de los microorganismos. La penicilina es eficaz contra los estreptococos y estafilococos grampositivos que son de interés especial para el cirujano bucal; también es eficaz contra varios cocos gramnegativos especialmente el meningococo y gonococo, pero casi todos los bacilos y gramnegativos son resistentes. Las espiroquetas por regla general son sensibles; por ello, la penicilina es el fármaco de elección en el tratamiento de la sífilis. La penicilina sigue siendo el método de elección para tratar las infecciones bucales, excepto cuando hay gérmenes resistentes y algunos microorganismos gramnegativos, y por las respuestas alérgicas.

Preparados y dosificación. La penicilina se puede adquirir en múltiples preparados para uso intramuscular, bucal o intravenoso y combinada con varios radicales químicos o con agentes para producir dosificaciones de acción breve o prolongada.

Intramuscular. Debido al reciente aumento de las reacciones alérgicas a la penicilina, algunos clínicos han abandonado el uso de penicilina intramuscular excepto cuando se hospitaliza al paciente. El tratamiento de manifestaciones alérgicas después de la inyección intramuscular

es más difícil que el tratamiento de las mismas después de administración por vía bucal.

1. La penicilina procaínica G es la más frecuentemente usada como agente profiláctico y terapéutico. Un cm³ contiene 300 000 unidades; la dosis recomendada es de 600 000 unidades por día para las infecciones moderadas, disminuyéndola al final del tratamiento. Cuando el paciente requiere hospitalización es deseable y práctico administrarla cada 12 horas.

2. La penicilina cristalizada potásica G en suspensión acuosa fue uno de los preparados originales, pero por su absorción rápida, se usa en combinación con la penicilina procaínica G, excepto para la terapéutica intravenosa. La combinación de estas dos penicilinas permite una concentración sanguínea rápida y alta (30 a 60 minutos) con un buen nivel de mantenimiento. La dosificación acostumbrada es de 1 cm³ (300 000 unidades de penicilina procaínica y 100 000 unidades de penicilina potásica cristalizada) administrada cada 12 ó 24 horas, según la gravedad de la infección.

3. La penicilina benzatínica G es el preparado más nuevo de acción prolongada; es el de elección cuando se necesita una concentración sanguínea prolongada. La dosis media es de 300 000 a 600 000 unidades cada diez días. Puede combinarse con la penicilina acuosa, con lo que se logra un alto nivel durante 24 horas y un nivel sanguíneo bajo pero sostenido. Se utiliza frecuentemente en la cirugía bucal como agente profiláctico en casos de infección secundaria o de fiebre reumática. No se usa en el tratamiento de las infecciones agudas y nunca debe utilizarse si el paciente es sensible a los yoduros.

4. Más recientemente, han salido al mercado los derivados semisintéticos meticilina, oxacilina y nafcilina. Como observábamos anteriormente, el uso indiscriminado de antibióticos puede producir cepas resistentes, y actualmente muchas infecciones están causadas por estafilococos resistentes productores de penicilinasa. Las nuevas penicilinas semisintéticas pueden usarse para este tipo de infección, en el que se sospechan cepas resistentes, como las infecciones adquiridas en el hospital. Sin embargo, la sensibilidad de las bacterias deberá precisarse con pruebas in vitro cuando sea posible.

Los fármacos resistentes a la penicilinasa deberán restringirse al tratamiento de infecciones por estafilococos resistentes, puesto que el uso extenso e indiscriminado de estos medicamentos puede producir más cepas resistentes de bacterias.

La dosificación intramuscular y la frecuencia de administración para las nuevas penicilinas semisintéticas varían de 250 mg a 1.5 g cada cuatro a seis horas, según el fármaco usado, tamaño y edad del paciente y gravedad de la infección. Antes de establecer la dosificación, deberán valorarse todos los factores pertinentes y deberá estudiarse una reseña de la dosificación prescrita.

Bucal. Las preparaciones más recientes de penicilina bucal tienen proporción excelente de absorción en la circulación sanguínea. Cuando se tiene la seguridad de que el paciente coopera, estos preparados son eficaces incluso para infecciones graves. Deberá recalcarse que las penicilinas bucales deben tomarse con el estómago vacío, para reducir al mínimo la retención gástrica, y preferiblemente con un antiácido.

1. La penicilina G, por vía bucal, se conoce desde hace tiempo, pero hay duda acerca de su uso debido a que son variables el grado y velocidad de absorción. Además, depende del paciente para que tome la droga como se ha prescrito, ya que un alto nivel sanguíneo no es sostenido durante largo periodo. La dosis media es de 250 miligramos (250 000 unidades) cuatro veces al día. Se cree que es igualmente eficaz como inyección intramuscular de 300 000 unidades.

2. La penicilina V (feniticilina) es más reciente y popular y se ha extendido su uso por vía bucal. Se puede tener confianza en lo que respecta a la rapidez de absorción y el nivel sanguíneo eficaz. Es compatible con la penicilina G, que puede darse durante las fases agudas del proceso. Generalmente se administra tres o cuatro veces al día y se presenta en tabletas o cápsulas que contienen de 125 a 300 miligramos (200 000 a 500 000 unidades). Para los niños hay suspensiones bucales de 125 mg por cucharadita.

3. Como observábamos anteriormente, existe disponible cierto número de nuevas penicilinas semisintéticas. Las que se preparan para administración por vía bucal son ampicilina, cloxacilina, nafcilina y oxacilina. Aquí la dosificación exacta depende de la edad y el tamaño del paciente, así como de la gravedad de la infección. La dosificación para estos fármacos variará de 250 mg a 1 g cada cuatro a seis horas. Es esencial lograr una cuidadosa valoración del problema.

Tópicas. En el pasado la penicilina estaba disponible en diversas formas tópicas, pero debido a los informes acerca de la alta frecuencia particular de casos de sensibilidad, la Food and Drug Administration de Estados Unidos ha retirado

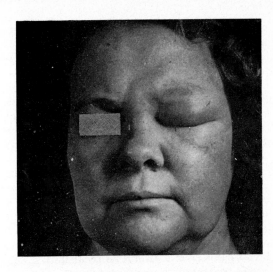

Fig. 9-3. Reacción alérgica a la penicilina.

en ese país, todas las formas tópicas del medicamento.

Precauciones. Como observábamos anteriormente, la vía de administración deberá tomarse cuidadosamente en consideración antes de recetar penicilina. Además, prudentemente deberán tomarse las siguientes precauciones.

1. La penicilina no debe administrarse cuando hay antecedente de reacción, aunque sea ligera, después de una aplicación anterior de la misma.

2. Los pacientes con historia de alergia, como fiebre del heno, etc., deben ser tratados con precauciones, ya que están muy expuestos a la sensibilización.

3. La penicilina debe suspenderse desde el primer signo de alergia, incluyendo las reacciones menores, como comezón y rubor en el sitio de la inyección (fig. 9-3).

4. En la inyección intramuscular se debe tener mucho cuidado, para no inyectar intravenosamente.

5. Si se usa intramuscularmente es preferible inyectarla en los músculos deltoides o tríceps del brazo, para que pueda aplicarse un torniquete si el paciente presenta signos de reacción anafilactoide.

Eritromicina

La eritromicina posee espectro bacteriano similar al de la penicilina, y por su record de seguridad inigualado, muchos clínicos la prefieren a la penicilina, especialmente para infecciones bucales. Es activa contra los cocos grampositivos y algunos de los bacilos gramnegativos.

También es eficaz contra algunos virus, rickettsias y ciertos tipos de bacilo diftérico. Como la penicilina, puede ser bactericida o bacteriostática, según la concentración y los microorganismos. Algunos tipos de estafilococos dorados resistentes a la penicilina pueden ser sensibles a la eritromicina. Este fármaco es muy útil en el tratamiento de las infecciones producidas por los estafilococos u otros gérmenes grampositivos resistentes a la penicilina.

La eritromicina se aconseja para el tratamiento de una gran diversidad de infecciones causadas por un amplio espectro de microorganismos susceptibles. Las indicaciones incluyen casos en que el uso de otros antibióticos se ve limitado por efectos secundarios graves o indeseables. En los casos en que los microorganismos se han vuelto resistentes a otros antibióticos, especialmente a la penicilina, frecuentemente la eritromicina es a menudo el medicamento de elección.

Los efectos secundarios debidos a administración de eritromicina son raros. La administración bucal puede ocasionar trastornos gastrointestinales leves, pero rara vez es necesario suspender el fármaco, por desaparecer rápidamente los síntomas.

Las complicaciones graves son muy raras, pero deberán usarse con cuidado los diversos preparados patentados cuando el funcionamiento del hígado esté deteriorado.

Preparados y dosificación. El método usual de administración de eritromicina es la vía bucal, pero si la infección es muy grave se puede administrar por vía intramuscular o intravenosa. Se obtiene en tabletas de 100 a 250 miligramos, con cubierta entérica. La dosis para el adulto es de una o dos tabletas cada seis horas, según la gravedad de la infección. Hay suspensiones bucales pediátricas con 100 miligramos por cucharadita (5 ml) y se administran cada cuatro o seis horas.

Tetraciclinas

Las tetraciclinas son un grupo de antibióticos que químicamente tienen ligeras diferencias, pero su acción farmacológica y terapéutica es la misma. Las más importantes son clorotetraciclina, oxitetraciclina y tetraciclina. Aunque se obtienen en el mercado bajo diferentes nombres se estudiarán en conjunto.

Las tetraciclinas pertenecen a los antibióticos de amplio espectro, debido a que son eficaces contra numerosas bacterias grampositivas y gramnegativas. Son bacteriostáticas y general-

mente eficaces contra los microorganismos patógenos de la cavidad bucal. También son eficaces en el tratamiento de algunas infecciones por rickettsias. Estos fármacos son de importancia, debido a que muchos microorganismos grampositivos resistentes a la penicilina y algunos de los gérmenes gramnegativos resistentes a la estreptomicina son sensibles a las tetraciclinas.

Como la mayoría de los antibióticos, éstos producen cepas resistentes, pero afortunadamente los gérmenes sensibles no la desarrollan rápidamente, con excepción de ciertos tipos gramnegativos.

Preparados y dosificación. Se administran generalmente por vía bucal, pero también se pueden obtener preparaciones tópicas e intravenosas. La dosificación usual para una infección aguda es de 0.25 a 0.5 gramos (250 a 500 miligramos), cada seis horas, con una dosis total diaria de 1 a 2 gramos. En los niños esta dosis se reduce a 100 miligramos cada seis horas. Hay numerosas suspensiones bucales con 100 miligramos del antibiótico (5 ml, una cucharadita). La suspensión es especialmente eficaz en los niños, que muchas veces no pueden tolerar las cápsulas. Cuando la infección es muy grave el fármaco puede prescribirse cada cuatro horas en vez de cada seis. Tiene interés señalar que el aumento de la dosis del antibiótico es de poca utilidad, ya que la dosis superior a la cantidad óptima no produce un nivel sanguíneo más alto, debido a un factor limitante de la mucosa intestinal para absorber el antibiótico.

Cuando se presenta una infección grave se puede administrar el fármaco por vía intravenosa. Para los pacientes que no pueden tomar el medicamento por vía bucal este método de administración es el de elección. La pérdida de la conciencia, el trismo por la infección y la inmovilización mecánica de la mandíbula justifican el uso de la vía intravenosa. La dosis varía de 500 a 1 000 miligramos en una solución glucosada al 5 por 100, cada doce horas. La inyección concentrada de los antibióticos debe hacerse con mucho cuidado, ya que pueden producir un trombo en el vaso. No se recomiendan las inyecciones intramusculares y subcutáneas, debido a que son sumamente dolorosas y pueden causar daño a los tejidos por su acción irritante. Hay preparaciones nuevas que han eliminado este peligro. La Food and Drug Administration de Estados Unidos ha retirado los preparados tópicos. En la odontología las preparaciones tópicas se han utilizado para tratar varias formas de enfermedad periodontal, heridas postextracción, "alveolos secos", etcétera. Diversas pruebas clínicas justifican su uso, pero la administración por vía general es mucho más eficaz y menos capaz de producir cepas resistentes y reacciones de sensibilidad en el paciente.

Precauciones. Los signos que indican la suspensión de las tetraciclinas incluyen los siguientes:

1. Las reacciones secundarias frecuentes a la tetraciclina son náuseas y diarrea. Si la diarrea no disminuye, el fármaco debe ser suspendido inmediatamente, ya que pueden presentarse complicaciones graves. Esto generalmente permite que retorne a su estado normal la flora gastrointestinal evitando de este modo un desenlace mortal.

2. Después de la administración de alguna de las tetraciclinas algunas veces se presentan glositis, estomatitis y erupciones de la piel, especialmente cuando se ha empleado una preparación tópica. La aparición de estas manifestaciones alérgicas justifica la suspensión rápida del fármaco ya que puede ser el aviso de manifestaciones más graves.

3. El uso prolongado de las tetraciclinas permite la proliferación de microorganismos que no son sensibles al antibiótico. La proliferación de *Candida albicans* puede producir síntomas persistentes y dolorosos. Las manifestaciones comunes de la moniliasis son malestar bucal, comezón anal y vaginal, que son muy difíciles de tratar. El medicamento debe ser suspendido inmediatamente, esto es, cuando aparecen dichos síntomas.

4. Cuando un germen infeccioso no muestra sensibilidad clínica a alguna de las tetraciclinas, es posible que no responda a ninguna de las otras del mismo grupo. Similarmente, cuando aparece una reacción alérgica a una de ellas, posiblemente se observará igual respuesta con cualquiera de las otras.

5. De especial interés para el dentista es observar que las tetraciclinas se depositan en áreas de calcificación en huesos y dientes, y pueden causar cambio de color de amarillento a grisáceo. Schwachman y colaboradores observaron por primera vez el cambio de color de los dientes cuando valoraban terapéutica de tetraciclina a largo plazo en niños con enfermedad fibroquística. El fenómeno ha sido confirmado por muchos investigadores desde entonces, y debe desalentarse insistentemente la terapéutica con tetraciclina a largo plazo en niños debido a que el efecto estético sobre la dentadura puede ser grave.

Estreptomicina

La estreptomicina y la dihidroestreptomicina son eficaces contra cierto número de microorganismos grampositivos y gramnegativos. Estos antibióticos interfieren en la síntesis proteínica bacteriana, y se afirma que este efecto puede ser responsable de su actividad bactericida. Estos medicamentos son ineficaces en casos de sífilis e infecciones causadas por Clostridium, hongos y Rickettsia. Debido a sus efectos secundarios tóxicos y la relativa facilidad con que los microorganismos se vuelven resistentes, no se recomienda su uso general para infecciones en cavidad bucal, excepto como último recurso.

Preparado y dosificación. La inyección intramuscular de estreptomicina (o dihidroestreptomicina) es el único medio eficaz de administrar el medicamento. La dosificación varía de 1 a 3 g diarios, en dosis parciales de 0.5 g.

Precauciones. Las siguientes complicaciones pueden acompañar al uso de estos dos fármacos y deberán ser cuidadosamente vigiladas. Los fármacos deberán suspenderse inmediatamente en caso de aparecer síntomas adversos.

1. No se aconseja usar tópicamente estreptomicina, debido a su alto grado de sensibilización.

2. Se ha informado que tanto la estreptomicina como la dihidroestreptomicina producen daño vestibular y auditivo, incluso en pequeñas dosis. Puede haber recuperación de la función vestibular al suspender el fármaco, pero el daño auditivo puede ser irreversible.

3. Pueden producirse complicaciones renales después del uso de estos fármacos y de existir malfunción renal, está contraindicado el fármaco.

Cloranfenicol

Es uno de los antibióticos de amplio espectro, eficaz contra la mayoría de los microorganismos patógenos existentes en la cavidad bucal. Además, ataca las rickettsias y algunos virus. Es el agente terapéutico específico de la fiebre tifoidea. Su espectro es similar al de las tetraciclinas y es bacteriostático. Su peso molecular es más bajo que los otros antibióticos de amplio espectro; capaz de producir una concentración alta en la sangre, que es ventajosa en infecciones graves. La gran facilidad de difusión del fármaco da por resultado concentración eficaz en el líquido cefalorraquídeo. Este atributo hace que el fármaco sea especialmente valioso para tratar fracturas graves de maxilar superior complicadas por rinorrea de líquido cefalorraquídeo. Ha resultado eficaz contra muchos microorganismos que han desarrollado resistencia a antibióticos más usados. Como todos los antibióticos, el cloranfenicol produce cepas resistentes y su uso indiscriminado, especialmente en las infecciones ligeras, debe evitarse, pues sus ventajas pueden desaparecer.

Preparados y dosificación. La dosis diaria media para el adulto es de 1 a 2 gramos, en dosis divididas, ya sea cuatro veces al día o cada seis horas, según la necesidad de mantener un nivel sanguíneo constante. El fármaco puede obtenerse para la administración bucal en forma de cápsulas, con 50, 100 y 250 miligramos. Para los niños hay una suspensión con 125 miligramos por cucharadita (5 ml).

Se prefiere la administración bucal para los procesos infecciosos, pero cuando esté indicado puede ser administrado por vía intravenosa o intramuscular. La dosis para adultos por vía intravenosa es de 0.5 a 1 gramo cada seis o doce horas, ya sea con solución salina normal o glucosa al 5 por 100 en solución salina normal. Este método de administración debe suspenderse tan pronto como el paciente pueda tomarla por vía bucal.

El cloranfenicol también puede administrarse por vía intramuscular, en dosis de 1 g, y como se almacena en el organismo debe darse solamente cada 12 a 24 horas. Esto sostiene un nivel sanguíneo adecuado para combatir la mayoría de las infecciones.

Precauciones. Es necesario estudiar cuidadosamente al paciente al que se administra cloranfenicol. No deberá usarse cloranfenicol en casos en que otros agentes menos peligrosos potencialmente, sean igualmente eficaces.

1. Es un agente terapéutico potente y se han observado varios trastornos sanguíneos debido a su administración, pero con menor frecuencia que lo que se creyó cuando la droga comenzó a emplearse. La depresión de la médula ósea puede dar como resultado neutropenia, agranulocitosis o, en casos extremos, anemia aplásica. La administración prolongada debe evitarse y deberán hacerse hematimetrías (recuento sanguíneo total y diferencial) cada 48 horas durante el tratamiento. Se ha sugerido que el cloranfenicol no se administre más de 10 días a los adultos y siete días a los niños.

2. Como la tetraciclina, el cloranfenicol es capaz de producir náuseas y diarrea, pero la última complicación es menos frecuente, ya que los antibióticos no suprimen fácilmente la flora intestinal. Esto se explica debido a que se absorbe con más rapidez en el intestino delgado y no llega gran cantidad al intestino grueso.

3. La moniliasis puede también ser consecuencia del uso prolongado o tópico de este fármaco.

Novobiocina

Es eficaz en el tratamiento de infecciones causadas por bacterias grampositivas y gramnegativas y contra algunos tipos de estafilococos dorados. También se emplea en infecciones causadas por estreptococo hemolítico, diplococos pneumoniae y proteus vulgar.

Preparados y dosificación. En los adultos la dosis recomendada es de 500 miligramos cada 12 horas o 250 miligramos cada seis horas, continuada por lo menos durante 48 horas después que han desaparecido la fiebre y otros signos de infección. En las infecciones graves conviene aumentar al doble la dosis media. La vía de administración es en forma de cápsulas, y para los niños de jarabe que contiene 125 miligramos por cucharadita.

Precauciones. No se recomienda la novobiocina para el tratamiento de cualquier infección debido a la frecuencia de ictericia colestática, reacciones alérgicas, trastornos gastrointestinales hiperbilirrubinemia neonatal y discrasias sanguíneas mortales.

Lincomicina

La lincomicina posee espectro antibacteriano similar al de la eritromicina. En pruebas in vitro inhibe el crecimiento de muchos microorganismos grampositivos, especialmente estafilococos, incluyendo estafilococos productores de penicilinasa, neumococos y ciertos estreptococos. Parece tener poco efecto sobre enterococos, meningococos y gonococos y es inactiva contra bacilos gamnegativos.

Se ha informado de reacciones favorables al usarse en casos de osteomielitis. La lincomicina es útil en el tratamiento de infecciones causadas por microorganismos sensibles cuando se haya desarrollado resistencia a penicilina o eritromicina, o cuando no puedan usarse estos fármacos por ser el paciente alérgico a ellos. Cuando esté indicado el fármaco puede administrarse en terapéutica combinada con otros agentes antimicrobianos.

Preparado y dosificación. La lincomicina es bien absorbida ya sea por vía bucal o intramuscular. La dosis bucal para adultos es de 500 mg administrados tres o cuatro veces al día. La dosis intramuscular es de 600 mg cada 12 horas o con mayor frecuencia en infecciones graves. La dosis bucal para niños se basa en el peso (de 15 a 30 mg por Kg de peso).

Precauciones. Como la lincomicina es un medicamento relativamente nuevo deberán examinarse cuidadosamente los pacientes en busca de reacciones imprevistas. Los pacientes que reciben tratamiento durante más de una o dos semanas deberán pasar pruebas de funcionamiento hepático.

1. Debido a la ausencia de datos clínicos, el uso del medicamento no se aconseja en pacientes con antecedentes de enfermedades renales, hepáticas o metabólicas.

2. La evidencia de moniliasis o infección moniliar requiere rápida suspensión del fármaco.

3. Se ha informado de trastornos gastrointestinales leves como náuseas, vómitos, dolor abdominal y diarrea.

Clindomicina

El fosfato de clindomicina se produce a partir del mismo grupo sintético que la lincomicina. Aunque el fosfato de clindomicina es inactivo in vitro, la hidrólisis in vivo rápida convierte el compuesto en clindomicina activa antibacteriana y por vía bucal se absorbe más rápidamente del tubo gastrointestinal que la lincomicina. Estudios recientes parecen indicar que la clindomicina es más potente que la lincomicina.

Se cree que este medicamento es eficaz contra *Staphylococcus aureus* y contra *Staphylococcus epidermidis,* estreptococos y ciertos microorganismos anaerobios como las especies bacteroides. La clindomicina se distribuye ampliamente en líquidos y tejidos corporales incluyendo huesos, y por esta razón se encuentra que es eficaz al tratar infecciones óseas crónicas de origen dental como la osteomielitis.

Preparado y dosificación. La clindomicina puede administrarse por vía intravenosa, intramuscular, o bucal con aproximadamente la misma eficacia, excepto en casos de infecciones graves. Cuando se administra por vía parenteral, la dosificación normal es de 600 a 1 200 mg diariamente, divididos en dos, tres o cuatro dosis iguales. La administración bucal es generalmente de 150 mg cada seis horas, pero puede aumentarse a 300 mg por dosis sin provocar reacción adversa alguna.

Precaución. Al usar clindomicina, para lograr seguridad deberán tomarse en consideración los siguientes factores.

1. Se contraindica la clindomicina en pacientes que hayan mostrado hipersensibilidad a la lincomicina.

2. Durante terapéuticas prolongadas, deberán realizarse pruebas de función hepática y renal y hematimetrías, por haberse observado neutropenias y anomalías hepáticas transitorias.

3. Con la administración bucal de clindomicina se producen ocasionalmente síntomas gastrointestinales como náusea y vómito.

Kanamicina

El sulfato de kanamicina es la sal de un antibiótico derivado de cepas de *Streptomyces kanamycetius.* La actividad antibacteriana es similar a la de la neomicina. Es activa contra muchas bacterias aerobias grampositivas y gramnegativas. Este medicamento se aconseja para tratar infecciones graves causadas por microorganismos susceptibles. Cuando osteomielitis, bacteriemias y tejido blando, han mostrado resistencia a los antibióticos convencionales, podrá usarse kanamicina siempre que se haya demostrado que las bacterias causantes son sensibles a ella en pruebas in vitro.

Preparado y dosificación. La kanamicina puede administrarse por vía intramuscular, intravenosa, o bucal. La administración bucal del medicamento deberá reservarse para pacientes afectados por problemas gastrointestinales, ya que el aparato gastrointestinal lo absorbe mal, por lo que no es muy eficaz en problemas generalizados. La vía intramuscular suele ser la mejor, y la dosificación se calcula para que no sobrepase 0.7 mg por medio Kg de peso corporal en dos o tres dosis parciales.

Precauciones. Como observábamos antes, deberá reservarse la kanamicina para infecciones resistentes a otros antibióticos. Durante la administración del medicamento, deberá examinarse cuidadosamente al paciente, y probablemente éste deberá ser hospitalizado.

1. El principal efecto tóxico de la kanamicina administrada parenteralmente es su acción sobre la porción auditiva del octavo par craneal. La dosificación excesiva parece ser factor y el uso del medicamento no deberá prolongarse innecesariamente. La sordera puede ser parcial o completa, y en la mayor parte de casos ha sido irreversible.

2. Se producen frecuentemente irritaciones renales en pacientes aquejados por problemas renales anteriores, o en los pacientes mal hidratados.

Cefalosporinas

Las cefalosporinas son bactericidas por inhibición de la síntesis de pared celular. No son hidrolizadas por penicilinasas, y existe resistencia cruzada mínima o nula con penicilina. Tienen espectro más amplio que las penicilinas pero son menos activas contra microorganismos grampositivos. La resistencia puede desarrollarse por producción de cefalosporinasa. En la distribución, del 55 al 65 por 100 está ligado a proteínas del plasma. Del 70 al 80 por 100 se desecha intacto en la orina.

Los tipos de dosificación son los siguientes: el monohidrato de cefalexina (Keflex) es bucal, cefaloridina (Loridine) es parenteral y cefalotina (Keflin) es parenteral. Los dos últimos son nefrotóxicos en dosis elevadas.

La toxicidad es baja si se compara con las penicilinas. Los efectos adversos incluyen erupciones epidérmicas y reacciones alérgicas ocasionales y alergenicidad cruzada a penicilinas. Además, se producen ocasionalmente trastornos gastrointestinales con monohidratos de cefalexina y se producen raras disfunciones hepáticas con cefaloridina y cefalotina.

Polimixina B

La polimixina B tiene su principal efecto sobre bacterias gramnegativas (excepto la especie *Proteus*), y deberán reservarse a este grupo. Se ha usado principalmente como medicamento tópico, pero la frecuencia particular de cepas gramnegativas ha forzado a los clínicos a recurrir a la polimixina B para empleo generalizado.

La polimixina tópica, generalmente no es tóxica ni sensibilizante. Se ha combinado en preparados complejos para usarse como pomadas y trociscos.

La administración generalizada debe controlarse cuidadosamente pues el fármaco puede suscitar trastornos nefrotóxicos, neurológicos, o de ambos tipos (mareos, parálisis facial). Los problemas no son intensos a menos de exceder la dosificación recomendada.

Preparado y dosificación. La vía de administración recomendada es inyección intramuscular a intervalos de ocho horas. La dosis diaria total es de 1.5 a 2.5 mg por Kg de peso corporal. La dosis máxima no deberá exceder de 200 mg.

Precauciones. En aquellos pacientes que tengan cualquier deterioro de la función renal, deberá evitarse el uso de polimixina. Si el paciente posee función renal normal, los efectos nefrotóxicos del medicamento pueden aparecer al cuarto o quinto día de tratamiento, pero generalmente pueden controlarse si no se excede la dosificación recomendada. Esto mismo se aplica con respecto a los trastornos neurológicos.

Debe recalcarse que la polimixina B debe reservarse para aquellos pacientes afectados por infección causada por microorganismos que probaron ser sensibles al fármaco.

Antibióticos locales

Los antibióticos que no se usan habitualmente por vía general, a causa de su toxicidad, pero que tienen cierta utilidad cuando se aplican tópicamente, se llaman antibióticos locales. Cuando se utilizan por vía general producen complicaciones secundarias y, por lo tanto, están contraindicados a excepción de circunstancias graves. Una característica común es su ventaja para ser utilizados tópicamente por un mínimo de reacciones alérgicas. Estos agentes tienen un lugar en la odontología, pero se ha de tener en cuenta que las concentraciones que se emplean son insuficientes para dominar la infección y sólo deben utilizarse como terapéutica coadyuvante. Los antibióticos locales han sido preparados comercialmente en varias combinaciones y concentraciones. Nos limitaremos a hacer un resumen breve de las características específicas.

La **bacitracina** es activa contra el bacilo fusiforme y algunas espiroquetas; tiene un espectro similar al de la penicilina. Debido a esta similitud puede ser eficaz cuando se emplea la terapéutica penicilínica general para combatir la infección de Vincent. El plasma, pus o tejido necrótico no afectan la eficacia de la bacitracina. Esta característica hace que tenga valor para el tratamiento de la osteomielitis cuando la región puede abordarse directamente y así mantener una concentración adecuada. Para que sea eficaz el fármaco debe estar en contacto con los microorganismos patógenos.

La **neomicina** es bactericida in vitro contra los microorganismos gramnegativos y grampositivos. Aunque se administra ocasionalmente por vía parenteral, no tiene aplicación general, debido a sus efectos tóxicos sobre los riñones y el octavo par craneal. Tópicamente es eficaz en las infecciones de la piel y ha sido combinada con otros antibióticos locales en la preparación de trociscos y de pomadas. Los trociscos pueden dominar una infección local secundaria, especialmente en las personas alérgicas a los antibióticos parenterales.

La **tirotricina**, como la bacitracina, es eficaz en especial contra los microorganismos grampositivos. Contiene dos ingredientes activos, la gramicidina y la tirocidina. Es más eficaz cuando está en contacto directo con los gérmenes patógenos. Ha resultado útil aplicada en forma de compresa en las heridas abiertas; las lesiones óseas infectadas han reaccionado favorablemente cuando se utiliza el fármaco en solución y se lleva directamente a la parte dañada. La concentración usual es de 0.01 a 0.05 por 100 en solución isotónica, aplicada directamente a la herida por un tubo, dos o tres veces al día. La tirotricina también se presenta en forma de trociscos, especialmente para combatir las infecciones bucales estreptocócicas.

SULFONAMIDAS

Durante los últimos diez años, las sulfonamidas han sido substituidas por los antibióticos, debido a los resultados espectaculares de los últimos y la toxicidad de las primeras. Sin embargo, ahora los antibióticos producen microorganismos resistentes que pueden ser tratados con las sufonamidas y éstas han sido mejoradas haciéndolas menos tóxicas.

La complicación tóxica principal de las sulfonamidas cuando se inició su empleo, fue la cristaluria y la consecutiva suspensión del funcionamiento renal. Otras complicaciones fueron fiebre medicamentosa, dermatitis y alteraciones en los órganos hematopoyéticos, con anemia hemolítica, leucopenia y agranulocitosis (fig. 9-4). Muchas de estas complicaciones han sido eliminadas o, por lo menos, disminuidas gracias al control adecuado de su administración y el uso combinado de tres o más sulfonamidas. La combinación de sulfadiacina, sulfameracina y sulfatiacina en una sola preparación ha reducido considerablemente las reacciones tóxicas.

El sulfisoxazol y la sulfadimetina son bien tolerados cuando se administran y controlan correctamente.

Las sulfonamidas triples se preparan en tabletas de 0.5 gramos y la dosis suele ser de dos gramos iniciales, seguidos de un gramo cada seis horas. Para los niños hay suspensiones bucales en concentración de 0.5 gramos por cucharadita. La dosis para un niño, generalmente, es la mitad de la dosis adulta. Se recomienda una cantidad igual de bicarbonato de sodio con cada dosis de sulfonamidas, para dominar las complicaciones urinarias.

Precauciones. Los factores siguientes son considerados para la seguridad en el uso de los fármacos:

1. Una sensibilización anterior suele contraindicar el uso de las sulfonamidas, si no se puede precisar con exactitud el fármaco causal.

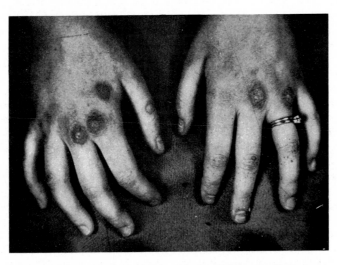

Fig. 9-4. Reacción de la piel después de administrar sulfadiacina.

2. Es indispensable la diaria supervisión y la constante observación del paciente, para descubrir los signos de toxicidad.

3. Es indispensable la ingestión de gran cantidad de líquidos para evitar las complicaciones renales, y la excreción urinaria debe ser mayor de 1 200 ml diarios.

4. Las concentraciones sanguíneas de sulfonamidas están indicadas en las infecciones graves, para mantener un nivel terapéutico.

5. Se debe realizar cada tercer día examen hemocitológico y análisis de orina, para descubrir pronto las reacciones tóxicas.

6. Se recomienda que los pacientes no se expongan innecesariamente a los rayos ultravioletas para evitar la fotosensibilidad.

TERAPEUTICA COADYUVANTE

Al usar los antibióticos el médico confronta muchas veces la necesidad de utilizar otros fármacos como terapéutica coadyuvante, o para combatir sus complicaciones. Enumeraremos algunos agentes que pueden ser coadyuvantes.

Vitaminas

Las vitaminas son útiles en el tratamiento de los problemas dentales, especialmente en el tratamiento de las afecciones gingivales, queilitis, cicatrización defectuosa, etc. Durante el uso de los antibióticos son útiles como suplementos alimenticios, especialmente cuando los antibióticos se administran por vía bucal. Varios antibióticos de amplio espectro causan una disminución de la flora intestinal, que puede producir avitaminosis. Numerosas vitaminas dependen de la flora intestinal para su producción, y durante el uso prolongado de los antibióticos se deben administrar las vitaminas. Generalmente es suficiente una preparación de vitaminas que incluye el complejo B, ácido ascórbico y minerales. Las investigaciones recientes han demostrado que las tetraciclinas son más eficaces cuando se administra una dosis mínima de ácido ascórbico. La dosificación recomendada fue de 500 miligramos de ácido ascórbico para cada 250 miligramos de tetraciclina.

Antihistamínicos

Las reacciones alérgicas a los antibióticos hacen indispensables los medios eficaces de combatirlas. Los antihistamínicos son muy útiles para tratar la urticaria, comezón, rinitis alérgica, en-

fermedad del suero, edema angioneurótico, etcétera. Sin duda alguna la penicilina es la que produce la mayoría de las reacciones locales, y cuando aparecen síntomas ligeros, la terapéutica antihistamínica está indicada para que la reacción sea mínima. La pronta administración de los antihistamínicos hace que el paciente esté más confortable y se puedan evitar las complicaciones graves.

La mayoría de los antihistamínicos pueden obtenerse en forma de elíxir, tabletas, gotas nasales y en combinación con otros medicamentos. Cuando se necesita un nivel alto y rápido se pueden obtener preparaciones para la inyección intravenosa e intramuscular. La mayoría de estos fármacos pueden producir en algunos pacientes somnolencia o vértigo. La náusea es menos frecuente. No nos ocuparemos, sin embargo, de ventajas, desventajas y dosificación de cada antihistamínico. Un libro de farmacología brinda toda la información necesaria para su selección y dosificación.

Cuando las manifestaciones alérgicas son muy intensas se utilizan la cortisona, hidrocortisona y la adrenalina. Cuando se administran correctamente y por la vía apropiada estos fármacos dan un alivio espectacular, pero deben utilizarse con mucho cuidado, consultando con el médico del paciente si los síntomas son graves o si la terapéutica es prolongada.

Penicilinasa

Esta enzima sirve para combatir las reacciones alérgicas de la penicilina. Cataliza la hidrólisis de la penicilina dando origen al ácido peniciloico, que no es alergénico. Mientras los antihistamínicos y esteroides combaten los efectos de la respuesta alérgica a la penicilina, esta enzima específica contraataca la causa de la reacción neutralizando la penicilina.

El fármaco se administra por vía intramuscular tan pronto como aparecen los signos y síntomas de la reacción. Puede repetirse diariamente si está indicado y debe inyectarse por vía intravenosa en presencia de reacción anafilactoide.

SECUELAS

El uso de antibióticos como profilaxia contra posibles complicaciones infecciosas se ha vuelto una práctica bastante común. Basándose en estudios recientes, resulta claro que en muchas situaciones esta profilaxia no tiene valor alguno, y en muchos casos se producen superinfecciones. Parece que el uso innecesario y prolongado de antibióticos puede suscitar infecciones en vez de evitarlas. Un estudio reciente en un servicio quirúrgico general mostró que al usarse arbitrariamente los antibióticos la frecuencia particular de infecciones en el grupo que recibía antibióticos profilácticos generalizados después de cirugía limpia, era tres veces mayor que en el grupo que no los recibió.

Estos hallazgos no excluyen la necesidad de administrar antibióticos en casos seleccionados, dándolos a pacientes con fiebre reumática, graves lesiones faciales, etcétera, pero se debe ser precavido al usar estos fármacos.

BIBLIOGRAFIA

1. American Dental Association: Accepted dental remedies, Chicago, 1971-1972, pp. 150-179.
2. American Medical Association: Drug evaluations, Chicago 1972, The Association.
3. Archard, H. O., and Roberts, W. C.: Bacterial endocarditis after dental procedures in patients with aortic valve prostheses, J. Amer. Dent. 72:648, 1966.
4. Billings, F.: Chronic focal infections and their etiological relations to arthritis and nephritis, Arch. Intern. Med. 9:484, 1912.
5. Copeman, W. S. C.: Textbook of rheumatic diseases, ed. 2, London, 1955, E. & S. Livingstone, Ltd.
6. Davis, W. M., Jr., and Balcom, J. H., III: Lincomycin studies of drug absorption and efficacy, Oral Surg. 27:688, 1969.
7. Edlich, R. F., Madden, J. E., Prusak, M., and others: Studies in the management of the contaminated wound; the therapeutic value of gentle scrubbing in prolonging the limited period of effectiveness of antibiotics in contaminated wounds, Amer. J. Surg. 121:668, 1971.
8. Feder, M. J., Stratigos, G. T., Marra, L. M.: Idiopathic submandibular and submental infections in children, J. Oral Surg. 29:255, 1971.
9. Goldberg, M. H.: Antibiotics and oral and oral-cutaneous lacerations, J. Oral Surg. 23:117, 1965.
10. Goodman, L. S., and Gilman, Alfred: The pharmacological basis of therapeutics, ed. 4, New York, 1970, The Macmillan Co.
11. Gould, L., and Sperber, R. J.: Prevention of subacute bacterial endocarditis associated with dental procedures, Amer. Heart J. 71:134, 1966.
12. Handbook of antimicrobial therapy, vol. 14, 1972, The Medical Letter, Inc.
13. Hooley, J. R., and Meyer, R.: Anaphylactic reaction to oral penicillin, Oral Surg. 22:474, 1966.
14. Johnston, F. R. C.: An assessment of prophylactic antibiotics in general surgery, Surg. Gynec. Obstet. 116:1, 1963.
15. Khosla, V. M.: Current concepts in the treatment of acute and chronic osteomyelitis: Review and report of four cases, J. Oral Surg. 28:209, 1970.
16. King, G. C.: The case against antibiotic prophylaxis in major head and neck surgery, Laryngoscope 71:647, 1961.
17. Kislak, J. W.: The treatment of endocarditis, Amer. Heart J. 79:713, 1970.
18. Klein, J. O., and Finland, M.: The new penicillins, New Eng. J. Med. 269:1019, 1074, 1129, 1963.
19. Kucers, A.: The use of antibiotics, Philadelphia, 1972, J. B. Lippincott Co.
20. Moore, R. A.: A textbook of pathology, Philadelphia, 1948, W. B. Saunders Co.
21. Physician's desk reference, ed. 27, Oradell, N. J., 1973, Medical Economics, Inc.
22. Robson, M. C.: A new look at diabetes mellitus and infection, Amer. J. Surg. 120:681, 1970.
23. Rosenow, E. C.: Studies on elective localization of focal infection with special reference to oral sepsis, J. Dent. Res. 1:205, 1919.
24. Rosoff, C. B., Fine, J.: Antibiotic therapy for major trauma, Surg. Clin. N. Amer. 46:605, 1966.
25. Sabiston, C. B., Jr., Gold, W. A., and Grigsby, W. R.: Bacteriology of the acute oral abscess, Program and Abstracts of Papers, International Association for Dental Research, Fiftieth General Session, Abstract No. 737, 1972, p. 231.
26. Shapiro, S. L.: Notes on some recent antibiotic literature, Eye Ear Nose Throat Monthly 50:492, 1971.
27. Shapiro, S. L.: Ludwig's angina in the antibiotic age, Eye Ear Nose Throat Monthly 50:229, 1971.
28. West, W. F., Kelly, P. J., and Martin, W. J.: Chronic osteomyelitis, J.A.M.A. 213:1837, 1970.
29. Woods, R.: Antibiotic treatment of pyogenic infections of dental origin, Aust. Dent. J. 13:151, 1968.
30. Zallen, R. D., Strader, R. J.: The use of prophylactic antibiotics in extraoral procedures for mandibular progmathism, J. Oral Surg. 29:178, 1971.

10

Infecciones especiales y su relación quirúrgica

EDWARD R. MOPSIK

Al realizar procedimientos quirúrgicos dentro de la cavidad bucal, el cirujano deberá estar consciente de que las superficies tisulares alojan microorganismos. Aunque la flora microbiana es compleja, y contiene cepas de microbios claramente patógenas, los mecanismos naturales de defensa en el cuerpo permiten al paciente sanar adecuadamente de estas heridas. Pero a pesar de la capacidad del paciente para soportar secuelas posiblemente dañinas, el cirujano aún tiene que enfrentarse con frecuencia variable a lesiones infectadas.

Como la flora microbiana es tan variada, el diagnóstico de las heridas infectadas puede ser problemático, especialmente si los antibióticos comúnmente usados, que poseen actividad grampositiva, no logran resolver la infección. Aunque se aconseja usar técnicas de cultivo para evitar estos problemas, no siempre puede lograrse aislar el microorganismo específico responsable de la infección entre la gran variedad de microbios presentes dentro del tejido. El ejemplar enviado para análisis al laboratorio generalmente está contaminado, y los análisis estándar de laboratorio no siempre toman en consideración las especies más exóticas, denominadas patógenos potenciales. Además, las bacterias no siempre son la causa; también hay que tomar en consideración hongos y virus, así como enfermedades de etiología desconocida, que pueden imitar el aspecto clínico de las infecciones más comunes. Este capítulo tratará acerca de esta situación de diagnóstico así como del cuidado y las consideraciones especiales que se requieren para manejar estos pacientes.

INFECCIONES GRAMNEGATIVAS

En la literatura, los autores han informado acerca de la presencia de microorganismos gramnegativos que causan infecciones dentro de la cavidad bucal. Se encuentran bacilos normalmente gramnegativos esféricos dentro del aparato intestinal del hombre. Cuando están presentes en la cavidad bucal, se considera que los microorganismos gramnegativos son un contaminante. Nunca deberán descartarse las posibilidades de tratar esta amplia gama de organismos, especialmente cuando un proceso infeccioso no parezca reaccionar rápidamente a la penicilina u otros antibióticos que tengan espectros predominantemente grampositivos. Esto es tal vez más importante en pacientes debilitados. Las técnicas de cultivo pueden identificar estos microorganismos, y podrá elegirse un régimen adecuado de antibióticos. Como muchos de los antibióticos que poseen actividad gramnegativa poseen asimismo propiedades nefrotóxicas, ototóxicas, o ambas, su uso deberá estar bien especificado. Además, no debe descuidarse incisión y drenaje adecuados. Es esencial evitar el desarrollo de choque por endotoxina, que podría ser mortal. Esta situación se evitará únicamente por sospecha temprana, rápida e intensa terapéutica medicamentosa e incisión y drenaje adecuados.

INFECCIONES ANAEROBIAS

En las infecciones anaerobias, clostridium, un grupo de bacilos formadores de esporas, grampositivos y anaerobios, es el más peligroso. En especial, *Clostridium tetani,* el agente que causa tétanos y el que causa gangrena gaseosa son los agentes patógenos más importantes que contaminan heridas.

Clostridium tetani se encuentra en la tierra, en todo el mundo. Las esporas infectan la herida y se desarrollan hasta convertirse en bacilos, que producen una neurotoxina. Esta toxina causa el estado de enfermedad del tétanos. Afortunadamente sólo está involucrado un tipo antigénico de toxina, y se ha desarrollado un toxoide monovalente eficaz para inmunización profiláctica. Por estar esta inmunización contra el tétanos tan extendida en Estados Unidos se observan pocos casos de enfermedad.

Como estos microorganismos son anaerobios, es decir, tienen predilección por heridas necróticas, la limpieza sistemática de heridas con sangrado y perfusión de oxígeno resultantes suprime su crecimiento. Esto se verifica especialmente dentro de la boca, donde los tejidos están altamente vascularizados. Sin embargo, en lesiones traumáticas con penetración a espacios tisulares profundos, sólo la inmunización adecuada protegerá al paciente. De sospecharse la presencia de tétanos, se aconsejan dosis masivas de penicilina acuosa por vía intravenosa (10 000 000 de unidades al día) junto con administración de globulina inmune humana en cantidad de 3 000 a 6 000 unidades. El cuidado del paciente comprende respiración ayudada, funcionamiento de vejiga e intestinos y sedación para controlar ataques y convulsiones.

Clostridium que producen grangrena gaseosa son principalmente *C. perfringens, C. novyi* y *C. septicum.* Aunque se da con la mayor frecuencia la descripción clásica de una herida llena de gas, crepitante, la afección puede manifestarse de diversas maneras. Por esto, al igual que en el tétanos, siempre deberá sospecharse presencia de gangrena gaseosa en heridas penetrantes, y deberán tomarse precauciones apropiadas. Cuando se sienta súbitamente dolor alrededor del lugar de una lesión en tejido blando, o ese dolor se intensifique rápidamente, deberá sospecharse la presencia de gangrena gaseosa. Deberá comenzarse el tratamiento de limpieza quirúrgica radical y amplia con dosis masivas de penicilina y tetraciclinas por vía intravenosa. También deberá administrarse antitoxina polivalente. Las técnicas de oxígeno hiperbárico se han usado con éxito, pero para ello se requieren facilidades especiales difíciles de tener al alcance.

Bacteroides, un grupo de bacterias gramnegativas, estrictamente anaerobias y no formadoras de esporas, se ha visto recientemente implicado en infecciones bucales como resultado de mejores técnicas de aislamiento y mayor interés por los microorganismos anaerobios. Las especies Bacteroides son normalmente habitantes de intestino y aparatos genital y respiratorio. Rara vez están involucradas por sí solas en la enfermedad, sino que suelen asociarse a enfermedad o trau-

matismo debilitantes que deterioran los mecanismos de defensa del huésped. También se encuentran dentro de la cavidad bucal *Bacteroides fragilis* y *B. melaninogenicus* y se les ha atribuido ser causa de osteomielitis en maxilar inferior.

Las infecciones por Bacteroides sólo pueden identificarse usando técnicas de cultivo anaerobias. El tratamiento con penicilina y tetraciclina da sólo resultados azarosos, presentándose aparición de cepas resistentes. Se considera que el cloranfenicol es un agente eficaz, pero más recientemente, se ha demostrado que la clindamicina es eficaz y ofrece una alternativa menos arriesgada que la terapéutica con cloranfenicol. También el metronidazol ha demostrado ser bactericida in vitro.

INFECCIONES POR HONGOS

La infección por hongos, más común en la cavidad bucal es la moniliasis, caracterizada por placas blancas y adherentes sobre la mucosa bucal. Se observan frecuentemente dolor, sensibilidad y trastornos del sentido del gusto. El agente etiológico, *Candida albicans,* está normalmente presente dentro de la cavidad bucal. Las infecciones por *Monilia* se deben a la multiplicación excesiva de estos microorganismos, que es resultado ya sea de debilitación del paciente o de agentes quimioterapéuticos que afectan el equilibrio de la flora bucal. Es muy típica la aparición de moniliasis después de usar antibióticos de amplio espectro como las tetraciclinas.

El diagnóstico de moniliasis depende de que el cirujano reconozca su aspecto clínico y obtenga una muestra para cultivo e identificación. Un frotis directo revelará levaduras grampositivas en gemación, ovales y células grampositivas en gemación similares a hifas. Estos hongos crecerán en el medio agar glucosa de Sabouraud.

El tratamiento de las infecciones moniliásicas bucales comprende el uso de suspensión de nistatina. Estas infecciones reaccionan rápidamente a la administración de 100 000 a 300 000 unidades de nistatina mantenida en la boca durante tres minutos y después deglutida; este régimen se repite de tres a cuatro veces al día. Es muy importante reconocer las causas subyacentes de estas infecciones, porque las infecciones moniliásicas regresarán a menos de corregir las causas.

La actinomicosis se manifiesta como una lesión granulomatosa crónica con formación de fístulas y producción de pus. La actinomicosis cervicofacial constituye aproximadamente 60 por 100 de todas las enfermedades causadas por

Actinomyces. Las infecciones restantes comprenden las áreas abdominal y torácica. Se considera que la causa de la actinomicosis es la diseminación endógena de *Actinomyces israelii,* un microorganismo filamentoso, no móvil, no acidorresistente y grampositivo encontrado dentro de la cavidad bucal. *A. bovis,* una especie estrechamente relacionada, también puede causar la enfermedad. Estas dos especies son de interés únicamente para propósitos de identificación.

En pacientes afectados por actinomicosis, frecuentemente se encuentra antecedente de traumatismo o de extracción dental. La lengua está involucrada en aproximadamente 4 por 100 de todas las formas de la enfermedad. Las lesiones linguales deberán diferenciarse de neoplasmas, lesiones tuberculosas, lesiones sifilíticas y otras lesiones causadas por hongos. Cuando se produce un proceso infeccioso crónico después de extracción dental, y no reacciona bien a los modos normales de tratamiento, deberá sospecharse la presencia de actinomicosis.

El diagnóstico de esta enfermedad depende de la identificación del microorganismo a partir de cultivos tomados del pus de las lesiones drenantes o de ejemplares de biopsia de las lesiones. Pueden obtenerse los hallazgos patognomónicos de gránulos de sulfuro, colocando un gránulo sobre un portaobjetos y triturándolo bajo un cubreobjetos. Se observará fácilmente el aspecto típico del microorganismo.

Existen diversas opiniones sobre la elección de antibióticos para el tratamiento. Algunos recomiendan penicilina, y otros tetraciclinas. Generalmente, esta infección requiere dosis masivas de cualquiera de los dos antibióticos (un mínimo de tres a cuatro millones de unidades de penicilina o 500 mg de tetraciclina cada seis horas) durante periodos prolongados. El antibiótico deberá continuarse semanas después de haberse resuelto clínicamente la enfermedad. El drenaje quirúrgico de la cavidad del absceso deberá llevarse a cabo como parte vital del plan de tratamiento.

La blastomicosis es una infección por hongos de piel y vísceras. Sin embargo, se ha informado acerca de lesiones en cavidad bucal. Se reconocen dos tipos de infecciones: la blastomicosis de América del Norte, causada por *Blastomyces dermatitidis,* y la blastomicosis de América del Sur causada por *Paracoccidioides brasiliensis.* La mayor parte de los casos de blastomicosis de América del Norte se encuentra en la parte sudoriental de Estados Unidos y el Valle del río Mississippi. Ambas formas producen lesiones ulcerativas, eritematosas y firmes con linfadenopatía regional masiva.

Como los rasgos epidemiológicos y clínicos son inespecíficos, el diagnóstico dependerá de aislamiento e identificación del microorganismo específico a partir de estas lesiones. Es dudosa la exactitud de las pruebas cutáneas para blastomicosis.

El tratamiento de estas infecciones depende del uso de anfotericina B, junto con la excisión quirúrgica de los tejidos destruidos. La blastomicosis sudamericana reacciona a las sulfas.

La histoplasmosis es una infección causada por *Histoplasma capsulatum,* con lesiones cutáneas y pulmonares. La infección pulmonar puede provocar una infección generalizada siderante que da por resultado la multiplicación de los microorganismos dentro de las células reticuloendoteliales y anemia, fiebre, hepatomegalia, esplenomegalia, leucopenia, lesiones ulcerativas del tubo gastrointestinal y necrosis suprarrenal. Las manifestaciones bucales de histoplasmosis que afectan labios, lengua, nariz y laringe parecen producirse principalmente en adultos y se observan en aproximadamente un tercio de todos los casos mortales. Muchos casos de histoplasmosis pasan desapercibidos, con consecuencias mínimas. Unicamente en las formas localizadas crónicas de la afección se producen dos tipos clínicos principales: uno es pulmonar y se asemeja a la tuberculosis en todos los aspectos; el otro es mucocutáneo, con úlceras en boca, lengua, faringe, pene y vejiga. Estas úlceras son lesiones granulomatosas y dolorosas con linfadenopatía regional asociada.

Puede hacerse el diagnóstico de histoplasmosis localizada crónica o diseminada a partir de cultivos de sangre, médula ósea, biopsia de la lesión, esputo o exudado obtenido de la lesión ulcerada. *H. capsulatum* crecerá en medio de Sabouraud.

Existen disponibles pruebas de fijación del complemento y además una prueba cutánea de histoplasmina. Esta última da por resultado una reacción de hipersensibilidad tardía similar a la de prueba cutánea de la tuberculina. Desafortunadamente son numerosas las falsas negativas. El examen histopatológico de las lesiones tisulares es otro método comprobado de diagnóstico para histoplasmosis.

La anfotericina B administrada por vía intravenosa en dosificaciones de entre 50 y 100 mg diariamente, ha mostrado ser eficaz para tratar a la mayoría de los pacientes con histoplasmosis. La sulfadiacina también ha probado ser eficaz para ciertos pacientes adultos y puede administrarse junto con anfotericina B.

TUBERCULOSIS

Aunque las lesiones bucales de tuberculosis son raras, estas ulceraciones granulomatosas pueden fácilmente clasificarse en forma errónea como infección por hongos, carcinoma, goma o chancro.

Estas lesiones son generalmente muy dolorosas, con predilección por la lengua, aunque también se ha informado respecto a mejillas, labios y paladar como áreas afectadas.

Mycobacterium tuberculosis, el agente infeccioso, es una bacteria en forma de bacilo que se vuelve acidorresistente cuando se tiñe por la técnica Ziehl-Neelsen. Otra característica de la lesión tuberculosa es el desarrollo de granulomas crónicos con áreas centrales de necrosis de caseificación. En el centro de esta lesión se encuentran células gigantes multinucleadas que contienen bacilos tuberculosos.

El diagnóstico de las lesiones tuberculosas bucales no se logra fácilmente, a menos de usar la técnica de tinción Ziehl-Neelsen. Generalmente el estudio histopatológico no es concluyente.

En caso de no pedir medios especiales de cultivo, estos microorganismos no crecerán usando métodos ordinarios. Sin embargo, cuando se formula el diagnóstico se vuelve imperativo examinar el tórax en busca de lesiones pulmonares, así como otros sistemas orgánicos en busca de posible participación.

Además de las lesiones bucales recién descritas, el dentista puede enfrentarse a otra forma de tuberculosis, caracterizada por linfadenopatía notable de ganglios cervicales. Esta afección tuberculosa de los ganglios linfáticos cervicales se denomina escrófula, y se asociaba frecuentemente al beber leche cruda no pasterizada proveniente de vacas tuberculosas. También pueden verse afectadas las glándulas salivales principales, lo que hace difícil el diagnóstico diferencial entre tuberculosis, tumor mixto y proceso maligno. El diagnóstico se hace por medio de examen histopatológico.

El tratamiento de elección para estas lesiones tuberculosas es la administración de isoniacida, estreptomicina y ácido paraaminosalicílico (PAS). Para pacientes más gravemente infectados se usan isoniacida y PAS juntos para evitar la aparición de cepas resistentes.

SIFILIS

A pesar de los mejores métodos para tratar la sífilis, cada año el número de informes de casos de sífilis infecciosa continúa aumentando a velocidad alarmante. En 1968 se calcularon 75 000 casos en Estados Unidos. No es aconsejable para este texto una exposición completa de la sífilis, pero se recomienda ampliamente que cada dentista consulte un texto de referencia estándar y se familiarice con la enfermedad.

Brevemente, la sífilis se divide en etapas primaria, secundaria y terciaria. El chancro se asocia a la etapa primaria; la erupción cutánea maculopapular y las erosiones de la mucosa elevadas y grisáceas (placas mucosas) se asocian de la etapa secundaria; el goma, lesión granulomatosa crónica, se asocia a la etapa terciaria.

El chancro, que es una ulceración solitaria indurada, con costras obscuras, se encuentra generalmente en órganos genitales, aunque se ha informado acerca de lesiones bucales en encías, lengua y faringe. Las dolorosas erosiones mucósicas de la etapa secundaria; las placas mucosas, son altamente infecciosas y representan una posible fuente de infección para el dentista y sus asistentes. Estas lesiones se encuentran comúnmente en lengua, labios, mucosa bucal y faringe. El goma que es una lesión granulomatosa indolora que se ulcera y sufre necrosis central, se encuentra comúnmente dentro de la lengua o en el paladar. Las perforaciones de paladar y tabique nasal se asocian a estas lesiones. La glositis intersticial sifilítica asociada a leucoplaquia avanzada, se considera frecuentemente lesión precancerosa y deberá observarse con gran cautela. Debe hacerse hincapié en que la sífilis ha sido frecuentemente llamada "la gran imitadora" y siempre deberá uno sospechar su presencia al enfrentarse a presentaciones de casos poco comunes. Por esta razón, así como para medidas de salud pública, se usan ampliamente las pruebas serológicas para sífilis en exámenes de selección regulares.

El diagnóstico de la sífilis depende de pruebas serológicas, examen microscópico de campo obscuro y examen histopatológico. En resumen, las pruebas serológicas son negativas durante la primera etapa (cuando deberá emplearse examen de campo obscuro), positivas durante la segunda etapa y equívocas en la tercera. De las pruebas serológicas la usada con mayor frecuencia es la prueba en portaobjetos del Venereal Disease Research Laboratory (VDRL) que es una prueba de floculación que no se basa en los treponemas. La prueba Kolmer, otra prueba que no utiliza los treponemas se basa en fijación del complemento. Se han asociado estas pruebas a resultados positivos falsos, pero son útiles durante el tratamiento, porque los títulos observados son paralelos al curso de la infección.

Las pruebas basadas en treponemas que se emplean generalmente son la prueba de inmovilización de *Treponema pallidum* (TPI) y la prueba del anticuerpo fluorescente contra el treponema (FTA). Estas pruebas generalmente son más específicas que las que no se basan en los treponemas. La más específica de las pruebas basadas en treponemas para propósitos de diagnóstico parece ser la de absorción de anticuerpos fluorescentes contra el treponema (FTA-ABS). Pero, ocasionalmente, esto no deja de causar resultados positivos falsos, especialmente en pacientes con globulinas aumentadas o anormales.

El tratamiento de pacientes sifilíticos es una medida de salud pública. La penicilina sigue siendo el mejor medicamento, una sola inyección de 2.4 millones de unidades de penicilina benzatínica frecuentemente es curativa. Otro programa recomienda 600 000 unidades de penicilina procaínica diariamente durante 8 a 10 días. Otras alternativas a la penicilina incluyen tetraciclina, eritromicina y cefaloridina.

ERITEMA MULTIFORME

El eritema multiforme es una lesión vesicular y bulbosa de etiología desconocida. Típico de la enfermedad es la aparición súbita de grandes lesiones bulosas, relativamente no dolorosas pero con frecuencia infectadas secundariamente para cuando afectan las membranas mucosas bucales. Además, pueden verse afectadas las extremidades, la cara y el cuello. Se produce remisión espontánea a las dos o tres semanas después de considerable molestia, formación de costras y sangrado de estas lesiones. Comúnmente, se acompaña el eritema multiforme de elevadas temperaturas (39 a 40°C) y dolor en las articulaciones. Esta enfermedad se asocia frecuentemente a erupciones causadas por fármacos como antisueros, sulfonamidas, quinina y arsenicales.

Se han descrito diversas entidades de esta enfermedad, lo que ayuda a confundir aún más el problema. El síndrome Stevens-Johnson se produce en personas jóvenes, con fiebre elevada, dolor de cabeza y estomatitis siderante. Otras membranas mucosas pueden verse afectadas, provocando conjuntivitis, uretritis y balanitis. Son comunes artralgias y mialgias. El síndrome de Behçet incluye lesiones erosivas en el ojo con lesiones genitales y bucales. El síndrome de Reiter incluye manifestaciones artríticas agudas junto con conjuntivitis, lesiones bucales y uretritis.

El tratamiento es sintomático, sin cura conocida. Las medidas de tratamiento generalmente empleadas son higiene bucal, enjuagues bucales ligeros, antibióticos para controlar la infección secundaria y esteroides generales, cuando se aconsejen para casos graves.

LESIONES HERPETICAS

Por haberse escrito tanto sobre herpes simple bucal y úlceras aftosas recurrentes, los expondremos brevemente en este capítulo. Estas lesiones labiales y mucósicas recurrentes tienden a la curación espontánea y ceden a los 10 ó 14 días. Aunque se conoce el agente etiológico en los herpes (el virus del herpes simple) aún existe duda sobre el agente etiológico de las úlceras aftosas recurrentes.

Las lesiones herpéticas frecuentemente se producen después de enfermedades de vías respiratorias altas, malestares gastrointestinales y trastornos de la menstruación. Es importante evitar la terapéutica con esteroides siempre que se sospeche la presencia de infección de herpes simple por temor a producir diseminación, especialmente a conjuntiva y sistema nervioso central. La idoxuridina (IDU) aunque es eficaz en queratitis de herpes simple ha sido un gran desencanto en el tratamiento del herpes labial.

Las úlceras aftosas (úlceras gangrenosas) siguen siendo un enigma respecto al tratamiento, debido a su etiología poco conocida. Se han implicado factores sociales y económicos, tensión emocional, mecanismos de autoinmunización y formas L (microorganismos del tipo de pleuroneumonía u OPP, microorganismos *Mycoplasma*). Como estas son lesiones que ceden espontáneamente, se trata de lograr la comodidad del paciente durante los episodios muy dolorosos. Se han sugerido diversos regímenes de multivitaminas, esteroides y tetraciclina tópica y repetidas vacunas contra la viruela, informándose de diversos grados de éxito. Generalmente, se sugiere terapéutica paliativa más sencilla con cuidado de controlar las infecciones secundarias en caso de surgir éstas.

Las entidades clínicas como pénfigo, penfigoide de membrana mucosa, periadenitis mucosa necrótica recurrente, herpes zoster y herpangina son similares al herpes simple bucal y a las úlceras aftosas. En casos de herpes zoster el agente etiológico es el virus de varicela, y en herpangina es el virus *Coxsackie.* Las causas de las otras entidades clínicas enumeradas son desconocidas. En todos los casos, estas lesiones ulcerativas de las membranas mucosas deberán tratarse sintomáticamente de la manera más sencilla. Aunque las infecciones virales curan espontáneamente y ceden, las otras entidades pueden seguir un curso crónico. Si este es el caso, puede ensayarse la terapéutica con esteroides, que suele reservarse para los casos más difíciles. Sin embargo, los esteroides no provocan la resolución del caso aunque pueden retrasar el curso y el progreso de estas lesiones ulcerativas.

BIBLIOGRAFIA

1. Burket, L. W.: Oral medicine, Philadelphia, 1965, J. B. Lippincott Co.
2. Davis, B. D., Dulbecco, R., Eisen, H. H., Ginsberg, H. S., and Wood, W. B.: Microbiology, New York, 1967, Hoeber Medical Division, Harper & Row.
3. Early care of acute soft tissue injuries, Committee on Trauma, American College of Surgeons, Philadelphia, 1965, W. B. Saunders Co.
4. Harrison, T. R., editor: Principles of internal medicine, New York, 1966, McGraw-Hill Book Co.
5. Jawetz, E., Melnick, J. L., and Adelberg, E. A.: Review of medical microbiology, Los Altos, Calif., 1964, Lange Medical Publication.
6. Kislak, J. W.: The susceptibility of *Bacteroides fragilis* to twenty-four antibiotics, J. Infec. Dis. 125:295, 1972.
7. Leake, D. L.: Bacteroides osteomyelitis of the mandible, Oral Surg. 34:585, 1972.
8. Nastrow, L. J., and Finegold, S. M.: Bactericidal activity of five antimicrobial agents against *Bacteroides fragilis,* J. Infect. Dis. 126:104, 1972.
9. Shires, G. T., editor: Care of the trauma patient, New York, 1966, McGraw-Hill Book Co.
10. Sparling, P. F.: Diagnosis and treatment of syphilis, New Eng. J. Med. 284:642, 1971.
11. Sutherland, V. C.: A Synopsis of Pharmacology, Philadelphia, 1970, W. B. Saunders Co.
12. Syphilis: A synopsis, Public Health Service Pub. no. 1660, Washington, D. C., 1968, U. S. Government Printing Office.
13. Tracy, O., Gordon, A. M., Moran, F., Love, W. C., and McKenzie, P.: Lincomycins in the treatment of bacteroides infections, Brit. Med. J. 1:280, 1972.

11

Infecciones agudas de la boca

SANFORD M. MOOSE

Las infecciones agudas de la boca pueden ocupar todo un volumen si fueran a describirse el diagnóstico y el tratamiento de todas ellas.

La mayoría de los procesos inflamatorios agudos que se manifiestan en la cavidad bucal pueden, durante su evolución, dar una infección aguda. Si uno examina un texto sobre dermatología encuentra frecuentemente que las manifestaciones bucales de la infección son algunos de los síntomas cardinales de la enfermedad dermatológica. Lo mismo se puede decir de otras enfermedades generales demasiado numerosas para ser mencionadas. Durante el transcurso de alguna enfermedad pueden aparecer signos en las membranas mucosas del cuerpo; la cavidad bucal está frecuentemente invadida. Muchas de las enfermedades exantemáticas agudas de la niñez tienen sus lesiones primarias en la cavidad bucal, que puede experimentar inflamación aguda, incluso infección. Cualquier estado general primario capaz de disminuir la resistencia de la mucosa bucal puede producir una lesión muy susceptible a la infección secundaria. Este estado entonces se manifiesta como infección aguda de la cavidad bucal.

Las personas que son alérgicas a uno o más agentes extraños pueden también tener lesiones manifiestas en la cavidad bucal; si bien estas lesiones suelen ser resultado primario de la alergia, algunas veces llegan a infectarse por un invasor secundario.

En las enfermedades nutricionales y carenciales hay una gran tendencia a las lesiones bucales que muchas veces aparecen como una úlcera infecciosa. Es muy difícil descubrir el factor etiológico en estas lesiones. Existen varios tipos de estomatitis claramente descritos en los textos, que aparecen como infecciones notables y agudas, generalmente confinadas a la mucosa bucal.

Las intoxicaciones químicas capaces de producir lesiones bucales e infecciones secundarias ocurren más frecuentemente en ciertos tipos de trabajo y están descritas detalladamente en los boletines que puedan obtenerse del Departamento de Agricultura de Estados Unidos.

Muchos tumores o quistes odontógenos se descubren por la aparición de una lesión inflamatoria aguda, que causa una infección aguda en algún sitio de maxilares superiores o mandíbula, que invade con mayor frecuencia carrillo, labio, lengua o paladar blando a través de una fístula.

Varias discrasias sanguíneas y enfermedades hematológicas tienen manifestaciones bucales en forma de una lesión infectada aguda. Los síntomas terminales de algunas discrasias sanguíneas son lesiones ulceradas agudas de encía y mucosa bucal, que recuerdan en muchos aspectos a otros tipos de estomatitis.

Los primeros signos del cáncer muchas veces son lesiones inflamatorias agudas de tejidos bucales. Frecuentemente principian en la región retromolar donde en etapas incipientes pueden confundirse con pericoronitis ulcerada del tercer molar.

Las metástasis de cáncer de próstata o mama han dado sus signos secundarios en lesiones inflamatorias agudas de tejidos bucales. Se asemejan a otros abscesos o úlceras de maxilares y mandíbula y se alivian temporalmente por extirpación y drenaje y por otros métodos paliativos.

Al considerar los factores etiológicos capaces de producir infecciones agudas en la cavidad bucal, hay que estar alerta para descubrir las causas más obscuras, y no llegar a conclusiones obvias basándose en lo que parece patente. El clínico perspicaz inmediatamente ve lo manifiesto, pero siempre debe estar consciente de la posibilidad de "no ver el bosque debido a los árboles". El oído es frecuentemente más valioso para llegar a un diagnóstico que los ojos y la nariz. Una historia clínica cuidadosa muchas veces da el eslabón perdido para llegar al diagnóstico exacto.

INFECCIONES AGUDAS DE LOS MAXILARES

Absceso periapical

El absceso periapical, comúnmente llamado absceso alveolar agudo, generalmente empieza en la región periapical y suele resultar de pulpa desvitalizada o degenerada. Puede presentarse casi inmediatamente después de una lesión de tejidos pulpares, o después de un largo periodo de trauma puede exacerbarse y producir los síntomas de una infección aguda, como dolor, tumefacción y reacciones generales.

Se desconocen los factores que hacen a estas lesiones periapicales tornarse súbitamente agudas, aun cuando existen muchas teorías en lo que respecta a esta transición. Existe simplemente un hecho: un diente puede estar asintomático un día, y al día siguiente causar gran dolor que requiere tratamiento definitivo.

Si bien los síntomas que producen molestias muchas veces están circunscritos a la región adyacente al diente afectado, en ocasiones las toxinas producidas por el proceso infeccioso causan reacción general suficiente para hacer que el paciente se sienta mal. Los abscesos periapicales pueden circunscribïrse al hueso y durante los periodos evolutivos de transición, pueden causar gran dolor sin signos de edema. Sin embargo, un número igual de casos empieza de esta manera, pero el absceso finalmente atraviesa hueso canceloso y cortical, llega a la encía e invade los tejidos blandos, como absceso subperióstico o supraperióstico.

Sin embargo, antes de la formación del absceso, la infección puede producir celulitis de la región atacada (fig. 11-1). El paciente suele experimentar gran dolor hasta que la infección se circunscribe y forma un absceso verdadero. Cuando un absceso invade los tejidos blandos generalmente hay un periodo antes de formarse el absceso, en el cual las estructuras celulares de la región aparecen densas y duras. Durante este periodo, cuando la infección está infiltrando los tejidos blandos, este estado se llama induración.

Durante el periodo de induración, el tratamiento debe dirigirse a localizar la infección y se hará lo más posible para confinar ésta a la región en la cual comenzó. Esto puede hacerse por la aplicación de paños y colutorios calientes con intervalos frecuentes. El objetivo primario es la localización. Solamente cuando ha ocurrido localización puede drenarse el absceso. En este momento la naturaleza ha creado una barrera

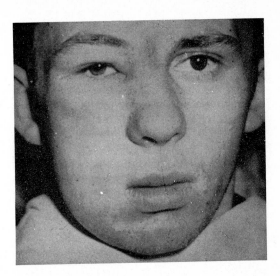

Fig. 11-1. Celulitis infraorbitaria debida a un diente infectado. (Hospital Walter Reed del Ejército.)

alrededor del absceso, apartándolo de la circulación general y permitiendo que pueda palparse la presencia de exudado purulento dentro del absceso. Cuanto más profundo está el absceso en los tejidos, tanto más difícil será palparlo.

Debe decidirse pronto el tratamiento del diente afectado. De inmediato se abre el conducto radicular para tratar de establecer drenaje. Si no se consigue con este procedimiento se extrae el diente. Cuanto más pronto se drene el absceso tanto más pronto se alivian los síntomas.

La idea de nunca extraer un diente durante una exacerbación de un absceso se ha abandonado desde hace mucho tiempo. Debe advertirse que frecuentemente la única manera de establecer drenaje es a través del alveolo. En esos casos el hueso alveolar es tan denso y resistente a la mayor penetración del absceso, que el proceso infeccioso está confinado y aumentan los síntomas hasta que la extracción es inevitable. En estas circunstancias, puede observarse el pus que sale del alveolo inmediatamente después de la extracción. Si la extracción se retarda, es posible que la infección invada tejidos distantes del sitio original, con complicaciones tóxicas generales, osteomielitis o ambas.

Cuando está indicado intervenir en presencia de una infección aguda, el paciente debe protegerse con dosis de antibióticos suficientes para asegurar un nivel rápido y sostenido en la sangre. Las extracciones múltiples o la cirugía extensa deben posponerse hasta la remisión de los síntomas agudos.

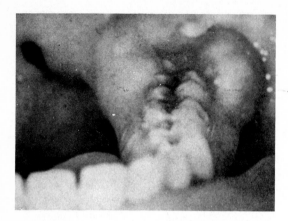

Fig. 11-2. Absceso pericoronal alrededor de un tercer molar. (Hospital Walter Reed del Ejército.)

Cuando se ha formado un absceso o se ha logrado la localización, y el proceso infeccioso invade tejidos extraalveolares, éstos deben escindirse al hacer la extracción del diente. Si el diente no se va a extraer, el absceso que se puede palpar debe abrirse y drenarse al abrir la cavidad pulpar. Si un absceso localizado fluctuante se palpa intrabucalmente, debe evacuarse; la incisión óptima es inferior a la porción más fluctuante del absceso, si está en la región del vestíbulo bucal superior o inferior. Si el absceso se localiza o apunta, por abajo o por arriba del periostio, en paladar o en región lingual de la mandíbula, el sitio de incisión debe escogerse tomando en cuenta los vasos y nervios de estas regiones.

Si la presencia de estos órganos anatómicos importantes constituye peligro, se cortarán con bisturí afilado solamente los tejidos superficiales; después, se hace disección roma con pinza hemostática, hasta abrir el absceso y llegar al hueso. Con la pinza cerrada, la punta se introduce por la incisión en la cavidad del absceso; se abre la pinza y se agranda la incisión para poder introducir material de drenaje de tamaño adecuado. Las incisiones pequeñas para permitir el drenaje de abscesos no son satisfactorias y no permiten la evacuación adecuada. La incisión en general, debe permitir la introducción del dedo índice enguantado hasta el hueso del cual nació el absceso.

Infecciones pericoronales

La infección pericoronal puede presentarse en cualquier época de la vida. Es más común en niños y adultos jóvenes. La infección pericoronal en la infancia acompaña a la erupción de los dientes, durante la cual el tejido supradental que comprende porción superior del folículo y mucoperiostio suprayacente puede inflamarse crónicamente y causar formación de absceso fluctuante. A veces estos abscesos producen celulitis y causan no solamente reacción local sino también general, con fiebre alta. Cuando hay fluctuación visible y palpable, la incisión y el drenaje seguidos de colutorios salinos calientes sobre la región operada durante intervalos frecuentes, suelen dar alivio rápido y no se necesita más tratamiento. En cualquier tiempo durante el periodo de erupción de los dientes permanentes pueden presentarse estados similares, que se tratan de la misma manera.

La infección pericoronal menos frecuente es la que se presenta en los adultos en regiones desdentadas. Por algún motivo, un diente no ha hecho erupción y se construyó una prótesis para el paciente, ya sea que se ignorara la existencia del diente o se pensara que permanecería asintomático en el hueso desdentado.

Se acepta que la infección aguda de estos dientes resulta de la presión por la prótesis durante años. Al principio estos dientes incluidos generalmente están a distancia suficiente de la superficie para no ser afectados por la presión causada por la prótesis. Sin embargo, con el tiempo, la resorción del proceso hace que disminuya la cantidad de hueso entre el diente y la prótesis, y el primero experimenta reacción inflamatoria consecutiva a la presión.

En estos casos, está indicado otro tipo de tratamiento. Si se presenta un absceso fluctuante sobre la corona del diente incluido, deben hacerse incisión y drenaje y se espera el tiempo suficiente para que el estado se torne subagudo. Entonces se hace la extracción quirúrgica del diente incluido.

El tipo más común de infección pericoronal es el que se encuentra alrededor del tercer molar inferior (fig. 11-2). Es más frecuente durante la adolescencia. Varían mucho los síntomas que acompañan a este tipo de infección pericoronal, y no es raro que el paciente presente síntomas únicamente en la región periamigdalina. Por esta razón muchas veces acude al médico creyendo tener amigdalitis o infección en la garganta. Lo interesante de estas infecciones pericoronales es que suelen dar manifestaciones periamigdalinas, y por los signos se diagnostican absceso periamigdalino o infección estreptocócica de la garganta, y el paciente a menudo se hospitaliza.

Estos síntomas pueden presentarse durante años antes de diagnosticar un tercer molar incluido.

Los síntomas más comunes de infección pericoronal del tercer molar son adenitis submaxilar, trismo, dolor en la región del tercer molar y malestar general, muchas veces con fiebre moderada. Estos síntomas varían en grado desde ligeros a graves; el paciente puede presentar dolor intenso y celulitis que dificulta la deglución, con dolor a la palpación extra e intrabucal y un edema visible en regiones submandibular y faríngea. Cuando ocurren estos síntomas el diente o una de sus caras suele estar cerca de la superficie. Quizá se vea una parte del diente que ha hecho erupción pero el edema y el proceso inflamatorio general pueden ser muy intensos, y la comunicación sólo puede comprobarse valiéndose de una sonda de plata.

La comunicación suele permitir introducir la sonda a lo largo de la cara bucal. La palpación cuidadosa con la punta permite llegar al espacio folicular agrandado. La evacuación del pus y de otros materiales sépticos se logra después de dilatar la abertura. Si la abertura puede agrandarse lo suficiente para permitir el drenaje, se introducen una tira de tela de caucho de 0.6 cm de ancho, un pedazo de elástico de hule de 0.3 cm de ancho, o una tira de gasa yodoformada de 0.6 cm de ancho, embebida en algún antiséptico y analgésico (partes iguales de guayacol y aceite de oliva); ello logra drenaje continuo y brinda un analgésico para aliviar el dolor. El paciente debe emplear colutorios salinos calientes durante cinco minutos cada media hora en el curso del día. Se prescribe un antibiótico en dosis suficiente para mantener un nivel sanguíneo adecuado. Este tratamiento debe aliviar de inmediato los síntomas agudos; cuando se ha llegado a un estado subagudo, se instituye el tratamiento definitivo.

El tratamiento definitivo dependerá del diagnóstico en lo que respecta a la disposición del diente incluido. Si el tercer molar está impactado, la extracción quirúrgica se hace tan pronto como los síntomas sean subagudos. Si el diente no está impactado pero ha provocado molestias frecuentes sin brotar, y se ve que no hay campo suficiente para la erupción adecuada, la extracción está indicada.

Si existen primeros y segundos molares cariados o si hay molares obturados a tal grado que se considera que la pulpa está en peligro y es probable la pérdida temprana de ellos, el tercer molar se deja brotar, anticipando la necesidad de utilizarlo como soporte al reemplazar los molares extraídos. Si se elige este último camino, deben valorarse la persistencia y la recurrencia de estos estados infecciosos. Puede pensarse en extirpar los tejidos blandos suprayacentes, que se habrán tornado fibrosos, por la inflamación crónica persistente.

Si se decide extirpar los tejidos suprayacentes, ello debe hacerse adecuadamente. El tejido que cubre la corona debe eliminarse por completo para que toda la porción oclusal del diente que no ha hecho erupción quede bien descubierta. La herida se tapona con cemento quirúrgico, que debe dejarse puesto por lo menos siete días.

El tiempo adecuado para emprender procedimientos quirúrgicos definitivos ha sido materia de controversia durante muchos años; desde el advenimiento de los antibióticos y otros quimioterápicos, los pacientes pueden protegerse de reacciones generales, celulitis aguda, e infecciones óseas usando estos medicamentos. Se acepta que retardar el empleo de los procedimientos quirúrgicos definitivos predispone a que se establezca osteomielitis. Así pues, se debe ser prudente para elegir el momento de hacer la operación. Opinamos que, en presencia de una infección fulminante aguda, la incisión primaria y el drenaje son el método de elección; se hará el tratamiento quirúrgico definitivo tan pronto como el estado se torne subagudo; se emplearán simultáneamente los antibióticos.

El tercer molar superior puede ser un factor contribuyente en la infección pericoronal de un tercer molar inferior incluido. En el paciente con infección pericoronal del tercer molar inferior, es imprescindible explorar la región del tercer molar superior, para ver si ha hecho o no erupción, si está en maloclusión o si está alargado debido a la erupción retardada del tercer molar inferior. Debe precisarse si existe o no lugar en la mandíbula para que el tercer molar haga erupción adecuadamente, y si la presencia del tercer molar superior es una fuente continua de traumatismo para los tejidos de la región retromolar inferior durante el periodo de erupción.

En ocasiones conviene conservar el tercer molar inferior aun cuando persistan los episodios infecciosos recurrentes por el traumatismo del tercer molar superior. En tales casos es útil extraer el tercer molar superior si su presencia causa traumatismo continuo. Las infecciones pericoronales son menos frecuentes en un tercer molar superior en erupción o incluido, pero cuando se presentan, deben emplearse los pro-

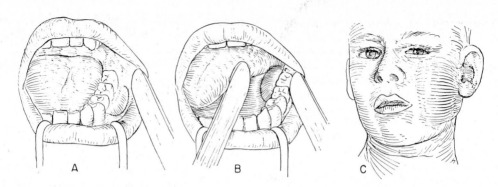

Fig. 11-3. A, absceso subperióstico disecante. **B,** absceso posoperatorio en la parte interna del ángulo mandibular. **C,** enfisema agudo infectado.

cedimientos descritos para el tercer molar inferior.

Absceso subperióstico disecante (fig. 11-3, *A).* Existe un tipo de infección subperióstica que ocurre varias semanas después de extraer sin incidentes un tercer molar inferior. Puede presentarse primariamente como tumefacción indurada del tejido mucoperióstico que llega incluso a primer molar o segundo premolar. Puede hacerse progresivamente edematosa e indurada y convertirse en un absceso subperióstico fluctuante, visible y palpable, que ha emigrado del sitio de extracción del tercer molar, por debajo del periostio, hasta el punto de fluctuación. En estas circunstancias, deben emplearse inmediatamente antibióticos y tan pronto como haya fluctuación palpable, se harán incisión y drenaje. Este absceso puede ser visible y palpable como una hinchazón del carrillo.

La incisión comienza en el punto de origen, que es la región del tercer molar, profundamente en el vestíbulo bucal y se extiende hacia adelante hasta el sitio de fluctuación. La incisión se hace por el mucoperiostio hasta el hueso. Los tejidos en ambos lados de la incisión deben ensancharse utilizando una pinza hemostática; toda la herida se tapona con gasa yodoformada impregnada con un analgésico antiséptico y lubricante (partes iguales de bálsamo de Perú y aceite de ricino) o cualquier otra fórmula de propiedades similares. Este apósito no se cambia diariamente, sino se deja puesto, lo que mantiene la herida abierta y permite que salga el exudado purulento. Se observará cada 48 horas y el apósito ha de dejarse por lo menos seis días. Si durante este tiempo el apósito es expulsado por la acción de los músculos masticadores, debe introducirse otro para que la herida permanezca abierta, permitiendo así la cicatrización por tejido de granulación desde el fondo.

Killey y colaboradores (6) han publicado un estudio de profundidad y muy completo sobre diversos tipos de infecciones subperiósticas invasoras y su tratamiento y resultados finales.

Absceso posoperatorio interno del ángulo de la mandíbula (fig. 11-3, *B).* Este tipo de absceso posoperatorio puede ocurrir varios días después de la extracción quirúrgica de un tercer molar. Se acompaña de intenso malestar, trismo y dificultad en la deglución. Los síntomas se agravan progresivamente hasta que el paciente tiene gran dificultad para abrir la boca y permitir el examen apropiado. Cuando se presentan estos síntomas y no hay signos en las superficies bucal y oclusal de la herida, se sospechará este tipo de absceso lingual. Entonces es indispensable el examen digital de la región interna del ángulo de la mandíbula, ya sea usando la persuasión, la sedación o la fuerza.

En esta región se observarán edema y abultamiento tisular sumamente doloroso. Cuando se descubre fluctuación se introduce por la herida de extracción del tercer molar una pequeña pinza hemostática curva, cerrada; se introduce entre el periostio y la cara lingual del hueso y deslizándola a lo largo del hueso se adelanta hacia abajo y atrás, hasta llegar al absceso. Se abre la pinza en toda su extensión para agrandar el trayecto por el cual descendió la infección. Si el diagnóstico se hizo a tiempo, el pus saldrá inmediatamente después de quitar la pinza. Entonces se introduce un aspirador para cerebro, de punta redonda, de tipo Adson, para eliminar la mayor cantidad posible de pus; la compresión ligera de los tejidos blandos debajo del ángulo de la mandíbula puede ayudar a expulsar la secreción por la abertura intrabucal.

Después, se introduce un pedazo de tela de caucho doblada, de 1.25 cm, o un dren pequeño de Penrose, hasta la parte más profunda del absceso, dejando que un extremo salga ligeramente en la herida. Se administrarán simultáneamente antibióticos.

Enfisema infectado agudo (fig. 11-3, *C*). Suele ser causado por uso imprudente de la jeringa de aire a presión o del atomizador. Al secar un conducto radicular con la jeringa de aire a presión, puede introducirse material séptico por el orificio apical hasta la porción cancelosa del proceso alveolar y, a través de los agujeros nutricios, hasta los tejidos blandos adyacentes, lo que produce celulitis y enfisema sépticos.

También puede resultar de usar un atomizador de aire comprimido en el lavado de heridas, especialmente en la región retromolar. Si se utiliza una presión muy alta, pueden forzarse aire y materiales sépticos a través de los planos aponeuróticos hasta los espacios quirúrgicos, que después de ser abiertos, permanecen en comunicación con las regiones sépticas. Es mejor utilizar una jeringa de mano al lavar las heridas o al secar los conductos radiculares, pues así disminuye el peligro de enfisema.

Absceso periodontal

Los abscesos periodontales agudos (fig. 11-4) generalmente son la culminación de un largo periodo de periodontitis crónica. Esta infección suele comenzar en la superficie del intersticio gingival y se extiende hacia abajo en una o más superficies de las raíces, llegando frecuentemente hasta la región apical. Los episodios agudos generalmente empiezan súbitamente con gran dolor y expansión de los tejidos perióticos y mucosos que cubren la superficie de la raíz infectada. Por alguna razón desconocida, los tejidos aparentemente se cierran en la superficie gingival, impidiendo el drenaje del absceso y causando la distensión y el malestar que suelen ser las primeras manifestaciones.

El absceso periodontal no se presenta en dientes no vitales y puede estar o no asociado con factores traumáticos, externos u oclusales. Sin embargo, puede resultar del traumatismo causado por una prótesis parcial. El primer paso para aliviar los síntomas agudos es la incisión del absceso fluctuante desde el fondo de la cavidad hasta la encía. La incisión debe atravesar los tejidos blandos hasta la raíz que ha sido atacada por el proceso infeccioso. Si una o más caras de la raíz están descubiertas más allá del tercio apical del diente, está indicada la extracción. Si el hueso circundante está normal en un tercio o más, se valora la utilidad potencial del diente tomando en consideración todos los factores, incluidos estado general del paciente y su capacidad regenerativa y de resistencia.

Deberá postergarse el tratamiento definitivo con desbridamiento de la superficie radicular y extirpación del tejido de granulación, así como tratamiento para nueva inserción y regeneración tisular, hasta que la infección se haya hecho subaguda.

Un absceso lateral periodontal puede producir infección subaguda que se extiende a través del hueso alveolar, para atacar varios dientes en cada lado haciéndolos sumamente móviles y sensibles. Esto frecuentemente confunde al clínico más perspicaz y dificulta identificar el diente responsable. Las radiografías son muy útiles para el diagnóstico. Frecuentemente la superficie lateral de la raíz enferma está muy obscurecida por la estructura del diente, y la radiografía carece de utilidad diagnóstica.

CELULITIS AGUDA

Cuando la infección invade los tejidos puede permanecer localizada si los factores defensivos en la región son capaces de circunscribir la infección y evitar que se extienda. En estos casos se forma una barrera fisiológica alrededor del foco de infección; puede ocurrir resolución y drenaje por los linfáticos, o bien hay supuración, que se trata por cirugía.

A veces la infección es abrumadora, o las bacterias son extremadamente virulentas o resistentes a los antibióticos. La resistencia tisular puede ser escasa, y la invasión bacteriana en estas circunstancias se extiende por los tejidos adyacentes hasta lugares muy lejanos al sitio original. Cuando la respuesta fisiológica no domina la infección mediante las barreras anatómicas y si

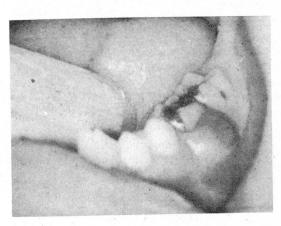

Fig. 11-4. Absceso periodontal.

los agentes terapéuticos son inútiles, sobreviene la muerte.

Una celulitis aguda de origen dental suele circunscribirse a la región de los maxilares. Los tejidos están muy edematosos y duros. En este momento la infección no se ha localizado ni ha ocurrido supuración.

El paciente puede presentar reacción general grave a la infección. Generalmente la temperatura es elevada, los leucocitos están aumentados y el recuento diferencial puede estar alterado en los casos más graves. La sedimentación eritrocítica suele estar aumentada, como lo está el pulso. El balance de electrólitos se modifica y el paciente frecuentemente presenta malestar.

Cuando triunfan las defensas fisiológicas sobre la enfermedad, se logra la resolución. Frecuentemente un antibiótico específico puede producir resolución del proceso y no se forma pus o, si lo hay en pequeñas cantidades, es eliminado por los linfáticos. Generalmente una celulitis masiva supurará especialmente si depende de estafilococos u otros gérmenes piógenos y no de estreptococos. Como el pus indica localización de la infección, en la literatura antigua se llamaba "pus laudable".

El pus puede llegar hasta la superficie, donde se evacuará espontáneamente, o por incisión y drenaje. Según la localización y la proximidad de tejidos anatómicos que pueden guiar su camino, el pus puede vaciarse en nariz, seno maxilar, vestíbulo bucal, piso de la boca, cara o la fosa subtemporal (fig. 12-2). Puede llegar hasta la bóveda craneana por resorción de hueso o atravesar la base del cráneo por los numerosos agujeros que ésta posee (4). Haymaker (2) ha informado de algunos casos de muerte, generalmente por bacteriemia, después de la extensión de la infección hasta el cráneo. El progreso de la infección en esta dirección es difícil de diagnosticar y los signos neurológicos forman la base del diagnóstico. Toda infección profunda de larga duración debe ser observada cuidadosamente, para descubrir estos signos.

TRATAMIENTO

La evacuación quirúrgica del pus eliminará la absorción de los productos tóxicos, permitiendo que el paciente se recupere. Además, evitará que el pus se extienda buscando la evacuación espontánea. Los antibióticos pueden dominar la infección pero no evacuar el pus.

Es difícil estimar el tiempo óptimo para la incisión y el drenaje. No hay dificultad cuando una celulitis grande presenta un punto eritematoso superficial que es patognomónico de pus cerca de la superficie. La palpación bimanual mostrará abundante material líquido. Haciendo presión con un dedo en un lado de la masa, se hará que ésta fluctúe y choque contra otro dedo colocado en el lado opuesto. La incisión debe hacerse inmediatamente y se introducirá drenaje. Cuando no existe un punto rojo superficial, la fluctuación es más difícil de palpar, especialmente si se sospecha pus profundo y la palpación debe hacerse a través de los tejidos superficiales indurados. La incisión en una celulitis no localizada, con el intento equivocado de buscar el pus, puede romper las barreras fisiológicas y causar difusión y extensión de la infección.

Frecuentemente es difícil estimar por palpación manual la presencia o localización de líquido. En tales circunstancias indefinidas, la aspiración puede resultar un valioso auxiliar diagnóstico.

La aspiración por aguja puede utilizarse como auxiliar diagnóstico o para evacuar regiones fluctuantes profundas. Después de preparar la piel o la mucosa, se introduce una aguja larga de calibre 13 a 16 para penetrar en la región infectada. El pus se aspira con una jeringa de vidrio Luer-Lok. El pus se manda al laboratorio para cultivo y pruebas de sensibilidad a los antibióticos. La evacuación temprana del pus profundo evitará días, posiblemente semanas, de tratamiento. Este procedimiento se utiliza principalmente para el diagnóstico.

Cuando se ha diagnosticado la presencia del pus se efectúan incisión y drenaje (fig. 11-5). El drenaje quirúrgico de los espacios aponeuróticos profundos generalmente se hace en el hospital y con anestesia general. Sin embargo, la incisión de grandes masas fluctuantes se puede hacer con el paciente ambulatorio y en el consultorio, empleando anestesia general o local. Se hace asepsia de la piel y la región se cubre con paños estériles. Si se utiliza anestesia local, se practica bloqueo periférico en forma de anillo para anestesiar la piel. No se inyecta el anestésico profundamente. La incisión se hace en la parte más inferior de la región fluctuante. Se introduce una pequeña pinza hemostática cerrada en la herida y se abre en diferentes direcciones. Una vez que está en el absceso se coloca un dren de caucho en la porción más profunda de la herida, dejando 1.25 cm fuera de ella. El dren se sutura y se aplica un apósito grande.

Cuando la infección es más extensa, se introduce un dren de Penrose atravesando todo el

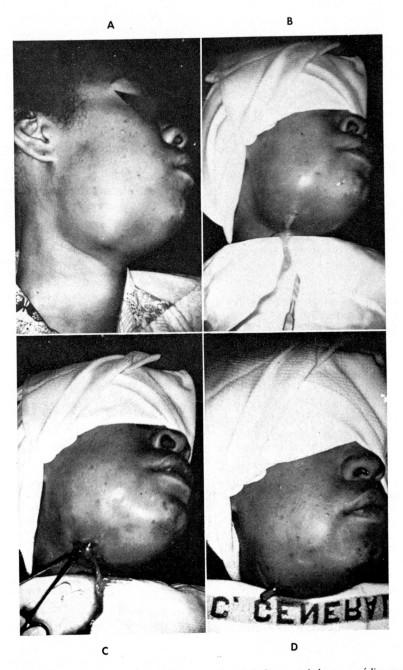

Fig. 11-5. A, celulitis fluctuante. Nótese la zona brillante (roja) que indica que el absceso está listo para la incisión. **B,** incisión. **C,** pinza hemostática abierta en la cavidad del absceso. **D,** tubo de caucho utilizado para drenaje, fijado en la herida por sutura en piel. (Cortesía del Dr. Arthur Merril.)

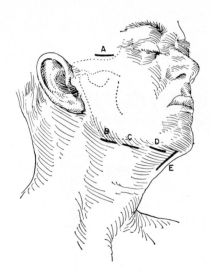

Fig. 11-6. Incisiones para drenaje de varios espacios aponeuróticos. **A**, bolsa temporal. **B**, espacio del masticador. **C**, espacio submaxilar. **D**, espacio sublingual. **E**, espacio submentoniano.

absceso. Se hace una incisión en la piel cerca de la parte anterior de la infección, y se utiliza una pinza grande Kelly para atravesar toda la región fluctuante hasta su borde posterior. Se practica otra incisión en la piel, sobre el punto donde salió la punta de la pinza. Se coloca un dren de caucho en los bocados de la pinza y se saca hasta la primera incisión, dejando el drenaje en el túnel hecho en el tejido. El tubo de caucho debe salir 2.5 cm en cada lado. Se coloca un alfiler de seguridad, estéril, en cada extremo del tubo para que no pueda desplazarse y se aplica un apósito voluminoso.

Planos aponeuróticos

Otro problema de la evacuación quirúrgica del pus (después de elegir el momento preciso) es estimar su localización y extensión exactas. La región de boca y maxilares está dividida en compartimientos aponeuróticos. Shapiro (8) dice que: "Los espacios aponeuróticos son regiones potenciales entre capas de fascias. Estas regiones generalmente están llenas de tejido conectivo laxo que fácilmente se disgrega cuando es invadido por la infección."

La infección que empieza en cualquier región es limitada automáticamente por capas aponeuróticas fuertes aun cuando puede extenderse por los vasos linfáticos o sanguíneos. La infección llena el espacio aponeurótico inmediato y ahí permanece si los factores fisiológicos pueden limitar su actividad. Si la infección se hace masiva, atraviesa la barrera de fascia y alcanza otro espacio aponeurótico. Puede detenerse aquí o se abre paso por los compartimientos contiguos hasta llegar al espacio carotídeo o al mediastino, pero esto no es frecuente.

Para tratar las infecciones invasoras agudas, es necesario conocer cabal y prácticamente estas vías anatómicas (10). El examen sistemático de los espacios potenciales determinará la extensión de la infección, y la localización de la incisión se rige por estos datos y por el conocimiento del punto óptimo de la incisión para evacuar cada espacio aponeurótico (fig. 11-6).

Veamos lo que dice Solnitzky (9) acerca de los espacios aponeuróticos de la cabeza y cuello en relación con las infecciones dentales:

Las fuentes dentales de infección más comunes son las infecciones de los molares inferiores. Tienden a difundirse especialmente a uno de los siguientes planos: espacio masticador, espacio submandibular, espacio sublingual y bolsas del temporal (fig. 11-7). Las infecciones de los dientes superiores son menos frecuentes y tienden a extenderse a las fosas pterigopalatina y subtemporal. En ambos casos, el proceso supurativo en difusión puede atacar secundariamente los espacios parotídeo y faríngeo lateral. En los casos más graves la infección puede difundirse a través del espacio visceral hasta el mediastino.

APONEUROSIS CERVICAL PROFUNDA

Consiste en las siguientes partes: 1) una capa superficial o de envoltura; 2) la vaina carotídea; 3) la hoja pretraqueal, y 4) la hoja prevertebral.

La capa superficial o de envoltura rodea todo el cuello. Se inserta por arriba en mandíbula, arco cigomático, apófisis mastoides y línea curva superior del hueso occipital. Abajo está insertada en espina de la escápula, acromion, clavícula y esternón. En la parte anterior se funde con la hoja del lado opuesto y se inserta en la sínfisis mentoniana y en el hueso hioides. En su parte posterior se fija en el ligamento nucal y en la apófisis espinosa de la séptima vértebra cervical. Esta capa se divide para rodear dos músculos, esternocleidomastoideo y trapecio y dos glándulas: submaxilar y parótida. También se divide arriba del mango del esternón para formar el espacio suprasternal. La capa de envoltura guarda relación con tres espacios aponeuróticos importantes en la difusión de las infecciones dentales: submaxilar, submentoniano y parotídeo.

La vaina carotídea es una vaina tubular que rodea las arterias carótidas primitiva e interna, la vena yugular interna y el nervio vago. Se funde en la capa de envoltura cuando ésta se divide para rodear al esternocleidomastoideo. Cerca de la base del cráneo la vaina carotídea es especialmente densa y aquí también se inserta a la vaina de la apófisis estiloides.

La capa pretraqueal se extiende a través del cuello desde la vaina carotídea de un lado hasta la del lado opuesto. Forma una envoltura para la glándula tiroides. Se inserta por arriba en los cartílagos tiroides y cricoides de la laringe; abajo pasa al tórax, donde se continúa con el pericardio fibroso.

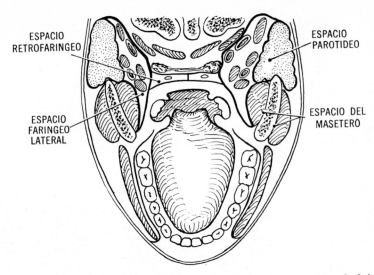

ESPACIO
RETROFARINGEO

ESPACIO
PAROTIDEO

ESPACIO
FARINGEO
LATERAL

ESPACIO DEL
MASETERO

Fig. 11-7. Espacios aponeuróticos próximos a los maxilares. (Cortesía del Dr. O. Solnitzky.)

La aponeurosis prevertebral está delante de la columna vertebral y los músculos prevertebrales; a los lados se funde con la vaina carotídea y también forma el piso del triángulo posterior del cuello situado entre el trapecio y el esternocleidomastoideo. Abajo envía una prolongación tubular alrededor de vasos axilares y plexo braquial, hasta la axila.

Entre las capas pretraqueal y prevertebral existe un espacio grande, el espacio visceral, continuo con el mediastino. En la porción superior de este espacio están la faringe y la laringe; en la parte inferior, esófago y tráquea, que se continúan hacia abajo hasta el mediastino. Este espacio puede ser atacado por las infecciones dentales, lo que causa mediastinitis.

ESPACIO MASTICADOR

Anatomía. El espacio masticador incluye la región subperióstica de la mandíbula y una especie de cabestrillo aponeurótico que contiene la rama de la mandíbula y los músculos de la masticación. Este espacio está formado por la división de la capa de revestimiento de la aponeurosis cervical profunda. Esta división ocurre en el sitio en que la aponeurosis se inserta al borde inferior de la mandíbula. La hoja externa de la aponeurosis cubre la cara externa de la mandíbula, los músculos masetero y temporal, mientras que la hoja interna cubre la cara interna de la mandíbula y los músculos pterigoideos interno y externo. El cabestrillo aponeurótico no sólo se inserta en el periostio de la mandíbula sino que también lo refuerza a lo largo de su borde inferior. Por delante del espacio masticador la aponeurosis cervical profunda también ayuda a formar el espacio para el cuerpo de la mandíbula. Por ello el espacio del cuerpo de la mandíbula y el espacio masticador se continúan subperiósticamente. Debido a que el periostio mandibular se inserta firmemente en su parte inferior, la infección sigue la línea de menor resistencia, que es posterior a la región de los molares, hasta el espacio masticador. La inserción perióstica firme también evita la extensión de la infección hacia el cuello.

Hacia atrás el espacio masticador está limitado lateralmente por el espacio parotídeo y por dentro por el espacio faríngeo lateral. En su parte superior se continúa con los espacios temporales superficial y profundo.

Infecciones. Las infecciones del espacio masticador generalmente son de origen dental, especialmente de los molares inferiores. El espacio masticador es el que está atacado en la conocida hinchazón flemonosa de la mandíbula, después de las extracciones dentales, que disminuye después de unos cuantos días, sin supuración. La hinchazón se debe a la reacción inflamatoria del contenido del espacio masticador (figura 11-8).

Es importante recordar, tanto desde el punto de vista diagnóstico y terapéutico como del pronóstico, que los abscesos del espacio masticador muchas veces simulan la infección del espacio faríngeo lateral. Es un hecho que el absceso del espacio masticador con frecuencia se considera erróneamente como un absceso del espacio faríngeo lateral. Es muy importante diferenciar estos dos estados, ya que tanto el pronóstico como el tratamiento son distintos.

Las infecciones del espacio masticador tienen gran tendencia a la localización. Si no se drenan correctamente, estas infecciones pueden difundirse a los espacios temporales su-

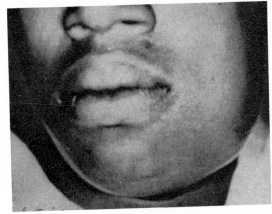

Fig. 11-8. Infección del espacio masticador. (Hospital Walter Reed del Ejército.)

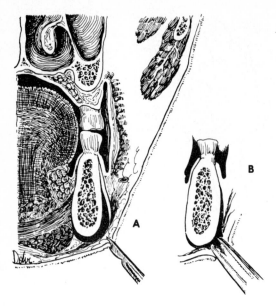

Fig. 11-9. A, incisión externa para drenaje de pus en espacio masticatorio. **B,** después de la incisión a través de piel y aponeurosis superficial. El método más seguro de evitar estructuras importantes al avanzar hasta tocar el hueso para drenaje de un absceso subperióstico, es realizar disección roma con pinzas de hemostasia.

perficial y profundo, al espacio parotídeo y al faríngeo lateral.

Las infecciones del espacio masticador generalmente se deben a una de las siguientes causas:

1. Infecciones del segundo y tercer molares inferiores, especialmente del tercer molar.

2. Técnica no aséptica en la anestesia local del nervio alveolar inferior.

3. Traumatismos mandibulares externos o fracturas del alveolo de un tercer molar enfermo.

Patológicamente, la infección del espacio masticador se caracteriza por los abscesos subperiósticos mandibulares y por celulitis de la mandíbula. Pueden también estar atacados el masetero y el pterigoideo interno. Si el absceso está más hacia la parte anterior puede afectar también el cuerpo de la mandíbula. En algunos casos puede presentarse osteomielitis de la rama ascendente de la mandíbula, especialmente si no se ha hecho un drenaje correcto del absceso.

Clínicamente, la infección del espacio masticador está dominada por el trismo, dolor y tumefacción, que se presentan después de unas horas de la extracción de un molar o del trauma a la mandíbula. Los signos clínicos empeoran rápidamente hasta llegar a su máximo en tres a siete días. El trismo puede ser muy intenso debido a la irritación del masetero y del pterigoideo interno. Puede ser tan intenso, que la boca puede abrirse solamente medio centímetro. El dolor puede ser muy grande e irradiar hasta la oreja. Puede presentarse aumento en la temperatura, por regla general no hay escalofríos. Puede haber disfagia.

La tumefacción que acompaña las infecciones del espacio masticador puede ser interna, externa, o ambas. Por regla general es externa e interna. La externa consiste en una induración sobre la rama y ángulo de la mandíbula; puede extenderse por debajo de ésta atravesando la línea media hasta el lado opuesto. El espacio subangular, por lo general, no se percibe a la palpación; al mismo tiempo hay un dolor constante a lo largo de la rama de la mandíbula y en el espacio subangular. En el caso de la tumefacción externa el absceso subperióstico mandibular llega hasta el masetero a lo largo del borde lateral de la mandíbula. En algunos casos la tumefacción interna puede predominar; ésta ataca la región sublingual y la pared faríngea. La tumefacción faríngea empuja la amígdala palatina hacia la línea media. Sin embargo, la pared faríngea lateral detrás de la amígdala palatina no está hinchada. Esto es importante para diferenciar una infección del espacio masticador de la del espacio faríngeo lateral. En esta última, también la pared faríngea lateral está hinchada detrás de la amígdala palatina. La tumefacción faríngea en una infección del espacio masticador está un poco más abajo y anterior que en las infecciones faríngeas laterales o periamigdalinas. La región sublingual adyacente a la porción atacada de la mandíbula también está hinchada e impide el descenso normal de la porción posterior de la lengua. La tumefacción sublingual puede dar la impresión de que se trata del comienzo de una angina de Ludwig.

Como las infecciones del espacio masticador tienden a localizarse, es mejor tratarlas conservadoramente durante siete a diez días. Si no ocurre drenaje espontáneo, el drenaje quirúrgico no debe ser retardado más de diez días. El drenaje espontáneo tiende a ocurrir si la tumefacción es exclusiva o predominantemente interna y si la disfagia es un síntoma importante. El drenaje intrabucal espontáneo, cuando ocurre, generalmente se produce entre el cuarto y octavo días. La localización del drenaje espontáneo es casi siempre desde el borde lingual de la mandíbula, cerca de la base de la lengua. La quimioterapia por sí sola no es de utilidad en presencia de supuración.

Las vías de acceso quirúrgicas al espacio masticador son internas y externas. La vía interna no es satisfactoria con excepción de los casos en que la tumefacción es exclusivamente interna.

La vía interna consiste en una incisión en el repliegue mucobucal a nivel del tercer molar, que se extiende por detrás de la rama ascendente de la mandíbula. La incisión se hace hasta el hueso; se introduce una pinza hemostática curva y se dirige mesialmente a la rama ascendente hasta el espacio masticador detrás del ángulo de la mandíbula.

La vía de acceso externa al espacio masticador es indispensable si la tumefacción es externa o externa e interna. La incisión debe hacerse un poco debajo y paralela al ángulo de la mandíbula (fig. 11-9). Debido a la induración es difícil determinar la línea exacta de la incisión. La tumefacción puede aumentar la distancia entre el ángulo de la mandíbula y la piel más de lo normal. En todo caso, la incisión debe ser profunda hasta llegar al hueso. Como el pus es subperióstico, es necesario que la incisión se lleve a través del periostio hasta el hueso. A través de la incisión externa en el ángulo mandibular tanto la región lateral como la mesial de la rama ascendente de la mandíbula pueden ser exploradas para encontrar el pus.

Si el drenaje quirúrgico se pospone más de diez días, puede dar como resultado una osteomielitis de la mandíbula. Al mismo tiempo, hay peligro de extensión de la infección desde el espacio masticador a los espacios del temporal, parotídeos y faríngeos laterales. La osteomielitis de la rama de la mandíbula también puede ocurrir en casos de raspado alveolar. En presencia de osteomielitis el drenaje puede continuar durante meses. También debe recordarse que la osteomielitis de la mandíbula puede iniciarse antes de que se manifieste la invasión del espacio masticador.

BOLSAS DEL TEMPORAL

Anatomía. Las bolsas del temporal son dos espacios fasciales relacionados con el músculo temporal. Son dos: superficial y profunda (fig. 11-10).

La bolsa superficial del temporal se encuentra entre la aponeurosis y el músculo temporales. La aponeurosis temporal consiste en una hoja muy fuerte que se inserta arriba de la línea temporal superior. Abajo se divide en dos capas que se insertan a los márgenes lateral y mesial del borde superior del arco cigomático. El músculo temporal nace en toda la fosa temporal. Sus fibras pasan hacia abajo, por dentro del arco cigomático a través del espacio entre éste y la pared lateral del cráneo, y se insertan en la apófisis coronoides de la mandíbula. La bolsa profunda del temporal está situada por dentro del músculo, entre éste y el cráneo. Debajo del arco cigomático las bolsas del temporal superficial y profunda se comunican directamente con las fosas infratemporal y pterigopalatina.

Infecciones. Las infecciones de las bolsas del temporal generalmente son secundarias a una lesión primaria de los espacios masticador, pterigopalatino e infratemporal.

Clínicamente hay dolor y trismo. Puede o no haber tumefacción en la región temporal.

El drenaje quirúrgico de las bolsas del temporal se efectúa por una incisión por arriba del arco cigomático que atraviesa piel, aponeurosis superficial y aponeurosis temporal. Esta incisión llega hasta la bolsa superficial del temporal. Para llegar a la bolsa profunda la incisión se hace a través del músculo temporal.

ESPACIOS SUBMANDIBULAR Y SUBLINGUAL

El espacio submandibular incluye los espacios submaxilar y submentoniano; como comunican entre sí, los describiremos juntos.

Anatomía. El espacio submentoniano está en la parte media entre la sínfisis mentoniana y el hueso hioides (figura 11-11). Lateralmente está relacionado con la porción anterior del músculo digástrico; su piso está formado por el músculo milohioideo y su techo por la porción suprahioidea de la aponeurosis cervical profunda. En este espacio se originan las venas yugulares anteriores. También contiene los ganglios linfáticos submentonianos que drenan las partes mesiales del labio inferior, punta de la lengua y piso de la boca.

El espacio submaxilar o digástrico es lateral al espacio submentoniano (fig. 11-12). Su límite posteroinferior lo constituye el músculo estilohioideo y la porción posterior del digástrico; su límite anteroinferior está formulado por la porción anterior del digástrico y hacia arriba por el borde inferior de la mandíbula. Su piso lo constituyen el milohioideo y el hiogloso. Este espacio está rodeado por la hoja aponeurótica cervical profunda; la hoja superficial se inserta en el borde inferior de la mandíbula y la hoja profunda en la línea milohioidea. Más allá, las dos capas se unen alrededor de la periferia de la glándula submaxilar y se continúan con la aponeurosis que cubre el milohioideo y la porción anterior del digástrico. El espacio submaxilar contiene la parte superficial de la glándula submaxilar; la porción profunda de la glándula se continúa alrededor del borde posterior del milohioideo hasta el espacio sublingual. Por dentro de la glándula están la arteria maxilar externa, el nervio y los vasos milohioideos. La arteria maxilar externa da las siguientes ramas a este espacio: la palatina ascendente, la amigdalina, la submaxilar y la submentoniana. Superficialmente a la glándula está la vena facial anterior. Este espacio también contiene los ganglios linfáticos submaxilares.

El espacio sublingual se encuentra arriba del milohioideo; su techo está formado por la mucosa del piso de la boca. Lateralmente está limitado por la superficie interna del cuerpo de la mandíbula, arriba de la línea milohioidea. Mesialmente está limitado por los músculos genihioideos y el

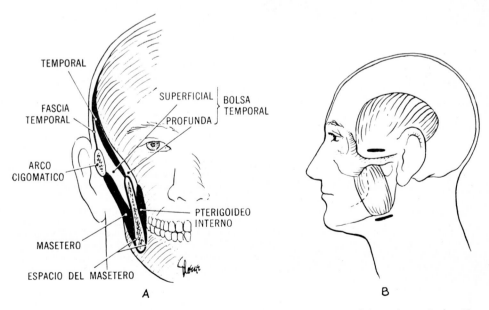

Fig. 11-10. **A,** bolsas del temporal. B, incisiones para drenaje de las bolsas temporales y del espacio masticador. (Cortesía del Dr. O. Solnitzky.)

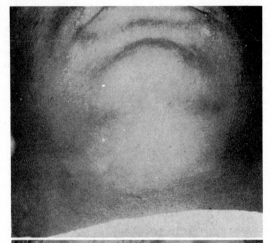

A

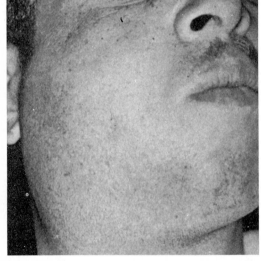

B

Fig. 11-11. A, absceso submentoniano. (Hospital Walter Reed del Ejército.) **B,** absceso del espacio parotídeo. (Cortesía del Dr. George Morin.)

genioglosso. El piso está formado por el músculo milohioideo. Contiene la glándula sublingual, el conducto de la glándula submaxilar, la porción profunda de ésta, los nervios lingual e hipogloso y las ramas terminales de la arteria lingual.

Infecciones. La infección más seria que ataca los espacios sublingual, submaxilar y submentoniano es la angina de Ludwig . . .

ESPACIO FARINGEO LATERAL

Anatomía. También se conoce como espacio parafaríngeo . . . Es un espacio aponeurótico situado profundamente por fuera de la faringe y mesial a los espacios masticador, submaxilar y parotídeo. Se extiende desde la base del cráneo hasta el nivel del hueso hioides. Su límite mesial es el músculo constrictor superior de la faringe; hacia afuera se encuentran la mandíbula, el músculo pterigoideo interno y la porción retromandibular de la glándula parótida; por delante, el rafe pterigomandibular; hacia atrás las capas prever-

tebral y visceral de la aponeurosis cervical profunda; arriba, la porción petrosa del hueso temporal con los agujeros rasgado y yugular; por abajo la inserción de la cápsula submaxilar a las vainas del músculo estilohioideo y porción posterior del gástrico.

Este espacio está dividido en dos por la apófisis estiloides: uno anterior y otro posterior. Estos dos compartimientos no están separados completamente. Sin embargo, las infecciones atacan cada compartimiento por separado. Muchas veces los dos compartimientos están afectados a la vez. El compartimiento anterior contiene los ganglios linfáticos (parte del grupo cervical profundo), las arterias maxilar externa y faríngea ascendente y tejido conectivo areolar laxo. El compartimiento posterior contiene la vaina carotídea, con la arteria carótida interna, la vena yugular interna y los nervios vago, glosofaríngeo, accesorio espinal e hipogloso y el tronco simpático cervical. No hay ganglios linfáticos en el compartimiento posterior.

Infecciones. Las infecciones del espacio faríngeo lateral son muy graves y muchas veces constituyen una amenaza directa a la vida. Mientras que este espacio es comúnmente atacado por infecciones de la amígdala palatina, las celdillas neumáticas mastoideas, la glándula parótida, el espacio retrofaríngeo y los ganglios linfáticos cervicales profundos, también puede ser atacado directa o indirectamente por infecciones de origen dental . . .

Este espacio está comúnmente atacado en casos de infección dental por la difusión de la infección desde el espacio masticador.

Patológicamente, las infecciones del espacio faríngeo lateral muchas veces causan abscesos. Sin embargo, algunas veces, la infección es una celulitis de difusión rápida similar a la angina de Ludwig. Afortunadamente este cuadro patológico es raro.

El cuadro clínico se caracteriza por un comienzo brusco secundario a las infecciones del tercer molar superior y acompañado por aumento rápido de la temperatura. Los escalofríos aparecen si hay septicemia. Hay un trismo intenso por irritación del músculo pterigoideo interno y dolor por la gran tensión producida por la acumulación de pus entre los músculos pterigoideo interno y constrictor superior de la faringe. La disfagia puede también ser muy pronunciada. La disnea, aunque no es tan intensa como en la angina de Ludwig, puede también ocurrir.

Si la infección se limita al compartimiento anterior se produce una tumefacción externa por delante del músculo esternocleidomastoideo. Esta tumefacción se observa primero en el ángulo de la mandíbula y en la región submaxilar. Puede borrar el ángulo mandibular. La tumefacción externa también se extiende hacia arriba sobre la región de la parótida. Por dentro la porción anterior de la pared faríngea lateral se observa levantada y juntas las amígdalas palatinas con el paladar blando hacia la línea media. El trismo y el dolor son especialmente intensos en las infecciones de los compartimientos anteriores. Generalmente no hay signos de septicemia.

En las infecciones del compartimiento posterior, el cuadro clínico puede estar dominado por la septicemia. Generalmente hay poco o nada de trismo y poco dolor. La tumefacción externa generalmente es menos extensa que en las infecciones del compartimiento anterior. La infección interna ataca la pared lateral de la faringe detrás del pilar posterior.

El espacio faríngeo lateral puede ser el sitio de una celulitis de difusión rápida. El cuadro clínico es grave; y se caracteriza por los signos de septicemia y la dificultad respiratoria debida al edema de la laringe. Externamente, se observa gran induración de la cara arriba del ángulo de la mandíbula. Esta induración puede extenderse por abajo hasta la región submandibular y por arriba hacia la región de la parótida y al ojo del mismo lado.

Las complicaciones de las infecciones del espacio faríngeo lateral son particularmente graves en especial si la infección ataca el compartimiento posterior. Estas complicaciones incluyen:

1. Parálisis respiratoria por edema agudo de la laringe.
2. Trombosis de la vena yugular interna.
3. Rotura de la arteria carótida interna.

La complicación más dramática es la erosión de la arteria carótida interna. Algunas veces la erosión puede afectar las arterias maxilar externa o faríngea ascendente. Estas hemorragias pueden ser rápidamente mortales si no se toman de inmediato medidas heroicas.

La mayoría de las infecciones del espacio faríngeo lateral secundarias a una lesión dental tienden a localizarse con formación de abscesos. Es prudente esperar esta localización antes de recurrir al tratamiento quirúrgico. La pronta intervención quirúrgica está siempre indicada en presencia de septicemia o de hemorragia.

La incisión para el drenaje puede ser externa o interna. Para el acceso fácil a las arterias carótidas se prefiere la incisión externa para los casos de hemorragia. La incisión se hace a lo largo del borde anterior del músculo esternocleidomastoideo y se extiende desde el ángulo de la mandíbula al tercio medio de la glándula submaxilar. La aponeurosis posterior a la glándula submaxilar se corta y se introduce una pinza hemostática curva dirigida cuidadosamente hacia la línea media detrás de la mandíbula y hacia arriba y ligeramente hacia atrás hasta que se llega a la cavidad ocupada por el pus. Entonces se inserta el tubo para drenaje.

Se debe evitar en todo lo posible la vía de acceso quirúrgico interna ya que la erosión de la arteria carótida interna puede dar como resultado una hemorragia masiva e incontrolable. Sin embargo, si no se sospecha esta contingencia, la vía interna consiste en pasar una pinza hemostática curva a través del rafe pterigomandibular a lo largo de la superficie de la mandíbula, por dentro del pterigoideo interno y por fuera del constrictor superior de la faringe. El instrumento se dirige luego posteriormente a la bolsa de pus...

El edema de la laringe es una complicación que se puede presentar repentinamente en las infecciones del espacio faríngeo lateral. Si no se trata rápidamente por medio de la traqueotomía puede ser mortal. De aquí que los preparativos para la traqueotomía inmediata deban hacerse siempre en presencia de estas infecciones.

ESPACIO PAROTIDEO

Anatomía. Es espacio parotídeo es un compartimiento formado por la división de la capa superficial de la aponeurosis cervical profunda. Contiene la glándula parótida y los ganglios linfáticos parotídeos, extraglandulares e intraglandulares. La hoja que cubre la superficie externa de la glándula es muy gruesa y envía prolongaciones hasta el interior de la glándula dividiéndola en lóbulos. La capa interna de la cápsula fibrosa es delgada y muchas veces incompleta en la parte superior donde puede comunicar con el espacio faríngeo lateral. Hacia atrás el espacio parotídeo también está en relación íntima con el oído interno y medio. Hacia abajo la aponeurosis está reforzada por una banda fuerte llamada ligamento estilomandibular, que separa efectivamente la parótida del espacio submaxilar.

Infecciones. Este espacio generalmente no se ve afectado por infecciones de origen dental, pero algunas veces pueden extenderse hasta la rama de la mandíbula e invadirlo. Esto puede ocurrir especialmente en infecciones del espacio masticador que no fueron tratadas correctamente.

En presencia de infección en este espacio hay una tumefacción dura y lisa sobre la región de la parótida por delante y debajo del oído externo. La tumefacción se hace gradualmente más extensa. Puede haber también escalofríos y fiebre. La tumefacción puede extenderse sobre todo el lado de la cara con edema que cierra el ojo del lado afectado.

El acceso quirúrgico al espacio parotídeo se hace por medio de una incisión por delante del oído externo que va desde el nivel del cigoma hasta el ángulo de la mandíbula. La piel y la aponeurosis subcutánea se reflejan sobre la superficie externa de la glándula. Como la fascia de la paróti-

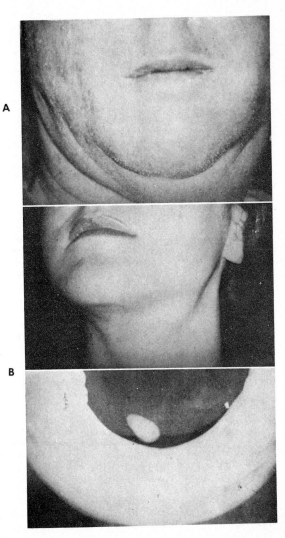

A

B

Fig. 11-12. **A**, absceso del espacio submaxilar. **B**, tumefacción de la glándula submaxilar, por cálculo del conducto. La lesión de la glándula salival debe diferenciarse de la del espacio aponeurótico. (Hospital Walter Reed del Ejército.)

da está firmemente insertada a la piel, esta separación debe hacerse cuidadosamente. Después de exponer la glándula se hacen incisiones transversas superficialmente en la glándula. La glándula y el absceso deben abrirse por disección roma en dirección paralela a las ramas del nervio facial. Sin embargo, como las ramas del nervio facial son más profundas que la parte superficial de la glándula parótida, no es posible traumatizarlas con este procedimiento. Por último, se insertan los tubos para drenaje.

FOSAS PTERIGOPALATINA E INFRATEMPORAL

Estos dos espacios generalmente se ven atacados por infecciones de los molares superiores.

Anatomía. El espacio pterigopalatino (pterigomaxilar) está detrás del seno maxilar, debajo del vértice de la órbita, por fuera del platillo muscular de la apófisis pterigoides del hueso esfenoides y más profundo que la articulación temporomandibular. La fosa pterigopalatina se comunica con la fosa infratemporal por la hendidura pterigomaxilar. En su porción superior ésta se continúa con la hendidura orbitaria inferior que va desde la fosa pterigopalatina hasta la órbita. La hendidura orbitaria inferior contiene el nervio infraorbitario que es la continuación del nervio maxilar. Del nervio infraorbitario nacen los nervios alveolares superior, medio y anterior que pasan a través de los canales de la pared ósea del seno maxilar para distribuirse en los incisivos, caninos y dientes premolares y mucosa de las encías superiores. La fosa pterigopalatina también comunica con el canal pterigoideo por el que va el nervio vidiano, o sea, el nervio del canal pterigoideo. El nervio vidiano está formado por el petroso superficial mayor, rama del facial; transmite las fibras parasimpáticas preganglionares al ganglio esfenopalatino; y por el petroso profundo mayor que lleva las fibras simpáticas posganglionares desde el ganglio simpático cervical superior a lo largo de la arteria carótida interna. La fosa pterigopalatina contiene parte del nervio maxilar, el ganglio esfenopalatino y la parte terminal de la arteria maxilar interna. Hacia arriba la fosa pterigopalatina está en relación con los nervios auditivo y óptico. Ambos pueden ser atacados en las infecciones de la fosa pterigopalatina.

La fosa infratemporal está detrás de la rama de la mandíbula y abajo del arco cigomático. Su límite interno es el platillo pterigoideo medio y la pared lateral de la faringe representada por la parte superior del constrictor superior y la trompa auditiva o de Eustaquio, cubierta por el músculo tensor del paladar. Hacia atrás la fosa está limitada por la glándula parótida que se introduce en ella. Hacia adelante la fosa infratemporal está limitada por el maxilar superior; superficial a éste la fosa se extiende hacia el carrillo hasta el músculo buccinador. El cojinete de grasa bucal cierra este espacio y se extiende a cierta distancia entre el buccinador y la rama de la mandíbula; hacia arriba el techo de la fosa infratemporal está formado por la superficie infratemporal del ala mayor del esfenoides, perforada por el agujero oval que contiene el nervio mandibular, y el agujero espinoso, atravesado por la arteria meníngea media. Por fuera de la cresta infratemporal la fosa infratemporal se continúa con los espacios temporales; hacia abajo se continúa con la región más profunda del cuerpo de la mandíbula, que arriba de la línea milohioidea forma parte de la pared de la boca y debajo de aquélla constituye parte de la región submandibular.

Infecciones. Las infecciones de las fosas pterigopalatina e infratemporal son raras.

Las infecciones primarias de estas fosas generalmente se deben a:

1. Infecciones de los molares superiores, especialmente del tercero.
2. Infiltración local del nervio maxilar.

Clínicamente hay trismo y dolor intensos. Externamente se observa una tumefacción por delante del oído externo y sobre la articulación temporomandibular y el cigoma. La tumefacción se extiende pronto hasta el carrillo. En los casos graves no tratados la tumefacción abarca todo el lado de la cara. El ojo se cierra. Puede haber ataque del nervio auditivo. La tumefacción pronto se extiende hasta el cuello. En estos casos graves, puede presentarse neuritis óptica.

Al mismo tiempo puede aparecer osteomielitis de los maxilares superiores, generalmente limitada a la apófisis alveolar, pero puede atacar secundariamente el seno maxilar.

Las fosas pterigopalatina e infratemporal también pueden verse atacadas por infecciones secundarias de los espacios masticador, parotídeo y faríngeo lateral.

Las infecciones de las fosas pterigopalatina e infratemporal tienden a formar abscesos.

Hay dos vías de acceso quirúrgico a estos espacios. El acceso externo consiste en una incisión que se hace arriba del cigoma. Las fibras subyacentes del músculo temporal se separan y se introduce una pinza hemostática curva, dirigiéndose hacia abajo y la línea media, debajo del arco cigomático, hasta la cavidad del absceso. El acceso interno consiste en una incisión en el repliegue bucolabial lateral al tercer molar superior. La incisión se hace hacia abajo pero no incluye el periostio del maxilar. Se introduce una pinza hemostática curva cuidadosamente detrás de la tuberosidad del maxilar y se dirige hacia la línea media y arriba hasta la cavidad del absceso. Luego se inserta el drenaje.

Si hay supuración el drenaje quirúrgico no debe demorarse.*

Angina de Ludwig

La angina de Ludwig es una celulitis generalizada purulenta de la región submandibular (figura 11-3). Aunque no es frecuente, suele ocurrir como extensión de la infección de los molares inferiores hasta el piso de la boca, ya que sus raíces están debajo de la inserción del músculo milohioideo. Generalmente se presenta después de una extracción.

La infección se diferencia de otros tipos de celulitis posoperatorias de varias maneras.

Primero, se caracteriza por la induración. Los tejidos están leñosos y no se deprimen por la presión; no hay fluctuación. Los tejidos pueden hacerse gangrenosos y cuando se hace la incisión tienen un aspecto necrótico. Hay una limitación recta entre los tejidos atacados y los tejidos normales adyacentes.

* Todo este texto de *Aponeurosis cervical profunda* está reproducido con ligeros cambios (aprobados por el autor) de Solnitzky, O.: Bull. Georgetown Univ. Med. Center 7:86, 1954.

Segundo, están atacados bilateralmente tres espacios aponeuróticos: submaxilar, submentoniano y sublingual. Si la lesión no es bilateral la infección no se considera como angina de Ludwig.

Tercero, el paciente tiene un aspecto típico con la boca abierta. El piso de la boca está elevado y la lengua está en protrusión, dificultándose la respiración. Hay dos grandes espacios aponeuróticos potenciales en la base de la lengua y ambos o uno de ellos pueden estar afectados. El espacio profundo está localizado entre los músculos geniogloso y genihioideo, y el superficial está situado entre los músculos genihioideo y milohioideo. Cada espacio está dividido por un septum medio. Si la lengua no está elevada la infección no se considera como angina de Ludwig verdadera.

La infección muchas veces se debe al estreptococo hemolítico, aunque puede ser por varios microorganismos anaerobios y aerobios que dan como resultado la formación de gas en los tejidos.

Los síntomas que pueden anunciar la infección son: escalofríos, fiebre, aumento en la salivación, pérdida de los movimientos de la lengua y trismo. Hay engrosamiento del piso de la boca y la lengua está elevada. Los tejidos del cuello se hacen duros como madera. El paciente tiene un estado tóxico, respiración difícil y la laringe está edematosa.

El tratamiento consiste en la terapéutica antibiótica masiva. En el periodo agudo se debe considerar la traqueotomía y si la respiración se hace difícil ésta se debe hacer para mantener una vía libre para la respiración. Si los signos no mejoran en horas, la intervención quirúrgica se hace necesaria por dos razones: el alivio de las tensiones de los tejidos y el drenaje. Aunque en los casos típicos hay poco pus, en otros puede haber bastante, aunque la fluctuación no puede palparse a través de la induración. La pequeña bolsa de pus generalmente no se encuentra en la línea media sino cerca de la parte interna de la mandíbula, en el lado en que se originó la infección.

El acceso quirúrgico radical en los casos agudos es una incisión con anestesia local, paralela, por dentro del borde inferior de la mandíbula, que puede ser muy difícil de encontrar. La incisión se extiende hacia arriba hasta la base de la lengua en la región submaxilar. En la región submentoniana la incisión se extiende a través del músculo milohioideo hasta la mucosa de la boca. Los tejidos se examinan en busca de la

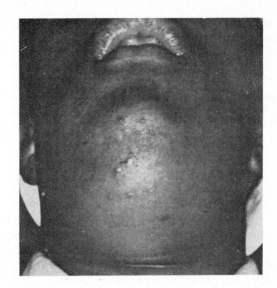

Fig. 11-13. Angina de Ludwig. (Cortesía del Dr. Arthur Merril.)

bolsa de pus. No se intenta suturar a fin de lograr máximo alivio de la tensión de los tejidos.

Trombosis del seno cavernoso

Las infecciones de la cara pueden causar una trombosis séptica del seno cavernoso que antes del advenimiento de los antibióticos solía terminar con la muerte. Las causas frecuentes son la furunculosis y la infección de los folículos pilosos de la nariz. También puede ser causada por las extracciones de los dientes anteriores superiores en presencia de infecciones agudas, en especial el raspado de los alveolos en estos casos. La infección generalmente está causada por estafilococos. El tratamiento consiste en administrar el antibiótico para el cual el organismo sea más susceptible. Este se da en grandes dosis. A veces los antibióticos no curan el trombo séptico y el enfermo muere (fig. 11-14).

La infección asciende por las venas en dirección contraria a la corriente venosa. Esto es posible por la anomalía anatómica de la ausencia de válvulas en las venas angular, facial y oftálmica.

El diagnóstico de la trombosis del seno cavernoso se hace en presencia de las seis características siguientes, de acuerdo con Eagleton: (1) 1) sitio conocido de la infección, 2) pruebas de infección en el torrente sanguíneo, 3) signos tempranos de oclusión venosa en la retina, conjuntiva o párpados, 4) paresia del tercero, cuarto y sexto pares craneales, debida al edema inflamatorio, 5) formación del absceso en los tejidos blandos adyacentes y 6) signos de irritación meníngea.

Clínicamente se observa ataque temprano de un ojo, más tarde también puede verse afectado el otro ojo. La terapéutica antibiótica empírica seguida por antibióticos específicos, con base en cultivos de sangre o de pus, es el tratamiento de elección. Se ha sugerido el método quirúrgico por medio de la enucleación del ojo.

CUIDADO GENERAL DEL PACIENTE CON INFECCION AGUDA

El cuidado general de paciente con infección aguda tiene dos metas: destruir o inhibir el crecimiento bacteriano y mejorar el mecanismo de defensa con una atención activa de las necesidades fisiológicas del paciente.

El uso empírico inmediato de un antibiótico en dosis adecuadas es el tratamiento de elección para las infecciones bacterianas, salvo que exista una contraindicación debida a la alergia.

En las infecciones graves o fulminantes se debe hacer un cultivo de sangre para el diagnóstico de laboratorio seguido de inmediato por la terapéutica antibiótica empírica. En general, los antibióticos de amplio espectro deben usarse para tratamientos más específicos, después del diagnóstico bacteriológico y de las pruebas de sensibilidad. Si el paciente no responde dentro de las primeras 48 horas al medicamento que se ha usado empíricamente, debe pensarse en aumentar la dosis de penicilina durante 24 horas, o se ensaya otro fármaco empíricamente aunque para entonces suele haberse hecho hemocultivo.

En los pacientes hospitalizados el fármaco se administra por goteo intravenoso para lograr niveles terapéuticos altos prontamente y mantenerlos durante la fase aguda.

El cuidado del paciente es importante. La deshidratación por sí sola puede explicar el aumento de uno o dos grados de temperatura. Los líquidos en varias formas deben darse continuamente. En casos graves se lleva un registro de la ingestión y de la excreción. Los pacientes hospitalizados pueden obtener beneficio de la administración intravenosa de líquidos para ayudarlos a mantener el equilibrio líquido adecuado. Es esencial la alimentación adecuada, ya en forma de líquidos o por alimentos blandos. Si es necesario se puede prescribir un laxante; es necesario el reposo completo. Los analgésicos y los sedantes pueden aliviar el dolor y la ansiedad.

En el tratamiento se utilizan las aplicaciones de calor y frío, de acuerdo con la tradición. Por regla general el calor moderado produce un efecto analgésico y ayuda a localizar la infección (5). Las compresas de hielo aplicadas intermitentemente en el periodo temprano posoperatorio pueden inhibir el edema después del trauma operatorio, pero no tienen ningún valor terapéutico. El uso excesivo o prolongado de las compresas de hielo puede impedir la cicatrización por inhibición de los procesos normales de defensa que funcionan mejor a la temperatura normal del cuerpo. Cuando se utiliza el calor debe ser en la forma de compresas húmedas. Se aplica un paño humedecido en agua tibia y protegiéndose la cara con cold cream. Sobre el paño húmedo se coloca una toalla seca y sobre ésta una bolsa de agua caliente. La compresa se mantiene 30 minutos, se quita durante 30 minutos y de nuevo es aplicada. Los emplastos de semilla de lino mantienen mejor el calor.

OSTEOMIELITIS

La osteomielitis aguda ocurre más frecuentemente en la mandíbula que en los maxilares

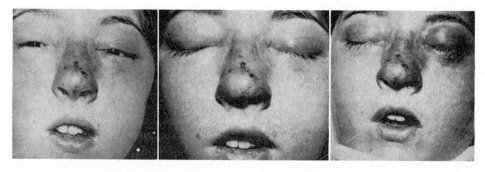

Fig. 11-14. Trombosis del seno cavernoso que llevó a la muerte a pesar del tratamiento antibiótico masivo. (Cortesía del Dr. I. D. Fagin.)

superiores. Empieza como infección de la porción esponjosa o malar del hueso, que generalmente entra por una herida o una solución de continuidad a través de la capa cortical (pared del alveolo), permitiendo así que la infección entre en la porción central. Esta infección puede ser el resultado de una infección periapical o pericoronal antes de una intervención quirúrgica o puede ser introducida por la aguja de la inyección, especialmente cuando se utiliza la anestesia a presión o intraósea.

La infección puede localizarse o puede difundirse a través de todo el espacio medular de la mandíbula o de los maxilares superiores y puede ir precedida de una infección aguda. También puede ir precedida por una celulitis séptica o puede provenir de lo que aparentemente fue una extracción sencilla de un diente infectado.

La osteomielitis se acompaña de disminución de resistencia del indivudo a las bacterias que invaden el hueso. La osteomielitis era común antes de los antibióticos y de la quimioterapia. Frecuentemente era resultado de la extracción de un tercer molar. La osteomielitis se ve raramente debido al uso de los antibióticos al primer signo de secuela séptica posoperatoria. Sin embargo, en raras ocasiones se observa esta enfermedad, y el uso de los antibióticos afecta poco su evolución.

Los síntomas incluyen dolor profundo persistente, ocasionalmente acompañado por parestesia intermitente del labio. Generalmente hay edema de los tejidos blandos sobreyacentes y periostitis. El paciente puede sufrir malestar y elevación de temperatura. El estado puede persistir hasta el punto en que la infección atraviese el hueso cortical e invada los tejidos blandos formando una induración seguida de absceso manifiesto (fig. 11-15).

Hay grandes variaciones en los signos radiográficos o clínicos, de manera que es difícil hacer un diagnóstico temprano. El proceso osteomielítico empieza dentro del hueso esponjoso y la destrucción de éste se efectúa con más facilidad que la del hueso cortical. El hueso cortical es muy denso y el proceso destructivo puede progresar antes de que se pueda ver en la radiografía debido a la superposición del hueso cortical más denso. En los tipos más graves de esta enfermedad, la destrucción puede ocurrir rápidamente con invasión del hueso cortical, de manera que los signos radiográficos son pronto evidentes. No hay un patrón uniforme en este proceso destructivo. La región radiolúcida de la radiografía se describe muchas veces como vermiforme.

En el tipo invasivo o no localizado todos los dientes en una sección de la mandíbula o del maxilar superior pueden estar móviles o sensibles y se puede observar pus alrededor de los cuellos de los dientes y en los espacios interproximales. Puede haber numerosas fístulas que drenan el pus hacia el vestíbulo bucal o que forman abscesos que si no se abren y se drenan se abren espontáneamente en la superficie. Si se permite que esto suceda, ocasionará cicatrices antiestéticas.

Tratamiento. Cuanto más pronto se haga el diagnóstico e instituya el tratamiento definitivo, tanto mayor la oportunidad de impedir el progreso de la infección. Aun antes de que haya oportunidad de obtener pus para cultivo es aconsejable administrar un antibiótico en altas dosis. Desde luego que esto puede hacer difícil obtener un cultivo cuando empieza la supuración, pero el tiempo es un factor importante y cuanto más pronto pueda instituirse la terapéutica antibiótica mayor la oportunidad de curación. Cuando sea posible obtener un cultivo, entonces se prescribe el antibiótico que se considere más eficaz.

Se deben observar cuidadosamente el edema y la induración a fin de advertir el primer indicio de la fluctuación y hacer lo más pronto una incisión grande hasta el hueso para evacuar el pus, evitando así que éste eleve el periostio. Si la induración se extiende más allá del límite de la incisión después del drenaje primario entonces la incisión debe extenderse inmediatamente.

El poder destructivo de la osteomielitis se debe a la presión y lisis del material supurativo en un espacio cerrado. La causa generalmente es el estafilococo. Si las bacterias se eliminan o si su desarrollo es inhibido por el antibiótico, la resolución ocurre sin necesidad de otra intervención que la extracción del diente culpable (si la infección es odontógena). Si las bacterias son resistentes a todos los antibióticos (por ejemplo, "estafilococo de hospital") o si se ha formado una colección masiva de pus antes de que pudiera instituirse la terapéutica antibiótica, entonces hay porciones de hueso desvitalizadas debido a que el aporte sanguíneo ha sido suprimido por la trombosis de los vasos. El fragmento de hueso muerto se convierte en un lugar conveniente para la precipitación del calcio ionizado que ha sido movilizado por el proceso osteolítico adyacente y, por lo tanto, estos secuestros aparecen como sombras radiopacas en la radiografía (fig. 11-16). La naturaleza tiende a eliminar estos secuestros aunque algunas veces un

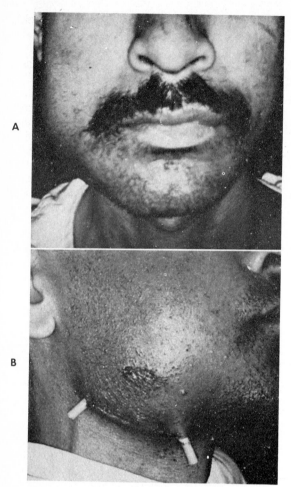

Fig. 11.15. A, osteomielitis aguda. B, tubo del drenaje. La porción del tubo que está dentro de los tejidos se perfora para facilitar la irrigación y el drenaje. (Cortesía del Dr. Arthur Merril.)

del involucro. No se hace raspado. A veces los márgenes del hueso se cortan hasta llegar a hueso cortical que descanse sobre el hueso medular intacto. A esto se le llama limpieza de la herida.

El tratamiento puede ser interrumpido en cualquiera de las cuatro etapas si ocurre la cicatrización normal. El antibiótico debe continuarse durante cuatro a seis semanas después que ha cesado el drenaje.

Si hay signos clínicos y radiográficos de una invasión violenta de la médula ósea y si la capa cortical no ha sido perforada por la infección se pueden hacer agujeros a través del borde inferior de la mandíbula, para permitir el drenaje del hueso esponjoso. Este procedimiento ha sido discutido y depende del juicio y discreción del cirujano que tiene que valorar el caso de acuerdo con su evolución.

Se ha usado con resultados satisfactorios la decorticación. La decorticación intrabucal con cierre inmediato del tejido blando, seguido por vendajes compresivos, coloca al tejido vascular en contacto con el hueso medular decorticado, que ha sido privado de su aporte sanguíneo fisiológico. Al volver a establecerse aporte sanguíneo puede esperarse que la terapéutica antibiótica sea de mayor valor. Hjorting-Hansen (3), ha descrito en detalle la decorticación del maxilar inferior en el tratamiento de osteomielitis. La extracción de los dientes excesivamente móviles en el segmento de la mandíbula en que es visible la supuración alrededor de la encía, es otro punto sujeto a controversia y que requiere el mayor discernimiento. Algunos de los casos supurados y violentos más espectaculares aparentemente pueden llegar a hacer crisis cuando los síntomas disminuyen y empieza la regeneración sin extracción de los dientes móviles. Desde luego que el diente culpable debe ser extraído.

Las incisiones de drenaje en la osteomielitis tienden a formar grandes cantidades de tejido de granulación, que expulsa de la herida los drenes artificiales. La gasa que se empaca en la cavidad puede ser eliminada si no es retenida con suturas de colchonero sobre el apósito. La sutura de los materiales para drenaje puede ser necesaria para mantener su posición y conservar limpia la herida. Este procedimiento se aplica a los apósitos intrabucales y extrabucales. Yo aconsejo la retención de apósitos que conserven una depresión poco profunda de la herida, a intervalos de cinco a siete días, sin substitución, a menos que los síntomas clínicos indiquen la intervención.

pequeño secuestro se disuelve durante la terapéutica antibiótica de larga duración.

Por lo tanto, el tratamiento debe ser: 1) la terapéutica antibiótica eficaz; 2) drenaje del pus cuando se forma a pesar de la terapéutica antibiótica; 3) esperar un periodo de terapéutica de sostenimiento durante el cual la zona drenada se mantiene abierta por apósitos continuándose la terapéutica antibiótica, y 4) extracción del secuestro.

Los secuestros no deben extraerse de inmediato. Deben verse claramente en la radiografía. Si la infección ha sido controlada el secuestro se separa cuidadosamente del tejido blando o

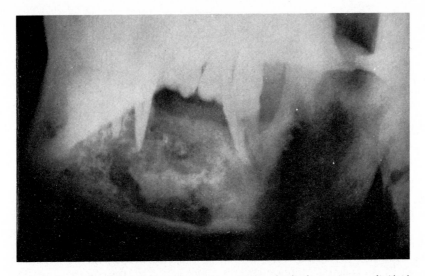

Fig. 11-16. Osteomielitis crónica. Nótese el secuestro rodeado de involucro radiolúcido.

BIBLIOGRAFIA

1. Eagleton, W. P.: Cavernous sinus thrombo-phlebitis and allied septic and traumatic lesions of the basal venous sinuses. A clinical study of blood stream infection, New York, 1926, The Macmillan Co.
2. Haymaker, W.: Fatal infections of the central nervous system and meninges after tooth extraction, Amer. J. Orthodont. & Oral Surg. (Oral Surg. Sect.) 31:117, 1945.
3. Hjorting-Hansen, E.: Decortication in treatment of osteomyelitis of the mandible, Oral Surg. 29:641, 1970.
4. Hollin, S. A., Hayashi, H., and Gross, S. W.: Intracranial abscesses of odontogenic origin, Oral Surg. 23:277, 1967.
5. Killey, H. C., and Kay, L. W.: Acute osteo-myelitis of the mandible, J. Int. Coll. Surg. 43:647, 1965.
6. Killey, H. C., Kay, L. W., and Wright, H. C.: Subperiosteal osteomyelitis of the mandible, Oral Surg. 29:576, 1970.
7. Moose, S. M.: The rational therapeutic use of thermal agents with special reference to heat and cold, J. Amer. Dent. Ass. 24:185, 1937.
8. Shapiro, H. H.: Applied anatomy of the head and neck, Philadelphia, 1947, J. B. Lippincott Co.
9. Solnitzky, O.: The fascial compartments of the head and neck in relation to dental infections, Bull. Georgetown Univ. Med. Center 7:86, 1954.
10. Spilka, C. J.: Pathways of dental infections, J. Oral Surg. 24:111, 1966.

12

Infecciones periapicales crónicas

JAMES A. O'BRIEN

Cuando un diente muere debido a un traumatismo o a caries, la cavidad pulpar y los conductos radiculares se llenan de tejido pulpar necrótico. Este tejido en degeneración, con o sin bacterias, produce una irritación periapical a través del foramen apical. El organismo intenta combatir esta irritación con la reacción inflamatoria. Si el responsable de la infección es un microorganismo virulento, el proceso generalmente es agudo, pero si no lo es o si la irritación es producida por toxinas de la pulpa necrótica, el proceso suele ser crónico (fig. 12-1).

TIPOS DE INFECCION PERIAPICAL CRONICA

Absceso alveolar crónico

Por definición, un absceso es una colección localizada de pus en una cavidad formada por la desintegración de los tejidos. El absceso alveolar crónico puede ser resultado de una infección periapical aguda o puede deberse a una infección periapical crónica; en todo caso, es destruido el hueso periapical por una osteomielitis localizada y la cavidad está llena de pus. El proceso inflamatorio rodea esta región. Si continúa la irritación crónica el absceso podrá aumentar hasta que se abre espontáneamente perforando la encía (postemilla) o la piel (figura 12-2).

Si se quita pronto la causa de la irritación, por extracción del diente o por tratamiento del conducto radicular, la cavidad del absceso drenará por sí sola y será reemplazada por tejido de granulación que entonces formará nuevo hueso.

Granuloma

Literalmente el granuloma es un tumor compuesto por tejido de granulación. Sin embargo, el término de granuloma dental se utiliza para designar un estado en el cual en la región peri-

apical el absceso o la osteólisis localizada son reemplazados por tejido de granulación.

La irritación crónica de una pulpa dental ha dado como resultado la destrucción del hueso periapical. El esfuerzo del organismo para reparar el defecto consiste en el crecimiento de capilares y de tejido conectivo joven que si no fuera por la irritación continua de la pulpa dental, produciría hueso nuevo. Sin embargo, la continuación de la irritación causa una mezcla de este tejido de reparación con el exudado inflamatorio, esto es, el granuloma dental.

Microscópicamente, el granuloma está compuesto por tejido conectivo de organización con numerosos capilares, una cápsula fibrosa con fibras colágenas paralelas a la periferia y exudado inflamatorio (principalmente linfocitos y células plasmáticas). La radiografía generalmente muestra una lesión redonda discreta que es difícil, si no imposible, diferenciar de un quiste.

El granuloma puede contener restos de células epiteliales de Malassez. Estos restos de células tienen la posibilidad de formar un quiste si el granuloma permanece en el hueso, aunque se extraiga el diente.

Quiste periapical

El quiste se define como un saco que contiene un líquido o semisólido. El quiste periapical es un saco con cubierta de epitelio que contiene líquido o un exudado inflamatorio semisólido y productos de la necrosis. Se cree que el quiste periapical nace de un granuloma dental. Los restos de células epiteliales de Malassez atrapados en el granuloma proliferan y se forma una región central de lisis y el epitelio en proliferación se convierte en una membrana encapsuladora. La desintegración celular dentro del quiste causa una difusión de líquido hacia la cavidad quística dando como resultado la tensión. El aumento de la presión hace que el hueso periférico se

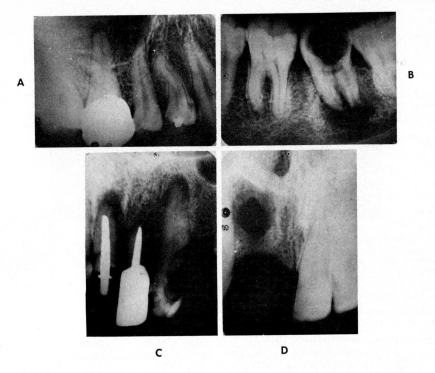

Fig.12-1 A, ausencia de la lámina dura en el ápice de la raíz lingual de un primer molar. Esto puede ocasionar una infección aguda o transformarse lentamente en una lesión crónica sin fase aguda. **B,** absceso alveolar crónico. Los márgenes de la lesión no son muy nítidos. Las raíces muestran ligera resorción y una osteítis con condensación. **C,** granuloma. La lesión, especialmente en el canino, es redonda. Frecuentemente el granuloma se queda unido al diente extraído. **D,** defecto óseo residual por pérdida quirúrgica o patológica de las paredes palatinas y labiales del hueso. Si no hay síntomas este defecto no debe ser abierto de nuevo.

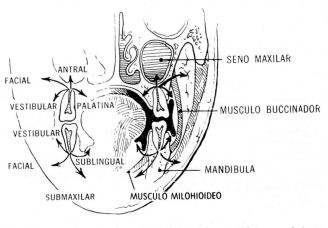

Fig. 12-2. Posibles vías de la salida espontánea de pus de una infección dental. Nótese que de las inserciones de los músculos buccinador y milohioideo depende que el pus haga erupción intrabucal o a través de la piel.

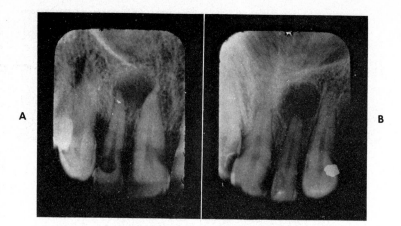

Fig. 12-3. **A**, quiste periapical. No hay una línea blanca alrededor y por lo tanto no se puede diferenciar radiográficamente de un granuloma. **B**, quiste periapical bien definido. (Stafne, E. C.: Oral Roentgenographic Diagnosis, Filadelfia, 1958, W. B. Saunders Co.)

resorba y que el quiste se agrande. Un dato radiográfico no constante es la línea radiopaca alrededor de la cavidad del quiste (fig. 12-3). Aún se desconoce parcialmente el mecanismo del crecimiento del quiste o la razón por la que un quiste se vuelva mayor que otro. Como regla, los quistes periapicales, que siempre se consideran infectados, no crecen tanto como los quistes foliculares, que no están infectados a menos que se produzca contaminación.

Una lesión periapical puede ser grande sin mostrar evidencia radiográfica de destrucción ósea. Esto es porque las lesiones osteolíticas en hueso esponjoso no pueden descubrirse radiográficamente, la radiografía sólo lo demuestra cuando una porción de hueso cortical está destruida (1, 7, 8).

TRATAMIENTO

Las afecciones patológicas periapicales crónicas, como abscesos alveolares crónicos, granulomas, o quiste periapical pueden sufrir exacerbaciones agudas. El tratamiento de la fase aguda, especialmente cuando es grave, viene descrito en el capítulo 11. Sin embargo, el tratamiento de exacerbación localizada requiere las siguientes consideraciones adicionales.

1. Si es un diente inútil, el mejor y más sencillo tratamiento será extraerlo, observando los otros factores tratados en el capítulo 11.

2. Si el diente es útil, la meta principal deberá ser conservarlo. Por lo tanto, el tratamiento deberá consistir en abrir la cámara pulpar y eliminar la mayor parte del contenido de los conductos para obtener drenaje. Si el drenaje por esta vía es inadecuado, puede ser necesario realizar una incisión para drenaje. En el capítulo 9 se expone la terapéutica con antibióticos.

Cuando la exacerbación haya cedido, deberá llevarse a cabo tratamiento de conducto radicular, seguido por raspado del área periapical si se sospecha que esa área sea un quiste o si fuera imposible seguir el progreso del caso posoperatoriamente. Si se produce curación rápidamente después de terapéutica endodóntica sola, el raspado periapical será innecesario. Sin embargo, si el área no puede volver a examinarse radiográficamente en un periodo de tres a seis meses, es más sensato realizar el raspado periapical en el momento en que se obture el conducto radicular para asegurarse de haber eliminado todo el tejido quístico. Las investigaciones han demostrado que aproximadamente 43 por 100 de las lesiones periapicales son quistes (3, 5). Como el raspado periapical no es un procedimiento complicado en dientes anteriores, muchos operadores prefieren hacer el curetaje (y apicoectomía en caso necesario) al mismo tiempo que se obtura el canal radicular, incluso cuando no exista evidencia radiográfica que indique la presencia de un quiste.

Técnica de apicectomía

1. Se hace una radiografía después de la obturación del conducto radicular para determinar el nivel al que se va a amputar la raíz. Este nivel debe ser adecuado para facilitar la remo-

ción de cualquier porción no obturada del conducto y el acceso al granuloma o quiste periapical, lo que asegura su completa remoción.

2. El colgajo mucoperióstico debe hacerse de acuerdo con tres consideraciones (fig. 12-4): *a)* Garantizar un aporte sanguíneo adecuado y suficiente. masa de tejido para evitar la necrosis y la mala cicatrización. Las incisiones deben hacerse perpendiculares al hueso. *b)* Hacer el colgajo lo suficientemente grande para facilitar un buen acceso. *c)* Extender el colgajo más allá del defecto óseo para que los tejidos blandos tengan apoyo óseo cuando sean suturados.

3. Después que se ha levantado el colgajo mucoperióstico se hace una abertura en el hueso con una fresa quirúrgica o un cincel si el quiste o granuloma no han perforado la capa labial de hueso. Se extiende la abertura en la pared labial con una fresa, cincel u osteótomo para obtener un buen acceso a los límites del defecto.

Con una fresa cilíndrica fisurada se hace la amputación de la raíz al nivel determinado por la radiografía. El quiste o granuloma deben enuclearse preferentemente en su totalidad con raspas pequeñas.

En la técnica de retroobturación de conducto radicular, la punta de la raíz se corta en bisel, de manera que se proporcione acceso al conducto del lado labial.

4. Controlar la hemorragia dentro de la cavidad haciendo presión en los puntos sangrantes en el hueso o con torundas de algodón empapadas en adrenalina.

5. Suturar el colgajo mucoperióstico con una aguja cortante pequeña y seda núm. 4-0 o catgut.

6. Después de suturar mantener una presión firme sobre la región durante diez minutos para evitar la formación de hematoma.

7. Hacer una radiografía posoperatoria inmediata para examinar el nivel al que se hizo la amputación de la raíz y para futuras comparaciones.

Técnica de extirpación de quistes periapicales

El diagnóstico de los quistes periapicales depende principalmente de las radiografías y de la prueba de vitalidad. Un punto cardinal es el siguiente: no se trata de un quiste periapical si el diente conserva su vitalidad. Si el diente está vital, la radiolucidez periapical es de otro tipo y el hecho de que la raíz del diente esté dentro del quiste aparente no es indicación para su extracción.

Hay dos consideraciones primarias para la extirpación de los quistes periapicales:

1. Cualquier resto del quiste debe ser removido, ya que puede formar un nido para la nueva formación del quiste.

2. Debe evitarse el daño a las raíces de los dientes adyacentes.

Si se extrae el diente, el quiste periapical pequeño generalmente puede ser enucleado a través del alveolo. Se introduce una cureta pequeña con su borde afilado contra el hueso y la superficie convexa contra la membrana del quiste (fig. 12-5). Por cuidadosa disección el quiste puede ser separado del hueso y quitarse en su totalidad. Si no sale completo, la pared del quiste debe ser raspada cuidadosamente para quitar todos los restos del quiste.

Para los quistes más grandes la técnica consiste en levantar un colgajo mucoperióstico similar al de la apicectomía removiendo el hueso con fresa, cinceles u osteótomos y enucleando el

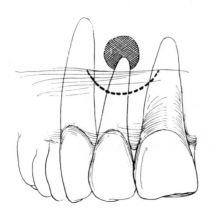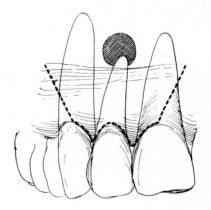

Fig. 12-4. Dos tipos de incisión para apicectomía.

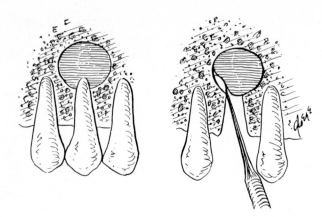

Fig. 12-5. Empleo de la parte posterior de la cureta para quitar un quiste periapical pequeño a través del alveolo.

quiste con las curetas. La remoción del quiste se hace más fácil con la parte convexa de la cureta, es decir, con la parte cóncava de la cureta sobre el hueso y la parte convexa contra el quiste. De esta manera, el quiste se quita sin romper su pared, y por lo tanto, se evita la posibilidad de dejar células epiteliales que puedan reproducirlo. Después que se ha quitado el quiste, se coloca el colgajo mucoperióstico, se sutura y se ejerce presión sobre la región durante diez minutos.

Si el quiste periapical grande es accesible y no afecta dientes vitales o el seno maxilar, el tratamiento de elección es la enucleación. Sin embargo, la cicatrización primaria de un defecto grande puede dar como resultado la acumulación de una bolsa de material necrótico si el coágulo sanguíneo se desintegra. Por lo tanto, si el defecto tiene más de 15 milímetros de diámetro, es bueno taponar la cavidad con gasa vaselinada de 6 a 12 mm de ancho manteniendo un extremo fuera de la herida. El taponamiento evita la acumulación de sangre en la cavidad El apósito se retira aproximadamente a los cinco días.

Cuando un quiste periapical grande ataca las raíces de los dientes vitales adyacentes o está próximo a la pared del antro, el tratamiento consiste en exteriorizar el quiste suprimiendo la presión central que causa su expansión. Quitando la presión central, la periferia se llena gradualmente, disminuyendo el tamaño de la cavidad. Este proceso puede dejarse continuar hasta que el defecto se borre, pero esto puede requerir meses. El periodo de tratamiento puede acortarse enucleando el quiste después que ha sido reducido y los dientes adyacentes o el antro no están en peligro.

Hay dos métodos básicos para exteriorizar el quiste:

1. Se puede quitar todo el techo del quiste. La membrana quística epitelizada que rodea la cavidad se sutura a la mucosa adyacente en su periferia. La pared del quiste se transforma en parte de la mucosa bucal. Este es el procedimiento de Partsch para la marsupialización.

2. El otro método se basa en el mismo principio pero difiere en la práctica. En lugar de quitar todo el techo de la cavidad quística se hace una ventana en la cavidad. El contenido líquido del quiste se extrae por aspiración. No se intenta quitar la pared del quiste. Se tapona la cavidad con gasa yodoformada. Un extremo de la gasa se saca a través de la pared en el mucoperiostio. La gasa yodoformada se retira a los cinco días. Entonces se construye un obturador para llenar la ventana (fig. 12-6), se instruye al paciente que quite el obturador diariamente y que irrigue la cavidad. Frecuentemente puede construirse el obturador de manera que la irrigación pueda hacerse conservándolo en su sitio. Periódicamente es necesario reducir el tamaño del obturador a medida que se llena la cavidad. Un trozo de catéter o sonda de plástico o de caucho hace las veces de útil obturador: el extremo externo se liga sencillamente con alambre a un diente adyacente.

Tratamiento de infección periodontal crónica

La infección periodontal crónica o periodontitis crónica puede ser una afección debilitante. En el pasado era común extraer los dientes en estos casos. Pero en la práctica moderna el tratamiento de la enfermedad se enfoca, en la mayor parte de

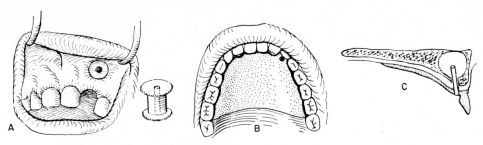

Fig. 12-6. Obturador utilizado para poner un quiste al descubierto. **A,** botón de acrílico colocado a través de la pared labial. **B** y **C,** tubo de polietileno insertado en una prótesis en forma de herradura. Se puede agregar un diente acrílico para la estética. Este obturador puede ser quitado diariamente para la limpieza.

los casos a salvar los dientes. Por no ser éste un libro de texto sobre periodoncia, es suficiente afirmar que el cuidado del periodonto realizado por dentista, higienista y paciente, frecuentemente podrá restaurar una boca gravemente enferma.

Sin embargo, cuando va a extraerse un diente de un área de infección periodontal, es aconsejable tomar ciertas precauciones. Deberá pasarse firmemente una pequeña cureta hacia abajo en las superficies radiculares del diente afectado antes de la extracción, para desprender el diente; la encía adyacente podría desgarrarse gravemente de no separarse el diente de ella. Habrá de tenerse especial cuidado en no dejar cálculos aplastados dentro de la herida. El hueso alveolar circundante se conserva cuanto sea posible, de manera que se pueda formar un reborde alveolar en el proceso de curación. Pueden eliminarse las proyecciones óseas aisladas para formar un reborde uniforme, pero deberá tenerse presente en todo momento la conservación del diente. Si surge una duda con respecto a la alveoloplastia, puede dejarse que el área cure sin cirugía adicional durante tres semanas. Entonces si hay necesidad de alveoloplastia, será más evidente y podrá realizarse en ese momento.

Extracción de agujas rotas

A pesar de todas las precauciones una aguja hipodérmica puede romperse y desaparecer en los tejidos bucales. La remoción de una aguja rota puede ser difícil y no debe intentarse si el operador no está familiarizado con la técnica y la anatomía.

La localización de la aguja por medio de las radiografías hechas a diferentes ángulos es una ayuda importante, especialmente después de in-

troducir otra aguja que puede ser quitada de la jeringa y dejada en los tejidos para la orientación. La técnica para la localización de la aguja varía con el sitio, pero un principio es válido en todos los casos: no buscar en la dirección en que la aguja fue insertada, sino que en dirección perpendicular a aquélla. Por ejemplo, si una aguja se rompió mientras se hacía la inyección del nervio mandibular, la incisión no debe hacerse en el sitio de inserción de la aguja, sino más bien se hace una incisión vertical mesial al borde anterior de la rama ascendente y entonces la disección se hace mesial y posteriormente; es decir, el acceso a la aguja se hace en dirección perpendicular a ella (fig. 12-7). Cuando la hoja del bisturí o el instrumento utilizado para hacer la disección roma entra en contacto con la aguja, ésta se percibe fácilmente. Se retraen los tejidos a esta profundidad y cuando se ve la aguja puede ser tomada con una pinza hemostática. Es importante disponer de un buen ayudante para que el operador no quite su vista del campo operatorio, por ejemplo, para tomar un instrumento una vez que la disección ha empezado.

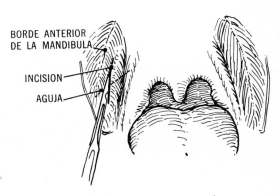

BORDE ANTERIOR
DE LA MANDIBULA

INCISION

AGUJA

Fig. 12-7. Incisión para extraer una aguja rota.

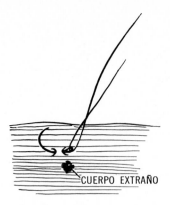

Fig. 12-8. Localización de un cuerpo extraño.

La remoción de una aguja rota no constituye una urgencia quirúrgica. Sin embargo, es aconsejable quitarla tan pronto como sea posible para aliviar la ansiedad del paciente y disminuir la posibilidad de complicaciones legales.

La remoción de cualquier otro cuerpo extraño de los tejidos bucales plantea el problema de su localización. Si existen dientes en la región, la localización es simplemente una cuestión de obtener radiografías en las cuales uno puede medir la distancia del diente al cuerpo extraño. Además de la radiografía lateral común, se obtiene una vertical tal como una película oclusal.

Cuando no existen otros puntos de referencia, se coloca una aguja para sutura enhebrada a través de la mucosa en la región afectada (fig. 12-8). Después que se han tomado las radiografías la aguja se pasa por los tejidos y se hace un nudo flojo para indicar la posición anterior de la aguja.

Una vez que el cuerpo extraño ha sido localizado en la radiografía la remoción es exactamente igual a la de un ápice de raíz.

Muchas veces existe la duda de si se deben quitar los cuerpos extraños. Si el paciente está completamente asintomático y no hay signos radiográficos de reacción tisular en la región, se pueden dejar pequeños fragmentos de amalgama y otros cuerpos extraños metálicos. Sin embargo, si hay dolor o cualquier otro síntoma que puede ser producido por el cuerpo extraño es mejor removerlo. Por regla general es bueno quitar cualquier cuerpo extraño cuando se va a colocar una prótesis.

BIBLIOGRAFIA

1. Bender, I. B., and Seltzer, B.: Roentgenographic and direct observation of experimental lesions in bone, J. Amer. Dent. Ass. **62**:26, 1961.
2. Bhaskar, S. N.: Periapical lesions—types, incidence and clinical features, Oral Surg. **21**: 657, 1966.
3. Healey, H. J.: Endodontics, St. Louis, 1960, The C. V. Mosby Co.
4. Ingle, J. I.: Endodontics, Philadelphia, 1965, Lea & Febiger.
5. Lalonde, E. R., and Luebke, R. G.: The frequency and distribution of periapical cysts and granulomas, Oral Surg. **25**:861, 1968.
6. Patterson, S. S., Shafer, W. G., and Healey, H. J.: Periapical lesions associated with endodontically treated teeth, J. Amer. Dent. Ass. **68**:191, 1964.
7. Priebe, W. A., Lazansky, J. P., and Wuehrmann, A. H.: The value of the roentgenographic film in the differential diagnosis of periapical lesions, Oral Surg. **7**:979, 1954.
8. Wuehrmann, A. H., and Manson-Hing, L. R.: Dental radiology, St. Louis, 1965, The C. V. Mosby Co., p. 264.

See also references of Chapter 14.

13

Hemorragia y choque

R. QUENTIN ROYER

EXAMEN Y PREPARACION PREOPERATORIOS

El examen del paciente antes de la cirugía bucal debe incluir una adecuada historia clínica, que puede aportar datos sobre una posible tendencia hemorrágica. Al paciente se le pregunta si ha tenido sangrado excesivo después de cortarse, con motivo de extracciones dentales o de otras heridas. La historia de sangrado excesivo después del parto, o durante las operaciones, es importante. Al paciente se le debe preguntar si está tomando fármacos anticoagulantes. El examen preoperatorio nos puede revelar una hipertensión importante que ocasione problemas operatorios o posoperatorios de sangrado.

Si la historia sugiere una deficiencia del mecanismo de coagulación, se tienen que hacer más investigaciones. Se duda si la determinación sistemática del tiempo de coagulación y sangrado es necesaria antes de los pequeños procedimientos de cirugía bucal. Si el paciente está tomando bishidroxicumarina (Dicumarol) u otros anticoagulantes, se tiene que medir el tiempo de protrombina. Si el tiempo de protrombina excede de 30 segundos, el sangrado posoperatorio puede convertirse en un problema. Generalmente el paciente sabe si padece de hemofilia; en tal caso debe tenerse mucho cuidado. En todos los pacientes en que se sospeche hemofilia, tiene que medirse el tiempo de coagulación. Si una operación bucal es necesaria en un hemofílico se tienen que hacer transfusiones pre y posoperatorias, sangre que tenga globulina antihemofílica (AHG). Los progresos en los últimos años han mostrado que ciertas fracciones sanguíneas y ciertos agentes son útiles para tratar hemofílicos. Ahora es posible, usando estas fracciones y agentes farmacéuticos, tratar hemofílicos sin los resultados deplorables que se habían observado en el pasado. Específicamente, se usa plasma liofilizado (plasma antihemofílico humano radiado) y

crioprecipitados ricos en globulina antihemofílica (5). Pueden ser deficientes las fracciones proteínicas de la sangre necesarias para la coagulación, incluida la tromboplastina plasmática. Hay pruebas de laboratorio que revelan estas deficiencias. En este capítulo no es posible hablar de todas las enfermedades generales que favorecen un tiempo prolongado de sangrado. Si se sospechan tales estados se tiene que consultar a un internista competente.

En los procedimientos quirúrgicos bucales de mayor cuantía se tienen que hacer varios exámenes con el objeto de preparar al paciente para la transfusión, si es necesaria. Se tiene que hacer la determinación del Rh, las pruebas cruzadas y determinar el tipo de sangre.

HEMORRAGIA BUCAL

El dentista que hace cirugía bucal tiene que estar atento para evitar, controlar y tratar la hemorragia bucal. El procedimiento operatorio en sí puede efectuarse de manera que disminuya la necesidad de tratar el sangrado posoperatorio. Sin embargo, a pesar de la atención con que se trate de controlar la hemorragia durante la operación, la hemorragia puede ocurrir y el dentista tiene que detenerla. Las medidas adecuadas locales dominan casi todas las hemorragias, por lo menos temporalmente. En algunas circunstancias se tienen que ligar vasos arteriales al tratar lesiones telangiectásicas como hemangiomas, aneurismas o quistes hemorrágicos. La ligadura de la arteria carótida externa suele ser necesaria en las operaciones mayores de cirugía bucal. Hollinshead (4) ha hecho una descripción excelente de la anatomía quirúrgica de la región a nivel de la arteria carótida externa.

Tipos de hemorragia. La hemorragia puede ser causada por varios tipos de vasos, ya sea que estén en tejido blando o en hueso. La hemorragia arterial se conoce por el color rojo brillante

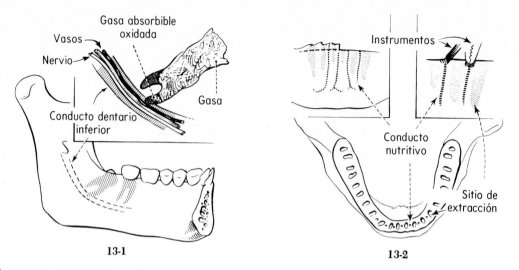

Fig. 13-1. Proximidad de las porciones apicales de los alveolos de un tercer molar inferior al conducto dentario inferior. Si uno de los vasos contenidos en el conducto se desgarra, puede introducirse un tapón de celulosa oxidada (gasa absorbible) en el alveolo contra el vaso desgarrado. Puede aplicarse presión por medio de una compresa colocada encima.
Fig. 13-2. Vasos intraóseos en conductos nutritivos, en la región de los incisivos inferiores. Aplastamiento, cauterización, o inserción de gasa absorbible oxidada en los extremos cortados de estos conductos, detendrán la hemorragia. (Véase fig. 13-3.)

de la sangre, comparado con el color rojo obscuro de la sangre venosa. El sangrado arterial se caracteriza por su flujo intermitente a manera de bombeo que corresponde a la contracción del ventrículo izquierdo del corazón. El flujo sanguíneo de una vena cercenada es continuo. La hemorragia capilar se caracteriza por el escurrimiento continuo de sangre de color rojo claro. Ocasionalmente los cirujanos bucales encuentran sangrado de un plexo vascular cavernoso, por ejemplo de un hemangioma.

Localizaciones frecuentes de la hemorragia. La hemorragia de origen dentoalveolar más grave es la del canal alveolar inferior o de los vasos del paladar. Generalmente, se encuentran vasos alveolares inferiores durante los procedimientos quirúrgicos en la vecindad del tercer molar inferior (fig. 13-1). Los grandes vasos intraóseos están localizados en el hueso interseptal, entre los incisivos mandibulares (figs. 13-2 y 13-3). Una alveoloplastia realizada en esta región causa abundante sangrado.

Cuando se efectúa la extracción de los caninos superiores incluidos, o cuando para cerrar una fístula bucoantral, se hace un colgajo pediculado en el paladar, se pueden encontrar las arterias palatinas mayores y menores y las del canal incisivo (fig. 13-4). Otras operaciones en el paladar, como la escisión del torus palatino, también predisponen a la hemorragia de los vasos palatinos. Algunas veces ocurre sangrado profuso cuan-

do se cortan los vasos más o menos grandes del periostio lingual y de la mandíbula (fig. 13-5). Esto se ve generalmente en las exostosis o en las irregularidades óseas de estas regiones.

Algunas veces se puede encontrar una arteria más o menos grande en el hueso plano, a manera de mesa, en la región retromolar de la mandíbula, en su ángulo interno (fig. 13-6). Este vaso puede ser cortado durante la preparación del colgajo mucoperióstico, cuando se descubre un tercer molar mandibular incluido.

Prevención o detención de la hemorragia durante la operación con medidas quirúrgicas. En la mayoría de los casos la disección limpia y cuidadosa evita la hemorragia posoperatoria. "Trátense los tejidos con bondad amorosa y sanarán de la misma manera," es una máxima citada por Berman (1). Deben hacerse incisiones nítidas, evitar romper tejidos y fragmentar el hueso.

La preparación correcta de los colgajos mucoperiósticos reduce el sangrado durante la operación y después de ella. Las incisiones deben hacerse atravesando toda la mucosa y el periostio. Al levantar el colgajo el periostio debe separarse limpiamente del hueso. Aunque los vasos mayores que irrigan el mucoperiostio son pequeños, están dentro de la submucosa entre la lámina propia y el periostio (fig. 13-7). Si se lacera esta capa ocasionará mayor sangrado y equimosis consecutiva. De ser posible, las incisiones para la preparación de los colgajos mucoperiósticos de-

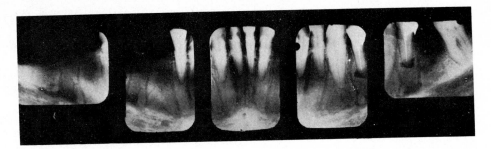

Fig. 13-3. Radiografías de la mandíbula que revelan los canales nutricios.

ben hacerse a través de la encía "insertada", o sea la que está sobre el hueso alveolar, cerca de la cresta de la apófisis. El tejido conectivo submucoso de esta región está compuesto de tejido fibroso firme y la equimosis posoperatoria será mínima cuando se cortan estos tejidos. El tejido conectivo submucoso subyacente a la mucosa "no insertada", que se encuentra en el surco bucal, está compuesto de tejido areolar blando. Las incisiones a través de este tipo de mucosa producirán sangrado submucoso inevitable y la equimosis es extensa. Los colgajos deben prepararse separando el mucoperiostio del hueso alveolar en el intersticio gingival, mejor que haciendo incisiones en la encía no insertada.

Muchas veces se encuentra tejido blando sumamente vascularizado con numerosos vasos de tamaño mediano y muchos capilares. Por ejemplo, la extirpación de un epulis fissuratum implica un control cuidadoso de la hemorragia. Los extremos cortados de los grandes vasos y capilares pueden ser cauterizados. También es eficaz la aplicación de aditamentos de presión, como modelina ablandada, cemento de óxido de cinc o acrílico blando de curación rápida dentro de la prótesis (fig. 13-8). Se coloca la prótesis en su lugar y al fraguar estos materiales hacen presión para controlar el sangrado.

Tanto la lengua como los carrillos tienen una rica vascularización. La intervención en estas regiones, en el piso de la boca y en el paladar blando implica el riesgo de una hemorragia abundante. Los vasos sangrantes de estas regiones pueden controlarse tomándolos con pinzas hemostáticas y ligándolos. El vaso tomado por la pinza hemostática (fig. 13-9), puede ligarse de manera corriente en la mayoría de los casos, pero, con frecuencia, el método mostrado en la figura 13-10 tiene que usarse debido a que el vaso cortado está en una cavidad profunda.

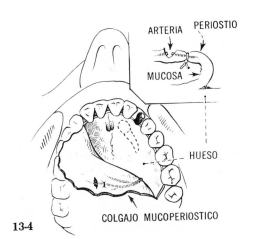

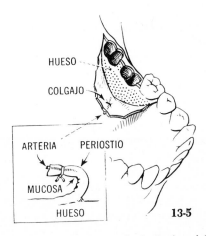

Fig. 13-4. Los vasos del paladar que pueden cortarse durante las operaciones en esta región. La ligadura del vaso por una puntada que atraviese toda la mucosa y el periostio detiene la hemorragia.

Fig. 13-5. La localización de un vaso en la cubierta mucoperióstica de la superficie lingual de la cresta de la apófisis alveolar inferior. Una hemorragia en esta región puede detenerse con una sutura que atraviese todo el mucoperiostio.

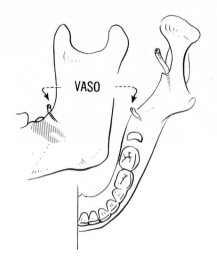

Fig. 13-6. Un vaso intraóseo pocas veces mencionado y que muchas veces se corta al operar la región retromolar inferior.

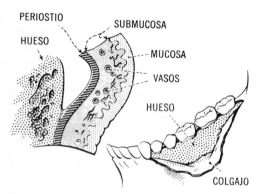

Fig. 13-7. La posición de los vasos en el colgajo mucoperióstico. Estos vasos no se dañan si se separa el periostio del hueso. Si ocurre una laceración entre la mucosa y el periostio tendrá como resultado una equimosis.

Las raíces de los terceros molares inferiores, especialmente cuando están incluidos, muchas veces están cerca de los vasos alveolares. Si al extraer estos dientes o sus raíces se rompen los vasos el resultado será una intensa hemorragia. Inmediatamente se debe introducir en el alveolo un tapón de gasa, haciendo considerable presión contra del vaso cortado. El tapón puede dejarse cinco minutos y luego retirarlo cuidadosamente. Se puede proseguir a otro lugar quirúrgico y terminarlo en el intermedio de cinco minutos, y después volver al tapón colocado originalmente sobre el vaso sangrante. Frecuentemente esto detiene el sangrado. Si falla puede colocarse directamente sobre el vaso cortado una pequeña

porción de gasa absorbible oxidada (Oxycel o Hemopak) y mantenerla allí por presión con un taponamiento de gasa, como se describió. La gasa puede quitarse transcurridos cinco minutos. Si la gasa oxidada absorbible es arrastrada por el taponamiento se puede agregar más antes de suturar la herida.

Tratamiento posoperatorio de la hemorragia. Frecuentemente el dentista se encuentra con el problema de controlar el sangrado posoperatorio. Es muy importante hacerlo con un método bien planificado, de manera eficiente y calmada. En general el paciente aparece con la boca llena de sangre, que hasta puede salir de la boca. Generalmente está excitado y aprensivo, o puede estar en choque. El primer paso es asegurar el dominio de la situación y colocarlo rápidamente en una posición confortable, de preferencia en decúbito supino.

El equipo debe estar listo y consiste en lo siguiente (fig. 13-11): 1) luz, para iluminar la cavidad bucal, 2) aparato de aspiración, 3) gran cantidad de torundas de gasa, 4) retractores de carrillos, tijeras, pinzas hemostáticas y para gasa, 5) suturas, 6) hemostáticos y 7) anestésicos locales y jeringas.

Aislamiento del sitio de sangrado. Se quitan todos los coágulos sanguíneos limpiando por aspiración con torundas de gasa. Si el sangrado es abundante muchas veces resulta difícil obtener esta limpieza, por la gran cantidad de sangre que sale sin cesar. Hay que precisar de inmediato el sitio exacto del sangrado, colocando torundas que obran como tapones de presión sobre la región. Haciéndolo así, el resto de la boca puede librarse de sangre y saliva.

Después de que los tapones de presión han sido colocados durante cinco minutos, pueden levantarse con mucho cuidado y ver de qué tipo de sangrado se trata.

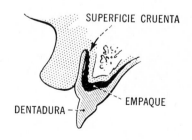

Fig. 13-8. La colocación de una dentadura con empaque de modelina o de cemento de óxido de cinc, sobre la superficie cortada de un alveolo labial superior después de la escisión de un epulis fissuratum

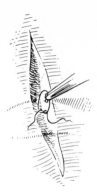

Fig. 13-9. La colocación de una ligadura de catgut en un vaso pinzado.

En general el sangrado ocurre en uno de los sitios mencionados. Tiene que conocerse el tipo de hemorragia, si es arterial, venosa o capilar, y si procede de vasos intraóseos del tejido blando.

Atención general del paciente. Después de encontrar el sitio del que procede la hemorragia y de colocar temporalmente tapones de presión, se debe hacer el diagnóstico y tomar las medidas para la atención general del paciente. Esto es importante cuando hay signos de choque: palidez, sudación fría, pulso rápido e irregular y presión arterial disminuida. Si la presión sistólica es menos de 80 milímetros de mercurio, inmediatamente se administran líquidos por vía intravenosa. Para mayor información, diagnóstico y tratamiento del choque se debe consultar la sección correspondiente de esta obra.

*Medidas para detener la hemorragia.** Después de haber controlado temporalmente la hemorragia y cuidado del estado general del paciente, debemos dirigir nuestra atención a evitar definitivamente el sangrado.

Para facilitar el procedimiento quirúrgico de control de la hemorragia bucal por taponamiento o por sutura, conviene aplicar en la región un anestésico local. Como estas manipulaciones son tan dolorosas, muchas veces no es posible hacerlas de manera cuidadosa o correcta. Si la hemorragia proviene del tejido blando, sea de origen arterial o venosa, el vaso debe ligarse.

La hemorragia capilar de los tejidos blandos puede ser tratada con varios métodos. Sobre el sitio que está sangrando puede hacerse presión con torundas embebidas en una solución de clorhidrato de adrenalina al 1 por 1 000, quitán-

* Las medidas descritas aquí para detener la hemorragia son tan útiles durante la operación como en una urgencia posoperatoria.

dole antes el exceso. La esponja de gelatina absorbible (Gelfoam) o la espuma de fibrina embebida en trombina, pueden colocarse en la región. Un método muy bueno es colocar bajo compresión una gasa oxidada absorbible en el lecho capilar sangrante. La solución de Monsel (solución de sulfato férrico) es un hemostático excelente para la hemorragia capilar, pero su manipulación tiene dificultades por la tendencia a extenderse por toda la boca. Esto produce coagulación de la sangre donde la solución entra en contacto con ella, lo que desalienta a muchos cirujanos y por eso, la solución se emplea poco. Sin embargo, la solución de Monsel es un agente sumamente útil cuando se coloca cuidadosamente en pequeña cantidad.

Muchas veces es posible detener hemorragias capilares o venosas cerrando la herida fuertemente con suturas. Este método es útil, especialmente si la hemorragia capilar de tejido blando se origina en los bordes superficiales de una herida. Sin embargo, el sitio de la hemorragia tiene que examinarse cuidadosamente, porque si proviene de una fuente más profunda el método no tendrá éxito y ocasionará una equimosis.

El sangrado capilar de los vasos intraóseos también puede detenerse aplicando los principios descritos para la hemorragia capilar de los tejidos blandos.

La hemorragia de los vasos grandes intraóseos (venas o arterias) puede detenerse aplastando

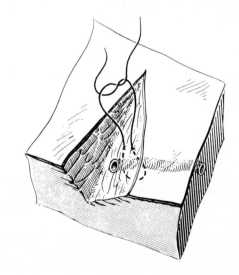

Fig. 13-10. Uso de una puntada que atraviesa todo el mucoperiostio ligando un vaso que se encuentra profundamente y no puede ser tomado por las pinzas. El vaso y el tejido adyacente son ligados.

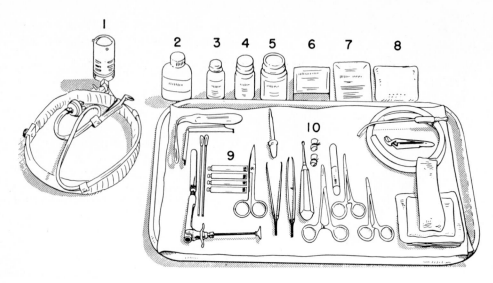

Fig. 13-11. Equipo utilizado para controlar la hemorragia en la boca y regiones adyacentes. 1, lámpara frontal. 2, solución de subsulfato férrico (solución de Monsel). 3, solución de clorhidrato de adrenalina, 1 por 1 000. 4, celulosa oxidada (absorbible). 5, gasa sencilla o yodoformada. 6, trombina (tópica). 7, gelatina absorbible (Gelfoam). 8, apósitos de gasa. 9, cartuchos de solución anestésica local. 10, suturas de seda o de catgut.

el agujero nutricio que contiene el vaso. La punta de una pinza hemostática roma y pequeña, o una cureta pequeña de Molt, son instrumentos excelentes para efectuar esta maniobra. La hemorragia de vasos como éstos también puede controlarse bien usando electrocauterización. Puede usarse para tocar estos vasos sangrantes una unidad electroquirúrgica Bovie colocada en corriente cauterizadora, o un Hyfrecator. Este es un método excelente que en la mayor parte de los casos puede lograrse sin complicaciones posoperatorias. La coagulación de grandes cantidades de hueso hará que no se produzca curación de los tejidos blandos sobre la herida, y tal vez podría formarse un pequeño secuestro. Sin embargo, si sólo se tocan vasos pequeños con la unidad cauterizadora, y si la mayor cantidad de hueso coagulado se raspa con una cureta, los casos en que no haya curación posoperatoria serán mínimos. Si el conducto nutritivo es grande o está engastado en médula ósea blanda, puede enrollarse en espiral una pequeña pieza de gasa absorbible oxidada, e insertarse en la región intraósea.

El factor más importante del tratamiento de la hemorragia, sin tomar en cuenta su tipo o su sitio, es la aplicación de tapones a presión en el lugar de la hemorragia. Esto es cierto, cualquiera que sea el agente hemostático utilizado, y muchas veces la presión basta para detener la hemorragia.

La anestesia por infiltración o troncular para detener temporal o permanentemente la hemorragia es suficiente si el anestésico contiene un vasoconstrictor, por ejemplo; el clorhidrato de adrenalina al 1 por 50 000.

CHOQUE*

En general, el choque puede ser de tres tipos: 1) primario o neurogénico, 2) cardiaco y del sistema nervioso central y 3) hipovolémico. Trataremos solamente el último tipo, ya que es el que se ve generalmente después de un traumatismo, operaciones, quemaduras o hemorragias.

En el choque hipovolémico disminuye la sangre circulante, como resultado de una hemorragia franca, de la pérdida de plasma por extravasación a las partes traumatizadas o por la deshidratación. Este tipo de choque es reversible si la terapéutica se instituye rápidamente para restaurar el volumen de sangre intravascular. Si esto no se hace se pone en movimiento una reacción en cadena de alteraciones fisiológicas, cardiacas y vasculares. Entonces el choque se hace irreversible y sobreviene la muerte.

Restauración del volumen de sangre. En el tratamiento del choque hipovolémico la transfusión es el método de elección para restaurar el

* El autor agradece al Dr. O. H. Beahrs sus valiosas indicaciones en esta materia.

volumen de sangre. Los substitutivos de sangre no son tan satisfactorios como la sangre misma. Generalmente no es necesario determinar el volumen de sangre para estimar la cantidad requerida para restaurar el volumen circulante normal. La cantidad de sangre para la transfusión debe ser igual a la cantidad que se ha estimado perdida, o debe ser lo bastante para lograr que la presión arterial llegue a niveles normales y mantenerla ahí; se pueden dar 500 ml adicionales de sangre después de una pérdida abundante.

Cuando sea posible se debe dar sangre del mismo tipo y es deseable hacer pruebas cruzadas de la sangre del donador y del receptor. En una urgencia, si el tipo de sangre del paciente no se conoce, se puede utilizar el tipo O (donador universal), con poca cantidad de aglutininas.

Control de la pérdida de sangre. En el tratamiento del choque hipovolémico es tan importante el reemplazo de la sangre como el control de la pérdida (véase sección sobre Control de la hemorragia posoperatoria). Si la hemorragia ocurre dentro de la boca o en la piel de la cabeza o del cuello, se pueden utilizar la presión o la ligadura del vaso. También es importante en el control del choque suprimir el dolor y el miedo. Es mejor que el paciente no esté muy frío ni muy caliente y preferible que mantenga la cabeza hacia abajo para asegurar una mejor circulación cerebral. Sin embargo, la posición horizontal puede ofrecer la mayor seguridad para un paciente en estado de choque.

Si los glóbulos rojos no se han perdido, por ejemplo en quemaduras, o están concentrados como en la deshidratación, se prefieren los substitutivos de la sangre a la sangre completa. El plasma sanguíneo se usó extensamente durante las pasadas guerras, pero ha dejado de emplearse debido a la gran frecuencia de hepatitis por suero en los pacientes que lo han recibido (aproximadamente 20 por 100). Si el plasma se ha guardado a la temperatura del cuarto durante seis meses la frecuencia de hepatitis es menor. Si se utiliza el plasma para reemplazar la sangre, la cantidad que se use debe ser igual a la sangre que se emplearía. La albúmina del suero también puede utilizarse para reemplazar la sangre; tolera perfectamente el calor y puede ser esterilizada. Debido a ello no se corre el riesgo de causar una hepatitis por suero. Sin embargo, es sumamente cara, de manera que sólo se usa cuando está indicada específicamente.

En años recientes se han empleado ampliadores del volumen plasmático como substitutivos de la sangre y del plasma. Así, no se deben considerar como substitutivos de sangre completa. El ampliador de volumen de plasma ideal tiene un peso molecular alto, para que se quede en el compartimiento vascular, no es tóxico y se metaboliza lentamente. Los ampliadores de plasma que se han utilizado clínicamente incluyen la solución de dextrán al 6 por 100, de gelatina oseína en solución al 6 por 100 y la solución al 3.5 por 100 de polivinilpirrolidona. Se utiliza especialmente el dextrán y puede hacerse con seguridad una transfusión de un litro a litro y medio. El 50 por 100 de dextrán, aproximadamente, permanece en la circulación después de 12 horas. Si se utilizan grandes cantidades el tiempo de sangrado se prolonga. Los ampliadores de plasma, debido a su retención en el compartimiento vascular, aumentan el rendimiento cardiaco y ayudan a estabilizar la presión sanguínea, pero esto se logra a expensas de la dilución de los glóbulos rojos. Si no se controla la hemorragia cuando se utiliza un ampliador, la dilución de la sangre puede bajar a un nivel peligroso. Puede permitirse con bastante seguridad que la hemoglobina circulante disminuya el 50 por 100. Si es necesario dar más de litro y medio de líquido para controlar el choque, entonces la sangre completa debe administrarse en una relación de 2 por 1 con el ampliador de plasma.

Fármacos vasoconstrictores. Son valiosos en el tratamiento del choque, pero en la hemorragia deben utilizarse con precaución. El más satisfactorio es la noradrenalina; aumenta la presión sanguínea, pero no es un substitutivo de la transfusión. Puede darse intravenosamente, a una velocidad de 8 a 10 microgramos por minuto, hasta que la presión sanguínea esté dentro de los límites normales y entonces puede reducirse a 2 ó 4 microgramos por minuto. El bitartrato de levarterenol también es útil para mantener la presión sanguínea.

Insuficiencia suprarrenal. Este es un factor importante en el choque, ya que la cortisona y la corticotropina se emplean clínicamente en muy diversas enfermedades. Las glándulas suprarrenales se atrofian en los pacientes que han sido tratados con corticotropina o cortisona, especialmente con dosis altas y por largos periodos. Otras causas de la insuficiencia suprarrenal son la enfermedad de Addison, los tumores y disfunciones de la hipófisis y la adrenalectomía. Estos pacientes o no pueden o están menos aptos para soportar el stress y las alteraciones en la fisiología después de traumatismos, procedimientos quirúrgicos, hemorragia y enfermedad. En condiciones normales la insuficiencia quizá no sea manifiesta, pero si aumenta el stress se hace evidente y ocurre el choque.

La insuficiencia suprarrenal siempre debe sospecharse cuando ocurre choque sin hemorragia. Otros síntomas de colapso suprarrenal posoperatorio, además de la hipotensión, son excesos de fiebre, sopor, estupor y finalmente, coma.

La historia que se obtiene en el momento del traumatismo o preoperatoriamente siempre debe indicar si el paciente ha tenido o no una enfermedad suprarrenal, o si ha recibido corticotropina o cortisona, de manera que cuando se necesite se puede aplicar una adecuada terapéutica de reemplazo para ayudar al paciente durante e inmediatamente después del stress. Los pacientes con insuficiencia deben recibir de 100 a 200 miligramos de hidrocortisona diariamente, durante 24 ó 48 horas, antes de la operación. Los pacientes no preparados antes de la operación o del traumatismo deben recibir 100 miligramos por vía intravenosa y 200 miligramos por vía intramuscular. La terapéutica debe continuarse durante el tiempo que el paciente esté bajo intenso stress.

EQUILIBRIO DE LIQUIDOS Y ELECTROLITOS EN LA CIRUGIA BUCAL*

El campo operatorio en la cirugía bucal influye en la ingestión de líquidos y electrólitos. Ciertos factores pueden alterar la ingestión de agua. Los factores que pueden tener como consecuencia una pérdida del equilibrio de los líquidos son la abstención de comida y líquidos durante seis horas antes de la operación, la limitación preoperatoria de la ingestión de alimento y agua debida a la ansiedad, los estados patológicos predisponentes que producen dolor pre y posoperatorio, hinchazón, trismo, malestar o náuseas.

Si estos factores actúan por más de 24 horas, la ingestión normal de dos litros y medio está disminuida y el paciente ligeramente deshidratado. La deshidratación es un estado en el cual la excreción de agua excede de su ingestión, reducida cuando el paciente no puede o no quiere beber. La pérdida excesiva en los pacientes quirúrgicos se puede deber a la hemorragia, vómitos, sudación, hiperventilación, diarrea o poliuria. La deshidratación se observa clínicamente cuando se ha perdido un volumen de líquido equivalente

a, más o menos, el 6 por 100 del peso del cuerpo en líquidos, o sea una deshidratación ligera.

Este no es un problema serio si la alteración no continúa más de 24 horas, pues la deshidratación puede ser compensada si la ingestión de líquido se hace normal durante este periodo. Sin embargo, si la alteración continúa por más tiempo debe empezarse la administración intravenosa de líquidos. Si la deshidratación se debe a una ingestión disminuida de líquidos, está indicada la administración de soluciones salinas y de dextrosa. Generalmente es suficiente 0.5 a 1 litro de líquido en una deshidratación moderada. Si la deshidratación se debe a pérdida de sangre, por la operación o por el traumatismo, el mejor líquido para el reemplazo es la sangre total.

Muchas veces la cantidad de sangre perdida durante los procedimientos quirúrgicos bucales es mayor que la calculada. Por ejemplo, se pueden perder 100 a 800 ml de sangre durante las operaciones cuando se hacen extracciones múltiples y una alveoloplastia (3).

La deshidratación perturba el equilibrio acidobásico. La aparición de acidosis o de alcalosis depende de cómo se desarrolla la deshidratación, y de si la pérdida de sodio es mayor o menor que la de cloruros. Muchas veces se presenta la acidosis.

Si la deshidratación es causada por falta de ingestión, generalmente ocurre acidosis. Se cree que ello se debe a hidremia con depresión de los procesos oxidativos que traen como consecuencia una acumulación de metabolitos ácidos. También una circulación renal más lenta favorece la retención de los metabolitos ácidos. Estos pacientes tienen la boca seca y sed intensa. La sed es un síntoma principal en este tipo de deshidratación. Si la deshidratación se debe a una pérdida excesiva de líquido por la piel, las pérdidas de sodio y cloruro son más o menos iguales y generalmente el equilibrio acidobásico no está perturbado. El punto importante en este caso es reconocer que las pérdidas se están produciendo para procurar que el líquido perdido sea reemplazado en volumen y composición electrolítica.

La pérdida de líquidos en las vías gastrointestinales durante las operaciones bucales es el resultado de los vómitos; se pierde principalmente jugo gástrico. Normalmente el jugo gástrico contiene 20 meq de sodio y 145 meq de cloruro por litro. Si la pérdida es suficientemente grave, el cloruro disminuye con más rapidez que el sodio y se presenta la alcalosis. En estas circunstancias, los estudios de química sanguínea muestran niveles bajos, tanto de sodio como de clo-

---

* El autor agradece al Dr. K. G. Wakim y al Dr. R. T. Oliver sus valiosas indicaciones sobre esta materia.

ruro, pero el nivel de cloruro es muchas veces más bajo. El anhídrido carbónico es retenido en el cuerpo en un intento para compensar esta desigualdad y aumenta el poder de combinación del bióxido de carbono.

Si la deshidratación ocurre por diarrea prolongada, se pierde más sodio que cloruro, disminuye el poder de combinación del anhídrido carbónico y se presenta la acidosis.

Las necesidades de líquidos y electrólitos de los pacientes quirúrgicos deben considerarse en tres clases.

Clases de pacientes. La clase 1 es la de los pacientes con equilibrio normal de líquidos y de electrólitos antes de la operación y que durante ella no sufren pérdida importante de líquidos. Los pacientes a los cuales se les hacen operaciones en el consultorio dental probablemente corresponden a esta clase. Y casi todos los pacientes a los cuales se les hacen operaciones menores, que no abarcan las vísceras, también están en este grupo, ya que la pérdida de líquido no es mayor que la de las personas normales; su requerimiento de líquido es de dos a dos litros y medio, o sea el requerimiento diario normal. La pérdida de sal no es de importancia. Si estos pacientes no pueden tomar líquidos por la boca, se les puede dar, por vía intravenosa y diariamente, dos litros de una solución al 5 por 100 de dextrosa en agua hasta que lo puedan hacer por la boca.

La clase 2 comprende los pacientes cuyos líquidos y electrólitos están en equilibrio antes de la operación pero que pierden cantidades apreciables de líquidos durante o después de ésta.

Desde el punto de vista de la cirugía bucal, los pacientes que requieren hospitalización para operaciones largas, como la extracción de todos los dientes con alveoloplastia, algunas fracturas y algunas infecciones graves generalmente están dentro de esta clase.

Los pacientes muy deshidratados, que sufren una operación prolongada, pueden perder de 500 a 700 ml de líquidos y también una cantidad considerable de sangre. La pérdida de sangre debe calcularse cuidadosamente y debe ser reemplazada por una transfusión. Si la pérdida de sangre es pequeña, puede reemplazarse por una solución salina isotónica. Debe darse el requerimiento diario normal de líquido además de la cantidad perdida en la operación.

Frecuentemente estos pacientes pierden líquidos, debido a una sudación excesiva o por vómitos, o ambos, y además posiblemente durante varios días no puedan tomar alimentos o agua. Hoy en día, no es difícil la corrección de la pérdida de líquidos y electrólitos en estos casos. Los requerimientos diarios normales pueden suplirse dando dos litros de una solución al 5 por 100 de dextrosa en agua. La pérdida de sal que se debe a una sudación excesiva o a los vómitos, puede reemplazarse por una cantidad apropiada de una solución salina fisiológica, después de que se ha estimado el volumen perdido.

El trabajo de Coller y sus colaboradores (2) indica que el riñón no trabaja eficientemente durante 24 horas o más después de la operación. Por regla general no puede tolerar el exceso de sodio pero sí el de agua. Para mayor seguridad debe ser mínima la solución salina que se administra durante este periodo.

La clase 3 abarca los pacientes que desde un principio han tenido perturbaciones metabólicas graves, con acidosis o alcalosis intensas y pérdida del equilibrio. Los pacientes con perturbaciones generales graves y los que sufren de enfermedades debilitantes crónicas, entran en esta categoría. El tratamiento varía de grupo a grupo.

Rara vez el cirujano bucal tiene que asumir toda la responsabilidad para mantener el equilibrio de líquidos y electrólitos en los pacientes de esta categoría. Los pacientes con perturbaciones metabólicas graves y enfermedades debilitantes plantean problemas especiales de equilibrio de líquidos, y requieren un conocimiento especial y experiencia. Generalmente, estos pacientes ya están bajo tratamiento por un internista o por el médico familiar cuando se presenta la necesidad de una operación bucal. Todos los miembros del equipo médico del paciente deben cooperar para planificar las operaciones de los enfermos en esta categoría.

Necesidades de líquidos en jóvenes y viejos. Las necesidades de los líquidos en los muy jóvenes y en los muy viejos plantean problemas especiales y justifican una consideración por separado. Los muy jóvenes, pueden necesitar tres a cuatro veces más líquido por kilogramo de peso que el adulto, debido a que el metabolismo es más elevado y existe mayor superficie en proporción a la masa del cuerpo, lo que aumenta la rapidez de pérdida de líquidos.

A los muy viejos no se les debe dar demasiado líquido ni tampoco muy rápidamente. Necesitan menos que los adultos normales y su sistema cardiovascular quizá no tolere los líquidos si se introducen con demasiada rapidez. Las soluciones salinas deben darse cautelosamente a las per-

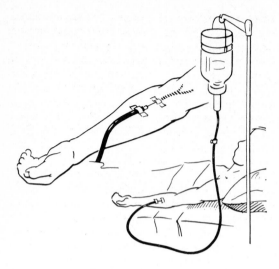

Fig. 13-12. Administración intravenosa de líquidos.

sonas viejas, pues su funcionamiento renal quizá
es pobre.

Métodos de administración de líquidos. La
vía bucal es la mejor y la más natural para la
ingestión de líquidos, cuando ello es posible.
Es curioso notar que muchas veces esta vía no
se toma en cuenta. La vía rectal puede utilizarse,
pero no es la mejor debido a que no se tiene
certeza de cuánto líquido se absorbe. Las soluciones que se dan por vía rectal no tienen que
estar esterilizadas. El líquido puede ser administrado por vía rectal, mediante el método de goteo, a una velocidad de 30 a 50 gotas por minuto.
Algunas veces se pueden dar 300 a 500 ml,
en cuatro horas, por esta vía.

La vía subcutánea no es aconsejable, pero puede utilizarse. El dolor es la contraindicación
principal. Este se puede controlar añadiendo dos
ml de una solución al 1 por 100 de clorhidrato
de procaína a cada litro y medio de líquido.
El líquido debe ser isotónico y estar a la temperatura del cuerpo. Cambiando frecuentemente el
sitio de inyección se favorece la rapidez de la
absorción. Hay peligro de formación de escaras
e infección en el sitio de la inyección.

La vía que se usa más frecuentemente es la
intravenosa (fig. 13-12). La velocidad normal
de administración es de 200 a 500 ml por hora
(seis a ocho ml por minuto). Con esta velocidad
el cuerpo puede utilizar la mayor parte de una
solución al 5 por 100 de dextrosa en agua.

El líquido puede ser administrado por vía es-
ternal si no es posible otra. Puede darse rápidamente en el espacio medular del esternón. Se

anestesian primero la piel y el periostio y se
inserta una aguja de calibre 14, con cánula, en
el esternón hasta que se llega a la cavidad medular.

**Soluciones para restituir agua y electróli-
tos.** Básicamente cuatro soluciones son suficientes para restituir agua y electrólitos en la mayoría
de los casos: 1) solución de dextrosa al 5 ó 10 por
100, 2) solución salina fisiológica (0.9 por 100 de
cloruro de sodio), que contiene los principales
iones extracelulares, 3) lactato de potasio conocido como solución de Darrow, que se puede
obtener en diferentes marcas y 4) sangre y sus
substitutivos.

CUIDADOS POSOPERATORIOS

Los factores más importantes en el cuidado
posoperatorio son: 1) control de la hemorragia,
2) reinstitución de la ingestión normal de líquidos y, si es necesario, 3) reemplazo de los líquidos que se han perdido.

Como se ha dicho, es de mucha importancia la
colocación de apósitos a presión. Después de la
extracción de los dientes se debe colocar sobre la
herida, manteniéndola con presión ligera, una
gasa estéril saturada con agua y exprimida hasta
que esté lo más seca posible. Las instrucciones que siguen pueden imprimirse y darse a cada
paciente después de la extracción de los dientes.

Instrucciones al paciente:

1. Déjese la gasa, por lo menos, durante 30 minutos.
2. Colóquese una bolsa de hielo o toallas frías en la cara,
durante 6 a 12 horas. Cuanto más pronto se haga más efectivo es.
3. No se enjuague la boca hasta la mañana siguiente. Con
los enjuagues puede desalojarse el coágulo e interrumpir el
proceso normal de curación.
4. En la mañana enjuáguese la boca suavemente, con un
vaso de agua caliente, con sal (media cucharadita de sal en
un vaso de agua caliente). Repetir tres o cuatro veces al día.
5. Siga sus inclinaciones naturales en lo que respecta a la
dieta, pero por su propia comodidad son preferibles alimentos blandos durante las primeras 24 horas. Tome gran cantidad de líquidos, pero sin emplear popote.
6. Si aparece un sangrado anormal, dóblese una torunda,
mójese, colóquese sobre el alveolo y muerda durante 20
minutos.
7. Los dientes deben recibir su higiene usual, con excepción de la región operada. En caso de urgencia llámese al
cirujano bucal.

Se deben utilizar drenajes y apósitos a presión
en el vendaje posoperatorio de las heridas extrabucales en la cara. Para las heridas profundas ha
de suturarse en la herida un dren de Penrose,
para evitar el hematoma. Después de suturar la

piel se debe colocar gran cantidad de gasa y fijarla con tela adhesiva para hacer presión sobre la herida.

Tan pronto como sea posible después de la recuperación de la anestesia general, se debe aconsejar la ingestión de líquidos por vía bucal. Muchas veces la deshidratación motiva que se eleve la temperatura después de la operación, lo que de manera frecuente se atribuye erróneamente a la infección. Si los vómitos o las náuseas evitan la reinstitución de la ingestión de líquidos por la vía bucal, se puede prescribir un antiemético.

Varios de los tranquilizantes, por ejemplo la cloropromacina, han sido utilizados con éxito como antieméticos. Una combinación de pentobarbital sódico, hioscina y atropina ha resultado muy útil. También ha dado éxito ingerir lentamente bebidas carbonatadas o hielo.

El reemplazo de líquidos perdidos durante la operación se trata en la sección sobre el choque.

BIBLIOGRAFIA

1. Berman, J. K.: Synopsis of the principles of surgery, St. Louis, 1940, The C. V. Mosby Co.
2. Coller, F. A., Campbell, K. N., Vaughan, H. H., Iob, L. Vivian, and Moyer, C. A.: Postoperative salt intolerance, Ann. Surg. 119:533, 1944.
3. Gores, R. J., Royer, R. Q., and Mann, F. D.: Blood loss during operation for multiple extraction with alveoloplasty and other oral surgical procedures, J. Oral Surg. 13:299, 1955.
4. Hollinshead, W. H.: Anatomy for surgeons: the head and neck, vol. 1, New York, 1954, Paul B. Hoeber, Inc.
5. Pool, J. G., and Shannon, A. E.: Production of high-potency concentrates of antihemophilic globulin in a closed bag system, New Eng. J. Med. 273:1443, 1965.
6. Stegelske, R. F., Gores, R. J., Hurn, Margaret M., and Owen, C. A., Jr.: Bleeding from deficiency of plasma thromboplastin antecedent (PTA) coagulation factor: report of a case, Oral Surg. 10:225, 1957.

14

Quistes de huesos, de tejidos blandos de la cavidad bucal y de tejidos adyacentes

LEROY W. PETERSON

El quiste es una cavidad que se presenta en tejidos blandos o duros con un contenido líquido, semilíquido o gaseoso. Está rodeado por una pared de tejido conectivo o cápsula y suele tener revestimiento epitelial. El volumen del contenido es importante en relación con el tamaño de la masa total de tejido.

CLASIFICACION

Los tipos de quistes que pueden presentarse en la cavidad bucal en la cara y en el cuello son: congénitos, de desarrollo y de retención. Los quistes de origen dental son los más comunes. La clasificación que sigue está basada en la de Robinson, Thoma y otros.(1)

A) Quistes congénitos
　1. Tirogloso
　2. Branquial
　3. Dermoide
B) Quistes de desarrollo
　1. De origen no dental
　　a) Tipos de hendidura
　　　1) Nasoalveolares
　　　2) En la línea media
　　　3) Del canal incisivo (nasopalatino)
　　　4) Globulomaxilares
　　b) De retención
　　　1) Mucocele
　　　2) Ránula
　2. De origen dental
　　a) Periodontales
　　　1) Periapical
　　　2) Lateral
　　　3) Residual
　　b) Primordiales (folicular)
　　c) Dentígero

Killey y Kay (8) incluyen quiste óseo solitario, quiste de cavidad ósea idiopático y quiste óseo aneurismal en su clasificación de quistes mandibulares. Estas lesiones están muy bien descritas en su texto, y su revisión de otras clasificaciones es muy completa.

No se incluyen en esta clasificación los neoplasmas con aspecto quístico. Estos tumores se tratan en otra sección, pero los que se encuentran más comúnmente son el ameloblastoma y el tumor mixto de glándulas salivales. El ameloblastoma, neoplasma dental verdadero, tal vez no presente otras características clínicas que las de una lesión quística. Este neoplasma ataca principalmente al hueso, con desplazamiento de los tejidos blandos adyacentes por erosión y expansión.

Los neoplamas salivales de células mixtas aparecen más frecuentemente en la región de la parótida de paladares blando y duro que en cualquier otra parte de la boca, con excepción posiblemente del carrillo. Rara vez se presentan en los labios, donde forman una tumefacción palpable similar al mucocele.

Los tumores benignos de los tejidos blandos de la cavidad bucal que pueden tener el aspecto clínico de un quiste incluyen fibroma, lipoma, mioma, hemangioma, linfangioma y papiloma.

Hay otros neoplasmas y estados displásicos del hueso que pueden parecer lesiones quísticas a la radiografía. Estos neoplasmas incluyen el tumor de células gigantes, la displasia fibrosa, el fibroma osificante, el carcinoma metastático e invasor, el sarcoma osteolítico, otros tumores óseos primarios que no son comunes y el mieloma múltiple.

Las disfunciones metabólicas o generales que pueden dar como resultado lesiones con aspecto radiográfico de quiste son la osteítis fibrosa quística (hiperparatiroidismo) y las enfermedades del sistema reticuloendotelial (histiocitosis X).

Las cavidades hemorrágicas o traumáticas en el hueso (fig. 14-14, *A*) y las cavidades óseas idiopáticas (fig. 14-14, *B*) descritas por Stafne (16) y otros, también pueden confundirse con los quistes verdaderos de los maxilares y de la mandíbula.

Quistes congénitos

Quistes del conducto tirogloso. Los quistes tiroglosos (fig. 14-1) pueden aparecer en cualquier porción del conducto tirogloso; por lo tanto, están en la línea media y generalmente son de color obscuro. También pueden estar tan vascularizados que se parecen al hemangioma. Un síntoma importante y frecuente es la hemorragia en la boca por rotura de las venas sobreyacentes.

El conducto tirogloso está en la línea que une la glándula tiroides y el agujero ciego de la lengua. El quiste o la fístula que nacen de este conducto se localizan en la línea media, en cualquier punto entre el itsmo de la glándula tiroides y la base de la lengua. La fístula generalmente se inserta o está en relación íntima con el hueso hioides. El quiste puede ser asintomático o puede causar síntomas como resultado de la presión sobre otras partes. La deglución hace que el quiste se mueva hacia arriba.

Debido al conducto tirogloso el quiste puede infectarse. En tal caso puede drenar espontáneamente, pero también puede hacerse la incisión. Debe quitarse antes que ocurra la infección o después que los síntomas agudos han disminuido. La escisión completa del trayecto fistuloso hasta la base de la lengua, frecuentemente incluyendo una porción del hueso hioides, es indispensable para la curación.

Quistes branquiales. Existen varias teorías en lo que respecta al origen de los quistes branquiales (fig. 14-2), pero las pruebas demuestran que nacen de la persistencia de la segunda hendidura branquial. Se localizan característicamente a lo largo del borde anterior del músculo esternocleidomastoideo en cualquier parte del cuello. Puede haber un conducto fistuloso que se extiende hasta el músculo digástrico terminando en la fosa amigdalina. Estos quistes o conductos están cubiertos por epitelio escamoso estratificado y ciliado y contienen un líquido mucoide o lechoso. Puede haber una fístula externa. El tratamiento consiste en la escisión quirúrgica completa.

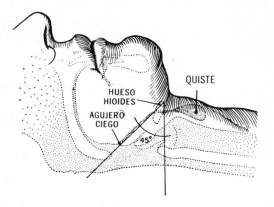

Fig. 14-1. Quiste tirogloso. (Copeland, M. M. y Geschickter, C. F.: American Surgery, 24: 321, 1958.)

Quistes dermoides. Los quistes dermoides (fig. 14-3) son relativamente poco frecuentes en cavidad bucal. Los quistes dermoides consisten de una pared fibrosa cubierta por epitelio escamoso estratificado. Los quistes frecuentemente contienen cabello y glándulas sebáceas y sudoríparas, así como estructuras dentales. Pueden presentarse en el paladar blando y duro, en el dorso de la lengua y más comúnmente en el piso de la boca. Causan una tumefacción en el mismo sitio que los quistes sublinguales de retención y deben ser diferenciados de ellos. No tienen el aspecto vesicular de la ránula. Los quistes dermoides pueden estar localizados arriba o abajo del músculo genihioideo. Ocurren generalmente en la línea media, pero pueden ser desplazados lateralmente durante el desarrollo y como tales deben ser diferenciados de los quistes de origen branquial.

Los quistes dermoides no son fáciles de descubrir si no existe una tumefacción debajo del mentón o en el piso de la boca. A la palpación estos quistes dan una sensación similar a la del caucho; generalmente contienen una secreción amarilla parecida al queso. El color ayuda a diferenciar los quistes dermoides de la ránula, que tiene color azuloso. El examen radiográfico puede ayudar a distinguir un quiste dermoide de otras lesiones similares debido a su contenido, frecuentemente con substancias radiopacas.

El tratamiento es la remoción quirúrgica de todo el tumor.

De origen no dental

Quistes de desarrollo. El quiste nasoalveolar (fig. 14-4) se forma en la unión de los procesos

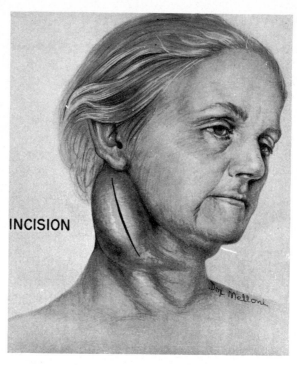

Fig. 14-2. Quiste branquial. (Copeland, M. M. y Geschickter, C. F.: Am. Surgery, 24: 321, 1958.)

globular, lateral, nasal y maxilar superior. Produce una tumefacción en la inserción del ala de la nariz y al crecer invaden la cavidad nasal. Los datos radiográficos son negativos debido a que

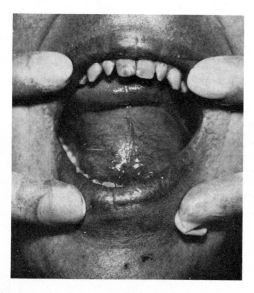

Fig. 14-3. Quiste dermoide. (Cortesía del Dr. Frederick A. Figi.)

estos quistes no son lesiones centrales del hueso. Los quistes suelen estar cubiertos por epitelio de tipo nasal, pero también pueden contener algunas células escamosas estratificadas. Al observarse clínicamente, pueden confundirse con quistes de origen dental o abscesos alveolares, dentales en dientes anteriores superiores.

El tratamiento consiste en la escisión quirúrgica completa. El quiste nasoalveolar generalmente se quita intrabucalmente por una incisión cuidadosa de la membrana sobreyacente enucleando el quiste.

Quistes de la línea media. El quiste de la línea media (fig. 14-5) es un quiste de hueso que se forma en la hendidura media del paladar por restos embrionarios. Se han descrito quistes de la línea media alveolares. Robinson (1) afirma que estos no son quistes de la línea media verdaderos, ya que los huesos que se unen en estas regiones se originan de tejidos mesenquimatosos profundos sin oportunidad de inclusión de restos epiteliales. Robinson cree que son quistes primordiales de gérmenes de dientes supernumerarios. Hemos ya descrito quistes en la línea media del maxilar inferior; son extremadamente raros.

Los quistes de la línea media se diferencian de los quistes del canal incisivo debido principalmente a su localización, ya que éstos ocurren más hacia atrás en el paladar. Los datos radiográficos son desorientadores, por la superposición de las sombras de los senos paranasales. La inyección de un material radiopaco delineará al quiste.

La escisión quirúrgica de estos quistes es el tratamiento de elección, pero se puede utilizar el método de Partsch. Frecuentemente estos quistes tienen que alcanzarse haciendo un colgajo mucoperióstico desde la pared labial del maxilar superior y del paladar. Estos quistes están cerca del piso de la nariz e invaden la cavidad nasal. Tienen un saco de tejido conectivo cubierto por epitelio estratificado. Como en otros quistes, puede haber espacios de cristales de colesterol rodeados en algunos casos por células de cuerpo extraño.

Quistes del canal incisivo (quistes nasopalatinos). Los quistes que se presentan en el centro del hueso son llamados quistes del canal incisivo (fig. 14-6). A veces se forma un quiste de tejido blando en la papila palatina. Estos quistes no crecen dentro del hueso ni alteran de una manera importante la mucosa sobreyacente. Se les llama quistes de la papila palatina y se diferencian de un quiste óseo por medio de la radiografía y por examen quirúrgico.

La imagen radiográfica es de gran valor al hacer el diagnóstico de los quistes del canal incisivo. Sin embargo, el tamaño del canal incisivo no es constante y un canal y agujero grandes pueden dar la apariencia de un quiste. En las arcadas desdentadas, debido a la resorción, el quiste puede aparecer más cerca de la superficie. El diagnóstico de los quistes radiculares es nece-

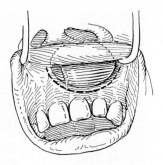

Fig. 14-4. Quiste nasoalveolar. Este quiste no presenta signos radiográficos. Generalmente hace prominencia en el piso de la nariz y se quita intrabucalmente.

sario para evitar la desvitalización o extracción de estos dientes.

Generalmente estos quistes no dan síntomas clínicos si no se infectan secundariamente. Cuando se infectan se puede notar una descarga persistente de pus que sale bajo presión. El sondeo o la perforación generalmente dejan que escape el líquido, pero la tumefacción reaparece si el quiste no se quita quirúrgicamente. Para la vía de acceso quirúrgico se hace un colgajo palatino después de una incisión a lo largo de los márgenes gingivales linguales. Elevando cuidadosamente el colgajo se pueden conservar los nervios y vasos que están en el agujero y que salen en la papila. Frecuentemente los nervios y los vasos deben ser cortados para mejor acceso al tejido quístico. Esto no trae como consecuencia secuelas indeseables; generalmente el quiste puede ser quitado cuidadosamente del tejido blando o del hueso según el caso. Los quistes

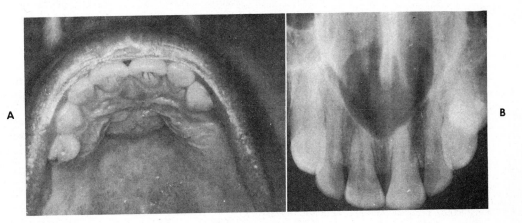

Fig. 14-5. Quiste en la línea media palatina. **A,** aspecto clínico mostrando expansión a través del hueso palatino. **B,** aspecto radiográfico.

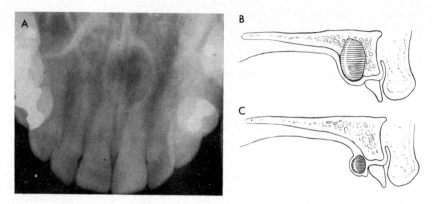

Fig. 14-6. A, quiste del canal incisivo. En un maxilar superior desdentado el quiste puede aparecer localizado en la cresta de la apófisis alveolar. **B,** diagrama anteroposterior de un quiste del canal incisivo. **C,** diagrama anteroposterior de un quiste de la papila palatina. Aunque puede haber un agrandamiento similar de la región palatina, este quiste no penetra en el hueso. Este tipo es raro.

nasopalatinos generalmente contienen una membrana gruesa de tejido conectivo. La cubierta varía desde el epitelio estratificado al epitelio de transición o al cilíndrico ciliado. En muchos casos hay intensa infiltración inflamatoria debido a la infección secundaria de la cavidad bucal.

Quistes globulomaxilares. Los quistes globulomaxilares (fig. 14-7) son sacos forrados de epitelio que se forman en la unión de los procesos globular y maxilar entre los incisivos laterales y caninos. Generalmente causan una divergencia de las raíces de estos dientes y aparecen como radiolucideces piriformes en la radiografía. Como otros quistes de la cavidad bucal, se infectan secundariamente y sufren alteraciones inflamatorias agudas.

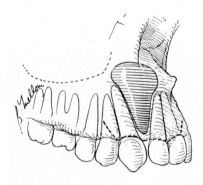

Fig. 14-7. Quiste globulomaxilar. Aspecto periforme típico en la radiografía. El incisivo lateral y el canino adyacentes, que han sido desplazados por el quiste, conservan su vitalidad. La herida se cierra con drenaje si hay infección secundaria.

El diagnóstico de los quistes globulomaxilares depende casi completamente de su localización entre el incisivo lateral y el canino además de una valoración clínica de los dientes adyacentes para diferenciarlos de un quiste de origen dental. Generalmente estos dientes responden favorablemente a las pruebas de vitalidad. El quiste consiste en una membrana de tejido conectivo forrada por epitelio estratificado. El tratamiento es quirúrgico y consiste en escisión cuidadosa, pero se puede utilizar el método de Partsch. Generalmente los dientes adyacentes no se tocan si la operación se planifica y realiza correctamente. Se levanta un colgajo mucoperióstico de la pared labial del hueso para lograr acceso adecuado a la región enucleándose cuidadosamente el quiste. La mayoría de éstos sanan por primera intención y la cicatrización primaria puede obtenerse sin usar apósitos ni otras substancias para obliterar la cavidad.

Mucoceles. Los quistes mucosos o mucoceles (fig. 14-8) resultan de la obstrucción de un conducto glandular y generalmente aparecen en el labio, carrillo y piso de la boca. Pueden también encontrarse en la porción anterior de la lengua donde las glándulas están localizadas en la superficie inferior. Son tumefacciones pequeñas, redondas o translúcidas ovales; generalmente tienen color azuloso y pueden confundirse con un hemangioma. El mucocele es movible y suele encontrarse inmediatamente debajo de la mucosa. Algunas veces los mucoceles pueden perforarse accidentalmente o romperse espontáneamente, pero se forman de nuevo. El tratamiento de elección es la escisión completa. Si su remoción es incompleta, tienden a reaparecer, pero no se conocen casos de malignización.

Ránula. Una ránula (fig. 14-9) es un quiste que se forma en el piso de la boca, generalmente de una glándula sublingual. La ránula se forma de una manera similar al mucocele, pero adquiere un tamaño mayor.

Cuando llega a ser de tamaño grande, la mucosa se adelgaza y el quiste presenta un color azuloso. Es una lesión no dolorosa, pero la lengua puede ser levantada, lo que dificulta la masticación y la fonación. La ránula puede perforarse cuando se traumatiza, escurriendo un líquido mucoide que se acumula de nuevo cuando sana la lesión.

El tamaño de la ránula no puede calcularse por su aspecto dentro de la boca. Está tensa y fluctuante, pero se deprime a la presión. Pocas veces causa una tumefacción externa y rara vez se infecta. Es indolora y contiene un líquido mucoide. La ránula es mucho más firme que el angioma, que se encuentra a veces en el piso de la boca. Los quistes dermoides dan una sensación de masa a la palpación y ocurren más frecuentemente en la línea media. Los lipomas son más firmes. Los quistes del conducto submaxilar generalmente causan tumefacción de la glándula submaxilar, se desarrollan más rápidamente que la ránula verdadera y presentan dolor y otros síntomas de inflamación.

El mejor tratamiento es la cirugía en forma de marsupialización.

Origen dental (quistes odontógenos)

Toler (18) reconoce dos clases principales de quistes odontógenos, cada una de las cuales tiene

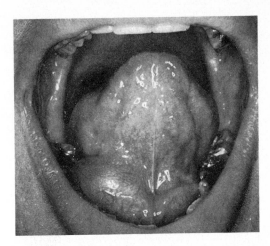

Fig. 14-9. Ránula.

su origen en diferentes tipos de restos celulares epiteliales. Son quistes no queratinizados y queratoquistes odontógenos, que se producen con menor frecuencia. Los quistes no queratinizados aumentan de tamaño principalmente debido a las características degenerativas de sus revestimientos. Los queratoquistes aumentan de tamaño principalmente por un proceso de multiplicación de las células epiteliales y tienen mayor tendencia a recurrir. Sin embargo, será necesario realizar más estudios para dilucidar el origen y la naturaleza de estos quistes

Según la clasificación que se expone en este capítulo, son importantes los siguientes tipos de quistes.

Quistes periodontales. El quiste periodontal (fig. 14-10) está formado por restos epiteliales o de la membrana periodontal. Todos son de origen inflamatorio. La localización generalmente está en el ápice del diente, por lo que se les llama quistes radiculares, pero también se forman a lo largo de la pared lateral y entonces se les nombra quistes laterales. A los quistes de naturaleza inflamatoria en las regiones desdentadas se les da el nombre de residuales. Estos se deben a la remoción incompleta de tejido patológico cuando se extrae un diente infectado.

Los quistes inflamatorios son el resultado de una infección dental con necrosis de tejido pulpar y transformación degenerativa en granuloma o quiste. No todos los granulomas epiteliales degeneran en quistes. La formación de un quiste depende primero de la disolución de la parte central del granuloma y segundo de la trasudación de líquido a través del saco de tejido conectivo con forro de epitelio hasta el interior de la

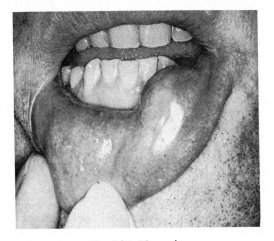

Fig. 14-8. Mucocele.

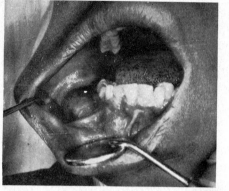

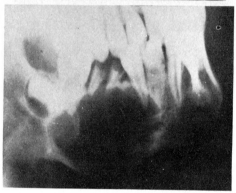

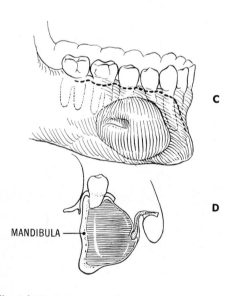

Fig. 14-10. Quistes periodontales. **A,** *quiste periapical.* Aspecto clínico. **B,** aspecto radiográfico. **C,** incisión para levantar el colgajo mucoperióstico. La pared bucal cortical es delgada debido a la expansión del quiste. **D,** se evita seccionar el nervio mentoniano dentro del colgajo durante la disección quirúrgica.

MANDIBULA

lesión. Estos quistes suelen estar revestidos de epitelio escamoso estratificado y generalmente se encuentran infiltración de células redondas y otros signos de inflamación crónica. El quiste periodontal de naturaleza principalmente inflamatoria, no muestra signos de formación de neoplasmas de las células epiteliales que forran su pared.

El quiste pequeño periodontal muchas veces puede ser enucleado a través de la pared del alveolo después de quitar el diente atacado. Sin embargo, es mejor hacer un colgajo para quitar el quiste desde la cara labial o bucal. Esto asegura mejor visibilidad de la región patológica y permite una remoción más completa de todo el tejido quístico.

Los quistes periodontales grandes suelen afectar varios dientes y es de suma importancia que los dientes vitales no sean extraídos innecesariamente. Esta superposición, como se ve en la radiografía, puede extenderse bucal, labial o palatinamente a dientes aparentemente atacados, y en este caso, al extirpar el quiste pueden sacrificarse dientes sanos. En regiones quísticas grandes cuando hay peligro de dañar dientes adyacentes, el método de preferencia es el de Partsch.

Muchos de los quistes inflamatorios sufren infección crónica y forman fístulas a través de la pared alveolar hacia el mucoperiostio suprayacente. En algunos casos el agrandamiento del quiste es tal que todo el hueso sobreyacente desaparece y la pared quística se adhiere al mucoperiostio. En estos casos se hace un colgajo mucoperióstico, pero este procedimiento es tedioso y se debe separar cuidadosamente la pared del quiste del tejido blando que cubre al hueso.

Las raíces de los dientes que penetran en una cavidad ósea después de la enucleación de un quiste deben ser amputadas a continuación de la conductoterapia, o bien deben ser extraídas. Existe el peligro de una remoción incompleta de tejido quístico en regiones poco accesibles, ya que muchas veces la lesión no puede verse bien o las raíces de los dientes adyacentes pueden impedir su acceso quirúrgico.

Los quistes periodontales residuales no pueden diferenciarse en la radiografía y solamente pueden comprobarse por examen microscópico. En todos los casos el tratamiento es por enucleación o marsupialización.

Quistes primordiales (foliculares). Los quistes primordiales (fig. 14-11) se diferencian de los quistes periodontales y dentígeros en que no contienen elementos calcificados. El término folicular se ha aplicado a este tipo de lesión y puede utilizarse como sinónimo. En los quistes primordiales el retroceso del retículo estrellado en el órgano del esmalte se verifica antes de la calcificación del diente. La palabra primordial implica una estructura más sencilla y menos desarrollada. El quiste está forrado por un epitelio escamoso estratificado y puede ser locular, multilocular o múltiple. Los quistes odontógenos, como los primordiales, se forman del epitelio bucal primitivo y por lo tanto están relacionados con el ameloblastoma, un neoplasma

dental verdadero. En estos quistes las células epiteliales tienen capacidad neta de desarrollar neoplasmas.

Con excepción de la ausencia de las estructuras dentales en el periodo de desarrollo, cuando los cambios quísticos pueden verificarse, estos quistes primordiales y dentígeros son idénticos en todo en lo que respecta al tratamiento quirúrgico y su diagnóstico hasta cierto punto es enteramente académico.

Quistes dentígeros. El quiste dentígero (figura 14-12) contiene la corona de un diente que

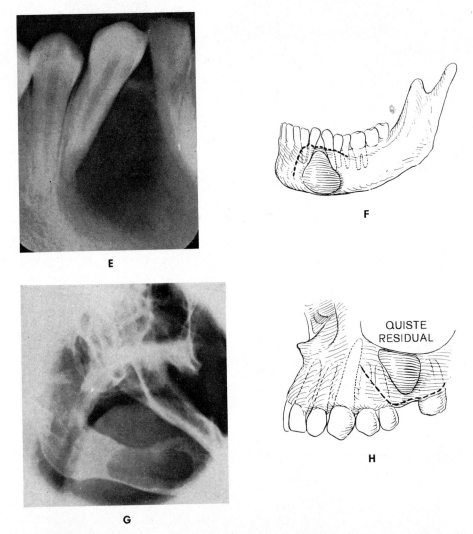

Fig. 14-10. Continúa. E, *quiste lateral.* En este caso los dientes adyacentes están desplazados. **F,** incisión para la extirpación del quiste lateral. **G,** *quiste residual.* El quiste puede ser extirpado por enucleación o por el método de Partsch. Con cualquier método puede preservarse la continuidad de las estructuras que salen por el agujero mentoniano. **H,** quiste residual de un primer molar extraído. El material radiopaco debe ser inyectado para confirmar que el seno maxilar no está afectado. Si el diagnóstico es dudoso, el quiste debe ser enucleado cuidadosamente.

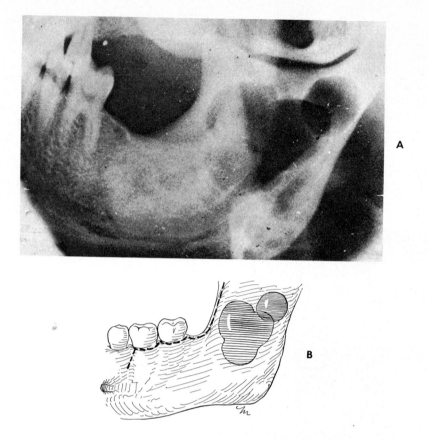

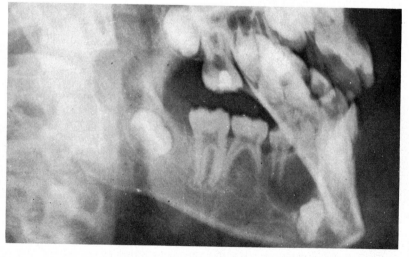

Fig. 14-11. A, quiste primordial multilocular originado en el germen dentario de un tercer molar que no evolucionó. **B,** incisión para la remoción intrabucal del quiste.

Fig. 14-12. El quiste dentígero fue removido y el diente que no había hecho erupción quedó retenido. El diente debe continuar su erupción. El método de Partsch para este tipo de tratamiento puede utilizarse, ya que muchas veces es difícil la disección del quiste sin desplazamiento del diente que no ha hecho erupción.

no ha hecho erupción o una anomalía dental como el odontoma. Estos quistes se desarrollan después del depósito de esmalte y probablemente son resultado de cambios degenerativos en el epitelio reducido que forma el esmalte. El hecho de que el epitelio de un quiste dentígero se inserta en el cuello de un diente es prueba de que en la mayoría de los casos el quiste está formado por el órgano del esmalte y no independiente de él.

Si se forma un quiste cuando un diente ha hecho erupción, se llama quiste de erupción (figura 14-13). Estos quistes interfieren en la erupción normal de los dientes. Los quistes de erupción se encuentran más comúnmente en el niño y el adulto joven, y pueden acompañar a cualquier diente. Si se aconseja tratamiento, todo lo requerido será practicar una simple incisión o descubrir la bóveda.

Los quistes dentígeros agrandados pueden causar gran desplazamiento del diente. La presión del líquido acumulado generalmente desplaza el diente en dirección apical y con frecuencia la formación de la raíz no es completa. Los quistes dentígeros pueden encontrarse en cualquier parte de la mandíbula o de los maxilares superiores, pero se localizan más frecuentemente en el ángulo de la mandíbula, región de los caninos, terceros molares superiores, cavidad antral y también en el piso de la órbita.

Los quistes pueden ser formados por varios gérmenes dentales actuando en conjunto y su formación da una apariencia folicular múltiple. El germen del diente que nace de la lámina dental o de la capa epitelial externa del órgano del esmalte del diente, puede dividirse y formar un número de folículos. Cada folículo puede formar un quiste causando la formación de los llamados quistes hijos que necesitan una exploración cuidadosa al hacer la operación. Debe recordarse que el quiste primordial o dentígero es un ameloblastoma en potencia. La formación de gérmenes en la capa basal del epitelio y el crecimiento papilar en la luz de la lesión pueden ser el principio del tumor dental.

Estos quistes de desarrollo tienden mucho a reaparecer. Frecuentemente los quistes con revestimiento epitelial grueso tienden más a la recidiva que los quistes con epitelio delgado, especialmente si son múltiples.

Está indicada la enucleación completa del quiste en este tipo de quistes de desarrollo dental. La escisión parcial es peligrosa y cualquier parte pequeña que se deje puede formar un tumor dental verdadero. Cuando se usan las técnicas de enucleación o la combinada de Partsch por consideraciones anatómicas se deben hacer biopsias múltiples y seguir el curso posoperatorio por exámenes radiográficos cada seis meses. Cualquier tejido patológico que se quita no debe descartarse; se pone en un frasco con solución de formol al 10 por 100, y se prepara para un examen microscópico completo. Se ha informado acerca de desarrollo de carcinoma en las células epiteliales de este tipo de lesión quística (13).

Muchos de estos quistes no dan síntomas clínicos hasta que se nota la asimetría de la cara. Estos quistes pueden llegar a ser de gran tamaño abarcando todo el cuerpo o la rama ascendente de la mandíbula y una gran porción del maxilar superior, desplazando los senos orbitales y paranasales sin invadirlos. Muchas veces las radiografías muestran una expansión marcada de hueso de manera que las capas corticales suprayacentes son sumamente delgadas.

El tratamiento de elección, aun en las lesiones quísticas extremadamente grandes, es su enucleación cuidadosa. Si está destruida una pared

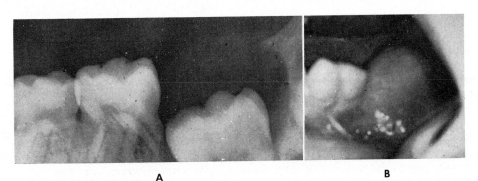

A　　　　　　　　　　　　　　　　　　　**B**

Fig. 14-13. A, quiste de erupción vecino a primer molar permanente. **B,** inflamación intrabucal concomitante con el quiste de erupción.

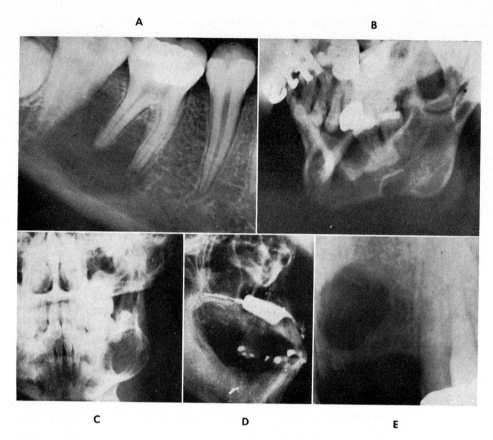

Fig. 14-14. A, cavidad ósea idiopática. La presenciá de una lámina dura intacta y una prueba de vitalidad positiva indican que la lesión no es odontógena. **B,** radiografía lateral de la mandíbula que muestra una cavidad ósea cerca del borde inferior. **C,** una lesión quística característica que revela la expansión y adelgazamiento del hueso cortical. **D,** quiste del maxilar superior limitado por inyección de material radiopaco. **E,** aspecto radiográfico de un defecto posoperatorio donde el hueso cortical, labial y palatino, se había suprimido al quitar el quiste.

cortical de hueso por la presión expansiva, el tejido perióstico se deja intacto y sirve como una ayuda excelente para la regeneración de hueso.

Cuando la expansión y asimetría intensas han ocurrido, el proceso de reparación restablece el contorno normal del hueso y la regeneración es completa, siempre que la operación sea adecuada y no haya recurrencia del quiste.

Cada caso presenta su problema individual en diagnóstico y en tratamiento, pero si ambos son correctos no hay razón por la cual el pronóstico no sea excelente y las complicaciones mínimas. El paciente debe recibir toda consideración y comprender los problemas del cirujano del mismo modo en que éste debe comprender la preocupación del paciente por un pronóstico favorable.

CONSIDERACIONES GENERALES SOBRE LAS LESIONES QUISTICAS

Aquí se tratan los problemas de diagnóstico, examen radiográfico, técnica quirúrgica, tratamiento posoperatorio y complicaciones quirúrgicas.

Diagnóstico

El diagnóstico en cada caso debe fundarse en una combinación de datos físicos, historia, valoración radiográfica y biopsia. El examen histológico es muchas veces esencial para establecer un diagnóstico correcto, pero también son necesarios otros estudios clínicos de laboratorio. No se debe hacer una biopsia inmediatamente para eliminar otros estudios. La biopsia debe hacerse cuando sus indicaciones sean bastante claras. Los síntomas clínicos suelen faltar si el quiste no es muy grande y no causa deformidad facial. El dolor puede ser causado por la presión del quiste sobre un nervio y asimismo puede haber parestesia. Los quistes pueden ser múltiples, cada uno de un rudimento embrionario diferente, pero los quistes múltiples pueden indicar una enfermedad general.

Debido a que los quistes de los tejidos blandos del cuello se presentan muchas veces tensos, la diferenciación entre el quiste y los tumores sólidos puede ser difícil. La presencia de inflamación y la sensibilidad a la presión es un signo de quiste más que de tumor, debido a que los quistes frecuentemente se infectan secundariamente. Sin embargo, la dureza del quiste y la movilidad de los tejidos del cuello frecuentemente hacen que la fluctuación no sea un signo seguro de la presencia de líquido. La localización, movilidad, fijación, consistencia, cambios locales y enfermedades asociadas son los factores más importantes en el diagnóstico.

En los quistes grandes de hueso que producen asimetría facial, la extensión se verifica generalmente a lo largo de la línea de menor resistencia en el hueso y en una sola dirección. El neoplasma verdadero suele crecer en el hueso y a través de él en todas direcciones. Los nervios, vasos sanguíneos, y senos paranasales generalmente son desplazados por la presión ejercida por el contenido líquido del quiste en contraste con el neoplasma que invade y rodea estos tejidos.

Datos radiográficos

El examen radiográfico nos muestra la localización y extensión del quiste en el hueso y en los dientes. Las sombras superpuestas pueden causar confusión cuando parecen estar atacados varios dientes en la región de un quiste. Se debe hacer un examen clínico completo, incluyendo las pruebas de vitalidad. La presión del líquido quístico dentro de la cavidad puede causar la formación de una capa compacta de hueso en el cual está contenido el saco del quiste. Esta lámina densa se ve en la radiografía como una línea blanca delgada delineando la región que contiene el quiste radiolúcido. El diagnóstico nunca se puede hacer positivamente con los datos radiográficos ya que muchas enfermedades neoplásicas y metabólicas aparecen en la radiografía como quistes. Debido a la complejidad de las lesiones patológicas que se presentan en los maxilares y en la mandíbula estos problemas

son difíciles de diagnosticar (véase fig. 14-14, A y B). Los quistes generalmente tienen un contorno liso, redondo y lobular y pueden ser multiloculares (fig. 14-14, C). Sin embargo, cuando hay infección secundaria los bordes pueden ser irregulares.

Los quistes de los maxilares superiores son muy difíciles de ver en la radiografía debido a que se sobreponen las sombras de los senos paranasales. Una substancia radiopaca, como aceite yodado (Lipiodol) puede inyectarse en la cavidad quística (fig. 14-14, D). Después de aspirar el contenido del quiste. Se utiliza una aguja grande de calibre 19 ó 20 en una jeringa Luer de tres a cinco centímetros cúbicos. Después que se ha aspirado el líquido en la jeringa, se quita la aguja que se deja en su lugar y entonces se inserta otra jeringa Luer con Lipiodol. La abertura que se ha hecho en la cavidad debe obturarse inmediatamente con un hemostático o torunda y la radiografía debe hacerse tan pronto como sea posible para evitar la salida del líquido. Esta técnica también puede utilizarse para visualizar quistes de tejido blando y conductos venosos que de otra manera no podrían verse en la radiografía. Los quistes dermoides pueden contener material radiopaco.

Algunas veces se confunde una región radiolúcida pequeña e irregular con la recurrencia de un quiste. Esta apariencia radiográfica puede deberse a que ambas paredes corticales del hueso están atacadas por el quiste, o que se han quitado durante la escisión quirúrgica de la lesión (figura 14-14, E). La regeneración completa de estas paredes corticales es difícil y el defecto siempre aparecerá en la placa radiográfica. Aquí la historia es importante y es bueno informar al paciente de este dato para que lo dé a conocer cuando sea examinado por otro dentista, evitando así operaciones innecesarias en estas regiones.

Técnica quirúrgica

Sin tomar en cuenta la etiología, naturaleza o localización del quiste, existen dos métodos generales de tratamiento:

1. Enucleación de todo el quiste.
2. La operación de Partsch o marsupialización, por la cual el quiste se descubre quitando la bóveda y haciendo la cubierta quística continua con la cavidad bucal o las regiones adyacentes.

En todo caso, el procedimiento quirúrgico debe basarse en sólidos principios fundamentales. Estos principios incluyen la preservación del

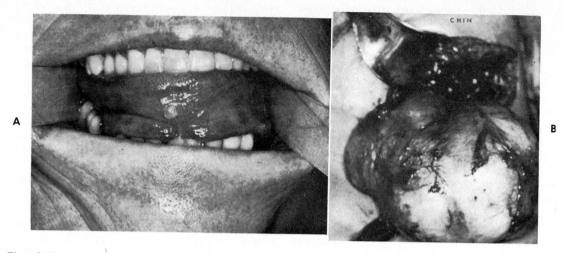

Fig. 14-15. **A,** gran quiste dermoide del piso de la boca. **B,** extirpación por incisión extrabucal. (Cortesía del Departamento de Cirugía Bucal, Hospital Henry Ford, Detroit, Mich.)

aporte sanguíneo a la región, evitar el trauma excesivo a las fibras y troncos nerviosos de la región, control de la hemorragia, técnica aséptica, manejo atraumático de los tejidos blandos, colgajo adecuado para obtener relajación suficiente que brinde un buen acceso a la región del quiste, evitar llegar a inserciones musculares y grandes vasos, suturas correctas y readaptación de los tejidos blandos. La incisión nítida, de manera que los tejidos blandos sean readaptados sobre una base ósea, siempre sana mejor y con menos dolor posoperatorio que cuando el tejido es desgarrado, lacerado o suturado directamente sobre un defecto del hueso.

La técnica quirúrgica que estudiaremos comprende el tratamiento de quistes de hueso y de tejidos blandos.

Quistes de tejidos blandos

Los quistes de tejidos blandos incluyen los de origen congénito, que ocurren principalmente en el cuello, y los quistes de retención, mucocele y ránulas que se observan principalmente en la cavidad bucal. Las técnicas quirúrgicas descritas para el tratamiento de los quistes congénitos tienden principalmente a explicar el procedimiento correcto y no la disección detallada frecuentemente necesaria en el cuello.

Quistes congénitos. Los quistes congénitos se presentan generalmente en el cuello, en la región submaxilar y submentoniana. Son benignos, pero necesitan disección y escisión completas para su curación.

Quiste tirogloso. Las anormalidades del conducto tirogloso deben ser tratadas por escisión quirúrgica. Son inútiles las perforaciones repetidas del quiste, salvo para aliviar la inflamación aguda. También están contraindicados los agentes esclerosantes y la irradiación.

La escisión quirúrgica se efectúa con una incisión transversa sobre el quiste (fig. 14-1). Se separan cuidadosamente los tejidos suprayacentes y el trayecto fibroso se identifica y luego se sigue disecando. Inyectar un colorante para resaltar más claramente el trayecto fistuloso es inconveniente, ya que con frecuencia el colorante se difunde y tiñe otros tejidos, obscureciendo así el campo operatorio. Generalmente el trayecto fibroso puede ser seguido sin inyectar colorantes. Para facilitar la exposición se separa el hueso hioides para examinar arriba de este punto y permitir la escisión del agujero ciego que es el punto de terminación del conducto tirogloso.

Al cerrar la herida los músculos de la lengua se juntan con puntos separados de seda o catgut crómico y los bordes cortados del hueso hioides se aproximan con suturas a través del periostio o la fascia adyacente y se coloca profundamente en los músculos de la lengua un pequeño tubo de hule para el drenaje a través de la incisión cutánea.

Quistes y fístulas branquiales. Al extirpar las fístulas branquiógenas se utiliza una substancia radiopaca, como aceite yodado (Lipiodol), y yofendilato (Pantopaque) para precisar la extensión y localización de la fístula. Se puede introducir una sonda en el conducto fistuloso para facilitar su identificación mientras se avanza en la disección. La técnica de escalera de Bailey es útil para seguir el conducto fistuloso hasta su terminación en la pared faríngea. Este procedimiento de dos faces hace mínima la cicatriz. El conducto se liga con seda fina o catgut en la entrada a la faringe y las heridas se cierran como de costumbre dejando un drenaje. El drenaje suele quitarse a los dos o tres días.

El mejor acceso al quiste branquiógeno es a través de una incisión centrada en la parte más saliente del quiste y paralela al borde anterior del músculo esternomastoideo (fig. 14-2). El quiste puede tener adherencias en importantes troncos nerviosos y vasos, y por lo tanto es necesario lograr exposición adecuada al examinar el quiste. Debe tenerse mucho cuidado para evitar la rotura del quiste durante la disección. Cualquier epitelio que se deje originará la recurrencia. La herida se cierra en capas y la piel se sutura de modo que se logre el mejor resultado estético. Se deja un pequeño drenaje durante uno o dos días.

Quistes dermoides. Los quistes dermoides (fig. 14-3) son, por regla general, más superficiales que los de la hendidura branquial y no están insertados a la pared lateral faríngea. Frecuentemente es difícil hacer una distinción cuidadosa entre estos quistes antes de la operación, pero la remoción quirúrgica es el tratamiento de elección en todos los casos. Los quistes dermoides sublinguales del piso de la boca se quitan intrabucalmente (véase fig. 14-15).

Quistes de retención. Los quistes de retención generalmente se localizan en la cavidad bucal y son tratados por escisión simple o marsupialización, según su tamaño y localización.

Mucocele. El tratamiento de elección es la escisión quirúrgica completa (fig. 14-16). Se hace una incisión cuidadosa a través del epitelio delgado suprayacente, que suele estar tenso sobre el quiste mucoso. Una incisión de alternativa (fig. 14-16, C) que preserva la membrana mucosa suprayacente, para ayudar a asir el tejido durante la enucleación del mucocele, frecuentemente facilita la disección. Generalmente el quiste mucósico tenderá a sobresalir de su lecho de tejido blando, y puede liberarse cuidadosamente usando disección roma con pinzas de hemostasia curvas, cureta, o elevador de periostio pequeños. Deberá tenerse gran cuidado de no romper el saco, puesto que entonces la disección sería más difícil y no se podría tener la certeza

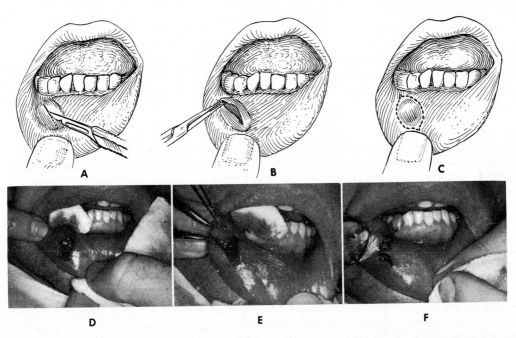

Fig. 14-16. **A**, remoción de un mucocele; el bisturí hace una pequeña incisión a través de la mucosa. **B**, tijeras finas utilizadas para separar la pared del quiste de los tejidos adyacentes. **C**, método alterno: una incisión elíptica que deja la membrana mucosa intacta sobre la membrana del quiste puede ayudar a disecar el mucocele. **D**, salida del mucocele. **E**, el quiste es tomado por las pinzas para tejido y se hace la disección. **F**, control de la hemorragia y sutura de la incisión.

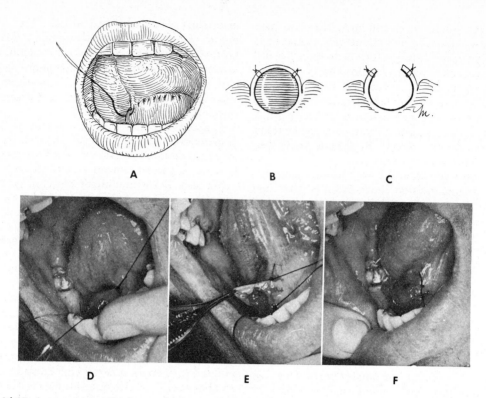

Fig. 14-17. **A,** marsupialización de una ránula; colocación de las suturas a través de la mucosa hasta la pared quística subyacente. **B,** corte transversal. **C,** se hace una ventana y se aspira el contenido del quiste. El piso del quiste se incorpora al piso de la boca. **D,** aspecto clínico de la primera fase; colocación de las suturas. **E,** la mucosa que cubre el quiste y su pared superior son tomadas con pinzas para tejido y separadas con tijeras por dentro de las suturas. **F,** colocación de suturas adicionales. Se puede ver el piso del quiste, que es ahora una porción del piso de la boca.

de haber eliminado el quiste en su totalidad. En este tipo de lesiones las recidivas son comunes. Shira (15) ha descrito una técnica con la que aspira el contenido de un mucocele e inyecta una mezcla ligera de alginato o material de impresiones con base de caucho. Esto endurece y delinea claramente toda la extensión de la lesión, ayudando así a disecarla.

Ránula. La simple incisión y drenaje de la ránula va siempre seguida de recurrencias. La enucleación de una ránula sin romper la pared delgada es prácticamente imposible y trae muchas complicaciones importantes. Una vez que el quiste se ha roto es muy difícil distinguir la continuación de la cubierta y si no se remueve en su totalidad la ránula es fácil que recidive. Se puede utilizar un dedal en forma de lazo de alambre para intentar restablecer una abertura del conducto forrado de epitelio, pero esto frecuentemente falla. Se ha encontrado eficaz el radio para el tratamiento de la ránula.

La operación de Partsch o marsupialización de una ránula se considera el mejor procedi-

miento quirúrgico. Consiste en la escisión de la pared superior de la ránula suturando la cubierta del quiste a la mucosa del piso de la boca y haciéndola continua con la cavidad bucal.

Se utiliza la siguiente técnica (fig. 14-17): se coloca una serie de suturas alrededor de los márgenes del quiste; las suturas atraviesan la mucosa normal del piso de la boca y la pared del quiste. Cuando el quiste está bien delineado con las suturas se hace la escisión de la pared superior inmediatamente por dentro de las suturas. El fondo del quiste se eleva a su posición normal al salir el contenido líquido y se hace continuo con el piso de la boca. La membrana quística se transforma y asume las características de los tejidos adyacentes.

Algunos operadores quitan una pequeña porción de la pared superior, aspiran el contenido del quiste y lo limitan llenándolo con gasa estéril. Se termina la disección de la pared superior del quiste y se colocan las suturas periféricas. Este procedimiento se hace mejor con anestesia local con bloqueo del nervio lingual. La infiltración local complementaria no suele ser necesaria. Si la tumefacción atraviesa la línea media entonces es necesario el bloqueo bilateral.

Catone y colaboradores (6) reconocen que ciertas ránulas son de origen más profundo que otras, y frecuentemente es necesario eliminar la glándula sublingual vecina. Recalcan que la asistencia quirúrgica lógica se basa en patogénesis y anatomía patológica de la lesión, y que no se justifica una intervención dogmática para el tratamiento de lesiones quísticas del piso de la boca.

Quistes óseos

El acceso al quiste óseo tiene que lograrse cortando y levantando el mucoperiostio. La naturaleza del método quirúrgico depende de la localización y extensión del quiste. Si el quiste óseo es completamente enucleado o se trata con el método de Partsch o sus modificaciones depende más de su tamaño y localización que del diagnóstico real del mismo. Cuando la enucleación es el método de elección, el hueso suprayacente tiene que quitarse con cinceles, alveolótomos o fresas para hueso. Muchas veces el hueso es sumamente delgado y puede quitarse fácilmente con una pinza hemostática. Frecuentemente existe erosión a través de todo el hueso y la membrana quística se inserta al periostio o cubierta de tejido blando y tiene que ser separada de éstos. Ello se complica a veces con infección secundaria y formación de un conducto fistuloso con gran cantidad de tejido cicatrizal. El saco quístico tiene que ser expuesto para levantarlo cuidadosamente de su lecho óseo (figura 14-18).

Moose (12) ha aconsejado hacer un colgajo osteoperióstico al operar tumores y quistes de la mandíbula con cubierta ósea delgada (fig. 14-19). Esta técnica consiste esencialmente en hacer a la vez una incisión a través del mucoperiostio y de la capa cortical ósea. Esto puede hacerse con un bisturí si el hueso es delgado o colocando un cincel afilado en la incisión del colgajo dándole unos golpes ligeros para que penetre en el hueso. Entonces se levanta el hueso adherente al mucoperiostio para exponer la lesión quística. Este procedimiento se hace en las paredes labial y bucal de los maxilares superiores y la mandíbula. Después de la remoción del quiste regresa el colgajo a su posición original y se sutura. La conservación del hueso insertado al periostio aumenta las superficies osteo-

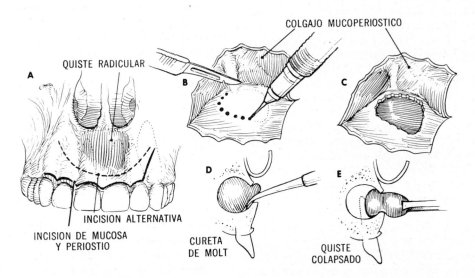

Fig. 14-18. Enucleación de un quiste. **A,** se hace la incisión en el borde gingival o en forma semilunar arriba de éste, y se levanta un colgajo mucoperióstico grande. Los incisivos centrales no conservan en este caso la vitalidad. **B,** nótese la inserción fibrosa de la pared quística a la capa mucoperióstica, debido a una fístula crónica. La inserción debe ser liberada por disección. Para limitar la cavidad quística se hacen perforaciones con fresa para hueso a través de la pared cortical. El cincel para hueso también puede utilizarse, o bien el alveolótomo si la perforación en el hueso es lo suficientemente grande para penetrar en ella. **C,** se ha quitado el hueso. Puede verse la porción anterior de la pared quística. **D,** se utiliza la parte posterior de una cureta para separar la pared quística de los lados de la cavidad ósea. **E,** la liberación del quiste se realiza haciendo tracción sobre la pared quística con pinzas para tejido, y separando con cureta la porción profunda. En los dientes desvitalizados se hacen conductoterapia o extracción. Si los dientes permanecen en la boca se coloca una gasa en la cavidad, que se puede retirar a través de una incisión en el colgajo. Si se extraen los dientes la gasa se retira a través del alveolo. Se sutura la herida.

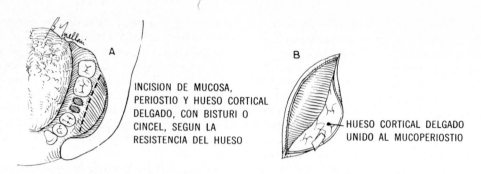

A

B

INCISION DE MUCOSA,
PERIOSTIO Y HUESO CORTICAL
DELGADO, CON BISTURI O
CINCEL, SEGUN LA
RESISTENCIA DEL HUESO

HUESO CORTICAL DELGADO
UNIDO AL MUCOPERIOSTIO

Fig. 14-19. Colgajo osteoperióstico. **A,** línea de incisión. **B,** retracción del colgajo; se puede ver el quiste subyacente.

génicas de los tejidos alrededor del coágulo sanguíneo que llena la cavidad quística. Esto aumenta la posibilidad de cicatrización por primera intención y también forma un mejor núcleo para la regeneración del hueso. Las fracturas que ocurren en este hueso delgado cuando se levanta el colgajo no son importantes siempre que los fragmentos de hueso no se separen totalmente del periostio. Si se desinsertan entonces se quitan y se descartan.

La cureta de hoja delgada es un instrumento adecuado para despegar la pared quística del hueso. Se debe utilizar la cureta más grande que se pueda introducir fácilmente en el quiste. El lado cóncavo de la cureta se coloca contra el hueso y se introduce con cuidado entre la pared del quiste y el hueso (fig. 14-18, *D*). Se debe tener cuidado de no romper el saco quístico y permitir que salga su contenido líquido. Son esenciales una buena iluminación y la visión directa para poder determinar si se ha quitado todo el quiste. Frecuentemente en los quistes grandes se puede utilizar la punta de un aparato de aspiración para separarlos de su lecho óseo. En los quistes grandes los nervios y vasos generalmente están empujados hacia un lado y no se deben traumatizar. Los bordes óseos del quiste deben rasparse antes de suturar los tejidos blandos y de cerrar la herida. Esto puede hacerse con un alveolótomo, una fresa para antro o una lima para hueso. La terapéutica antibiótica local con sulfonamida en polvo puede ayudar a la cicatrización de la herida. La medicación antibiótica general es aconsejable cuando hay inflamación o infección. El uso local de un antibiótico debe reforzarse con la terapéutica general.

La aplicación de empaques de gasa, Gelfoam o astillas de hueso depende del tamaño y localización del quiste. Estos apósitos tienden a evitar el sangrado y la formación de hematomas con

la disolución resultante del coágulo sanguíneo y el drenaje séptico, y también ayudan a la cicatrización.

Van Doorn (19) discute y expone resultados y problemas con el cierre primario de grandes quistes óseos. El quiste más pequeño, de 15 a 22 mm, generalmente sana por primera intención sin provocarse complicaciones. En la cavidad, se forma un coágulo sanguíneo organizado, que lleva a proliferación de tejido conectivo joven y finalmente a la formación de hueso nuevo. En la cavidad más grande la herida sana por segunda intención, con oposición gradual de tejido que va obliterando el defecto. Si el método elegido es el cierre primario, deberán controlarse bien hemorragia y escurrimiento, y la herida deberá estar libre de infecciones. Los bordes óseos deberán estar bien ahuecados para permitir que los colgajos mucoperiósticos se colapsen dentro de la cavidad. Es útil usar Hemovac para controlar la formación de hematomas.

Generalmente, en quistes grandes, se ha utilizado un apósito de substitución en forma de gasa, productos resorbibles de celulosa como Gelfoam y Surgicel, astillas de hueso, yeso de París y otros substitutivos anorgánicos.

Cuando se utiliza un apósito de gasa es bastante satisfactoria la gasa yodoformada de 1.5 a 2.5 cm o gasa simple humedecida en bálsamo del Perú. La gasa se empaca en la cavidad para que haga presión contra cualquier punto que muestre tendencia al sangrado y generalmente se quita, ya sea parcial o totalmente, al quinto o séptimo día después de la operación. Si se presenta hemorragia considerable durante la operación, generalmente es mejor aflojar el apósito gradualmente y quitarlo en secciones en un periodo de 10 a 12 días. La cavidad puede ser irrigada cuidadosamente cuando se quite el apósito y éste se pone de nuevo dos veces por semana hasta que se ha efectuado la cicatrización de las paredes óseas donde antes existía el quiste. El tiempo de curación generalmente es de 15 a 20 días.

Una cavidad quística grande también puede ser empacada con astillas de hueso que se obtienen del banco de huesos. El hueso seco congelado preparado cuidadosamente de hueso esponjoso o cortical en pequeños fragmentos puede ser empacado en la cavidad ósea (4). Es preferible el hueso esponjoso. Se pueden incorporar antibióticos o sulfas antes de colocar en su sitio el colgajo y suturar la herida cuidadosamente. A veces algunos de los pequeños fragmentos de hueso pueden obrar como cuerpo extraño y ser exfoliados. Sin embargo la mayoría de los fragmentos se conservan para servir como estructura de sostén al coágulo de sangre. También parece que existe estímulo del tejido conectivo joven, lo que aumenta la actividad fibroblástica y osteoblástica y la velocidad de cicatrización.

El Servicio de Cirugía Bucal en el Hospital Mount Sinai en Detroit (14) había estado utilizando hueso esponjoso del banco de huesos, tomado de la cabeza del fémur, como estructura sobre la cual podía llevarse a cabo el remodelado del defecto. La médula se raspa y se toma con pinzas de gubia del fémur, y se coloca en una solución que contenga cinco millones de unidades de penicilina y aproximadamente 30 ml de solución salina. La herida se irriga cuidadosamente con solución de penicilina antes de taponar el defecto con tanto hueso del banco como sea posible. Se trata de obtener cierre impermeable de la mucosa, utilizando sutura de colchonero horizontal y continua y puntos de béisbol corredizos suprayacentes.

Se han usado diversos substitutivos óseos para obliterar cavidades quísticas después de la eliminación de tejido patológico. Ninguno de éstos ha resultado ser tan satisfactorio como el hueso del banco conservado y congelado y deshidratado. Por ejemplo, se ha probado extensamente el hueso preparado en forma heterogénea (10). Se ha usado yeso de París para obliterar cavidades óseas (5). Bahn (3) ha publicado una revisión de la literatura e informado de muchos casos clínicos en que los resultados han sido favorables. La búsqueda continúa, para encontrar un substitutivo óseo apropiado que pueda usarse para llenar grandes cavidades quísticas en hueso, de manera que se pueda suturar el tejido

suprayacente con firmeza sin necesidad de taponar ni de retirar tiras de gasa. El substitutivo debería estar formado idealmente por tejido de especies inferiores para estar comercialmente disponible. Debería estar tratado de manera que la reacción inmunológica no causara rechazo del injerto, pero que, asimismo, pudiera estimular la actividad osteoclástica y osteoblástica del huésped.

La técnica de marsupialización descrita anteriormente para el tratamiento quirúrgico de la ránula, también se puede utilizar en los quistes. El quiste es "destechado" y se sutura el mucoperiostio adyacente a los márgenes de la pared quística o se mantiene en su lugar con apósitos. Esto hace que la pared quística se haga continua con la cavidad bucal. (Véase fig. 14-21.)

Después de levantar el colgajo mucoperióstico el hueso que está sobre el quiste se quita cuidadosamente teniendo cuidado de no penetrar en el quiste. Cuando se llega a la periferia de la cavidad se pueden utilizar unas tijeras afiladas para cortar la membrana expuesta. Este tejido se manda al laboratorio para su examen histológico. Después que se evacua el contenido del quiste, se permite que el mucoperiostio entre en la cavidad y se sutura a la cubierta del quiste. La aposición se mantiene por presión con apósitos de gasa.

Si se utilizan apósitos de gasa, pueden quitarse a los siete o diez días, pero puede ser necesario cambiarlos varias veces. Si se ha hecho una gran abertura durante la marsupialización del quiste, generalmente no hay necesidad de otra cosa mientras progresa la cicatrización. Si solamente se ha hecho una pequeña ventana para obtener acceso a la cavidad quística algunas veces es necesario construir un tapón de acrílico que puede perforarse haciéndolo hueco para mantener el drenaje y también para mantener abierta la herida mientras progresa la cicatrización (fig. 14-20). La herida puede ser irrigada para conservarla limpia a través de la abertura.

Al quitar la presión líquida en el hueso, ocurre la regeneración y la pared epitelial del quiste se transforma en una mucosa normal por evaginación de las regiones adyacentes. La técnica de drenaje por tubo para el tratamiento de quistes grandes aconsejada por Thomas (17) es también una modificación del método de Partsch (figs. 14-20 y 14-21). Se hace una pequeña abertura al quiste y se inserta una sonda blanda de polietileno o metal sujetada por ligaduras a los dientes adyacentes para mantener el drenaje. Cualquiera de las sondas se adapta fácilmente a la

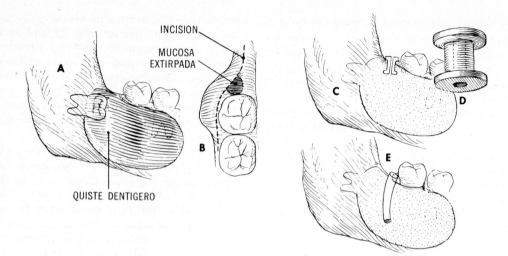

Fig. 14-20. Técnica modificada de marsupialización. **A,** quiste dentígero alrededor de un tercer molar que no ha hecho erupción. **B,** se hace una ventana en la mucosa para introducir el obturador. El tercer molar se extrae y se quita una porción de la pared quística para el examen microscópico. Los quistes con posibilidad de sufrir transformación histológica deben ser cuidadosamente vigilados después de la operación. **C, D y E,** botón acrílico o tubo de metal para mantener abierta la herida, lograr drenaje, y permitir la irrigación de la cavidad quística y limpiar la herida se quitan estos aditamentos cuando el examen radiográfico muestra que hay formación de hueso hasta ese nivel.

abertura del quiste. Esto alivia la presión dentro del quiste y se hace la obliteración gradual de la cavidad por aposición de tejido blando y hueso que cierra la abertura. Se lleva a cabo la irrigación periódica a través del tubo, que puede ser acortado mientras se produce la cicatrización.

Las indicaciones para la marsupialización de un quiste incluyen los estados en que los tejidos vitales adyacentes, como los dientes, pueden ser atacados si el contenido del quiste es completamente enucleado o si hay peligro de llegar a los senos paranasales adyacentes o si se quiere evitar un gran defecto óseo. También se elimina la posible aparición de parestesia por el traumatismo quirúrgico o la sección de un nervio.

Esta técnica es aplicable a gran número de quistes de la cavidad bucal. Sin embargo, tiene que ser utilizada con cautela en las lesiones quísticas capaces de originar un tumor. En estas circunstancias, se debe hacer una exposición adecuada para que la pared del quiste pueda ser examinada clínicamente y en muchos casos tiene que hacerse biopsia de cualquier porción sospechosa. Este tipo de lesión tiene que ser examinado frecuente y cuidadosamente después de la operación por examen clínico y radiográfico.

Archer (2) durante mucho tiempo ha defendido la técnica de marsupialización para tratar grandes quistes en maxilares y evitar la pérdida de dientes afectados y otras complicaciones que dan por resultado el llamado lisiado dental.

Ofrece estadísticas que apoyan su argumento de que pocos tumores, benignos o malignos, se producen en las membranas quísticas retenidas.

Algunos operadores quitan el quiste o el epitelio con una segunda operación después que se ha llevado a cabo suficiente aposición de hueso al aliviarse la presión. Esto elimina el peligro de la enucleación primaria, pero hace que el paciente sufra una segunda operación y no afecta materialmente el resultado del tratamiento.

En la operación de Partsch la aposición de hueso para obliterar una cavidad puede ocupar mucho tiempo. Sin embargo, en la mayoría de los casos no existe contraindicación para hacer la reparación protética que sea necesaria. Muchas veces sólo se necesita una buena higiene bucal para mantener limpia la región después que ha ocurrido epitelización normal.

Complicaciones posoperatorias

Las posibles complicaciones de enucleación o marsupialización de quistes congénitos y embriológicos incluyen tumefacción, infección, formación de hematomas, traumatismo de nervios motores y sensitivos, hemorragia primaria o secundaria, fístula bucal, fractura de huesos y obstrucción de vías respiratorias. El traumatismo de nervios motores y la obstrucción de vías respiratorias ocurren principalmente al extirpar lesiones que exigen disección en cuello y región submandibular.

La mejor manera de evitar complicaciones es prevenirlas por un diagnóstico completo, un buen juicio quirúrgico y una técnica quirúrgica correcta. Sin embargo, las complicaciones ocurren y conviene conocerlas para tratarlas cuando se presentan.

El edema es normal y fisiológico después de procedimientos quirúrgicos en maxilares y mandíbula. La mayor parte de estas operaciones son traumáticas y la retracción prolongada de los tejidos contribuye a obstaculizar el drenaje linfático normal de la región. Esto, aunado con la reacción inflamatoria, produce edema y tumefacción. Debe advertirse esto al paciente, y que espere el máximo de hinchazón alrededor del segundo día posoperatorio; desaparecerá gradualmente si no hay infección secundaria ni formación de hematomas. La aplicación inmediata de frío es de poco beneficio, pero puede utilizarse en las primeras ocho a diez horas que siguen a la operación. Los agentes antiinflamatorios como fármacos corticosteroides y enzimas de plantas y animales pueden, en ciertos casos, ser útiles para controlar el edema posoperatorio. Estos agentes deben administrarse con un conocimiento completo de sus posibles efectos secundarios y sus contraindicaciones.

La posibilidad de infección puede ser mínima usando antibióticos y una buena técnica quirúrgica, y siguiendo estrictamente las reglas de asepsia. Cualquier infección aguda que se presente en estas lesiones debe dominarse perfectamente antes de hacer cualquier intervención quirúrgica. Deben elegirse cuidadosamente los antibióticos y se administrarán en dosis terapéuticas, ya sea empíricamente o por pruebas de sensibilidad.

El hematoma puede evitarse cohibiendo la hemorragia inicial y por el uso adicional de apósitos y presión. Los vasos de grueso calibre deben ser ligados, pero la hemorragia suele provenir de regiones inaccesibles a la ligadura y se cohibe por la presión. Los colgajos de tejido blando deben suturarse bien y se aplicará presión externa adecuada en la herida durante las primeras horas del posoperatorio.

Un hematoma persistente facilmente accesible, debe ser aspirado y drenado. De otra manera, ocurrirán disgregación del coágulo y drenaje séptico. En periodo incipiente de la formación de hematoma, puede ser útil la terapéutica enzimática, con hialuronidasa, por ejemplo, pero debe evitarse si hay peligro de infección secundaria. Las enzimas inyectadas en los tejidos abren los espacios intersticiales y facilitan la absorción y difusión rápidas de líquidos desde la región enferma.

Los troncos nerviosos sensitivos generalmente están desplazados por las lesiones quísticas, y muchas veces puede separarse la pared del quiste del nervio, por disección cuidadosa. Cuando se descubre un nervio sensitivo en una cavidad, suele ocurrir parestesia. La duración del trastorno no puede predecirse porque la velocidad de regeneración del nervio varía considerablemente. Sin embargo, los troncos nerviosos grandes generalmente no se cortan durante procedimientos quirúrgicos cuidadosos, y suele recuperarse la sensibilidad. Los pequeños nervios que se sacrifican en estas regiones quirúrgicas de ordinario tienen inervación cruzada de manera que el efecto inmediato no es notado por el paciente. Debe advertirse al paciente de esta complicación, y entonces puede aceptar de mejor manera la pérdida de la sensación. Debe explicarse cuidadosamente que un traumatismo

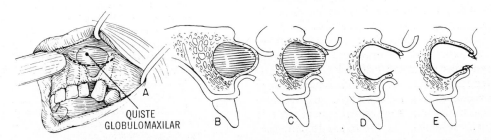

QUISTE
GLOBULOMAXILAR

Fig. 14-21. Técnica de marsupialización. **A,** la enucleación del quiste globulomaxilar en este caso puede poner en peligro los dientes adyacentes. **B,** la incisión se hace a través del mucoperiostio. Se quita la porción central del colgajo. **C,** el hueso sobre el quiste se quita para que corresponda con el delineamiento de la cavidad subyacente. **D,** se quita la porción expuesta del quiste y se somete a examen microscópico. **E,** se sutura la mucosa a la pared quística con una invaginación del colgajo mucoperióstico. La cavidad se empaca con gasa durante cinco días. La gasa puede cambiarse una o dos veces antes de quitarla.

posible del quinto par afecta solamente la sensibilidad y no la función motora, de manera que no ocurrirán cambios patentes en la cara. Sin embargo, para hacer la disección de tejidos blandos, debe conocerse perfectamente la anatomía del nervio facial, pues la lesión de este nervio motor originará parálisis.

La hemorragia primaria debe cohibirse durante la operación. La secundaria generalmente ocurre cuando se ha traumatizado un vaso de grueso calibre al operar. También puede ocurrir por trauma inesperado de vasos neoformados, al quitar los apósitos quirúrgicos. Esta complicación suele cohibirse por la presión. Deben extirparse los grandes coágulos y se buscará el origen de la hemorragia antes de aplicar la presión de una manera adecuada. Algunas veces el vaso puede identificarse y ligarse.

Las fístulas buconasales o bucoantrales a veces resultan de haber elegido mal los procedimientos quirúrgicos o de error en la técnica. También puede ser resultado de una relación anatómica normal de alguna enfermedad con las estructuras existentes. Esta complicación puede evitarse por una disección cuidadosa; la pared quística frecuentemente puede despegarse de otras membranas sin penetrar en cavidades nasal o antral. El método de Partsch, cuando se puede aplicar, evitará esta complicación. Si ocurren pequeñas aberturas, suele lograrse la curación adecuada por sutura cuidadosa y las instrucciones detalladas al paciente. El cuidado posoperatorio es de gran importancia en muchos casos para evitar la formación de una fístula permanente que necesita cierre secundario. Debe evitarse la infección secundaria. Se aconsejará al paciente mantener la boca abierta al estornudar o toser, para igualar la presión en los senos paranasales y evitar la fuerza excesiva en la región donde la herida comunica con la cavidad bucal.

El hueso se debilita por la presencia de un quiste; la magnitud del debilitamiento depende del tamaño y la extensión de la lesión. La posibilidad de fractura durante la cirugía suele ser remota, a menos que se produzca traumatismo excesivo sobre el hueso o que ambas tablas corticales sean muy delgadas. El traumatismo al hacer un movimiento de torsión es más capaz de fracturar el hueso que la presión directa. Por la naturaleza del quiste, que se expande primariamente en una sola dirección, es probable que esté intacta una tabla cortical que preserva la continuidad del hueso. La profilaxia es la mejor terapéutica; debe utilizarse una técnica quirúrgica cuidadosa, particularmente en los quistes

que contienen dientes que no han hecho erupción, y que son difíciles de extraer. Si ocurre fractura, debe continuarse la enucleación del quiste, y después se empaca bien la cavidad con apósitos de gasa o partículas de hueso, para mantener la posición de los fragmentos y evitar su desplazamiento. La mandíbula también debe inmovilizarse. Cuando hay quistes maxilares voluminosos, debe aconsejarse al paciente que evite los traumatismos, tanto antes de la operación como después de ella, ya que un golpe puede causar más fácilmente fractura en un hueso debilitado que en uno normal.

La obstrucción posoperatoria de vías aéreas puede ser consecuencia de intervenciones quirúrgicas en maxilares, lengua y cuello. Los factores contribuyentes son edema masivo, formación de hematoma e infección. Si existen signos de respiración difícil y de intercambio respiratorio inadecuado, debe hacerse traqueotomía. Esta debe ser, en la medida de lo posible, un procedimiento de elección y no de urgencia.

La asistencia posoperatoria adecuada es tan importante para el bienestar del paciente como el diagnóstico y el tratamiento quirúrgico.

BIBLIOGRAFIA

1. Archer, W.: Oral surgery, ed. 4, Philadelphia, 1966, W. B. Saunders Co.
2. Archer, W. H.: Transactions of the Second Congress International Association, Conference on Oral Surgery, p. 152, Munksgaard-Copenhagen, 1967.
3. Bahn, S. L.: Plaster, a bone substitute, Oral Surg. 21:682, 1966.
4. Boyne, P. J.: Clinical use of freeze dried homogenous bone, J. Oral Surg. 15:236, 1956.
5. Calhoun, N. R., Neiders, M. E., and Greene, G. W., Jr.: Effects of plaster of paris implants in surgical defects of mandibular alveolar processes of dogs, J. Oral Surg. 25:122, 1967.
6. Catone, G. A., Morrill, R. G., and Henny, F. A.: Sublingual gland mucus-escape phenomenon—treatment by excision of sublingual gland, J. Oral Surg. 27:774, 1969.
7. Gorlin, R. J., and Goldman, H. M.: Thoma's Oral Pathology, St. Louis, 1970, The C. V. Mosby Co.
8. Killey, H. C., and Kay, L. W.: Benign cystic lesions of the jaws, Baltimore, 1966, The Williams & Wilkins Co.
9. Kreuz, F. P., and others: Preservation and clinical use of freeze dried bone, J. Bone Joint Surg. 33A:803, 1951.
10. Lyon, H. W., and Boyne, P. J.: Host response to chemically treated heterogenous bone im-

plants, J. Dent. Res. I.A.D.R. Abstracts **42:** 83, 1963.

11. Martin, H.: Surgery of head and neck tumors, New York, 1957, Hoeber-Harper.

12. Moose, S. M.: Osteoperiosteal flap for operation of large tumors and cysts of jaws, J. Oral Surg. **10:**229, 1952.

13. Pindborg, J. J., and James, P.: Variations in odontogenic cyst epithelium, Transactions of the Second Congress International Association, Conference on Oral Surgery, pp. 121, 127, 135-140, Munksgaard-Copenhagen, 1967.

14. Rotskoff, K.: Personal communication, Department of Oral and Maxillofacial Surgery, Sinai Hospital of Detroit, 1972.

15. Shira, R. B.: Simplified technic for the man-

agement of mucoceles and ranulas, J. Oral Surg. **20:**374, 1962.

16. Stafne, E. C.: Developmental defects of the mandible. In Stafne, E. C., and Gibilisco, J. A.: Oral roentgenographic diagnosis, ed. 3, Philadelphia, 1969, W. B. Saunders Co.

17. Thomas, E.: Saving involved vital teeth by tube drainage, J. Oral Surg. **5:**1, 1947.

18. Toler, P.: Newer concepts of odontogenic cysts, Int. J. Oral Surg. **1:**3, 1972.

19. Van Doorn, M. E.: Enucleation and primary closure of jaw cysts, Int. J. Oral Surg. **1:**17, 1972.

20. Ward, G. E., and Hendrick, J. W.: Diagnosis and treatment of tumors of the head and neck, Baltimore, 1950, The Williams & Wilkins Co.

15

Enfermedades de origen dental de los senos maxilares

PHILLIP EARLE WILLIAMS

DESCRIPCION

El seno maxilar suele ser mayor que cualquier otro seno y se aloja principalmente en el cuerpo del maxilar superior. También se denomina antro de Highmore, porque este antro, que significa cavidad o espacio hueco encontrado especialmente en el hueso, fue descrito por primera vez por Nathaniel Highmore, un anatomista inglés del siglo XVII. En el recién nacido es una pequeña cavidad; su desarrollo empieza durante el tercer mes de vida fetal, y llega a su máximo desarrollo hacia los 18 años de edad. La capacidad del antro en el adulto medio es de 10 a 15 cm; la ausencia completa es muy rara. A veces hay compartimientos, nichos y criptas, formados por tabiques óseos y membranosos. La figura 15-1 muestra una radiografía de este estado.

El seno maxilar es de forma piramidal, con base en la pared nasoantral y vértice en la raíz del cigoma. La pared superior o techo, es delgada en el adulto; está situada debajo de la órbita y es la lámina orbitaria del maxilar superior. Esta pared generalmente contiene un canal óseo para nervio y vasos infraorbitarios. El piso del seno es el proceso alveolar. Al frente, la pared anterolateral o de la fosa canina es la parte facial del maxilar superior. La pared posterior o esfenomaxilar, de menor importancia, consiste en una pared delgada de hueso que separa la cavidad de la porción infratemporal. Hacia adentro, la pared nasal separa el seno de la cavidad nasal. La cavidad nasal contiene la desembocadura del seno, el orifico maxilar, situado abajo del techo del antro. La localización de esta abertura impide un buen drenaje cuando el individuo está en posición vertical.

El seno está revestido por mucosa delgada que está unida al periostio. El epitelio ciliado ayuda a eliminar las excreciones y secreciones que se forman en la cavidad. Los cilios sostienen las substancias extrañas en sus puntas, tal como las hojas de un árbol se mantienen en la superficie de muchas hojas de pasto. Las ondas de la acción ciliar llevan las substancias de una región a otra hacia la abertura. Estas ondas pueden ser comparadas a ráfagas de viento que mueven un campo de trigo de un lado a otro. Solamente una membrana patológica que tiene acción ciliar deficiente o que carece parcial o completamente de pestañas permitirá que las substancias extrañas descansen en su superficie.

El grosor de las paredes del seno no es constante, sobre todo en techo y piso; pueden variar en grosor de 2 a 5 mm en el techo y de 2 a 3 mm en el piso. En las regiones desdentadas, varían de 5 a 10 mm. En el caso de que la pared posterior sea atravesada y se llegue a la fosa infratemporal debe tenerse cuidado en cualquier procedimiento operatorio, por la presencia de grandes vasos, como la arteria y la vena maxilares internas. Los vasos infraorbitarios y alveolares superiores frecuentemente se rompen en las fracturas de la línea media de la cara, lo que origina la formación de hematomas en el antro.

Los dientes permanentes y temporales se encuentran debajo del piso y muchas veces las raíces de los molares y premolares permanentes se extienden hasta el seno. En los niños y lactantes, el piso del seno siempre es más alto que el piso de la nariz, de tal manera que se obtiene mejor drenaje en las operaciones de fenestración que se describirán más adelante. En los adultos ocurre lo contrario: el piso del seno es más bajo que el nasal.

La inervación proviene de la rama maxilar del quinto par craneal. La rama alveolar posterosuperior de este nervio inerva la mucosa del seno.

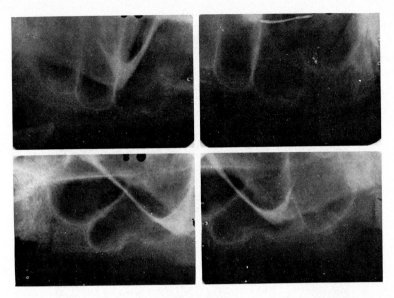

Fig. 15-1. Tabiques óseos en un seno maxilar normal. Lados derecho e izquierdo del mismo paciente.

El riego sanguíneo procede de la arteria infraorbitaria, rama de la maxilar interna. La circulación colateral nace de la arteria alveolar superior anterior, una rama del mismo vaso. Los vasos linfáticos son muy abundantes y terminan en los ganglios submaxilares.

Las funciones de los senos paranasales son estas: 1) Dar resonancia a la voz (nótese el cambio en el sonido de la voz en personas con catarro). 2) Actúan como cámaras de reserva para calentar el aire respirado. 3) Disminuyen el peso del cráneo durante la inspiración, el efecto de aspiración en la cavidad nasal extrae aire calentado de los senos. Los senos comunican con la cavidad nasal por aberturas o conductos de manera que su membrana se continúa con la nasal. Esto permite la ventilación y el drenaje de los senos.

Frecuentemente las radiografías revelan senos sumamente grandes, con los ápices de las raíces descansando directamente en el piso (fig. 15-2).

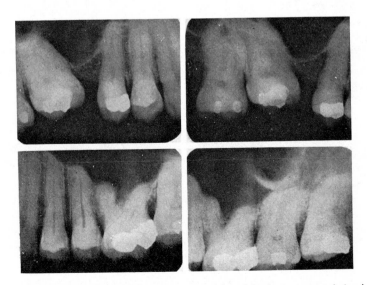

Fig. 15-2. Seno de gran tamaño (izquierda y derecha) con una pared ósea delgada que separa el piso de los ápices dentarios.

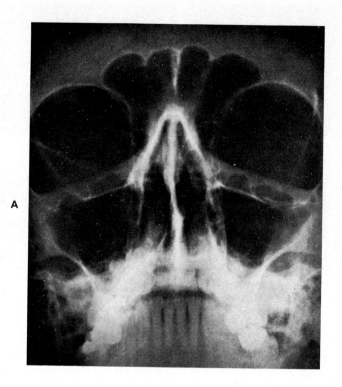

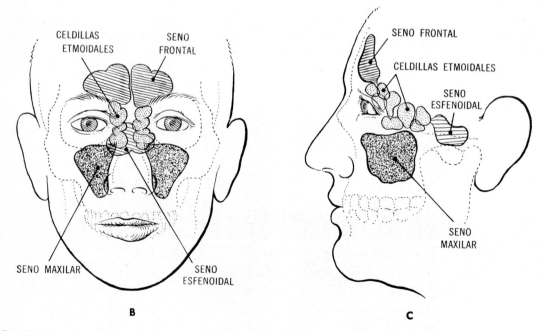

Fig. 15-3. **A,** radiografía de un seno normal. **B,** esquema de una vista frontal de los senos paranasales. **C,** esquema de una vista lateral.

Esto puede originar confusión y sospecha errónea de un estado patológico. Se obtienen placas intrabucales del lado opuesto y se comparan; si la arquitectura ósea es idéntica cabe decir que no hay alteraciones patológicas. Conviene tomar radiografías de cráneo, pues su estudio es muy útil y pueden compararse fácilmente todas las estructuras anatómicas. De los métodos diagnósticos auxiliares utilizados en el estudio de senos maxilares, la radiografía es el más fidedigno. La figura 15-3 muestra una radiografía del cráneo con senos normales.

Cuando las radiografías intrabucales comunes revelan la ausencia de un diente en la arcada y no hay historia de extracción del mismo, deben tomarse radiografías extrabucales. Muchas veces el diente ausente es aberrante y está situado en la parte superior del seno maxilar. Las figuras 15-4 y 15-5 son radiografías preoperatorias y posoperatorias de tal estado. Muchas veces estos dientes originan cefaleas o neuralgias, y al extraer el diente desplazado y eliminar las alteraciones desaparecen las molestias.

Un síntoma frecuente de infección del seno maxilar es la odontalgia. Los nervios alveolares superiores tienen trayecto bastante largo por las paredes del antro. Están contenidos, junto con vasos sanguíneos y linfáticos, en conductos delgados, que se anastomosan a veces. La expansión progresiva de los senos en las personas mayores invariablemente causa resorción de las paredes internas de uno o varios conductos, y el tejido conectivo que cubre su contenido queda en contacto directo con el tejido conectivo del mucoperiostio antral. Esto causa ataque de los nervios dentales cuando se inflama el seno. El dolor a veces se asemeja al de pulpitis. El examen de los dientes por estimulación con frío revelará que no solamente un diente, sino un grupo, y muchas veces todos los dientes superiores, están hipersensibles.

ENFERMEDADES

La *sinusitis maxilar* es aguda, subaguda y crónica. Es importante el diagnóstico cuidadoso ya que la curación de la enfermedad depende de eliminar la causa. Debe investigarse si hay ataque o no lo hay de los otros senos nasales. En muchos casos la infección del seno maxilar persiste por la del etmoides o de la nariz.

Los síntomas de sinusitis maxilar *aguda* dependen de la actividad o virulencia de las bacterias infectantes y de la presencia de un orificio ocluido. El síntoma principal es dolor intenso, constante y localizado. Parece afectar el globo ocular, carrillo y región frontal. Los dientes en esta región pueden estar extremadamente dolorosos. Cualquier movimiento o contacto puede agravar el dolor. La descarga nasal al principio puede ser acuosa o serosa, pero pronto se torna mucopurulenta, gotea a nasofaringe y causa irri-

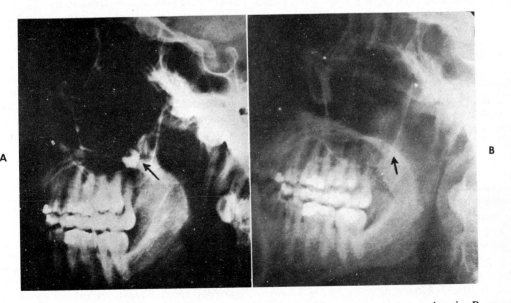

Fig. 15-4. A, tercer molar que no hace erupción; la mitad está dentro del seno, que no parece alterado. **B,** aspecto posoperatorio. La extracción del diente se practicó a través de la tuberosidad, de manera que el seno no fue lesionado.

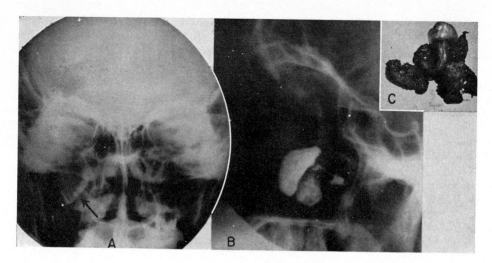

Fig. 15-5. A, tercer molar aberrante, situado dentro del seno maxilar. **B,** Lipiodol en el seno demostrando la presencia de un quiste. **C,** pieza quirúrgica con el diente unido al quiste. El diente y el quiste fueron extraídos por la operación de Caldwell-Luc.

tación constante. Esto produce expectoración y carraspera. En la sinusitis consecutiva a un diente infectado la secreción tiene olor sumamente desagradable. En esta enfermedad hay toxemia general con escalofríos, sudación, fiebre, mareos y náuseas. Es muy común la disnea.

En la sinusitis *subaguda* no hay síntomas de congestión aguda, como dolor y toxemia generalizada. La secreción es persistente y se asocia con voz nasal y nariz obstruida. Es muy común el dolor de garganta. El paciente se siente sin fuerzas, se cansa fácilmente y muchas veces no puede dormir, pues la tos lo mantiene despierto. El diagnóstico se basa en los síntomas, rinoscopia, transiluminación, radiografías, lavado sinusal e historia de resfriado persistente o ataques de sinusitis con duración de semanas o meses.

La sinusitis subaguda puede ser el estadio intermedio entre la aguda y la crónica y muchos casos continúan hasta la fase de supuración crónica. El tratamiento médico y quirúrgico adecuado es importante para evitar que el caso agudo se torne crónico. El alivio puede venir despacio o súbitamente, pero suele ocurrir poco después de mejorar el drenaje, de manera que las secreciones puedan salir del seno tan rápidamente como se forman.

La sinusitis maxilar *crónica* es producida por los siguientes factores: 1) ataques repetidos de antritis aguda o un solo ataque que persistió y llegó al estado crónico, 2) focos dentales descuidados o inadvertidos, 3) infección crónica de los senos frontales o etmoidales, 4) metabolismo

alterado, 5) fatiga, 6) vida desordenada, preocupaciones, deficiencias dietéticas y falta de sueño, 7) alergias y 8) desequilibrio endocrino y enfermedades debilitantes de todos los tipos.

El signo anatomopatológico fundamental en la sinusitis crónica es la proliferación celular. El revestimiento es grueso e irregular. La figura 15-6 muestra el aspecto radiográfico característico de la antritis crónica. En algunos casos la luz de la cavidad puede estar casi ocluida por el engrosamiento de la membrana. El proceso edematoso ataca el orificio del seno y causa oclusión completa, de manera que cesa el drenaje. El tratamiento médico es de poco valor en la sinusitis crónica. Se aconsejan la roentgenoterapia y la diatermia de onda corta, pero su valor es indiscutible sin establecer el drenaje adecuado. Este se puede efectuar por antrostomía intranasal o una ventana antral. Lograr el drenaje adecuado crea factores que favorecen la reparación temprana. El éxito obtenido por este procedimiento, junto con otras medidas conservadoras adecuadas, ha eliminado prácticamente la necesidad de procedimientos radicales en el seno maxilar.

PATOLOGIA

Se estima que 10 a 15 por 100 de casos de sinusitis maxilar son de origen dental o relacionado con él. Esto incluye abertura accidental del piso del antro durante la extracción dentaria, penetración de raíces y aun de dientes completos en el antro durante la extracción, e infecciones

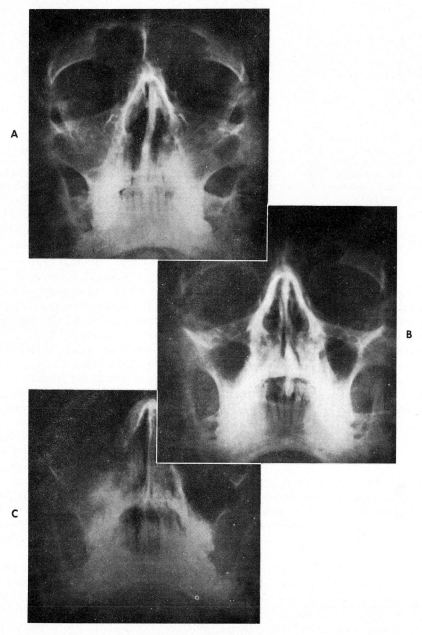

Fig. 15-6. **A,** opacidad intensa de los senos maxilares. **B,** engrosamiento del revestimiento mucoso por sinusitis maxilar crónica. **C,** radiopacidad del antro derecho debida a traumatismo que fracturó el borde infraorbitario derecho.

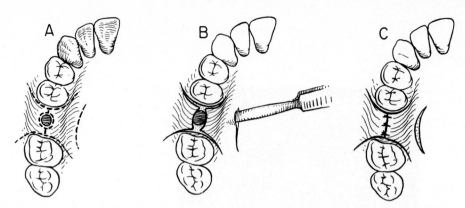

Fig. 15-7. Cierre de una abertura accidental del seno. **A,** incisiones alrededor de los dientes y atravesando la abertura. Se hace una incisión en el paladar para facilitar el desplazamiento de la mucosa; hay que evitar lesionar la arteria palatina. Las paredes bucal y lingual del alveolo se reducen con el alveolótomo. **B,** se avivan los bordes de la mucosa al nivel de la apófisis alveolar y se levantan los colgajos. La aproximación de los bordes de la mucosa se lleva a cabo levantando con legra el mucoperiostio palatino. **C,** se suturan los colgajos. La cicatrización se hace por primera intención. La herida palatina se deja abierta.

introducidas a través del piso del antro por dientes con abscesos apicales y parietales. Generalmente las infecciones ocurren en aquellos casos en que las raíces de los dientes están separadas del piso del antro por una pequeña pared de hueso, pero se conocen muchos casos en que el hueso era grueso.

El empiema del seno puede resultar de raspado demasiado enérgico del alveolo después de una extracción. Desde luego, este procedimiento no es aconsejable, y debe hacerse, si acaso, raspado cuidadoso y ligero. El uso imprudente y a ciegas de la cureta debe condenarse, pues puede llevar la infección al hueso y a los tejidos blandos en cualquier parte de la boca. Sin embargo, a veces la infección ataca al seno sin motivo patente.

Frecuentemente se descubre un quiste dentígero en el seno. Otros padecimientos son quistes de la mucosa del seno, neoplasias benignas y malignas, osteomielitis, rinolitos antrales y pólipos. Los angiomas, miomas, fibromas y tumores de células gigantes rara vez invaden los senos. Los odontomas quísticos pueden invadir el seno, generalmente están encapsulados y pueden decorticarse fácilmente sin tocar el antro. El odontoma, tumor benigno, suele tratarse radicalmente cuando invade esta región. Si llega a llenar el seno, muchas veces origina constricción mecánica de tejidos vitales, lo cual exige hemimaxilectomía.

El ameloblastoma que invade el seno causa expansión intensa de paredes facial y nasal. Los estudios radiográficos suelen mostrar el carácter de la lesión. Los tumores mixtos sufren cambios

malignos y dan como resultado crecimiento rápido e invasión del seno. Las lesiones de tejido conectivo, como sarcomas fibrógenos y osteógenos, rara vez atacan el antro. Si lo hacen, es durante la niñez y el pronóstico es malo. Por desgracia, los síntomas característicos de tumores malignos aparecen en esta región cuando la enfermedad ya es inoperable.

El carcinoma epidermoide del antro es más común que el sarcoma. Puede estar presente durante algún tiempo sin producir manifestaciones clínicas. Los dientes pueden hacerse móviles y presentarse dolor. Si se hace extracción de los dientes, el alveolo no cicatriza. Las metástasis a órganos vitales pueden causar la muerte antes que ocurra extensión local. Muchas veces la tumefacción de la cara es la razón para consultar al médico. Para el diagnóstico temprano, debe darse importancia al dolor persistente o recurrente en dientes o cara, sin causa dental precisa. El diagnóstico temprano es pertinente, ya sea que el dentista tome la responsabilidad del tratamiento o no lo haga.

Algunas veces ocurre aplastamiento del seno en las fracturas del maxilar superior. En ocasiones, después de impacción traumática del arco cigomático, éste penetra en el seno. Puede producir infección aguda, por la retención de sangre en el seno.

TRATAMIENTO

Penetraciones accidentales

Si la radiografía preoperatoria muestra que los ápices de las raíces de los dientes por extraerse penetran en el piso del seno, y si se sospecha este estado después de la extracción, se indica al paciente que cierre las narinas con los dedos y trate de expulsar aire suavemente por la nariz. Si se atravesó la membrana del seno, la sangre en el alveolo hará burbujas.

Si la penetración es pequeña y se ha tenido cuidado, evitando lavados, colutorios enérgicos y sonarse la nariz frecuente y fuertemente, en la mayor parte de los casos se formará un buen coágulo, se organizará y ocurrirá cicatrización normal. Estos alveolos nunca deben empacarse con gasa, algodón, etcétera, porque estos procedimientos casi siempre perpetuarán la abertura en vez de servir para cerrarla. La exploración instrumental de los alveolos debe evitarse lo más posible, para no llevar la infección a regiones no contaminadas.

Si el piso del antro está completamente destruido y quedan fragmentos de hueso en las raíces de los dientes, después de la extracción, y si la inspección muestra una abertura grande, debe hacerse sutura inmediata. El cierre primario reduce la posibilidad de contaminación del seno por las infecciones bucales; evita los cambios patológicos del seno que pueden persistir durante algún tiempo y requerirán más esfuerzos terapéuticos y muchas veces evita la formación de fístula bucoantral que exigirá cirugía ulterior, de naturaleza más difícil y extensa.

Un procedimiento sencillo que da buenos resultados para cerrar una penetración accidental en el seno es el siguiente: se levanta el mucoperiostio del lado bucal y del lingual, y se reduce y disminuye bastante la altura de la cresta alveolar a nivel de la penetración. Los bordes del tejido blando que van a ser aproximados se reavivan para que las superficies cruentas queden en contacto. Las incisiones de relajación se hacen como se ve en la figura 15-7. Entonces puede hacerse sutura sin tensión. Los bordes se aproximan con puntos de colchonero y se refuerzan con puntos separados múltiples de seda negra 3-0 (fig. 15-8). Conviene más este material que el absorbible (catgut), porque evita la posibilidad de que los puntos se salgan demasiado pronto, lo cual podría limitar el éxito de la cicatrización. Los puntos se dejan de cinco a siete días, se prescriben gotas nasales para contraer la mucosa nasal y favorecer el drenaje.

La proximidad anatómica de las raíces de molares y premolares y el piso del seno facilita la infección del antro, por extensión directa de un absceso apical, o por perforación accidental durante la extracción. El ápice fracturado de una raíz, separado del piso del seno por una lámina muy delgada de hueso, fácilmente puede ser empujado hacia el antro, y lo contamina con bacterias virulentas. Si el cirujano no tiene pericia para extraer estos ápices desplazados accidentalmente, la manipulación y el traumatismo generalmente causan infección aguda. Si fracasa el intento de quitar el fragmento radicular, la operación debe suspenderse y se estimulará la curación de la herida. Si ésta es grande, debe aproximarse el mucoperiostio bucal y palatino.

Al paciente se le hará saber que quedó el fragmento de raíz. El acceso quirúrgico para la remoción de una raíz en el seno maxilar no debe hacerse a través del alveolo después que se ha

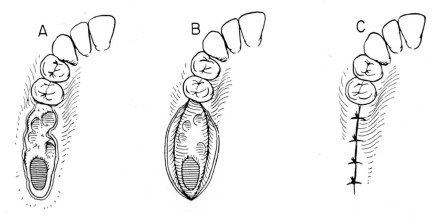

Fig. 15-8. Cierre de una gran abertura accidental del seno en una región desdentada (pérdida de la tuberosidad maxilar). **A**, orificio del seno inmediatamente después de la extracción. **B**, reducción de las paredes lingual y bucal para facilitar la coaptación de los colgajos de tejido blando. Los colgajos se recortan sin exagerar para que formen una línea uniforme. **C**, sutura de los colgajos.

intentado extraerla. Se empleará una incisión de Caldwell-Luc, que permita visualizar adecuadamente todo el seno. A veces, durante el procedimiento para extraer un tercer molar impactado superior, éste desaparecerá repentinamente. El diente podía haber estado residiendo en el piso o en la porción distal del seno maxilar, o podría haber formado parte de la pared. Puede haber sido desalojado de su cripta en el hueso maxilar y haberse deslizado a la fosa cigomática.

No deberán realizarse esfuerzos por recuperarlo hasta precisar la localización exacta del diente con un examen cuidadoso clínico y radiográfico. Es traumático para el paciente, si está bajo anestesia general, y también para el operador, darse cuenta de pronto de que está trabajando en el área equivocada.

El uso de radiografías estereoscópicas y panográficas ayudará definidamente a localizar el diente desviado. Si al explorar con sonda el área donde estaba el diente anteriormente, el instrumento va directamente hacia la cavidad del antro, y si se produce hemorragia nasal inmediatamente después de perder el diente (producido por sangre escapándose del seno a través de la abertura natural hacia la nariz) entonces el diente está seguramente en el seno maxilar. La intervención para extraerlo es el procedimiento Caldwell-Luc.

Si el diente no se encontrara en la cavidad del seno ni tampoco en los tejidos blandos, entonces es de esencial importancia practicar una intervención cuidadosa y práctica. La causa de la pérdida puede haber sido exposición inadecuada por no haber separado un colgajo adecuado. Por ejemplo, cuando se aplicó presión por medio de un elevador para extraer el diente de su alveolo, la tensión y la elasticidad del colgajo mucoperióstico empujó el diente fuera de la vista y hacia los tejidos blandos. En ese momento debería extenderse, más el colgajo y elevarse, a manera de poder explorar el tejido en busca del diente perdido. Frecuentemente se abrirá y expondrá el cojín de grasa bucal, y esto contribuirá aún más a esconder el diente. No se insista en explorar y sondear con el instrumento después de varios minutos de cuidadoso esfuerzo.

Deberá informarse al paciente sobre el problema y abandonar la búsqueda durante un periodo de cinco a seis semanas. La mayoría de los pacientes reaccionará favorablemente a una explicación completa y acertada de la situación.

La ley de gravedad no puede violarse. Se producirá algún movimiento hacia a una posición de declive, y mientras tanto el diente se volverá fibrótico y no se moverá en diversas direcciones al tratar de extraerlo. Se puede hacer la incisión directamente hacia el diente y se puede recuperar éste con esfuerzo mínimo.

Consideraciones preoperatorias

La anestesia para operaciones del seno maxilar puede ser local o general, según el criterio del operador y el tipo indicado para el caso particular. Si va a utilizarse anestesia general en el hospital, el asunto es responsabilidad del anestesista.

Si va a emplearse anestesia local, puede seguirse este método satisfactoriamente: se dan como medicación preoperatoria 0.162 g de pentobarbital sódico y 0.00043 g de atropina 30 minutos antes de la operación. Se satura una compresa de algodón con cocaína (solución del 5 al 10 por 100) o pontocaína (2 por 100 en efedrina), que se aplica cuidadosamente arriba y debajo del cornete inferior durante 10 a 15 minutos; se practica bloqueo anterior del nervio infraorbitario, o de la segunda rama, usando cualquier anestésico.

Debe subrayarse que cuando se aplica cocaína en mucosa bucal o nasal, no debe dejarse solo al paciente; habrá de vigilarlo constantemente una persona entrenada para reconocer los síntomas de sensibilidad y choque, que pueden ocurrir en individuos sensibles a la droga. Cuando hay idiosincrasia, deben emprenderse medidas positivas e inmediatas, incluyendo inyección intravenosa de tiopental (Pentothal) sódico y oxigenoterapia. Esto puede salvar la vida y la tardanza en reconocer los síntomas o no advertirlos, quizá desencadene una crisis que puede conducir a la muerte. Estos estados son raros; si se sospechan, deben hacerse pruebas de sensibilidad. La prueba oftálmica es fácil de efectuar; consiste en instalar en un ojo algo de la substancia que se va a utilizar. Ello producirá conjuntivitis en cinco minutos si el paciente es sensible a la droga; el ojo no sufre daño.

La prueba dérmica puede utilizarse cuando se sospecha idiosincrasia. Se hace inyectando entre dermis y epidermis el fármaco, hasta hacer un botón; si en término de cinco minutos ocurre eritema intenso, no se debe utilizar el medicamento. Estas pruebas requieren solamente unos minutos, pero pueden ahorrar horas de confusión y preocupación, incluso salvar la vida del individuo. Las pruebas definitivas las hace el alergista.

Cierre de fístula bucoantral

El cierre de fístula bucoantral, sobre todo si la abertura es grande, puede efectuarse empleando un colgajo palatino (fig. 15-9). Se levanta un colgajo pediculado donde el paladar sea grueso y tenga buen riego sanguíneo, para asegurar el éxito. La forma del colgajo puede determinarse por ensayo o práctica antes de la operación. Se hace un modelo del maxilar superior mostrando el defecto o abertura y se construye sobre él un paladar de acrílico. El colgajo se diseña en el acrílico, se hace la incisión y el colgajo se voltea para cubrir el defecto. Esto permite prever los resultados que van a obtenerse. El material puede esterilizarse y colocarse en la boca en el momento en que se hacen las incisiones a través del mucoperiostio del paladar. Este procedimiento comprobará que el colgajo que va a tallarse sea adecuado para cubrir la abertura.

La incisión se hace con una hoja de número 15, y se levanta el colgajo. En el sitio de mayor angulación, puede extirparse una V de tejido, para evitar los repliegues y las arrugas. Se levanta el pedículo junto con el periostio; debe llevar una rama de la arteria palatina. Los bordes del orificio fistuloso se reavivan y socavan. El colgajo se coloca debajo del borde socavado del colgajo bucal. Este procedimiento permite que las dos superficies cruentas y sangrantes queden en contacto. Los tejidos se acercan con puntos de colchonero, y los bordes se suturan con puntos separados múltiples. No se utiliza catgut porque no puede mantener el colgajo en su lugar un tiempo suficiente para que ocurra la cicatrización. Los puntos de seda o Dermalon, deben

dejarse de cinco a siete días. El hueso expuesto en el sitio donador puede cubrirse con cemento quirúrgico o gasa saturada con tintura compuesta de benjuí.

En 1939, Berger, un dentista, describió un método muy satisfactorio para cerrar las aberturas bucoantrales, obteniendo tejido de la región del carrillo o de la región bucal (fig. 15-10). Se cortan los tejidos que forman el borde de la fístula; se hacen incisiones diagonales a partir de los bordes extremos, atravesando mucoperiostio hasta llegar al hueso. Las incisiones se llevan hacia arriba hasta el repliegue mucobucal. Se eleva el colgajo descubriendo el defecto en el hueso; en la superficie interna del colgajo, el periostio se corta horizontalmente en diferentes sitios, cuidando de cortar solamente el periostio, para que no disminuya el riego sanguíneo. Las incisiones periósticas alargan el colgajo para que pueda deslizarse sobre la abertura. Se ponen puntos de colchonero y se logra coaptación precisa. Los bordes se suturan con múltiples puntos de seda negra, los cuales son dejados de cinco a siete días.

La técnica de Berger puede combinarse con la operación de Caldwell-Luc. La infección del antro crónica, encontrada tan frecuentemente en el paciente con fístula persistente, deberá eliminarse al igual que los pólipos antrales antes de poder efectuarse la curación. Para obtener buen acceso al antro en la técnica combinada, se extiende el miembro anterior del colgajo usado en la técnica Berger hacia adelante en el surco desde su extremidad superior, haciendo con esto innecesario practicar una incisión Caldwell-Luc separada.

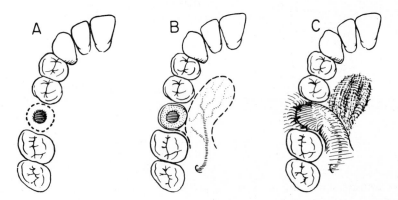

Fig. 15-9. Colgajo palatino para cerrar una fístula bucoantral crónica. **A,** se avivan los tejidos duros y blandos alrededor de la fístula y se separa la mucosa bucal. **B,** se levanta un colgajo mucoperióstico en el que debe estar incluida la arteria. **C,** se desplaza el colgajo para cubrir el defecto y se sutura. Nótese la porción en forma de V, que se quita en la curvatura menor para hacer mínimo el pliegue. La región que queda al descubierto se tapa con gasa o cemento quirúrgico.

Otro método de cierre, al parecer sencillo y que ha tenido éxito, fue descrito por Proctor. Se coloca un pedazo en forma de cono de cartílago conservado. El alveolo se prepara por raspado y se introduce el cartílago en el defecto. Es importante que el cartílago tenga tamaño suficiente para que pueda quedar a manera de cuña. Si queda flojo, puede desplazarse y desalojarse antes que la membrana crezca sobre él, o puede llegar hasta el seno, convirtiéndose en un cuerpo extraño.

Muchos cirujanos bucales en Estados Unidos han usado con éxito discos de oro o placa de oro 36, de 24 quilates (2). El procedimiento es práctico, eficaz y sencillo. El seno afectado se limpia y expone cuidadosamente. Es imprescindible que el seno esté tan libre de infección cuanto sea posible. El hueso se prepara para recibir el metal, y después se coloca el metal sobre la abertura y se mantiene ahí suturando los colgajos de tejido blando sobre él. Se administra al paciente un antibiótico para reducir la posibilidad de infección en el antro o en el tejido blando. Se aconseja usar un rocío nasal para mantener buen drenaje nasoantral y para evitar estasis sobre el implante de oro.

Se han aconsejado discos de hueso autógeno para cierre de la fístula bucoantral, combinados con el procedimiento Caldwell-Luc y antrostomía nasal (1).

Una intervención importante que no deberá dejarse pasar desapercibida es el posible cierre de las fístulas bucoantrales por medio de trasplantes libres de espesor total obtenidos del lado opuesto del paladar o del pliegue mucobucal. Es procedimiento factible y usa tejido que no es extraño a la boca, por ser transferencia de tejido de una parte de la boca a otra. El sitio donador cura fácilmente, al estar protegido inicialmente por la aplicación de tintura de benjuí o apósitos sedantes.

Las causas de fracaso en el cierre de la fístula bucoantral son las siguientes:

1. No se elimina por completo toda infección dentro de la cavidad antral antes de operar. Ello puede lograrse por lavados, antibióticos o ambos; los antibióticos deben tener eficacia comprobada contra las bacterias presentes.

2. El estado físico general del paciente no fue investigado ni tratado adecuadamente. Diversas enfermedades, como diabetes, sífilis y tuberculosis, pueden perjudicar la curación normal de las heridas.

3. Colgajos colocados sobre la abertura con demasiada tensión, y no crear una superficie viva o sangrante en el sitio receptor del colgajo.

El método más seguro para lograr éxito en el cierre es obtener un buen drenaje del seno hacia la nariz, practicando una antrostomía intranasal antes de intentar cerrar la fístula crónica. Esto puede llevarse a cabo de la siguiente manera: se aplica una compresa de algodón empapada en tetracaína al 2 por 100 (Pontocaine) en solución al 1 por 100 de efedrina, en la pared inferior

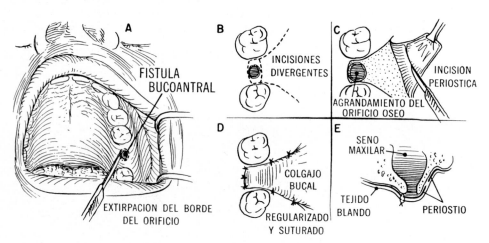

Fig. 15-10. Técnica de Berger de deslizamiento de colgajo para cerrar una fístula bucoantral. **A,** se hace la escisión del borde de la abertura. **B,** se hacen dos incisiones divergentes desde la abertura hasta el pliegue mucobucal. **C,** se levanta el periostio y la abertura ósea se agranda para examinar y limpiar el seno. Se hacen varias incisiones horizontales, a través del periostio, en la pared interna del colgajo, para permitir que se extienda. **D,** se recorta el colgajo para adaptarlo al tejido palatino. Se cierra con sutura de colchonero seguida de puntos separados. **E,** vista anteroposterior de la abertura que muestra cómo se alarga el colgajo con las incisiones en su periostio.

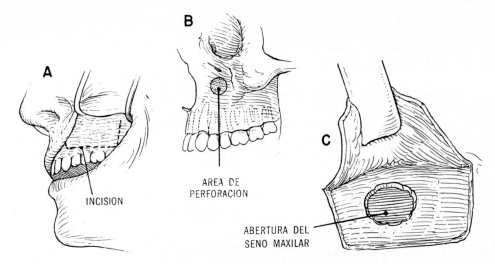

Fig. 15-11. Operación de Caldwell-Luc.

del meato y el cornete inferior. Después de lograr la anestesia, la pared se atraviesa con un trocar que haga una abertura lo suficientemente grande para admitir la pinza cortante. Se agranda la ventana en todas direcciones hasta obtener un diámetro mínimo de dos centímetros en su sitio más angosto. Es importante bajar la cresta nasoantral hasta el piso de la cavidad nasal. Si se deja algo de cresta, puede hacer fracasar el motivo de la nueva abertura, que es permitir un flujo libre de secreciones desde el seno hasta la nariz.

Operación de Caldwell-Luc

Las indicaciones para esta operación radical del seno son muchas, incluyendo las siguientes:

1. Extraer dientes o fragmentos de raíces del seno. La operación de Caldwell-Luc elimina los procedimientos ciegos y facilita extirpar el cuerpo extraño.

2. Trauma del maxilar, con aplastamiento de las paredes del seno maxilar o caída del piso de la órbita. Conviene tratar este tipo de traumatismo por la vía de acceso de esta operación.

3. Tratamiento de hematomas del antro con hemorragia activa por la nariz. La sangre puede ser evacuada y se localizan los puntos sangrantes. La hemorragia se cohíbe con tapones empapados de adrenalina o hemostáticos.

4. Sinusitis maxilar crónica con degeneración polipoide de la mucosa.

5. Quistes del seno maxilar.

6. Neoplasias del seno maxilar.

El procedimiento quirúrgico es el siguiente: se preparan boca y cara del paciente de la manera usual; se utiliza el anestésico que, a juicio del operador, sea mejor para el paciente. Si el enfermo está dormido, se hará intubación y se pondrá un empaque en la garganta a lo largo del borde anterior de paladar blando y pilares amigdalinos. Se eleva el labio superior con separadores y se hace una incisión en forma de U a través del mucoperiostio, hasta el hueso. Las incisiones verticales se hacen a nivel del canino y del segundo molar desde sitios inmediatamente superiores a la inserción gingival hasta más allá del repliegue mucobucal. Se hace una línea horizontal conectando las dos incisiones verticales en la mucosa alveolar, varios milímetros arriba de la inserción gingival de los dientes; se despega el tejido del hueso con elevadores de periostio, llegando hacia arriba hasta el canal infraorbitario. Se cuidará de no traumatizar el nervio. Se hace una abertura en la pared facial del antro arriba de las raíces de los premolares utilizando cincel, gubia o fresas; la abertura se agranda por medio de osteótomos para que permita la inspección de la cavidad. La abertura final permitirá la introducción del dedo índice.

La abertura debe ser lo suficientemente alta para no tocar las raíces de los dientes. El motivo de esta operación, extirpar puntos radiculares o cuerpos extraños, se efectúa fácilmente. La extirpación radical de la mucosa del seno no se requiere en todas las ocasiones, pero si se cree necesario quitarla, ello se hace fácilmente con elevadores y raspas para periostio. Se limpia la cavidad; se coloca de nuevo en su lugar el colgajo de tejido blando y se sutura sobre el hueso con puntos separados de seda negra. Estos se dejan cinco a siete días. La figura 15-11 muestra la vía de acceso en la operación de Caldwell-Luc.

La anestesia de carrillo y dientes puede depender de traumatismo del nervio infraorbitario o de nervios dentarios al cincelar la pared ósea. La tumefacción del carrillo es común, pero desaparece en unos días. El pronóstico es bueno y son raras las complicaciones.

RESUMEN

La relación íntima entre el antro y las raíces de los dientes, con su hueso alveolar adyacente, se complica por sinusitis maxilar ocasional de origen dental. Los dientes y sus raíces que van a ser extraídos muchas veces atraviesan la pared ósea delgada que separa el alveolo del seno. En ocasiones se quedan entre el hueso y la membrana del antro. Frecuentemente penetran en el antro y en este caso el problema de perforar el antro se ve complicado por la abertura hacia la boca y la infección dental residual en el alveolo. Entonces el operador se enfrenta al problema de decidir hasta qué profundidad va a sondear el alveolo para buscar la raíz o el diente, si se debe abrir la pared bucal del alveolo en este lugar, o si está indicada la operación de Caldwell-Luc.

La fístula bucoantral requiere atención meticulosa en el manejo del colgajo en la boca. Sin embargo, en todos estos estados el problema de la infección del seno siempre es potencial o real. Para obtener los mejores resultados y dar al paciente el beneficio del conocimiento especializado, conviene la colaboración entre el otorrinolaringólogo y el cirujano bucal.

BIBLIOGRAFIA

1. Anderson, M. F.: Surgical closure of oro-antral fistula: report of a series, J. Oral Surg. 27:862, 1969.
2. Fredrics, H. S., Scopp, I. W., Gerstman, E., and Morgan, F. H.: Closure of oroantral fistula with gold plate: report of case, J. Oral Surg. 23:650, 1965.

16

Trasplante tisular

PHILIP J. BOYNE

Los logros de las investigaciones en inmunología y ciencias relacionadas con ella, combinados con las grandes mejoras en técnicas quirúrgicas, han hecho recientemente posibles ciertos procedimientos innovadores en trasplantes de tejidos y órganos en diversas especialidades quirúrgicas. Estos avances científicos han hecho posible aplicar diferentes técnicas de injerto óseo, dental y cutáneo a la práctica de la cirugía bucal. Muchos cirujanos bucales han adaptado estos nuevos principios de injerto al desarrollo de procedimientos nuevos y más eficaces en cirugía preprotética, para tratar defectos congénitos y deformaciones ortognatas y para reconstruir maxilares después de operaciones oncológicas. Estos desarrollos han hecho posible ofrecer a los pacientes un servicio de salud que da toda indicación de ir aumentando en importancia en el futuro.

De los diversos tipos de *tejidos* trasplantables, el hueso es el utilizado con mayor frecuencia en procedimientos quirúrgicos bucales, aunque los injertos de piel se han vuelto populares en ciertas áreas de la cirugía preprotética y en procedimientos restaurativos posoncológicos. Cartílagos, aponeurosis y fascias se usan rara vez como injertos tisulares en procedimientos quirúrgicos bucales.

Al injertar *sistemas de órganos* intactos, los cirujanos bucales han adaptado nuevos resultados de investigación en inmunología al trasplante de dientes viables con raíces formadas incompletamente. Por el contrario, el injerto de dientes no viables tratados endodónticamente constituye un trasplante *tisular*, ya que el diente no funciona como un órgano después del trasplante quirúrgico. Aunque el injerto de dientes viables constituye el principal sistema de trasplante orgánico de que se ocupan los cirujanos bucales, deberá recordarse que injertar médula viable autógena dentro de un injerto de hueso esponjoso constituye un sistema orgánico intacto, con el órgano medular participando en el proceso de hematopoyesis así como en el de osteogénesis.

En cualquier procedimiento para injertar órganos o tejidos las substancias trasplantadas son de los tipos siguientes:

1. Injertos autógenos compuestos de tejidos tomados del mismo individuo.
2. Injertos homógenos, que se dividen en dos grupos:
    a) Aloinjertos (o injertos alógenos) compuestos de tejidos formados de un individuo de la misma especie que *no* está genéticamente relacionado con el receptor.
    b) Isoinjertos (injertos isógenos o singenesioplásticos) compuestos de tejidos tomados de un individuo de la misma especie que *está* genéticamente relacionado con el receptor.
3. Injertos sexógenos (heterógenos) compuestos de tejidos tomados de un donador de otra especie (por ejemplo, hueso animal injertado en el hombre).

CONCEPTOS INMUNOLOGICOS APLICADOS A PROCEDIMIENTOS DE TRASPLANTE QUIRURGICO BUCAL

Los diversos métodos de trasplantar tejidos vivos *autógenos*, aunque frecuentemente se presentan problemas quirúrgicos y técnicos, no implican necesariamente complicaciones inmunológicas. Sin embargo, deberán tomarse en consideración los fenómenos de rechazo del injerto cuando se usen en cirugía bucal aloinjertos o xenoinjertos de hueso y cartílago. En la siguiente exposición revisamos la causa de estos fenómenos de rechazo, para poder identificar más plenamente la reacción clínica a diversos materiales de injerto.

Reacción inmunitaria

El proceso por el cual el huésped rechaza material de injerto extraño es una manifestación de una reacción tisular específica inmunológicamente denominada *reacción inmunitaria*. En el pasado era costumbre explicar el proceso de inmunización dentro del contexto de la susceptibilidad a la enfermedad. El cuerpo humano no posee inmunidad natural contra muchos tipos de organismos invasores. El proceso de inmunización se inicia por exposición del huésped humano a bacterias, virus o parásitos invasores. La invasión inicial del huésped por estos agentes da por resultado la producción de substancias específicas en los tejidos y líquidos corporales, que son capaces de reaccionar contra los agentes invasores y destruirlos (25). El agente invasor que causa la iniciación de la reacción de inmunización se denomina *antígeno*. La proteína específica desarrollada en el cuerpo en reacción al antígeno se denomina *anticuerpo* o *cuerpo inmune*.

Este anticuerpo proteínico específico está disponible para combinarse con el antígeno iniciador si éste volviera a invadir el organismo huésped. Esta reacción entre el antígeno y el anticuerpo, que ocurre al producirse una exposición o una invasión de la substancia antigénica ulteriormente, se denomina *reacción inmunitaria*.

Inmunidad tisular e inmunidad humoral

En relación con el mecanismo de liberación de anticuerpos en el huésped, se describen dos tipos de inmunidad. La célula implicada con mayor frecuencia en la producción de anticuerpos es la célula plasmática. También se sabe que los grandes linfocitos y células del retículo endotelial producen cantidades moderadas de anticuerpos. Estas células son capaces de liberar los anticuerpos formados por ellas en los líquidos corporales circulantes; de aquí viene el nombre de *inmunidad humoral*.

Otras células del huésped invadido también pueden reaccionar a antígenos extraños. Estas células, sin embargo, no liberan anticuerpos hacia los líquidos intercelulares del huésped, pero reaccionan, violentamente con frecuencia, a material extraño que contenga el antígeno, haciendo surgir la denominada *inmunidad tisular* que, como el nombre indica, opera a nivel celular (25, 40). La inmunidad humoral dura sólo tanto tiempo como persista el anticuerpo específico en los líquidos corporales. La inmunidad tisular puede durar indefinidamente. Los anticuerpos que operan en la inmunidad tisular son producidos por células tisulares, que generalmente no se renuevan tan rápidamente como las que producen anticuerpos humorales. La inmunidad de

estas células, por tanto, puede persistir durante muchos años.

Reacción inmunitaria aplicada a trasplante tisular

Como existe tendencia a pensar sobre la reacción inmunitaria en términos de procesos de enfermedad infecciosa, no siempre se aprecia que el material orgánico tomado de una persona, como parte de un injerto tisular, pueda resultar extraño para otro individuo. El rechazo de los injertos tisulares hechos entre miembros no relacionados de la misma especie, se denomina reacción de *homoinjerto*. Este rechazo de un injerto homógeno vivo es resultado de la reacción celular del huésped al antígeno trasplantado. Sin embargo, este rechazo no es inmediato, y un homoinjerto alógeno trasplantado a un animal normal, goza de un periodo latente inmunológico durante el cual su curación es indistinguible de la de un autoinjerto (25, 40).

La duración de este periodo latente depende de la disparidad entre donador y huésped, es decir la relación genética entre ambos. La similaridad genética entre el donador y el recipiente de un tejido trasplantado parece ser el factor causante principal del éxito del injerto (2). Por ejemplo, los homoinjertos de piel trasplantados entre ratones relacionados estrechamente entre sí (isoinjertos en individuos endogámicos) pueden permanecer en su lugar durante más de un mes, los homoinjertos entre líneas diferentes de ratones (aloinjertos) pueden por el contrario destruirse por reacción inflamatoria aguda a los pocos días.

Reacción secundaria

La destrucción de un homoinjerto tisular deja al huésped receptor en un estado específicamente inmune, es decir una situación de gran resistencia que puede durar meses. Un segundo homoinjerto del mismo donador, trasplantado dentro de este periodo, se destruye mucho más rápidamente que su predecesor; en realidad, estos segundos trasplantes (denominados "injertos blancos") se rechazan con poca o ninguna evidencia de inicio de revascularización. Esta se denomina una *reacción secundaria* y se ha demostrado en la mayoría de los trasplantes tisulares, incluyendo hueso y dientes (40).

Toda la evidencia disponible actualmente indica que los anticuerpos circulantes o humorales no tienen una fucnión importante en el rechazo de homoinjertos en tejido sólido (48).

Métodos usados para atenuar la reacción inmunitaria en injertos

Para tratar de resolver problemas de incompatibilidad al injertar de un individuo a otro, se han usado tres intervenciones (4, 25). Una trata de modificar los mecanismos inmunitarios del huésped para bloquear el rechazo del injerto. Se han usado diversos métodos para efectuar esta modificación en animales de experimentación, incluyendo timectomía, uso de dosificaciones bajas y elevadas de antígenos, uso de radiación y uso de fármacos inmunosupresores. Una segunda intervención trata de alterar las propiedades antigénicas inherentes al injerto de manera que no se estimulen las defensas inmunitarias normales del huésped (4). [Por ejemplo, radiar, congelar y deshidratar por congelación, tienden a bajar la antigenicidad del hueso (4, 20, 28).] Se ha usado asimismo experimentalmente un tercer método para atenuar o alterar las propiedades antigénicas de un injerto conservando el órgano de trasplante en un huésped intermediario. (Por ejemplo, se han conservado riñones en huéspedes intermediarios animales a los que se les han administrado medicamentos inmunosupresores durante el periodo de conservación. El órgano se recupera después y se trasplanta a un tercer recipiente animal.)

La primera de las intervenciones recién enumeradas se ha usado ampliamente en forma de fármacos inmunosupresores en trasplantes de órganos principales (por ejemplo, riñón y corazón). Este tipo de tratamiento no se ha usado en procedimientos de trasplante quirúrgico bucal. Sin embargo, el segundo método de tratar antes el material de injerto para alterar su antigenicidad ha sido usado con éxito para depositar y conservar cartílago y hueso homógeno (4) con objeto de usarlos en cirugía bucal. El tercer método sigue siendo experimental.

Los procedimientos de tipificar los tejidos, por los que los donadores individuales pueden identificarse como poseedores de tejidos histocompatibles con un receptor dado, han producido notables avances en ciertas operaciones quirúrgicas de trasplante de órganos, como las de trasplante de riñones. La caracterización de un locus HL-A en distribución genética, y las pruebas de compatibilidad de este material genético, especialmente en pruebas de citotoxicidad linfocítica y otras técnicas serológicas, han producido procedimientos de laboratorio eficaces para valorar la histocompatibilidad (31, 49, 50).

INJERTOS OSEOS

Históricamente, durante siglos se ha intentado usar materiales de injertos óseos en procedimientos quirúrgicos. En 1668 se registró que Van Meekren trasplantó con éxito hueso heterógeno de un perro a un hombre al restaurar un defecto craneal (19). Hunter realizó experimentos en el siglo XVIII sobre la reacción del huésped a injertos óseos, observando los fenómenos de resorción y remodelación de la matriz del injerto. El primer injerto de hueso con el que se tuvo éxito fue mencionado por Merrem en 1809 (40). Macewen informó que trasplantó con fortuna hueso homógeno en pacientes clínicos en 1878 (19, 36).

Se han usado diversas formas de hueso desvitalizado de fuente animal (xenoinjertos) durante los últimos 50 años. Orell (39), en 1938, produjo un material de injerto de hueso bovino usando álcalis fuertes. Se han empleado procedimientos de hervido y desgrasado en el tratamiento de hueso animal antes de usarlo en injertos heterógenos (5, 39). Los injertos tisulares óseos de bovinos, tratados con agentes químicos como etilenodiamina (33), peróxido de hidrógeno (35) y detergentes fuertes (3) se han usado también.

Se ha tratado de conservar hueso homógeno usando agentes químicos. Se empleó durante cierto tiempo coagulación con timerosal (Merthiolate) como método para conservar hueso tomado en autopsias (43). Sin embargo el tratamiento drástico del hueso humano realizado por agentes físicos o químicos, se considera ahora un método inferior de conservación de tejidos. Inclan (29), fue el primero en emplear métodos criógenos de conservación, a él se atribuye la creación del primer banco de huesos moderno en 1942. Después de usar refrigeración (a temperaturas más altas que las de congelación) para conservar el hueso, Wilson (53) creó un banco de huesos usando técnicas de congelación.

Criterios usados al valorar los injertos óseos

Al valorar la eficacia clínica e histológica de los diversos materiales para injertos óseos, generalmente se siguen los siguientes criterios:

1. El injerto debe ser biológicamente aceptable para el huésped (es decir, no deberá existir reacción inmunológica adversa).

2. El injerto debe ayudar *activa o pasivamente* a los procesos osteogénicos del huésped.

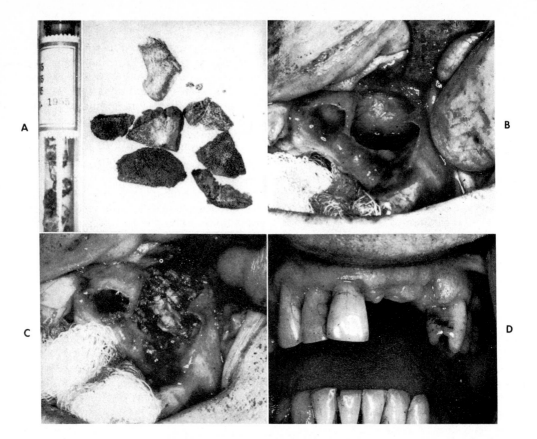

Fig. 16-1. A, hueso esponjoso alógeno deshidratado por congelación antes de implantarse en defecto quístico intraóseo. **B,** defecto óseo después de enucleación de quiste radicular comprendiendo dientes anteriores superiores. **C,** el defecto intraóseo se llena con partículas de hueso alógeno deshidratado por congelación. **D,** tres semanas después de operar, el borde alveolar ha curado y se han restaurado contorno y anchura aceptablemente.

3. El material de injerto o su implante metálico de sostén deberá soportar las fuerzas mecánicas que operen en el lugar de la operación quirúrgica, y contribuir al sostén interno del área.

4. En situación ideal el injerto deberá resorberse totalmente y ser substituido por hueso del huésped.

Hueso homógeno (alógeno)
Depósito y conservación de hueso homógeno para injertar

Los métodos más satisfactorios de depósito de tejidos para conservar en banco hueso homógeno han sido criógenos, es decir, emplean ambientes en que se enfría, se congela o se deshidrata por congelación (4, 20, 28). Los injertos óseos conservados con métodos criógenos se revascularizan, resorben y remodelan más rápida y completamente que los homoinjertos previamente desproteinizados, hervidos, o tratados por algún otro medio drástico.

La aplicación de técnicas criógenas en la conservación de hueso se funda en la naturaleza histológica singular del tejido óseo. A diferencia de muchos sistemas de órganos y tejidos blandos que poseen grandes poblaciones celulares, los huesos y cartílagos están compuestos de números relativamente pequeños de células vivas, con grandes cantidades de matriz intercelular calcificada y no calcificada, que se considera no viable. Como la supervivencia de las células de un injerto óseo alógeno no es ni necesaria ni aconsejable, debido a los factores inmunológicos expuestos anteriormente, se considera esencial para desarrollar una substancia de injerto eficaz que provoque esta muerte celular sin alterar nocivamente la estructura ósea restante del material para injerto. Esto se logra mediante deshidratación por congelación (28) y por la mayor parte de los métodos controlados de congelación hasta bajas temperaturas. Como las células de un injerto óseo conservado por técnicas criógenas no sobreviven, la participación del injerto en el proceso osteogénico del huésped es meramente *pasiva*. De estos injertos no se espera estimulación osteogénica alguna. Estos injertos brindan su matriz extracelular como un sistema de superficies resorbibles sobre las cuales puede crecer hueso nuevo del huésped para reconstruir el defecto injertado.

Aunque la valoración clínica del hueso homógeno deshidratado por congelación ha indicado que los implantes congelados de esta manera son homoinjertos muy aceptables, las desventajas concomitantes con las técnicas de deshidratar por congelación han impedido el uso más generalizado de este material óseo. Estas desventajas tienen relación con el costo del equipo y con los requerimientos relativamente grandes de personal necesarios para realizar autopsias asépticas y para preparar y depositar el producto óseo. Los esfuerzos por reducir estas desventajas se han dirigido hacia la eliminación de la necesidad de realizar autopsias asépticas esterilizando el hueso después de obtenerlo mediante procedimientos no estériles y que requieran menos tiempo. Los métodos de esterilización empleados han sido en forma de radiación a partir de un cátodo y fuente de cobalto y esterilización química con agentes como óxido de etileno y betapropiolactona (8).

Uso de hueso homógeno del banco de huesos

El hueso alógeno deshidratado por congelación y congelado puede producirse en diversas formas anatómicas para que se ajuste a las necesidades de diferentes procedimientos quirúrgicos bucales.

El hueso esponjoso de la cresta iliaca puede triturarse en partículas que tengan un diámetro de aproximadamente 2 a 10 mm, para usarse en defectos intraóseos limitados después de la enucleación del quiste (fig. 16-1). Pueden usarse partículas esponjosas pequeñas en áreas periapicales después de raspado y pueden usarse virutas esponjosas grandes, para volver a contornear el reborde alveolar. Shira y Frank (44) también han utilizado virutas de hueso homógeno esponjoso deshidratado por congelación en el tratamiento de fracturas con falta de unión de maxilar inferior (44).

Los injertos de fragmentos de costilla congelados o deshidratados por congelación pueden usarse como sobreincrustaciones para mejorar la *anchura* y el *contorno* de rebordes deficientes (12) (fig. 16-2) y para restaurar estéticamente otras deficiencias óseas faciales (fig. 16-3). Aunque los homoinjertos alógenos de hueso deshidratado por congelación pueden usarse en procedimientos para volver a contornear con objeto de mejorar la anchura de rebordes alveolares desdentados y deficientes, se recomienda hueso autógeno de la cresta iliaca para reconstruir la

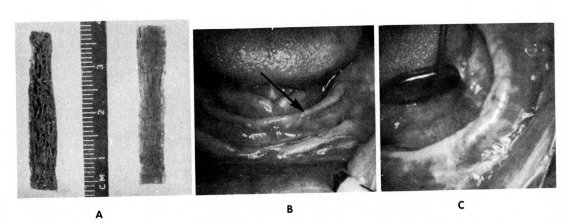

A B C

Fig. 16-2. A, injerto de fragmentos de costilla deshidratada por congelación antes de implantarse para restaurar la dimensión de un borde desdentado deficiente. B, aspecto preoperatorio de borde maxilar inferior gravemente atrofiado (flecha) con repliegues alveolares de tejido blando redundantes y epulis fissuratum. C, un año después de restaurar la anchura del borde alveolar desdentado usando sobreincrustaciones de homoinjertos de fragmentos de costilla deshidratada por congelación.

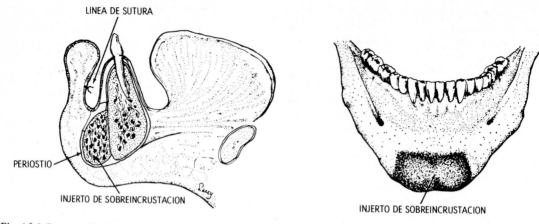

LINEA DE SUTURA

PERIOSTIO

INJERTO DE SOBREINCRUSTACION

INJERTO DE SOBREINCRUSTACION

Fig. 16-3. Restauración de mentón deficiente con sobreincrustación de homoinjertos de fragmentos de costilla deshidratada, por congelación

altura de rebordes deficientes. (Véase la sección sobre injertos óseos autógenos.)

Puede parecer paradójico que el hueso alógeno del banco a veces sea mejor que un injerto autógeno para producir mejor implante sobreincrustado de recontorneo para reconstruir áreas deficientes del mentón. La velocidad lenta de remodelado del hueso homógeno, en comparación con la del autoinjerto esponjoso fresco, hace que el injerto sobreincrustado conserve el contorno deseado durante periodos más largos después de la operación. Los injertos óseos autógenos frescos colocados en esta área, frecuentemente se resorben con rapidez, sin que el injerto sea substituido por tejido óseo del huésped para conservar el contorno correcto. La desventaja de usar homoinjertos del banco en el área del mentón, naturalmente, se debe a que tanto la aceptación como la unión al hueso huésped son lentas, lo que prolonga el periodo posoperatorio, en el que un ligero traumatismo podría desalojar completamente el injerto del hueso huésped, ocasionando el fracaso del procedimiento.

Aunque se les considera materiales de injerto de segunda clase, los homoinjertos óseos conservados mediante técnicas criógenas se usan en el tratamiento quirúrgico de los defectos menores indicados, y pueden usarse en casos seleccionados como substitutivos para trasplantes óseos autógenos más grandes, en pacientes en quienes esté proscrita la operación necesaria para obtener un injerto autógeno.

Uso de cartílago homógeno del banco

Se ha utilizado para restaurar defectos de contorno de huesos faciales cartílago homógeno, conservado por métodos criógenos. Si se coloca el homoinjerto de cartílago encima del periostio dentro de una bolsa de tejido blando (como en el área del mentón) se produce encapsulación fibrosa y resorción prolongada del implante. Esta reacción del huésped en ciertas áreas de implante de tejido blando que restaura defectos faciales, se considera ventajosa, puesto que el injerto de cartílago permanecerá en su lugar durante periodos más largos, conservando el contorno posquirúrgico deseado.

El cartílago colocado sobre el periostio que se inmovilice bien se unirá a hueso subyacente por la formación de tejido óseo reactivo (12). Sin embargo, estos injertos se revascularizan tan lentamente, que experimentan rechazo y pérdida totales de ocurrir aunque sea una ligera dehiscencia del tejido blando suprayacente en periodo posoperatorio. Normalmente, el implante de cartílago en tal sitio receptor será gradualmente substituido por hueso del huésped (12).

La velocidad de substitución ósea así como la revascularización de las sobreincrustaciones de cartílago colocadas subperiósticamente en rebordes alveolares desdentados, son generalmente más lentas que las de injertos óseos implantados similarmente. De esta manera, al seleccionar el material para injerto que va a usarse en estas áreas, deberán contrapesarse las desventajas del remodelado y la substitución lentos de los implantes de cartílago homógeno colocados subperiósticamente y la ventaja de la facilidad de manipulación del tejido cartilaginoso, en comparación con el material de injerto de hueso homógeno más rígido.

Hueso heterógeno (xenógeno)
Ensayo de preparación de hueso heterógeno para injerto

Aunque los homoinjertos de tejido duro adecuadamente conservados, tienen su propio lugar en los procedimientos de cirugía bucal, lo mucho que cuesta preparar hueso alógeno de manera aceptable ha impedido el amplio establecimiento de bancos de tejido en centros hospitalarios. Por esta razón, a través de los años, se ha realizado un esfuerzo continuo por desarrollar un material para injerto aceptable de hueso heterógeno.

Como podría esperarse, los trasplantes de hueso y cartílago entre especies distintas estimulan una reacción inmunitaria en el huésped. Los estudios han mostrado que en el caso de los homoinjertos óseos los antígenos principales provienen de células óseas y médula nucleada contenidas en el trasplante, mientras que en el caso de los heteroinjertos, la matriz ósea y las proteínas del suero son también potencialmente muy antigénicas (4). Como resultado del problema de volver.el hueso animal aceptable para el huésped humano se está haciendo más y más difícil. Como el mayor componente antigénico del hueso animal está contenido dentro de la fracción orgánica del tejido, esta porción del hueso debe ser alterada o eliminada para volver el producto aceptable para el huésped humano.

El problema de la antigenicidad entre especies distintas en procedimientos de heteroinjerto óseo ha sido abordado en su mayor parte tratando material óseo animal con vigorosas medidas químicas para eliminar, alterar, o destruir la porción orgánica del tejido óseo. En consecuencia, aunque se han descrito muchas técnicas químicas en la literatura para preparar heteroinjertos, han aparecido relativamente pocos informes describiendo el uso del procedimiento de congelación y de deshidratación por congelación para almacenar y conservar hueso xenógeno (24).

Como mencionábamos anteriormente, se había usado el tratamiento de hueso bovino hirviéndolo en agua (5), hirviéndolo en álcalis (como hidróxido de potasio) (39), macerándolo en peróxido de hidrógeno (35) y extrayéndolo con etilenodiamina (33), para hacer los heteroinjertos potencialmente antigénicos aceptables para el huésped (fig. 16-4). También se ha descrito la conservación de hueso de res depositándolo en alcohol y en éter. Sin embargo, las valoraciones histológicas y clínicas extensas de la mayor parte de estos métodos han indicado graves desventajas que excluyen el uso clínico de estos materiales.

Los intentos realizados recientemente para producir un heteroinjerto aceptable a partir de hueso de ternera, usando un proceso que incluye tratamiento con detergentes químicos y deshidratación por congelación, dieron por resultado un producto que, aunque aceptable como implante para ocupar espacio en ciertos defectos óseos menores, no se ha desarrollado como substitutivo eficaz de hueso autógeno y ni siquiera de hueso homógeno conservado (14).

También se ha investigado al tejido cartilaginoso animal tratado por diversos medios como

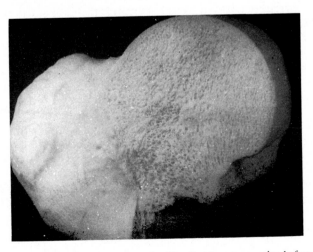

Fig. 16-4. Aspecto de ejemplar de hueso bovino tratado con etilenodiamina, mostrando el efecto de la eliminación de todo material orgánico, del tejido óseo. Los espacios esponjosos están expuestos y libres de todo material orgánico.

material de implante heterógeno. Estos materiales no han gozado de aceptación clínica importante.

En el pasado se han usado diversos extractos orgánicos de hueso animal en un esfuerzo por producir una substancia inductora que estimularía la formación de hueso. Estos estudios han comprendido la valoración de las propiedades de la fracción mucopolisacárida del hueso y los efectos de los sulfatos de condroitina sobre la reparación ósea (37). Los resultados de estos estudios han sido cuando menos equívocos, y hasta la fecha no se ve aplicación clínica alguna.

De esta manera los esfuerzos de investigación no han producido hasta la fecha material de injerto óseo xenógeno que sea clínicamente aceptable.

Hueso autógeno
Estudios experimentales relacionados con procedimientos de injerto óseo

De la investigación sobre mecanismos de curación ósea normal, tiene derivado ciertos procedimientos muy prometedores para hacer injertos óseos en cirugía bucal. Al tratar y clasificar intravitalmente con tetraciclina, ha sido posible delinear y predecir áreas de aumento de la actividad osteogénica después de lesiones o traumatismo quirúrgico de los huesos faciales (7, 13). Se han investigado intensamente estas áreas de potencial osteogénico para estimar si es factible utilizar estas regiones como sitios para el desarrollo de nuevos procedimientos quirúrgicos y nuevas técnicas de injertos óseos.

Se encontró que se producía un área de aumento de la reacción reparadora ósea a lo largo del lado lingual del maxilar inferior después de eliminar el tejido óseo del lado externo o bucal en procedimientos de alveolectomía en perros y simios. Se ha encontrado que esta área lingual subperióstica es un lugar excelente para implantación de sobreincrustaciones de injertos (lámina 1).

Sin embargo, se ha encontrado que en fracturas experimentales del cuerpo del maxilar inferior en monos rhesus, la formación callosa en áreas *endósticas* (espacio vascular medular) predomina sobre la proliferación callosa subperióstica al efectuar la unión ósea. Las comparaciones experimentales de injertos sobre hendiduras en maxilar inferior colocadas en diversas posiciones, en un esfuerzo por obtener la colocación anatómicamente óptima de injertos en cirugía, indicó que el mejor emplazamiento de injerto

era una posición de incrustación interna adyacente a los espacios vasculares medulares de los fragmentos del hueso huésped, y no en posición de sobreincrustación superpuesta.

Otro aspecto de la relación de la reparación ósea con procedimientos de injerto comprende el momento óptimo para implantar el hueso. Se han hecho estudios importantes sobre el efecto histológico de procedimientos para injertar en forma tardía, en los que se colocaron implantes óseos varios días después de producirse un traumatismo quirúrgico inicial (47).

Injerto de partículas de médula de hueso esponjoso autógeno

Recientemente, ciertos estudios experimentales han demostrado el notable potencial osteogénico de la médula hematopoyética. La médula tomada de la cresta ilíaca puede trasplantarse autógenamente para efectuar nueva formación ósea en los diversos tipos de defectos óseos. La médula hematopoyética autógena y el hueso esponjoso autógeno que contenga médula parecen ser los únicos tipos de material de injerto óseo capaces de inducir osteogénesis *activamente*. (Como mencionábamos anteriormente, el hueso adecuadamente conservado en ciertos lugares de injerto puede ayudar *pasivamente* al proceso osteogénico del huésped, pero este tipo de material de injerto no es activamente osteogénico.)

La explotación clínica del intenso potencial osteogénico de la médula hematopoyética y del hueso esponjoso había sido impedida en el pasado por no existir un método satisfactorio que contuviera al injerto dentro del sitio quirúrgico y evitar el crecimiento de tejido fibroso, que tiene tendencia a infiltrarse entre las partículas individuales del material de injerto, produciendo unión fibrosa. Sin embargo, en estudios recientes se ha desarrollado una técnica por la que estos injertos de partículas de médula pueden aplicarse a muchas áreas en el tratamiento quirúrgico bucal. En la técnica desarrollada, se toman médula y hueso autógenos de la cresta ilíaca y se colocan en un implante de malla de cromo y cobalto o de titanio (fig. 16-5, *A* y *B*). La malla metálica sirve para cubrir el defecto del maxilar superior o inferior, para contener el material de injerto, y para inmovilizar los fragmentos óseos del huésped. El uso de injertos autógenos de costilla (fig. 16-6) para restaurar grandes áreas similares de hueso perdido del maxilar inferior, no ha sido especialmente afortunado. Generalmente se produce resorción masiva de los injertos de costilla. En los casos en que el cirujano pueda estar seguro de lograr cierre intrabucal completo, puede colocarse un filtro de acetato de celulosa dentro del implante metálico en forma de artesa. El filtro sirve para contener el injerto y evitar el ingreso de tejido fibroso en el área de injerto (fig. 16-5, C) (10). El uso de este tipo de material de injerto autógeno en el sistema quirúrgico descrito, resultó tener varias ventajas sobre el autoinjerto sólido en una pieza para regenerar grandes defectos de descontinuidad en el maxilar inferior.

Esta técnica se ha usado con éxito para restaurar grandes áreas del maxilar inferior, incluyendo la totalidad del cuerpo del maxilar en casos de pérdida traumática después de heridas por arma de fuego y otros tipos de lesiones (9). Más recientemente, la técnica se ha aplicado a la reconstrucción de maxilar inferior resecado después de cirugía oncológica (fig. 16-5, D y E) (38, 42). El procedimiento se usa en tratamiento de falta de unión del cuerpo del maxilar inferior, especialmente en casos de falta de unión antigua o unión deficiente de maxilares inferiores desdentados *atróficos* (fig. 16-7). El

procedimiento puede usarse adicionalmente para defectos quirúrgicos o traumáticos menores (fig. 16-8).

El procedimiento para usar partículas de médula autógena en este sistema posee las siguientes ventajas:

1. El injerto de partículas de médula y hueso esponjoso se obtiene fácilmente haciendo sólo una pequeña abertura a lo largo de la superficie externa de la cresta iliaca, en vez de tomar una gran porción del ilion o una costilla para lograr el resultado quirúrgico deseado.

2. La curación completa de los defectos injertados con hueso viable es más rápida que cuando se usa autoinjerto sólido en una pieza.

3. Puede reducirse enormemente la necesidad de fijación intermaxilar, debido a la rápida extensión y regeneración ósea en el defecto por hueso nuevo, y porque el implante metálico realiza el sostén inmovilizante de los fragmentos del hueso huésped.

Tratamiento del borde alveolar atrófico desdentado. El uso de procedimientos quirúrgicos para corregir bordes alveolares deficientes y atrofiados, ha incluido cirugía del tipo de ex-

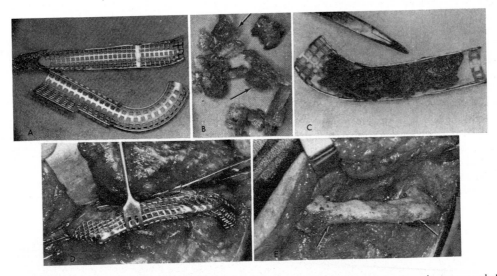

Fig. 16-5. **A,** aspecto del implante óseo con malla de metal. El implante en la parte superior se hace de cromo y cobalto. El implante inferior está compuesto de titanio puro. El implante metálico en cada caso se usa para contener el injerto de médula ósea. **B,** aspecto del material para injerto autógeno usado en este sistema, es decir, hueso esponjoso y médula tomados de la cresta iliaca. Las partículas óseas contienen un alto porcentaje de médula (flechas). Este tipo de material para injerto en partículas, brinda máxima eficacia osteogénica. **C,** puede usarse un filtro poroso de acetato de celulosa para cubrir el implante de malla metálica. Este filtro sirve para retener aún más el material injertado dentro del sitio quirúrgico, y evitar la invasión de tejido conectivo fibroso en el área injertada. Sin embargo, no se usa el filtro cuando hay comunicación intrabucal o áreas en las que la dehiscencia intrabucal sea probable. **D,** empleo del injerto óseo inferior cortado a la mitad. El implante metálico se extiende desde la parte media de la rama ascendente, a la parasínfisis opuesta. Este implante se llenará con el injerto de partículas de médula ósea. **E,** ocho meses después de injertar, la malla metálica acaba de extraerse, revelando el maxilar inferior totalmente restaurado, del ángulo a la sínfisis. El maxilar no sólo se ha regenerado sino que se ha remodelado formando una gruesa corteza externa de hueso lamelado (flechas).

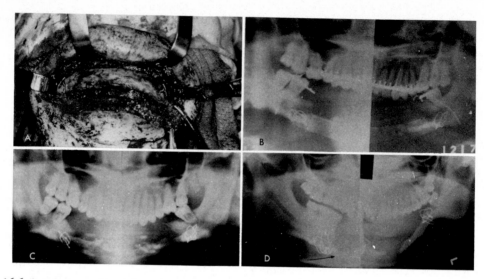

Fig. 16-6. **A,** se ha insertado un injerto de costilla autógeno para restaurar el cuerpo del maxilar inferior avulsionado. La costilla se fija a los fragmentos del huésped con alambre de acero inoxidable. **B,** radiografía del trasplante de costilla mostrado en **A,** tomada inmediatamente después de la operación. **C,** radiografía del mismo caso 10 meses después de injertar. Se ha producido resorción masiva, y puede detectarse clínicamente movimiento en la interfase entre huésped e injerto. **D,** un caso similar al mostrado en **C.** El paciente en este caso ha sufrido resección del maxilar inferior por ameloblastoma, y se ha colocado un injerto óseo autógeno de costilla. Dos años después de la cirugía, la radiografía mostrada aquí revela resorción casi completa del injerto de costilla (flecha) y falta total de continuidad ósea.

tensión de borde en tejido blando, y uso de material de injerto óseo para aumentar la base alveolar ósea. Se ha utilizado una técnica que emplea el sistema de injerto de médula de hueso esponjoso para extender la altura de bordes alveolares deficientes atróficos (11). En un estudio de vigilancia a largo plazo de estos tipos de injerto en humanos se observó, que aproximadamente 35 por 100 de la altura alveolar restaurada en cirugía se resorbía a los tres años. Se considera que esta técnica se compara favorablemente con el uso de injertos de costilla para restaurar el borde alveolar desdentado con los cuales, según mi experiencia y observaciones de otros, se

pierde aproximadamente 50 por 100 del injerto durante este mismo periodo de tres años (27). Ninguno de estos dos tipos de procedimientos de autoinjerto parece totalmente factible para tratamiento a largo plazo de borde alveolar deficiente y desdentado (fig. 16-9).

Una aplicación más reciente del principio de injerto medular en el tratamiento de bordes alveolares desdentados y deficientes, ha sido combinar injertos de médula de hueso esponjoso con un implante subperióstico metálico, usado para insertar espigas semiincluidas en la construcción de dentadura por implante (32). Esta técnica nueva ha dado por resultado aplica-

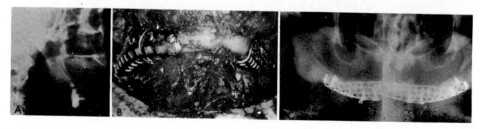

Fig. 16-7. **A,** radiografía de falta de unión bilateral, de 10 años de duración, en maxilar inferior desdentado atrófico de mujer de 48 años. Obsérvese el desplazamiento inferior del fragmento anterior del maxilar inferior. **B,** la falta de unión bilateral se trata con injerto de médula de hueso esponjoso e implante óseo bilateral con malla de titanio. **C,** aspecto de un caso similar de falta de unión con fractura bilateral tratada con injerto de médula de hueso esponjoso e implante único de malla de titanio.

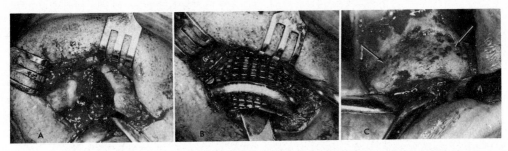

Fig. 16-8. A, aspecto de un defecto óseo moderadamente grande de mentón y borde inferior del maxilar inferior por herida de arma de fuego. B, aspecto del defecto al ser injertado con un implante de cromo y cobalto moldeado para conformarlo a la curvatura del mentón. El implante de malla ha sido recubierto con la membrana filtrante y se ha llenado con injerto autógeno de médula ósea. C, seis meses después de injertar, la malla metálica se extrae transbucalmente, mostrando la sínfisis regenerada con corteza ósea externa totalmente remodelada y vuelta a formar (flechas).

ción clínica usada inicialmente con éxito considerable. Se están observando los pacientes a largo plazo para estimar si las tensiones normales transmitidas y dirigidas a través de las espigas al hueso, por medio del implante metálico subperióstico, producirán el mismo grado de resorción que las fuerzas transmitidas mucósicamente en la dentadura postiza convencional (fig. 16-10).

Tratamiento de hendiduras del maxilar superior. Otra aplicación de los injertos de partículas de médula y hueso esponjoso autógenos ha sido en el injerto secundario de hendiduras residuales de borde alveolar y paladar, en casos de paladar hendido congénito (17). Se encontró que en niños entre las edades de 8 a 12 años que tenían hendiduras óseas residuales en borde alveolar y paladar anterior, puede usarse con buenos resultados en el injerto de hueso esponjoso autógeno. Se encontró que el canino permanente y el incisivo lateral a cada lado de la hendidura podían moverse hacia el área de la hendidura por medios ortodónticos dos o tres meses

después de injertar (fig. 16-11). Además, el arco superior puede expandirse ortodónticamente para mejorar la oclusión después del injerto óseo en las hendiduras. De esta manera, con esta técnica especial de injerto, se demuestra bien la reacción de los injertos de médula viable a los cambios de funcionamiento. En el pasado, se demostró que los injertos de costilla en los mismos tipos de hendiduras residuales, no tenían éxito porque los dientes *no* podían moverse hacia el área injertada posoperatoriamente, y a veces se producía considerable constricción del crecimiento expansivo lateral del maxilar superior.

Resulta claro que en las áreas de la cavidad bucal en que es necesario aplicar un injerto viable para que reaccione a las fuerzas de funcionamiento y movimiento ortodóntico, el trasplante de elección será el de partículas de médula y hueso esponjoso autógenos.

Recientemente, se han usado injertos medulares autógenos en terapéutica periodontal colo-

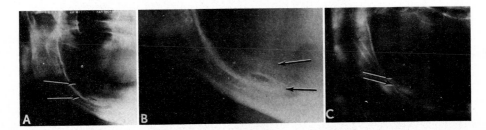

Fig. 16-9. A, radiografía de borde alveolar desdentado deficiente, dos y medio años después de injertar partículas de hueso esponjoso y médula. El área restaurada se observa entre las flechas. Se ha resorbido más o menos 30 por 100 del injerto original. B, aspecto de cerca del borde alveolar regenerado del maxilar inferior observado en A. El área restaurada se indica con flechas. C, radiografías de injerto de costilla colocado para restaurar un borde alveolar desdentado deficiente. Tres años después de operar aproximadamente un 50 por 100 del injerto se ha resorbido.

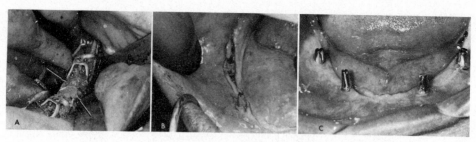

Fig. 16-10. A, aspecto del sitio quirúrgico de un maxilar inferior atrófico después de colocar el implante subperióstico especialmente construido sobre un injerto de médula de hueso esponjoso. Ahora el mucoperiostio se cerrará sobre el implante y el injerto. Se han colocado tornillos en el área del implante que normalmente contendría espigas. Estos tornillos se extraerán cinco semanas después de la operación y se insertarán las espigas semiincluidas. **B,** cinco semanas después de la operación se hacen incisiones únicas en la mucosa localizada sobre los tornillos en el implante incluido. Los tornillos se retiran, y se insertan espigas en el implante para recibir la dentadura postiza recién construida. **C,** las espigas se han insertado y el paciente está listo para la construcción de una superestructura de dentadura postiza en el implante.

cando injertos en bolsas intraóseas. En estos defectos menores se usa el mismo tipo de material de injerto con una aguja trefina para biopsia de la cresta iliaca, estando el paciente bajo anestesia local. Esta técnica de tomar una pequeña cantidad de material de injerto altamente osteogénico de la cresta iliaca usando anestesia local ofrece una nueva oportunidad al cirujano bucal para obtener un injerto extremadamente osteogénico con traumatismo y molestia mínimos para el donador.

Tratamiento de cavidades óseas quísticas. También se han utilizado hueso esponjoso y médula autógenos en grandes cavidades quísticas después de enuclear grandes quistes queratinizantes o después de eliminar tumores benignos pero, localmente como el ameloblastoma

(fig. 16-12). Se encuentra que en las grandes áreas quísticas, el injerto autógeno produce una regeneración más rápida del defecto y un resultado posoperatorio más aceptable que el homoinjerto del banco. Sin embargo, los homoinjertos del banco deshidratados por congelación continúan siendo material de injerto aceptable en defectos óseos quísticos de regular tamaño.

Las virutas óseas autógenas logradas al operar en la cavidad bucal son generalmente pocas y de mala calidad. En los sitios de operación donde se realizan normalmente procedimientos quirúrgicos bucales suele encontrarse poco hueso esponjoso. La mayor parte de los ejemplares óseos obtenidos en alveolectomías, ostectomías y osteotomías están compuestos por hueso cortical o lamelar. Esas virutas corticales son de poco

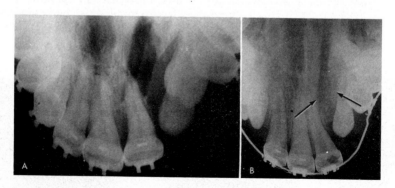

Fig. 16-11. A, radiografía de hendidura alveolar y palatina en paciente de 12 años, mostrando la pared ósea extremadamente delgada a lo largo del aspecto distal del incisivo central inmediato a la hendidura. El canino está brotando hacia la hendidura y no tiene tejido óseo sobre su lado interno (el incisivo lateral había brotado anteriormente hacia la hendidura, y se perdió). **B,** radiografía tomada tres meses después de injertar. El canino está siendo movido activamente hacia su posición en el arco a través del área del injerto viable. Con esta combinación de tratamiento quirúrgico y ortodóntico puede restaurarse un arco óseo y dental completo.

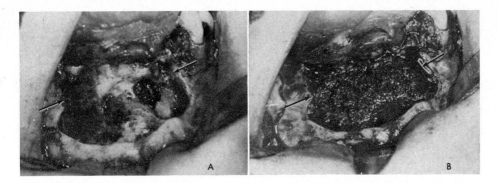

Fig. 16-12. A, aspecto del sitio quirúrgico después de eliminar un gran granuloma reparador de células gigantes en la sínfisis maxilar de una mujer de 33 años. La restauración de la parte anterior del área del mentón y de la altura del borde alveolar es de esencial importancia en casos de este tipo. Por esta razón se usó un injerto autógeno de médula y hueso reticulado. B, se han colocado en el defecto médula y hueso esponjoso. El periostio se cerrará ahora. De esta manera pueden llevarse a cabo restauraciones totales del borde alveolar.

valor osteogénico. Sin embargo, pueden usarse como homoinjerto de banco aceptable, que se emplearía para llenar defectos intraóseos bien delineados y restaurar el cortorno en áreas óseas deficientes.

Resumen de la valoración de injertos

Basándose en procedimientos de laboratorio experimentales, así como en experiencia clínica, es posible ofrecer una valoración general sobre el uso quirúrgico de la mayor parte de los materiales para injerto óseo. En el siguiente resumen damos la eficacia relativa de los tipos más comunes de materiales para injerto. Esta valoración se basa en experimentos repetidos con animales de laboratorio, usando diversos sistemas de pruebas y extensa observación clínica:

Injertos de primera clase
1. Médula autógena viable
2. Hueso esponjoso autógeno viable
3. Injertos osteoperiósticos autógenos viables
4. Hueso esponjoso y cortical autógeno en una pieza (cresta iliaca)

Injertos de segunda clase
1. Hueso cortical autógeno
2. Hueso alógeno del banco, deshidratado por congelación
3. Hueso alógeno del banco, congelado

Injertos de tercera clase
1. Hueso heterógeno deshidratado por congelación y tratado con detergentes (xenoinjertos)
2. Hueso heterógeno tratado con etilenodiamina (xenoinjertos)
3. Hueso heterógeno desgrasado y tratado con urea (xenoinjertos)
4. Hueso homógeno conservado inadecuadamente
5. Hueso homógeno fresco

Injerto compuesto: homógeno y autógeno

Los estudios de investigación actuales indican que un material de injerto muy prometedor para uso extrabucal e intrabucal podría ser cierta

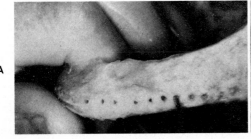
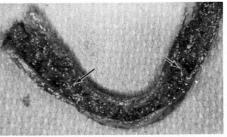

Fig. 16-13. A, aspecto de maxilar inferior homógeno deshidratado por congelación y descalcificado en la superficie, al ser perforado por una fresa después de retirar la porción central del injerto. B, la porción central del homoinjerto mostrado en A se ha llenado con médula y hueso esponjoso autógenos (flechas). El autoinjerto-homoinjerto combinado se colocará ahora en el paciente receptor para reconstruir el cuerpo del maxilar inferior anteriormente resecado por carcinoma.

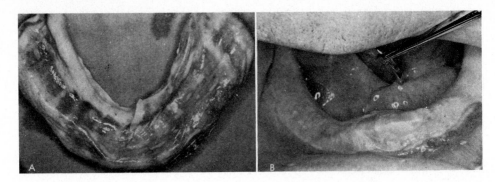

Fig. 16-14. **A,** se ha tomado un injerto cutáneo autógeno de espesor parcial del muslo y se ha colocado sobre una férula revestida con un compuesto. El injerto de piel se llevará a su lugar sobre la superficie del maxilar inferior disecada quirúrgicamente y se mantendrá en su lugar durante 7 a 10 días. **B,** cuatro semanas después de injertar, se observa que el borde alveolar se ha extendido por el procedimiento combinado de vestibuloplastia e injerto cutáneo. En este caso también se ha hecho descender el suelo (piso) de la boca, lo que brinda espacio adicional para la base de la dentadura postiza.

combinación de homoinjerto bien conservado y médula autógena. Se han observado excelentes propiedades osteogénicas al usar esta combinación de tejidos en animales de experimentación (15, 18).

El uso del hueso alógeno descalcificado superficialmente, combinado con médula hematopoyética autógena ha producido un material de injerto compuesto aceptable. La ventaja de usar este injerto compuesto reside en el hecho de que puede reducirse al mínimo la cantidad de tejido injertado osteogénico autógeno. Con este injerto combinado, será necesaria una extracción mucho menor de hueso esponjoso y médula de la cresta iliaca, con menos complicaciones posoperatorias. Se encontró que en reconstrucción de maxilares inferiores completos después de cirugía oncológica para extirpar un tumor maligno de la cavidad bucal, frecuentemente la cantidad de médula hematopoyética y hueso esponjoso que se tomaba de una sola cresta iliaca era insuficiente. Esto requería tomar médula autógena y hueso esponjoso de ambos iliacos. En un esfuerzo por evitar la necesidad de tener que recurrir a dos sitios, se ha diseñado una técnica que utiliza un injerto de hueso homógeno del maxilar inferior descalcificado en la superficie que se ha "ahuecado" para permitir que el homoinjerto pueda contener médula autógena dentro de su estructura con forma de artesa (fig. 16-13). El trabajo experimental con esta técnica ha tenido mucho éxito. Parece ser un método aceptable para reducir la cantidad de material de injerto autógeno necesaria para regenerar un área dada del hueso maxilar superior o inferior (16, 41).

Las posibilidades de combinar conocimientos recientemente adquiridos sobre materiales para injerto con los resultados de estudios actuales sobre fenómenos de reparación ósea, ofrece áreas interesantes para la adaptación futura más eficaz de las técnicas quirúrgicas.

INJERTOS CUTANEOS

En cirugía bucal, durante cierto tiempo se han usado injertos cutáneos autógenos. Recientemente, el uso de piel laminada en cirugía preprotética ha recibido impulso adicional al desarrollarse técnicas quirúrgicas más eficaces. Los injertos de piel usados en cirugía bucal pueden ser de dos tipos: cutáneo parcial o cutáneo total.

Los injertos cutáneos de espesor total se usan generalmente en reconstrucción con cirugía plástica de grandes defectos faciales, y pueden usarse para recubrir las cavidades bucal o nasal en estos procedimientos de reconstrucción facial. Sin embargo, en la mayor parte, la piel autógena usada en cirugía bucal es de espesor parcial que varía de 0.37 a 0.55 mm. Usado en la cavidad bucal, este tipo de injerto sobrevive y se vuelve parte integral de la superficie mucósica. Además del uso de estos injertos en cirugía de vestibuloplastia preprotética (fig. 16-14) pueden usarse estos trasplantes cutáneos de grasa parcial para cubrir un apósito primario sobre una férula después de resecar diversas áreas del maxilar superior o inferior, en procesos de eliminación de tumores. El injerto cutáneo de espesor parcial se coloca sobre una férula asegurada en su lugar por aproximadamente 7 a 10 días; al terminar este periodo el obturador o la férula se retiran y

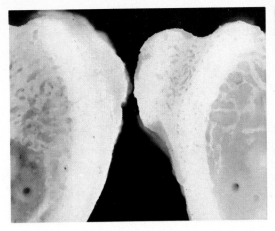

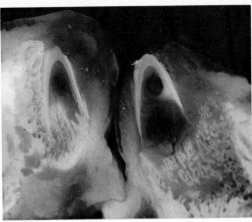

Lám. 1. Microfotografía tomada con iluminación ultravioleta de cortes basales transversales sin teñir, del borde alveolar de un perro. Se han hecho implantes en las áreas linguales desdentadas con sobreincrustaciones de hueso homógeno deshidratado por congelación. El ejemplar de la derecha, tomado a las seis semanas, presenta fluorescencia inducida por la tetraciclina en un área de formación ósea reactiva que une el injerto a la pared del huésped. El ejemplar de la izquierda, tomado a las 12 semanas, muestra remodelado y reemplazo de la totalidad del injerto con nuevo hueso fluorescente.

Lám. 2. Microfotografía tomada con iluminación ultravioleta después de haber marcado intravitalmente con tetraciclina, que muestra los incisivos homógenos trasplantados en un perro. Puede observarse una nueva formación ósea de color amarillo fluorescente entrando hacia la cámara pulpar y substituyendo el tejido pulpar normal del primordio dental trasplantado a la izquierda. El trasplante de la derecha no muestra todavía metaplasia pulpar.

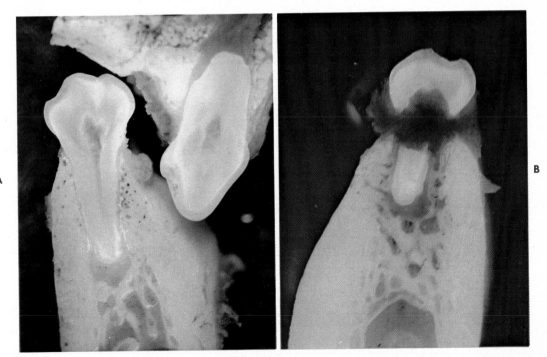

A

B

Lám. 3. A, dientes homógenos totalmente formados y trasplantados en un perro después de marcar intravitalmente con tetraciclina seis semanas después de operar en los que se ve que empieza la resorción radicular del implante. La iluminación ultravioleta revela áreas de fluorescencia amarilla, inducida por la tetraciclina, que indican nueva formación ósea circundando al diente. B, un diente trasplantado similarmente a las 12 semanas de operar, con marca de tetraciclina que muestra la notable resorción que da lugar a separación total de la corona de la porción radicular. Alrededor de la raíz se está produciendo formación de hueso nuevo según indica la fluorescencia amarilla.

se recorta el injerto. Este material para injerto sirve entonces como cubierta de tejido blando que sostiene el sitio quirúrgico. El injerto cutáneo de espesor parcial puede después reconstruirse en caso necesario con un injerto cutáneo más grande y de mayor espesor o con algún procedimiento compuesto de trasplante de hueso y piel.

La piel laminada homógena obtenida del banco de tejidos y conservada por medios criógenos puede usarse como apósito *temporal* para quemaduras y abrasiones de la piel. Los cirujanos bucales han encontrado que ese material es un apósito excelente para abrasiones faciales contaminadas con desechos como resultado de accidentes de automóvil. Después de frotar vigorosamente las áreas tatuadas por desechos, se coloca la piel homógena sobre la superficie cruenta, y se mantiene en su lugar de 7 a 10 días. Aunque estos injertos más tarde se descaman y caen dejan una superficie granulada y limpia que es óptima para epitelización máxima.

TRASPLANTE DENTAL

Durante los últimos 25 años, ha aumentado enormemente la investigación de procedimientos de trasplante de dientes homógenos. Esta renovación del interés por el antiguo ejercicio quirúrgico de trasplante dental fue provocado por la llegada de la terapéutica con antibióticos y el desarrollo casi simultáneo de bancos de tejido y procedimientos de pruebas de histocompatibilidad (46, 49, 50).

Existe buena evidencia en apoyo de la opinión de que los dientes son capaces de ser antigénicos (21, 22, 30, 46, 51). Que los trasplantes dentales no provoquen reacciones inmunitarias evidentes puede ser resultado de diversos factores. Una teoría interesante propone explicar esta falta de reacción inmunitaria detectable basándose en que el alveolo es un sitio de privilegio inmunológico y no está sometido a las leyes normales de trasplantación (45). Sin embargo, trabajos posteriores han tendido a refutar este razonamiento (21, 22). El fenómeno de reacción inmunitaria después de un trasplante dental, aunque no es de magnitud igual al provocado en otros tipos de tejido, puede probarse de la siguiente manera:

1. Infiltración inflamatoria crónica de células que circundan el trasplante y se infiltran en el tejido pulpar (21).
2. Pulpa que no funciona como agente formador de dentina, y no ayuda a completar la estructura de la raíz del diente.

3. Encapsulación fibrosa y resorción radicular con substitución por tejido óseo (45).

Se ha sugerido la presencia de las dos fases siguientes en la reacción inmunitaria del huésped a los homoinjertos alógenos dentales:

1. Una fase temprana que es parte de una reacción a la porción de tejido blando del trasplante.
2. Una fase tardía más débil de reacción a la estructura dura del diente menos antigénica (51).

Trasplante de diente homógeno

Se han hecho muchos intentos por conservar primordios dentales por refrigeración, por diversas técnicas de congelación, y por cultivos tisulares. En la valoración final, estos intentos generalmente han fracasado. Se ha registrado aceptación clínica sin rechazo inmediato después de trasplantar dientes homógenos depositados anteriormente bajo estas diversas condiciones. Sin embargo, no ha habido métodos criógenos o de cultivo tisular con los que pueda conservarse la pulpa de manera que ésta pueda funcionar después del trasplante (21). Invariablemente, se produce necrosis del tejido pulpar trasplantado después de depositar dientes en desarrollo por cultivos tisulares y congelación. Esta necrosis da por resultado, naturalmente, que no haya desarrollo radicular ulterior, y la pulpa es substituida gradualmente por tejido óseo y fibroso del huésped (lámina 2).

Al trasplantar dientes completamente maduros desprovistos de pulpa de una fuente alógena homógena, se ha obtenido aceptación inicial aparente. Sin embargo, anquilosis y resorción radicular progresiva, son secuelas casi universales de estos procedimientos quirúrgicos (lámina 3).

Aunque el trabajo experimental continúa valorando los efectos de las pruebas de histocompatibilidad del material del donador (46), el tratamiento de pretrasplante de la raíz con fluoruro y otros agentes (46), y las técnicas criógenas de depósito en los bancos de dientes, el nivel actual de la investigación no apoya el uso extenso de trasplante de dientes alógenos homógenos.

Trasplante de diente autógeno

Aunque la experimentación con homoinjertos dentales no ha sido productiva clínicamente, durante los últimos años el trasplante autógeno de dientes ha gozado de cierto grado de éxito. Se ha producido un resurgimiento de la investigación clínica en esta área, desarrollándose nuevas técnicas quirúrgicas en un esfuerzo por mejorar el índice de éxito en el trasplante. Hale (26) y otros (1, 23) han descrito un procedimiento quirúrgico detallado para trasplantar terceros molares en desarrollo, a la posición del primer molar en pacientes jóvenes. Se considera de esencial importancia seleccionar apropiadamente al paciente. Se hace hincapié en la importancia de la anchura mesiodistal adecuada en el sitio de implante en el huésped, la falta de estado inflamatorio periodontal o periapical agudo, y la buena salud bucal general del paciente (26). El desarrollo radicular óptimo del diente por trasplantarse es aproximadamente de 3 a 5 mm de crecimiento radicular apical a la corona (26). El sitio receptor se prepara quirúrgicamente eliminando el hueso interseptal con fresa o pinzas de gubia y extirpando hueso en la cresta del borde para lograr el tamaño adecuado de alveolo que recibirá el trasplante (fig. 16-15, A). El trasplante se retira del lugar donador con pinzas y elevador. En una técnica, puede extraerse la porción del folículo dental que rodea al trasplante (26). Sin embargo, deberá evitarse lesionar el tejido blando del saco radicular (fig. 16-15, B). El diente se coloca en el lugar receptor exactamente por debajo del nivel de oclusión, y se estabiliza mediante ligaduras con alambre de acero inoxidable cruzadas sobre la superficie oclusal de la corona trasplantada (fig. 16-16, A). Se coloca cemento quirúrgico alrededor del trasplante y de las ligaduras de alambre cruzadas (fig. 16-16, B). Algunos cirujanos prefieren usar una férula acrílica para lograr esta estabilización. La férula de cemento

quirúrgico permanece generalmente en su lugar durante 14 días; pueden usarse férulas acrílicas para periodos más largos.

En otra técnica, el tercer molar se extrae con opérculo, gubernaculum y folículo intactos, y se trasplanta a un sitio recipiente de segundo o tercer molar bajo un colgajo mucogingival (1). En este procedimiento también se construye una férula acrílica para mantener el espacio intercoronario y evitar la migración oclusal del diente en mesial y distal al trasplante. Al brotar el trasplante en posición, se recorta la férula para permitir buen movimiento dental.

En la literatura, se ha informado de diversos índices de éxito al usar este procedimiento; en 50 por 100 de los casos se observó éxito de cinco años (1, 23). Frecuentemente no se logra la formación completa de la raíz, y es común encontrar casos de resorción radicular. La causa de esta resorción a menudo ha sido atribuida empíricamente a lesiones de las estructuras periodontales circundantes durante el procedimiento de trasplante quirúrgico. Se han estudiado según diversas técnicas los fenómenos de resorción radicular en trasplantes dentales autógenos. Algunos investigadores han encontrado que la presencia de ligamento periodontal circundando a un diente trasplantado inhibe la resorción radicular si una porción del hueso alveolar acompañante se implanta junto con el diente injertado (52). Otros han demostrado que el trasplante de diente junto con ligamento periodontal y hueso ha dado por resultado un proceso de resorción radicular extensa (34).

Se ha intentado autotrasplante de dientes totalmente desarrollados usando diversas técnicas quirúrgicas. Se ha efectuado trasplante de dientes caninos superiores impactados y maduros, en

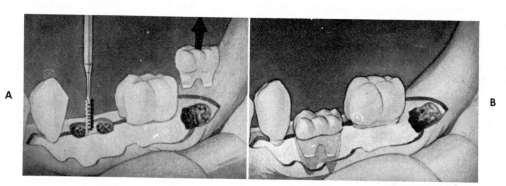

Fig. 16-15. A, se prepara el sitio huésped eliminando hueso interseptal después de elevar un colgajo mucoperióstico desde el área retromolar a la premolar, y después de extraer el primer molar. B, se coloca el trasplante del tercer molar por debajo del nivel de oclusión en el alveolo recipiente. (Cortesía del doctor Merle L. Hale.)

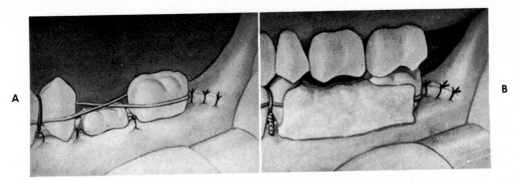

Fig. 16-16. **A**, se coloca una ligadura de acero inoxidable en forma de ocho alrededor de los dientes adyacentes para estabilizar el trasplante. **B**, se tapona con cemento quirúrgico la ligadura de alambre y el trasplante. (Cortesía del doctor Merle L. Hale.)

procedimientos de una sola etapa. Puede demostrarse, la inserción inicial del ligamento periodontal después de cirugía y el diente trasplantado puede retenerse como miembro del arco dental durante distintos periodos (6, 34). Sin embargo se produce después de cierto tiempo resorción radicular, y estos trasplantes permanecen rara vez en su lugar por más de cinco años.

Reimplantación

La reimplantación se refiere a un procedimiento dental que en realidad es una forma de trasplante autógeno en el que un diente extraído o arrancado se devuelve a su alveolo original. En diversos casos puede emprenderse la reimplantación de un diente total o parcialmente arrancado con raíces no completamente formadas, con o sin fractura concomitante del hueso alveolar circundante. Para retener el diente reimplantado en el arco dental es esencial colocar una férula adecuada, aunque en ciertos casos el diente reimplantado puede volver a colocarse con los dedos de manera que no sea necesario colocar una férula mecánica. Puede llegar a requerirse terapéutica de conducto radicular si no se produce posoperatoriamente la revascularización del tejido pulpar.

Será necesario realizar terapéutica endodóntica inmediata en operaciones de reimplantación que comprendan dientes totalmente arrancados con raíces formadas, y en todos los casos en que haya pasado un tiempo considerable entre la avulsión accidental del diente y el comienzo del tratamiento.

De los procedimientos de trasplante dental usados actualmente, el injerto autógeno del tercer molar en proceso de desarrollo parece ser el que da mejores resultados. Existen muchas pruebas que apoyan el trasplante autógeno del tercer molar como procedimiento práctico en casos bien seleccionados.

RESUMEN

Las investigaciones actuales y en proyecto sobre trasplantes dentales y óseos se dirigen a la resolución de problemas inmunológicos anatómicos, y fisiológicos en cirugía bucal. La investigación en estas áreas problemáticas debe, por necesidad, impulsar el trabajo en otras disciplinas para lograr procedimientos clínicos nuevos y más eficaces. La resorción radicular después de trasplantes dentales autógenos y homógenos, el rechazo de xenoinjertos óseos tratados químicamente, la reacción de las áreas injertadas a la función protética y oclusal, y la estimación del momento y la localización anatómica óptimos para injertar, son todos problemas que deberán resolverse para desarrollar en el futuro procedimientos de trasplante más eficaces en cirugía bucal.

BIBLIOGRAFIA

1. Apfel, H.: Autoplasty of enucleated prefunctional third molars, J. Oral Surg. **8**:289, 1950.
2. Bach, F., and Hirschhorn, K.: Lymphocyte interaction: a potential histocompatibility test in vitro, Science **143**:813, 1964.
3. Bassett, C. A. S., and Creighton, D. K.: A comparison of host response to cortical autografts and processed calf heterografts, J. Bone Joint Surg. **44A**:842, 1962.
4. Bassett, C. A. L., and Rüedi-Lindecker, A.: Bibliography of bone transplantation, Addendum No. VI, Transplantation **2**:668, 1964.

5. Beube, F. E.: Periodontology, diagnosis and treatment, New York, 1953, The Macmillan Co., p. 571.

6. Boyne, P. J.: Tooth transplantation procedures utilizing bone graft materials, J. Oral Surg. 19:47, 1961.

7. Boyne, P. J.: Osseous repair of the postextraction alveolus in man, Oral Surg. 21:805, 1966.

8. Boyne, P. J.: Review of the literature on the cryopreservation of bone, Cryobiology 4:341, 1968.

9. Boyne, P. J.: Restoration of osseous defects in maxillofacial casualties, J. Amer. Dent. Ass. 78:767, 1969.

10. Boyne, P. J.: Autogenous cancellous bone and marrow transplants, Clin. Orthop. 73:199, 1970.

11. Boyne, P. J.: Transplantation, implantation and grafts, Dent. Clin. N. Amer. 15:433, April, 1971.

12. Boyne, P. J., and Cooksey, D. E.: The use of cartilage and bone implants in restoration of edentulous ridges, J. Amer. Dent. Ass. 71: 1426, 1965.

13. Boyne, P. J., and Kruger, G. O.: Fluorescence microscopy of alveolar bone repair, Oral Surg. 15:265, 1962.

14. Boyne, P. J., and Luke, A. B.: Host response to repetitive grafting of alveolar ridges with processed freeze-dried heterogenous bone, International Association for Dental Research, Abstracts of the Forty-Fifth General Meeting, Abstract No. 51, March, 1967.

15. Boyne, P. J., and Newman, M. G.: The effect of calcified bone matrix on the osteogenic potential of hematopoietic marrow, Oral Surg. 32:506, 1971.

16. Boyne, P. J., and Pike, R. L.: The use of surface decalcified allogeneic bone in full mandibular grafting, International Association for Dental Research, Abstracts of the Fiftieth General Meeting, Abstract No. 251, March, 1972.

17. Boyne, P. J., and Sands, N. R.: Secondary bone grafting of residual alveolar and palatal clefts, J. Oral Surg. 30:87, 1972.

18. Burwell, R. G.: Studies in the transplantation of bone. VII. The fresh composite homograft-autograft of cancellous bone, J. Bone Joint Surg. 46B:110, 1964.

19. Carnesale, P. G.: The bone bank, Bull. Hosp. Spec. Surg. 5:76, 1962.

20. Chalmers, J.: Transplantation immunity in bone homografting, J. Bone Joint Surg. 41B: 160, 1959.

21. Coburn, R. J., and Henriques, B. L.: The development of an experimental tooth bank using deep freeze and tissue culture techniques, J. Oral Ther. 2:445, 1966.

22. Coburn, R. J., and Henriques, B. L.: Studies

on the antigenicity of experimental intraoral tooth grafts, International Association for Dental Research, Abstracts of the Forty-Fourth General Meeting, Abstract No. 103, March, 1966.

23. Fong, C. C.: Autologous and homologous tooth transplantation, seminar of Dental Tissue Transplantation, School of Dentistry, University of California at San Francisco, Nov., 1965, pp. 2-8.

24. Guilleminet, M., Stagnara, P., and Perret, T. D.: Preparation and use of heterogenous bone grafts, J. Bone Joint Surg. 35B:561, 1953.

25. Guyton, A. C.: Textbook of medical physiology, Philadelphia, 1961, W. B. Saunders Co., p. 174.

26. Hale, M. L.: Autogenous transplants, Oral Surg. 9:76, 1956.

27. Hargis, H. W.: Personal communication, 1972.

28. Hyatt, G. W.: The bone homograft—experimental and clinical applications, Symposium on Bone Graft Surgery. In The American Academy of Orthopaedic Surgeons Instructional Course Lectures, vol. 17, 1960.

29. Inclan, A.: The use of preserved bone grafts in orthopaedic surgery, J. Bone Joint Surg. 24:81, 1942.

30. Ivanyi, D.: Immunologic studies on tooth germ transplantation, Transplantation 3:572, 1965.

31. Kissmeyer-Nielsen, F., and Thorsby, E.: Transplantation antigens (HL-A) and histocompatibility testing, Transplant. Rev. 4:25, 1970.

32. Kratochvil, F. J., and Boyne, P. J.: Combined use of subperiosteal implants and marrow bone grafts in deficient edentulous mandibles, J. Prosth. Dent. 27:645, 1972.

33. Losee, F. L., and Hurley, L. A.: Successful cross-species grafting accomplished by removal of donor organix matrix, NM004006.09.01, Report, Naval Med. Res. Inst. 14:911, 1956.

34. Luke, A. B., and Boyne, P. J.: Histologic responses following autogenous osseous-dental transplantation, Oral Surg. 26:861, 1968.

35. Maatz, R.: Clinical tests with protein-free heterogenous bone chips, Bull. Soc. Int. Chir. 19:607, 1960.

36. Merrem: Adnimadversiones quaedam chirurgicae experimente in animalibus factur illustratae, Giessae, 1810. Cited by Peer, L. A.: Transplantation of tissues, Baltimore, 1955, The Williams & Wilkins Co., p. 152.

37. Moss, M., Kruger, G. O., and Reynolds, D. C.: The effect of chondroitin sulfate in bone healing, Oral Surg. 20:795, 1965.

38. Nahum, A. M., and Boyne, P. J.: Restoration of the mandible following partial resection, Trans. Amer. Acad. Ophthal. Otolaryng. 76: 957, 1972.

39. Orell, S.: Surgical bone grafting with "os

purum", "os novum" and "boiled bone," J. Bone Joint Surg. **19**:873, 1937.

40. Peer, L. A.: Transplantation of tissue, vol. II, Baltimore, 1959, The Williams & Wilkins Co., p. 41.

41. Pike, R. L., and Boyne, P. J.: Surface decalcified allogeneic bone grafts in mandibular discontinuity defects, International Association for Dental Research, Abstracts of the Fiftieth General Meeting, Abstract No. 260, March, 1972.

42. Rapport, I., Boyne, P. J., and Nethery, J.: The particulate graft in tumor surgery, Amer. J. Surg. **122**:748, 1971.

43. Reynolds, F. C., Oliver, D. R., and Ramsey, R.: Clinical evaluation of the merthiolate bone bank and homogenous bone grafts, J. Bone Joint Surg. **33A**:873, 1951.

44. Shira, R. B., and Frank, O. M.: Treatment of nonunion of mandibular fractures by intraoral insertion of homogenous bone chips, J. Oral Surg. **13**:306, 1955.

45. Shulman, L. B.: The transplantation antigenicity of tooth homografts, Oral Surg. **17**: 389, 1964.

46. Shulman, L. B.: The current status of allogeneic tooth transplantation, Proceedings of the CIBA Foundation Symposium on Hard Tissue Repair and Remineralization, Amsterdam, 1973, Excerpta Medica.

47. Siffert, R. S.: Delayed bone transplantation, J. Bone Joint Surg. **43A**:407, 1961.

48. Silverstein, A. M., and Kraner, K. L.: The role of circulating antibody in the rejection of homografts, Transplantation **3**:535, 1965.

49. Terasaki, P. I., and McClelland, J. D.: Microdroplet assay of human serum cytotoxins, Nature **204**:998, 1964.

50. Terasaki, P. I., Mandell, M., Van de Water, J., and others: Human blood lymphocyte cytotoxicity reactions with allogenic antisera, Ann. N. Y. Acad. Sci. **120**:332, 1964.

51. Valente, L. J., and Shulman, L. B.: Transplantation immunity to a single subcutaneously implanted tooth in mice, International Association for Dental Research, Abstracts of Forty-Fourth General Meeting, Abstract No. 107, March, 1966.

52. Weinreb, M. M., Sharav, Y., and Ickowicz, M.: Behavior and fate of transplanted tooth buds. I. Influence of bone from different sites on tooth bud autografts, Transplantation **5**: 379, 1967.

53. Wilson, P. D.: Experiences with a bone bank, Ann. Surg. **126**:932, 1947.

17

Heridas de los tejidos blandos de la cara

ROBERT B. SHIRA

CONSIDERACIONES GENERALES

Los traumatismos de la cara producen variadas lesiones que pueden ser sencillas y estar limitadas a los tejidos blandos o bien complejas y atacar el hueso. De todas las lesiones ninguna preocupa tanto al paciente como las que afectan la cara. Por lo tanto, todos los esfuerzos deben dirigirse a la restauración de las partes traumatizadas al estado más normal posible. Cualquiera que sea el tipo de herida, la atención rápida es de gran importancia para asegurar la restauración de la función normal y evitar las desfiguraciones faciales.

Las heridas que afectan los tejidos blandos de la cara son muy comunes. En años pasados las heridas más graves eran resultado de armas de fuego e instrumentos de guerra. Con el advenimiento del moderno automóvil, sin embargo, un instrumento devastador ha sido colocado en las manos del público y los accidentes de transporte ocurren con mayor frecuencia. Las heridas que resultan de estos accidentes son graves y complejas y, con excepción de la pérdida de tejidos, muchas veces se parecen el tipo de heridas de tiempo de guerra.

El tratamiento de los tejidos blandos de la cara generalmente se lleva a cabo en el quirófano de urgencia de los hospitales. Sin embargo, el cirujano bucal debe ser capaz de tratar este tipo de heridas. Si es el único al cual se puede recurrir, debe aceptar la responsabilidad del tratamiento temprano de la herida facial. En tiempos de guerra o de catástrofes, su entrenamiento en esta rama sería de gran importancia. En esta época de guerra termonuclear, cuando es una posibilidad siempre presente el ataque de grandes centros de población, los heridos serían muy numerosos, de manera que el tratamiento de las heridas faciales bien puede caer bajo la responsabilidad del cirujano bucal. En circunstancias normales el tratamiento de las heridas de los tejidos blandos quizá no corresponda al cirujano bucal, pero éste debe tener la suficiente práctica para poder curar estas heridas si la ocasión se presenta.

Si las heridas de los tejidos blandos no comprenden traumatismos intracraneales, fracturas del cráneo ni otras lesiones graves, incluso las heridas faciales más serias no suelen amenazar la vida; por lo tanto, la atención inicial debe dirigirse a cualquier estado concomitante que si no se corrige tendrá graves consecuencias. Se ha dicho frecuentemente: "es mejor tener un cuerpo asimétrico que un cadáver simétrico". Por lo tanto, el primer cuidado cuando así esté indicado debe ser mantener y establecer vías respiratorias libres, control de hemorragia, tratamiento del choque, reconocimiento de las heridas de la cabeza y tratamiento de las heridas intraabdominales o torácicas. Estas heridas frecuentemente son de tal gravedad que si no se corrigen tempranamente el paciente puede morir. Aunque las heridas faciales son importantes y deben tratarse tan pronto como sea posible, su cuidado no debe preceder a los procedimientos para salvar la vida.

Cuando el estado general del paciente se ha estabilizado y su vida no está en peligro, se debe dar atención a las heridas de los tejidos blandos de la cara. Las heridas abiertas deben limpiarse y cerrarse tan pronto como sea posible, ya que hay pruebas netas de que la cicatrización temprana de estas heridas es deseable. Las heridas que se desbridan y se cierran en las primeras 24 horas, cicatrizan mejor y los resultados desde el punto de vista estético, funcional y psicológico son superiores a los del tratamiento tardío. La sutura temprana de la herida evita la infección y facilita la curación rápida que mantiene al mínimo la contracción y el tejido cicatrizal.

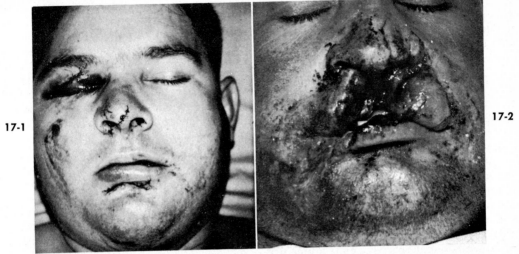

Fig. 17-1. Heridas faciales que incluyen contusión del ojo derecho, abrasión del carrillo derecho y laceraciones en el párpado, nariz y labio inferior. (Hospital Walter Reed del Ejército.)

Fig. 17-2. Herida por arma de fuego en los labios, nariz y cavidad bucal. (Hospital Letterman del Ejército.)

También reduce la necesidad de los cuidados posoperatorios, mejora la moral del paciente y permite la institución temprana de un método satisfactorio de alimentación.

CLASIFICACION DE LAS HERIDAS

Hay varios tipos de heridas de los tejidos blandos y conviene clasificarlas por lo problemas terapéuticos individuales que se plantean en los diversos tipos.

Contusión

La contusión es un traumatismo que generalmente se produce por el impacto de un objeto no cortante sin causar solución de continuidad en la piel (fig. 17-1). Afecta la piel y el tejido subcutáneo y suele provocar hemorragia subcutánea. La equimosis suele aparecer aproximadamente a las 48 horas.

Abrasión

La abrasión es una herida producida por el raspado de la piel (fig. 17-1). Resulta de la fricción, y presenta aspecto sangrante.

Laceración

La laceración es una herida producida por arrancamiento. Es la herida de tejido blando que se encuentra más frecuentemente y suele ser producida por un objeto puntiagudo de metal o de vidrio (fig. 17-1). Puede ser profunda o superficial y puede afectar los vasos y nervios subyacentes. Cuando es causada por un objeto agudo que deja una herida limpia con márgenes bien delineados, se llama una herida "incisa".

Heridas penetrantes

Las heridas penetrantes generalmente son producidas por objetos punzantes como cuchillo, picahielo, clavo u otros similares. Generalmente son profundas y suelen afectar otros tejidos como boca, nariz o seno maxilar. Pueden ser grandes o pequeñas según el objeto que ha producido la herida.

Heridas de guerra y por arma de fuego

Estas son en realidad heridas penetrantes, pero generalmente se clasifican por separado debido a su extensión y los problemas especializados que plantea su curación. Generalmente se clasifican como heridas penetrantes cuando el proyectil es retenido en la herida; heridas perforantes cuando el proyectil produce una herida de salida, y heridas lacerales cuando grandes porciones de tejidos blandos u óseos son destruidas o eliminadas. Estas heridas son producidas por proyectiles de arma de fuego, granadas, etcétera (fig. 17-2). Varían grandemente en carácter dependiendo de la velocidad, forma y ángulo de impacto del proyectil. Las balas de alta velocidad generalmente causan heridas pequeñas de entrada y grandes heridas desgarradas de salida. Al hacer impacto en huesos o dientes frecuentemente ocurre la fragmentación de éstos produciendo proyectiles secundarios que causan extenso trauma interno; los proyectiles de baja velocidad muchas veces se distorsionan al encontrar resistencia y causan grandes fracturas conminutas y destrucción interna de la herida. La desorganización grande de tejido con fracturas de los huesos subyacentes y lesión de otros tejidos de la cara como ojos, nariz, cavidad bucal y seno maxilar es característica de estas heridas. Las granadas y explosiones producen múltiples heridas penetrantes y muchas veces el proyectil se distorsiona y se desparrama en la herida. Las granadas y explosiones producen heridas múltiples y penetrantes, con fragmentos del proyectil diseminados por los tejidos. Aunque suele haber gran conminución de hueso en este tipo de herida, hay menos pérdida traumática de los tejidos blandos y óseos. Los cuerpos extraños metálicos múltiples están retenidos en la herida y siempre hay la contaminación en todas estas heridas. Fragmentos de la ropa, tierra, metal y otros materiales se llevan profundamente a las heridas y frecuentemente dan como resultado infecciones de graves proporciones.

Quemaduras

Las quemaduras frecuentemente atacan los tejidos blandos de la cara. Son causadas por el contacto con llamas, líquidos calientes, metales calientes, vapor, ácidos, álcalis, rayos roentgen, electricidad, luz solar, luz ultravioleta y gases irritantes. Las quemaduras se clasifican como de primer grado cuando producen eritema de la piel; de segundo grado, cuando producen formación de vesículas, y de tercer grado, cuando causan una destrucción completa de la epidermis y de la dermis y se extienden hasta o más allá del tejido subcutáneo.

TRATAMIENTO DE LAS HERIDAS

Consideraciones generales

Cuando se producen traumatismos y heridas por lo menos se desarrollan cuatro fenómenos principales que pueden poner en peligro la vida si no se toman medidas adecuadas para controlarlos y finalmente corregirlos. Primero, se

pierde sangre, no sólo hacia el exterior, sino también en el tejido dañado. Segundo, el tejido es lesionado con trastornos de su fisiología y producción de un medio adecuado para el crecimiento bacteriano. Tercero, la defensa contra las bacterias está disminuida, lo que permite que la herida se contamine por la infección bacteriana de los tejidos. Cuarto, pueden producirse trastornos mecánicos. Estos pueden ser de proporciones mayores como el bloqueo de las vías respiratorias, hemotórax, neumotórax, bloqueo cardiaco o aumento de la presión intracraneal, o pueden ser ligeros como defectos de los tejidos blandos. Estos cuatro factores frecuentemente no se limitan a las regiones traumatizadas, sino que provocan la reacción de todo el organismo. Cuanto más grave sea la herida más extensa es la respuesta general

La naturaleza ha dado al organismo una respuesta eficiente y efectiva a estos fenómenos mayores. Inmediatamente después de la herida, la vasoconstricción, la coagulación de la sangre y la retracción de los vasos sanguíneos tienden a detener la hemorragia local. El tejido dañado y no vital se hace necrótico y produce una escara que tiende a quitar de la herida el tejido dañado. La contaminación de la herida produce una respuesta de anticuerpos y leucocítica que combate la invasión de los microorganismos infecciosos. Después, los defectos del tejido pueden ser corregidos por proliferación de capilares, fibroblastos y epitelio. El proceso de reparación natural muchas veces es suficiente para llevar a cabo la cicatrización de heridas menores, pero en las heridas más grandes y más complicadas están indicados los procedimientos quirúrgicos para complementar y ayudar al proceso natural de cicatrización. El objetivo del cirujano debe ser ayudar a la respuesta de curación del organismo y este capítulo tratará de los procedimientos quirúrgicos usados en el tratamiento de los tipos específicos de heridas que se encuentran en la cara.

Tratamiento de contusiones

Las contusiones son heridas menores y el tratamiento debe ser conservador. Consiste en gran parte en la observación y rara vez se necesitan medidas especiales. La hemorragia generalmente se limita ya que la presión de la sangre extravasada aumenta dentro de los tejidos. El tejido generalmente permanece viable de manera que no se presenta la necrosis o la escara, y como el traumatismo es producido por un objeto romo no suele haber solución de continuidad en la piel y la contaminación e infección de la herida son raras. No existen defectos de tejido en este tipo de herida y como el hematoma se resorbe, se restauran la función y el contorno normales. Debido a la hemorragia existente en los tejidos más profundos, la región contundida primero tiene un color azul y más tarde amarillo. En este tipo de herida el proceso reparador del organismo suele bastar para producir una resolución completa sin intervención quirúrgica. La intervención quirúrgica está solamente indicada para controlar la hemorragia que no cesa espontáneamente, para evacuar el hematoma que no desaparece o para suturar una laceración agregada. Estas complicaciones se encuentran rara vez.

Tratamiento de abrasiones

Las abrasiones, como son causadas por la fricción, son heridas superficiales que afectan cantidades variables de superficie. Generalmente son dolorosas, ya que la remoción del epitelio deja expuestas las terminaciones nerviosas en los tejidos subcutáneos. La hemorragia no es problema debido a que los vasos mayores no están lesionados y los capilares se retraen y se ocluyen por medio de trombos. El tejido dañado es superficial y la necrosis y escara generalmente no ocurren. Estas heridas algunas veces se infectan, pero son tan superficiales que la terapéutica local suele bastar para controlar la infección. Si la herida no se extiende más allá del nivel de las prolongaciones papilares del epitelio se puede esperar la curación sin defectos mecánicos ni cicatriz.

Está indicado un tratamiento mínimo para la herida por abrasión. Debe limpiarse completamente con un detergente quirúrgico seguido de la curación con solución antiséptica como benzalconio (Zephiran). Generalmente no se requiere un apósito ya que la escara que protege la herida se forma rápidamente. La epitelización ocurre inmediatamente debajo de la escara y la curación suele efectuarse sin formación de cicatriz. Algunas veces existe una infección debajo de la escara. Cuando esto ocurre la escara debe ser quitada para permitir el acceso a la región infectada. La aplicación local de uno de los colorantes de anilina o antibióticos y la limpieza mecánica continua suelen bastar para suprimir la infección. La terapéutica antibiótica parenteral generalmente no es necesaria para este tipo de herida.

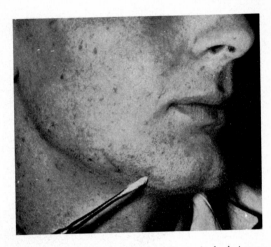

Fig. 17-3. Tatuaje traumático como resultado de impregnación de la piel con cuerpos extraños metálicos. (Hospital Letterman del Ejército.)

Prevención del tatuaje traumático. Las abrasiones son frecuentemente producidas por traumatismos que hacen que la tierra, ceniza y otros desechos se introduzcan en los tejidos. Es extremadamente importante que estos cuerpos extraños sean removidos particularmente si están pigmentados. Si se deja que permanezcan en la herida, darán como resultado un tatuaje traumático que producirá un defecto antiestético (fig. 17-3). Estas partículas se quitan con la limpieza mecánica. La región adyacente debe ser limpiada con uno de los jabones detergentes y entonces aislada por toallas estériles. Se inyecta una solución anestésica local y la región afectada se cepilla cuidadosamente con jabón detergente en gasa estéril. Frecuentemente la irrigación del campo con una solución salina estéril ayuda a desalojar las partículas de la herida. Si las partículas están firmemente enterradas puede ser necesario substituir la gasa por un cepillo duro y frecuentemente se tiene que utilizar un instrumento puntiagudo para quitarlas. Un excavador dental a modo de cucharilla es ideal para este procedimiento, que es tedioso y tarda mucho tiempo, pero la remoción de estas partículas es sumamente importante. La mejor ocasión para quitar estas partículas es al hacer el tratamiento original, porque si se deja que la herida cicatrice su remoción es más difícil.

Después de esta limpieza mecánica se produce una herida semejante a una quemadura de segundo grado. Esta puede dejarse abierta pero frecuentemente requiere la aplicación de un apósito. Un buen apósito protector es la gasa

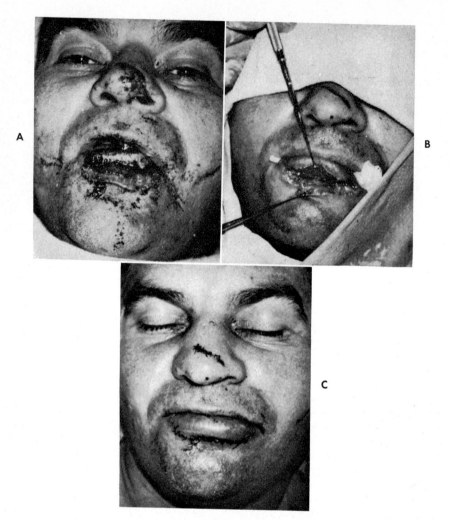

Fig. 17-4. A, laceración del labio inferior seis horas después del traumatismo. Esta es una situación ideal para cerrar primariamente. **B,** la herida después de lavarla y hacer desbridamiento conservador. **C,** laceración cerrada por sutura primaria. (Hospital Walter Reed del Ejército.)

delgada cubierta con tintura de benjuí aun cuando la vaselina o la gasa con rojo escarlata también pueden utilizarse.

Tratamiento de las laceraciones

Sutura primaria temprana. Las laceraciones constituyen las heridas más comunes de los traumatismos faciales y varían desde cortadas superficiales a heridas profundas complejas que afectan las cavidades subyacentes del cuerpo. Cuando sea posible estas heridas deben ser tratadas unas cuantas horas después del traumatismo y rara vez está el paciente traumatizado tan gravemente que la sutura temprana de las lacera-

ciones faciales no pueda llevarse a cabo. Aunque estas heridas pueden estar contaminadas, se prefiere la sutura primaria temprana en las primeras 24 horas a la escisión radical del tejido sospechoso, y el tratamiento abierto de la herida resultante como se recomienda para las heridas en otras partes del cuerpo (fig. 17-4). La sutura con éxito de las laceraciones faciales requiere una atención meticulosa a los detalles y depende de la limpieza completa de la herida, del desbridamiento adecuado, de la hemostasia completa, de la sutura correcta de la herida y de una terapéutica adecuada de sostén.

Limpieza de la herida. Después de la anestesia general o local se lleva a cabo la limpieza mecánica de la herida. La piel alrededor de la herida debe cepillarse con jabón quirúrgico detergente y a veces es necesario utilizar el éter o cualquier otro solvente para quitar grasa u otras substancias extrañas. Se aísla la herida con toallas estériles y se cepilla vigorosamente. Se aplica un chorro constante de agua por medio de una jeringa Asepto u otra similar para ayudar a la limpeza de la herida. Se deben examinar todas las regiones y quitar cualquier cuerpo extraño que se encuentre. Se debe tener mucho cuidado en la remoción de cuerpos extraños pigmentados superficiales para evitar el tatuaje traumático. Si se encuentran hematomas deben ser quitados porque constituyen un medio de cultivo ideal para las bacterias infecciosas. Para eliminar los hematomas se utiliza el peróxido de hidrógeno lavando la herida completamente con él (figura 17-4, B).

Desbridamiento. Después que la herida ha sido limpiada completamente se cubre de nuevo la región y se lleva a cabo el desbridamiento conservador. Los tejidos faciales tienen un aporte sanguíneo rico y parecen poseer una resistencia a la infección excepcional en otros tejidos. Por lo tanto, el desbridamiento radical no está indicado. Solamente se quita el tejido necrótico y no viable; es difícil a veces diferenciar entre el tejido viable y no viable. El sangrado de una herida o contractura de un músculo cuando es estimulado es evidencia de viabilidad pero, en casos de duda, se recomienda ser conservador. Los márgenes irregulares rasgados o macerados deben regularizarse para disminuir la formación de cicatriz. Las laceraciones producidas por cortes oblicuos requieren la escisión de los bordes de

la piel para que los márgenes sean perpendiculares a la superficie de la piel (fig. 17-4, B).

Hemostasia. El control de la hemorragia en las heridas por laceración es esencial. La vasoconstricción y la formación de trombos dan cierto grado de hemostasia, pero la hemorragia de vasos mayores o de las superficies desbridadas de la herida debe ser controlada. Los vasos que continúan sangrando deben ligarse con hilo de seda o material absorbible núm. 2-0 ó 3-0. Debe tenerse cuidado en tomar los extremos cortados de los vasos para evitar la inclusión de cantidades excesivas de tejido subcutáneo, limitando así la extensión de la cicatriz. Un procedimiento alternativo para los puntos sangrantes más pequeños es tomarlos con una pinza hemostática y tocar el instrumento con una corriente de coagulación de alta frecuencia. La hemostasia debe ser completa y la herida debe inspeccionarse cuidadosamente para las hemorragias francas o exudado de sangre. No está indicada la sutura hasta que se ha completado la hemostasia.

Sutura de la herida. Después que la herida ha sido limpiada y desbridada y la hemostasia es completa, está lista para la sutura. El objetivo de la sutura es la coaptación correcta de las capas de tejido con eliminación de todos los espacios muertos. Los tejidos deben manejarse cuidadosamente utilizando ganchos para tejido en vez de pinzas cuando sea posible. Si la herida afecta la mucosa ésta debe ser reaproximada correctamente en el primer tiempo de la sutura. Se intenta formar un cierre hermético de la mucosa con puntos separados de núm. 4-0 ó 5-0, con material no absorbible. De ser posible, cualquier

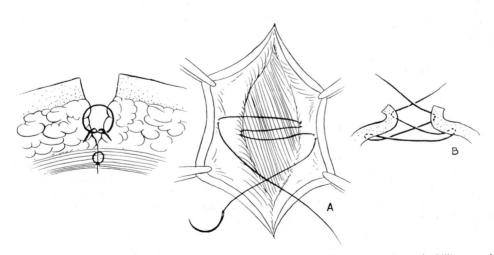

Fig. 17-5. A, puntos invertidos enterrados para cerrar los planos profundos. **B** y **C,** suturas relajantes de Gillies cerca-lejos a lejos-cerca, muy útiles para aliviar la tensión de los márgenes cutáneos.

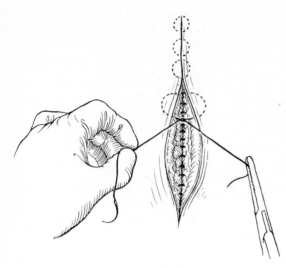

Fig. 17-6. Suturas finas subcuticulares, que aproximan los tejidos subcutáneos.

fractura de los huesos faciales debe reducirse en este momento antes de terminar la sutura de los tejidos blandos. Si se cierran primero los tejidos blandos, los procedimientos subsecuentes necesarios para la reducción de las fracturas suelen causar destrucción de la herida. Después de reducir las fracturas las capas musculares profundas y subcutáneas se cierran con puntos separados invertidos y enterrados teniendo cuidado de eliminar todos los espacios muertos (fig. 17-5). Si aparece tensión en la herida, el uso de la sutura relajante de Gillies (16) (cerca-lejos, lejos-cerca) ayuda a aproximar el tejido subcutáneo y a aliviar la tensión en la piel (fig. 17-5). Se utilizan catgut o seda número 3-0 para suturar las capas más profundas.

El paso final para cerrar los tejidos subcutáneos es la colocación de suturas subcuticulares finas inmediatamente debajo de la superficie cutánea (fig. 17-6). Estas suturas deben reaproximar correctamente los tejidos subcutáneos y aliviar toda tensión en los márgenes de la piel. Si se encuentra tensión excesiva se socavan los bordes de la piel antes de colocar las suturas subcuticulares. La piel se sutura con seda número 4-0 ó 5-0 o con puntos separados de Dermalon, en número adecuado para asegurar su posición. Las suturas deben colocarse equidistantes y de igual profundidad en cada lado de la herida. Deben estar colocadas de manera que se produzca una ligera eversión de los márgenes de la piel (fig. 17-7).

Los puntos separados producirán esta eversión si se colocan correctamente. Sin embargo, puede ser necesario colocar ocasionalmente una sutura vertical de colchonero como soporte suplementario (fig. 17-7).

Con este método no es difícil cerrar pequeñas heridas o heridas moderadamente grandes especialmente si no ha habido pérdida de tejido. Al suturar las laceraciones extensas y complicadas puede haber dificultad en determinar cuál es la posición correcta de los tejidos. En estos casos se debe empezar en un punto conocido como la comisura de los labios, ala de la nariz o la esquina del ojo (fig. 17-8). Cada segmento remanente se aproxima con una sutura intermedia hasta que se cierra completamente. Las suturas superficiales claves en estos puntos pueden ser necesarias. Estos pueden colocarse profundamente en el tejido, pero nunca lejos de los márgenes de la herida porque la colocación separada da como resultado la formación de cicatrices antiestéticas. Las suturas subcuticulares finas colocadas entre las suturas claves aproximan los tejidos subcutáneos antes de la colocación de la sutura cutánea. Las heridas más grandes en las cuales no se encuentran puntos claves pueden presentar también dificultades en la sutura. Estas heridas deben manejarse colocando una sutura clave en el centro dividiendo así en dos la herida. Cada segmento se aproxima con puntos intermedios hasta que se lleva a cabo la sutura final.

Sutura primaria tardía. Por muchas razones, no todas las heridas laceradas pueden ser tratadas en el periodo inicial por sutura primaria. Estas heridas se hacen edematosas, induradas e infectadas y entonces no se debe intentar la sutura primaria temprana (fig. 17-9, A). Se hace la preparación de la herida seguida por una sutura primaria tardía cuando las condiciones sean adecuadas. Chipps y colaboradores (7) han elaborado un método excelente de preparación de las heridas para la sutura secundaria y sus observaciones están fundadas en una experiencia grande en el hospital del ejército en Tokio durante la guerra de Corea. El régimen que recomiendan incluye un examen inicial y el desbridamiento; en este tiempo se quitan todos los tejidos infectados y desvitalizados. Las fracturas concomitantes de los huesos faciales deben inmovilizarse si es que existen. El drenaje adecuado debe mantenerse y se emplea un antibiótico específico y eficaz para combatir cualquier infección. Los apósitos húmedos continuos aplicados a los tejidos traumatizados ayudan mucho a la preparación de los tejidos para la sutura. Las heridas

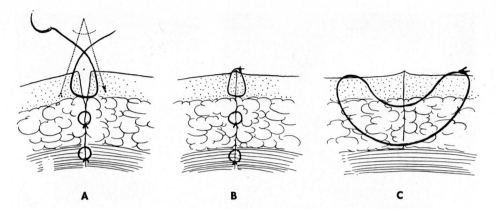

Fig. 17-7. A, puntos separados en la piel colocados después de cerrar los planos más profundos. **B,** con los puntos separados se debe producir eversión de los márgenes de la piel. **C,** sutura vertical de colchonero útil para obtener la correcta eversión de los márgenes de la piel.

deben observarse diariamente y cuando se descubren regiones necróticas deben ser quitadas con pinzas para tejido. Las heridas que afectan la cavidad bucal deben aislarse y prohibirse la alimentación bucal para evitar la contaminación y que los restos fermentados de alimentos entren en la herida. Para llevar a cabo esto se utiliza un tubo de Levin para la alimentación. Este régimen controla rápidamente la infección, reduce el edema y la induración y hace que la herida se vuelva apta para hacer sutura primaria tardía en 5 a 10 días. Entonces se suturan las heridas como se describió en el procedimiento de sutura primaria inicial. El éxito depende de que el cirujano aplique los procedimientos quirúrgicos descritos anteriormente (fig. 17-9, *B*).

Terapéutica de sostenimiento. El tratamiento con éxito de las heridas requiere considerar otros factores como la necesidad de drenaje, el tipo de apósito y la prevención o tratamiento de las infecciones.

Drenaje. Las laceraciones superficiales no requieren drenaje. Las heridas más profundas, especialmente aquellas que abarcan la cavidad bucal, deben tener un tubo de Penrose o un pedazo de tela de caucho. Esto permite el escape de plasma y líquidos tisulares y evita su acumulación en las estructuras más profundas. Los drenajes deben colocarse entre las suturas o a través de una incisión, cerca de la herida original. Los drenajes deben quitarse transcurridos dos o cuatro días.

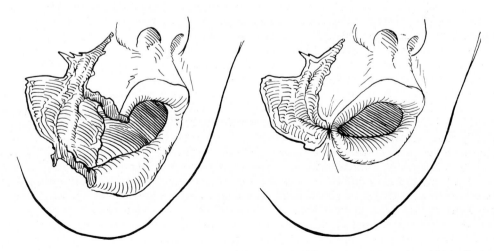

Fig. 17-8. Diagramas para ilustrar la norma de comenzar en un punto conocido, en este caso la comisura labial, a fin de suturar grandes laceraciones.

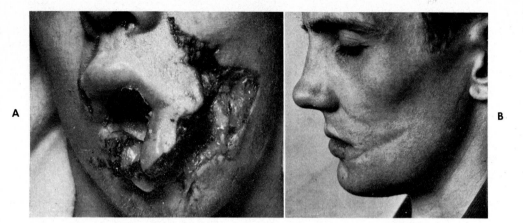

Fig. 17-9. A, laceración facial 11 días después del traumatismo. Nótense la esfacelación, el edema y la induración. Esta herida fue tratada por sutura primaria tardía. **B,** seis meses después de la curación. (Hospital Letterman del Ejército.)

Apósitos. Después de la sutura está indicado un apósito protector. Las heridas pequeñas pueden cubrirse con gasa fina con colodión y se dejan secar. Las heridas más grandes requieren un apósito seguro a presión. Este apósito debe sostener al tejido y ejercer suficiente presión para evitar el sangrado o la colección de líquidos en las regiones subcutáneas. Se coloca generalmente una tira de gasa fina o de nilón sobre la herida suturada y porciones de gasa reforzadas con elastoplast. Los vendajes Ace cubiertos con tela adhesiva se aplican para ejercer una presión moderada en la herida. Los apósitos deben cambiarse a las 48 horas. Las suturas se quitan a los cuatro o cinco días y se coloca un apósito de colodión durante otros tres o cuatro días.

Prevención de la infección. Todas las heridas por laceración ya están contaminadas e infectadas cuando se inicia el tratamiento. Aunque la infección es muchas veces subclínica se debe hacer todo lo posible para limitarla y suprimirla tan pronto como sea posible. Esto se lleva a cabo con la aplicación estricta de las técnicas de esterilización, limpieza absoluta del tejido, hemostasia completa, desbridamiento conservador pero adecuado y sutura de la herida que elimina todos los espacios muertos y cuidados adecuados, incluyendo la utilización inteligente de los antibióticos o la quimioterapia. La utilización profiláctica de estos fármacos está indicada en todas las heridas mayores para evitar la infección.

Profilaxia del tétanos. Debido a que todas las heridas de la cara están contaminadas y son frecuentemente producidas por traumatismos que hacen que la tierra y otras materias entren en la herida, se debe dar protección contra la infección con el bacilo del tétanos. Esto es especialmente válido en las heridas por laceración, punción y armas de fuego. Las infecciones por el tétanos son tan catastróficas y tienen tan alta mortalidad que si hay alguna duda de que una herida esté contaminada por este organismo se debe instituir inmediatamente la profilaxia activa. En una gran parte de la población se ha producido inmunidad activa contra esta infección como resultado de la inoculación con el toxoide del tétanos. Una persona herida que ha sido inmunizada debe recibir una dosis de refuerzo de 1 ml de toxoide tetánico tan pronto como sea posible. El toxoide tetánico no es de valor en el paciente traumatizado en el cual no se ha producido inmunidad activa porque el desarrollo de los anticuerpos dentro del organismo sería muy pequeño y demasiado tardío para evitar el tétanos.

Los pacientes que no han sido vacunados con toxoide tetánico o que han sido vacunados incompletamente deberán recibir una dosis de toxoide tetánico seguida por la administración intramuscular de 250 unidades (1 ml) de globulina inmune tetánica de origen humano. En los niños la dosificación es de 4.6 unidades por kilogramo de peso corporal. La globulina inmune tetánica de origen humano no debe administrarse intravenosamente y no deberá administrarse en el mismo sitio que el toxoide. Las dosificaciones recomendadas proporcionarán protección durante aproximadamente 28 días, y el periodo de protección puede extenderse con inyecciones posteriores. Los antibióticos como penicilina y tetraciclina son eficaces contra bacilos tetánicos vegetativos; sin embargo, no surten efecto alguno contra las toxinas. La eficacia de los antibióticos para profilaxia sigue sin ser comprobada, y en caso de usarse, deberán administrarse cuando menos cinco días.

Fracasos en las suturas primarias. Aunque la mayoría de las heridas por laceración sanan sin complicaciones por primera intención, algunas no lo hacen. Chipps y sus colaboradores informaron que el 30 por 100 de las heridas faciales observadas en el hospital del ejército en Tokio durante la guerra de Corea no sanaron por primera intención. Analizando estos casos encontraron responsables seis factores principales, a saber: 1) sutura con tensión de la herida sin drenaje adecuado; 2) uso inadecuado de apósitos a presión; 3) no cerrar o suturar la mucosa en la herida de la cavidad bucal; 4) hemorragia secundaria; 5) manipulación secundaria de la herida sanada, y 6) terapéutica antibiótica inadecuada. Es obvio que estos problemas se deben principalmente a no aplicar meticulosamente los principios quirúrgicos aprobados del tratamiento. Si se aplican estrictamente estos principios, el fracaso es mínimo.

Tratamiento de las heridas penetrantes por punción

La mayoría de los objetos que producen heridas en la cara también producen laceraciones, de manera que rara vez se ven en esta región heridas por punción aisladas. La herida de entrada generalmente es pequeña, pero puede penetrar profundamente en los tejidos subyacentes y lesionar la boca, nariz o seno maxilar. Este tipo de herida es peligroso, ya que puede llevar la infección profundamente a los tejidos, con la posibilidad siempre presente de la infección tetánica.

El tratamiento debe ser conservador y dirigirse principalmente al control de la infección. La herida debe ser irrigada completamente y limpiada en condiciones estériles. Generalmente la hemostasia no presenta problemas debido a que la hemorragia cesa espontáneamente si no están lesionados los vasos mayores. La escisión de la herida no suele estar indicada, ya que requeriría una incisión amplia para exponer y explorar la profundidad de la herida y la cicatriz resultante sería antiestética. En la mayoría de las heridas de este tipo el desbridamiento no está indicado, y si una infección no complica la herida, la necrosis y el esfacelo son raros. Las medidas para el control de la infección son de interés

haciendo hincapié especial en la profilaxia del tétanos. La herida no debe ser objeto de sutura primaria sino dejarse abierta para que cicatrice por granulación. Debido a la pequeñez de la herida de entrada, la curación generalmente ocurre con poca deformidad. Si resulta una depresión o cicatriz antiestética debe tratarse como un problema secundario después que han terminado la curación y la revascularización.

Tratamiento de las heridas de guerra y por arma de fuego

Las heridas producidas por arma de fuego y proyectiles que tienen velocidades variables se estudiarán juntas, ya que plantean los mismos problemas. Estas heridas se ven sólo ocasionalmente en la práctica civil, pero se convierten en un problema inmediato y grande en tiempo de guerra. Con el cambio en los métodos de guerra y la posibilidad de gran cantidad de bajas como resultado de los ataques termonucleares, las heridas por proyectiles han adquirido nueva importancia. Estas heridas varían considerablemente en extensión y carácter, como se vio con las laceraciones. Muchas parecen a primera vista imposibles de reparar, pero se obtienen resultados sorprendentes con una técnica quirúrgica cuidadosa.

En ningún otro tipo de herida facial es tan importante la atención que se da a los procedimientos de urgencia para salvar la vida. Como estas heridas son generalmente extensas, la primera atención debe darse al estado general del paciente y se debe asegurar una vía respiratoria libre, y el control de la hemorragia y del choque. La misma naturaleza de estas heridas produce estados que interfieren con las vías respiratorias altas, y si no se corrigen tempranamente tienen consecuencias desastrosas. Si hay duda respecto a la posibilidad de mantener una vía respiratoria libre con métodos conservadores, no debe vacilarse en llevar a cabo la traqueotomía. El control de la hemorragia generalmente no es un problema de importancia. Aunque la cara tiene abundante irrigación, los vasos generalmente son pequeños y contienen gran cantidad de fibras elásticas y, cuando son cortados, se retraen en los canales óseos y son cerrados por trombos. La acción cauterizante del proyectil cierra muchos vasos. Si la hemorragia es importante la presión sobre la región sangrante suele bastar para detenerla. Sin embargo, a veces puede ser necesario ligar los vasos grandes. El choque no es un dato constante, pero se observa en los trau-

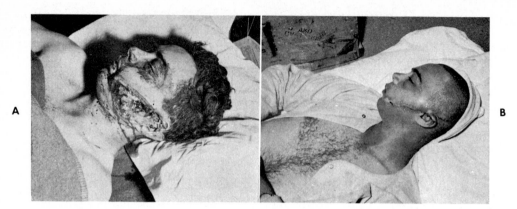

Fig. 17-10. Herida por arma de fuego tratada por sutura primaria temprana. A, estado preoperatorio. B, diez días después de la operación. (AFIP 55-321-641-47.)

matismos más graves. Cuando se encuentra se debe controlar la hemorragia y restaurarse el volumen de sangre tan pronto como sea posible para evitar que el choque se vuelva irreversible. La cirugía puede llevarse a cabo tan pronto como la presión sanguínea y el pulso se han estabilizado al nivel deseado. Los trastornos neurológicos deben ser diagnosticados y valorizados cuidadosamente antes del tratamiento. Por regla general el tratamiento de los tejidos blandos puede comenzarse cuando se han estabilizado los signos vitales.

El método de tratamiento depende de los problemas que se encuentran en cada caso individual. Las heridas por arma de fuego en la práctica civil generalmente reciben un tratamiento definitivo en las primeras horas, mientras que el tratamiento definitivo de las heridas de guerra puede ser temprano o tardío. En todos los casos, cuando se siguen ciertos principios fundamentales se obtienen resultados satisfactorios.

Cuando sea posible este tipo de herida debe manejarse por sutura primaria temprana. Debe seguirse la regla general de trabajar de adentro hacia afuera. Las heridas que abarcan el seno maxilar, paladar y lengua, deben suturarse primero y luego suturar la mucosa bucal. Si existen fracturas, se reducen y se inmovilizan antes de cerrar la herida de tejidos blandos (fig. 17-10).

Desgraciadamente no todas las heridas por arma de fuego y proyectiles pueden ser tratadas tempranamente y muchas veces se ven después de que hay edema, necrosis e infección. Posiblemente en ningún otro tipo de heridas la sutura primaria tardía después de la preparación de la herida sea más eficaz. Mediante la limpieza adecuada de la herida, desbridamiento, apósitos húmedos continuos, y control de la infección, estas heridas pueden ser preparadas para la sutura en cinco a diez días. La herida está lista para la sutura cuando el edema y la inflamación han disminuido, ha cesado la supuración y hay tejido de granulación sano. Se eliminan los bordes de la herida que contienen el tejido de granulación y los tejidos se suturan en capas como se describió antes en este capítulo (véase la figura 17-11).

No todas las heridas por arma de fuego o por proyectiles pueden ser cerradas por sutura primaria o retardada. Las heridas laceradas grandes, especialmente cuando ha habido pérdida considerable de hueso, no son aptas para este procedimiento. Si se hace cierre primario de estas heridas, pueden mostrar notable distorsión de los tejidos remanentes y producir cicatrices muy antiestéticas. Sin embargo, si los fragmentos óseos pueden inmovilizarse en su posición correcta o si se puede utilizar una férula intrabucal para restaurar el contorno facial normal, puede emplearse la sutura primaria o la primaria tardía si hay suficiente tejido blando. Este procedimiento da un resultado bastante estético y reduce el número de intervenciones reconstructivas posteriores (fig. 17-12). Las heridas laceradas en las cuales es imposible restaurar el contorno facial normal por medio de la inmovilización de la fractura o con férulas intrabucales, o las heridas con pérdida extensa de tejido blando, deben ser tratadas de manera diferente. En estos casos se suturan los márgenes de la piel a la mucosa bucal (fig. 17-13). La cirugía reconstructiva para restaurar el contorno facial puede llevarse a cabo más tarde.

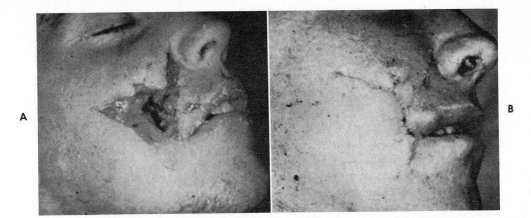

Fig. 17-11. Herida por arma de fuego tratada por sutura primaria tardía. **A**, estado a los diez días de la operación. **B**, diez días después de la operación. (Cortesía del teniente coronel James E. Chipps.)

Cuerpos extraños

Los traumatismos por herida de arma de fuego y diversos proyectiles muchas veces están complicados por cuerpos extraños dentro de la herida. Estos cuerpos extraños son desde detritos localizados superficialmente como resultado de las explosiones de dinamita, hasta proyectiles y fragmentos metálicos de granada que penetran profundamente. Incluyen los detritos pigmentados, ropa, porciones de metal, madera, vidrio y piedras. Los dientes fracturados y los fragmentos óseos también pueden actuar como cuerpos extraños. Muchas veces hay duda acerca de lo correcto de la remoción de estos objetos. No se puede aplicar una sola regla a todos los casos, pero se deben seguir ciertos principios fundamentales. Los cuerpos extraños múltiples y superficiales causados por una explosión deben quitarse dentro de las primeras 24 horas para evitar el tatuaje traumático (fig. 17-14). Cualquier cuerpo extraño que se encuentre durante la limpieza y desbridamiento de la herida debe quitarse. Esto es válido especialmente en lo que

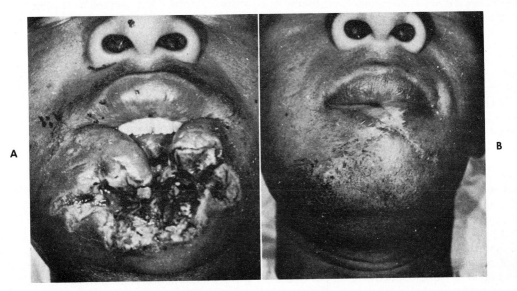

Fig. 17-12. Herida lacerada con pérdida moderada de tejido blando y hueso. Se utilizó una férula de acrílico para estabilizar los fragmentos óseos y restaurar el contorno facial antes de suturar el tejido blando. **A**, estado preoperatorio. **B**, restauración del contorno facial. (Cortesía del teniente coronel James E. Chipps.)

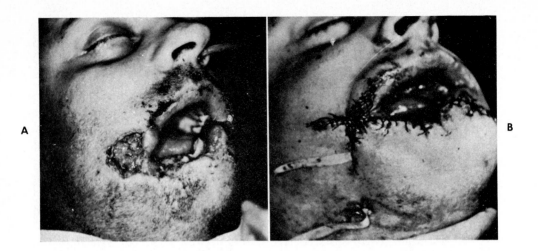

Fig. 17-13. **A,** herida con pérdida de substancia del labio inferior y comisura de la boca. **B,** sutura de la mucosa a la piel. (Cortesía del teniente coronel James E. Chipps.)

respecta a fragmentos de vidrio, grava, madera, dientes o fragmentos óseos, porque si se dejan puede dar como resultado la infección y la demora en la curación. Los cuerpos metálicos plantean un problema diferente. Muchos de éstos se fragmentan y están tan dispersos a través del tejido que su remoción completa es casi imposible. Al valorar estos fragmentos metálicos en una herida se debe calcular el daño posible de estos objetos y los efectos de los procedimientos quirúrgicos necesarios para su remoción. Muchos fragmentos metálicos son estériles y permanecerán en los tejidos indefinidamente sin ningún trastorno. Se cita mucho el viejo adagio de que "cuando una bala cesa de moverse cesa de causar daño", que si no es cierto en sentido literal, por lo menos es digno de recordar. No es juicioso llevar a cabo una intervención quirúrgica extensa para quitar estos fragmentos si no son fácilmente accesibles cuando se hace el desbridamiento. Es mejor dejarlos, ya que si se presenta cualquier complicación su remoción puede llevarse a cabo en una operación secundaria.

Las heridas por arma de fuego, explosiones y otros proyectiles generalmente están contaminadas y se deben tener precauciones especiales para evitar la infección. La terapéutica antibiótica debe instituirse tan pronto como sea posible, para continuarla hasta que la cicatrización primaria ha terminado. Las heridas de guerra durante el conflicto de Corea fueron en gran parte sumamente contaminadas, pero la infección se vio rara vez cuando los individuos heridos llegaron a Estados Unidos para tratamiento definitivo.

Esto se atribuye al hecho de que los pacientes recibieron terapéutica antibiótica poco tiempo después del traumatismo y fue mantenida esta terapéutica hasta que ocurrió la cicatrización. Si la infección se presentó se hicieron pruebas de sensibilidad bacteriológica y antibiótica para asegurar que se estaba usando el antibiótico correcto. El tétanos es también una posibilidad siempre presente y se debe instituir inmediatamente la profilaxia. También se debe recordar que el tétanos puede ser una complicación tardía en estas heridas. Una vez que se han establecido estos microbios son capaces de formar esporas, que son muy resistentes y pueden permanecer viables durante años. Pueden permanecer inactivos en los tejidos y ser activados por una intervención quirúrgica secundaria produciendo infecciones tetánicas típicas. Cuando se hacen necesarios los procedimientos secundarios en estas heridas previamente contaminadas es aconsejable dar mayor protección contra la infección.

TRATAMIENTO DE LAS QUEMADURAS

El tratamiento de las quemaduras generalmente no está incluido en los libros de texto de cirugía bucal, y esto es correcto debido a que el especialista en esta materia no suele tratar este tipo de traumatismo; pero debido a la importancia del tratamiento de la gran cantidad de víctimas posibles en los ataques termonucleares, se estudiarán someramente las quemaduras de la cara con especial énfasis en el tratamiento inicial.

Las quemaduras son posiblemente los traumatismos más graves que puede sufrir una persona y, al igual que muchos de los traumatismos ya mencionados, varían mucho en extensión e intensidad. Su clasificación en quemaduras de primero, segundo y tercer grados depende de la profundidad de tejido afectado. La gravedad de una quemadura puede estimarse por la profundidad de la herida y la cantidad de superficie del cuerpo quemado. A más profundidad de la herida y a mayor cantidad de superficie atacada más grave es la quemadura. Como otras heridas, las quemaduras causan una respuesta general proporcional a su extensión. Se calcula que una quemadura de toda la cara afecta solamente el 3 por 100 de la superficie del cuerpo. Así, las quemaduras aisladas de la cara pocas veces producen una reacción general intensa. Sin embargo, la quemadura facial aislada es la excepción, ya que generalmente se acompaña de quemaduras en otras partes del cuerpo. Colectivamente estas heridas pueden producir trastornos generales graves; por lo tanto, haremos un breve estudio de éstos.

El problema principal es el choque; inmediatamente después de una quemadura se produce una disminución en el volumen sanguíneo como resultado de la pérdida de líquidos por la herida y en los espacios intersticiales. Esto da como resultado una hemoconcentración y una pérdida de coloides y electrólitos. El choque oligohémico (hipovolémico) ocurre si la pérdida de volumen de sangre no es restaurada. La terapéutica para evitar el choque es de importancia primaria y consiste en restauración del volumen normal de sangre incluyendo coloides y electrólitos. La cantidad de líquido que se va a reemplazar es muchas veces difícil de calcular y la relación exacta entre coloides y electrólitos todavía no ha sido determinada. La utilización de la estimación de la hemoglobina y el valor hematócrito tienen cierto valor en la terapéutica de reemplazo; se puede hacer una estimación más o menos exacta conociendo el peso del paciente y la extensión de la superficie quemada.

La fórmula que aparece a continuación es de mucha utilidad para conocer aproximadamente la cantidad que se va a reemplazar durante las primeras 24 horas:

Coloides (sangre, plasma o expansor del plasma) = Porcentaje de superficie quemada × peso × 0.25.
Electrólitos = Porcentaje de superficie quemada × peso × 0.50.
Glucosa en agua = 2 000 ml

Los requerimientos para las segundas 24 horas son la mitad de la cantidad de coloides y electrólitos de las primeras 24 horas más 2 000 ml de glucosa en agua. El tercer día el paciente con quemaduras moderadas puede ser mantenido adecuadamente con líquidos tomados por vía bucal, mientras que el quemado gravemente exigirá terapéutica intravenosa, que consistirá especialmente de agua sin electrólitos.

Además de la pérdida de líquidos y electrólitos, son frecuentes otros trastornos generales, como destrucción de los glóbulos rojos de la sangre, ciertas anormalidades endocrinas y aberraciones en el metabolismo de las proteínas e hidratos de carbono. Es obvio que la repercusión general es de especial interés en el tratamiento general del paciente quemado.

La quemadura varía con la profundidad del traumatismo. En las quemaduras de primer grado se presenta primero la palidez, luego el edema y por último el eritema. Pueden formarse pequeñas vesículas intraepiteliales. En pocos días el epitelio puede formar escaras dejando un epitelio sano en granulación. Las quemaduras de segundo grado producen rápidamente ampollas y vesículas que separan en capas a la epidermis. La escara es más prominente que en las quemaduras de primer grado. Las quemaduras de tercer grado producen la destrucción completa de todas las capas de la piel. Se ve la necrosis en la profundidad de la herida y es común la supura-

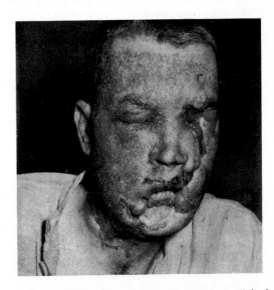

Fig. 17-14. Tatuaje traumático extenso, por estallido de granada. Los fragmentos metálicos están enterrados tan profundamente que quedará un tatuaje permanente. (AFIP B-688-D.)

ción. La escara ocurre aproximadamente a las dos semanas, dejando un tejido de granulación rojo y sano en la base de la herida.

Terapéutica

El tratamiento del paciente quemado puede dividirse en dos categorías: de sostenimiento y cuidado local de la herida. Sólo estudiaremos las medidas terapéuticas iniciales y las de primeros auxilios.

En el sostenimiento es de gran importancia la prevención y tratamiento del choque. Con heridas menores esto no constituye un problema, pero es de mayor importancia en las quemaduras extensas. Es importante el control de la infección y el empleo de antibióticos es eficaz para evitar y tratar las infecciones. Las quemaduras contaminadas también requieren la profilaxia contra el tétanos, como ya explicamos.

El dolor es un problema en el paciente quemado. Esto generalmente se controla a los pocos días por el tratamiento local de la herida, pero en los primeros momentos está indicada la sedación general. Esta sedación debe administrarse con precauciones; especialmente si el paciente está en choque, las dosis deben ser mínimas.

La primera consideración en los primeros auxilios de las quemaduras de primero y segundo grados es la limpieza absoluta de la superficie quemada. Se utiliza jabón suave y agua estéril, que son generalmente suficientes para limpiar la herida, pero algunas veces se necesita un solvente para quitar aceite o grasa. Entonces se desbrida la herida para quitar todo el epitelio desvitalizado y las vesículas y ampollas. La hemorragia no es un problema en las quemaduras y la infección generalmente no se observa al principio. El tratamiento posterior puede ser el método abierto o cerrado; en el primero, la herida se deja al descubierto y durante las primeras 48 horas se formará una escara de color pardo, firme y seca. Esta escara protege la herida subyacente, y si no se presenta la infección la epitelización se llevará a cabo debajo de la escara. Si se desarrollan soluciones de continuidad en la escara, ésta debe desbridarse en uno u otro lado sin extenderse mucho y para evitar la infección se aplicará a las soluciones de continuidad una gasa fina húmeda. La escara se elimina finalmente dejando expuesto un tejido sano cicatrizal.

Si se utiliza el método cerrado después que la herida ha sido limpiada y desbridada, se aplica una gasa fina, simple o con vaselina, directamente a la región quemada. Entonces se aplica un apósito oclusivo mantenido en su lugar por un vendaje elástico reforzado con tela adhesiva. Este apósito protege la herida abierta, evita la infección y alivia el dolor. No es necesario colocar nuevos apósitos, pero sí cambiar el vendaje exterior hasta que ha sanado la herida. Si se complica con infección, los apósitos deben ser cambiados, pero esto ocurre rara vez si la herida ha sido limpiada cuidadosamente y el apósito primario es adecuado.

El tratamiento local de las heridas de tercer grado que abarcan todo el grosor de la piel es esencialmente el mismo que para las heridas de segundo grado. Después de la limpieza y desbridamiento se aplica un apósito y se deja por 10 a 14 días. Cuando se cambia el apósito el tejido necrótico destruido puede quitarse con pinzas para tejido. Si la herida supura, el apósito se cambia antes y se aplica tratamiento antibiótico local y parenteral. Las quemaduras de tercer grado deben ser tratadas tan pronto como sea posible por injertos cutáneos. Si no hay infección los injertos se pueden hacer cuando se elimine el tejido necrótico. Si se permite que la herida sane por granulación da como resultado intensa cicatrización con gran contractura y deformidad.

Las heridas de la cara se curan del mismo modo con el método abierto o cerrado. Generalmente se utiliza el método abierto, pero esto tiene la desventaja de que hay dolor durante las primeras 48 horas mientras se está formando la escara. El dolor puede ser aliviado con sedantes. El método cerrado muchas veces es difícil de utilizar en las heridas faciales debido a la dificultad de mantener los apósitos a presión en la cara. Si es necesario cambiar los apósitos el dolor constituye un problema importante.

Los primeros auxilios dependen en gran parte de la extensión y gravedad de la herida. Para las quemaduras menores que incluyen la mayoría de las quemaduras aisladas de la cara, generalmente todo lo que es necesario es el tratamiento local y el alivio del dolor. Es esencial la observación cuidadosa del paciente y cualquier signo de choque u otra reacción general requiere tratamiento activo. La profilaxia contra la infección debe administrarse si está indicada. Los pacientes con quemaduras graves deben ser hospitalizados e instituirse de inmediato la terapéutica de reemplazo. Las superficies quemadas pueden ser tratadas por el método abierto o cerrado dependiendo de las condiciones individuales.

Un tipo de herida que plantea problemas especiales es la quemadura por llamarada o fogonazo que afecta las vías respiratorias altas. Estas heridas muchas veces dañan la mucosa de la vías respiratorias y el edema puede evolucionar tan rápidamente que ocasione asfixia. En estos casos, la traqueotomía está indicada para salvar la vida (fig. 17-15).

Quemaduras en gran cantidad de personas

Las quemaduras de gran cantidad de personas como resultado de los ataques termonucleares pueden constituir un grave problema. Resultan, primero, de la exposición a la llamarada de la explosión o por fuegos causados por ésta. Para el tratamiento de este tipo de quemaduras conviene dividirlas en cuatro categorías según la magnitud y gravedad del traumatismo: quemaduras que pueden tratarse los mismos pacientes, quemaduras moderadas, quemaduras graves y quemaduras totales.

Debido a la gran cantidad de casos que pueden ocurrir simultáneamente, es indudable que no habrá personal bastante para dar atención médica completa y muchos pacientes tendrán que cuidarse a sí mismos para poder sobrevivir. Se calcula que este grupo representará el mayor número de personas quemadas. Muchas de estas quemaduras serán de tipo de fogonazo, que suelen ser de segundo grado en las superficies expuestas del cuerpo.

Las quemaduras por fogonazo se pueden curar con el método abierto que generalmente es el único que se tiene a mano. El principal problema en este método es el dolor y muchos de los pacientes intentarán cubrir sus heridas. Como pueden faltar apósitos estériles se puede aplicar una pomada no irritante a la superficie quemada, que dará un alivio considerable. Los líquidos deben administrarse por vía bucal y, si son necesarios los electrólitos, éstos pueden fortificarse con las siguientes substancias: tres gramos de sal (cloruro de sodio) y 1.5 gramos de soda (NaHCO₃) agregados a un litro de agua. Esto constituye una solución electrolítica satisfactoria para uso bucal. También debe hacerse profilaxia contra la infección.

Las personas con quemaduras moderadas suelen necesitar una terapéutica más extensa. Generalmente requieren coloides y electrólitos intravenosos. Durante el primer periodo, cuando la atención especial no es posible pueden manejarse con electrólitos y antibióticos por vía bucal y sedación para aliviar el dolor. Las heridas deben cubrirse con cualquier material que se tenga a mano para evitar mayor contaminación.

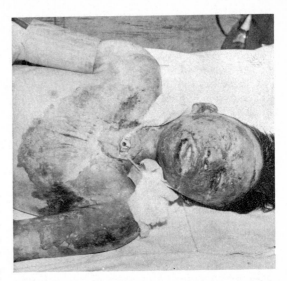

Fig. 17-15. Quemadura extensa de cara, boca y vías respiratorias altas. Fue necesaria la traqueotomía para permitir la respiración. (AFIP-56-8078.)

Las quemaduras graves requerirán una terapéutica intensa. Los pacientes con quemaduras graves no pueden tolerar grandes cantidades de líquido bucal y tienen que depender de la terapéutica intravenosa. Deben administrarse antibióticos para detener la infección y analgésicos para el dolor y, si es posible, algún tipo de apósito en la herida. Este tipo de quemadura debe recibir prioridad en cuanto a su tratamiento definitivo.

Las quemaduras totales tienen un pronóstico malo. Incluso en condiciones ideales con atención óptima suministrada por personal entrenado, la mortalidad en estos casos sería por lo menos del 50 por 100. En caso de gran cantidad de individuos quemados el tratamiento en estas condiciones adversas está lejos de ser ideal, y pocos de los pacientes con quemaduras totales sobrevivirán. A los pacientes con este tipo de quemaduras debe tenérseles lo más cómodos que sea posible y el tratamiento definitivo tendrá la menor prioridad.

OTRAS HERIDAS

Heridas intrabucales

Debido a la posición aislada de la cavidad bucal y la protección que recibe por los labios y carrillos, las heridas de los tejidos blandos intrabucales son relativamente raras. La mayoría de estos traumatismos forman parte de heridas complejas que afectan otras partes de la cara y se han estudiado en otras secciones de este capítulo. Sin embargo, estas heridas aisladas ocurren y requieren un examen separado.

Cualquier tipo de herida puede presentarse en la cavidad bucal. Los golpes directos a la mucosa bucal son casi imposibles, de manera que las contusiones primarias ocurren rara vez. Sin embargo, las contusiones secundarias de la mucosa bucal son frecuentes y forman parte de las contusiones extensas que afectan los labios y carrillos. En estas heridas la mucosa se edematiza, ya que la sangre invade el tejido submucoso y toda la región puede adquirir un tono morado. No es necesario el tratamiento de las contusiones intrabucales. La infección no es problema y a medida que se verifican los procesos normales de reparación se resorbe gradualmente el coágulo sanguíneo, desaparece el color anormal y los tejidos regresan a la normalidad aproximadamente en 10 días.

Las abrasiones son comunes en la cavidad bucal. Pueden ser el resultado de cualquier traumatismo con efecto friccional en la mucosa. Las heridas por abrasión características son producidas por la irritación de las prótesis, un diente en mala posición o una obturación no pulida. Las abrasiones en la mucosa también son causadas por los que tienen el hábito de morderse el labio o el carrillo o por mordidas accidentales. Estas heridas son superficiales y casi no requieren terapéutica, aparte de la remoción de la fuerza traumatizante. Una vez que la irritación ha sido corregida las heridas sanan rápidamente sin formación de cicatriz. Si el dolor es intenso la herida puede cubrirse con tintura de benjuí que aislará las terminaciones nerviosas y dará alivio por cierto tiempo.

Las laceraciones son las más comunes de las heridas intrabucales aisladas y, por regla general, presentan poca dificultad en su tratamiento. Las laceraciones de la mucosa bucal son frecuentes en los traumatismos de la cara. Esto es cierto especialmente en las laceraciones del labio ya que el trauma externo empuja el labio contra los bordes incisales de los dientes anteriores. Los accidentes causados por el manejo incorrecto de las fresas o discos durante los procedimientos dentales o el uso incorrecto de los instrumentos de ortodoncia, son otros factores causales de las laceraciones de la mucosa. Si se tratan tempranamente muchas de estas laceraciones pueden cerrarse por sutura primaria sin desbridamiento. La hemorragia generalmente puede controlarse por presión, pero algunas veces es necesario ligar los vasos sangrantes mayores o los puntos de hemorragia activa. Las laceraciones de la mucosa bucal generalmente no son de profundidad suficiente para justificar la sutura de los tejidos submucosos como capa separada y la sutura de la mucosa con puntos separados de material inabsorbible de núm. 4-0 ó 5-0 suele ser suficiente. Son excepcionales las heridas profundas de la lengua, labio o piso de la boca de magnitud que justifique la sutura por capas. El mucoperiostio separado del hueso debe colocarse y suturarse cuanto antes.

Una laceración que amerita mención especial es la que resulta del arrancamiento de la mucosa palatina secundario a los traumatismos de los maxilares superiores que incluyen fracturas verticales del paladar óseo. Estos fragmentos generalmente se desplazan lateralmente y pueden dar como resultado un rompimiento de la mucosa con comunicación con la fosa nasal. Si estas soluciones de continuidad de la mucosa no se suturan tempranamente pueden dar por resultado una fístula buconasal que requerirá un procedimiento plástico secundario para lograr el cierre. Si el tratamiento se hace pocas horas después del traumatismo, los fragmentos óseos generalmente son lo suficientemente móviles para permitir su manejo manual y colocarlos en su posición correcta, donde pueden estabilizarse con una barra para la arcada. Estos arrancamientos de la mucosa palatina pueden entonces suturarse sin dificultad. Es obvio que estas laceraciones palatinas deben suturarse antes de la inmovilización intermaxilar de las fracturas. Esta sutura primaria temprana de la mucosa palatina es un buen procedimiento, y si se hace correctamente evitará la formación de la fístula.

Las heridas intrabucales por punción generalmente son el resultado de caídas o accidentes mientras se tiene en la boca un objeto puntiagudo. Este es un accidente común en niños que frecuentemente corren y juegan con paletas de dulce u otros objetos similares en la boca. La herida por punción resulta cuando el objeto cortante penetra con fuerza en los tejidos blandos. Cuando está afectado el paladar blando puede producirse una herida de tipo perforante. Un tipo similar de herida por punción del carrillo, lengua, piso de la boca o paladar se ve en los accidentes causados por el elevador durante la exodoncia. Las heridas que resultan de estos traumatismos son más alarmantes que peligrosas. La herida por punción rara vez sangra profusamente y por lo general los tejidos se colapsan y cierran la herida cuando se quita el objeto que la ha causado. Las perforaciones del paladar blando se eliminan por la contractura de los músculos alrededor de la perforación. Generalmente lo único que está indicado es el examen de la herida para asegurarse que no quedó en la herida una parte del objeto perforante, y también como medida para evitar la infección. La sutura no es necesaria; por lo contrario, está contraindicada porque las heridas deben sanar por granulación. Pero si existen laceraciones deben ser suturadas.

La mayoría de las quemaduras de la boca son problemas menores y simulan quemaduras de primero o segundo grados en la piel. Son causadas más frecuentemente por instrumentos calientes o por los fármacos utilizados durante tratamiento dental que entran en contacto accidental con la mucosa. El tratamiento está dirigido a la herida local ya que la reacción general de estas superficies quemadas es poco probable. La superficie de la mucosa se esfacela pronto, dejando una superficie cruenta. Estas superficies expuestas son dolorosas y el tratamiento consiste en aliviar el dolor y evitar la infección secundaria. La sedación general suele ser necesaria, pero se puede obtener considerable alivio si la región quemada se seca y cubre con tintura de benjuí. Cuando están afectadas grandes regiones de la mucosa, este tratamiento no es posible. En estos casos deben aplicarse algunas de las soluciones anestésicas tópicas como la lidocaína viscosa o una solución al 0.25 por 100 de tetracaína (Pontocaína) en las regiones quemadas. Se debe prescribir una dieta blanda no irritante ya que cualquier alimento ácido o agrio puede aumentar el dolor. Se debe evitar la infección secundaria. La aplicación local de un colorante de anilina ayuda bastante y algunas veces está indicada la terapéutica antibiótica general. Estas quemaduras sanan rápidamente sin cicatriz y la mucosa regresa a la normalidad aproximadamente en 10 días.

También se producen quemaduras graves en la cavidad bucal. La quemadura de las vías respiratorias altas por fogonazo o llamarada también puede lesionar la cavidad bucal y el edema de la mucosa puede originar una urgencia verdadera. En estos casos la traqueotomía está indicada para salvar la vida y la terapéutica general de sostenimiento debe instituirse inmediatamente. La quemadura bucal generalmente es superficial y el tratamiento de la herida local debe posponerse hasta que el estado general del paciente se ha estabilizado. El tratamiento de la quemadura bucal es esencialmente el mismo que el que se describió anteriormente.

Las quemaduras causadas por el contacto accidental con ácidos y álcalis fuertes pueden ser graves. Por regla general estas substancias son

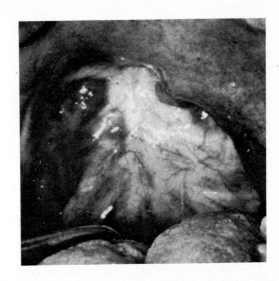

Fig. 17-16. Tejido cicatrizal del paladar blando y de la faringe por aplicación accidental de fenol. (Hospital Walter Reed del Ejército.)

deglutidas en vez de ser retenidas en la boca y el daño al esófago y al estómago es más frecuente y peligroso que el de la cavidad bucal. Cuando estas substancias son retenidas en la boca bastante tiempo las quemaduras de todo el grosor de la mucosa se asemejan a quemaduras de tercer grado de la piel. Producen una necrosis profunda del tejido, con formación de esfacelo en 10 a 14 días, dejando un tejido rojo de granulación. Estas heridas generalmente sanan por granulación con gran contractura y cicatriz (fig. 17-16). Cuando es posible, deben aplicarse injertos cutáneos de espesor parcial en las superficies de granulación cuando la escara se ha desprendido. Sin embargo, esto suele ser imposible y el injerto de piel debe hacerse como un procedimiento secundario. La importancia de estas quemaduras químicas puede disminuirse a veces con primeros auxilios adecuados. Si los agentes químicos son neutralizados con un material que de por sí no es destructivo seguido por colutorios repetidos, la profundidad de la quemadura puede limitarse haciendo mínimas la contracción y la cicatriz.

Otra quemadura bucal que causa serias consecuencias es la quemadura eléctrica. Esto se ve frecuentemente en niños que mastican el alambre conductor de la electricidad hasta que se establece un corto circuito. Las quemaduras por llamarada ocurren al hacerse la conexión de la electricidad y ésta a su vez causará quemaduras profundas en los tejidos cuando los atraviesa. Pueden ocasionar trastornos que van desde el eritema hasta la destrucción real de los tejidos. En las quemaduras eléctricas graves la respuesta general es también intensa e inmediata y debe ser tratada vigorosamente para que el niño se salve. El tratamiento de la herida local depende de la extensión del traumatismo. Las heridas superficiales sanan espontáneamente sin incidentes, pero las quemaduras más profundas que destruyen cantidad considerable de tejido sanan por granulación, con distorsión intensa de los tejidos que generalmente requieren procedimientos secundarios para su corrección. En todos los casos es esencial el control de la infección.

Rotura del conducto parotídeo

Las laceraciones faciales en la región de la glándula parótida ocasionalmente causan la rotura de su conducto. Este debe recibir una atención especial al suturar la herida original para evitar la formación de una fístula salival interna. Si están visibles ambos extremos del conducto es posible hacer la anastomosis directa. Se coloca en la luz del conducto un explorador de metal o un catéter de polietileno que atraviese la porción cortada. El conducto entonces se sutura sobre este explorador o catéter cerrando después las demás porciones de la herida externa. El explorador o catéter se quita aproximadamente tres días después y se estimula el flujo de saliva. Una vez que el flujo de saliva ha empezado a través del conducto reparado es mínimo el peligro de estrechamiento u obturación del conducto.

La reparación del conducto parotídeo no siempre es factible, pero existe un procedimiento sencillo que produce resultados excelentes. Consiste en colocar un tubo de hule desde la boca hasta la región lacerada del carrillo a través de la herida en la mucosa bucal adyacente al conducto cortado. La herida externa entonces se cierra fuertemente y se obliga a la saliva que fluya a lo largo del tubo, creando así una fístula en la boca. Se mantiene en posición el tubo con suturas durante cinco a seis días hasta que se establece una fístula permanente que funciona como una abertura nueva para la secreción parotídea.

BIBLIOGRAFIA

1. Artz, C. P.: Treatment of burns in atomic disaster, Publication No. 553, Management of Mass Casualties, AMSGS, WRAMC, Washington, D. C.

2. Bethea, H.: The treatment of disfiguring injuries to the exposed part of the face, Surg. Clin. N. Amer. 33:109, 1953.

3. Blair, V. P., and Ivy, R. H.: Essentials of oral surgery, ed. 4, St. Louis, 1951, The C. V. Mosby Co.

4. Bradley, J. L.: Primary treatment of maxillofacial injuries, Oral Surg. 9:371, 1956.

5. Brown, J. B.: The management of compound injuries of the face and jaws, S. Med. J. 32: 136, 1939.

6. Brown, J. W.: Characteristics of war wounds of the face and jaws, Army Dent. Bull. 12: 292, 1941.

7. Chipps, J. E., Canham, R. G., and Makel, H. P.: Intermediate treatment of maxillofacial injuries, U. S. Armed Forces Med. J. 4:951, 1953.

8. Department of Army Circular 40-47, Tetanus prophylaxis, Washington, D. C., March 25, 1968.

9. Department of Army Technical Bulletin: Management of battle casualties, Tech. Bull. Med., p. 147, 1951.

10. Department of Army Technical Bulletin: Early medical management of mass casualties in nuclear warfare, Tech. Bull. Med., p. 246, 1955.

11. Erich, J. B., and Austin, L. T.: Traumatic injuries of facial bones, Philadelphia, 1944, W. B. Saunders Co.

12. Erich, J. B.: Management of fractures of soft tissue injuries about the face, Arch. Otolaryng. 65:20, 1957.

13. Ferguson, L. K.: Surgery of the ambulatory patient, ed. 2, Philadelphia, 1947, J. B. Lippincott Co.

14. Fry, W. K., Shepherd, P. R., McLeod, A. C., and Parfitt, G. J.: The dental treatment of maxillo facial injuries, Philadelphia, 1945, J. B. Lippincott Co.

15. Gants, R. T.: Shock in management of mass casualties, Publication No. 569, Management of Mass Casualties, Walter Reed Army Institute of Research, WRAMC, Washington, D. C.

16. Gillies, H. D.: Plastic surgery of the face, London, 1920, Oxford University Press.

17. Harding, R. L.: The early management of facial injuries, Milit. Surgeon 112:434, 1953.

18. Hartgering, J. B., and Hughes, C. W.: Field resuscitation, Publication No. 573, Management of Mass Casualties, Walter Reed Army Institute of Research, WRAMC, Washington, D. C.

19. Hughes, C. W.: Debridement, Publication No. 557, Management of Mass Casualties in Nuclear Warfare, Walter Reed Army Institute of Research, WRAMC, Washington, D. C.

20. Ivy, R. H.: Manual of standard practice of

plastic and maxillo facial surgery, Philadelphia, 1942, W. B. Saunders Co.

21. Karsner, H. T.: Human pathology, ed. 8, Philadelphia, 1955, J. B. Lippincott Co.

22. Kazanjian, V. H.: Early suturing of wounds of the face, J. Amer. Dent. Ass. 6:628, 1919.

23. Kazanjian, V. H.: An analysis of gunshot injuries to the face, Int. J. Orthodont. 6:96, 1920.

24. Kazanjian, V. H., and Converse, J. M.: The surgical treatment of facial injuries, Baltimore, 1949, The Williams & Wilkins Co.

25. Kwapis, B. W.: Early management of maxillofacial war injuries, J. Oral Surg. 12:293, 1954.

26. McIndoe, A. H.: Surgical and dental treatment of fractures of the upper and lower jaws in wartime, Proc. Roy. Soc. Med. 34:267, 1941.

27. Ochsner, A., and DeBakey, M. E., editors: Christopher's Minor surgery, ed. 7, Philadelphia, 1955, W. B. Saunders Co.

28. Ordman, L. J., and Gillman, T.: Studies in healing of cutaneous wounds, Arch. Surg. 93: 857, 1966.

29. Parfitt, J. G.: The dental treatment of maxillofacial injuries, Philadelphia, 1945, J. B. Lippincott Co.

30. Parker, D. B.: Synopsis of traumatic injuries of the face and jaws, St. Louis, 1942, The C. V. Mosby Co.

31. Robinson, I. B., and Laskin, D. M.: Tetanus of the oral regions, Oral Surg. 10:831, 1957.

32. Rowe, N. L., and Killey, H. C.: Fractures of the facial skeleton, Baltimore, 1955, The Williams & Wilkins Co.

33. Rush, J. T., and Quarantillo, E. P.: Maxillofacial injuries, Ann. Surg. 135:205, 1952.

34. Schultz, L. W.: Burns of the mouth, Amer. J. Surg. 83:619, 1952.

35. Smith, Ferris: Plastic and reconstructive surgery, Philadelphia, 1950, W. B. Saunders Co.

36. Soberberg, B. N.: Facial wounds in Korean casualties, U. S. Armed Forces Med. J. 2:171, 1951.

37. Sparkman, R. S.: Lacerations of parotid duct, Ann. Surg. 131:743, 1950.

38. Stewart, F. W.: The consultant, J. Oral Surg. 26:297, 1968.

39. Sturgis, S. H., and Holland, D. J., Jr.: Observations on 200 fracture cases admitted to the 6th general hospital, Amer. J. Orthodont. (Oral Surg. Sect.) 32:605, 1946.

40. Thoma, K. H.: Oral surgery, ed. 5, St. Louis, 1969, The C. V. Mosby Co.

41. Thoma, K. H.: Traumatic surgery of the jaws, St. Louis, 1942, The C. V. Mosby Co.

18

Traumatismos de los dientes y de la apófisis alveolar

MERLE L. HALE

TRAUMATISMOS

Los traumatismos de los dientes y de la apófisis alveolar son sumamente frecuentes durante la niñez y la pubertad y también en los adultos. Un diente traumatizado es sumamente molesto para el paciente y muchas veces la restauración final deja mucho que desear en apariencia y en función (figs. 18-1 y 18-2).

El análisis de estos accidentes revela que en lo que respecta a la frecuencia, la edad del paciente debe ser considerada como una de las causas predisponentes. La mayor frecuencia se observa de los 7 a los 11 años de edad (figura 18-3). En este periodo de desarrollo de los dientes anteriores las coronas son especialmente vulnerables debido a las cámaras pulpares grandes. También en esta edad, estos dientes frecuentemente hacen erupción en posiciones prominentes aisladas en la arcada y son expuestos inevitablemente a los accidentes.

Valoración clínica del traumatismo

Los accidentes que producen traumatismos de los dientes muchas veces se acompañan de hemorragia, tumefacción y laceración de los tejidos. Estos accidentes tienden a asustar a la gente y pueden complicar el examen. Cuando un niño pequeño se ha traumatizado hay considerable tensión emocional de parte del paciente y de los padres, y cuando llegan a consultar al dentista la situación puede haberse convertido en un problema sumamente difícil. Para afrontar estos problemas adecuadamente, el dentista debe estar calmado y tranquilo, y a pesar de las condiciones adversas debe hacer un diagnóstico exacto y decidir de inmediato cómo hacer el tratamiento. Muchas veces ha sido necesario que

uno de los padres sujete al niño al hacer el examen clínico y radiográfico. Es inútil tratar de razonar con el niño en estos casos. Son imperativos la suavidad, la comprensión y el estudio directo del problema. Para llevar a cabo el examen clínico es necesario examinar cuidadosamente los dientes y la apófisis alveolar con un espejo y con la palpación.

La extensión de estos accidentes dentales puede valorarse como sigue:

Primero, debe clasificarse el traumatismo dental (fig. 18-4).

Fractura de clase I: fractura sólo del esmalte de la corona dentaria.
Fractura de clase II: traumatismo que se extiende a la dentina sin exposición de la pulpa.
Fractura de clase III: traumatismo extenso de la corona del diente con exposición de la pulpa.
Fractura de clase IV: fractura que se presenta en la unión de cemento y esmalte del diente o por debajo de ella.

Segundo, uno debe determinar clínicamente si el diente ha sido solamente aflojado o completamente desplazado del alveolo o si ha sido introducido en los tejidos de soporte. Así, el diente traumatizado puede clasificarse como luxado, arrancado o impactado (fig. 18-5).

Finalmente, por manipulación digital uno debe valorar cualquier sospecha de fractura alveolar. Frecuentemente durante este procedimiento los desplazamientos menores de la apófisis alveolar y hasta pequeños desplazamientos de los dientes pueden identificarse y reducirse de inmediato.

Como la mayoría de estos pacientes tienen una dentición mixta es más importante todavía que la boca sea registrada en la cartilla y esta información se tenga a mano para ayudar a la interpretación de las radiografías y planificar el tratamiento necesario.

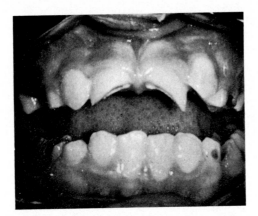

Fig. 18-1. Los efectos funcionales, estéticos y psicológicos de un accidente dental como el que se muestra en este grabado, suelen crear al paciente problemas importantes.

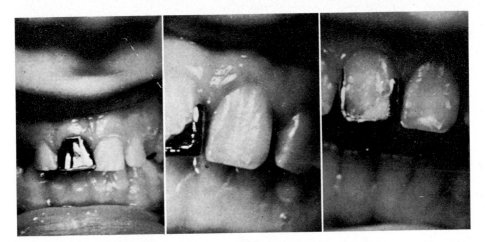

Fig. 18-2. Fotografías que muestran las restauraciones dentales que se usan frecuentemente en el tratamiento de los traumatismos. Muchas veces dan resultados antiestéticos.

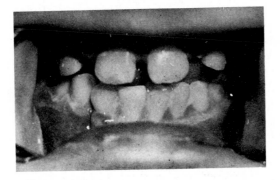

Fig. 18-3. La dentadura entre los siete y los once años de edad.

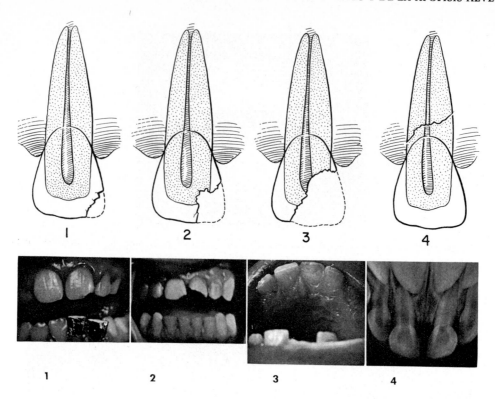

Fig. 18-4. Selección de casos que ilustran los cuatro tipos de traumatismos dentarios. **1.** Tipo I: fractura del esmalte. **2.** Tipo II: la fractura incluye la dentina pero sin exposición de la pulpa. **3.** Tipo III: fractura de la corona con exposición de la pulpa. **4.** Tipo IV: fractura de la raíz debajo de la línea cervical de la corona.

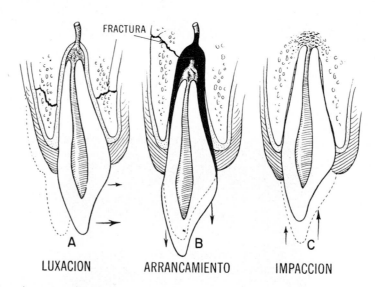

Fig. 18-5. Desplazamiento traumático del diente en el alveolo. **A,** el diente se ha aflojado y movido. **B,** el diente ha sido desplazado del alveolo como indican las líneas punteadas y continuas. **C,** el diente se ha incrustado en el alveolo como indican las líneas punteadas y continuas.

Valoración radiográfica del traumatismo

Para completar el examen radiográfico generalmente es necesario obtener radiografías a diferentes ángulos para observar las posibles fracturas. Por lo tanto se deben utilizar intrabucalmente películas periapicales y oclusales. Algunas veces se requerirán radiografías extrabucales tanto laterales como posteroanteriores. Las radiografías satisfactorias ayudan a comprobar la impresión clínica y muchas veces nos darán datos adicionales que no obtenemos por medio del examen clínico.

Es necesario estudiar radiográficamente la odontogenia de los extremos apicales de los dientes traumatizados. Si las radiografías demuestran un conducto radicular amplio y a manera de embudo con ápice sin desarrollo completo es lógico suponer que el aporte sanguíneo al tejido embrionario en el ápice en evolución ayudará a la reparación más rápidamente que si el conducto radicular y el ápice están completamente desarrollados (fig. 18-6).

Diagnóstico y tratamiento

Cuando se han llevado a cabo los exámenes clínicos y radiográficos se debe tener la suficiente información para hacer el diagnóstico. En este momento uno debe decidir si el diente traumatizado ha de ser tratado como un diente vital o no vital. Esta opinión debe basarse en los conocimientos de los siguientes estados:

1. Estado de desarrollo del ápice radicular del diente.

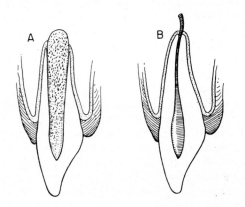

Fig. 18-6. A, diente con desarrollo incompleto. El tejido embrionario está presente en la región apical abierta. B, diente completamente desarrollado. Nótense el adelgazamiento del conducto radicular en el tercio apical y la ausencia de tejido embrionario.

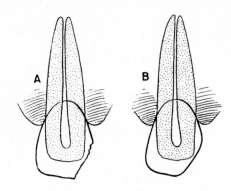

Fig. 18-7. A, fractura irregular de la corona de un incisivo superior. B, después del tratamiento con abrasivos finos, tales como discos de lija y piedras montadas para quitar todas las irregularidades del esmalte.

2. Extensión del traumatismo del diente en sí.
3. Estado del alveolo de soporte.

Por lo tanto, si el diente traumatizado no se ha desarrollado completamente y tiene un ápice inmaduro y si el traumatismo a la corona no afecta la pulpa, y si la fractura alveolar se mantiene espontáneamente en reducción o puede ser facilmente retenida por la férula, entonces el diente traumatizado debe ser tratado como un diente vital.

Los dientes completamente desarrollados con ápices maduros presentan un problema de diagnóstico más difícil. Si un diente completamente desarrollado ha sido aflojado, pero no arrancado ni impactado, debe considerarse como un diente vital si no hay una fractura coronaria más grave que la I o II.

Si el tratamiento del diente traumatizado como diente vital no tiene éxito o parece que está contraindicado al hacer el examen, será necesario tratarlo como un diente no vital, y al tomar esta decisión el tratamiento del conducto radicular puede ser formulado.

La férula generalmente es necesaria para retener todos los dientes desplazados en una posición satisfactoria en la arcada hasta que las estructuras de soporte han sanado lo suficiente para retenerlos. El factor del tiempo en el periodo de curación se valora mejor probando directamente con los dedos la movilidad del diente en cuestión.

El principio básico a considerar en el tratamiento del diente móvil traumatizado o del diente vital desplazado es el pronóstico de la reposición del diente. El aporte sanguíneo de la pulpa debe restablecerse si es posible. Si el aporte sanguíneo a la pulpa está perdido, la pulpa

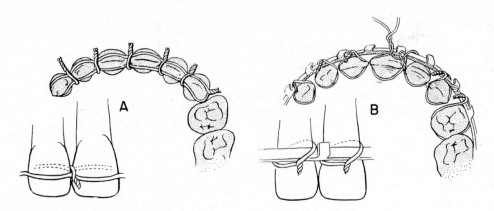

Fig. 18-8. Dos técnicas que pueden ser empleadas para estabilizar y reponer dientes traumatizados. **A,** tipo Essig, de férula con alambre de acero inoxidable, de 0.018, para fracturas. **B,** barra para arco de Erich. Esta barra se amolda fácilmente, puede ligarse a la arcada y sirve muy bien de soporte para la tracción intermaxilar.

se volverá necrótica o gangrenosa y esto necesita un diagnóstico temprano para el tratamiento correcto. En los dientes completamente desarrollados, el conducto radicular, como se ve en la radiografía, se ha estrechado. Es improbable que este tipo de diente, si está desplazado o impactado, pueda revascularizarse hasta ser de nuevo vital. Si el diente traumatizado parece no estar completamente desarrollado en la radiografía o si por el examen directo el tejido mesenquimatoso está presente e intacto en el ápice amplio, entonces está justificado regresar el diente a su posición original y retenerlo por medio de férulas hasta que transcurra tiempo suficiente para someterlo a prueba.

La coloración coronal por sí sola, especialmente en los dientes que tienen ápices incompletos, no es una indicación suficiente para un tratamiento radicular inmediato, o para la extracción. La sangre acumulada extravasada de la pulpa normalmente libera hemoglobina que causa la coloración del diente. Sin embargo, si la pulpa se ha revascularizado a través de los tejidos embrionarios en la región apical, el diente traumatizado puede recuperarse y conservar su vitalidad.

En el tratamiento de las fracturas de clase I de la corona del diente suele ser necesario reducir las irregularidades a lo largo de la línea de fractura con discos o piedras abrasivos (fig. 18-7). Este procedimiento tiende a reducir las irritaciones a la lengua y a los labios y hace mínima la oportunidad de que otras líneas de fractura se desarrollen bajo el stress a lo largo de los bastones de esmalte no protegido. Esto

se puede llevar a cabo durante el examen preliminar y muchas veces no se necesita la anestesia.

En el tratamiento de otras fracturas coronarias que no sean de clase I el paciente requerirá métodos adicionales de sostenimiento. El tratamiento completo de las fracturas, aparte del tratamiento de urgencia ya estudiado, no se incluirá aquí ya que esta materia está descrita detalladamente en los textos de odontología operatoria y de periodoncia.

Férulas

Los traumatismos de un diente, sin desplazamiento ni fractura del alveolo, no requieren férulas. Sin embargo, para estabilizar un diente puesto de nuevo en posición con o sin fractura del alveolo y para proteger el coágulo sanguíneo en el ápice y estimular la revascularización del diente, es necesario usar la férula en este tipo de traumatismo.

Se han aconsejado numerosas técnicas para estabilización o soporte de estos traumatismos. Por regla general los procedimientos más sencillos y más fáciles de hacer, como la utilización de las barras para arco de Erich o la férula de Essig, son suficientes (fig. 18-8). El fin primario es estabilizar el o los dientes puestos de nuevo en posición para minimizar el stress traumático del coágulo. Muchas veces está indicada una barra para arco más pesada o una barra seccionada si hay una fractura impactada del alveolo que requiere una tracción elástica lenta para asegurar la posición funcional.

Anestesia

La anestesia se hace de acuerdo con las necesidades del paciente en la operación que se va a llevar a cabo.

A veces, si se ve al paciente poco tiempo después del traumatismo, las manipulaciones menores y los procedimientos para poner de nuevo en posición a los dientes pueden ser tolerados sin anestesia. Sin embargo, muchos de estos procedimientos son dolorosos y para controlar el dolor eficazmente y disminuir la aprensión del paciente está indicado algún tipo de anestesia junto con la sedación pre o posoperatoria.

Para el niño o adulto que no coopera y que tiene miedo, generalmente es deseable acabar el examen cuanto antes y luego concertar una nueva cita para llevar a cabo la cirugía con anestesia general. La seguridad que tiene el paciente de que se dormirá y no le dolerá la operación ayudará a tranquilizarlo y este hecho por sí solo puede permitir un examen preliminar clínico y radiográfico más completo.

Cuidados y consideraciones posoperatorios

El concepto de etapas de curación en la reparación de fracturas del hueso, puede aplicarse en principio a la reparación del diente desplazado con o sin fractura alveolar.

Inmediatamente después del traumatismo y continuando aproximadamente durante 24 a 72 horas, el término *fase de hematoma* se ha aplicado correctamente. Durante este periodo el coágulo sanguíneo se está formando y comenzando a organizarse.

Aproximadamente desde el tercer día y durante las tres primeras semanas la curación progresa y puede describirse como *fase de reparación fibrosa*. Durante este periodo se deben tomar todas las precauciones para evitar mayores traumatismos al coágulo sanguíneo en organización por cualquier movimiento traumático del diente en su alveolo. Sin embargo, durante este periodo el stress ligero y lento de reposición suele ser bien tolerado sin que se vea impedido el progreso de la curación de los tejidos de soporte.

Desde la cuarta hasta la sexta semana se considera como *fase final de formación de hueso* en la reparación de los tejidos de soporte. Durante este periodo se termina la nueva formación de hueso y cualquier movimiento indeseable o stress traumático puede dar como resultado la unión defectuosa o su ausencia, esto es, un fracaso quirúrgico.

Se debe recordar que la mayoría de las heridas traumáticas de la cavidad bucal son "abiertas" y debido a las arterias normalmente presentes todos estos traumatismos deben ser tratados como heridas infectadas. En estos casos se aplican los mismos principios básicos que en cualquiera otra herida contaminada. Se debe hacer hincapié en una higiene bucal correcta y prescribirse terapéutica antibiótica si está indicada.

La comprensión de los principios quirúrgicos y el uso adecuado de los antibióticos debe fomentar el tratamiento conservador de los dientes en la línea de una fractura alveolar. Los dientes que se juzgan con pronóstico favorable basándose en los hallazgos clínicos y radiográficos deben ser retenidos cuidadosamente hasta que tengan tiempo suficiente para comprobar su estado.

BIBLIOGRAFIA

1. Arwill, T.: Histopathologic studies of traumatized teeth, Odont. T. 70:91, 1962.
2. Baume, L. J.: Physiologic tooth migration and its significance for the development of occlusion, J. Dent. Res. 29:330, 1950.
3. Clark, Henry B., Jr.: Practical oral surgery, ed. 3, Philadelphia, 1965, Lea & Febiger, pp. 350-404.
4. Ellis, R. G.: The classification and treatment of injuries to the teeth of children, ed. 4, Chicago, 1960, The Year Book Medical Publishers, Inc.
5. Hale, M. L.: Pediatric exodontia, Dent. Clin. N. Amer. pp. 405-419, July, 1966.
6. Korns, R. D.: Incidence of accidental injury to primary anterior teeth, J. Dent. Child. 27:244, 1960 (abst.).
7. Penick, E. C.: The endodontic management of root resorption, Oral Surg. 16:344, 1963.
8. Skieller, V.: The prognosis for young teeth loosened after mechanical injuries, Acta Odont. Scand. 18:171, 1960.

19

Fracturas maxilares

GUSTAV O. KRUGER

CONSIDERACIONES GENERALES

Etiología

Las fracturas de los maxilares y de la mandíbula comprenden el 0.04 por 100 de todas las fracturas. Las causas de la mayoría de estos traumatismos son las peleas, accidentes industriales y de otro tipo y los choques automovilísticos. La mandíbula tiende a fracturarse, pues tiene la forma de un arco que articula con el cráneo en sus extremos proximales mediante dos articulaciones, siendo el mentón una parte prominente de la cara. La mandíbula se ha comparado con un arco para flecha que es más fuerte en su centro y más débil en sus extremos, donde se fractura frecuentemente.

El mentón es un buen blanco al cual puede apuntar el adversario. Es interesante notar que muchas veces el paciente no revela su adversario al cirujano bucal o a la policía después del combate. Prefiere vengarse de una manera similar más tarde. Esta filosofía aumenta el número de fracturas de la mandíbula, y si el paciente no ha tenido seis meses de buena curación después del segundo altercado, él mismo puede ser candidato para un injerto óseo en el sitio original del traumatismo.

Un estudio reciente de 540 casos de fractura de la mandíbula en el Hospital General del Distrito de Columbia mostró que la violencia física era causante del 69 por 100 de las fracturas, los accidentes del 27 por 100 (incluyendo el 12 por 100 de accidentes de automóvil y 2 por 100 en los deportes), y estados patológicos, el 4 por 100. El 73 por 100 se presentó en hombres, mientras que el 27 por 100 ocurrió en mujeres. Los hospitales privados de la misma localidad informan de la preponderancia de los accidentes automovilísticos como causa principal de las fracturas de la mandíbula. Los hospitales en los centros de población fabril informan una alta frecuencia de accidentes industriales.

El automóvil ha convertido los traumatismos graves de la cara, los maxilares y la mandíbula en lesión común. La disminución brusca de la velocidad causa traumatismos a la cara, cabeza y huesos. Cuando el automóvil se detiene rápidamente, la cabeza choca con el tablero de instrumentos, el volante, el espejo para la visión posterior o el parabrisas. La fractura de la línea media de la cara puede dar como resultado la fractura del maxilar superior, nariz, cigoma y posiblemente la mandíbula. El Consejo de Seguridad Nacional (National Safety Council), las fábricas de automóviles y otros grupos han sugerido varias características nuevas para aumentar la seguridad incluyendo los cinturones de seguridad, tablero de instrumentos acojinado, espejo para visión posterior de diseño diferente, volante en forma de telescopio, parabrisas movible y tablero de instrumentos sin manijas y bolsas de aire. Se aconseja que los niños viajen en el asiento posterior, donde las grandes fracturas faciales son menos frecuentes. El sitio más peligroso del automóvil es el asiento delantero a un lado del conductor.

Las fracturas ocurren más frecuentemente en la mandíbula debilitada por factores predisponentes. Estos pueden ser: enfermedades que debilitan los huesos, por ejemplo, trastornos endocrinos como hiperparatiroidismo y la osteoporosis posmenopáusica y desórdenes del desarrollo como la osteopetrosis y las enfermedades generales como la del sistema reticuloendotelial, la enfermedad de Paget, la osteomalacia y la anemia del Mediterráneo. Las enfermedades locales como displasia fibrosa, tumores y quistes pueden ser factores predisponentes. El paciente que se da vuelta en la cama mientras duerme puede sufrir una fractura patológica de la mandíbula si está suficientemente débil.

Clasificación

Las fracturas se clasifican en varios tipos dependiendo de su gravedad y de si es simple, compuesta o conminuta (fig. 19-1). En la fractura sencilla o simple la piel permanece intacta; el hueso ha sido fracturado completamente pero no está expuesto y puede o no estar desplazado.

En la fractura en tallo verde un lado del hueso está fracturado y el otro solamente doblado. A veces es difícil diagnosticar y debe diferenciarse en la radiografía de las líneas de sutura antómicas normales. Requiere tratamiento, ya que la resorción de hueso ocurrirá durante el proceso de cicatrización. La función del miembro y la fuerza muscular pueden dar como resultado una falta de unión durante la cicatrización si los extremos del hueso no están sujetos rígidamente. Sin embargo, el tiempo que se requiere para su cicatrización generalmente es mínimo. Este tipo de fractura se ve frecuentemente en niños en los cuales el hueso se dobla sin fracturarse.

En la fractura compuesta hay una herida externa que llega hasta la fractura del hueso. Cualquier fractura expuesta a través de la piel o la membrana mucosa se supone infectada por contaminación externa. Desgraciadamente, casi todas las fracturas de la mandíbula que ocurren en la región de los dientes son compuestas. La mandíbula responderá al stress fracturándose en su parte más débil en vez de fracturarse en todo su grosor en un espacio interdental. Se fractura a través de un alveolo y se extiende desde el ápice del alveolo hasta el borde inferior. La membrana periodontal y la mucosa alveolar delgada se fracturan en un punto adyacente al diente. La mandíbula edéntula suele fracturarse de manera sencilla. Aunque la fractura puede estar desplazada de manera que aparece una saliente en el borde alveolar, el periostio y los tejidos suprayacentes pueden dar de sí un poco ya que no hay una inserción íntima de los tejidos al diente.

El cirujano bucal está acostumbrado a tratar fracturas compuestas en la boca. Los antibióticos han ayudado a evitar la infección potencial. Parece haber un grado de resistencia natural de los maxilares y mandíbula a la infección bucal. Una fractura compuesta a través de la piel es más difícil de tratar y se puede desarrollar más fácilmente la osteomielitis. El cirujano ortopédico encuentra que las fracturas compuestas de los huesos largos son más difíciles de tratar que las fracturas sencillas. Esto se debe en parte a la introducción de tierra y microorganismos externos y en parte al hecho de que los extremos del hueso fracturado son más desplazados para que un extremo penetre a través de la piel.

En la fractura conminuta el hueso está aplastado o astillado; puede ser sencilla (es decir, no

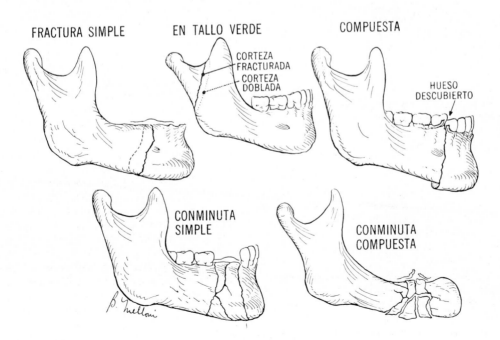

Fig. 19-1. Tipos de fractura.

expuesta) o compuesta. Las fracturas de la rama ascendente de la mandíbula presentan algunas veces 10 o más fragmentos y, sin embargo, no hay desplazamiento debido a la acción de férula de los músculos de la masticación; tampoco hay fractura expuesta. Si las conminutas ocurren en el cuerpo de la mandíbula el tratamiento es a veces distinto. Cuando se puede hacer normalmente una reducción abierta (en la cual el hueso se expone quirúrgicamente, se hacen unas perforaciones y se colocan alambres para mantener en su lugar los fragmentos), este procedimiento hace que el periostio se separe de los fragmentos y la curación se retarde. El procedimiento cerrado puede emplearse para asegurar la viabilidad de los fragmentos.

Las heridas por arma de fuego generalmente son fracturas conminutas compuestas con pérdida de hueso donde ha penetrado el proyectil.

El Hospital General del Distrito de Columbia encontró que la frecuencia de fracturas de la mandíbula era la siguiente: fracturas simples, 23 por 100; fracturas compuestas, 74 por 100 y fracturas conminutas, 3 por 100.

Examen

Cualquier paciente que haya sufrido traumatismo en la cabeza o cara debe ser examinado en busca de fracturas de mandíbula. Frecuentemente se trata una fractura de la pierna y las heridas de la cara se suturan solamente para descubrir días o semanas después que hay una fractura de la mandíbula. Las fracturas son más difíciles y en algunos casos imposibles de tratar satisfactoriamente en fecha tardía. En la mayoría de los hospitales grandes todo traumatismo de la cabeza es examinado sistemáticamente por el cirujano bucal mientras el paciente está todavía en la sala de primeros auxilios.

El estado general del paciente y la presencia o ausencia de traumatismos más serios son de primordial importancia. La asfixia, choque y hemorragia exigen atención inmediata. Las heridas extensas de tejidos blandos de la cara se atienden antes o junto con la reducción de las fracturas, con excepción de los pocos casos donde las fracturas pueden ser tratadas por alambres directos antes de que se lleve a cabo la sutura de los tejidos blandos.

La historia debe hacerse tan pronto como sea posible. Si el paciente no puede dar informes adecuados, el familiar, amigo o policía debe proporcionar los antecedentes. Los detalles importantes del accidente deben registrarse en la historia. Todo lo que ocurrió entre el accidente y el momento de llegar al hospital debe ser anotado. Al paciente se le debe preguntar respecto a la pérdida del conocimiento y su duración, vómitos, hemorragia y otros síntomas. También se registran las medicinas que se dieron antes de llegar al hospital.

Después se pregunta sobre enfermedades anteriores, tratamiento médico inmediato antes del accidente, medicamentos que se están tomando y cualquier sensibilidad a alguna droga. Si el paciente no está cómodo, la historia detallada puede hacerse después. El examen sistemático puede hacerse en este momento o más tarde, de acuerdo con el juicio del examinador.

Al examinar al paciente para determinar si existe o no fractura de la mandíbula y su localización, es bueno buscar las regiones de contusión. Esto nos dará información acerca del tipo, dirección y fuerza del traumatismo. La contusión muchas veces puede esconder fracturas importantes deprimidas debido al edema tisular.

Los dientes deben examinarse. Las fracturas desplazadas en regiones desdentadas se demuestran por fragmentos deprimidos o levantados y por la pérdida de la continuidad del plano oclusal, especialmente en la mandíbula (fig. 19-2). Generalmente se nota una solución de continuidad en la mucosa con hemorragia concomitante. Existe un olor característico en la fractura de la mandíbula, que se debe posiblemente a la mezcla de sangre y saliva estancada. Si no hay un desplazamiento notorio, se debe hacer el examen manual (fig. 19-3). Los índices de cada mano se colocan sobre los dientes mandibulares con los pulgares debajo de la mandíbula. Empezando con el índice derecho en la región retromolar del lado izquierdo y con el índice izquierdo en el premolar izquierdo, se hace un movimiento hacia arriba y hacia abajo con cada mano. Los dedos se mueven en la arcada colocándolos en cada cuatro dientes, haciendo el mismo movimiento. Las fracturas mostrarán movimiento entre los dedos y se oirá un sonido peculiar (crepitación). Estos movimientos deben ser mínimos, ya que se causará traumatismo a la fractura y se permite que entre la infección.

El borde anterior de la rama ascendente de la apófisis coronoides debe palparse intrabucalmente.

Se deben palpar los cóndilos mandibulares en cada lado de la cara. Los dedos índices pueden colocarse en el orificio auditivo externo con las yemas de los dedos hacia adelante. Si los cóndilos están situados en las fosas glenoideas pueden ser palpados. Los cóndilos no fracturados salen de fosa cuando se abre la boca. Esta maniobra

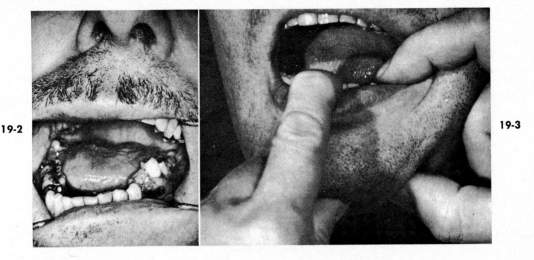

Fig. 19-2. La continuidad del plano oclusal ha sido interrumpida por la fractura.
Fig. 19-3. Examen clínico de una fractura de mandíbula.

debe hacerse cuidadosamente y muy pocas veces. El paciente sufrirá dolor al abrir la boca y no la podrá abrir adecuadamente si hay fractura. Se sospecha la fractura condilar unilateral cuando la línea media se mueve hacia el lado afectado al abrir la boca. Algunas veces se nota un escalón en los bordes posterior o lateral de la rama ascendente de la mandíbula en una fractura baja del cuello del cóndilo, si el edema no la oculta.

Se examina el maxilar superior colocando el pulgar y el dedo índice de una mano en el cuadrante posterior izquierdo, moviéndolos ligeramente de un lado a otro, siguiendo el mismo procedimiento en el cuadrante posterior derecho y luego en los dientes anteriores (fig. 19-4). Si existe una fractura completa todo el maxilar superior puede moverse. La fractura vieja o que ha sido impactada posteriormente no se mueve. Esta última se reflejará en la mala oclusión.

En una fractura unilateral la mitad del maxilar superior se moverá. Esto se debe diferenciar de la fractura alveolar. La fractura unilateral del maxilar superior generalmente presenta una línea de equimosis en el paladar cerca de la línea media mientras que la fractura alveolar se limita a la apófisis alveolar.

Si hay una fractura del maxilar superior, se observa el aspecto facial del maxilar superior y de la nariz. Puede haber una fractura piramidal, que se extiende hacia arriba hasta la región de la nariz. Además de las esquirlas, el paciente suele presentar epistaxis y cambio de coloración alrededor de los ojos.

Todos los pacientes con traumatismos faciales deben examinarse en busca de la fractura facial transversa. Estas fracturas muchas veces no se notan debido al edema facial y al dolor. El dedo que examina debe palpar el borde infraorbitario (fig. 19-5, A). Un desnivel en esta región indica fractura. El borde normal presenta aquí una región áspera que no se debe confundir con la fractura. Luego se palpa la pared lateral de la órbita (fig. 19-5, B). El examen cuidadoso puede mostrar la separación de la línea de sutura frontocigomática, que suele percibirse si está fracturado el borde infraorbitario.

También se debe palpar el arco cigomático. Se puede encontrar una fractura aunque no haya

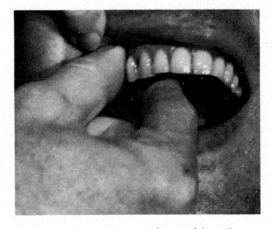

Fig. 19-4. Examen clínico en la fractura del maxilar superior.

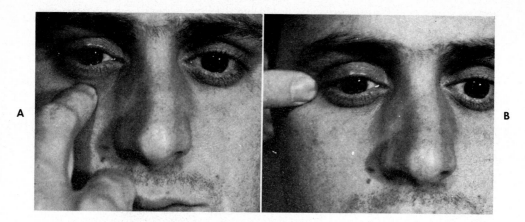

Fig. 19-5. **A,** palpación del borde infraorbitario. **B,** palpación del borde lateral de la órbita para localizar la sutura frontocigomática.

otras en la cara o en la mandíbula. Si las regiones infraorbitarias o laterales de la órbita revelan fracturas, el cuerpo del cigoma está separado del maxilar superior y frecuentemente hay una o más fracturas posteriores del arco cigomático. La palpación cuidadosa revelará la fractura. Un hoyuelo a lo largo del arco cigomático es patognomónico de fractura (fig. 19-6), pero el diagnóstico clínico puede ser difícil por el edema. Situándose frente al paciente y colocando a cada lado de la cara un abatelenguas desde el centro del cigoma a la cara lateral del hueso temporal, el cirujano notará la diferencia de angulación, lo que ayuda al diagnóstico de la depresión del arco cigomático (fig. 19-7). El arco del cigoma deprimido permite la depresión del contenido orbitario. El borde del abatelenguas colocado frente a las pupilas se inclinará si un ojo se halla situado más bajo que el otro.

Cuando se sospecha una fractura del maxilar superior se deben buscar varios signos antes de proceder al examen manual, como se ha descrito.

1. Hemorragia ótica. Esto requiere una diferenciación entre la fractura de la fosa craneal media, del cóndilo mandibular y de la herida primaria en el canal auditivo externo. Otros signos neurológicos están presentes en la fractura craneal. Será necesario acudir a consulta neuroquirúrgica para ayudar a diferenciar estas afecciones. Así, el cirujano dental experimentado puede diagnosticar la fractura del cóndilo, facilitando el examen neurológico. El paciente en el que se sospecha o se ha diagnosticado una fractura del cráneo es de la responsabilidad del neurólogo o del neurocirujano. Las frac-

turas u otras heridas son tratadas solamente cuando se considera que el paciente está fuera de peligro, lo que en algunos casos puede ser una o dos semanas después.

2. Rinorrea cerebrospinal. Si la lámina cribosa del hueso etmoides está afectada en la fractura complicada del maxilar superior, el líquido cerebrospinal sale por las ventanas nasales. Se puede hacer el diagnóstico inmediato colocando un pañuelo debajo de la nariz durante un tiempo y dejando que se seque el material. El moco del catarro endurece al pañuelo, mientras que el líquido cerebrospinal se seca sin endurecerlo. Si hay duda se hace la prueba de la glucosa. Una prueba con papel reactivo comercial identificará el azúcar en el líquido cefalorraquídeo normal; sin embargo, no es exacta si hay cantidades importantes de sangre.

Cualquier movimiento del maxilar superior en presencia de rinorrea cerebrospinal es peligroso. Las bacterias infecciosas pueden llegar hasta la duramadre dando como resultado una meningitis. Hace algunos años los neurólogos insistían en que se dejara transcurrir tiempo para que se formara una cubierta de tejido de granulación sobre el hueso desplazado de manera que la infección no pudiera penetrar en las meninges cuando se intentara reducir la fractura del maxilar superior. La reducción completa muchas veces no era posible cuando transcurría este tiempo. Con los antibióticos la reducción se hace más pronto. Los huesos reducidos correctamente permiten que el tejido blando sane más pronto y mejor sobre ellos con menos puentes sobre espacio muerto entre los extremos del hueso fracturado.

3. Signos y síntomas neurológicos. Los signos de una posible lesión neurológica son letargo, cefalea intensa, vómitos, reflejo de Babinski positivo y pupilas dilatadas y fijas. Se debe consultar con el neurólogo.

Examen radiográfico. Se deben tomar radiografías en todos los pacientes en los que se sospecha una fractura. De ordinario se hacen tres radiografías extrabucales: posteroanterior, oblicua lateral derecha y oblicua lateral izquierda. Las placas deben examinarse antes de secarse, prestando atención particular a los bordes óseos donde aparecen la mayoría de las fracturas.

Si se sospecha una fractura de la rama ascendente o del cóndilo puede tomarse otra radiografía oblicua lateral de ese lado concentrándose en la región sospechosa. También se puede tomar una radiografía lateral de la articulación temporomandibular. Si es necesario, el rayo central puede dirigirse posteriormente a través de la órbita a un portaplacas que se mantiene en un lado de la cabeza en su parte posterior para obtener una vista proximolateral de la cabeza del cóndilo.

Cuando se sospecha la fractura del maxilar superior se debe tomar una radiografía de Waters (nariz-barbilla, tomada en posteroanterior). Si se sospecha fractura del arco cigomático se toma una radiografía colocando el tubo cerca del ombligo del paciente y el portaplacas en la parte superior de la cabeza. Las fracturas del

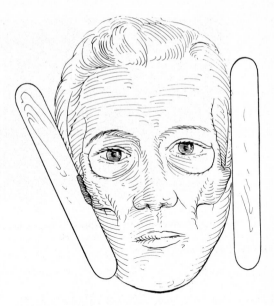

Fig. 19-7. Cuando el arco cigomático está fracturado se inclina hacia la línea media el abatelenguas colocado sobre el cigoma y hueso temporal.

maxilar superior son difíciles de diagnosticar en la radiografía, incluso por el radiólogo o el cirujano bucal experimentados. Cuando no se puede llegar a una conclusión definitiva se debe tomar una radiografía lateral del cráneo. Si está abierta la línea de sutura frontonasal en la radiografía hay una gran posibilidad de fractura del maxilar superior. Sin embargo, la ausencia de este signo no elimina la posibilidad de fractura (7).

En casos en que se demuestra la fractura, las radiografías intrabucales deben tomarse en el sitio de la fractura antes de hacer el tratamiento definitivo. El tratamiento no se puede llevar a cabo si hay trismo intenso o traumatismo grave. Las radiografías intrabucales generalmente dan una definición excelente debido a la proximidad del hueso a la película. Algunas veces muestran fracturas que no se ven en las radiografías còrrientes, especialmente de la apófisis alveolar, de la línea media del maxilar superior y de la sínfisis. El estado de los dientes adyacentes y la información detallada acerca de la fractura pueden obtenerse con este procedimiento.

El diagnóstico de la fractura doble en una región particular de la mandíbula debe hacerse con cuidado. La radiografía lateral de la mandíbula no se hace con frecuencia, de manera que la fractura de la corteza lateral y la fractura de la corteza media se sobreponen exactamente.

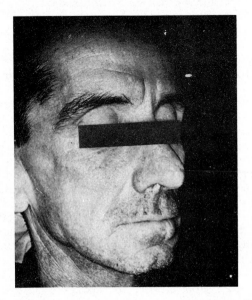

Fig. 19-6. Depresión a nivel del arco cigomático que indica fractura con depresión.

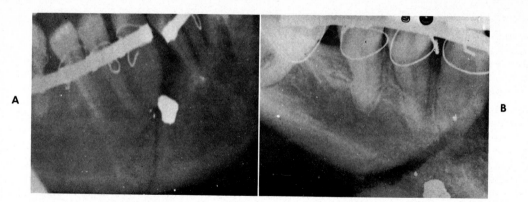

Fig. 19-8. **A,** radiografía lateral de la mandíbula que muestra una fractura doble aparente. Nótese que las dos líneas radiolúcidas convergen en el borde inferior. **B,** radiografía intrabucal del mismo caso en la que sólo se observa una fractura. Nótese el fragmento de metal.

Las dos paredes corticales fracturadas pueden interpretarse mal como dos fracturas mandibulares (fig. 19-8).

Desde el punto de vista medicolegal es necesario el registro permanente en forma de radiografías. En caso de que se sospeche una fractura es mejor errar tomando el mínimo de radiografías extrabucales, es decir, posteroanteriores, lateral oblicua derecha y lateral oblicua izquierda. En los niños o en los adultos jóvenes, en los cuales debe tomarse en cuenta la cantidad total de radiación, se puede utilizar una sábana de hule emplomada para cubrir las gónadas y el cuello.

Primeros auxilios

Lo primero es tener un paciente vivo. De acuerdo con esto se deben tomar las medidas inmediatas para asegurar que su estado general sea satisfactorio. El tratamiento específico de las fracturas en el paciente con traumatismos graves se instituye horas o semanas después.

Si no existen vías respiratorias libres, se deben colocar los dedos en la base de la lengua para tirar de ella hacia delante. Las prótesis, los dientes fracturados y otros objetos extraños deben quitarse cuidadosamente si se pueden tomar con los dedos. La aspiración debe emplearse para remover las secreciones y la sangre. Un tubo de caucho puede mantener vías respiratorias libres temporalmente o se puede colocar una sutura a través de la línea media de la lengua asegurándola a la ropa o a la pared del tórax con tela adhesiva. Las fracturas mandibulares pueden afectar la inserción muscular de la lengua, con desplazamiento posterior de ésta, ocasionando asfixia. La traqueotomía se lleva a cabo si está indicada Puede necesitarse algunas veces la traqueotomía de urgencia o, si hay tiempo y facilidades, se puede verificar la traqueotomía electiva.

Sin embargo, en un número sorprendentemente grande de casos de trastornos temporales de vías aéreas, una sonda intratraqueal proporciona alivio adecuado hasta poder reducir la fractura, haciendo innecesaria la realización de la traqueostomía. Generalmente la sonda se coloca primero y la traqueostomía se lleva a cabo únicamente si la sonda resulta inadecuada.

El choque se trata colocando al paciente con la cabeza un poco debajo del nivel de los pies. Se le cubre con cobertores tibios; las bolsas de agua caliente son tan peligrosas como el frío. Se da sangre completa para el tratamiento básico del choque.

La hemorragia es una complicación rara en la fractura de los maxilares superiores y de la mandíbula salvo cuando hay vasos profundos lesionados en los tejidos blandos (es decir, la arteria maxilar interna, las venas faciales y los vasos linguales). Incluso si los vasos alveolares inferiores presentan soluciones de continuidad en el canal óseo la hemorragia no es de importancia. Sin embargo, la hemorragia de otras heridas exige atención inmediata. En la mayoría de los casos puede mantenerse presión digital hasta que el vaso es ligado.

Los pacientes con traumatismos craneales no deben recibir morfina, exceptuando posiblemente los casos de dolor agudo. La morfina puede afectar la función del centro respiratorio.

La antitoxina tetánica se da después que se ha hecho la prueba de sensibilidad si hay solución de continuidad en la piel, y si el paciente no ha sido inmunizado. Si el paciente ha sido inmunizado previamente, entonces se le da una dosis de refuerzo de 1 ml de toxoide tetánico. Esto se hace en la sala de primeros auxilios.

El mejor tratamiento de las fracturas de los maxilares superiores y de la mandíbula es la fijación intermaxilar inmediata. Lo ideal es utilizar la fijación permanente pocas horas después del traumatismo. En la mayoría de los grandes hospitales se instruye al interno que coloque la fijación intermaxilar inmediatamente después del examen clínico y radiográfico sin tomar en cuenta la hora del día o de la noche.

Se dan sedantes al enfermo, así como antibióticos y otras medidas necesarias de soporte colocándose bolsas de hielo sobre la cara. Si estos procedimientos se hacen poco después de la admisión, el paciente está más cómodo, pues los extremos fracturados del hueso no se están moviendo o en mala posición y por lo tanto los nervios no se traumatizan. La organización del coágulo sanguíneo que se verifica durante las primeras horas no se interrumpe con nuevas maniobras en la mayoría de los casos. Los alambres intrabucales son más difíciles de aplicar a la mañana siguiente, cuando ya hay edema y trismo junto con los espasmos reflejos de los músculos. Si es necesario mayor tratamiento se instituye después de las medidas inmediatas y cuando se tienen las radiografías posoperatorias para su interpretación.

La fijación temporal debe colocarse si no es factible la fijación definitiva. Siempre debe colocarse algún tipo de fijación para mantener al paciente confortable y los fragmentos de la fractura en tan buena posición como sea posible. El vendaje de la cabeza es la forma más sencilla de fijación. Un método que puede utilizarse es el vendaje de cuatro cabos (fig. 19-9). Como medidas temporales pueden colocarse las presillas de alambre de Ivy (véase página 297). Un método que ha resultado útil es el de enhebrar broches para ropa núm. 4-0 con alambre de acero inoxidable de calibre 28. Se pueden colocar cuatro de estos aditamentos en otros tantos minutos uniéndolos con elástico.

Tratamiento

El tratamiento de las fracturas se dirige a la colocación de los extremos del hueso en relación adecuada para que se toquen y mantegan hasta que ocurre la cicatrización. El término que denota la colocación del hueso es *reducción* de la fractura. El término que se utiliza para mantener la posición es *fijación*.

Reducción cerrada. Hay varios métodos de reducción. La más sencilla es la reducción cerrada, es decir, la maniobra que no expone quirúrgicamente al hueso. En reducción cerrada de huesos largos el cirujano ortopédico hace tracción o manipula el hueso debajo de la piel intacta hasta que la fractura está en posición correcta. Se cuenta la historia del médico escocés que tenía una cubeta llena de arena en una esquina de su consultorio. Al paciente que presentaba fractura de la muñeca se le hacía que levantara la cubeta; al hacerlo, las partes fracturadas se alineaban perfectamente y entonces se aplicaba el enyesado.

Las fracturas de los maxilares superiores y mandíbula pueden reducirse manualmente. En las fracturas viejas donde los segmentos del hueso no se mueven libremente, la tracción hecha por las bandas de hule entre los huesos ejerce una fuerza continua poderosa que reduce la fractura en 15 minutos a 24 horas. La tracción elástica vence a tres factores: la acción muscular activa que desvía los fragmentos (causa principal de la malposición), el tejido conectivo organizado en el sitio de la fractura y la malposición causada por la dirección y fuerza del traumatismo. Muchas veces la fractura del maxilar superior está empujada hacia atrás por la fuerza y debe traerse hacia adelante con la manipulación o la tracción elástica. Rara vez estos huesos requieren la separación quirúrgica con excepción

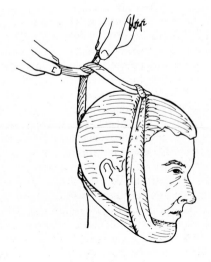

Fig. 19-9. Vendaje de cuatro cabos.

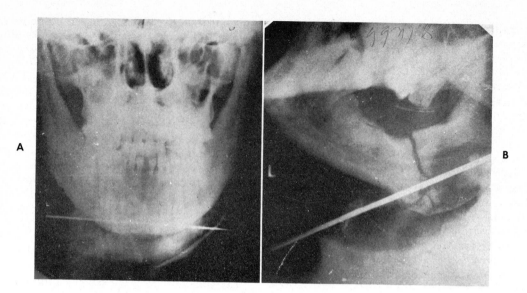

Fig. 19-10. **A**, alambre de Kirschner, colocado a través de la fractura de la sínfisis. **B**, clavo de Steinmann colocado a través de la fractura del ángulo mandibular.

del caso de tratamiento retardado cuando la fractura ha sanado en mala posición (unión defectuosa).

Reducción abierta. No es factible reducir todas las fracturas satisfactoriamente por el método cerrado. Se encuentra muchas veces la fractura del ángulo de la mandíbula que es difícil de reducir por la dificultad de contrarrestar la acción poderosa de los músculos masticatorios. Sin embargo, en el caso de la fractura del ángulo la reducción abierta se hace más para la fijación que para la reducción. Cuando el hueso está expuesto quirúrgicamente se hacen perforaciones en cada lado de la fractura; se cruza alambre sobre la fractura y los bordes del hueso se llevan a una buena aproximación. Además de la buena fijación, la fractura puede reducirse exactamente por visión directa. La aproximación perfecta no siempre se logra con los métodos cerrados; puede decirse, sin embargo, que las fracturas de la mandíbula que ocurren dentro de la arcada dentaria se reducen con precisión milimétrica por la acción de las facetas dentales de una arcada que guían a la otra arcada a la oclusión preexistente. A veces esto no se consigue en las fracturas de otras partes del cuerpo donde es necesaria la manipulación a través de grandes masas de músculo. La reducción en estos casos no es tan exacta como en las fracturas de los maxilares y mandíbula, que deben presentar una oclusión precisa.

Otra ventaja de la reducción abierta, especialmente con fracturas tardías, es la oportunidad que tiene el cirujano de remover el tejido conectivo en organización y los defectos que existen entre los bordes del hueso, que si se dejaran retardarían la curación en la nueva posición.

Las desventajas de la reducción abierta son: 1) que el procedimiento quirúrgico quita la protección natural que da el coágulo sanguíneo y que se corta el periostio limitante; 2) es posible la infección aun con métodos asépticos estrictos y antibióticos; 3) el procedimiento quirúrgico necesario aumenta el tiempo que el paciente permanece en el hospital y los costos de hospitalización; 4) se forma una cicatriz cutánea.

Fijación. El cirujano ortopédico reduce una fractura sencilla de los huesos largos por el método cerrado y entonces emplea un vendaje enyesado para la fijación. El cirujano bucal frecuentemente combina los dos procedimientos en un solo aparato. Cuando los maxilares superiores y la mandíbula contienen dientes, su oclusión puede utilizarse como guía para la reducción. Colocando alambres, barras para arcadas o férulas sobre los dientes y bandas elásticas o alambres desde la arcada inferior hasta la superior, los huesos se llevan a su posición correcta a través de la interdigitación armoniosa de los dientes. Los vendajes enyesados no son necesarios ni factibles.

La fijación de las fracturas de los maxilares superior e inferior se hace en forma gradual. Generalmente el primer paso es la fijación intermaxilar con alambres, barras para arcada o férulas. En muchos casos esto es todo lo que se necesita. Sin embargo, si esto es insuficiente, se hace el alambrado directo a través de perforaciones en el hueso con el método abierto. Esto se hace además de la fijación intermaxilar.

Otros métodos diferentes a la reducción abierta y el alambre directo en el hueso se han empleado para reducir la fractura del ángulo. Las extensiones distales desde las férulas intrabucales y las extensiones externas desde el vendaje enyesado de la cabeza hasta una perforación en el fragmento distal se han descartado en gran parte. Algunas veces se utiliza la fijación por medio de clavos medulares que reducen las partes y se inserta un clavo de acero inoxidable largo y puntiagudo en toda la longitud del hueso cruzando la línea de fractura. El clavo se utiliza más en las fracturas de la sínfisis y con menos frecuencia en las fracturas del ángulo de la mandíbula. (Véase fig. 19-10.)

Frecuentemente se usa el clavo de fijación esquelética (fig. 19-11, A). Su forma más sencilla es la de un tornillo de ocho centímetros de largo y de dos milímetros de diámetro que se introduce en la cara lateral de la mandíbula a través de la piel y tejido subcutáneo hasta la corteza externa, capa esponjosa y corteza interna. Se introduce otro tornillo en el mismo lado de la fractura. Se atornillan otros clavos en el otro lado de la fractura, los clavos se unen por medio de aditamentos de conexión y las dos unidades se conectan sobre la fractura por una varilla metálica gruesa. Este es el procedimiento cerrado que es sencillo, pero se han visto muchos fracasos. Si lo hace una persona sin experiencia el tornillo no llega hasta la corteza interna y todo el aparato se afloja antes de tiempo.

Las fracturas de los maxilares superiores deben mantenerse contra la base del cráneo. Durante años se ha utilizado una gorra de yeso con extensiones. Recientemente se utiliza con más frecuencia el alambre interno. Se suspenden los alambres sobre el arco cigomático intacto o bien se hacen perforaciones en el hueso no fracturado arriba de la fractura y borde infraorbitario o un poco arriba de la línea de sutura cigomaticofrontal (fig. 19-11, B). Los alambres se pasan debajo de la piel y así se suspende el maxilar superior. Esta suspensión no es visible y el paciente puede hacer su vida normal durante la curación. Hay menos ocasión de movilizar la fractura durante la cicatrización que con la gorra de yeso.

Es interesante notar los cambios en los criterios de la profesión a través de los años en lo que

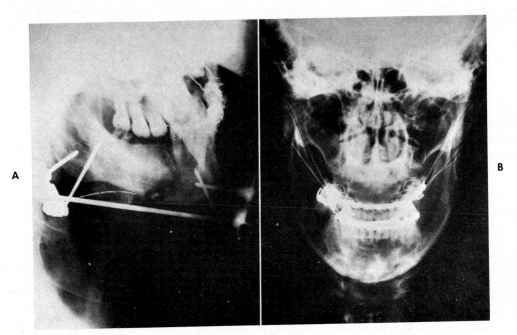

Fig. 19-11. A, clavo para fijación ósea. B, alambre alrededor del cigoma para suspensión del maxilar superior.

respecta a la reducción abierta. Durante muchos años antes de la Segunda Guerra Mundial, las operaciones abiertas en los huesos frecuentemente causaban osteomielitis. Las fracturas complicadas de los maxilares superiores y mandíbulas eran tratadas con muchas formas de aditamentos. Se utilizaban varillas de rueda de bicicleta, vaciados metálicos caprichosos y aparatos que parecían venir de Marte. Desde la Segunda Guerra Mundial el procedimiento más popular es la reducción abierta. Los resultados han sido más seguros debido a los antibióticos y a los metales tolerados por los tejidos. Antes los aparatos causaban molestias al paciente, a veces no conseguían aproximar los segmentos de hueso, y el cirujano nunca sabía cuándo se iba a zafar uno en el momento más inconveniente.

En la actualidad, hay la tendencia a volver a emplear procedimientos originales. Ello se debe en gran parte a las infecciones ocasionales que resisten los antibióticos y al hecho de que los resultados no siempre son mejores a pesar de la operación. Hoy en día se puede comparar el método abierto con el conservador. La fractura del cóndilo es un ejemplo. Hace unos cuantos años casi todas las fracturas del cóndilo se reducían por el método abierto; ahora solamente se seleccionan unas cuantas. Sin embargo, hay muchas indicaciones para el método abierto en las que ningún otro método puede dar un resultado satisfactorio comparable. Todavía se prefiere la reducción abierta a muchos de los aditamentos modernos.

CONSOLIDACION DEL HUESO

La curación del hueso se puede dividir en tres fases que se superponen. Primero se presenta la *hemorragia,* después de la cual se organiza el coágulo y proliferan los vasos sanguíneos. Esta fase no específica ocurre en los primeros diez días. Luego se forma el *callo.* En los diez a veinte días siguientes se forma el callo primario, que se asemeja a una tela burda de cáñamo. Entre los veinte y sesenta días se forma el callo secundario en el cual el sistema haversiano prolifera en todas direcciones (12). La tercera fase es la *reconstrucción funcional* del hueso. Aquí son de suma importancia las fuerzas mecánicas. Los sistemas haversianos se disponen de acuerdo con las líneas de fuerza. Se elimina el exceso de hueso y la forma se moldea de acuerdo con su función de modo que crezca en una superficie y disminuya en otra. Por ejemplo, se requieren dos a tres

años para reformar completamente una fractura del fémur.

Weinmann y Sicher (24) dividen la curación de las fracturas en seis etapas:

1. Coagulación de la sangre del hematoma. En caso de fractura se rompen los vasos sanguíneos de la médula ósea, la corteza, el periostio, los músculos adyacentes y los tejidos blandos adyacentes. El hematoma resultante rodea completamente los extremos fracturados y se extiende a la médula ósea y los tejidos blandos. Coagula en seis a ocho horas después del accidente.

2. Organización de la sangre del hematoma. En el hematoma en organización se forma una red de fibrina. El hematoma contiene fragmentos de periostio, músculo, aponeurosis, hueso y médula ósea. Muchos de estos fragmentos son digeridos y retirados de la región. Las células inflamatorias, que son tan necesarias para la fase hemorrágica de la curación del hueso, se presentan más bien por el llamado del tejido dañado que por las bacterias. Los capilares invaden el coágulo a las 24 a 48 horas y los fibroblastos lo invaden más o menos al mismo tiempo.

La proliferación de los vasos sanguíneos es característica del hematoma temprano en organización. Es importante un buen aporte sanguíneo. Los capilares en la médula, corteza y periostio se convierten en pequeñas arterias que irrigan la región de la fractura. Cuanto más tortuosos se hacen, la corriente es más lenta, lo que da como resultado un aporte sanguíneo más rico. En estas fases la proliferación de los capilares ocurre a través del hematoma. La hiperemia asociada al flujo lento de la sangre a través de los vasos tortuosos es la causa de la proliferación mesenquimatosa. Las proteínas formadas por el rico aporte sanguíneo constituyen la base de la proliferación mesenquimatosa.

La resorción ósea es característica del hematoma viejo. La sangre que atraviesa la región de la hiperemia activa, y no la atrofia por desuso, es la causa de resorción de hueso. Cuando la sangre llega al sitio verdadero de la fractura donde están los capilares (que Johnson [12] asemeja a un "pantano"), la corriente se hace más lenta. Esta región de hiperemia pasiva está asociada a la proliferación ósea. El nivel de iones de calcio está aumentado en esta zona de estancamiento capilar.

3. Formación del callo fibroso. El hematoma organizado es reemplazado por el tejido de granulación, generalmente en diez días. El tejido de granulación remueve el tejido necrótico gracias principalmente a la actividad fagocítica. Tan

pronto como esta función termina, el tejido de granulación se convierte en tejido conectivo laxo. El final de la fase hiperémica se caracteriza por una disminución en el número de los leucocitos y obliteración parcial de los capilares. En este momento los fibroblastos son los más importantes y producen numerosas fibras colágenas que constituyen el callo fibroso.

4. Formación de callo óseo primario. El callo primario se forma entre diez y treinta días después de la rotura. Estructuralmente se ha comparado con una tela burda de cáñamo. El contenido de calcio es tan bajo que el callo primario puede cortarse con un cuchillo. Es por esta razón que el callo primario no puede verse en la radiografía. Es una fase temprana que sirve solamente como un soporte mecánico para la formación de callo secundario.

Se consideran diferentes categorías de callo primario según su localización y función (figura 19-12).

El *callo de fijación* se desarrolla en la superficie externa del hueso cerca del periostio y se extiende a alguna distancia alrededor de la fractura. Las células de tejido conectivo joven del callo fibroso se transforman en osteoblastos que producen el hueso esponjoso.

El *callo de oclusión* se desarrolla en la superficie interna del hueso a través de la porción fracturada. Llena los espacios de la médula y llega hasta el sitio de fractura. Se forma de la proliferación endóstica.

El *callo intermedio* se desarrolla en la superficie externa entre el callo de fijación y los dos segmentos fracturados. Este callo es el único principalmente cartilaginoso. Existen algunas dudas

respecto al modo de reparación de la mandíbula, ya que es uno de los huesos de origen membranoso y no por substitución de cartílago. Existe duda acerca de si se forma un verdadero callo intermedio en las fracturas mandibulares. Sin embargo, se han observado células cartilaginosas en estas regiones de cicatrización mandibular.

El *callo de unión* se forma entre los dos extremos del hueso y entre las regiones de los otros callos primarios que se han formado en las dos partes fracturadas. No se forma hasta que están bien desarrollados los otros callos y lo hace por osificación directa. La resorción extensa de los extremos del hueso ha ocurrido ya. Por lo tanto, más bien que la osificación del tejido conectivo interpuesto en el sitio de fractura, el callo de unión se forma también en la zona de resorción. El resultado es una fractura bien unida.

5. Formación de callo óseo secundario. El callo óseo secundario es hueso maduro que reemplaza el hueso inmaduro del callo primario. Está más calcificado y por lo tanto se puede ver en la radiografía. Se diferencia de otros huesos del esqueleto por el hecho de que los sistemas seudohaversianos no tienen una disposición uniforme. Está compuesto de hueso laminado que puede tolerar la función. Por lo tanto, la fijación puede eliminarse cuando se ve el callo secundario en la radiografía. La formación del callo secundario es un proceso lento que requiere de 20 a 60 días.

6. Reconstrucción funcional del hueso fracturado. La reconstrucción abarca meses o años hasta el punto en que la localización de la fractura generalmente no se puede hacer histológica ni anatómicamente. La mecánica es el factor

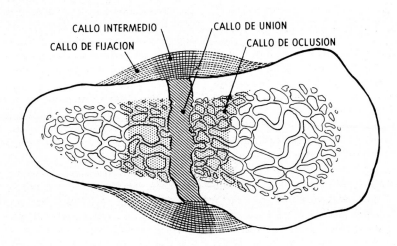

Fig. 19-12. Tipos de callos primarios que se forman en una fractura en curación.

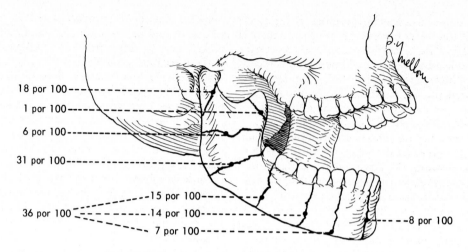

18 por 100 ----
1 por 100 ----
6 por 100 ----
31 por 100 ----
15 por 100 ----
36 por 100 ----- 14 por 100 ----
7 por 100 ----
-- 8 por 100

Fig. 19-13. Localización de las fracturas mandibulares.

principal de esta etapa. Es un hecho que si el hueso no está sujeto al stress funcional el hueso maduro verdadero no se forma. Los sistemas haversianos verdaderos que se orientan debido a los factores de stress reemplazan a los sistemas seudohaversianos no orientados del callo secundario. El callo secundario que se forma en abundancia se reconstruye para estar de acuerdo con el tamaño del hueso remanente. Todo el hueso está moldeado por factores mecánicos si la curación no se ha verificado en un orden correcto. Las prominencias son reducidas de un lado y las deficiencias se llenan por el otro. Esto parece llevarse a cabo en ondas alternantes de actividad osteoclástica y osteoblástica.

FRACTURAS DE LA MANDIBULA

Causas

Existen dos componentes principales en las fracturas: el factor dinámico (el traumatismo) y el factor estacionario (mandíbula). Al principio del capítulo se vieron las causas comunes que ponen en movimiento los factores dinámicos. La violencia física y los accidentes automovilísticos encabezan la lista en los hospitales municipales que se ocupan de atender los pacientes indigentes. Sin embargo, en las investigaciones realizadas en hospitales privados, los accidentes industriales tienen el segundo lugar después de los accidentes automovilísticos. En estos hospitales la frecuencia de la violencia física es extremadamente baja, generalmente alrededor del 10 por 100.

El factor dinámico está caracterizado por la intensidad del golpe y su dirección. Un golpe ligero puede causar una fractura simple unilateral o en tallo verde, mientras que un golpe fuerte puede causar una fractura compuesta conminuta con desplazamiento traumático de las partes. La dirección del golpe determina en gran parte la localización de la fractura o fracturas. Un golpe a un lado de la barbilla da como resultado la fractura del agujero mentoniano en ese lado y la fractura del ángulo de la mandíbula del otro. La fuerza aplicada a la barbilla puede causar fracturas de la sínfisis y fracturas bilaterales del cóndilo; la fuerza intensa puede empujar los fragmentos condilares fuera de la fosa glenoidea.

El componente estacionario tiene que ver con la mandíbula en sí. La edad fisiológica es importante. Un niño, en el cual los huesos son elásticos, puede caerse de una ventana y sufrir una fractura en forma de tallo verde o ninguna, mientras que una persona mayor cuyo cráneo fuertemente calcificado puede compararse a una maceta, puede caerse sobre un tapete y sufrir una fractura complicada.

La relajación mental y física evita las fracturas asociadas a la tensión muscular. Un hueso con grandes tensiones debido a las contracciones fuertes de sus músculos insertados requiere solamente un golpe ligero para fracturarse. Personas intoxicadas se han caído de vehículos en movimiento sufriendo solamente contusiones. Cuando están relajados los músculos sirven como cojines, pero estos mismos músculos en tensión, actúan sobre los huesos.

La vulnerabilidad de la mandíbula en sí varía de un individuo a otro y en el mismo individuo en diferentes momentos. Un diente incluido profundamente hace vulnerable el ángulo de la mandíbula. También ayudan los estados fisiológicos y patológicos como la osteoporosis o una pared quística grande. La fuerte calcificación de los huesos en los atletas reduce la frecuencia de las fracturas de la mandíbula. En los boxeadores las fracturas de la mandíbula casi no existen debido al aumento en calcificación, el uso de los guantes y los protectores de hule para la boca y el entrenamiento.

Localización (10)

En las series de casos citados en la página 278 se observó la siguiente frecuencia de fracturas mandibulares según el sitio (fig. 19-13):

Angulo	31 %	Sínfisis	8 %
Región de los molares	15 %	Rama ascendente	6 %
Región mentoniana	14 %	Apófisis coronoides	1 %
Cóndilo	18 %	Región del canino	7 %

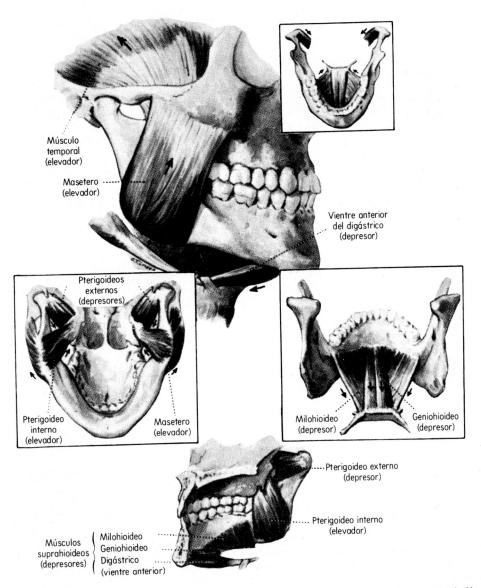

Músculo temporal (elevador)

Masetero (elevador)

Vientre anterior del digástrico (depresor)

Pterigoideos externos (depresores)

Pterigoideo interno (elevador)

Masetero (elevador)

Milohioideo (depresor)

Geniohioideo (depresor)

Pterigoideo externo (depresor)

Pterigoideo interno (elevador)

Músculos suprahioideos (depresores) { Milohioideo Geniohioideo Digástrico (vientre anterior)

Fig. 19-14. Músculos de la mandíbula. (De Massler, M. y Schour, I.: Atlas of the Mouth, cortesía de la Asociación Dental Americana.)

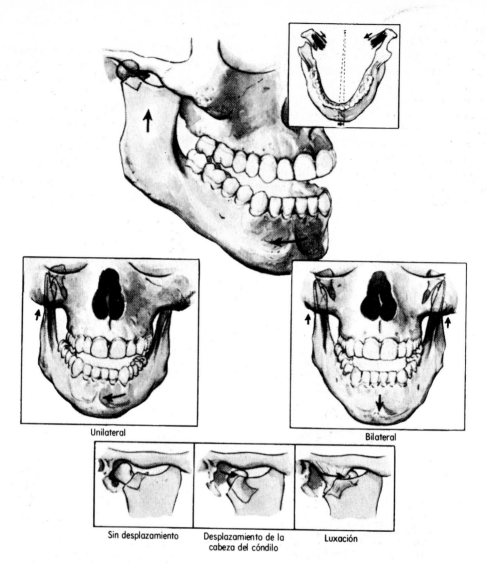

Fig. 19-15. Fracturas del cuello condilar. (De Massler, M. y Schour, I.: Atlas of the Mouth, cortesía de la Asociación Dental Americana.)

La fractura bilateral más común se observó en la región angulomentoniana.

Desplazamiento

El desplazamiento de la fractura de la mandíbula es el resultado de los siguientes factores:

Acción muscular. La intrincada musculatura que se inserta a la mandíbula para los movimientos funcionales desplaza los fragmentos cuando se pierde la continuidad del hueso (figs. 19-14 a 19-18). La acción equilibrada entre los grupos de músculos se pierde y cada grupo ejerce su propia fuerza sin oposición del otro. El "cabestrillo de la mandíbula", es decir, los músculos masetero y pterigoideo interno, desplazan el fragmento posterior hacia arriba ayudados por el músculo temporal. La fuerza opuesta, es decir, los músculos suprahioideos desplazan el fragmento anterior hacia abajo. Estas fuerzas se compensarían si estuvieran insertadas a un hueso intacto.

El fragmento posterior generalmente se desplaza hacia la línea media no por la falta de equilibrio muscular, sino por la dirección funcional de la fuerza hacia la línea media. El responsable de esta acción es el músculo pterigoideo interno.

El constrictor superior de la faringe ejerce tracción hacia la línea media debido a su origen multicéntrico en el borde milohioideo, el rafe pterigomandibular y la apófisis unciforme hasta su inserción en el hueso occipital. Ayuda también el músculo pterigoideo externo insertado al cóndilo, y en caso de fractura del cóndilo tiende a desplazar el cóndilo hacia la línea media.

Los fragmentos situados en la porción anterior de la mandíbula pueden ser desplazados hacia la línea media por el músculo milohioideo. Las fracturas de las sínfisis son difíciles de fijar debido a la acción posterior bilateral y lateral ligera

ejercidas por los músculos suprahioideos y digástrico.

Dirección de la línea de fractura. Fry y colaboradores (8) clasifican las fracturas de la mandíbula como "favorables" y "no favorables", conforme la línea de fractura permita o no el desplazamiento por los músculos. En la fractura del ángulo de la mandíbula el fragmento posterior es llevado hacia abajo si la fractura se extiende hacia el borde alveolar desde un punto posterior en el borde inferior. A esto se da el nombre de fractura no favorable (fig. 19-19, *A*). Sin embargo, si la fractura del borde inferior se presenta más

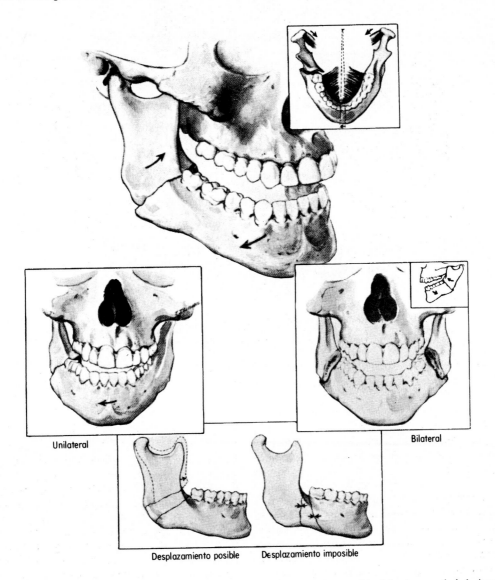

Unilateral

Bilateral

Desplazamiento posible   Desplazamiento imposible

Fig. 19-16. Fracturas del ángulo de la mandíbula. (De Massler, M. y Schour, I.: **Atlas of the Mouth**; cortesía de la Asociación Dental Americana.)

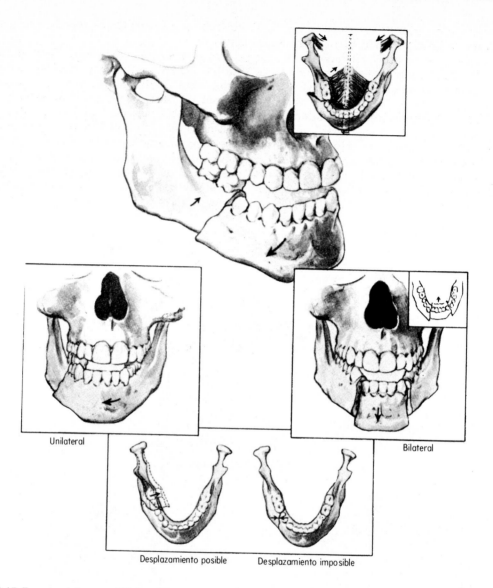

Fig. 19-17. Fracturas del cuerpo de la mandíbula. (De Massler, M. y Schour, I.: Atlas of the Mouth; cortesía de la Asociación Dental Americana.)

hacia delante y la línea de fractura se extiende en dirección distal hacia el borde alveolar, se habla de fractura favorable (fig. 19-19, *B*). El extremo largo de la porción anteroinferior ejercerá presión mecánica sobre el fragmento posterior para soportar la fuerza muscular que lo lleva hacia arriba.

Estos desplazamientos son en un nivel horizontal y por eso se utilizan los términos horizontal no favorable y horizontal favorable. La mayoría de las fracturas del ángulo son horizontales no favorables.

El desplazamiento mesial puede considerarse de manera similar. Las líneas oblicuas de fractura pueden formar un fragmento cortical bucal grande que evitará el desplazamiento mesial. Si la mandíbula puede verse directamente desde arriba hacia abajo de manera que las caras oclusales de los dientes se ven como botones, la línea de fractura vertical no favorable se extiende desde un punto posterolateral hasta un punto anteromesial (fig. 19-20, *A*). No habrá obstrucción a la fuerza muscular mesial. Una fractura favorable vertical se extiende desde un punto anterolateral a uno posteromesial (fig. 19-20, *B*). El desplazamiento muscular hacia la línea media es evitado por el fragmento cortical bucal grande.

Fuerza. Factores como dirección del golpe, cantidad de fuerza, número y localización de las fracturas y pérdida de substancia como en las heridas por arma de fuego, no son tan importantes en el desplazamiento de las fracturas mandibulares como en las fracturas del maxilar superior, con excepción de que forman la base para el desplazamiento muscular tardío. La fuerza por sí misma puede desplazar las fracturas forzando la separación de los extremos del hueso, impactando los extremos o empujando los cóndilos fuera de las fosas, pero el desplazamiento secundario debido a la acción muscular es más fuerte y de mayor importancia en las fracturas de la mandíbula.

La fuerza que hace que una fractura se vuelva compuesta o conminuta, complica el tratamiento. Hechos posteriores a la fractura inicial tam-

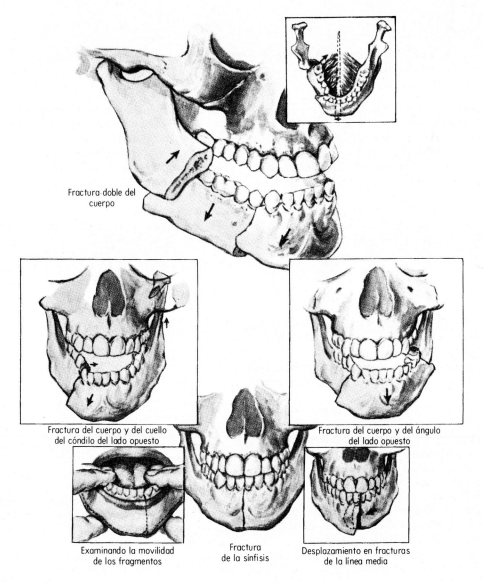

Fractura doble del cuerpo

Fractura del cuerpo y del cuello del cóndilo del lado opuesto

Fractura del cuerpo y del ángulo del lado opuesto

Examinando la movilidad de los fragmentos

Fractura de la sínfisis

Desplazamiento en fracturas de la línea media

Fig. 19-18. Fracturas múltiples de la mandíbula. (De Massler, M. y Schour, I.: **Atlas of the Mouth; cortesía de la Asociación Dental Americana**.)

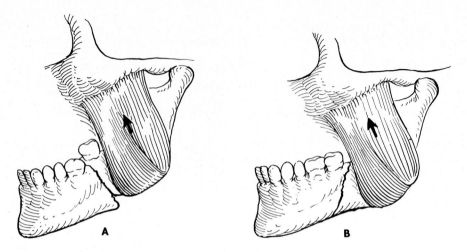

Fig. 19-19. A, fractura horizontal poco favorable. **B,** fractura horizontal favorable.

bién pueden complicarla. Una fractura no desplazada inicialmente, puede ser desplazada por traumatismos producidos en el mismo accidente. Colocar al paciente boca abajo sobre una camilla o un examen no juicioso o sin habilidad, pueden desplazar los segmentos óseos. La pérdida del soporte temporal de la mandíbula, particularmente en el caso de fractura del cráneo, muchas veces causa el desplazamiento funcional y muscular, que es doloroso y difícil de tratar después.

Signos y síntomas (1)

1. Siempre hay el *antecedente de un traumatismo,* con la posible excepción de las fracturas patológicas.
2. La *oclusión* ofrece indirectamente el mejor índice de una deformidad ósea recientemente adquirida.
3. Un signo seguro de fractura es la *movilidad anormal* durante la palpación bimanual de la mandíbula. Con este procedimiento se hace la diferenciación entre los fragmentos mandibulares y la movilidad de los dientes.
4. El *dolor* al mover la mandíbula o a la palpación de la cara muchas veces es un síntoma importante. Cuando están restringidos los movimientos condilares y cuando están dolorosos se debe sospechar una fractura condilar.
5. La *crepitación* por la manipulación o por la función mandibular es patognomónica de fractura. Sin embargo, esto provoca bastante dolor en muchos casos.

6. La *incapacidad funcional* se manifiesta porque el paciente no puede masticar, por el dolor o por la movilidad anormal.
7. El *trismo* es frecuente especialmente en las fracturas del ángulo o de la rama ascendente. Este es un espasmo reflejo que pasa a través de los nervios sensoriales de los segmentos óseos desplazados.
8. La *laceración* de la encía puede verse en la región de la fractura.
9. Se puede notar *anestesia,* especialmente en la encía y en labio hasta la línea media, cuando el nervio alveolar inferior ha sido traumatizado.
10. La *equimosis* de la encía o de la mucosa en la pared lingual o bucal puede sugerir el sitio de fractura.
11. *Salivación y halitosis.*

Tratamiento

El tratamiento de la fractura consiste en su reducción y fijación. En el caso de los huesos largos esto se hace frecuentemente en dos fases, sobre todo cuando es necesaria bastante manipulación para hacer la reducción. En las fracturas mandibulares simples la reducción y la fijación se hacen a la vez. El aparato que se utiliza para mantener los maxilares superiores y la mandíbula en contacto durante la reparación también suele reducir la fractura. Si se coloca gran cantidad de alambres, no se intenta reducir la fractura hasta que se ha terminado la colocación de los alambres en la arcada superior e inferior. Cuando se juntan y se coloca la tracción intermaxilar elástica, la oclusión ayuda a orientar las partes fracturadas a tomar una correcta posición. Desde luego, hay excepciones. Las fracturas que ocurren más allá de donde existen dientes en la mandíbula, como en el ángulo, no se reducirán si son desplazadas inicialmente. Otros ejemplos son las fracturas viejas sanadas parcialmente, que requieren tracción elástica continua para su reducción y las arcadas desdentadas.

La fijación intermaxilar, es decir, obtenida con alambres o bandas elásticas entre las arcadas superior e inferior, a las cuales se fijan aditamentos especiales, reducirá con éxito la mayoría de las fracturas de la mandíbula. Los principales métodos para la fijación son los alambres, barras para arcadas y férulas.

Alambres

Alambres de múltiples presillas. Los Servicios Armados y muchas instituciones civiles utilizan este método casi exclusivamente. Se utilizan los alambres en los cuatro cuadrantes posteriores.

Preparación. Se utiliza la anestesia local con sedación o ésta sola. Algunas veces se utiliza la anestesia general cuando es necesario mayor tratamiento después de fijar los alambres. Aun así es mejor tener terminado el alambre interdental el día o la noche antes de la operación para evitar la pérdida de tiempo en el quirófano y no requerir la anestesia general prolongada. De ser posible, la fijación de los alambres debe hacerse en el sillón dental.

Se puede dar un anestésico local mediante dos bloqueos pterigomandibulares en la mandíbula y una infiltración en el maxilar superior. La anestesia de bloqueo bilateral combinada con sedación en el paciente que más tarde será acostado, puede ser peligrosa debido a la anestesia lingual.

El paciente debe permanecer sentado hasta que desaparezca la anestesia.

Si los puntos de contacto de los dientes no son demasiado fuertes y amplios y el tejido gingival interdental no está demasiado próximo a los puntos de contacto no es necesaria la anestesia. La sedación por sí sola es adecuada si se tiene cuidado que la zona de la fractura no sea traumatizada por un movimiento inesperado. Generalmente basta la premedicación, sea clorhidrato de meperidina (Demerol) (50 a 100 mg) o pentobarbital sódico (Nembutal) (100 a 200 mg), por vía parenteral. Para el dolor intenso o para hacer que el paciente esté casi insensible al dolor causado por la manipulación durante 20 minutos, se administran por vía intravenosa 75 a 100 miligramos de clorhidrato de meperidina al adulto medio. Este fármaco se debe administrar lentamente en dos minutos.

Instrumental. Los materiales que se utilizan para los alambres de presillas múltiples son:

Alambre de acero inoxidable de calibre 26 en longitudes de 20 cm colocados en una solución de esterilización en frío durante 20 minutos antes de emplearlos; alambre cortado a bisel de manera que el bisel pueda actuar como punta de aguja para atravesar los tejidos.
Soldadura, suave núm 20 con centro resinoso; portaagujas de Hegar (dos); tijeras para cortar alambre; pinzas para contornear de bocados romos; instrumento dental en forma de disco.

Técnica. Se coloca un extremo del alambre en el lado bucal de los dientes empezando en la línea media (alambre estacionario). El otro extremo rodea al último diente de la arcada (por ejemplo, el segundo molar) y se introduce en el espacio interproximal mesial saliendo debajo del alambre estacionario. Entonces se dobla hacia

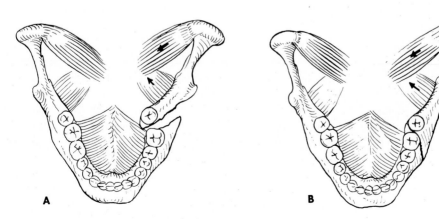

Fig. 19-20. A, fractura vertical poco favorable. **B,** fractura vertical favorable.

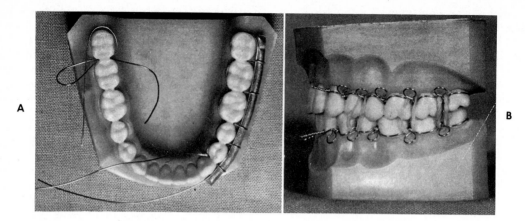

Fig. 19-21. A, férula con alambres múltiples. Nótese el alambre estacionario bucal y el alambre lingual de trabajo que se ensarta hacia adelante y hacia atrás por los espacios interproximales. **B,** férula de alambres múltiples terminada.

atrás arriba del alambre estacionario atravesando el mismo espacio interproximal. Se pasa hacia el lado lingual y se dobla alrededor del siguiente diente (primer molar) y se introduce en el espacio interproximal entre el molar y el premolar. Al alambre que rodea cada diente y pasa arriba y abajo del alambre estacionario se le llama alambre de trabajo (fig. 19-21, A).

Para hacer presillas uniformes en el lado bucal se coloca un fragmento de soldadura en las caras bucales de los dientes sobre el alambre estacionario. Puede adosarse a los dientes con el dedo. El alambre de trabajo, por lo tanto, sale debajo del alambre estacionario y de la soldadura. Se da vuelta hacia atrás y pasa sobre el alambre y la soldadura para entrar de nuevo en el mismo espacio interproximal.

Cada vez que el alambre sale en el lado bucal debe tomarse con el portaagujas y halarse para que quede tenso. La mano izquierda debe dar contrapresión en la cara bucal de los dientes. El instrumento a manera de disco se utiliza para mover el alambre debajo del ecuador de los dientes en el lado lingual.

Cuando el segmento de arco ha sido alambrado, el alambre de trabajo y el estacionario se cruzan en la cara mesial del canino o del primer premolar, un centímetro más allá del diente; el portaagujas se coloca sobre este cruzamiento y se le da vuelta en la dirección de las manecillas del reloj hasta que casi toque el diente. Con el instrumento discoide el alambre se empuja debajo del cíngulo del canino; con el portaagujas se toma la vuelta más cercana al diente y se gira hasta hacer contacto con el diente. La presión

hacia atrás siempre se coloca en el portaagujas cuando se van a poner en tensión los alambres.

La soldadura se corta en medio de las dos presillas bucales, se dobla hacia afuera y se le da vuelta ligeramente hasta desinsertarla de la última presilla. Entonces a la presilla se le da tres cuartos de vuelta en dirección de las manecillas del reloj con las pinzas o el portaagujas. Se corta de nuevo la soldadura entre las dos siguientes presillas y se quita la pequeña porción distal que aprieta la presilla con una vuelta de tres cuartos. Esto se continúa hasta que toda la soldadura ha sido quitada. Entonces, empezando en la parte posterior, se le da otra media vuelta a cada presilla. En este momento las presillas deben estar firmes (fig. 19-21, B).

Se sigue el mismo procedimiento en los otros tres cuadrantes. Si se va a utilizar la tracción elástica las presillas deben doblarse en dirección opuesta del plano oclusal, para que se formen los ganchos; si se va a utilizar alambre entre las dos arcadas, las presillas se doblan hacia el plano oclusal.

Es aconsejable usar tracción elástica sistemáticamente; vence el desplazamiento muscular de manera que la reducción se hace más fácilmente, y sirve como fuerza positiva para sobreponerse al espasmo muscular cuando se cansa la mandíbula de estar en posición cerrada. Si se va a abrir la boca en el periodo posoperatorio inmediato, para aliviar los vómitos o colocar un tubo endotraqueal para una operación subsecuente, quitar las bandas elásticas es un procedimiento sencillo. Como método de urgencia, especialmente si el paciente va a ser movido, puede colocarse un alambre en el lado bucal, debajo de los elásticos, doblándolo sobre sí mismo sobre los elásticos y atando los extremos a la ropa, a nivel del pecho. Si se presentan vómitos, el paciente puede desprender el alambre y quitar la fijación elástica inmediatamente. Este procedimiento se utiliza rara vez en los hospitales civiles.

La tracción se obtiene mediante elásticos Angle, grandes o chicos, desde una presilla superior a una inferior, ambas de alambre. Puede cortarse en bandas un catéter de caucho de calibre 14 ó 16, que dan una tracción mayor. Si no es posible reducir la fractura adecuadamente, los elásticos pueden colocarse en diferentes direcciones mejor que verticales. Si el fragmento de la barbilla está demasiado hacia adelante, pueden colocarse varios elásticos fuertes desde la región del canino inferior hasta la región del segundo premolar superior. Muchas veces los elásticos en ángulo pueden ser reemplazados por elásticos rectos en un día, eliminando así la posibilidad de la reducción excesiva.

Presillas de alambre de Ivy. Abarcan solamente dos dientes adyacentes y tienen dos ganchos para los elásticos. Una presilla de Ivy se puede aplicar más rápidamente que el alambre con presillas múltiples, aun cuando son necesarias varias presillas de Ivy en una arcada dentada. Cuando faltan muchas piezas, los dientes adyacentes pueden ser utilizados satisfactoriamente mediante este método. Si se rompe una presilla es más fácil reemplazar una presilla de Ivy que un alambre con múltiples presillas.

El instrumental es el mismo. El alambre es de calibre 26, cortado en pedazos de 15 centímetros. Se forma una presilla en el centro del alambre alrededor de la punta de una pinza para toalla y se le da una vuelta. Estos alambres pueden guardarse en la sala de primeros auxilios en una solución esterilizadora fría.

Los dos extremos del alambre se colocan en el espacio interdentario desde el lado bucal hacia el lado lingual (fig. 19-22, *A*). Si hay alguna dificultad para colocarlo se puede doblar un pedazo de seda dental a través de la presilla; la seda se pasa del punto de contacto y se tira del alambre a travéd del espacio interdental, del lado lingual hacia el bucal. Entonces se quita la seda. Un extremo del alambre se lleva alrededor de la cara lingual del diente distal, se atraviesa el espacio interdentario en el lado distal del mismo y se dobla alrededor de la cara bucal. Se ensarta a través de la gaza ya formada; el otro extremo se lleva alrededor de la cara lingual del diente mesial; se pasa a través del espacio interdentario en el lado mesial de este diente, donde se encuentra con el primer alambre; se cruzan los dos alambres y se retuercen con el portaagujas. Se pone tensa la gaza y se dobla hacia la encía, se cortan los alambres cruzados y se hace una pequeña roseta para que sirva como un gancho adicional. La roseta se tuerce en el sentido de las manecillas del reloj debajo del ecuador del diente, se le dan dos vueltas y se aplana hacia el diente (fig. 19-22, *B*). En cada cuadrante se pueden colocar una o dos presillas de Ivy. Entonces se coloca la tracción elástica entre las dos arcadas.

Alambre de Risdon. Para las fracturas de las sínfisis está indicada especialmente una barra de alambre para arcada, sujeta en la línea media. Se pasa un alambre de acero inoxidable de calibre 26, de 25 centímetros de longitud, alrededor del diente distal más fuerte, de manera que ambos brazos del alambre se extiendan hasta el

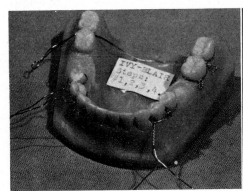
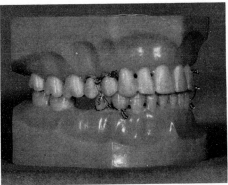

Fig. 19-22. **A,** férula de alambre, tipo Ivy. **B,** férula de alambre, tipo Ivy, terminada. La fijación intermaxilar se puede obtener con los alambres o elásticos doblando los ganchos hacia arriba o abajo.

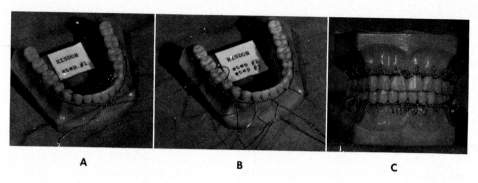

Fig. 19-23. Alambre de Risdon. **A,** formación de la barra de alambre para arco. **B,** ligadura de los dientes a la barra de alambre para arco. **C,** férula lista para recibir las ligas.

lado bucal. Los dos alambres, que son de igual longitud, se retuercen uno sobre otro en toda su longitud. Se sigue el mismo procedimiento en el lado opuesto. Los dos extremos torcidos del alambre se cruzan en la línea media y se retuercen (fig. 19-23, *A*). Se forma una roseta; cada diente de la arcada se liga individualmente a la barra de alambre (fig. 19-23, *B*); se pasa un alambre sobre la barra y otro debajo de ella. Después de apretarlos, se forma un pequeño gancho con cada extremo retorcido (fig. 19-23, *C*). La tracción intermaxilar se obtiene por medio de bandas elásticas entre los ganchos de cada arcada.

Barras para arcada

Las barras para arcada son posiblemente el método óptimo de fijación intermaxilar. Existen varios tipos. El tipo rígido requiere una impresión o un modelo de piedra, a la cual pueda adaptarse cuidadosamente con la técnica de dos pinzas, o bien una persona que tenga suficiente destreza para doblar barras protéticas y disponga de tiempo suficiente para adaptarlas a la boca (fig. 19-24, *A*). Hay un tipo blando que puede doblarse con los dedos. Debe recordarse que los dientes fijos a cualquier tipo de barra pueden ser movidos si la barra no se adaptó con destreza.

La barra blanda puede adaptarse con dos portaagujas grandes, pero las pinzas para alambre son mejores (fig. 19-24, *B*). En el maxilar superior no fracturado, la adaptación debe empezarse en el lado bucal del último diente. La barra se adapta cuidadosamente a cada diente. Las pinzas o portaagujas deben mantenerse cerca una de otra, para que las porciones ya adaptadas no se doblen de nuevo. Empezando en un extremo de la barra, yendo hacia la línea media y acabando en el otro lado, la barra puede adaptarse fácil y rápidamente sin producir abultamientos. La barra debe acortarse y el extremo se regularizará con una lima para oro. Una barra sobreextendida causará necrosis de tejidos blandos y dolor intenso. La línea media de la arcada debe marcarse en la barra durante la adaptación, de manera que pueda volver a colocarse con seguridad. En general, la barra no debe cruzar la línea de fractura, excepto en fracturas en tallo verde. La barra se corta y se adapta a cada segmento del hueso fracturado.

Fijar la barra a los dientes es relativamente sencillo. Se utiliza alambre delgado de calibre 30. Antes de asentar la barra, se colocan alambres en los dientes anteriores para que éstos puedan ajustarse fuertemente debajo del cíngulo y resistan el desplazamiento de la barra hacia el borde incisal. Se coloca una pequeña presilla de alambre "saltando" el punto de contacto, o enhebrándola entre dos espacios interdentales. Se cruzan los alambres y se toman con un portaagujas cerca de la cara labial del esmalte. Se dan tres cuartos de vuelta al alambre después que ha sido empujado debajo del cíngulo. Esto se hace en todos los dientes anteriores.

Se coloca la barra entre los extremos abiertos de los alambres. Se ajusta la marca de la línea media, cuidando de que los ganchos estén hacia arriba en el maxilar superior y hacia abajo en la mandíbula. Los cabos del alambre anterior se cruzan sobre la barra, se toman y se retuercen. Después los dientes posteriores se ligan individualmente a la barra. Se pasa una punta de un alambre de 7 centímetros de longitud desde el lado bucal, debajo de la barra, por un espacio interdental; se le da vuelta alrededor de la cara lingual del diente y se empuja otra vez desde el lado lingual hacia otro espacio interdental, para pasar sobre la barra.

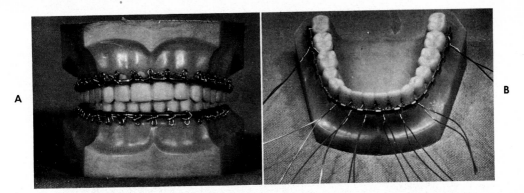

Fig. 19-24. A, barras rígidas para arco. **B,** barra blanda para arco. Nótese que los incisivos y caninos se ligan antes de colocar la barra y entonces se fija a los dientes anteriores. Los dientes posteriores se ligan directamente a la barra.

Los alambres cruzados se toman a dos milímetros de la barra y se hace presión hacia atrás sobre el portaagujas antes de darles la vuelta. La presión se mantiene al apretar los alambres. Cuando las vueltas se acercan a la barra, se toma el alambre de nuevo con el portaagujas un poco más lejos de la barra y se le da vuelta hasta que se llega a las vueltas anteriores. El extremo retorcido se corta a 7 milímetros de la barra mientras que el portaagujas mantiene todavía el alambre en sus bocados, para que la porción cortada no se pierda en la boca. La porción retorcida se toma cerca de la barra y se le da una vuelta final. El extremo se dobla debajo de la barra, para que no traumatice labios y carrillos.

Todos los dientes deben fijarse a la barra. Hay pocas excepciones a esta regla.

Posiblemente las causas principales de fracaso con la técnica de la barra son adaptación inadecuada de la barra, ligadura de un número insuficiente de dientes, y tensión insuficiente en los alambres. Las ventajas de la barra para arcada incluyen menor traumatismo, por el alambre más delgado, y mayor estabilidad cuando en la arcada faltan muchos dientes, pues los espacios desdentados pueden ser incluidos en la barra rígida. Si se rompe un alambre durante la cicatrización, la fijación no sufrirá. Los ganchos en la barra también parecen ser menos irritantes para tejidos blandos.

Férulas

Las férulas se usan cuando los alambres intermaxilares no dan fijación adecuada, o cuando es necesaria la férula horizontal que atraviese el foco de fractura; también se emplean si la inmovilización de las partes fracturadas está indicada, sin que sea necesario cerrar la boca por fijación intermaxilar. En épocas anteriores se utilizaron férulas con prolongaciones metálicas distales para controlar el fragmento posterior en las fracturas del ángulo, pero por el dolor y los resultados poco satisfactorios se ha abandonado este procedimiento.

La férula de acrílico se hace de una impresión de manera que cubra un mínimo de las superficies oclusales de los dientes y lo más posible de

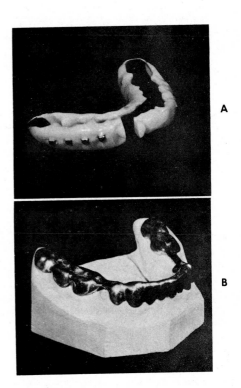

Fig. 19-25. A, férula de acrílico. **B,** férula de plata vaciada.

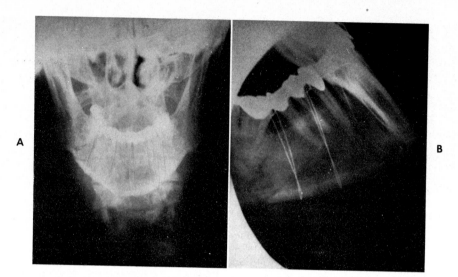

Fig. 19-26. A, alambre alrededor de la barra de plata vaciada. La férula fue cementada a los dientes; los alambres hacen que el borde del fragmento inferior se mueva hacia arriba. B, vista lateral.

las caras labiales y linguales de los dientes que no forman retenciones. No invade el borde gingival. La superficie lingual es continua. La superficie bucal se fija a la porción lingual detrás del último molar, por continuación del acrílico o por conexión de alambre. Se hace un corte vertical en la línea media del borde labial a través de un botón grande de acrílico. Se coloca la férula sobre la fractura reducida de la mandíbula y el botón de acrílico se acerca y fija con alambre (figura 19-25, A).

La férula de plata vaciada requiere impresiones de ambas arcadas. El modelo inferior se corta a través de la línea de fractura. Se reajusta el modelo en oclusión correcta y se fija en esta posición corriendo una base para el modelo. La férula se forma en los márgenes gingivales con cera en hojas de calibre 28. La relación oclusal se establece llevando el molde a la relación céntrica adecuada con el modelo opuesto mientras la cera esté blanda. El molde se llena con cera para vaciados. Cuando se hizo esto, se quita el modelo de cera del modelo de piedra en dirección oclusal mientras la cera esté blanda eliminando las retenciones. El modelo de cera se monta en un crisol grande, para vaciarlo en una sola vez, con un forro de asbesto en el cubilete. Se vacía en plata para moneda a una temperatura de 377 a 655°C (1 000 a 1 500°F) y se termina (fig. 19-25, B).

La férula se cementa a la mandíbula después de que ha sido reducida la fractura. Si se necesita utilizar la férula semanas y no meses, a veces

conviene utilizar un cemento de óxido de cinc y eugenol y no cemento de oxifosfato de cinc, ya que algunas veces es difícil quitar las férulas. Las férulas vaciadas en oro pueden tener proyecciones o ganchos para la fijación intermaxilar. Algunas férulas de oro se hacen en secciones para propósitos específicos.

La férula suele estar indicada para fracturas muy sencillas o muy complejas. Si un cirujano bucal sufriere una fractura mandibular sencilla dentro de la región dentada, probablemente preferiría una férula de plata vaciada para que las arcadas no fueran fijadas. En los casos de injerto óseo o de retardo en la unión, las férulas están indicadas para mantener fijación a largo plazo, sin perder la función.

Con excepción de estas indicaciones generales, las férulas no se usan mucho. La férula de acrílico ha caído casi en desuso, excepto en los niños con dientes temporales, que a veces es difícil fijar con alambre. La fractura media, cuando hay buenos dientes, sana rápidamente si se utilizan los alambres de inmediato. Para aplicar férulas se requieren impresiones, inmovilización temporal y cierta tardanza durante la construcción del aparato, y después efectuar reducción y cementación. Si ocurre infección aguda de un diente debajo de la férula se presenta un verdadero problema.

La fijación ortodóntica se usa más en la cirugía electiva y los procedimientos a largo plazo que en la cirugía traumática. Está indicada especialmente para fracturas alveolares.

Alambres en circunferencia

El nombre alambres en circunferencia denota colocar alambres alrededor de una prótesis mandibular y alrededor de la mandíbula, para que la fractura se sostenga firmemente en la prótesis que sirve como férula. La fractura debe estar situada dentro de la región cubierta por la base de la prótesis, a menos que se piense en utilizar procedimientos secundarios para tratar el otro segmento. Si la prótesis se fractura en el momento del accidente puede ser reparada satisfactoriamente, a veces utilizando acrílico de polimerización rápida (fig. 19-26).

La boca se limpia con una solución antiséptica de nitromersol (Metaphen) de 1:10 000, o cloruro de benzalconio (Zephiran) de 1:10 000 para reducir el número de bacterias. Se prepara la piel de la manera acostumbrada. La anestesia local o general es satisfactoria, aunque se necesita infiltración de la piel para suplementar el bloqueo local.

El procedimiento más sencillo consiste en enhebrar una aguja larga recta con alambre de acero inoxidable delgado de calibre 28, que ha sido esterilizado. La aguja se dobla ligeramente cóncava con los dedos. Se introduce a través del piso de la boca cerca de la mandíbula, para que salga por la piel directamente debajo de la mandíbula. La aguja se saca de la piel, se le da vuelta, y se introduce de nuevo para que penetre en el mismo orificio cutáneo. Se pasa hacia arriba por el lado bucal de la mandíbula

cerca del hueso, para que salga en el vestíbulo mucobucal. Los alambres se cortan cerca de la aguja. Los dos alambres linguales y los dos bucales se retuercen sobre la dentadura. Se cortan y se forma una roseta del lado bucal. Por lo menos se necesitan tres alambres en circunferencia, uno cerca de la porción distal de la prótesis en cada lado y uno en la línea media. A veces se colocan dos alambres en la región anterior. Un lado de la prótesis puede tener un alambre colocado por delante y otro por detrás de la línea de fractura (fig. 19-27).

Los alambres se mueven varias veces hacia adentro y hacia afuera antes de apretarlos para que penetren a través de los tejidos hasta el borde inferior de la mandíbula. Debe cuidarse de que no se forme un hoyuelo en la herida cutánea. La piel alrededor de la herida debe despegarse de los tejidos subdérmicos después que los alambres se aprietan alrededor de la prótesis. Se utiliza una hoja quirúrgica núm. 11 para librar la piel y se coloca un solo punto, en la piel.

Existen algunas variaciones en la técnica. Se puede utilizar una aguja hipodérmica larga de calibre 17 (fig. 19-28). Se dobla un poco y se pasa en el lado lingual, de la piel al piso de la boca. Se introduce un alambre de calibre 26 por el interior de la aguja desde el lado de la piel, y se toma con una pinza hemostática dentro de la boca; entonces se quita la aguja. La aguja se introduce en la boca, a través del vestíbulo bucal para que salga por el mismo orificio dérmi-

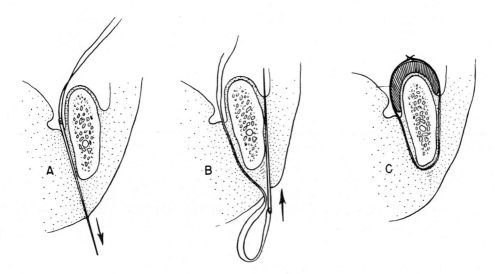

Fig. 19-27. Técnica de ligadura en forma de circunferencia con una aguja recta. **A,** penetración en el piso de la boca. **B,** penetración en el vestíbulo. **C,** el alambre abarca la prótesis o férula.

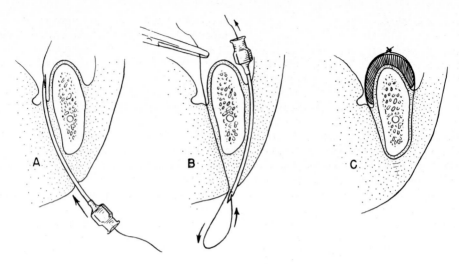

Fig. 19-28. Técnica para ligadura con alambre en forma de circunferencia, con aguja hipodérmica. **A,** penetración en el piso de la boca, desde la piel. **B,** penetración en el vestíbulo, desde la mucosa. **C,** ligadura terminada.

co, y el otro cabo del alambre se introduce por la aguja desde el lado de la piel hasta la boca.

Si se corta la base de una segunda aguja para que pueda quitarse fácilmente de la herida, puede introducirse desde la piel hasta el vestíbulo bucal. La ventaja de este método es que se introducen las dos agujas y ambos cabos del alambre de la superficie de la piel a la cavidad bucal, que es más séptica; por ello, es más probable que la herida de la piel no se infecte.

Las otras variaciones se refieren a la preparación de la prótesis. Pueden hacerse perforaciones para los alambres en el acrílico, bucolingualmente, entre los dientes, un poco arriba del borde. Hay menos peligro de que se suelte y las superficies oclusales no están separadas por el grosor del alambre. Estas perforaciones también pueden utilizarse para ligar las prótesis superior e inferior en la fijación intermaxilar después de la reducción; se pueden colocar ganchos en la prótesis para este mismo propósito. Los dientes anteriores de la prótesis mandibular pueden quitarse para facilitar la alimentación y para eliminar la palanca creada por los alambres cuando se aprietan sobre los dientes lejos del proceso. Pueden construirse férulas de acrílico sin dientes si no se tienen a mano prótesis.

Fijación por clavos esqueléticos

La fijación por clavos esqueléticos se utiliza cuando la reducción del segmento fracturado de hueso no se logra satisfactoriamente con fijación

intermaxilar. Las fracturas del ángulo de la mandíbula pueden inmovilizarse con clavos, sin descubrir quirúrgicamente la fractura. Los fragmentos unidos por injerto óseo se inmovilizan por fijación de clavos esqueléticos. Las fracturas en las arcadas desdentadas pueden tratarse de igual manera.

Durante la Segunda Guerra Mundial, la fijación por clavos esqueléticos gozó de favor por varias razones. Los cirujanos de los ejércitos estadounidense y británico trataron fracturas simples y complicadas por este método sin suplementarlo con fijación intermaxilar, de manera que el paciente transportado que sufría mareos no corría peligro de ahogarse por los vómitos. Los médicos podían tratar las fracturas complicadas sin tener adiestramiento en los métodos abiertos.

Los clavos esqueléticos pueden colocarse bajo anestesia general, o por bloqueo local suplementado por la infiltración de piel. Puede hacerse en el sillón dental o de preferencia en el quirófano, donde hay mayor seguridad y comodidad. Es necesaria la asepsia estricta. La piel debe prepararse cabalmente; el campo se limita con paños, y los cirujanos deben lavarse y usar guantes y ropas adecuados para el quirófano.

Después de preparar la piel, los bordes superior e inferior de la mandíbula se palpan y se marcan sobre la piel con un colorante, como violeta de genciana, con un aplicador de madera. Se marcan la línea de fractura y la dirección general del conducto alveolar inferior, tomando como referencia la radiografía. La fijación intermaxilar debe colocarse antes, si es que se usa (figura 19-29).

Los clavos suelen introducirse utilizando un taladro a manera de batidor de huevo. Se colocan dos en un ángulo de 40 grados entre sí en un lado de la fractura, y otros dos se ponen de la misma manera en el lado opuesto. Si cada clavo se introduce en ángulo de 20 grados con el plano vertical, existirá una divergencia de 40 grados entre ellos. Los clavos no deben introducirse a menos de un centímetro de la línea de la fractura. La piel se pone tensa sobre el hueso. El clavo en el taladro se coloca sobre la piel y se hace presión directamente hasta el hueso. Se taladra lentamente usando presión moderada. La punta del clavo en rotación penetrará en la corteza externa, atravesará el hueso esponjoso más blando y entrará entonces en la corteza interna. Debe atravesar toda la corteza interna, pero no llegará más allá de uno o dos milímetros en los tejidos

blandos internos. El taladro se separa cuidadosamente del clavo; se prueba la estabilidad del mismo; si no está fijo, no atravesó la corteza interna y debe introducirse más profundamente con un aditamento de mano.

Se colocan dos clavos en el fragmento anterior, paralelos al borde inferior. En el fragmento posterior, los clavos pueden colocarse también paralelos al borde inferior, siempre que la fractura no sea muy posterior, pues el último clavo quedaría en el hueso delgado del ángulo de la mandíbula.

Si el clavo más posterior se encuentra en el ángulo, conviene poner el segundo más arriba sobre la rama ascendente en el borde posterior o en la región retromolar cerca del borde anterior. Los clavos quedan a la mitad de la distancia entre el canal mandibular y el borde inferior; debe cuidarse de que no atraviesen arteria o vena facial. (Véase fig. 19-30.)

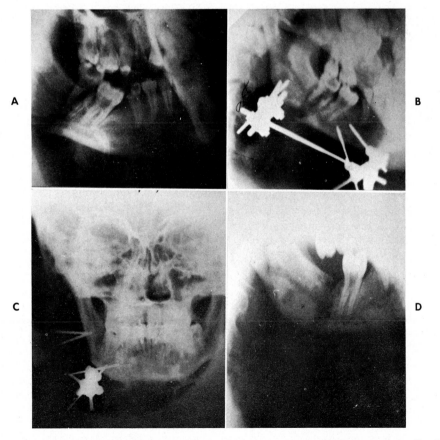

Fig. 19-29. A, fractura compuesta, que se extiende a través de los molares, complicada con infección. El fragmento posterior se ha movido hacia arriba por la acción de los músculos. B, clavo para fijación del esqueleto en posición. C, vista posteroanterior. Nótese la ligadura de alambre intermaxilar; el diente fracturado fue extraído después de tomar esta radiografía. D, tres meses después.

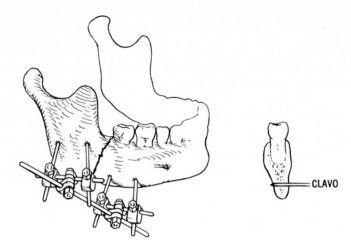

Fig. 19-30. Montaje de los clavos para esqueleto. Nótese que el clavo atraviesa las cortezas óseas.

Se fija un aditamento para barra a los dos clavos anteriores, y otro a los posteriores. Se elige una barra grande y se coloca en los aditamentos para barra, de manera que cruce la fractura. La fractura se reduce manualmente, hasta que el borde inferior y el lateral sean continuos a la palpación. Entonces se aprietan todos los aditamentos con pinzas. Se coloca una gota de colodión alrededor de las entradas de los clavos en la piel. Se toman radiografías en el quirófano, que demostrarán la exactitud de la reducción.

Los pernos colocados correctamente permanecerán apretados varios meses sino ocurre infección.

Existen muchas variaciones en el diseño de aparatos con clavos esqueléticos. La grapa de Thoma para hueso es útil cuando es discutible la eficacia de los clavos o los alambres transóseos, a causa de infección, y en casos de tratamiento a largo plazo cuando se usa injerto óseo (fig. 19-31).

Algunos operadores utilizan un taladro eléctrico para colocar los clavos, en lugar del taladro operado manualmente.

Reducción abierta

La reducción abierta y la fijación interósea con alambre son un método definitivo para anclar segmentos de hueso en el foco de fractura. Se introduce el alambre por perforaciones en cada lado de la fractura, la reducción se efectúa bajo visión directa y la inmovilización se obtiene apretando los alambres. Este procedimiento generalmente se reserva para las fracturas que no pueden ser reducidas e inmovilizadas adecuadamente por los métodos cerrados. Cuando hay tejidos blandos o desechos entre los fragmentos, y en fracturas que han consolidado en mala posición, también se emplea la reducción abierta.

Una ventaja de este método es la visualización directa de las partes fracturadas y, por ello, una mejor reducción. Las fracturas oblicuas, especialmente con fractura corta de una pared cortical y larga en la otra pared (generalmente la lingual), se reducen con más precisión. Las fracturas complicadas se tratan de esta manera. Debe advertirse que las fracturas conminutas graves no se tratan por reducción abierta si pueden utilizarse otros métodos. Los fragmentos múltiples pueden perder su vitalidad y necrosarse después del procedimiento abierto, porque se han quitado las adherencias a periostio y tejidos blandos adyacentes. El hematoma traumático y su función protectora y nutritiva desaparecen, y puede introducirse la infección.

Otra ventaja es la fijación firme. Los dientes pueden aflojarse, los alambres y los aditamentos pueden zafarse, pero los extremos del hueso todavía siguen adaptados. Si hay dientes, la reducción abierta debe suplementarse por la fijación intermaxilar, lo que da mayor estabilidad. La experiencia ha demostrado que no puede confiarse plenamente en los alambres interóseos directos para la inmovilización completa de los fragmentos, si se permite el uso sin restricciones de la mandíbula.

La reducción abierta se hace casi siempre con anestesia general en el quirófano; debe estar colocado en su lugar el alambre intermaxilar. Por esta razón, está indicada la anestesia nasoendotraqueal. El sitio más común para la reducción abierta es el ángulo de la mandíbula, y describiremos este procedimiento.

La preparación de la región para la cirugía, la colocación de los campos y la vía de acceso son como se explicó en el capítulo 2. El instrumental básico se suplementa con los siguientes instrumentos necesarios para el alambrado interóseo:

2 Periostótomos, uno afilado y otro sin filo
1 Alveolótomo
1 Martillo metálico pequeño
3 Cinceles
1 Pinza para cortar alambre
4 Fórceps para hueso de Kocher
1 Separador flexible y angosto
1 Taladro de pistola, llave y puntas para el taladro
  Alambre de acero inoxidable, de calibre 24 y 30

La infiltración de la piel con una solución anestésica local que contenga clorhidrato de adrenalina al 1 por 50 000, u otro vasoconstrictor, evita tener que pinzar y ligar los vasos sanguíneos de la piel, lo que resulta en una herida posoperatoria más uniforme.

Se descubre el hueso y se ve la fractura (véase la técnica en el capítulo 2). El fragmento posterior generalmente está desviado hacia arriba y adentro. Deben examinarse las paredes corticales, especialmente en el lado mesial. Si la corteza media falta en un segmento de algún fragmento, la situación de los orificios de la fresa tendrá que desplazarse hacia atrás, hasta que ambas paredes corticales del fragmento puedan ser atravesadas por una perforación.

Un separador plano y angosto se coloca debajo del lado mesial del hueso desde el borde inferior, para proteger los tejidos blandos subyacentes. El segundo ayudante mantiene el separador superior de tejidos blandos a través de la cara con la mano derecha, y el separador plano en el borde inferior de la mandíbula con la mano izquierda. El primer ayudante sostiene la jeringa con solución salina normal en la mano derecha y el aspirador (si se utiliza) en la izquierda. El cirujano sujeta el taladro con ambas manos. Algunas veces se necesita separación tisular secundaria por la mano derecha del primer ayudante, cerca de la punta del taladro.

Se utiliza más el taladro eléctrico que el mecánico. La primera perforación se empieza en el fragmento anterior, cerca del borde inferior, a 0.5 centímetros del foco de fractura. La punta del taladro debe estar afilada. La rotación se hace lentamente hasta que comienza la perforación. Entonces se aumenta la velocidad, cuidando de no quemar el hueso. El cirujano sentirá cuándo perfora corteza externa, hueso esponjo-

so y corteza interna. Se baña el sitio de perforación con solución salina. Se quita entonces el taladro; se practica otro orificio arriba del primero en el fragmento anterior. No debe atravesar conducto alveolar inferior, sino estará un poco por debajo de él. Suele convenir colocar un alambre de calibre 24 en esta perforación inmediatamente después de quitar el taladro; sus dos puntas se toman con una pinza hemostática fuera de la herida.

Se coloca de nuevo el separador plano debajo del fragmento posterior. Se empieza un orificio cerca del borde inferior, a 0.5 cm del foco de fractura. Se hace otra perforación lo más arriba posible de la primera, algo por debajo del conducto alveolar inferior; por ella se pasa un alambre y se sujeta fuera de la herida.

El brazo medial del alambre en el orificio anterosuperior (fig. 19-32, 2), cruza la línea de fractura y se introduce en la perforación posteroinferior (3), desde la corteza media hasta la lateral (fig. 19-32, A). Suele ser difícil localizar la perforación desde abajo. Se puede ganar tiempo colocando un alambre delgado de calibre 30 en el segundo orificio, de afuera hacia adentro. Se dobla el alambre y la presilla se introduce en la primera perforación. Cuando se toma con una pinza hemostática pequeña y curva desde la parte mesial, el brazo mesial del alambre original se pasa a través de la presilla y se dobla hacia atrás 3 centímetros. El alambre doble delgado se lleva hacia arriba (lateralmente), teniendo cuidado de enhebrar el alambre original a través de la perforación. Se pinzan ambos cabos del alambre original fuera de la herida.

El brazo mesial del alambre en la perforación posterosuperior (núm. 4) se introduce a través

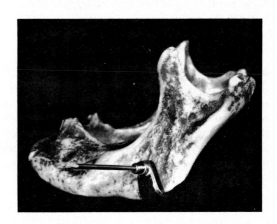

Fig. 19-31. Grapa de Thoma para hueso.

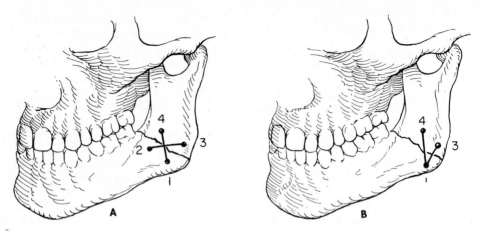

Fig. 19-32. Reducción abierta y ligadura interósea de alambre. **A,** técnica de cuatro perforaciones para fractura del ángulo mandibular. **B,** técnica de tres perforaciones.

de la perforación anteroinferior (núm. 1) de afuera a dentro, utilizando una técnica similar de presilla de alambre delgado. Luego se sujeta fuera de la herida.

Los fragmentos de hueso se toman con fórceps para hueso o de Kocher; puede utilizarse un fórceps dental núm. 150; la fractura se reduce manipulando los fragmentos. Si hay tejidos blandos u otros desechos entre los fragmentos de hueso, deben quitarse en este momento. Si es necesario, se hará desbridamiento amplio antes de colocar los alámbres. Se ajustan los alambres mientras el ayudante mantiene los bordes óseos en reducción. Es importante hacer tracción hacia arriba en el portaagujas al dar vuelta a los alambres. Después que los alambres se han apretado hasta 3 milímetros de la superficie del hueso, se coloca un pequeño elevador de periostio en el lado inferior (mesial) del hueso, y el alambre se aplasta contra el hueso. El portaagujas toma la porción de alambre de la penúltima vuelta, se hace tracción hacia arriba y se voltea hacia abajo sobre la superficie del hueso.

Se sigue el mismo procedimiento para el otro alambre. Se examina el primer alambre para cerciorarse de que esté apretado. Se quitan los instrumentos que sujetan el hueso y se examina la reducción de la fractura; generalmente no es necesaria una mayor manipulación. Se cortan los alambres en una longitud de 0.7 cm y los cabos se introducen cuidadosamente en las perforaciones más cercanas.

La sutura de los tejidos blandos se hace en capas como se describió en el capítulo 2. No se coloca drenaje, a menos que ocurra hemorragia rebelde en las regiones más profundas al suturar

el cutáneo del cuello. Después de poner los puntos de la piel, se coloca un pequeño pedazo de rayón estéril sobre ellos. Sobre el rayón se ponen tres compresas de gasa de 10 por 10 y se mantienen en su lugar. Se quitan los campos, junto con los guantes y las batas. Se limpian sangre y secreciones de cara y cuello. Las regiones de la piel adyacentes a los vendajes se pintan con pintura compuesta de benjuí y se dejan secar. Se colocan muchas tiras delgadas (de un centímetro) de tela adhesiva de 22.5 cm de longitud sobre los vendajes y la piel, con cierta tensión, pues conviene un apósito a presión. Se cubre la cabeza del paciente con un gorro de operar. Se coloca un rollo de tela adhesiva elástica alrededor de la barbilla, vendaje y la cabeza, con el método de Barton modificado. Por último, se coloca una tira de 2.5 cm de tela adhesiva sobre el gorro y la frente y se escriben las palabras "mandíbula fracturada" en el revés de la tela adhesiva. Esto recordará al personal del cuarto de recuperación que la práctica acostumbrada de mantener levantada la barbilla del paciente para tener libres las vías respiratorias, debe hacerse con cuidado, en caso de emplearla.

Es posible que el apósito quede demasiado abultado y ajustado en la parte anterior de la garganta y no debajo de la barbilla. Esto ocasionará obstrucción inmediata de vías respiratorias y exige la revisión.

El tubo endotraqueal no debe quitarse antes que el apósito elástico adhesivo se haya puesto. La anestesia debe mantenerse en suficiente profundidad hasta ese tiempo de manera que el paciente no mueva el tubo. Una fractura reducida cuidadosamente puede ser desalojada por el movimiento del tubo, especialmente si no hay un soporte adecuado por el vendaje exterior.

Las órdenes posoperatorias deben escribirse en el quirófano. En casi todos los hospitales las órdenes preoperatorias se cancelan automáticamente por el procedimiento quirúrgico.

Existen muchas variaciones de esta técnica básica. Suelen bastar tres perforaciones en el hueso (fig. 19-32, B). Esto elimina la necesidad del orificio anterosuperior y de atravesarlo con el alambre inmediatamente después de hacerlo. Se hacen las tres perforaciones; la posterosuperior (núm. 4) se hace al final y se pasa un alambre por ella; el cabo mesial de este alambre en la perforación posterosuperior se introduce en el orificio anterior (núm. 1); se coloca un alambre desde la perforación anterior (núm. 1) hasta la posteroinferior (núm. 3). Por lo tanto, hay dos alambres colocados en el mismo orificio anterior. El alambre horizontal (1-3) se aprieta primero para impactar el hueso, y después se aprieta el alambre oblicuo (1-4) para evitar el desplazamiento hacia arriba. Se examina la estabilidad del primer alambre, ya que generalmente necesita otra vuelta.

En la técnica de tres orificios usar un alambre en forma de ocho en dos orificios inferiores proporciona ventajas para lograr tracción hacia abajo así como tracción transversal a la fractura. De hecho, la técnica más usada actualmente emplea dos orificios, uno a cada lado de la fractura, conectados con un alambre en forma de ocho (1 y 3). La forma de ocho se hace en el borde inferior con los alambres cruzándose cerca del foco de fractura. Ambos extremos del alambre pueden ser colocados desde el lado externo, eliminando la necesidad de atravesar las perforaciones desde el lado mesial.

Las placas para hueso no se usan frecuentemente en fracturas recientes de maxilares o mandíbula (fig. 19-33). La cicatrización parece retardarse en comparación con las técnicas de alambre que juntan los extremos fracturados durante la convalecencia. Los tornillos en las placas para hueso mantienen los huesos con rigidez. Al ajustar las placas muchas veces se produce un pequeño desplazamiento de los fragmentos, y al faltar el stress funcional en el foco de fractura la cicatrización es más lenta. Los tornillos y la placa deben ser de la misma aleación, para evitar que se formen corrientes electrolíticas que causarían disolución del hueso alrededor de las perforaciones (14). Incluso los tornillos de la misma aleación muchas veces causan estas corrientes. En el vaciado, los metales pueden haberse separado, de manera que la cabeza y la punta del mismo tornillo no sean de una aleación uniforme.

En las fracturas conminutas que requieren reducción abierta, y ocasionalmente en fracturas de mandíbulas desdentadas con gran tendencia al cabalgamiento, se puede colocar una placa metálica acanalada sobre el borde inferior, con tornillos o alambres introducidos por perforaciones en el hueso. Los alambres solos, sin la placa para hueso, suelen hacer que una fractura con cabalgamiento se junte, pero no mantendrán la fractura en posición correcta si no se colocan otros alambres en direcciones laterales. Aquí se puede aplicar el principio de la placa ranurada, utilizada en fracturas de huesos largos por el cirujano ortopédico. Se permite que actúe la tracción muscular a través del foco de fractura para que mantenga los segmentos fracturados juntos durante la curación, por el deslizamiento de los tornillos en la ranura horizontal, mejor que en una perforación en la placa.

La férula en L está doblada en ángulo recto en su superficie superior que está colocada en una hendidura cortada a través de la placa cortical y a través de la zona de fractura. Debido a su estabilidad horizontal sólo son necesarios dos torni-

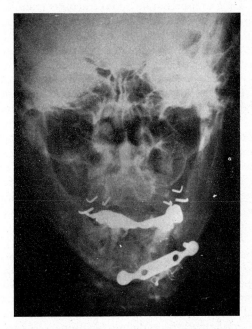

Fig. 19-33. Placa que se utiliza para fijar las fracturas conminutas en telescopio de la sínfisis. Férula vaciada en dientes inferiores; férula de acrílico, con pernos metálicos, en el maxilar superior desdentado.

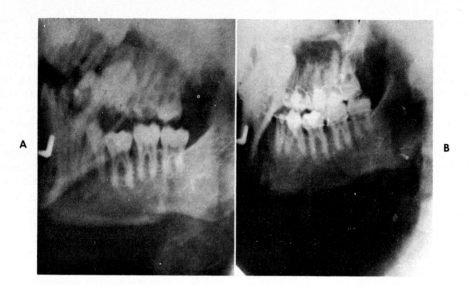

Fig. 19-34. A, región fracturada movida hacia arriba. **B,** reducción satisfactoria por ligaduras de alambre interdentales y fijación intermaxilar.

llos. La férula en L es menos voluminosa y más estable que las placas óseas ordinarias (17).

Tratamiento de fracturas de la mandíbula
Fracturas no complicadas

Un gran porcentaje de las fracturas mandibulares pueden ser tratadas por fijación intermaxilar sencilla. Las fracturas deben estar localizadas dentro de la arcada dentaria, y es necesario que haya al menos un diente sano en el fragmento posterior (proximal). Aun cuando las ventajas específicas son inherentes al uso de cualquier método en fracturas específicas, por regla general puede utilizarse cualquier método de fijación intermaxilar (fig. 19-34). Por ejemplo, el alambre de presillas múltiples se utilizó extensa y casi exclusivamente en las fuerzas armadas durante la Segunda Guerra Mundial. El cirujano que empieza su práctica debe dominar bien un método; las variaciones pueden utilizarse al tener más experiencia.

El operador decidirá si extrae un diente situado en la línea de fractura. Antes de disponer de sulfamidas y antibióticos, siempre se extraía el diente. Muchos cirujanos experimentados todavía lo hacen así. Los siguientes factores tienen influencia en la decisión: la ausencia de fractura o gran traumatismo al diente; la ausencia de caries o restauraciones grandes; la ausencia de periodontitis; la localización del diente, incluyendo la estética y la posibilidad de colapso de la arcada; la naturaleza de la fractura y la probabilidad de obtener una respuesta adecuada a la terapéutica antibiótica. Cuando se duda si se extraerá o no el diente, debe ser extraído. La infección crónica persistente o el absceso agudo ulteriores suelen necesitar abrir la fijación para extraer el diente. Esto puede originar consolidación retardada o falta de unión.

Por regla general los dientes infectados o cariados gravemente, y que no están en la línea de fractura, deben extraerse antes de colocar la fijación intermaxilar. Ello puede hacerse con la misma anestesia que se ha dado para la fijación.

La tracción elástica se coloca para vencer el desplazamiento y los espasmos musculares. Cambiándola frecuentemente, la tracción elástica puede utilizarse durante la convalecencia. Si se desea, los elásticos pueden ser reemplazados por alambres intermaxilares después de una semana. Los alambres son más fáciles de mantener limpios y parece que molestan menos al paciente. Los pacientes difíciles que desean comer pollo al final de la tercera semana suelen requerir abundante fijación intermaxilar completada por tracción elástica.

Los antibióticos son útiles durante la primera semana como profilácticos. Es ventajoso generalmente hospitalizar al paciente fracturado. Muchos pacientes con fracturas sencillas son tratados en el consultorio dental, permitiéndose que se vayan a sus casas, donde se observan. Sin embargo, es mejor que el paciente permanezca durante 24 ó 48 horas en el hospital para que pueda recuperarse del traumatismo y de la operación. Entonces se le dan instrucciones sobre la nueva dieta y la terapéutica, y puede ser observado más cuidadosamente.

Fracturas complicadas

Las fracturas que no pueden ser reducidas y fijadas adecuadamente por fijación intermaxilar simple requieren otras medidas. Generalmente los casos con dientes pueden comenzar con una fijación intermaxilar.

Angulo mandibular. Se coloca la fijación intermaxilar. Las fracturas horizontales y verticales favorables no requieren más tratamiento. Un diente no fracturado firme en el fragmento posterior con antagonista en la arcada superior, evita tratamientos ulteriores (fig. 19-35). Hay que ser conservador para condenar ese diente a la extracción. Muchos clínicos experimentados en algunas ocasiones han retenido un diente cuando tiene una raíz fracturada, pero por regla general, la preocupación durante el periodo de convalecencia hace que el procedimiento no sea adecuado. El cirujano bucal trata la fractura de inmediato de manera definitiva.

Se han aconsejado muchos métodos para controlar el fragmento posterior. Algunos han sido abandonados y otros no han sido generalmente aceptados. La fijación de perno esquelético y la reducción abierta son las dos alternativas principales. La preferencia individual es un factor importante en la decisión. La fijación por perno esquelético es satisfactoria si se coloca correctamente. La fijación por perno puede hacerse en el consultorio dental si es necesario. El hecho de que existe un aparato en el exterior durante la curación y que en la reducción abierta solamente se tarda 30 minutos más, influye en muchos clínicos a favor de ésta, a pesar de sus dificultades en lo que respecta a la cicatrización externa, la pérdida del hematoma original, la exposición de hueso a la posible infección y la necesaria operación y parece ser un tratamiento más definitivo (figs. 19-36 y 19-37).

En la figura 19-37, *C* y *D* ilustramos dos métodos intrabucales de alternativa. En ocasiones, puede colocarse un alambre circular a través de un orificio en el fragmento posterior por medio de una incisión intrabucal, y se pasa el alambre alrededor del borde inferior. El ángulo de la línea de fractura deberá ser adecuado. El otro método implica colocar dos orificios intrabucales en la corteza bucal del hueso después de eliminar el tercer molar. Este método es valioso en caso de fractura del maxilar inferior coexistente con eliminación de tercer molar impactado. El alambre deberá quedar en un plano vertical y no horizontal. La técnica tiene especialmente éxito en fractura horizontal favorable.

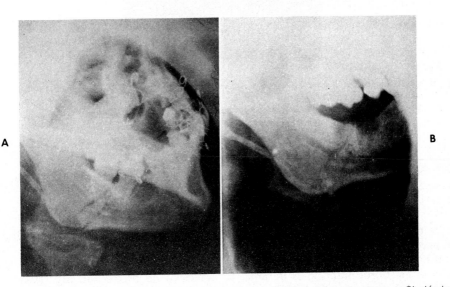

Fig. 19-35. A, fractura horizontal del ángulo, poco favorable, pero reducida satisfactoriamente por fijación intermaxilar con ayuda de un tercer molar no fracturado en la línea de fractura, lo que evitó su desplazamiento hacia arriba. Nótese que este diente no ha sido ligado. **B,** fractura consolidada. El molar fue extraído después de la consolidación.

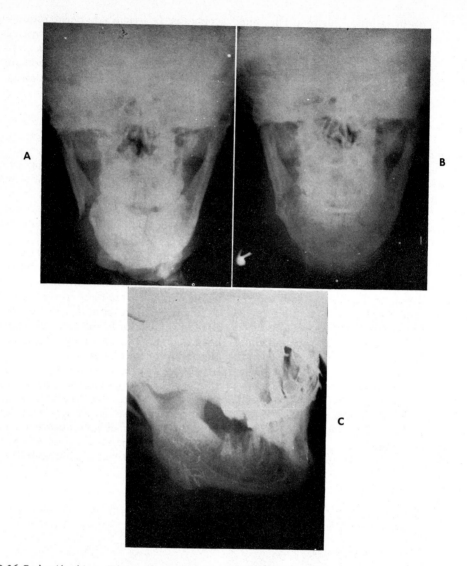

Fig. 19-36. Reducción abierta. Técnica de cuatro perforaciones. **A**, radiografía preoperatoria. **B**, radiografía posoperatoria. **C**, vista lateral con los detalles de la ligadura interósea. En este caso la presencia de un tercer molar no hubiera ayudado a la reducción o fijación. El segundo molar estaba infectado; ambos molares fueron extraídos.

Sínfisis. La fijación sencilla por alambres muchas veces da una inmovilización satisfactoria. La fijación de los dientes con alambres, especialmente con el alambre de Risdon a través de la fractura, la reduce adecuadamente en el nivel alveolar, pero el borde inferior puede separarse o telescopiarse. Si los alambres están apretados y la separación del borde inferior es mínima, la reparación es satisfactoria (fig. 19-38, *A*). Sin embargo, la complicación principal es el colapso del arco alveolar hacia adentro, que es difícil de evitar con alambrado dental. Una férula sencilla acrílica colocada sobre el lado lingual del arco dental antes de alambrar evitará el colapso de éste.

La separación amplia u otra malposición requiere más tratamiento. Se pueden utilizar los pernos esqueléticos. Un alambre de Kirschner o un clavo de Steinmann (fig. 19-38, *B)* puede insertarse a través de la barbilla por medio de un taladro eléctrico. Esto se hace atravesando la piel, mientras que los fragmentos fracturados se mantienen en reducción correcta. Este es un procedimiento relativamente simple que toma poco tiempo.

La reducción abierta en esta región no afecta grandes vasos, pero las inserciones de tejido algunas veces son difíciles de levantar. Se debe tener cuidado de localizar la línea de cicatriz debajo de la barba con las líneas de Langer, si es posible.

Una reducción más exacta y una fijación más correcta son posibles con la reducción abierta. Este método es de valor especialmente en las fracturas que se han telescopiado mucho (fig. 19-39).

En fracturas de sínfisis no complicadas por fractura del cóndilo, la fuerza del golpe ha traumatizado la articulación temporomaxilar, y puede producirse anquilosis si el maxilar no se abre a veces durante el periodo de tratamiento para liberar la articulación. Esta maniobra se lleva a cabo mejor si una férula acrílica lingual estabiliza la fractura de la sínfisis.

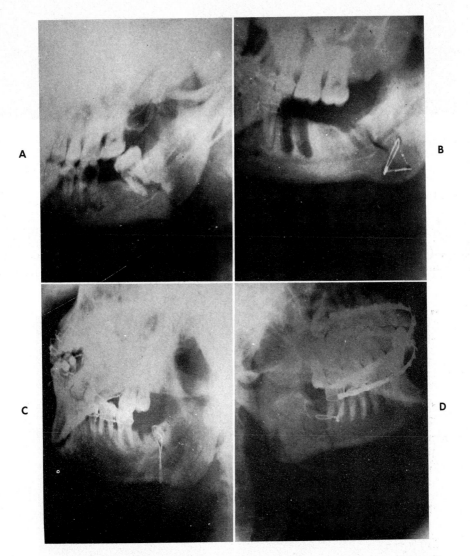

Fig. 19-37. Reducción abierta. **A,** técnica de tres perforaciones. Radiografía preoperatoria. **B,** radiografía posoperatoria. **C,** caso similar que muestra el alambre que rodea a la mandíbula, colocado dentro de la boca, indicando que la operación no fue hecha en el quirófano. La perforación se hizo en la rama ascendente. **D,** el alambre intrabucal está colocado en las perforaciones de las caras bucales del hueso después de la fractura y durante la extracción.

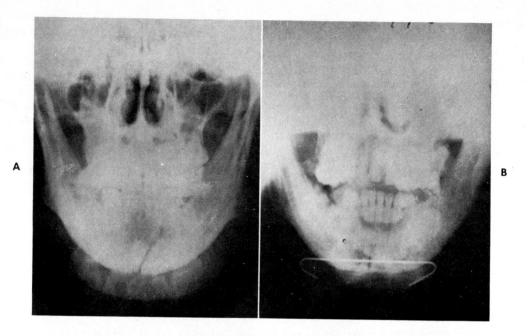

Fig. 19-38. **A,** fractura de la sínfisis reducida por un alambre intermaxilar múltiple. **B,** clavo de Steinmann que atraviesa la sínfisis.

Fractura de porción desdentada. El alambre en forma de circunferencia alrededor de una prótesis o férula de acrílico en la mayoría de los casos es suficiente (fig. 19-40). Todos los fragmentos deben ser cubiertos por la prótesis y deben mantenerse adecuadamente para evitar el tratamiento auxiliar. Las fracturas distales al borde posterior de la prótesis, las fracturas telescopiadas viejas y los casos de traumatismo intenso, requieren fijación por perno esquelético o reducción abierta. Algunos cirujanos bucales no colocan prótesis ni fijación intermaxilar en las

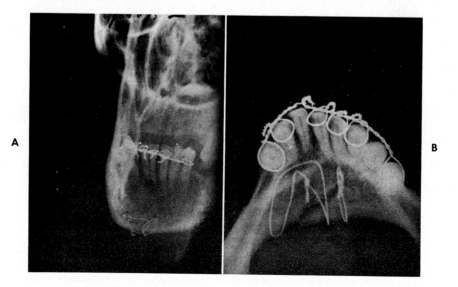

Fig. 19-39. **A,** reducción abierta de una fractura de la sínfisis. **B,** vista intrabucal mostrando el alambre en forma de ocho para evitar que la fractura se telescopie.

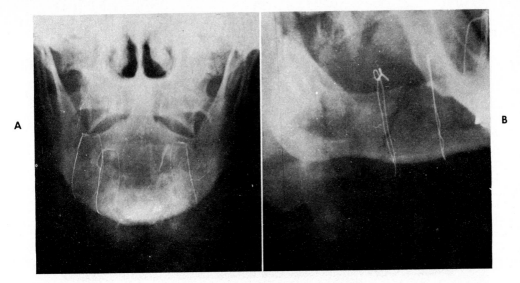

Fig. 19-40. A, alambre que rodea a la férula de acrílico en un paciente desdentado. B, vista lateral.

arcadas desdentadas cuando llevan a cabo la fijación por perno esquelético o reducción abierta. Aunque otros creen que todas las fracturas deben tener una estabilización intrabucal.

En el caso de la fractura del ángulo en la región del tercer molar que no es distal al borde posterior de la prótesis, los alambres en forma de circunferencia en la mandíbula deben colocarse alrededor del fragmento anterior. La acción muscular sobre el fragmento posterior lo elevará de manera que no se necesitan más alambres en esta región (fig. 19-41).

Muchas veces surge el problema de mantener la prótesis superior en su posición. Si está ajustada y, especialmente, si tiene una o más retenciones, las dos prótesis conectadas por fijación intermaxilar pueden permanecer en su lugar. Las mujeres de edad avanzada con apófisis alveolares resorbidas, deslizan cuidadosamente el maxilar superior fuera de la prótesis cuando se mar-

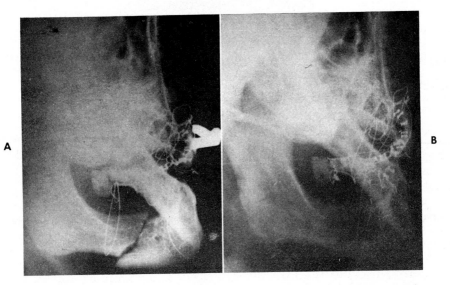

Fig. 19-41. A, alambre que rodea una prótesis mal colocada; al apartar el alambre el fragmento posterior se movió hacia arriba. B, el mismo caso, después que el alambre distal fue reemplazado por un alambre que rodea al fragmento anterior.

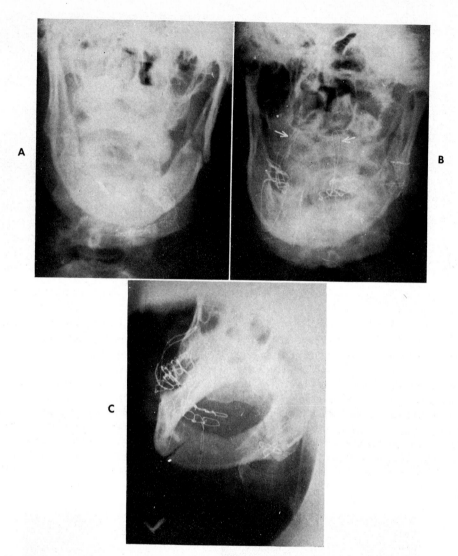

Fig. 19-42. Alambrado piriforme. **A**, radiografía preoperatoria. **B**, alambre en forma de circunferencia. El alambre piriforme se extiende hasta la prótesis mandibular, para inmovilizar las prótesis. **C**, el alambre piriforme se puede ver en la parte anterior. Nótese la angulación del alambre interóseo.

cha el cirujano y empiezan a hablar de una manera incesante. Esto es desconcertante estando las prótesis juntas y moviéndose todavía cuando habla la persona rápidamente. Si el cirujano no llega inesperadamente encontrará los maxilares superiores y mandíbula siempre en posición y se preguntará por qué la fractura sana tan lentamente si es que lo hace.

El vendaje continuo de la cabeza no es cómodo. El paciente que coopera puede llevar un soporte elástico sobre la cabeza y la barba durante las noches o incluso durante el día. El paciente que no coopera requiere más estabilización. Un

método sencillo consiste en dirigir alambres hacia los márgenes de la fosa piriforme (fig. 19-42) (22). Con anestesia local o general suplementada por la infiltración se hace una incisión en la parte alta del repliegue labial cerca de la línea media del maxilar superior. Se expone el hueso por disección roma. El borde inferior de la fosa piriforme se sigue lateralmente hasta que se llega al borde lateral, donde se hace una perforación pequeña con una fresa. A través de la perforación se introduce un alambre de calibre 30 y se saca a través de la incisión. Se sutura la incisión con catgut núm 3-0. Se hace el mismo procedimiento del otro lado. La prótesis se saca de la solución de esterilización fría y se coloca en la boca. Los alambres se insertan a través de perforaciones hechas anteriormente en los bordes labiales de la prótesis y se aprietan moderadamente. Se coloca modelina sobre la roseta y se coloca un vendaje a presión sobre el labio.

El alambrado pernasal es otro método para fijar una dentadura postiza al maxilar (15). Se pasa una lezna pesada exactamente dentro de las narinas directamente a través de mucosa y hueso de piso nasal y paladar simplemente con rotación y presión. Se enlaza un alambre a través del ojo de la lezna en su punto de salida sobre el lado palatino.

El instrumento se retira hacia arriba a través del paladar, pero sólo hasta un punto exactamente por debajo del epitelio nasal. Entonces se guía hacia adelante y hacia abajo a través de la mucosa labial hacia la altura del vestíbulo. El alambre se quita del ojo de la lezna, ésta se retira totalmente, y se estiran los dos extremos libres del alambre (uno palatino y el otro vestibular) juntos alrededor de la prótesis, a través de un orificio palatino medio con fresa en el aditamento, y se ajustan sobre la superficie labial.

Los alambres circuncigomáticos también son útiles. Se introduce un instrumento largo y puntiagudo con una perforación cerca de su punta a la altura del repliegue bucal distal a la región del primer molar superior y se introduce hacia arriba y hacia atrás. Se coloca un dedo sobre la piel a nivel del arco cigomático que sirve como guía para que la punta del instrumento llegue un poco mesial al arco, saliendo en este punto fuera de la piel. Se coloca un alambre en la perforación del instrumento y entonces se saca por la boca. Se quita el alambre. El instrumento se introduce en la herida bucal y se introduce en la misma dirección hacia arriba pasando esta vez por fuera del arco cigomático saliendo a través de la misma herida de la piel. El otro brazo del alambre se inserta en la perforación del instrumento y se quita el instrumento. Los dos brazos del alambre se mueven hacia atrás y hacia adelante hasta que entran en contacto con el hueso y se insertan a la prótesis superior en su borde a nivel de la región de los molares. Un alambre circuncigomático se coloca alrededor del otro arco cigomático; entonces los alambres pueden ponerse alrededor del alambrado en forma de circunferencia de la mandíbula que mantiene la prótesis inferior en su lugar (fig. 19-43).

La reducción abierta de una fractura en región desdentada, se hace mejor con cuatro perforaciones y alambre pesado. Si se encuentra un segmento triangular de hueso en el borde inferior (bastante común en las fracturas de arcadas desdentadas) y se ha telescopiado, una placa para hueso colocada en el borde inferior obrará como soporte para el segmento (fig. 19-44).

Es excelente la fijación por perno esquelético. Algunas veces la colocación es difícil por la delgadez del hueso. (Véase fig. 19-45.)

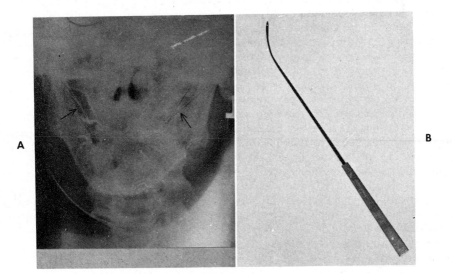

Fig. 19-43. A, alambres alrededor del cigoma y la mandíbula para estabilizar las férulas que fijan la fractura en paciente desdentado. **B,** instrumento para pasar los alambres que rodean al cigoma (hecho por el Dr. G. E. Morin).

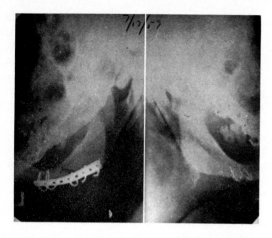

Fig. 19-44. Placa metálica acanalada usada para estabilizar el segmento triangular del borde inferior. Nótese el alambre interóseo del otro lado.

Fracturas múltiples

Las fracturas múltiples con cuatro o más fracturas maxilares en la misma persona, se observaron en el 17 por 100 de las fracturas en el Hospital General del Distrito de Columbia. Cuando las fracturas múltiples se presentan en ambas arcadas del mismo paciente suele ser difícil de encontrar un punto de partida para el tratamiento. Muchos fragmentos a diferentes niveles de oclusión requieren el establecimiento de una línea base que generalmente está en la mandíbula. La regla es "fondo arriba y al revés" (19). Después de que las partes de la mandíbula han sido reducidas a un plano de oclusión satisfactorio, los otros segmentos se adaptan a él. Si hay muchos segmentos mandibulares y si el maxilar superior está fracturado gravemente, de manera que no pueden utilizarse para establecer un plano de oclusión, se toman impresiones de los dientes y se corren los modelos. Los modelos se cortan en las líneas de fractura y se reensamblan en oclusión normal. Se hace una férula vaciada para la mandíbula que tiene indentaciones adecuadas en su superficie superior que obran como soporte para los dientes superiores.

Las fracturas múltiples que se presentan solamente en la mandíbula, muchas veces pueden ser corregidas fijando los dientes de los segmentos individuales a la arcada superior intacta. Se utilizan los alambres o las barras para arcada divididas. Sin embargo, muchos dientes se pierden en este tipo de fractura. Puede utilizarse una férula para mayor estabilidad, pero la mandíbula con férula en este caso se fija con alambres

al maxilar superior para obtener y mantener una buena oclusión. Las fracturas oblicuas y horizontales que se presentan en el borde inferior, son tratadas con alambres en forma de circunferencia alrededor de la férula. Los clavos esqueléticos son difíciles de colocar cuando hay muchos pequeños fragmentos. La reducción abierta es el último recurso. Es tratamiento definitivo, pero muchos pequeños fragmentos son difíciles de reducir con alambres y la exposición quirúrgica les quitará cualquier vestigio de soporte mecánico y fisiológico que les dan los tejidos blandos adyacentes (figs. 19-46 a 19-48).

Las fracturas de la apófisis coronoides (2 por 100 de los casos del Hospital General del Distrito de Columbia) no suelen ser tratadas si no hay desplazamiento (fig. 19-49). Los tendones del músculo temporal frecuentemente se insertan abajo en la rama, lo que evita el desplazamiento. Si ocurre desplazamiento hacia arriba, se puede hacer la reducción abierta por vía intrabucal. Se hace la incisión en el borde anterior de la rama ascendente utilizando alambres directos a través de dos perforaciones. Si la reducción no es posible y hay pérdida de función, se quita la apófisis coronoides.

Cóndilo

La fractura del cóndilo mandibular ha sido tratada por muchos años por el método cerrado. Se emplea la fijación intermaxilar, que inmoviliza las fracturas concomitantes y corrige el desplazamiento de la mandíbula que se presenta en las fracturas del cóndilo, es decir, el deslizamiento de la línea media hacia el lado del cóndilo fracturado y una oclusión posterior prematura ligera de ese lado. Los extremos fracturados del hueso en la región condilar están colocados en una relación un poco mejor.

Debido a la acción muscular y a la fuerza del golpe, la cabeza del cóndilo muchas veces está dislocada hacia adelante o se mueve mesialmente fuera de la fosa glenoidea (fig. 19-50). Muchas veces el cuello del cóndilo fracturado permanece cerca de la porción fracturada de la rama ascendente. En una fractura subcondilar el segmento fracturado permanece en posición lateral a la rama. Generalmente no tienen éxito los intentos de manipulación intra o extrabucal. Esta última incluye la presión lateral con un instrumento afilado a través de la piel (técnica de picahielo) (fig. 19-51).

Debido al traumatismo de las estructuras de la articulación, existe un peligro siempre presente de anquilosis del cóndilo a la fosa glenoidea. Durante una semana se permite que se lleve a cabo la cicatrización en oclusión correcta con inmovilización intermaxilar. Después con el paciente en el sillón dental, se abre cuidadosamente la boca varias veces teniendo cuidado que las otras fracturas no se muevan y se aplica de nuevo la fijación. Esto se hace varias veces durante las siguientes semanas.

El efecto de este procedimiento es asegurar movimiento en el área condilar. Se inmovilizan las superficies articulares de manera que la hemorragia y el líquido del edema llevados a la articulación por el traumatismo no puedan organizarse en anquilosis ósea. El objetivo es mover la articulación sin mover las superficies óseas inferiores fracturadas, lo que provocaría falta de unión. Esta manipulación durante la curación creará movimiento en la articulación y no en la zona de fractura si se realiza el procedimiento cuidadosamente, y la curación primaria de las partes fracturadas se producirá sin anquilosis de la articulación.

Si la fractura se produce dentro de la cápsula de la articulación, será especialmente necesario realizar movimientos semanales de las partes (a

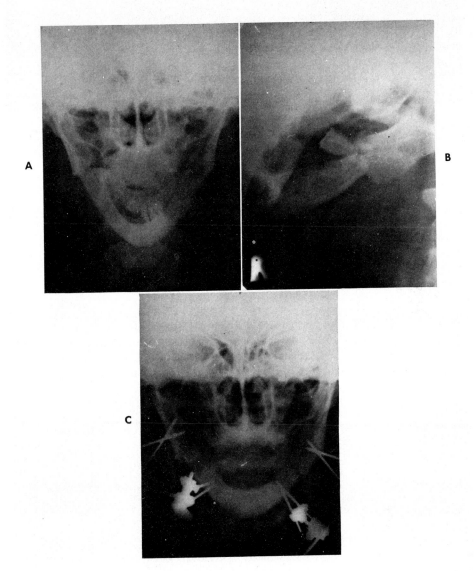

Fig. 19-45. A, fractura bilateral en mandíbula desdentada. **B,** radiografía lateral mostrando el colapso de los fragmentos. **C,** alambre intraóseo auxiliado con clavos de fijación esquelética.

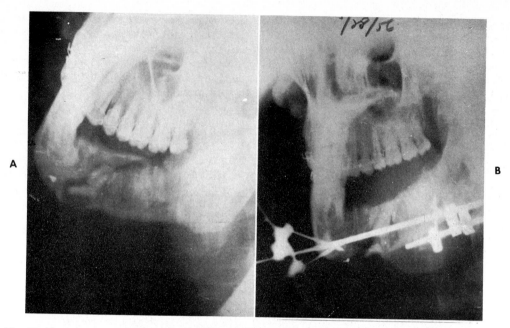

Fig. 19-46. **A**, fractura mandibular compuesta y conminuta. **B**, tratamiento con clavos de fijación esquelética.

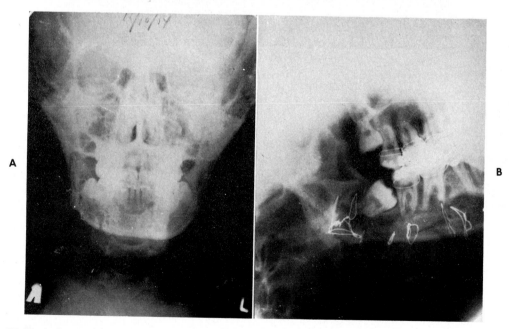

Fig. 19-47. **A**, fracturas múltiples del lado derecho de la mandíbula tratadas con alambre interóseo. **B**, tercer molar impactado, retenido para ayudar a la estabilidad.

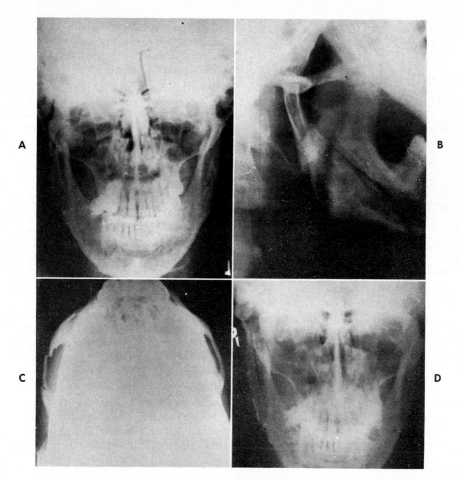

Fig. 19-48. Fracturas múltiples. **A,** borde infraorbitario, ángulo maxilar. **B,** cuello del cóndilo. **C,** arco cigomático derecho. **D,** tratamiento con alambrado interóseo a través de intervención submaxilar, seguido por elevación simple del arco.

veces con mayor frecuencia) para evitar la anquilosis. En este caso, como articulación y fractura están juntas, el movimiento puede trastornar la continuidad del callo fibroso en el área de fractura condilar. Se forma tejido fibroso y no hueso en la articulación. La cabeza del cóndilo fracturado tratado de esta manera no tiene función. Debido a este factor, al hematoma traumático y a las membranas sinoviales lesionadas, se anquilosa a la base del cráneo. La rama articula sobre el borde del fragmento condilar por medio de una articulación fibrosa. El funcionamiento de la articulación contralateral y la estabilidad que brinda la unión fibrosa, dan una función satisfactoria en buena oclusión. El paciente puede morder con tanta fuerza del lado traumatizado como del otro lado sin sufrir dolor.

Frecuentemente, si se realiza cuidadosamente esta manipulación durante la curación creará cierto movimiento en la articulación y no en la zona de fractura, y se producirá curación primaria de las partes fracturadas sin anquilosis de la articulación.

La cabeza del cóndilo que se desplaza mesialmente fuera de la fosa glenoidea, se anquilosará si toca el hueso. Está mantenida en su lugar por los tejidos blandos y años después parece desaparecer. El tejido fibroso llena la cavidad de la articulación.

Las arcadas dentales en oclusión fijadas a una articulación contralateral normal no permitirán que la rama se mueva más hacia arriba formando así una mordida abierta, esté o no anquilosado el fragmento condilar en la fosa. Hay pruebas de que a lo largo de años se trata de formar de nuevo el cóndilo con la porción restante de la rama ascendente.

La reducción abierta de las fracturas condilares se ha hecho popular desde la Segunda Guerra Mundial. La cabeza del cóndilo se lleva hacia

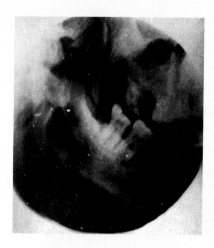

Fig. 19-49. Fractura de proceso coronoide con desplazamiento mínimo.

atrás a su posición original en la fosa glenoidea
y se fija a la rama por medio de alambres. La
cicatrización de la fractura se verifica por unión
ósea directa y el miembro sanado funciona en
una articulación verdadera, y no en una articulación falsa fibrosa.

El procedimiento quirúrgico para el acceso
preauricular se hace de acuerdo con la descripción hecha en el capítulo 2 (fig. 19-52). La disección se lleva hacia abajo hasta la cápsula articular.
El movimiento manual de la mandíbula mostrará
la articulación. Se hace una incisión horizontal
en la cápsula si la fractura es intracapsular o
si el cóndilo ha sido desplazado mesialmente
fuera de la fosa glenoidea. Esto es necesario
para llegar a la articulación. No conviene hacer
la incisión en la cápsula si es posible, ya que
su lado externo es más fuerte que el interno,
y la cápsula intacta estabiliza la cabeza del cóndilo.

Se hace una perforación en el fragmento más
superficial. Retractores especiales, como los diseñados por Thoma, se colocan debajo de los
fragmentos para proteger la arteria maxilar interna. La rama de la mandíbula puede empujarse
hacia la herida para visualizar mejor el fragmento inferior y desplazarlo hacia abajo, para tener
acceso al fragmento superior. Entonces se hace
una perforación en el otro fragmento.

El fragmento condilar se coloca cuidadosamente en la fosa glenoidea. El manejo de este
fragmento es un procedimiento delicado. El
fragmento es difícil de encontrar si se desplaza
profundamente hacia el lado mesial. Debe colocarse en su posición correcta en la fosa, con

el menor traumatismo posible a los tejidos adyacentes. Debe mantenerse firmemente mientras
se hace la perforación. Cualquier tracción excesiva saca el fragmento completamente de la herida.

Se coloca un alambre atravesando las dos perforaciones insertándolo desde la superficie lateral del fragmento condilar y luego tomándolo
de la superficie mesial hacia la superficie lateral
del fragmento inferior haciendo una presilla delgada de alambre. Los alambres se retuercen sobre la fractura reducida. Es aconsejable quitar
la inserción del músculo pterigoideo externo
para evitar la redislocación del cóndilo. Thoma
inmoviliza el cóndilo muy desplazado que tiene
pocas inserciones mediante una sutura de catgut
a través de perforaciones hasta la fosa glenoidea
o por fijación de perno esquelético entre la cabeza del cóndilo y la eminencia articular.

La herida se sutura en capas teniendo especial
cuidado en suturar correctamente la capa articular. Sobre la herida se coloca un vendaje a presión y se hace un vendaje de la cabeza con tela
adhesiva elástica, que se pone antes de que cese
la anestesia. El tubo endotraqueal se quita antes
de que el paciente pueda vomitar con él puesto.

La vía de acceso submandibular se utiliza si la
fractura está situada fuera de la cápsula en la base
del cuello del cóndilo (figs. 19-53 y 19-54). Esta
vía se recomienda en la mayoría de los casos de
reducción abierta del cóndilo. Para la descripción del método quirúrgico véase el capítulo 2.
El sitio de fractura puede ser expuesto por el uso

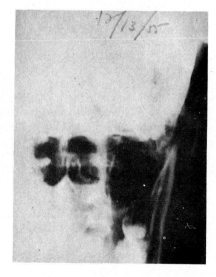

Fig. 19-50. Fractura del cóndilo con desplazamiento medio.

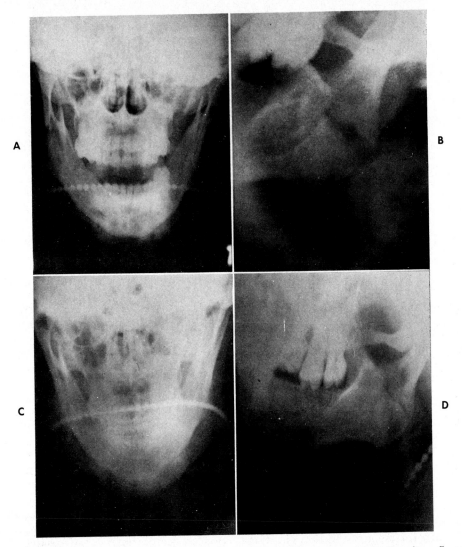

Fig. 19-51. A y B, fractura extracapsular del cuello del cóndilo. Radiografías preoperatorias. C y D, radiografías posoperatorias después de la reducción cerrada. Nótese la fijación intermaxilar.

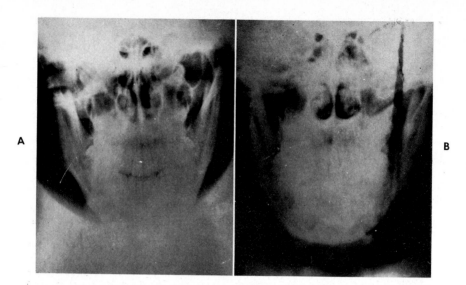

Fig. 19-52. A, fractura del cóndilo con desplazamiento hacia la línea media. B, fijación interósea después de la reducción a través de una exposición preauricular.

de retractores largos de ángulo estrecho del Ejército y la Marina. En este momento puede ser necesario administrar 60 a 90 unidades de curare o de clorhidrato de succinilcolina por vía intravenosa para obtener relajación muscular.

Puede emplearse la misma técnica general de alambre directo, con dos perforaciones, como ya se describió anteriormente. Los fragmentos delgados del cuello del cóndilo generalmente están enclavados. Por lo tanto, la colocación habitual de los alambres enclavará todavía más los fragmentos en vez de mantenerlos en posición correcta. El enclavamiento ligero de los fragmentos no parece afectar la buena función, especialmente en presencia de una mala dentadura. El contacto lateral de los bordes del hueso es importante para la cicatrización, aunque ésta es más lenta. Hay varios métodos para evitar que se enclaven los fragmentos. El alambre en forma de ocho ofrece algunas ventajas. Si una corteza es más larga que la otra, se hace una perforación a través de ambos fragmentos y entonces los fragmentos se unen por medio de alambres. Una placa redondeada puede colocarse alrededor del borde posterior y fijarse en posición por medio de alambres, o una placa plana de tres puntas puede fijarse a la superficie lateral por medio de tornillos. La inserción del músculo pterigoideo muchas veces se quita quirúrgicamente para evitar la dislocación subsecuente por el espasmo muscular. La sutura quirúrgica de la herida y el tratamiento inmediato posoperatorio son similares a los procedimientos descritos anteriormente.

El Club Chalmers J. Lyons hizo en 1947 un estudio de los resultados posoperatorios de 120 casos de fractura del cóndilo. Encontraron que las fracturas tratadas por métodos cerrados sanaban satisfactoriamente sin el alineamiento correcto de los fragmentos, que la anquilosis era rara y que las perturbaciones del crecimiento epifisario no aparecían en los jóvenes o los pacientes con esqueletos inmaduros, y que los métodos conservadores de la reducción cerrada y fijación intermaxilar eran sencillos y eficaces.

En un estudio de cinco años de 540 casos de fracturas en el Hospital General del Distrito de Columbia se vieron 115 casos de fractura del cóndilo con un total de 123 fracturas del cóndilo (ocho eran bilaterales). De ellas, 16 fueron intracapsulares, 64 extracapsulares y cuarenta y tres subcondilares (un total de 107 fracturas extracapsulares); 13 casos se presentaron en niños; los cóndilos fueron fracturados en 21 por 100 de todos los casos de fractura de maxilares y mandíbula. El tratamiento fue el siguiente: ningún tratamiento, 14 casos; tratamiento conservador, 96 casos; reducción abierta, 12 casos; hubo un caso de anquilosis posoperatoria en un paciente tratado conservadoramente.

El consenso general de opinión en el manejo de la fractura condilar tiende al tratamiento conservador (método cerrado) (2-4, 23). Esto es especialmente cierto en los casos unilaterales.

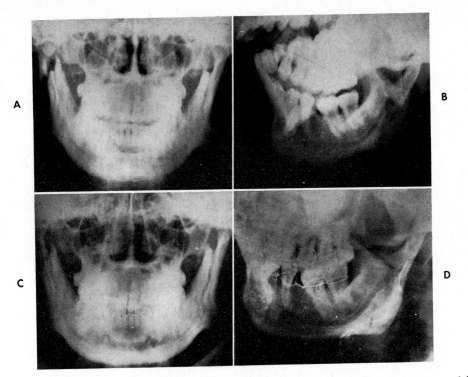

Fig. 19-53. A, fractura extracapsular del cóndilo con desplazamiento lateral. B, radiografía lateral que muestra el desplazamiento. C y D, radiografías posoperatorias después de la ligadura interósea.

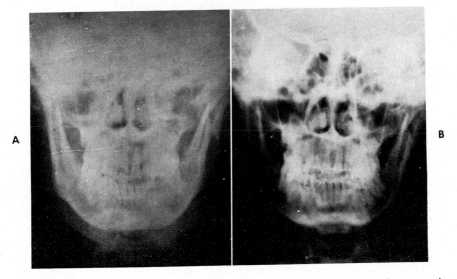

Fig. 19-54. Fractura similar a la mostrada en la fig. 19-53, con contacto de los fragmentos, tratada conservadoramente. A, vista preoperatoria. B, vista posoperatoria.

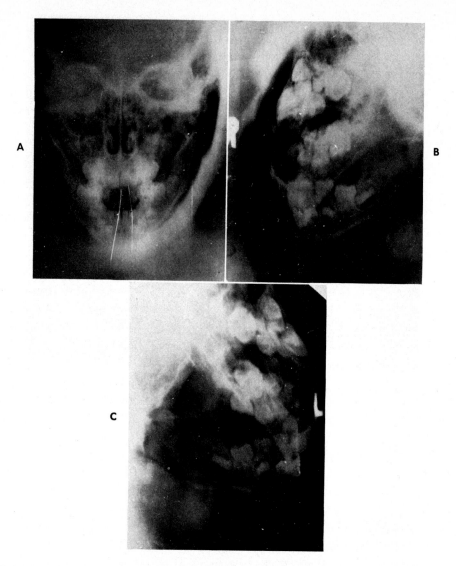

Fig. 19-55. Fracturas bilaterales intracapsulares del cóndilo, con desplazamiento hacia la línea media, en un niño de seis años de edad. Este caso fue tratado conservadoramente. **A,** vista posteroanterior. **B,** fractura del cóndilo derecho. **C,** fractura del cóndilo izquierdo.

No se tienen datos sobre el porcentaje de las anquilosis en la reducción abierta del cóndilo que necesitarían una resección posterior del cóndilo. Esta parece una complicación poco frecuente. Sin embargo, la función no es mejor después del procedimiento abierto que del cerrado, no obstante la operación prolongada en una zona peligrosa.

El caso bilateral plantea problemas diferentes. Si la altura de la rama ascendente es suficiente en una fractura del cóndilo no desplazada, cuando menos en un lado, quizá no resulte una mordida abierta. Si hay disminución en la altura de la rama en ambos lados, se debe tener en cuenta el procedimiento abierto por lo menos en un lado. Si existe una fractura extracapsular baja de un lado, ese lado no debe abrirse por vía submandibular. La función de la articulación temporomandibular verdadera se hace posible por medio de la reparación ósea directa de un lado. Ambos lados pueden fijarse por medio de alambres si está indicado.

Smith y Robinson (20) presentaron un caso interesante de fractura bilateral de la articula-

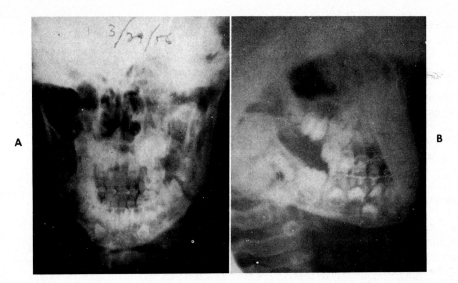

Fig. 19-56. A, fractura bilateral de los cóndilos en un niño, tratado con ligadura interdental y fijación intermaxilar. **B,** nótese la ligadura intraósea en la región de los caninos, con retención de los gérmenes de los dientes permanentes.

ción. Las fracturas ocurrieron con varios años de intervalo. La fijación intermaxilar repetida por alambres durante un total de tres y medio años fue seguida en cada caso por mordida abierta cuando se quitaban los alambres. Cuando el paciente se presentó llevaron a cabo una reconstrucción bilateral de la articulación, colocando una porción de hueso en cada fosa glenoidea que se unió a la fosa y a la rama ascendente. Más tarde ambos lados fueron resecados a nivel de la unión del injerto con la rama y se colocaron guías metálicas preformadas para formar la superficie de la articulación. La función fue excelente.

Siguen investigándose las fracturas del cóndilo en los niños (fig. 19-55). El centro principal de crecimiento de la mandíbula está localizado en la región del cóndilo. Se dijo que un estudio realizado en otro lugar mostró que porciones del centro de crecimiento en las ratas se extendían cierta distancia hasta el borde posterior de la rama. Por esta razón la separación del centro de crecimiento del resto de la mandíbula está siendo estudiada.

El crecimiento mandibular relacionado con el centro de crecimiento del cóndilo ocurre del primero a los cinco años de edad en el ser humano. Existe un periodo de suspensión de crecimiento de los cinco a los diez años de edad, seguido por otro periodo de crecimiento mandibular activo de los 10 a los 15 años de edad. Este último crecimiento está asociado con la función muscular más que con el centro de crecimiento, que posiblemente no es tan importante

en esta edad. Por esta razón el periodo más crítico para la fractura del cóndilo sería el de los primeros cinco años de edad. Posiblemente la situación más crítica es una dislocación-fractura en el niño de dos años y medio, o menos (16).

Numerosos clínicos han presentado radiografías que muestran ramas formadas de nuevo después del tratamiento cerrado de las fracturas del cóndilo. Esta reconstrucción se verifica de acuerdo con la ley de Wolff que establece que la forma del hueso está de acuerdo con el stress ejercido sobre él durante la función. El proceso requiere años para completarse.

Fracturas de maxilares y mandíbula en los niños

Hay dos consideraciones principales en el manejo de las fracturas de los maxilares y la mandíbula en los niños. Los dientes temporales son difíciles de fijar por medio de alambres y los huesos en crecimiento sanan con suma rapidez.

Los dientes temporales tienen forma de campana. La porción más amplia del diente es el cuello, donde se colocan los alambres. Por esta razón, en el pasado, muchos cirujanos bucales no intentaban fijar alambres a los dientes temporales utilizando mejor las férulas de acrílico. La férula tiene la ventaja de la estabilidad y la eliminación del tiempo empleado en fijar los alambres con anestesia general. Sin embargo, muchas veces requiere el uso de los alambres en forma de circunferencia. La mayor desventaja es el tiempo que se necesita para la construcción. La reparación suele verificarse en tres a cuatro semanas. Si se toma una semana para las impresiones y la construcción de la férula en el laboratorio, la organización preliminar en el sitio de fractura se interfiere durante la reducción y la colocación de la férula.

La utilización de un alambre más fino (calibre 28) hace posible el empleo de la fijación por alambres en los dientes temporales. Si han hecho erupción el primer molar permanente y los dientes anteriores, la retención es más fácil (figura 19-56).

Las fracturas del ángulo en mala posición que se presentan en los niños son tratadas por reducción abierta. Las fracturas del cóndilo son tratadas conservadoramente en la mayoría de los casos. La fijación intermaxilar se hace con anestesia general o sedación profunda. La fijación se mantiene durante dos semanas y entonces se examina la fractura. En casos aislados no se ha empleado fijación, con resultados al parecer satisfactorios.

Alimentación

La dieta debe ser rica en proteínas, calorías y vitaminas, y en forma líquida o semilíquida. Un ejemplo de dieta que contiene 2 100 calorías es la que sigue: *

Desayuno

Zumo de frutas, media taza
Cereal, media taza cocido, agregando media taza de leche
Azúcar al gusto
Leche, una taza
Café o té si se desea

Media mañana

Leche batida (4 cucharadas grandes al ras de suplemento de proteínas, vitaminas y minerales en una taza de leche entera)

A mediodía

Carne, 6 cucharadas grandes con media taza de caldo
Verduras, un cuarto de taza y otro tanto de jugo de verduras
Papas, un cuarto de taza de puré con un cuarto de taza de leche
Fruta, un cuarto de taza con un cuarto de taza de jugo de frutas
Cocoa, una taza
Café o té si se desea

* Cortesía de la Compañía Dietene, Minneapolis, Minn.

Media tarde

Leche batida (4 cucharadas grandes al ras de suplemento de proteínas, vitaminas y minerales en una taza de leche entera)

Cena

Los mismo que a mediodía, substituyendo media taza de sopa de crema colada por la papa

A la hora de acostarse

Leche batida (4 cucharadas grandes al ras de suplemento de proteínas, vitaminas y minerales en una taza de leche entera)

Selecciones de alimento

Bebidas: leche, cacao y leche batida. Jugos de frutas y de verduras. Café, té, etcétera, solamente si no interfieren con el horario

Cereales: "Cocoa wheats", crema de trigo, harina "Malt-o-Meal", crema de arroz, harina de maíz, agregando leche

Frutas: jalea de manzana, albaricoque, durazno, peras, cernidas con zumo de frutas

Zumos de frutas: manzana, albaricoque, uva, toronja, naranja, piña, jitomate

Carne: de vaca, borrego, de puerco, hígado, ternera, cernidas agregando caldo

Verduras: betabel, zanahorias, habichuelas, chícharos, espárragos, espinacas, puré de calabacita tierna, cernidas agregando jugo de verduras

Jugos de verduras: puede ser el agua utilizada al cocerlas o el líquido de las verduras enlatadas o jugos de verduras preparadas comercialmente

Sopa de crema: hágase con las verduras cernidas y leche, o utilizando una sopa comercial y agregando leche

Sabor: el azúcar puede añadirse a los jugos ácidos, o cualquier otro condimento según el gusto

Instrucciones al paciente: sígase el plan dietético de la izquierda, seleccionando los alimentos de la lista de la derecha. Se pueden tomar cantidades mayores, pero se tiene que seguir el plan básico de comidas. Para los alimentos cernidos se pueden utilizar alimentos para bebés o bien se pueden licuar los alimentos corrientes en una licuadora. Las papas pueden hacerse en puré. IMPORTANTE: las tres comidas de proteínas, vitaminas y minerales aseguran una nutrición adecuada en esta dieta líquida y deben ser administradas. Los líquidos y bebidas adicionales pueden tomarse si no interfieren con el horario descrito.

El paciente debe ser alimentado seis veces al día. No puede obtener suficiente nutrición con el régimen ordinario de tres comidas.

Una cartilla de calorías es importante en el paciente fracturado. Debe saber cuántas calorías hay en cada ración de la mezcla especial y cuántas en los alimentos y bebidas suplementarios. También debe saber cuántas calorías son necesarias para mantener su peso a su nivel de actividad. Se tiene que hacer la decisión de si va a mantener su peso actual o si va a ganar o perder peso. Algunos individuos pierden peso cuando no está indicado y se debe dar atención a los suplementos nutritivos que hacen la dieta lo más atractiva posible. Otras personas aumentan mucho su peso, especialmente con los suplementos de "ice cream soda". Algunos individuos que pesan demasiado utilizan su lesión para perder peso deliberadamente. Esto debe aconsejarse si el peso disminuido cada semana no es excesivo y el paciente recibe una nutrición adecuada.

Hay muchos alimentos modernos que tienen un lugar en este programa. La leche y huevo en polvo y los suplementos de proteínas hacen la nutrición posible sin gran volumen. La licuadora hace posible una dieta equilibrada de los mismos alimentos que toma el resto de la familia, mejor que la dieta monótona diaria. La licuadora eléctrica hace más agradable al paladar la dieta debido a que las verduras y la carne pueden servirse por separado y no en una mezcla no específica. La sopa antes de la comida seguida por un postre líquido constituye una dieta normal con excepción del tamaño de las partículas. La importancia de la carne en la dieta es grande porque promueve la consolidación especialmente si no está sobrecocida. Las carnes enlatadas para los bebés son excelentes si no es posible tener a la mano la licuadora eléctrica, aunque son bastante caras.

La alimentación intravenosa con un suplemento del 5 por 100 de hidrolizado de proteínas y vitaminas es el método de elección para las primeras 24 horas después del tratamiento de una fractura con complicaciones intrabucales o para un paciente con traumatismo grave. Este método hace que el alimento no pase por la boca hasta que se ha llevado a cabo la reparación preliminar y lo mantiene también fuera del estómago.

Un tubo de Levin colocado en el estómago a través de la nariz, permite la alimentación directamente al estómago sin llevarla a la boca. Es un buen método de alimentación durante los primeros días después de la operación cuando hay heridas bucales.

El paciente con fractura no complicada generalmente es mejor que empiece con la dieta para fracturas tan pronto como sea posible y no que sea alimentado por vía intravenosa. Generalmente la alimentación con cuchara o con un tubo grueso de vidrio es satisfactoria. A la mayoría de las personas les falta uno o más dientes y a través de estos espacios los alimentos pueden ser colocados. Si no falta ningún diente, el alimento se lleva por medio de un popote hasta la bucofaringe en el espacio situado detrás de los últimos molares. Cuando el paciente se está recuperando bien, generalmente quiere separar con la cuchara la mezcla de alimentos. A mayor espacio de entrada, mayor es el tamaño de las partículas, lo que evita el estreñimiento.

Hay un viejo dicho que dice que tan pronto como el paciente hospitalizado con fractura de maxilar o mandíbula se queja del alimento, se ha recuperado lo suficiente para que se vaya a su casa.

Duración de la reparación

La mayoría de las fracturas mandibulares sanan bien para permitir que se quite la fijación a las seis semanas. A veces los adultos jóvenes requieren sólo cuatro o cuatro semanas y media. Los niños generalmente requieren de tres a cuatro semanas.

La higiene bucal es difícil de mantener durante la inmovilización. Durante la hospitalización debe aplicarse a la boca un atomizador de 10 libras de presión en la unidad dental por lo menos una vez al día. El paciente debe hacer colutorios después de cada comida con una solución salina tibia. Es excelente utilizar un cepillo blando. No mantener limpia la boca en un paciente en decúbito dorsal permite que los alimentos entren a las trompas de Eustaquio, conduciendo así la infección al oído medio. El paciente ambulante puede hacer colutorios con un atomizador una o dos veces cada semana. Los elásticos deben cambiarse semanalmente.

Los alambres que irritan los labios y las mejillas deben voltearse y los extremos protegidos con modelina, gutapercha, cera o acrílico de curación rápida.

El dolor no es común durante la reparación. En los primeros días se puede obtener un nivel satisfactorio de analgesia prescribiendo una pastilla de aspirina de 0.32 gramo cada hora, durante cuatro horas consecutivas para obtener el nivel satisfactorio y una pastilla cada cuatro horas para mantener este nivel. A cada pastilla se le agrega un octavo de cucharadita de bicarbonato de sodio en agua que obra como amortiguador. Cada día que se necesite la analgesia el nivel de aspirina debe obtenerse administrando 1.3 gramo de aspirina cada cuatro horas manteniéndolo en la forma ya explicada. Algunos pacientes quizá no toleren esta cantidad de salicilatos. Sin embargo, este método ha sido tan eficaz como la administración de 0.032 gramo de codeína. Debido a la posibilidad de la náusea y de la formación de hábito, la codeína debe utilizarse sólo cuando sea absolutamente necesario. Se prescribe en dosis de 0.065 gramo cada cuatro horas, con los salicilatos.

Al tiempo óptimo de la reparación, la formación del callo debe observarse en la radiografía. Sin embargo, el cirujano debe guiarse por los signos clínicos de unión al determinar el tiempo necesario para la inmovilización, ya que la consolidación ósea por medio del callo secundario se verifica algunas veces antes de que se pueda ver claramente en la radiografía. Los elásticos intermaxilares o los alambres se quitan y la fractura se examina cuidadosamente con los dedos. Si se observa movimiento, los elásticos deben colocarse durante una semana más. El examen se lleva a cabo a intervalos de una semana hasta que ha ocurrido la consolidación. Aun con el mejor tratamiento algunas fracturas consolidan en varios meses. En algunos casos en que se retarda se puede cementar una férula vaciada de recubrimiento sobre el miembro fracturado de manera que se pueda abrir la boca. En esta fase la función estimula la curación. Si la falta de unión es inevitable, se quita la fijación y se permite que el paciente descanse durante varios meses para que los bordes del hueso puedan redondearse antes de hacer el injerto óseo. No es raro encontrar que el paciente presenta unión ósea cuando regresa después de usar moderadamente la mandíbula y los maxilares.

Después de la remoción de los elásticos, el paciente se examina diariamente por tres días. Si la oclusión y el sitio de fractura permanecen satisfactorios, los alambres o las barras para arcada pueden quitarse. El paciente debe alimentarse con una dieta blanda durante una semana hasta que ha regresado la función muscular y de la articulación temporomandibular. La escarificación y pulimento de los dientes deben hacerse y cualquier desarmonía oclusal menor debe corregirse por el desgaste selectivo.

Complicaciones

El retardo en la cicatrización de una fractura reducida correctamente ocurre en presencia de una fijación inadecuada o floja, de infección o de falla en el esfuerzo vital de reparación.

La fijación floja generalmente se debe a incorrecta colocación de los alambres. Los alambres que no han sido colocados debajo del cíngulo en los dientes anteriores o los que no han sido apretados correctamente, no permanecerán en su lugar. La técnica de múltiples presillas de alambre fracasa si la porción de alambre que abarca una región desdentada no se retuerce para que se adapte correctamente. Por esta razón es preferible utilizar en las regiones desdentadas un lazo de alambre para dos dientes o un alambre delgado con dos vueltas alrededor de un solo diente. Las barras para la arcada deben fijarse por medio de alambres a cada diente de la arcada.

A veces los pacientes se quitan los elásticos para disfrutar una comida de pollo, pero se les debe advertir las graves consecuencias. Se les dice que una operación para injertar hueso es interesante para el cirujano bucal y que el mismo paciente la pedirá cuando se canse de una mandíbula floja.

La infección causada por los microorganismos resistentes es cada vez más frecuente. En todos los casos de infección posoperatoria se debe llevar a cabo un cultivo sistemático de sangre y pruebas de sensibilidad del microorganismo. Si hay pus se debe hacer el cultivo. Las enfermedades generales retardan la consolidación. En algunos casos la causa de este retardo no es aparente incluso después de un examen médico general, y la consolidación se efectúa durante meses en vez de semanas (fig. 19-57).

La falta de unión complica la consolidación retardada cuando no se corrige la causa. Hay que hacer entonces el injerto del hueso. Algunas veces reavivar la región a través de la reducción abierta es más que suficiente. La técnica de la vía de acceso intrabucal reavivamiento y colocación de partículas de hueso homólogo ha tenido éxito (18).

La mala unión se debe a la consolidación en posición incorrecta. Su causa es el tratamiento incorrecto, el accidente intercurrente o la falta de tratamiento. El hueso tiene que fracturarse de nuevo e inmovilizarse. Sin embargo, a veces existe duda sobre si el grado de mala posición requiere tratamiento. Si la posición clínica es satisfactoria y la radiografía muestra un pequeño grado de mala posición, quizá no se requiera ningún tratamiento. La reposición en estos casos se llama "tratando la radiografía". Cuando los contornos faciales y la estética se ven afectados por la mala unión, se han utilizado con éxito los injertos superpuestos de cartílago o de hueso.

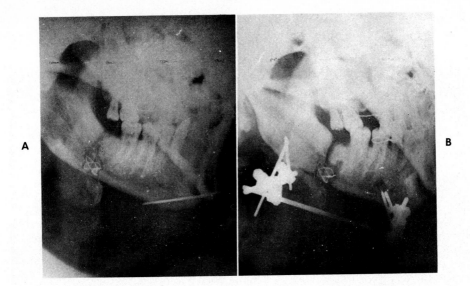

Fig. 19-57. **A**, fracturas del ángulo y de la sínfisis tratadas con ligadura intraósea y clavo de Kirschner. El paciente había tenido una fractura de la muñeca sin consolidación. La consolidación ocurrió en la sínfisis, pero no en el ángulo, lo cual complicó la fractura. **B**, tres meses después se hizo un cultivo de Proteus vulgaris que resultaron resistentes a los antibióticos. Fijación ósea con clavo. La ligadura intraósea se quitó más tarde y la región fue desbridada antes de cicatrizar.

FRACTURAS DEL MAXILAR SUPERIOR

Las fracturas del maxilar superior son traumatismos graves, ya que afectan importantes tejidos adyacentes. La cavidad nasal, el antro maxilar, la órbita y el cerebro pueden ser afectados primariamente por el trauma o secundariamente por la infección. Nervios craneales, vasos sanguíneos importantes, zonas de abundante vascularización, paredes óseas delgadas, inserciones musculares múltiples y epitelios especializados caracterizan esta región, en la cual el traumatismo puede tener consecuencias desastrosas.

Causas

Las causas de estos traumatismos son los accidentes automovilísticos, los golpes, los accidentes industriales y las caídas. La rápida disminución de la velocidad de un vehículo que se mueve rápidamente puede producir una fractura de la línea media de la cara que se conoce típicamente como "traumatismo del tablero". La fuerza, dirección y localización del golpe determinan la extensión de la fractura. Una encuesta del Hospital General del Distrito de Columbia demostró que las fracturas del maxilar superior representaban el 6 por 100 de todas las fracturas de los maxilares y mandíbula.

Clasificación; signos y síntomas
Fractura horizontal

En la fractura horizontal (Le Fort I) el cuerpo del maxilar superior está separado de la base del cráneo arriba del nivel del paladar y debajo de la inserción de la apófisis cigomática. La fractura horizontal da como resultado un maxilar superior que se mueve libremente. A esto se ha llamado "maxilar flotante". Puede presentarse una segunda fractura en la línea media del paladar representada por una línea de equimosis.

La fractura del maxilar superior puede ser unilateral, en cuyo caso debe diferenciarse de la fractura alveolar. La fractura alveolar no se extiende hasta la línea media del paladar (figura 19-58).

El desplazamiento depende de varios factores. La fuerza de un golpe intenso sobre la cara puede empujar el maxilar superior hacia atrás. La fuerza muscular puede hacer lo mismo. En una fractura a bajo nivel no interviene el desplazamiento muscular. Si la fractura está a nivel más alto, las inserciones del músculo pterigoideo están incluidas en el fragmento libre movido hacia atrás y hacia abajo en su parte posterior, dando como resultado una mordida abierta. Algunas fracturas están deprimidas a lo largo de la línea de separación. Muchas fracturas horizontales del

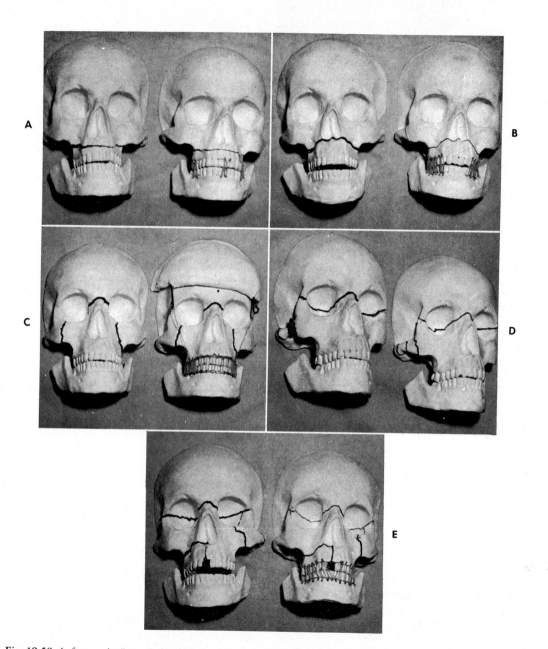

Fig. 19-58. A, fractura horizontal a bajo nivel, tratada por fijación intermaxilar. B, fractura horizontal a nivel alto. Nótese la mordida abierta. El tratamiento es por fijación intermaxilar y ligadura alrededor del cigoma. C, fractura piramidal tratada por fijación intermaxilar y suspensión de un gorro de yeso. D, fractura transversa, complicada con colapso, del arco cigomático. El tratamiento consiste en ligadura intraósea de las suturas frontocigomáticas, elevación del arco cigomático y fijación intermaxilar. E, fracturas múltiples. Nótense la fijación intermaxilar y la ligadura frontocigomática conectada con una barra para arcada superior, y la ligadura del borde infraorbitario.

maxilar superior no están desplazadas y por lo tanto el diagnóstico no se hace en el primer examen.

El trauma se puede ver en los labios, dientes y carrillos. Si no están traumatizados severamente los dientes anteriores deben tomarse entre el índice y el pulgar moviéndolos hacia atrás y hacia adelante. Los molares se deben mover de manera similar, primero hacia un lado y luego hacia otro. El maxilar superior fracturado será móvil. El hueso impactado distalmente no se mueve, pero se puede hacer el diagnóstico observando la maloclusión.

El examen radiográfico revela la fractura en las placas posteroanterior, lateral y de Waters. Las fracturas no deben confundirse con las sombras de las vértebras cervicales ni tampoco se deben diagnosticar como fracturas las sombras intervertebrales.

Fractura piramidal

En la fractura piramidal (Le Fort II) hay fracturas verticales a través de las caras faciales del maxilar superior, y se extiende hacia arriba hasta los huesos nasal y etmoides. Generalmente se extiende a través del antro maxilar. Puede estar lesionado un hueso malar.

Toda la porción media de la cara está hinchada, incluyendo nariz, labios y ojos. El paciente puede presentar una coloración rojiza del globo ocular por la extravasación subconjuntival de sangre además de los párpados amoratados. Hay hemorragia nasal. Si se ve un líquido claro en la nariz, se tiene que diferenciar la rinorrea cefalorraquídea del moco de un catarro nasal. Una prueba empírica consiste en colectar algo de líquido en un pañuelo o paño de lino. Si al secarse obra como almidón, es moco; si no, es líquido cefalorraquídeo que se ha escapado a través de la duramadre como resultado de la fractura de la lámina cribiforme del hueso etmoides. Es por esta razón que el examen clínico de las fracturas sospechosas del maxilar superior debe hacerse cuidadosamente y con el menor movimiento posible. No se hace palpación del maxilar superior en presencia del líquido nasal hasta que se ha eliminado la posibilidad de que sea líquido cefalorraquídeo. El material infectado puede llegar hasta la duramadre si la lámina cribiforme ha sido fracturada, resultando una meningitis.

Se debe consultar al neurocirujano si se presentan signos positivos neurológicos o si se sospecha una fractura del cráneo. La palpación discreta sobre el vértice del cráneo debe hacerse

en los traumatismos de la cabeza, aunque no haya signos de fractura de cráneo. El edema enmascara la depresión en el cráneo, que muchas veces no encuentra el dedo explorador. La posibilidad de la fractura de la base del cráneo no debe ignorarse en el paciente con traumatismo intenso. Más de la mitad de todas las fracturas del cráneo se ven complicadas por fracturas de la base. Hay siempre pérdida del conocimiento y las lesiones de los nervios craneales (especialmente del motor ocular externo y el facial) son signos característicos. El signo de Battle (equimosis en la línea de la arteria auricular posterior en el área mastoidea) se vuelve evidente a las 24 horas de fracturarse la base del cráneo. El aumento de la temperatura es concomitante con daño intracraneal.

El paciente con rinorrea cefalorraquídea es de la responsabilidad del neurocirujano hasta que lo da de alta. El neurocirujano permite el vendaje temporal o la fijación con alambres después de obtener un nivel antibiótico satisfactorio y se permite el tratamiento definitivo anticipando la curación más rápida de la duramadre al reducir las paredes óseas. Antes no se hacía la reducción hasta que se había llevado a cabo la cicatrización fibrosa del traumatismo, cuando la reducción de las fracturas era difícil, si no imposible de realizar.

A veces es difícil el diagnóstico de las fracturas del maxilar superior. La palpación de los huesos a través del edema de los tejidos faciales es confusa. Las radiografías son difíciles de interpretar. Si hay desplazamiento de la fractura la radiografía mostrará desniveles y espacios en los bordes corticales que pueden corroborarse clínicamente. La superposición de numerosas estructuras, incluyendo las vértebras, sobre el maxilar superior dificulta el diagnóstico radiográfico en ausencia de desplazamiento. Se ha observado que la separación de la línea de sutura frontonasal en una radiografía lateral de la cabeza, generalmente indica una fractura en otro lado del maxilar superior, aunque su ausencia no excluye la posibilidad de dicha fractura (7).

En el paciente inconsciente o aturdido se debe examinar cuidadosamente la oclusión si la fractura del maxilar superior no se confirma clínica o radiográficamente.

Fractura transversa

La fractura transversa (Le Fort III) es una fractura de nivel alto que se extiende a través de las órbitas atravesando la base de la nariz y la

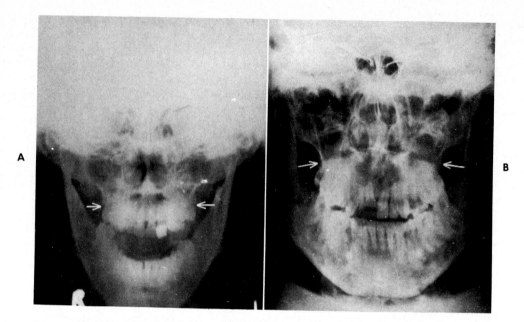

Fig. 19-59. **A,** fractura horizontal a nivel bajo. **B,** fractura horizontal a nivel alto.

región del etmoides hasta los arcos cigomáticos. El borde lateral de la órbita está separado en la sutura frontomalar; la órbita ósea está fracturada lo mismo que su borde inferior. El cigoma generalmente está afectado, ya por la fractura del arco o por el desplazamiento hacia abajo y hacia atrás del hueso malar.

Debido a la participación del malar la fractura transversa generalmente se presenta con otras fracturas. La fractura piramidal se acompaña de fractura transversa. La fractura transversa unilateral se presenta junto con fractura piramidal unilateral del otro lado. Las combinaciones de las fracturas del maxilar superior básicas son más bien la regla que la excepción. Una fractura grave de la línea media de la cara incluye fracturas transversa, piramidal y horizontal, por lo común en forma de fracturas múltiples del cuerpo y arco cigomáticos y fracturas de otras regiones como huesos nasal y etmoides.

En las fracturas transversas hay una facies característica, a manera de "plato", debido a que la porción central de la cara está cóncava. En perfil la cara aparece cóncava en la región de la nariz debido a la fractura y dislocación posterior del maxilar.

Los signos orbitarios son importantes neurológicamente. Si un ojo está muy dilatado y fijo, hay el 50 por 100 de probabilidad de muerte por lesión intracraneal, y si ambos ojos están afectados, hay el 95 por 100 de probabilidad de muerte (13). Sin embargo, el neurocirujano

debe diferenciar este signo cuando se presenta con traumatismos debidos a otros estados tales como alcoholismo, morfinomanía, glaucoma y operaciones oculares anteriores. Se debe buscar la rinorrea cefalorraquídea, fracturas del cráneo, otros signos neurológicos y también hemorragia ótica.

El sangrado de oídos suele revelar una fractura de la fosa craneal media. Sin embargo, el traumatismo del oído externo, las heridas del cuero cabelludo y las fracturas del cóndilo tienen que ser diferenciadas.

La palpación se debe hacer como se describió antes. Cuando se sospecha la fractura del maxilar superior, se debe palpar el borde infraorbitario en busca de un desnivel en el hueso, y ha de buscarse separación en el borde lateral de la órbita. Si el piso de la órbita está deprimido, el globo ocular baja, dando como resultado la diplopía. Los bordes de la órbita son fáciles de visualizar en la radiografía y por lo tanto la presencia o ausencia de fractura en esta región puede diagnosticarse con seguridad. La línea de sutura frontocigomática, que normalmente es radiolúcida, debe diferenciarse de una separación traumática.

Tratamiento
Fractura horizontal

El tratamiento consiste en colocar el maxilar superior en relación correcta con la mandíbula y con la base del cráneo, e inmovilizarlo. Como la relación exactamente con la mandíbula es más importante, la fractura de maxilar superior necesita la fijación intermaxilar (fig. 19-59).

Los conceptos de inmovilización craneomaxilar han cambiado. Antes, toda fractura del maxilar superior era inmovilizada con alambres a una gorra o por alambres internos al hueso no fracturado inmediato superior. Estos alambres muchas veces no estaban suficientemente tensos para dar una tracción superior, se aflojaban pronto y no se reajustaban. La reposición hacia abajo del maxilar superior era tan necesaria como la reposición hacia arriba. Las fracturas sanaban sin mucha ayuda eficaz de la fijación craneomaxilar. La fijación intermaxilar da una inmovilización eficaz.

La fractura del maxilar superior simple y horizontal que no está desplazada o la que puede colocarse manualmente en posición, puede ser tratada solamente por inmovilización intermaxilar sin inmovilización craneomaxilar.

La fijación craneomaxilar se emplea en los casos de desplazamiento o gran separación para complementar la inmovilización intermaxilar. El método más sencillo es el de fijar alambres alrededor del malar. Esto fija el maxilar superior contra la base del cráneo y, en caso de mordida abierta, tira hacia arriba la porción posterior que está desplazada hacia abajo, mientras que los elásticos intermaxilares tienden a cerrar la mordida abierta.

Si la fractura es alta y el fragmento se desplaza hacia atrás, para hacer la reducción es necesaria considerable tracción intermaxilar por medio de bandas elásticas dirigidas hacia abajo y adelante. A veces la tracción extrabucal es necesaria; para esto se puede utilizar una gorra de yeso. Se incorpora a la gorra un perno estacionario o un alambre grueso y se suspende por delante del maxilar superior. La tracción elástica se hace desde el perno hasta la barra para arco anterior. Cuando el maxilar se mueve hacia adelante, generalmente a las 24 a 48 horas, se quita el perno y se coloca la fijación intermaxilar.

Una fractura antigua que ha empezado a cicatrizar en mala posición muchas veces puede ser separada por manipulación o por tracción elástica. Si no se tiene éxito se debe llevar a cabo la reducción abierta levantando colgajos mucoperiósticos y separando los huesos con osteótomos anchos y delgados.

Hace algunos años se colocaba una gorra de yeso en todas las fracturas del maxilar superior para adosarlo contra la base del cráneo. Esta gorra tiene varias desventajas. Es incómoda y antiestética, de calor y tiende a moverse o a desplazarse. Toma mucho tiempo para hacerla y su construcción es laboriosa. Se han hecho numerosas modificaciones que eliminan el yeso. Se han construido gorras de cuero. La armazón de Crawford para la cabeza, empleada por la Marina, tiene tres pernos que hacen contacto con la pared externa del cráneo en forma de trípode.

La gorra de yeso se hace de la siguiente manera. En los hombres y mujeres la cabeza se rasura hasta el occipucio. El resto del pelo en las mujeres se junta arriba de la cabeza. Una porción de caucho de 6 mm de grueso se fija con tela adhesiva a la piel rasurada sobre el occipucio; sobre la frente se coloca una porción de fieltro de 6 mm de grueso y se quita después que ha fraguado el yeso, dando espacio suficiente para evitar la necrosis por presión y el dolor. Un pedazo de media de seda de 36 cm de longitud se coloca sobre la cabeza hasta el nivel de la barba y se tira ligeramente hacia arriba para que el pelo quede en dirección superior. Un pedazo de vendaje se aplica flojamente alrededor de la porción media arriba de la cabeza. Se hace una pequeña cortada en la media arriba del nudo a través del cual se colocan el resto del vendaje y el nudo. La porción superior de la media se tira hacia abajo sobre la cabeza. Esto deja la porción superior de la cabeza libre rodeada por el vendaje que se utiliza como cierre para ajustar la media. Con un lápiz se marcan las orejas y las cejas; en el centro se coloca un pedazo de gasa para proteger el cabello.

El vedaje enyesado de preferencia impregnado con resina de melamina (a prueba de agua, porosa, de poco peso, fresca y más fuerte), se moja y se envuelve alrededor de la cabeza sobre la media hasta las líneas hechas con el lápiz. Se colocan dos o tres capas. En una mesa se forma un pedazo de nueve capas de grosor y 23 cm de largo hecho con medio rollo. Esto se coloca sobre la parte posterior de la cabeza y se adapta íntimamente a la región de la apófisis mastoides. Se corta el exceso, y se coloca un aditamento como el de Erich o uno improvisado con un gancho de alambre para ropa. Entonces se coloca otro rollo de yeso alrededor del aditamento. El borde inferior de la media se dobla hacia arriba hasta la línea hecha por el lápiz en toda su periferia para formar un borde liso en el yeso, y se coloca otra capa de yeso sobre ella. Sobre la apófisis mastoides se pone una porción seca de gasa haciendo un vendaje alre-

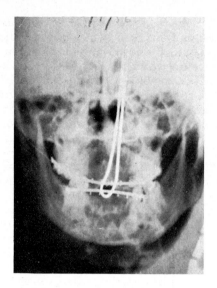

Fig. 19-60. Fractura piramidal. La barra está suspendida en la parte anterior de la cara por un gorro que evitó el desplazamiento hacia atrás del maxilar superior. Nótense los alambres alrededor del cigoma.

dedor del yeso. Esto da una adaptación por presión a esta región importante durante 18 horas, mientras se seca el yeso, después de lo cual se quita la gasa. También se quita la gasa colocada sobre el cabello en la parte superior del yeso.

El gorro de yeso puede fijarse a la barra para arcada del maxilar superior con dos alambres pasados a través del carrillo con una aguja recta, uno a cada lado del agujero infraorbitario. Sin embargo, hoy en día los alambres rara vez atraviesan el carrillo. Los alambres internos o los circuncigomáticos han reemplazado esta técnica. El gorro se utiliza principalmente para hacer tracción.

La fractura unilateral del maxilar superior se inmoviliza por fijación intermaxilar. Si se puede llevar a cabo una reducción manual satisfactoria se coloca la tracción elástica. La fractura desplazada lateralmente se trata por una banda elástica sobre el paladar y se inserta en aditamentos anclados a las caras linguales de los molares. La fractura de la línea media desplazada puede empujarse hacia afuera por un tornillo colocado en el paladar o por una barra insertada en las caras labiales y bucales del arco para arcadas, separándolo del fragmento desplazado. La tracción elástica entre la barra y los aditamentos colocados en los dientes del fragmento, mueven el fragmento lateralmente. Cuando se ha obtenido la posición correcta el aparato se reemplaza por una barra convencional y se coloca la fijación

intermaxilar en toda la arcada o sólo del lado contralateral.

Fractura piramidal

El tratamiento de la fractura piramidal se dirige a la reducción y fijación del desplazamiento hacia abajo del maxilar superior, que se ve frecuentemente en este tipo de traumatismo, y al tratamiento de las fracturas nasales (fig. 19-60).

Se colocan los alambres intermaxilares o las barras para arcada. La tracción manual o elástica generalmente reduce la fractura llevándose a cabo la inmovilización intermaxilar. La fractura piramidal gravemente desplazada hacia atrás, puede requerir separación manual de las porciones laterales para desimpactar la porción piramidal central y llevarla hacia adelante con pinzas diseñadas especialmente para este efecto. Entonces se coloca la fijación craneomaxilar. Quizá sea necesario un vendaje en la cabeza o un gorro para la tracción superior extrabucal, especialmente en los casos retardados antes de que sea posible la inmovilización intermaxilar. Sin embargo, se utilizan los alambres internos con más frecuencia. La primera porción intacta de hueso sobre la fractura se utiliza para la suspensión de cada lado. La porción lateral del borde infraorbitario puede utilizarse en un lado. El margen lateral del borde supraorbitario puede utilizarse en uno o ambos lados. El alambre alrededor del cigoma puede usarse ocasionalmente aunque uno o ambos arcos pueden estar lesionados en ese tipo de traumatismo.

Las fracturas nasales son corregidas por el otorrinolaringólogo o el cirujano plástico. Se reducen por manipulación y se les sostiene. Este procedimiento origina mucha hemorragia que debe ser controlada eficazmente en presencia de alambres intermaxilares. Algunos médicos prefieren esperar hasta que la fractura del maxilar superior ha sanado y entonces llevan a cabo la resección submucosa para dar nueva forma a la nariz. Otros prefieren reducir las fracturas nasales inmediatamente después de las maxilares. La reducción inmediata es más frecuente.

Fractura transversa

Como el hueso malar y posiblemente el arco cigomático están fracturados, el tratamiento de la fractura transversa es complicado. El alambre alrededor del hueso malar no puede ser utilizado con excepción de casos de fractura transversa unilateral en que se puede emplear de un solo lado. Si se utilizan los alambres internos el maxilar superior se fija a la primera porción de hueso sólido arriba de las fracturas.

La fractura reciente no complicada por fractura de cráneo, lo que evita la utilización del gorro de yeso, puede suspenderse por medio de alambres que atraviesan los carrillos.

Si el hueso malar está deprimido se hace una pequeña incisión en la piel de la cara a nivel del borde anteroinferior. Se utiliza una pinza hemostática pequeña para la disección roma hasta el hueso. Se coloca una pinza de Kelly grande debajo del malar y se levanta hacia arriba y hacia afuera. La línea de sutura frontocigomática y el borde infraorbitario se examinan para verificar su posición. El malar suele permanecer en la posición reducida. La herida se cierra con sutura subcutánea de catgut y uno o más puntos de seda para la piel. Se aplica algún tipo de fijación craneomaxilar.

Si la reducción no es satisfactoria o si el malar no permanece en su lugar, como puede revelar el examen de los bordes lateral e infraorbitarios, se lleva a cabo la reducción abierta en uno o ambos lados de estos sitios.

Después de la preparación habitual con el dedo se localiza la separación cigomática en el borde lateral de la órbita. Nunca se rasuran las cejas. Además de la anestesia general se inyecta en la piel 1 ml de anestésico local que contenga adrenalina al 1 por 50 000 para lograr la hemostasia. Se hace en la piel una incisión de dos centímetros de longitud debajo de la ceja, con una curvatura hacia el ángulo palpebral. Nunca se hace más abajo del ángulo palpebral externo ya que pueden cortarse las ramas del nervio facial para los párpados. La disección roma se hace hasta el hueso, y se coloca un elevador pequeño de periostio mesial al borde para proteger el contenido de la órbita. Se hace una pequeña perforación en cada fragmento, de preferencia dirigida hacia la fosa temporal en vez de hacia la órbita (6), se colocan alambres y se ajustan para inmovilizar la fractura. En este momento es bueno considerar la suspensión del maxilar superior por medio de los alambres internos para eliminar la necesidad del gorro (fig. 19-61). Se inserta un alambre largo de calibre 26 a través de la perforación superior y se ajusta una aguja larga y recta a los alambres. Entonces la aguja se pasa a través de la herida detrás del malar para que entre en la boca en el borde del repliegue mucobucal a nivel del primer molar. Se cierra la herida; luego se inserta el alambre a la barra para arcada en el maxilar superior.

Se lleva a cabo el mismo procedimiento en el lado opuesto o, si no existe fractura orbitaria en ese lado, se puede colocar un alambre alrededor del malar.

Si el alambre directo en el borde lateral no es suficiente para reducir el desnivel del borde infraorbitario, también se inserta aquí un alambre directamente. Se hace la misma preparación general. El dedo debe deprimir a través del ede-

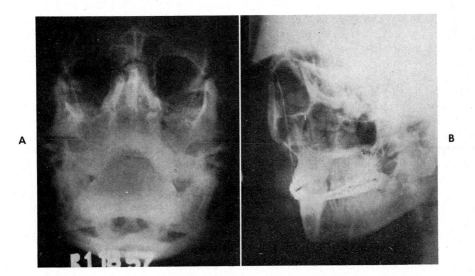

Fig. 19-61. A, fractura transversa, complicada por fracturas del borde infraorbitario y del arco cigomático. **B,** ligadura frontocigomática. La suspensión del maxilar superior se hace por alambres que se extienden desde una perforación superior a la región frontocigomática hacia la línea media del cigoma hasta la barra de la arcada.

ma en estas fracturas y debe dejarse en posición durante la incisión. Se hace una incisión horizontal hasta el hueso un poco adentro del borde óseo. Se coloca el elevador de periostio para proteger la órbita. Se hacen dos pequeñas perforaciones y se juntan con alambre. Se suturan las heridas.

Como la contaminación bucal al pasar el alambre hasta la boca puede infectar las regiones más altas, es mejor hacer la inserción del alambre hasta la órbita lateral primero y colocar luego el alambre infraorbitario, si es necesario. Las regiones altas se dejan abiertas. Se suturan las regiones infraorbitarias. El alambre para suspensión desde el hueso frontal entonces se pasa hacia abajo en un lado para que el ayudante pueda tomar la aguja dentro de la boca. Se utiliza una nueva aguja del otro lado sin el auxilio del ayudante que ha tomado la aguja en la boca, hasta que toma la segunda. La sutura de las heridas se lleva a cabo después de que el ayudante se ha cambiado los guantes. Entonces los alambres se insertan a la barra para arcada del maxilar superior colocada en la boca. Los alambres se insertan a la barra de la arcada superior en caso de que la boca tenga que abrirse rápidamente después. Si son tan pocos los dientes que los alambres son ineficaces, los alambres se insertan a la barra para arcada de la mandíbula o a los alambres interdentales.

La fijación maxilar se mantiene durante cuatro semanas. En este tiempo generalmente la unión de la fractura del maxilar superior se ha verificado. Hay dudas en lo que respecta al grado de unión ósea que se ha llevado a cabo. Las múltiples y degadas paredes pueden formar uniones fibrosas. Por lo menos los pilares de hueso más grueso sanan por unión ósea directa de manera que el efecto clínico es satisfactorio.

Los alambres de suspensión interna se quitan con sedación o anestesia local. Se separan de la barra para arcada o de los alambres interdentales y se coloca un portaagujas en cada extremo. Los dos extremos se mueven suavemente hacia atrás y hacia adelante varias veces para ver cuál extremo del alambre se mueve más fácilmente. El otro extremo se corta tan alto como sea posible en el repliegue mucobucal y se quita. El alambre con el portaagujas se quita. No es necesario decir que los alambres deben colocarse a través de los tejidos sin torceduras. Los alambres intermaxilares no se quitan por lo menos durante seis semanas.

Se presentan muchas combinaciones de las fracturas descritas y los procedimientos especiales para el tratamiento son demasiado numerosos para ser mencionados. También los huesos pueden presentar conminución. En algunos casos, cuando la fijación intermaxilar no es auxiliar útil para la fijación craneomaxilar, se pueden emplear dos técnicas. Una es la fijación por el perno esquelético entre el malar y la mandíbula. Otro es el clavo de Steinmann que se taladra en el hueso a través de la sínfisis de la mandíbula. Se permite que el perno se extienda más allá de los márgenes del hueso a través de la piel. La tracción puede llevarse a cabo por fijación de los márgenes libres del perno a un aditamento en el gorro por medio de elásticos o aditamentos metálicos. Otro método adicional es usar un clavo Kirschner llevado a través del maxilar superior.

Complicaciones

La infección es una posible complicación del alambre directo, aunque se utilicen antibióticos.

La mala unión o la falta de unión no son frecuentes si se hace una reducción correcta temprana y se lleva a cabo la fijación (5).

La diplopía puede ser una complicación si la fractura no se reduce pronto para que sea posible la posición correcta de las partes. Puede deberse a una depresión en el piso de la órbita o a una lesión del músculo oblicuo inferior. En este último caso el cartílago debajo del globo ocular no lo corregirá (7).

A veces aparece edema periorbitario persistente, que puede o no desaparecer. No hay tratamiento. Se cree que puede ser resultado de un bloqueo traumático del drenaje linfático de esta región (7).

Las posibles complicaciones son la mala oclusión, la desfiguración facial, la lesión del epitelio especializado del antro y el mal funcionamiento nasal, pero son menos frecuentes cuando la fractura se trata correcta y tempranamente.

Algunas veces la visión disminuye día a día y puede llegar a la ceguera. Esto se debe al hematoma que hace presión sobre el nervio óptico. Erich (7) hace la descompresión quitando una porción pequeña de hueso de la pared lateral de la órbita.

FRACTURAS DEL HUESO MALAR

El malar es un hueso denso de la cara que se fractura raras veces. Sin embargo, sus inserciones óseas y su arco se fracturan con frecuencia, muchas veces con la fractura del maxilar superior. En un grupo de 134 fracturas del malar en el Hospital General del Distrito de Columbia, la línea de sutura temporomalar en el arco se fracturó más frecuentemente, seguida de la fractura de la línea de sutura en el borde infraorbitario y luego por las líneas de sutura frontomalar y maxilomalar. Las fracturas del arco cigomático pueden presentarse sin fractura de otras líneas de sutura. Estas fracturas generalmente son unilaterales y frecuentemente múltiples y pueden ser conminutas, pero rara vez son compuestas debido al grueso músculo protector y a las cubiertas tisulares. Se desplazan primariamente por el golpe y no por las fuerzas musculares. Debido a la inserción de la aponeurosis temporal arriba y a la del músculo masetero abajo, las fracturas rara vez se desplazan hacia arriba o hacia abajo. El golpe generalmente empuja las partes hacia adentro.

La causa de la fractura varía con los hábitos y las circunstancias. Una serie de casos del hospital municipal muestra que el mayor número (70 por 100) se debe a peleas callejeras mientras que en los hospitales particulares el mayor número se debe a accidentes automovilísticos. Frecuentemente los casos atendidos en el hospital municipal incluyen la siguiente frase, "Estaba parado en la cantina no haciendo caso a nadie cuando de repente . . ." Debido al ángulo lateral difícil que se presenta en los golpes súbitos en la cantina, el golpe al lado de la cara sobre el malar es más frecuente que el golpe directo a la nariz, aun cuando este último puede ser el objetivo. El hospital municipal informa que el 12 por 100 se debe a accidentes automovilísticos, el 8 por 100 a los deportes y el 6 por 100 a las caídas.

Es importante el tiempo en que se hace la reducción. El hombre en la cantina es llevado rápidamente por sus amigos al hospital donde la reducción se hace de inmediato. La víctima del accidente automovilístico frecuentemente tiene fracturas en muchos lugares incluyendo el cráneo y muchas veces está en choque. La reducción de la fractura malar se retarda hasta que son tratadas las más importantes.

Es difícil de tratar el malar fracturado después de cinco días. Frecuentemente antes de esto los huesos súbitamente entran en su lugar con un sonido que puede oírse en todo el cuarto y permanecen en su lugar sin fijación. Después de una semana pueden reducirse pero no quedan en su lugar, pero de dejarse transcurrir meses es casi imposible reducirlos. Generalmente no se intenta hacerlo. Más bien los tejidos adyacen-

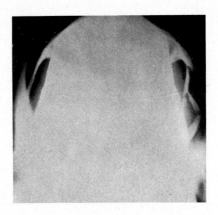

Fig. 19-62. Arco cigomático hundido que choca con la apófisis coronoides del lado derecho.

tes son tratados para que se conserve la función y la estética (9).

Diagnóstico

Los signos de fractura del malar están enmascarados por el edema y las laceraciones. La hinchazón de los tejidos suprayacentes a una fractura deprimida puede redondear la cara de manera que los dos lados estén de igual tamaño. Un signo seguro de fractura del arco cigomático, pero no constante, es el hoyuelo en la piel sobre el arco. En presencia de edema moderado uno o todos los signos siguientes pueden estar presentes: achatamiento del carrillo superior y turgidez del carrillo inferior, hemorragia en la esclerótica del ojo, hemorragia nasal, hematoma en el antro, nivel deprimido del ojo, parestesia del carrillo y otras fracturas de la línea media de la cara. Cuando las cuatro líneas de sutura están fracturadas alrededor del cuerpo el malar se deprime hacia abajo. Cuando el arco está muy deprimido puede haber interferencia con la función mandibular debido al contacto excesivo sobre la apófisis coronoides (fig. 19-62).

Es necesaria la palpación del arco, del borde lateral y del borde infraorbitario. Las placas incluyen una radiografía posteroanterior para mostrar los bordes de la órbita y una inferosuperior para mostrar los arcos. Algunas veces la radiografía lateral oblicua revela mejor las separaciones del cuerpo.

Las fracturas malares pueden considerarse en dos categorías: fracturas de las líneas de sutura alrededor del cuerpo del cigoma y fracturas del arco.

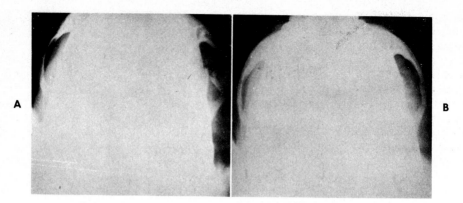

Fig. 19-63. A, arco cigomático deprimido típico. **B,** reducción.

Tratamiento

El método más sencillo de tratar una fractura deprimida del cuerpo del malar es hacer una incisión en la piel debajo del hueso y levantarlo hacia arriba y hacia afuera con una pinza de Kelly. Si esto no tiene éxito se utiliza la vía de acceso intrabucal de Caldwell-Luc hasta el antro. La pared anterior del maxilar superior frecuentemente se encontrará conminuta. El dedo enguantado o una sonda uretral metálica se utilizan para empujar el malar hacia arriba y hacia afuera. Para sostener los fragmentos, se tapona el antro con gasa vaselinada estéril, de la cual se ha exprimido la mayor parte de la vaselina y en la que se ha colocado pomada de bacitracina. Un globo inflable para el antro o un catéter Foley puede colocarse en el antro para apoyar las partes reducidas cuando está inflado con aire o agua (11). Los bordes de la herida se suturan pero la porción central se deja abierta para la remoción de materiales de taponamiento. El extremo de la gasa deberá llevarse hacia el vestíbulo bucal sobre un borde óseo y no al centro de un vacío óseo para evitar formación de una abertura bucoantral persistente. En casos en que la pared externa del antro esté muy conminuta se realiza una antrostomía nasal para eliminar la gasa. La conminución macroscópica puede dar por resultado una abertura bucal persistente si el extremo de la gasa se saca por la abertura bucal normal. La antrostomía nasal se lleva fácilmente a cabo empujando unas pequeñas pinzas de hemostasia desde el lado nasal bajo el cornete inferior en la porción posterior de la nariz. El taponamiento se retiene durante dos o tres semanas, según la tolerancia del paciente. A veces será necesario lograr mayor fijación por alambrado óseo directo en el borde orbitario.

A veces se inserta un tornillo perforado en el cuerpo del malar y se fija a la tracción elástica de un gorro. Generalmente este es un último recurso en los tratamientos retardados, en casos en que la manipulación no ha tenido éxito o cuando las partes no se quedan en su lugar.

El malar que ha estado deprimido durante mucho tiempo puede levantarse aplicando fuerza por vía intrabucal con ayuda de un instrumento grande, generalmente la sonda uretral metálica.

El método más sencillo para tratar las fracturas del arco cigomático es la reducción con un instrumento largo (por ejemplo un elevador de periostio) a través de una incisión en el repliegue mucobucal al nivel del segundo molar (fig. 19-63). Se pasa el instrumento por fuera y arriba hasta que llega a la región media del arco; se hace presión lateral evitando la acción de palanca sobre la superficie del maxilar superior o de los dientes. Los dedos de la otra mano se colocan en la piel sobre el arco para guiar la reducción. No suele requerirse fijación. Algunos operadores creen que la función continuada de la mandíbula puede dar como resultado el desplazamiento de los fragmentos por la acción del músculo masetero. Colocan un alambre con un lazo en los dientes en cada cuadrante posterior cerca del maxilar y de la mandíbula con tracción intermaxilar elástica y mantienen la boca cerrada 10 a 14 días. La curación clínica se lleva a cabo en dos semanas.

Si la fractura es más antigua y la manipulación puede liberarla, la reducción no se mantiene por sí misma en algunos casos. Se puede colocar una aguja grande semicircular debajo de la arcada. Se pone a través de la piel inferior al arco, detrás del arco y otra vez atravesando la piel en la parte superior. Los alambres insertados se colocan a través de las rejillas de una máscara para éter que tiene sus bordes acolchonados y colocada en el lado de la cara. Puede obtenerse de nuevo la reducción y los alambres se aprietan alrededor de la rejilla de la máscara. Esta se mantiene en su lugar durante tres días.

La vía de acceso de Gillies para la reducción del arco es un procedimiento externo. Se hace una incisión en la piel en la región temporal que ha sido rasurada y se lleva hacia abajo hasta la aponeurosis temporal profunda. Debajo de ésta se introduce un instrumento especial hacia abajo y adelante para llegar a la región media del arco. Se hace presión lateral para la reducción.

Después de reducir por cualquiera de los métodos, se fija con esparadrapo un rodete de gasa al lado de la cabeza, o se fija con esparadrapo un abatelenguas colocado verticalmente sobre un pequeño rollo de venda de gasa que se haya fijado previamente al lado de la sien. Esto se deja en su lugar durante varios días hasta que el paciente se acostumbre a no dormir de ese lado.

Estos métodos sencillos no son eficaces después de nueve días a lo sumo. Los métodos especiales pueden tener éxito incluso a las dos semanas, no obstante que fracturas de dos meses han respondido ocasionalmente al tratamiento. Las fracturas de más de dos semanas se consideran como fracturas no tratadas y se manejan como tales.

Complicaciones

La fractura malar tratada tiene pocas complicaciones. El antro puede llenarse con un hematoma que generalmente se evacua por sí solo pero puede infectarse. Los trastornos nerviosos suelen desaparecer. El equilibrio de los músculos oculares puede estar afectado por la fractura de la apófisis orbitaria.

Una consideración en cualquier fractura del cuerpo cigomático es la posibilidad de herniación de grasa orbitaria, a través de un piso orbital fracturado, hacia el antro. El área borrosa en las radiografías del antro puede representar hematoma, herniación de grasa, o ambos, y es difícil diferenciar incluso usando laminograma. El nivel de la órbita puede no estar bajo en un examen temprano, ya que el hematoma orbitario lo empuja hacia arriba. Cuando más tarde des-

aparece el hematoma, se verá diplopía y enoftalmos. El examen incluye revisión de campos visuales. La diplopía puede observarse de inmediato o cuando los ojos estén volteados hacia arriba y hacia afuera. En este momento deberá también tomarse en consideración la posibilidad de que los músculos orbitarios estén atrapados.

Si no puede descartarse una herniación de grasa orbitaria, se explora el antro a través de una abertura de Caldwell-Luc en el momento de reducir la fractura. De haberse producido herniación, la grasa se empuja hacia arriba y el antro se tapona con gasa vaselinada. A esto puede seguir la inserción de una hoja silástica sobre el piso de la órbita fracturado a través de una incisión infraorbitaria, aunque este procedimiento frecuentemente no es necesario. Si hay una gran posibilidad de que haya habido herniación, se coloca la hoja silástica primero para proteger el globo de la posible lesión provocada por espículas óseas afiladas, a lo que sigue taponamiento del antro en caso necesario.

La fractura no tratada da por resultado gran achatamiento de la cara. La apófisis coronoides puede sufrir presión por la fractura deprimida de manera que se dificulte abrir la boca o ello sea imposible. Se quita la apófisis coronoides. El globo ocular puede estar deprimido junto con el piso de la órbita. Rara vez se intenta corregir una depresión vieja del piso de la órbita, ya que no puede hacerse con éxito. Los injertos de cartílago o de hueso se colocan sobre el arco deprimido y se insertan en el piso de la órbita para levantar el globo ocular. Erich (7) aconseja una pasta esponjosa hecha del hueso de la cresta ilíaca fresca y autógena para colocarla en un túnel sobre el arco para aumentar su grosor. Se coloca a través de una incisión temporal y se moldea desde el exterior. Queda firme en tres días.

BIBLIOGRAFIA

1. Akamine, R. N.: Diagnosis of traumatic injuries of the face and jaws, Oral Surg. 8:352, 1955.
2. Blevins, C., and Gores, R. J.: Fractures of the mandibular condyloid process: results of conservative treatment in 140 patients, J. Oral Surg. 19:392, 1961.
3. Boyne, P. J.: Osseous repair and mandibular growth after subcondylar fractures, J. Oral Surg. 25:300, 1967.
4. Caldwell, J. B.: The consultant, J. Oral Surg. 22:460, 1964.
5. Crosby, J. F., and Woodward, H. W.: Autogenous bone graft for repair of nonunion of

maxillary fracture: report of case, J. Oral Surg. **23**:441, 1965.

6. Crowe, W. W.: Treatment of zygomatic fracture-dislocations, J. Oral Surg. **17**:27, 1959.
7. Erich, J. B.: Unpublished addresses.
8. Fry, W. K., Shepherd, P. R., McLeod, A. C., and Parfitt, G. J.: The dental treatment of maxillofacial injuries, Oxford, 1942, Blackwell Scientific Publications, p. 104ff.
9. Hinds, E. C.: The consultant, J. Oral Surg. **23**:179, 1965.
10. Huelke, D. F., and Burdi, A. R.: Location of mandibular fractures related to teeth and edentulous regions, J. Oral Surg. **22**:396, 1964.
11. Jarabak, J. P.: Use of the Foley catheter in supporting zygomatic fractures, J. Oral Surg. **17**:39, 1959.
12. Johnson, L.: Unpublished address.
13. King, A. B., and Walsh, F. B.: Trauma of the head with particular reference to the ocular signs, Amer. J. Ophthal. **32**:191, 1949.
14. Laing, P. G.: The consultant, J. Oral Surg. **23**:86, 1965.
15. MacIntosh, R. B., and Obwegeser, H. L.: Internal wiring fixation, Oral Surg. **23**:703, 1967.
16. MacLennon, W. D.: Unpublished address.
17. Robinson, M., and Yoon, C.: The 'L' splint for the fractured mandible: a new principle of plating, J. Oral Surg. **21**:395, 1963.
18. Shira, R. B., and Frank, O. M.: Treatment of nonunion of mandibular fractures by intraoral insertion of homogenous bone chips, J. Oral Surg. **13**:306, 1955.
19. Small, E. W.: Inside-out and bottom-up: the management of maxillofacial trauma patients, Milit. med. **136**:553, 1971.
20. Smith, A. E., and Robinson, M.: A new surgical procedure in bilateral reconstruction of condyles, utilizing iliac bone grafts and creation of new joints by means of non-electrolytic metal. A preliminary report, Plast. Reconstr. Surg. **9**:393, 1952.
21. Smith, J. F.: Nutritional maintenance of the oral fracture patient, Oral Surg. **19**:705, 1965.
22. Thoma, K. H.: A new method of intermaxillary fixation for jaw fractures in patients wearing artificial dentures, Amer. J. Orthodont. (Oral Surg. Sect.) **29**:433, 1943.
23. Walker, R. V.: Traumatic mandibular condylar fracture dislocations. Effect on growth in the macaca rhesus monkey, Amer. J. Surg. **100**:850, 1960.
24. Weinman, J. P., and Sicher, H.: Bone and bones, fundamentals of bone biology, ed. 2, St. Louis, 1955, The C. V. Mosby Co., pp. 314-330.

20

Articulación temporomandibular

FRED A. HENNY

La articulación temporomandibular ha sido objeto de considerable interés e investigación científica en los últimos 20 años. Es en realidad una de las estructuras faciales más complejas, que produce muchos problemas en sus diversos estados patológicos, cuyo diagnóstico y tratamiento correctos no son con frecuencia ni aparentes ni fáciles de ejecutar. Sin embargo, el hecho de que hoy se sabe que muchas formas de terapéutica empleadas en lo pasado eran básicamente incorrectas pone en evidencia que se ha aprendido mucho sobre esta articulación en los últimos años. Así como ha progresado el conocimiento de la función y patología de la articulación, del mismo modo ha progresado el tratamiento de sus numerosos problemas. Hoy en día la vasta mayoría de los problemas temporomandibulares pueden corregirse con un tratamiento adecuado.

ANATOMIA

Como la descripción de la articulación se encuentra en los textos de anatomía no se tratará aquí en detalle. Sin embargo, conviene un repaso de ciertos puntos.

La articulación temporomandibular es una diartrosis que difiere de la mayoría de las articulaciones en que las superficies articulares están cubiertas con tejido fibroso avascular en vez de cartílago hialino. La superficie articular consiste en una fosita articular cóncava y un tubérculo articular convexo. La fosa termina posteriormente en el labio articular posterior. Este borde evita el impacto directo del cóndilo en el hueso timpánico durante un desalojamiento posterosuperior del cóndilo. Los labios óseos también existen en los bordes lateral y medio de la fosita articular, siendo el último el más prominente. La fosita se continúa anteriormente con el tubérculo o eminencia articular. El tubérculo es muy convexo en dirección anteroposterior y ligeramente cóncavo en sentido lateral. El límite anterior del tubérculo no es muy neto.

Cóndilo. El cóndilo es de forma oval, con su eje longitudinal en dirección transversal. Es más convexo en su eje anteroposterior que en el eje transversal. La superficie articular del cóndilo está colocada en dirección superior y anterior, de manera que en una vista lateral el cuello del cóndilo parece estar doblado anteriormente.

Menisco. El menisco articular está colocado entre la superficie articular del hueso temporal (fosita glenoidea) en la parte superior y el cóndilo en la inferior, dividiendo la articulación en dos compartimientos: superior e inferior. El menisco es oval y fibroso. Es mucho más delgado en su porción central que en la periferia. El borde posterior del menisco es el más grueso. La superficie superior del menisco es cóncavoconvexa y la superficie inferior es cóncava en dirección anteroposterior. La periferia del menisco se encuentra fija al tendón del músculo pterigoideo externo por su parte anterior; posteriormente el disco se continúa con una formación de tejido conectivo neurovascular (14) que se extiende y une con la pared posterior de la cápsula articular. El resto de la periferia del disco se fija directamente a la cápsula.

Cápsula. La cápsula es una estructura ligamentosa delgada que se extiende desde la porción temporal de la fosita glenoidea por su parte superior, se une al menisco y se extiende hacia abajo hacia el cuello del cóndilo. La porción superior de la cápsula está libre, lo que permite los movimientos de deslizamiento anterior de la función normal, en tanto que la porción inferior es mucho más fija en la parte donde se efectúan los movimientos de bisagra.

Membrana sinovial. La membrana sinovial es una membrana de tejido conectivo la cual recubre la cavidad de la articulación y secreta el líquido sinovial que lubrica la articulación.

Ligamentos. El ligamento temporomandibular se extiende desde el arco cigomático hacia abajo y atrás, hasta el borde posterior lateral del cuello del cóndilo. Es el único ligamento que proporciona un sostén directo a la cápsula. Los ligamentos esfenomandibular y estilomandibular se consideran como ligamentos accesorios. El primero se inserta a la espina de Spix y el último en el ángulo de la mandíbula.

Estructuras nerviosas y vasculares. Por detrás del menisco se encuentra una formación de tejido conectivo laxo que contiene numerosos nervios y vasos sanguíneos (14). Los nervios sensitivos derivan de las ramas auriculotemporal y masetérica del nervio dentario inferior y son propioceptivos para la percepción del dolor. La red vascular consta de arterias que provienen de la rama temporal superficial de la carótida externa.

ARTICULACION TEMPOROMANDIBULAR DOLOROSA

Se ha prestado considerable atención al diagnóstico y tratamiento de la articulación temporomandibular dolorosa desde que Goodfriend (8) publicó su trabajo original en 1933, seguido inmediatamente por el trabajo amplio de Costen (4) en 1934. Como resultado de estas dos contribuciones y continuado el estudio por cirujanos bucales, prostodontistas, periodontistas, ortodontistas y otros investigadores, se acumuló bastante conocimiento en este interesante campo (1-3, 9). Desde entonces muchos pacientes con dolor facial o craneal no diagnosticado antes reciben un diagnóstico preciso y un tratamiento cada vez más eficaz.

Etiología

La artralgia temporomandibular suele atribuirse a una combinación de los factores que se enumeran a continuación:

1. Desarmonía oclusal
2. Desalojamiento posterosuperior del cóndilo debido a una disminución de la relación vertical maxilomandibular
3. Factores psicógenos que producen hábitos como bricomanía y espasmo muscular
4. Un simple traumatismo
5. Sinovitis aguda por fiebre reumática
6. Artritis reumatoide
7. Osteoartritis

Muchos de estos factores se estudiarán más adelante, así que no es necesario el tratarlos en

detalle aquí. Sin embargo, es importante señalar que al papel de la disminuida relación maxilomandibular en la producción del dolor articular se le ha dado poca importancia en los últimos años.

Cuando se aprecia clínicamente, por lo general es en pacientes que usan dentaduras artificiales completas o que han mascado tabaco durante muchos años, de manera que se ha perdido una cantidad considerable de estructura dentaria por la abrasión oclusal. Cualquiera de estas circunstancias no es por sí misma una causa frecuente de dificultad y en los pacientes que usan dentaduras completas el defecto generalmente se corrige restableciendo un espacio maxilomandibular adecuado. Debe entenderse claramente que los músculos no pueden ser distendidos más allá de sus límites fisiológicos. Cualquier antagonismo entre los músculos de la masticación, por un lado, y el hueso, los dientes y la encía por el otro, es siempre ganado por los músculos. En lugar de establecer esta rivalidad, debe intentarse el ajuste de la abertura maxilomandibular en su posición normal. La desarmonía oclusal y los factores psicogénicos son el factor etiológico más común.

Síntomas

Los síntomas que provienen de la disfunción de la articulación temporomandibular son diversos. Todos los diversos síntomas pueden ocurrir en un paciente, en tanto que en otro solamente puede presentarse un síntoma. Es por lo tanto de importancia que al paciente se le permita describir su sintomatología en detalle y si es necesario seguir con preguntas pertinentes relativas a sus quejas. Los síntomas que clásicamente se presentan en este síndrome en orden de frecuencia son los siguientes:

1. Dolor en la porción anterior de la oreja, generalmente unilateral, que se extiende hacia la cara. Es especialmente intenso cuando se usa la mandíbula
2. Sensación de golpeteo, tronido o gran ruido en el área de la articulación durante la masticación
3. Imposibilidad de abrir normalmente la boca sin dolor
4. Dolor en el área posarticular
5. Dolor en las áreas cervical o temporal generalmente acompañado de dolor facial
6. Imposibilidad de cerrar completamente los dientes posteriores en oclusión normal del lado afectado

7. En raras ocasiones, dolor en la superficie lateral de la lengua. Cuando esto acontece generalmente se encuentra asociado con otros síntomas más específicos de la articulación

De los síntomas mencionados anteriormente, los primeros tres son típicos y se ven en una gran mayoría de pacientes con dolor de la articulación temporamandibular. El resto de los síntomas generalmente son secundarios a esos tres.

Datos clínicos

La valoración clínica es de gran importancia y debe hacerse con un cuidado meticuloso. Para asegurar la valoración adecuada debe hacerse un examen sistemático suficientemente extenso para evitar errores por omisión. Los signos clínicos que se encuentran en el examen, en el orden de su frecuencia, son los siguientes:

1. Dolor a la palpación en la articulación temporomandibular afectada durante los movimientos normales de abertura y cierre. Esto se encuentra con más facilidad colocando el dedo examinador en la porción posterosuperior del cóndilo y haciendo presión hacia adelante durante la excursión del cóndilo. Este dato es de importancia y debe encontrarse presente para justificar un diagnóstico positivo de artralgia temporomandibular. Generalmente se experimenta cierta molestia aun en articulaciones normales por la prueba diagnóstica mencionada, pero en el lado enfermo el dolor se acentúa mucho más en comparación con el lado no afectado.

2. Desviación de la mandíbula hacia el lado afectado durante los movimientos normales de abertura. Este es un dato frecuente ya que el espasmo muscular generalmente acompaña a la disfunción de la articulación y contribuye por lo tanto a que se presente el dolor. Esto restringe el movimiento del cóndilo, disminuyendo o eliminando por completo el movimiento de deslizamiento de manera que permanece como una articulación en forma de bisagra, sin que el cóndilo abandone la fosita. Esta es una observación clínica de importancia.

3. Crepitación durante los movimientos mandibulares. La crepitación puede oírse o palparse, o bien ambas cosas. Se encuentra fácilmente con el estetoscopio, pero generalmente basta la palpación directa sobre la cabeza del cóndilo durante los movimientos de abertura.

4. Discrepancia en la oclusión. Las discrepancias oclusales pueden ser claramente visibles o bien pueden requerir un estudio cuidadoso, incluyendo el uso de modelos articulados. Las discrepancias oclusales frecuentes se estudian a continuación:

a) Maloclusión adquirida. La pérdida de cualquier diente o dientes sin restitución inmediata frecuentemente es seguida por una disrupción en el balance oclusal desviando e inclinando los dientes alrededor del área edéntula. Esta maloclusión adquirida distorsiona la función normal de oclusión por medio de la interferencia de los tubérculos y contactos prematuros, los que contribuyen a la alteración de la función de la articulación y a la aparición del dolor. Esta alteración, cuando se combina con tensión nerviosa es la etapa clínica que se nota con más frecuencia. Su corrección requiere tratamiento que puede variar desde la simple extracción de un tercer molar fuera de sitio (fig. 20-1) hasta un extenso ajuste oclusal, llamado también equilibración. Estos ajustes deben hacerse por medio de un procedimiento especializado y con el conocimiento de la oclusión.

b) Maloclusión inherente. Existen diversas variaciones del concepto ideal de oclusión balanceada. A pesar del hecho de que los dientes pueden ser estéticamente aceptables, ya sea naturalmente o como resultado de tratamiento ortodóntico, la interferencia de los tubérculos puede ser considerable en una dentadura que no ha perdido dientes. Aquí otra vez el estado de tensión nerviosa suele ser el factor que produce el espasmo muscular y la bricomanía.

Sin embargo, también los factores puramente mecánicos pueden producir dolor articular. Un ejemplo de esto es un tercer molar inferior que hace erupción en dirección posterolateral, de manera que termina por encontrarse en el camino de excursión del borde anterior de la rama ascendente de la mandíbula. Esto ocasiona desviación de la mandíbula para evitar el tercer molar durante los movimientos normales de masticación, los cuales a su vez pueden ocasionar suficiente alteración fisiológica para originar intenso dolor articular. El tratamiento desde luego consiste sólo en la extracción del diente para establecer nuevamente los movimientos normales de excursión.

c) Restauraciones dentales inadecuadas. Cuando las estructuras dentales se reconstruyen o se reparan, frecuentemente se

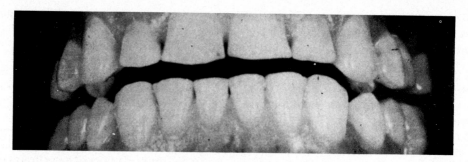

Fig. 20-1. Tercer molar superior en extrusión que ha producido oclusión de acomodo. En posición céntrica, el tercer molar impide que los dientes tengan contacto adecuado.

hace sin una consideración adecuada de la función oclusal. En la gran mayoría de la población esto no es especialmente importante. Sin embargo, en algunos el resultado final es la pérdida de hueso alveolar o la aparición de dolor en la articulación temporomandibular. Nuevamente es aquí un importante factor contribuyente la tensión nerviosa, con el subsecuente golpeteo, desgaste o choque de los dientes. Es importante, por lo tanto, revisar la historia de inserción de restauraciones dentales en relación con el comienzo del dolor articular.

5. Tensión nerviosa. Este factor subyacente quizá no sea aparente de inmediato pero debe reconocerse como uno de los factores muy activos en la producción del dolor articular. Su descubrimiento temprano como factor de importancia en determinados casos puede decidir la diferencia entre el éxito y el fracaso del tratamiento. Su importancia como agente etiológico puede apreciarse fácilmente cuando se comprende que a pesar de que un gran número de pacientes tienen desarmonías oclusales con interferencia de los tubérculos o incluso pérdida de la dimensión vertical, sólo algunos de ellos presentan síntomas de la articulación. Por otra parte, los pacientes con dolor articular generalmente tienen dificultades oclusales que no son mayores que las del resto de las personas que no ha tenido ningún problema de la articulación. El golpeteo y desgaste de los dientes son resultado directo de la tensión y causan un estado de fatiga muscular que por sí misma puede producir dolor aunque la articulación no esté afectada.

Datos radiográficos

Un estudio radiográfico adecuado debe incluir radiografías dentales y de las articulaciones temporomandibulares (fig. 20-2). Las radiografías de la articulación deben hacerse en todos los casos para clasificar el tipo de trastorno de la articulación y también para proporcionar un registro básico para referencias posteriores si el paciente presenta otras dificultades en los años subsecuentes. Las radiografías deben incluir tanto el lado doloroso como el normal para hacer una comparación adecuada; también deben comprender las posiciones abiertas y cerradas que dan una indicación de la función de la mandíbula y hasta del espasmo muscular.

Las radiografías de valor diagnóstico son algunas veces difíciles de obtener. Existen diversas técnicas y se debe escoger la que con más frecuencia dé buenos resultados en manos de cada operador (6). La interpretación de las radiografías también es difícil para un observador no experimentado y requiere mucha paciencia, estudio persistente y la correlación de los datos clínicos y radiográficos. Al revisarlas es importante orientarse primero acerca de la posición del cóndilo y de la cavidad glenoidea. Con frecuencia habrá una superposición de otras estructuras sobre el área articular, enmascarando más todavía los verdaderos signos.

Las siguientes variaciones son las que se aprecian con más frecuencia:

1. Restricción de los movimientos de ambos cóndilos. Este dato generalmente es unilateral y puede indicar el comienzo de una anquilosis o simplemente un espasmo muscular. En todo caso, ayuda a verificar la impresión clínica de disfunción articular en ese lado. Este es uno de los datos más significativos y que se aprecian con más frecuencia como dato positivo.

2. Pérdida de claridad en el espacio articular en ambas posiciones, abierta y cerrada. Generalmente indica una inflamación aguda dentro de la articulación.

3. Desalojamiento posterosuperior de la cabeza del cóndilo por disminución de la dimensión vertical. Esto es difícil de interpretar debido a las variantes que pueden aparecer en la angulación de las radiografías.

4. Erosión o desmineralización de la cabeza del cóndilo. Esto puede ser manifestación de una disfunción metabólica generalizada o puede deberse a un proceso tumoral localizado. Su presencia requiere una evaluación cuidadosa.

5. Alteraciones proliferativas o formación de osteófitos que se manifiestan por agrandamiento difuso de la cabeza del cóndilo o por proyecciones relativamente opacas de la superficie articular dentro del espacio interarticular (fig. 20-3).

6. Subluxación o luxación de uno o de ambos cóndilos. La relajación de los ligamentos en ocasiones permite al cóndilo extenderse anteriormente más allá de su posición normal de abertura. Esto puede manifestarse por una verdadera luxación (dislocación) que requiere reducción o puede ser solamente una excursión sobreextendida hacia adelante que se reduce por sí misma (subluxación).

Debe notarse que aunque muchos pacientes tienen signos radiográficos demostrables, otros pueden tener dolor persistente sin datos radiográficos anormales. Esto puede deberse a un proceso patológico inicial o el paciente puede simplemente tener dolor de origen muscular o mioaponeurótico sin trastorno articular.

Tratamiento

El tratamiento de la artralgia de la articulación temporomandibular ha variado considerablemente en el pasado, pero en los años recientes se ha producido una relativa unanimidad de opinión. Al presente el programa del tratamiento debe considerarse en tres etapas progresivas:

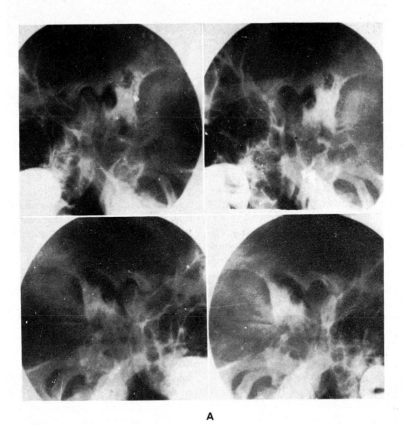

A

Fig. 20-2. A, articulación temporomandibular de aspecto normal. Son uniformes los límites de la fosa glenoidea y del cóndilo. El grado de excursión condílea es normal. Las estructuras articulares no están borradas. B, mal funcionamiento articular bilateral. Tanto en la placa con boca abierta (izquierda) como en la cerrada (derecha) hay irregularidad en el contorno condilar, algunos signos de desmineralización, opacidad del menisco articular y excursión insuficiente.

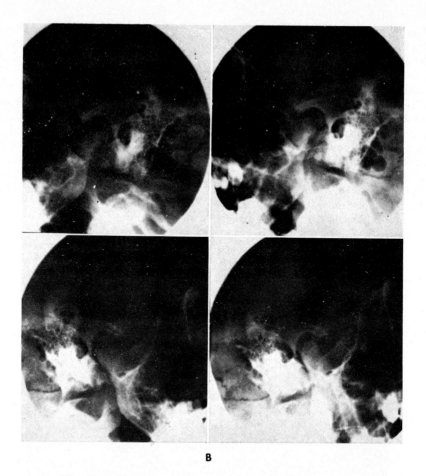

B

Fig. 20-2. *(Continuación.)* Ver leyenda en lá página anterior.

conservador, de soporte y correctivo; terapéutica por inyección y condilectomía mandibular (11).

Terapéutica conservadora de sostén y correctiva. Todo paciente afectado por dolor en la articulación temporomaxilar deberá someterse a un programa específico diseñado para reducir los cambios inflamatorios locales cuanto antes sea posible. Deberán continuarse indefinidamente ciertos aspectos del programa, aunque otros pueden suspenderse a medida que el paciente se sienta más cómodo. Sin embargo, todos los pacientes deberán comprender que aunque se obtiene alivio por tratamiento conservador la articulación puede doler otra vez de ser sometida a tensiones indebidas. Por esto en el futuro deberán usar con precaución el maxilar.

Colocación de la articulación en reposo. Esto se consigue colocando al paciente en un régimen que consiste en dieta blanda y limitación de los movimientos. Generalmente no es aconsejable eliminar completamente los movimientos con ligadura interdental ya que esto ocasiona una exacerbación del dolor por compresión del cóndilo contra el menisco y las estructuras periarticulares, las cuales se encuentran ya en cierto grado de inflamación y esto por sí mismo no elimina la bricomanía que puede existir. La limitación voluntaria de los movimientos y la subsistencia a base de una dieta blanda permiten a las estructuras de la articulación descansar hasta donde es posible de manera que la inflamación y el edema que se encuentran presentes puedan desaparecer gradualmente. La abertura de la mandíbula debe restringirse a una abertura que sea posible sin producir dolor. Esto reduce el estímulo del dolor y por lo tanto tiende a reducir el espasmo muscular asociado.

Aplicación de calor. La relajación muscular también se ayuda por el uso frecuente de calor en el área afectada. Un cojín eléctrico es la forma más práctica de aplicarlo; sin embargo las compresas húmedas pueden ser de beneficio considerable. Puede emplearse un cojín eléctrico durante la noche y temprano por la mañana cuando los espasmos musculares generalmente son más molestos.

Analgésicos. El ácido acetilsalicílico, en dosis de 0.65 g cuatro veces al día, ayuda mucho a eliminar el malestar, debido a su acción analgésica que reduce el espasmo muscular y el trismo. Debe darse siempre por prescripción con direcciones claras para mantener fielmente el horario de las dosis durante el periodo de tratamiento activo. Esto generalmente abarca de cuatro a seis semanas y no tiene ninguna contraindicación a menos que se presenten síntomas de intolerancia gástrica. Es mucho más eficaz cuando se toma de 15 a 20 minutos antes de los alimentos con un vaso lleno de agua, y la dosis final a la hora de acostarse.

Sedantes y tranquilizantes. La mayoría de los pacientes con artralgia dolorosa temporomandibular tienen una considerable tensión nerviosa que agrava el problema, o en ocasiones puede ser secundaria, producida por el dolor continuo. La sedación ligera está por lo tanto indicada. Es eficaz el amobarbital (Amytal) sódico, 60 mg tomados cuatro veces al día, y no es depresor. El diacepam (Valium) es agente tranquilizador eficaz y también induce relajamiento muscular como beneficio adicional. La dosificación varía de 2 mg cuatro veces al día, a 5 mg cuatro veces al día en casos graves. Nunca deberá usarse junto con alcohol, por tener éste importante efecto potencializador.

Ejercicio. El espasmo muscular y la tensión se alivian ambos considerablemente por medio de un programa de ejercicio físico diario. El ejercicio al aire libre y los deportes son preferibles, pero no completamente necesarios. Las caminatas al aire libre o en bicicleta son excelentes y especialmente eficaces para los individuos sedentarios. Una gran proporción de pacientes de este tipo son mujeres y por lo general eluden el ejercicio físico. Sin embargo, debe hacerse hincapié en que adopten un programa de ejercicio físico bien balanceado y que lo continúen indefinidamente. Si el paciente es especialmente tenso, una caminata por las tardes seguida de un baño tibio en la tina y la última dosis diaria de ácido acetilsalicílico y amobarbital sódico o diacepam ayudarán mucho a proporcionar una noche descansada, libre de espasmo muscular.

Construcción de un plano de mordida. Debe construirse un plano de mordida palatino para aquellos pacientes con signos de bricomanía.

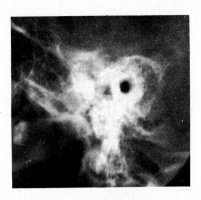

Fig. 20-3. Anquilosis de la articulación temporomandibular. No puede identificarse el cóndilo y la fosa glenoidea se aprecia vagamente.

Debe diseñarse de forma que sólo los dientes anteriores inferiores puedan tocar la superficie lisa y brillante del plano para que no puedan cerrarse en oclusión, evitando, por lo tanto, la bricomanía (fig. 20-4). El plano de oclusión no debe considerarse primordialmente como una férula para abrir la oclusión sino como una ayuda para que el paciente rompa el hábito subconsciente de chocar y remoler los dientes durante el sueño o incluso despierto. Puede hacerse necesario para el paciente usar este aparato continuamente durante dos o tres semanas pero debe restringirse a las noches tan pronto como sea posible para eliminar la posibilidad de alargamiento de los dientes posteriores. El plano de mordida se construye de acrílico claro, cubriendo aproximadamente la mitad anterior del paladar duro. El acrílico debe ser liso y muy pulido. El aparato se sostiene en su lugar por medio de un alambre continuo que se extiende a lo largo de los márgenes cervicales de los dientes anteriores superiores. Debe considerarse como una férula temporal ya que se usa principalmente para ayudar a que el paciente rompa el hábito de la bricomanía. Cuando esto se ha logrado el uso de la férula debe suspenderse gradualmente.

Rehabilitación oclusal. Después de un esfuerzo concienzudo del paciente para seguir los regímenes tal como se han indicado antes, generalmente es posible después de una o dos semanas someter al paciente a los ajustes oclusales que estén indicados. Los detalles de este procedimiento no se incluirán aquí. Sin embargo, el objetivo básico de la rehabilitación oclusal debe ser la restauración de una oclusión relativamente normal sin contactos prematuros o interferencias de los tubérculos. Esto puede requerir un

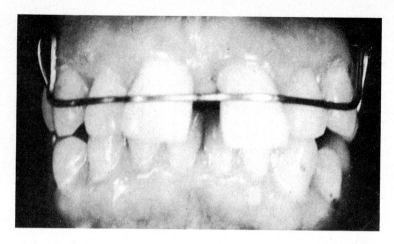

Fig. 20-4. Plano de mordida en su sitio; sólo permite el contacto con los incisivos inferiores.

desgaste oclusal extenso o incluso algunas extracciones y la restauración de las áreas edéntulas. El uso de modelos articulados cuidadosamente y el estudio del funcionamiento de la oclusión son indispensables si se trata de obtener buenos resultados. Las restauraciones mal ajustadas que pueden haber sido insertadas inmediatamente antes del comienzo del dolor merecen especial atención y corrección inmediata. Los terceros molares desviados son también de gran importancia ya que pueden ocasionar una desviación espontánea y subconsciente de la oclusión, que puede bastar para iniciar un desajuste muscular con el subsecuente espasmo y dolor articular. La equilibración articular es un tema de importancia, y el estudiante interesado debe realizar el necesario estudio de posgraduado para desarrollar un concepto propio de su ejecución.

Terapéutica por inyección. La terapéutica por inyección es de dos tipos: con compuestos de hidrocortisona y con soluciones esclerosantes.

Compuestos de hidrocortisona. La inyección intraarticular de los compuestos de hidrocortisona ha demostrado ser muy eficaz para el alivio del dolor de las articulaciones al reducir los procesos inflamatorios que existen en las articulaciones (7, 12, 15). Como resultado de los adelantos recientes se dispone de compuestos más potentes.

Estos son acetato de prednisolona (acetato de Metecortelone) y butilacetato terciario de prednisolona (Hydeltra-T.B.A.). Los corticosteroides rápidos y de acción prolongada se combinan en acetato de betametasona y fosfato disódico de betametasona (Celestone Soluspan) o los

dos tipos pueden sencillamente combinarse mezclando fármacos rápidos y de depósito antes de la infección intraarticular. Con cualquiera de estas drogas suelen lograrse resultados benéficos por medio de la inyección intraarticular de 15 miligramos dentro de la articulación temporomandibular. Las siguientes indicaciones de las inyecciones deben observarse estrictamente:

1. La articulación es tan dolorosa que la rehabilitación oclusal no puede iniciarse.
2. El dolor persiste a pesar de la terapéutica adecuada, conservadora y de sostén.

Las inyecciones de hidrocortisona no deben usarse sistemáticamente sino sólo como ayuda ocasional para cualquier otro plan de tratamiento. En aquellos casos en los cuales el comienzo es brusco y no existe ninguna complicación oclusal, puede producirse una cura permanente. Sin embargo, en aquellos pacientes que tienen una historia prolongada y desarmonías oclusales junto a un estado de tensión, la mejoría por medio de la inyección solamente, sin otro tratamiento adicional correctivo y de soporte, generalmente va seguida de recidiva de los síntomas en dos a cuatro semanas, cuando la acción antiinflamatoria del fármaco ha desaparecido.

Los pacientes con signos radiográficos de alteraciones proliferativas extensas dentro de la articulación, o de erosión de la cabeza del cóndilo, deben ser tratados quirúrgicamente cuando persisten los síntomas a pesar de la terapéutica general de sostén. Como raras veces ambas articulaciones están afectadas al mismo tiempo, la inyección se da casi invariablemente en un solo lado, a pesar de que no hay contraindicación absoluta para inyectar bilateralmente.

La técnica de la inyección de hidrocortisona en la articulación (fig. 20-5) es como sigue (10):

1. El sitio de la inyección debe prepararse de manera que esté quirúrgicamente limpio.

2. La boca del paciente debe abrirse un tercio de la distancia completa normal.

3. Cuando se emplea anestesia local, se deposita a través de la escotadura sigmoidea y también en los tejidos que cubren la articulación.

4. Con la boca abierta un tercio de la abertura normal, la inyección de hidrocortisona se hace por una aguja de calibre 25. La aguja se introduce sobre la superficie lateral de la articulación, dirigida hacia la cavidad glenoidea.

5. En cuanto se localice el techo de la cavidad glenoidea, la aguja se saca un milímetro, se aspira y se inyecta el fármaco.

6. La cavidad inferior de la articulación también puede inyectarse dirigiendo la aguja hacia la superficie articular del cóndilo, pero este paso se ha abandonado ya que no mejora mucho los resultados y puede producir trauma adicional de la superficie articular.

7. La aguja se saca y se coloca un pequeño apósito estéril.

Cuando se ha hecho esta inyección en ocasiones el paciente se queja de aumento de los síntomas durante 24 ó 36 horas, pero generalmente ello va seguido de reducción importante, a menudo completa, del dolor y la disfunción. Como se ha visto anteriormente, los resultados beneficiosos suelen durar de dos a cuatro semanas, tiempo generalmente suficiente para efectuar la mayoría de los ajustes oclusales que se requieran. Desde luego, pueden darse inyecciones adicionales si son necesarias.

Soluciones esclerosantes. La inyección de soluciones esclerosantes debe restringirse a aquellas articulaciones que muestran signos clínicos y radiográficos de hipermotilidad (subluxación o luxación). En este caso, hay relajación de la cápsula y de los ligamentos temporomandibulares, que permite al cóndilo sobreextenderse en sus movimientos anteriores. La inyección de soluciones esclerosantes debe restringirse a la cápsula para favorecer la fibrosis y el ajuste de esta estructura. La substancia usada no debe inyectarse dentro de la cavidad articular, como se hace con los compuestos de hidrocortisona. Generalmente se requiere más de una inyección, pero como puede haber reacción local intensa conviene espaciar las inyecciones por dos a tres semanas. El paciente debe comprender que puede necesitarse una serie de cuatro o cinco inyecciones.

Condilectomía mandibular. La intervención quirúrgica para eliminar el dolor temporomandibular está indicada solamente cuando han fracasado los métodos conservadores y hay signos radiográficos de extensas alteraciones proliferativas o de erosión de la cabeza del cóndilo (11). Los pacientes psiconeuróticos no deben ser sometidos al tratamiento quirúrgico a menos que el procedimiento haya sido aprobado por un psiquiatra después de la valoración adecuada. Cuando la intervención quirúrgica está indicada, el procedimiento de elección es la condilectomía alta (condilotomía). Este enfoque del problema ha surgido después de que han fallado los métodos anteriores, que se acompañaban de un alto porcentaje de dolor recurrente después de la cirugía, que consistía en extraer el menisco (5). La selección de los pacientes para cirugía debe

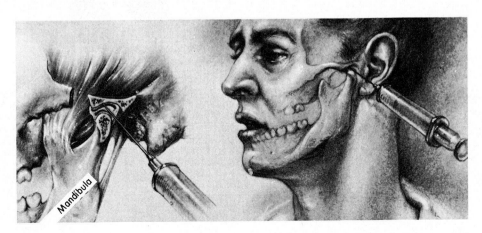

Fig. 20-5. Inyección de hidrocortisona (25 mg de hidrocortisona o 15 mg de acetato de prednisolona o butilacetato terciario de prednisolona) en el compartimiento superior de la articulación temporomandibular. (Según Henny, F. A.: J. Oral Surg. 12:314, 1954.)

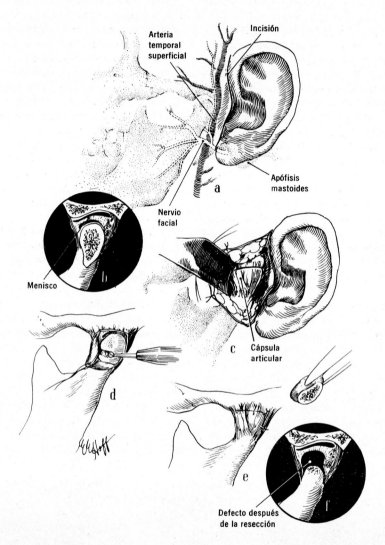

Fig. 20-6. Condilectomía mandibular. **a,** la región anatómica en relación con la incisión y la disección subsecuente. Conviene señalar que si se hace la disección en contacto con el cartílago de la oreja no se lesionan los vasos ni los nervios. **b,** corte transversal de la articulación que muestra las relaciones entre el menisco, espacios articulares y tejido neurovascular posterior al cóndilo, como las describió Sicher. **c,** incisión del ligamento capsular. Todos los tejidos suprayacentes han sido seccionados y separados hacia adelante. **d,** se corta la cabeza del cóndilo con una fresa de carburo de tungsteno. **e,** la cápsula se cierra con sutura de catgut simple núm. 30. **f,** espacio dejado por la extirpación condilar. Generalmente las porciones resecadas se redondean. (Según Henny, F. A.: J. Oral Surg. 15:214, 1957.)

hacerse con cuidado para estar seguro de que el dolor proviene de la articulación y no de la musculatura; en este último caso, la recidiva posoperatoria del dolor es la regla. El procedimiento se basa en la reducción quirúrgica de la altura de la cabeza del cóndilo, aliviando por lo tanto la irritación y la presión persistentes en la inervación articular. Este tejido se ha descrito por Sicher (14) como colocado posteriormente con respecto a la cabeza del cóndilo y conteniendo "tejido conectivo laxo rico en vasos sanguíneos, nervios y terminaciones nerviosas", que une el disco articular posteriormente a la cápsula. A pesar de que sería lógico esperar desviación de la mandíbula hacia el lado operado después de la intervención esto no ocurre (fig. 20-8). Cuando se produce la desviación, es generalmente de un grado relativamente leve, fácilmente corregible con ajuste oclusal. La conservación del menisco es importante, porque evita adherencias que de otra manera se formarían entre el muñón de la mandíbula resecada y la fosa glenoidea, y este desarrollo causaría la desviación del maxilar inferior hacia el lado afectado. No es necesario restringir el movimiento después de la operación. En vez de ello, deberá permitirse al paciente volver a asumir gradualmente la función maxilar en cuanto sea posible.

El procedimiento aconsejado para la condilectomía (fig. 20-6) es como sigue:

1. Se afeita el pelo en un área de 2.5 cm por detrás y delante del pabellón de la oreja.

2. Se infiltra una solución de anestésico local que contenga adrenalina en el área anterior a la oreja y por encima del cóndilo.

3. Se hace una incisión inmediatamente por delante de la oreja y se extiende desde su inserción inferior hasta la superior.

4. Se diseca un colgajo de piel hasta una distancia aproximada de 2.5 cm anteriormente a la incisión y se sutura hacia adelante con la piel para ayudar a su retracción.

5. La disección se inicia en contacto íntimo con el cartílago de la oreja. La disección consiste en realidad en despegar la inserción de los tejidos blandos del cartílago de la oreja y del conducto auditivo externo hasta llegar al arco cigomático.

6. Se palpa el cóndilo, y se continúa la disección hasta descubrir la cápsula articular.

7. Se abre la cápsula por una incisión semilunar que se extiende a lo largo de sus bordes posterior y superior, pero evitando el menisco.

8. Se reseca el cóndilo a 6 ó 8 milímetros por debajo de su borde superior. Esto se logra rápida y fácilmente empleando una pequeña fresa re-

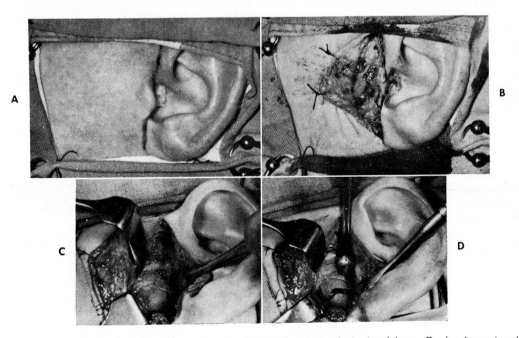

Fig. 20-7. A, incisión preauricular. **B,** colgajo cutáneo disecado y suturado hacia adelante. **C,** cápsula seccionada y separada, lo que permite ver la cabeza del cóndilo. **D,** cabeza del cóndilo cortada antes de retirarla.

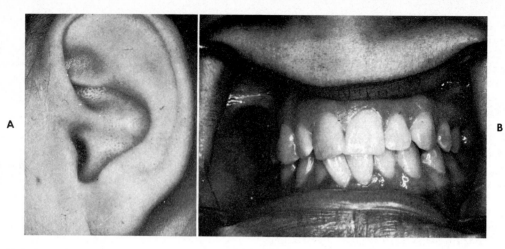

Fig. 20-8. A, aspecto posoperatorio del área quirúrgica, tres años después de la operación. **B,** oclusión posoperatoria, tres años después de la condilectomía; nótese la línea media.

donda de tungsteno y carburo (número 8 de S. S. White), movida por una máquina dental.

9. Se extirpa el cóndilo cortando ligeramente las fibras que lo sujetan del músculo pterigoideo externo. La mayor parte de las fibras de este músculo permanecen fijas por debajo del sitio de resección, proporcionando así una buena función posoperatoria.

10. El muñón del cuello del cóndilo se alisa con limas de hueso, y se coloca Gelfoam dentro del defecto para cohibir la hemorragia capilar que pueda presentarse.

11. Se sutura la cápsula con catgut simple delgado. El resto de la herida se cierra por los medios usuales.

12. Se aplica un vendaje compresivo y se deja durante 48 horas.

13. Se instruye al paciente a que use la mandíbula lo más pronto posible.

14. Como suele haber derrame de sangre dentro del conducto auditivo externo es necesario lavarlo y limpiarlo después de la intervención.

La técnica mencionada tiene diversas ventajas. Permite una visualización adecuada; también, si se disecan los tejidos blandos directamente desde el cartílago de la oreja como se ha descrito, es prácticamente imposible dañar el nervio facial o los abundantes vasos que riegan el área (figura 20-7).

LUXACIONES

La luxación (dislocación) de la articulación temporomandibular ocurre con relativa frecuencia cuando hay relajación de la cápsula y del ligamento temporomandibular que permite al cóndilo moverse hasta un punto anterior a la eminencia articular durante los movimientos de apertura. La contracción y el espasmo musculares mantienen el cóndilo en esta posición, de manera que es imposible para el paciente cerrar la boca y regresarla a su posición normal de oclusión. La dislocación puede ser unilateral o bilateral y puede ocurrir espontáneamente después de abrir lo más posible la boca, como ocurre durante un bostezo o los procedimientos dentales de costumbre. También puede presentarse cuando se fuerzan las mandíbulas durante la anestesia general.

Tratamiento

La luxación generalmente puede reducirse haciendo presión hacia abajo en los dientes posteriores y presión hacia arriba en el mentón, acompañada de un desalojamiento posterior de la mandíbula. Es preferible que el operador esté de pie delante del paciente. Generalmente la reducción no es difícil. Sin embargo, el espasmo muscular puede ser lo suficientemente grande para no permitir la manipulación simple del cóndilo para regresarlo a su posición normal. En tales circunstancias, es necesario producir relajación muscular suficiente para lograr la reducción adecuada del cóndilo luxado. Esto puede lograrse por la administración de anestesia general, suplementada si es necesario por un relajador muscular. Johnson (13) ha informado casos de reducción espontánea de luxaciones de la articulación temporomandibular después de infiltrar una solución de anestésico local en la musculatura que rodea al cóndilo. Este método no requiere manipulación, ya que los músculos se tornan lo suficientemente fláccidos para permitir al cóndilo regresar a su posición normal en la cavidad glenoidea. Es de interés mencionar que Johnson (13) ha notado que cuando la dislocación es bilateral, sólo es necesario anestesiar un lado para lograr la reducción bilateral espontánea.

En ocasiones las luxaciones de larga duración pueden estar presentes y pasar inadvertidas (figura 20-9). Con frecuencia ello ocurre después de extracción de dientes o de amigdalectomía con anestesia general, pues la mandíbula se abre al máximo necesariamente. La dislocación puede pasar inadvertida si el paciente no se examina después de la intervención. Con frecuencia las luxaciones de larga duración requieren reducción abierta ya que generalmente hay oportunidad de desarrollar una nueva articulación por delante de la eminencia articular. La reducción abierta consiste en abrir la articulación a través de una incisión preauricular, como se describió para la condilectomía mandibular, descubriendo así el cóndilo dislocado; con una relajación profunda y bajo visión directa, se puede manipular el cóndilo nuevamente hacia la cavidad glenoidea. Nosotros hemos visto dos casos de este tipo, uno de 13 semanas de duración y otro de 8 semanas. Ambos eran bilaterales y habían resistido todos los esfuerzos para reducir la dislocación por medios conservadores. Ambos pacientes tuvieron un curso posoperatorio normal sin tendencia a la recidiva después de esta intervención.

ANQUILOSIS

La anquilosis de la articulación temporomandibular (fig. 20-10, A) es relativamente rara. La pérdida de la función de la articulación puede ser parcial o completa. La corrección quirúrgica de la anquilosis es necesaria en todos los casos para permitir la rehabilitación adecuada del paciente. Hace algunos años, la anquilosis se presentaba con frecuencia como complicación de una enfermedad de la niñez, pero esto ocurre rara vez desde el uso de los antibióticos para tratar las infecciones secundarias. La causa más común de anquilosis en la actualidad es el traumatismo. La fractura del cóndilo con lesión de la superficie articular, con hemorragia y el subsecuente despegamiento del periostio, seguida de la organización del coágulo, en ocasiones produce unión ósea entre la rama ascendente de la mandíbula y el arco cigomático. La artritis avanzada también puede producir alteraciones proliferativas del cóndilo, que finalmente resultan en anquilosis.

La corrección quirúrgica (artroplastia) implica descubrir el área articular a través de la incisión preauricular descrita anteriormente. Si el área del cóndilo es la única que participa en la anquilosis, no es necesario descubrir la apófisis coronoides. La osteotomía generalmente se extiende primero a través de la base del cuello del cóndilo. Después el cóndilo se extirpa con cincel. En otros casos, cuando el cóndilo fracturado está desalojado hacia la línea media, es necesario realizar una ostectomía de un centímetro en la porción superior de rama ascendente. Esto permite observar la cara interna de la rama ascendente y descubrir el cóndilo desalojado, que

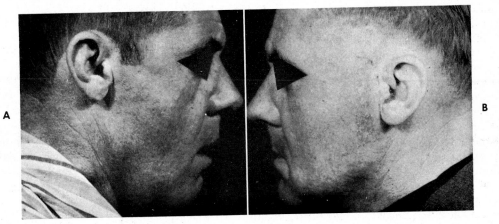

Fig. 20-9. A, dislocación bilateral de larga duración (siete semanas); se intentó varias veces la reducción, sin lograrla. **B,** después de la reducción bilateral abierta.

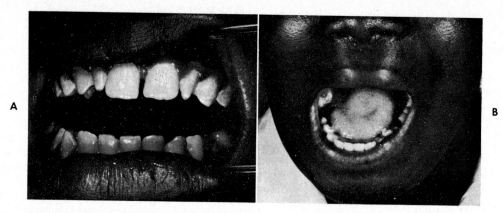

Fig. 20-10. A, anquilosis de la articulación temporomandibular derecha (véase fig. 20-3), después de una fractura del cóndilo derecho. **B**, excursión de la mandíbula después de la artroplastia con incisión preauricular y dilatación posoperatoria.

puede separarse con cincel de la superficie interna de la rama ascendente y retirarse a través de la herida.

Existen dos principios para obtener una artroplastia con éxito:

1. Lograr una artroplastia adecuada, extirpando el cóndilo desplazado si se encuentra presente, y crear un espacio de uno a uno y medio centímetros entre el margen superior de la rama ascendente y el arco cigomático.
2. Establecer de inmediato una dilatación vigorosa y continuada de la mandíbula.

Una artroplastia adecuada puede fracasar si el segundo principio no se lleva a cabo con decisión. Para asegurar el éxito, conviene llevar de nuevo al paciente a la sala de operaciones al tercer día del posoperatorio y, bajo anestesia general con relajación profunda, abrir forzadamente las arcadas con un bloque de mordida. De ahí en adelante, debe hacerse la apertura forzada diariamente con el mismo bloque durante dos meses después de la intervención. Cuando se sigue este programa, los resultados posoperatorios son generalmente buenos y es innecesario interponer cualquier material extraño en el sitio de la artroplastia (fig. 20-10, B). Como la dentición de la mayoría de los pacientes de este tipo generalmente se halla en estado deficiente, es importante animarlos a que realicen la rehabilitación, sometiéndose a cualquier procedimiento dental que sea necesario, lo antes posible.

La micrognatia puede también ser una complicación de la anquilosis, por falta de desarrollo del centro condilar de crecimiento. La corrección quirúrgica de esta deformidad también

puede necesitarse para lograr un aspecto estético aceptable y un resultado funcional. A pesar de que esto excede de los límites del capítulo, debe decirse que la combinación de cirugía y tratamiento ortodóntico produce buenos resultados y generalmente se logra excelente rehabilitación del paciente. Rara vez están indicados los injertos óseos sobre el área del mentón y no debe dependerse de ellos para disimular la deformidad de la mandíbula, pues muchas veces se resorben al pasar el tiempo.

BIBLIOGRAFIA

1. Bauer, W. H.: Osteo-arthritis deformans of temporomandibular joint, Amer. J. Path. **17:** 129, 1941.
2. Bellinger, D. H.: Internal derangements of the temporomandibular joint, J. Oral Surg. **10:**47, 1952.
3. Burman, M., and Sinberg, S. E.: Condylar movements in the study of internal derangements of the temporomandibular joint, J. Bone Joint Surg. **28:**351, 1946.
4. Costen, J. B.: Syndrome of ear and sinus symptoms dependent upon disturbed function of the temporomandibular joint, Ann. Otol. **43:**1, 1934.
5. Dingman, R. O., and Moorman, W. C.: Meniscectomy in treatment of lesions of temporomandibular joint, J. Oral Surg. **9:**214, 1951.
6. Doub, H. P., and Henny, F. A.: Radiological study of the temporomandibular joints, Radiology **60:**666, 1953.
7. Ensign, D. C., and Sigler, J. W.: Intra-articular hydrocortisone in treatment of arthritis; present status, J. Mich. Med. Soc. **51:**1189, 1952.

8. Goodfriend, D. J.: Symptomatology and treatment of abnormalities of mandibular articulation, D. Cosmos **75**:844, 1933.

9. Goodrich, W. A., Jr., and Johnson, W. A.: Roentgen ray therapy of the temporomandibular joint, J. Oral Surg. **14**:35, 1956.

10. Henny, F. A.: Intra-articular injection of hydrocortisone into the temporomandibular joint, J. Oral Surg. **12**:314, 1954.

11. Henny, F. A.: Treatment of the painful temporomandibular joint, J. Oral Surg. **15**:214, 1957.

12. Hollander, J. L., Brown, E. M., Jr., Jessar, R. A., and Brown, C. Y.: Hydrocortisone and cortisone injected into arthritic joints; comparative effects of and use of hydrocortisone as local anti-arthritic agent, J.A.M.A. **147**: 1629, 1951.

13. Johnson, W. B.: New method for reduction of acute dislocation of the temporomandibular articulations, J. Oral Surg. **16**:501, 1958.

14. Sicher, Harry: Structure and functional basis for disorders of the temporomandibular joint, J. Oral Surg. **13**:275, 1955.

15. Thorn, G. W., and others: Clinical and metabolic changes in Addison's disease following administration of compound E acetate (1-dihydro, 17-hydroxycorticosterone acetate), Trans. Ass. Amer. Physicians **62**:233, 1949.

21

Labio leporino y paladar hendido

JAMES R. HAYWARD

Se sabe que las deformidades congénitas de labio leporino (queilosquisis) y paladar hendido (palatosquisis) afectan al hombre desde los tiempos prehistóricos. Los esfuerzos para corregir estas anormalidades han evolucionado a través de los siglos con creciente éxito a medida que ha avanzado el conocimiento científico. Se verá que las fisuras bucales implican un complicado tratamiento a largo plazo y se presentan con frecuencia suficiente para constituir un problema de salud pública. Hay alguna forma de esta anomalía en uno de cada 800 nacimientos. La combinación de fisuras labial y palatina es más frecuente que las anomalías aisladas de cualquiera de estas regiones. Por la falta de conocimientos acerca de la etiología, no disponemos de medidas preventivas para evitar o eliminar esta deformidad. La posición desventajosa en que se encuentra el paciente, psicológica, social y económicamente, puede ser intensa. Es una deformidad que puede verse, sentirse u oírse y constituye una afección que causa incapacidad. La deformidad facial del labio leporino comprende tejidos del labio y la nariz. Una mayor deformidad esquelética de la cara se ve en algunas formas de paladar hendido. La desventaja más grave impuesta por el paladar hendido es el mecanismo inadecuado que impide la fonación y la deglución normales.

Las zonas que comprenden las fisuras bucales comunes son labio superior, reborde alveolar, paladar duro y paladar blando. En una clasificación útil, la posición normal del conducto nasopalatino separa las hendiduras del labio y borde alveolar (paladar primario) de las del paladar duro y el paladar blando (paladar secundario). Un poco más de 50 por 100 son hendiduras combinadas del labio y el paladar. Cerca de una cuarta parte de este número son bilaterales. Las fisuras aisladas del labio y el paladar constituyen el resto de las variedades observadas. El labio leporino único es más frecuente en varones; el paladar hendido único es más común en mujeres. La fisura labial es más frecuente en el lado izquierdo que en el derecho (fig. 21-1). Este fenómeno carece de explicación y la etiología subyacente no se ha dilucidado por completo. La falta de unión de las partes que normalmente forman el labio y el paladar ocurre en periodo temprano de la vida fetal.

EMBRIOLOGIA

El problema del labio leporino se presenta entre la sexta y la décima semanas de vida fetal. La combinación de falta de unión normal y desarrollo insuficiente pueden afectar tejidos blandos y óseos del labio superior, reborde alveolar y paladares duro y blando. La cara del feto experimenta modificaciones rápidas y extensas durante segundo y tercero meses del desarrollo. La formación embriológica del labio desde los procesos nasofrontal y maxilar lateral indica la relación íntima con los tejidos nasales (fig. 21-2).

Durante la sexta y séptima semanas los procesos maxilares del primer arco branquial crecen hacia adelante, para unirse con los procesos nasales laterales y continuar la unión con el proceso nasal medio, formando labio superior, piso de la fosa nasal y paladar primario. Todos los tejidos se desarrollan rápidamente, y la lengua los excede en tamaño y diferenciación, creciendo verticalmente hasta llenar el primitivo estomodeo (fig. 21-3). Las proyecciones palatinas se expanden hacia la línea media y a medida que la cara se ensancha y se alarga, la lengua desciende. Durante octava o novena semanas, las proyecciones palatinas se extienden aún más hacia la línea media hasta ponerse en contacto y unirse desde la parte anterior hasta la posterior para crear la separación entre las cavidades nasal y bucal (fig. 21-4). El punto de fusión del futuro paladar duro con el septo es el sitio para la osificación del futuro vómer. El desarrollo facial normal de-

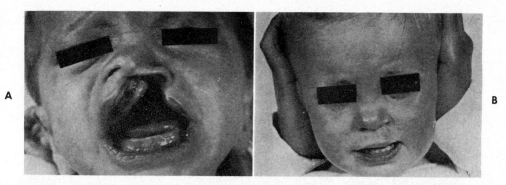

Fig. 21-1. **A,** hendidura unilateral completa del labio y paladar en el lado izquierdo. Nótense la desviación de la premaxila hacia un lado de la hendidura y la deformidad nasal. **B,** vista posoperatoria de la hendidura mostrada en A, el paciente tiene ya dos años de edad.

pende del crecimiento armónico de las partes que experimentan cambios dinámicos durante este periodo crítico. El desarrollo asincrónico y las fallas de proliferación mesodérmica para formar uniones de tejido conectivo a través de las líneas de fusión se citan como factores embriológicos que participan en la formación de la fisura. Sin unión mesodérmica, los componentes del labio se separan. Las uniones epiteliales residuales no han sido penetradas por mesodermo y se dejan para cubrir ciertas hendiduras de labio y borde alveolar. En muchas hendiduras del paladar se ve el efecto de influencias teratógenas, sean éstas completas o incompletas, bilaterales o unilaterales (fig. 21-5). Otras anomalías raras en las hendiduras pueden afectar otras zonas de la cara (figura 21-6, *A* y *B).*

En las hendiduras bilaterales se observan deficiencias centrales progresivas del segmento intermaxilar y del prolabio (fig. 21-6, *C* a *E).* Se observan disminuciones de la distancia interorbitaria en casos de arrinencefalia, en grados progresivos, hasta ciclopía (fig. 21-6, *F* a *H).* Esto

último es incompatible con la vida, puesto que también están incluidos defectos y deficiencias del sistema nervioso central, en la línea media. Aunque las hendiduras graves bilaterales del labio y paladar primario incluyen deficiencias en la estructura de la línea media y disminución de la distancia interorbitaria, en ciertas hendiduras aisladas del paladar secundario parece verificarse lo opuesto. Aquí, se aumenta el espacio interorbitario en diversos grados de hipertelorismo, con o sin repliegues epicánticos.

ETIOLOGIA

Herencia. La base genética de las hendiduras bucales es importante pero no puede predecirse. La tendencia hereditaria, manifestada por afección en algún miembro de la familia, se ha observado en 25 a 30 por 100 de casi todas las series publicadas en el mundo. Otros agentes etiológicos deben contribuir a producir las anomalías de fusión. Se aprecia una gran variación en las manifestaciones dominantes y recesivas de una

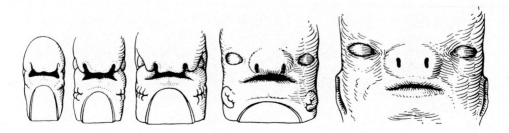

Fig. 21-2. Etapas del desarrollo embriológico de la cara. Nótese que la amplitud entre las narinas es relativamente constante, en tanto que el resto de la cara se agranda durante su evolución. (Tomado de Avery, J. K. En Bunting, R. W.: Oral hygiene, ed. 3, Philadelphia, 1957, Lea and Febiger.)

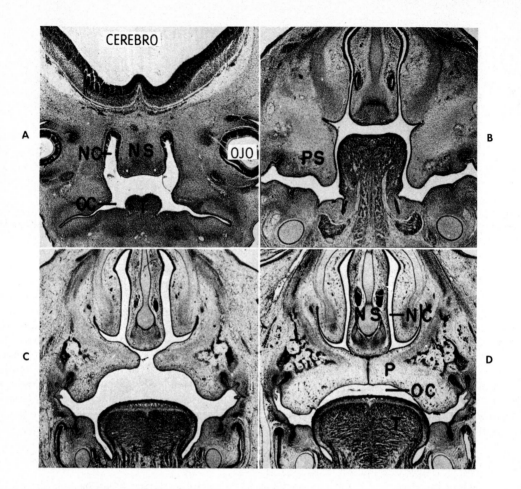

Fig. 21-3. Cortes verticales del paladar en desarrollo (perpendiculares al sagital). **A,** seis semanas; **NC,** cavidad nasal; **NS,** tabique nasal; **OC,** cavidad bucal; **T,** lengua. **B,** siete semanas; **PS,** bóveda palatina. **C,** ocho semanas; **D,** nueve semanas; **P,** paladar. (De Avery, J. K. En Bunting, R. W.: Oral hygiene, ed. 3, Philadelphia, 1957, Lea and Febiger.)

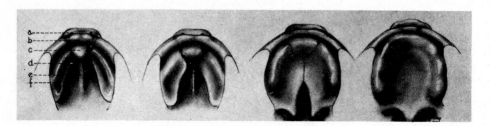

Fig. 21-4. Diagramas del paladar en desarrollo. Nótense la fusión de las partes y la unión progresiva hacia atrás en las sucesivas etapas, de izquierda a derecha. (De Avery, J. K. En Bunting, R. W.: Oral hygiene, ed. 3, Philadelphia, 1957, Lea and Febiger.)

tendencia genética que no se apega a las leyes genéticas comunes. A pesar de que en un niño con fisura bucal es 20 veces más probable tener otras anormalidades congénitas, en comparación con un niño normal, no existe correlación con zonas anatómicas adicionales de afección. Aparte de la aparición en ciertos síndromes de anormalidades congénitas múltiples, las hendiduras bucales guardan relación genética solamente con las depresiones congénitas del labio (fig. 21-7), las cuales pueden aparecer como hundimientos en el labio inferior asociados con glándulas salivales accesorias. La base genética del labio leporino y el paladar hendido se interpreta como una falta de proliferación mesodérmica a través de las líneas de fusión después que los bordes de las partes componentes se encuentran en contacto. La observación frecuente de bandas atróficas de epitelio a través de las hendiduras, y la falta de desarrollo muscular en las zonas de la hendidura son evidencia de hipoplasia mesodérmica.

Otra teoría de la producción de hendiduras describe un error en la desviación transitoria del aporte sanguíneo embrionario. También parece que la edad avanzada de la madre contribuye a vulnerabilidad del embrión y producción de hendiduras. El descubrimiento de anomalías cromosómicas como causa de deformaciones congénitas múltiples ha dirigido la atención a otro fundamento genético de labio y paladar hendidos. Parecen ser trastornos genéticos distintos los que causan hendiduras de tipo corriente que afectan labio, paladar o ambos y los que determinan paladar hendido aislado (paladar secundario). Varios síndromes de trisomía autosómica incluyen hendiduras bucales junto con otras anomalías congénitas.

Factores ambientales. Los factores ambientales tienen papel contribuyente en el tiempo

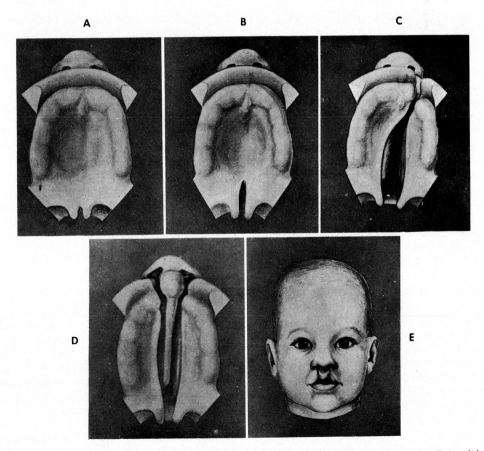

Fig. 21-5. **A,** úvula bífida, que puede estar o no acompañada de una hendidura submucosa u oculta. **B,** hendidura que abarca sólo el paladar blando. **C,** hendidura unilateral completa que abarca labio, apófisis alveolar, paladar duro y paladar blando. **D,** hendidura bilateral completa de labio y paladar. **E,** hendidura lateral del labio.

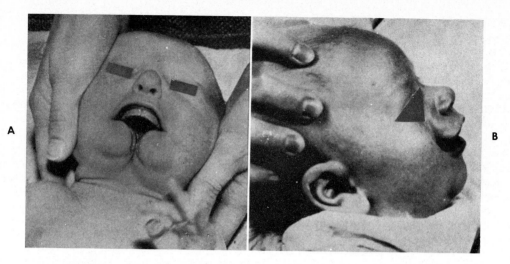

Fig. 21-6. A, maxilar inferior hendido congénito. **B,** hendidura facial oblicua. **C,** hendidura bilateral amplia completa. **D,** deficiencia de intermaxilar y prolabio. **E,** falta de intermaxilar y prolabio así como de tabique. **F,** falta total de porción central de labio, paladar y estructuras nasales. **G,** falta de estructuras palatinas primaria y nasal central. **H,** cíclope.

crítico de la fusión de las partes de labio y paladar. Las investigaciones sobre animales han llamado la atención acerca de las deficiencias nutricionales que aumentan la frecuencia de fisuras bucales. La radiación, la inyección de esteroides, la hipoxia, las alteraciones del líquido amniótico y otros factores aumentan también la frecuencia de anomalías en animales susceptibles, con tendencia comprobada a ellas. Fue menos importante el efecto en animales de cepas que no tenían tendencia genética. La transposición de la desnutrición materna y otras teorías ambientales para explicar la aparición de las fisuras bucales en el hombre no tienen a su favor una relación consistente. Sin embargo, puede decirse una cosa: la intensidad, la duración y el tiempo de acción parecen ser de mayor importancia que el tipo específico del factor ambiental.

La obstrucción mecánica de los márgenes en aproximación de las partes componentes se ha citado con frecuencia como factor etiológico contribuyente. El posible papel de la lengua que obstaculiza se ha sugerido considerando la embriología. El desarrollo asincrónico o la posición fetal pueden causar retención de la lengua y el área nasal en medio de las prolongaciones palatinas (fig. 21-3). El paladar hendido aislado que aparece más esporádicamente y con frecuencia con menos predisposición genética sugiere esta influencia mecánica contribuyente de la lengua en el desarrollo de los tejidos bucales.

Se ha informado de la adherencia de un borde de hendidura palatina a la mucosa del piso de la boca como resultado de fusión cuando la apófisis palatina es bloqueada por la lengua.

En la actualidad, la etiología de las fisuras bucales parece depender tanto de factores genéticos como de ambientales, los cuales son muy sutiles en su expresión, y aparte de los principios generales de salud materna, desafían los métodos conocidos de prevención.

TRATAMIENTO QUIRURGICO

Los procedimientos quirúrgicos para tratar el labio leporino y el paladar hendido son siempre electivos. Los fines de la cirugía requieren que el niño se halle en un estado óptimo de salud antes de operar.

Queilorrafia

Por la valoración pediátrica meticulosa, el niño debe estar en condición física óptima para la reparación del labio hendido. La operación generalmente se efectúa a la tercera o cuarta semanas de edad, cuando el lactante normal ha recuperado el peso que tenía al nacer. Esto da tiempo adecuado para la manifestación de otras posibles anomalías congénitas más graves que la fisura bucal. El primer problema de alimentación se ha solucionado por medio del adiestramiento cuidadoso, usando un biberón blando con abertura grande o una pera de caucho para dar la fórmula alimenticia. Los defectos estructurales de la hendidura labial y palatina impiden

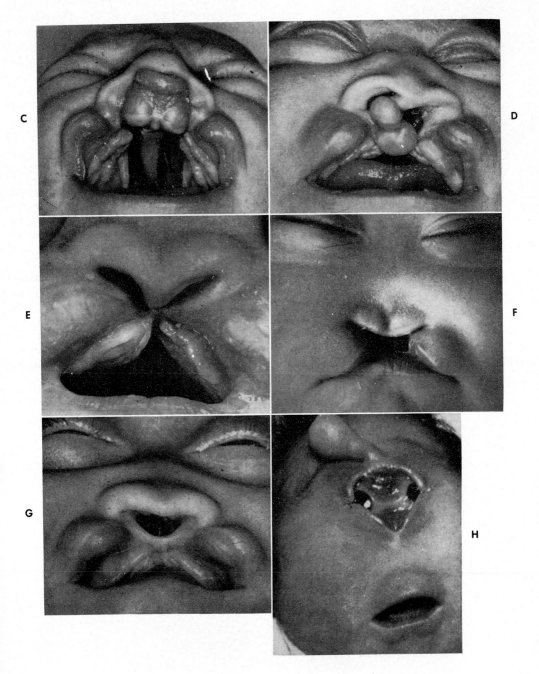

Fig. 21-6. *(Continuación.)* Para el pie de figura véase página opuesta.

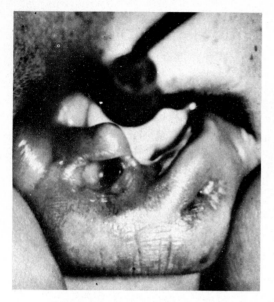

Fig. 21-7. Depresiones congénitas del labio. La depresión se demuestra con un chorro de aire comprimido que dilata el trayecto ciego.

elevada, y debe hacérsele eructar con frecuencia.

Anatomía quirúrgica. La fisura del labio superior implica la pérdida del importante complejo del músculo orbicular. Sin el control de este grupo de músculos esfinterianos las partes en desarrollo del maxilar hendido se desvían y acentúan la fisura del reborde alveolar cuando se ve al tiempo del nacimiento. En todos los casos graves de labio leporino hay un defecto de la ventana nasal, que va desde ligera asimetría hasta falta del piso de la nariz, con gran deformación del cartílago del ala nasal y del septum. La intermaxilar y el prolabio se encuentran desviados lejos de la fisura en casos unilaterales y se proyectan antes en las hendiduras bilaterales de labio y paladar. Esto refleja una diferencia en el dinamismo del potencial de un crecimiento en los tejidos de la línea media en comparación con los laterales, diferencia que ha tenido más de seis meses para manifestarse estructuralmente antes del nacimiento. De esta manera, el intermaxilar no controlado por el labio se desvía para acentuar la hendidura en casos unilaterales y hace protrusión en forma monstruosa en hendiduras bilaterales completas de labio y paladar primario. La irrigación de todas estas estructuras es excelente. Es interesante hacer notar que en las fisuras bilaterales completas la

la presión bucal negativa necesaria para una succión efectiva. Ya que se ingiere mayor volumen de aire, el lactante debe alimentarse lentamente mientras se sostiene con la cabeza en posición

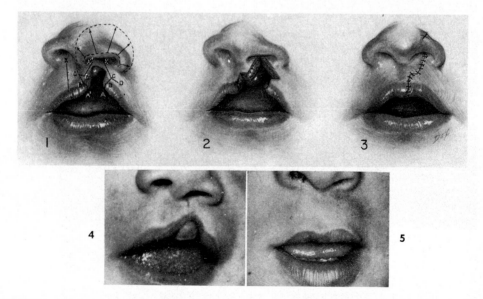

Fig. 21-8. Diagrama de la queilorrafia de Hagedorn, modificada por LeMesurier. 1, diseño de las incisiones marginales, empleando como guía el lado no afectado. 2, bordes preparados con colgajo de todo un lado para ser insertado en la escotadura del lado defectuoso. 3, cierre de los bordes en tres segmentos. No se muestra la sutura de la mucosa y del músculo. 4, labio hendido incompleto antes de la operación. Observe la asimetría nasal y el surco en el piso de la narina. 5, aspecto a los 22 meses después de la operación mostrada en el diagrama.

irrigación e inervación de intermaxilar y prolabio se encuentran distribuidas en la línea media; proceden de la arteria maxilar interna y de la rama interna de la segunda división del trigémino.

Objetivos quirúrgicos y técnicas. La seguridad de la cirugía en el labio leporino ha aumentado grandemente por los adelantos de la anestesia usando la técnica de intubación traqueal.

La corrección quirúrgica de la fisura labial tiene como finalidad obtener un labio simétrico y bien contorneado, conservando todos los rasgos funcionales y con cicatriz mínima. Ya que los márgenes de la fisura están compuestos de tejidos atróficos, deben prepararse éstos para proporcionar capas musculares adecuadas y una definición estructural de todo el grosor. Como tadas las cicatrices se contraen, se tratará de disminuir el trauma y las causas de inflamación en el procedimiento, y de preparar los márgenes en diversos planos (fig. 21-8). Esto previene la contractura lineal de una cicatriz recta que tendería a producir una escotadura en el tejido coloreado del labio. Todo tejido en buen estado se conserva y utiliza en la operación. En la hendi-

dura unilateral, el lado sano sirve como guía para lograr la longitud y la simetría en la restauración. La preparación de los bordes de la hendidura labial para ganar longitud conserva puntos de referencia y para compensar la contractura de cicatriz, ha desarrollado muchos modelos que son aplicables a variaciones de los tipos de hendidura (fig. 21-9).

En el pasado, se habían pospuesto las reparaciones definitivas del labio en casos de grandes hendiduras, para evitar el traumatismo quirúrgico de socavar extensamente el tejido en el lactante recién nacido. Para establecer cierto control de la musculatura del orbicular de los labios sobre el intermaxilar desviado y en protrusión, se ha desarrollado una preparación mínima del borde denominada "adherencia labial". Aunque es inadecuada para lograr mejora estética, el control muscular establecido proporciona acción para cerrar la hendidura alveolar, y simplifica grandemente la reparación definitiva más adelante, cuando el niño tenga aproximadamente un año de edad. Cuando se sigue este programa más conservador en casos de hendiduras amplias hay menos socavado de los tejidos blandos des-

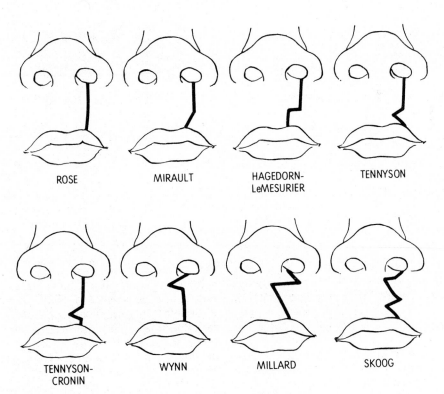

ROSE   MIRAULT   HAGEDORN-   TENNYSON
                               LeMESURIER

TENNYSON-   WYNN   MILLARD   SKOOG
CRONIN

Fig. 21-9. Modelos de incisión para reparar labio hendido. La línea de cicatrización se divide en segmentos para lograr mayor longitud en los bordes y compensar la contracción del tejido cicatrizal en planos separados.

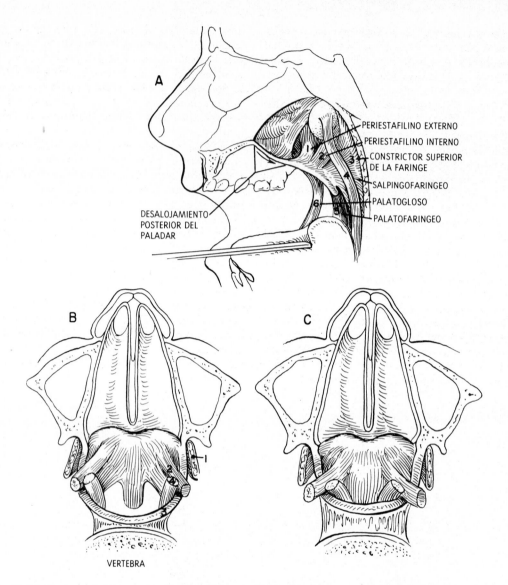

Fig. 21-10. Esquemas de los músculos del mecanismo velofaríngeo. **A,** vista desde un plano sagital, que muestra las relaciones del paladar y los músculos faríngeos. **B,** sección transversal del paladar blando relajado, visto desde arriba. **C,** posición de los músculos con el velofaríngeo cerrado.

de la porción anterior del maxilar superior y por tanto menos limitación cicatrizal constrictiva del desarrollo futuro del maxilar superior.

Palatorrafia

Anatomía quirúrgica. La función del paladar es necesaria para la fonación y la deglución normales. El paladar duro separa las cavidades bucal y nasal, en tanto que el paladar blando funciona con la faringe en una importante acción de válvula, a la que se denomina mecanismo velofaríngeo (fig. 21-10). En la fonación normal esta acción de válvula es intermitente, rápida y variable, para lograr sonidos y presiones normales desviando la corriente de aire con sus ondas sonoras fuera de la boca. Sin esta acción de válvula, el habla es hipernasal y la deglución se encuentra entorpecida. Debe hacerse notar que además de participar en la elevación y tensión del paladar blando, los músculos elevadores y tensores abren la trompa de Eustaquio. Esta acción es conocida de todos, al equilibrar las presiones en el oído medio tragando durante los cambios de presión atmosférica, como ocurre en los cambios bruscos de altura. Cuando este mecanismo de abrir la trompa desaparece, hay gran susceptibilidad a las infecciones de oído medio. El paladar hendido implica este problema junto con el riesgo de hiperplasia linfoide sobre la abertura de la trompa de Eustaquio en la nasofaringe. Es patente que la pérdida de la audición provocada por infecciones del oído medio, añadida al mecanismo defectuoso del habla, complica y agrava el impedimento en el paladar hendido.

El riego sanguíneo abundante de los tejidos palatinos procede de las ramas palatinas mayor y menor y esfenopalatina de la arteria maxilar interna. La rama palatina ascendente de la arteria facial y las ramas de la arteria faríngea ascendente contribuyen a la irrigación sanguínea. La inervación motora de los músculos de paladar y faringe proviene principalmente del plexo vagal faríngeo con excepción del periestafilino externo que es inervado por la rama motriz del nervio trigémino, y del estilofaríngeo, inervado por el glosofaríngeo. La inervación sensorial de la mucosa de esta región proviene de la segunda división del nervio trigémino así como de las ramas del noveno y décimo pares craneales del plexo faríngeo.

Objetivos quirúrgicos y técnicas. El objetivo de la palatorrafia es corregir el defecto embrionario para restaurar la función normal del paladar en el habla y la deglución y lograr la restauración con trastorno mínimo del crecimiento y el desarrollo de los maxilares. La cirugía en el paladar hendido siempre es electiva, y el niño debe estar libre de infección y en estado físico óptimo antes de la intervención. Como el tejido cicatrizal impide el objetivo funcional del paladar flexible y blando y, además, al contraerse deforma las partes de los maxilares en desarrollo, debe hacerse todo lo posible para reducir al mínimo el tejido cicatrizal y establecer la fronda muscular del mecanismo velofaríngeo. La operación exige tejidos sanos y un traumatismo quirúrgico mínimo. Los adelantos en anestesia, con el uso de la intubación traqueal, han ayudado mucho a la seguridad de la operación.

Ya que hay grandes variaciones en el grado de deformidad como se aprecia en el ancho de la fisura, igual que en la calidad y la cantidad de los tejidos, no puede fijarse un tiempo único para obtener los mejores resultados quirúrgicos. Sin embargo, la mayor parte de las fisuras palatinas se corrigen quirúrgicamente entre las edades de 18 meses a tres años. Los cirujanos que aconsejan la palatorrafia antes de los nueve meses de edad, subrayan la ventaja del desarrollo muscular en la restauración de la posición funcional para la deglución, la fonación temprana y la acción en la trompa de Eustaquio. Señalan las ventajas higiénicas de la separación buconasal y los beneficios psicológicos de la operación en edad

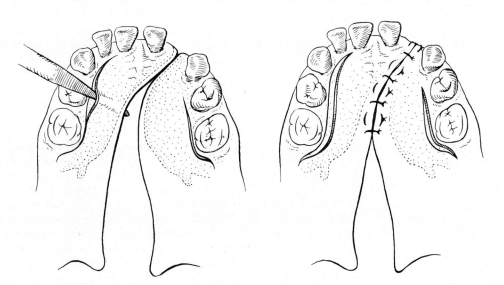

Fig. 21-11. El primer tiempo de la palatorrafia por el método de Von Langenbeck. Desprendimiento de los colgajos mucoperiósticos para ser movilizados hacia el cierre en la línea media. Las incisiones relajadoras laterales cicatrizan rápidamente.

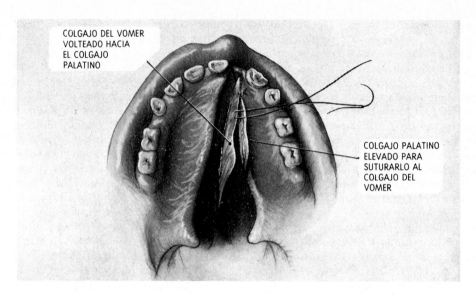

Fig. 21-12. Cierre del paladar duro por medio de la operación de colgajo del vómer.

temprana. Los partidarios de posponer la intervención hasta después de los seis años de edad, subrayan la necesidad de evitar alteración quirúrgica a las partes en desarrollo de los maxilares. También se aducen las ventajas técnicas de tener músculos más grandes y más precisos para la operación en edad más avanzada. La operación más aceptada para la mayor parte de casos hacia la edad de dos años, proporciona un mecanismo velofaríngeo antes de que se adquieran los hábitos finos del habla, además de la ventaja psicológica de la reparación temprana. Aun cuando pueden producirse ligeras alteraciones en el desarrollo de los maxilares en esta edad, la terapéutica de ortodoncia puede corregir la tendencia a la constricción de la arcada superior. En hendiduras más amplias, el paladar blando puede cerrarse sin hacer esfuerzo quirúrgico para cerrar el defecto del paladar duro. Esta área se obtura entonces con un aditamento de plástico acrílico removible hasta poder realizar la reparación tardía en edad más avanzada.

En las técnicas de palatorrafia no se consigue unión ósea del paladar duro. Los bordes de la hendidura se preparan y los tejidos se movilizan para su aproximación en la línea media. Conservar la longitud y la función del paladar blando es de importancia fundamental. El cierre de las fisuras completas puede hacerse en dos tiempos, con un intervalo aproximado de tres meses, como intento para prevenir la cicatriz contráctil que tiende a desplazar el paladar blando hacia

adelante. Las técnicas para cerrar el paladar duro se muestran en las figuras 21-11 y 21-12. El cierre del paladar blando (estafilorrafia) se muestra en la figura 21-13.

Desde los trabajos de Passavant y otros en la última parte del siglo xix, se conoce que la función velofaríngea depende de la longitud adecuada del paladar. Además de esto, la acción muscular debe desplazar el paladar blando posterior y superiormente. La posición anterior de la inserción de las dos hojas de la aponeurosis palatina observada en algunos casos se muestra en la figura 21-14. Para colocar el paladar blando en posición posterior, se ha ideado un gran número de técnicas, por Dorrance, Wardill y otros (figs. 21-15 y 21-16). Se ha obtenido el revestimiento superior para el paladar blando extendido, originalmente aconsejado por Veau, movilizando la mucosa nasal de islas del tejido palatino pediculadas a la arteria palatina mayor y de injertos cutáneos de espesor parcial. El propósito de este revestimiento es retener flexibilidad para la acción del paladar blando.

La disección quirúrgica para procedimientos de alargamiento hacia atrás y el colgajo de islas producen gran constricción cicatrizal del maxilar superior. Existen pruebas basadas en investigación y observaciones a largo plazo de que en niños muy pequeños deberá evitarse la disección extensa de los tejidos del paladar duro.

Cuando las hendiduras completas son amplias, y el área del paladar duro no puede cerrarse con

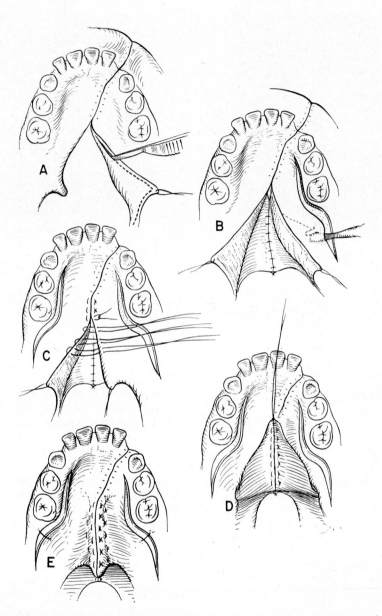

Fig. 21-13. Etapas del segundo tiempo de la palatorrafia (estafilorrafia). **A,** incisiones para desprender el colgajo de la mucosa nasal. **B,** exposición amplia de la capa muscular. La capa de la mucosa nasal se cierra para formar la superficie superior. Fractura del gancho del ala interna de la apófisis pterigoides, para movilizar el tendón del periestafilino externo. **C,** puntos verticales de colchonero para cerrar la superficie profunda del músculo y la mucosa. **D,** cierre de la mucosa en la parte posterior de la úvula; se ha doblado hacia adelante. **E,** cierre completo. Incisiones laterales de movilización parcialmente cerradas.

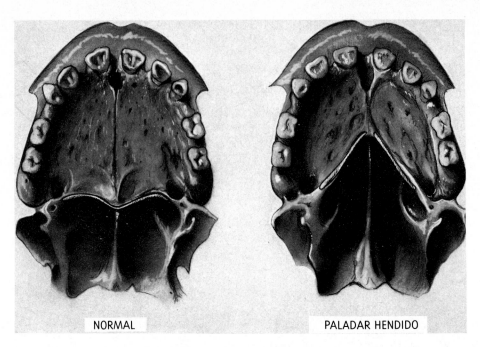

NORMAL   PALADAR HENDIDO

Fig. 21-14. Diagramas que muestran la inserción normal de la aponeurosis palatina y el punto de inserción en algunas formas de paladar hendido. Nótese que el defecto óseo lleva la inserción muscular hacia adelante.

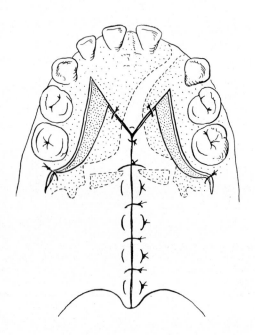

Fig. 21-15. Operación con "tracción posterior", de Wardill, que se puede usar en fisuras completas donde se necesita un alargamiento. Los sitios donadores cicatrizan rápidamente para cubrir el hueso.

un colgajo del vómer, se aconseja un orden modificado. Se cierra el paladar blando para establecer la válvula velofaríngea, y el paladar duro se deja abierto o cubierto con un obturador removible hasta que el niño tenga cinco o seis años de edad. El desarrollo del maxilar superior en esta etapa más tardía es suficiente para resistir las mayores influencias de contracción provocadas por la elevación del tejido en las disecciones requeridas para cerrar el paladar duro.

PALADAR HENDIDO INCOMPLETO

La hendidura del paladar secundario aislada frecuentemente se denomina "incompleta". Sin embargo, este grupo incluye ciertas afecciones muy amplias y graves impedimentos del lenguaje. Las inserciones musculares aponeuróticas parecen estar en posición anterior en este tipo de paladar hendido, y el paladar restaurado por cirugía tiende a ser corto (fig. 21-14). La hendidura "completa" afecta borde alveolar (paladar primario) así como paladar duro y blando (paladar secundario). Puede ser unilateral, bilateral o tender a completa en diversos grados en ambos polos. La relación con el vómer y el nivel de las

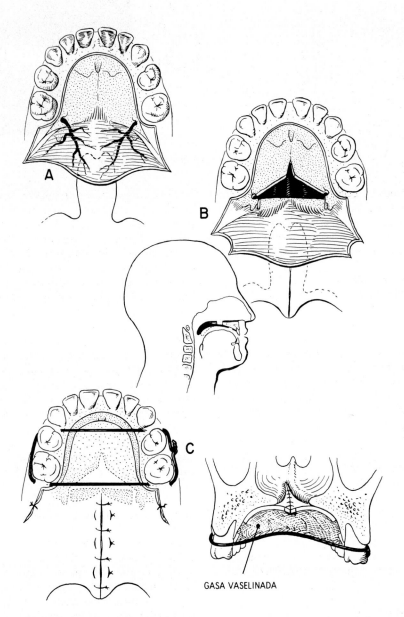

Fig. 21-16. Operación con "tracción posterior", de Dorrance. **A,** mucoperiostio palatino desprendido. Se han respetado las arterias palatinas principales. **B,** sección del colgajo óseo (Kemper), que permite a las inserciones musculares ir hacia atrás. Diagrama sagital del procedimiento de alargamiento. **C,** estructuras del paladar blando y colgajo, puestas en su lugar posteriormente, con soporte temporal de empaque de gasa sostenido con alambres durante la cicatrización inicial.

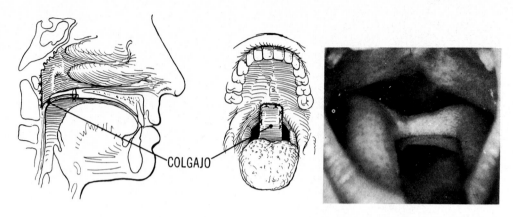

COLGAJO

Fig. 21-17. Operación de colgajo faríngeo para corregir la insuficiencia del velo.

apófisis palatinas en comparación con el vómer son variables. Cuando el vómer se encuentra en posición adecuada o insertado a un lado, frecuentemente se utiliza en el cierre quirúrgico del área del paladar duro (fig. 21-12).

PALADAR HENDIDO SUBMUCOSICO

En la variedad de hendidura mínima: paladar hendido submucósico u oculto, las inserciones musculares del paladar blando no están unidas. No se observa hendidura, o tal vez exista únicamente úvula bífida con sólo una membrana de mucosa cubriendo el área de la línea media en el paladar blando. Al provocarse reflejo nauseoso los lados del paladar blando tenderán a retraerse y agrandarse, pero no se producirá acción de levantamiento sobre el paladar blando. El deterioro del habla en este caso puede ser tan grave como en el de hendidura que se observa por completo. En la hendidura submucósica, puede palparse una escotadura en el borde posterior del paladar duro, en el que falta la espina nasal posterior. La úvula bífida no deteriora la acción muscular para paladar blando y cierre faríngeo, pero puede dirigir a quien explore, a descubrir una hendidura submucósica.

OTRAS MEDIDAS DE REHABILITACION

Ortopedia prequirúrgica

El hecho de que en casos de hendidura completa el intermaxilar se ha encontrado en posiciones distorsionadas influidas por la presión intrauterina, indicaba el posible beneficio de pre-

siones externas antes de operar. La anchura de la hendidura alveolar puede reducirse con una cinta a presión sobre un intermaxilar en protrusión. La restauración de la musculatura del labio por reparación de quielorrafia, aplica este mismo control de moldeado, sin embargo, el segmento posterior del maxilar superior en el lado de la hendidura puede con esta presión desviarse demasiado hacia la línea media y producir el llamado "arco colapsado". Se han usado en el tratamiento aditamentos protéticos para evitar este colapso o corregir tales contracciones por expansión de las porciones maxilares. En años recientes, esta expansión en las primeras etapas de la vida se ha combinado en algunos centros de terapéutica con injertos óseos en la hendidura alveolar. Estos injertos se diseñan para estabilizar el arco y construir un fundamento para la base del ala de la nariz. Todavía se espera la valoración de los resultados a largo plazo respecto a potenciales de crecimiento y posibilidades ortodónticas tardías. Parecen probables limitaciones del crecimiento y resistencia a la expansión del arco.

McNeil (11) ha mostrado no sólo la alineación prequirúrgica temprana del arco superior gracias a aditamentos protéticos en lactantes, sino que también ha influido el nivel de las apófisis palatinas y disminuido la anchura de las hendiduras en paladar duro gracias a la influencia del contacto protético en la estimulación del crecimiento.

Procedimientos quirúrgicos secundarios

Los potenciales funcionales de un paladar reparado para el habla adecuada pueden diferir de las estimaciones morfológicas sugeridas en

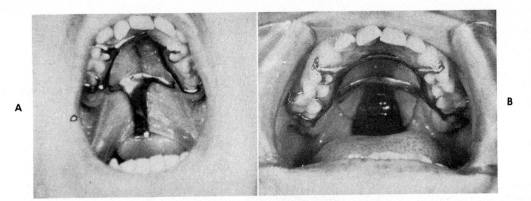

Fig. 21-18. Aditamentos auxiliares del habla en casos de insuficiencia velofaríngea. **A,** hendidura reparada con insuficiencia, mostrando la extensión bulbar auxiliar del habla. **B,** paladar hendido que no ha sido operado, tratado con obturador tanto para el área palatina dura como para la blanda.

la exploración física. Pueden estar implicadas númerosas acciones compensadoras por contracción lateral de la faringe y por la existencia de tejido adenoide. Las radiografías cefalométricas laterales del contorno del tejido blando y la radiografía cinematográfica (cinefluorografía) son auxiliares diagnósticos útiles para estimar la función palatina.

Si no pueden lograrse o no se han logrado los cierres funcionales del paladar blando con los métodos mostrados, el procedimiento conocido como operación de colgajo faríngeo (fig. 21-17) ha probado mejorar la función velofaríngea. Quedan dos aberturas laterales, entre la nasofaringe y la bucofaringe. La acción constrictora en la línea media de las paredes faríngeas laterales produce la acción de válvula intermitente deseada. Los colgajos faríngeos tienen bases superior e inferior pero el resultado neto parece ser una combinación de sostener y el paladar duro hacia atrás y hacia arriba y llevar hacia adelante la parte posterior de la pared faríngea. Se han usado otros procedimientos de faringoplastia y se han insertado materiales para hacer avanzar la pared faríngea posterior en este problema de incompetencia velofaríngea.

La corta estructura del paladar, ha impulsado a algunos cirujanos a añadir un colgajo faríngeo con base superior al cierre primario del paladar blando. Estas decisiones son difíciles, puesto que el potencial funcional del paladar para lograr movimiento, no siempre está relacionado con

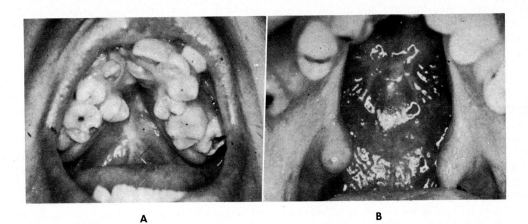

Fig. 21-19. A, constricción grave debida a cicatriz quirúrgica en paladar hendido mal tratado. Falta oclusión funcional, y el habla es deficiente. **B,** segmentos palatinos atróficos que no se han tratado quirúrgicamente, en hendidura palatina amplia. Se ha producido colapso anterior del arco por error quirúrgico al amputar el intermaxilar y hacer reparación labial tensa.

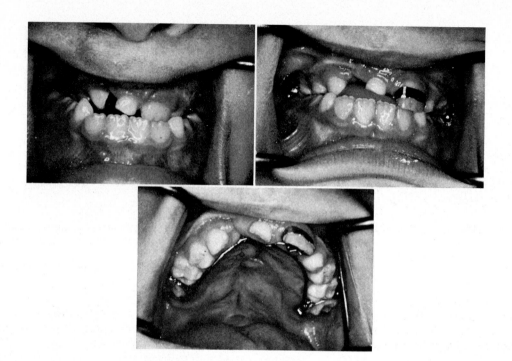

Fig. 21-20. Deformidad por colapso maxilar después de operar una hendidura palatina; se ven los aparatos ortodónticos antes y después del tratamiento. Nótese la expansión del arco maxilar.

observaciones de longitud. Se están desarrollando otros argumentos para guiar en estas decisiones.

Aparatos protéticos de ayuda para el habla

Otra solución al problema de la insuficiencia velofaríngea puede lograrse por medio de una prótesis. En ocasiones la deformidad del paladar hendido no puede tratarse funcionalmente por la cirugía. Los resultados posoperatorios pueden ser deficientes en cuanto al potencial funcional. En estos casos, se ha logrado habilitación satisfactoria por la construcción eficiente de un aparato de ayuda para el habla (fig. 21-18). Si un paladar está bien restaurado pero no se puede elevar apropiadamente para cerrar el istmo velofaríngeo, puede extenderse un puntal hacia atrás a partir de un aditamento dental. A menudo un paladar blando reparado es insensible y puede tolerar el contacto de este aditamento y su extensión sin provocar reflejo nauseoso. Si el paladar es deficiente en longitud, se añade un obturador bulbar a la extensión posterior que se eleva (fig. 21-19). La extensión posterior bulbar del aditamento logra un cierre

parcial del istmo velofaríngeo sobre el cual puede actuar la musculatura faríngea. El tamaño del bulbo puede disminuirse gradualmente a medida que se desarrolla mayor constricción faríngea para lograr mejor cierre velofaríngeo. Este tipo de aditamento puede usarse para desarrollar acción muscular antes de llevar a cabo una operación de colgajo faríngeo. Este aditamento también se usa para suplir dientes, para cubrir defectos del paladar duro, y para soporte adicional del labio superior por medio de una extensión gruesa de la aleta del surco. La retención del aditamento se logra anclándolo a dientes sanos y bien restaurados.

Cuidados dentales

Debe subrayarse la importancia de conservar la dentición en los pacientes con paladar hendido. Los dientes firmes son esenciales para el desarrollo del proceso alveolar, deficiente en el área de la fisura. Los dientes son indispensables para corregir por ortodoncia la posición de los segmentos maxilares que tienden a colapsarse y a tener desarrollo defectuoso (fig. 21-20). Todos los dentistas deben advertir la imperiosa necesidad de preservar y restaurar la dentición del niño con paladar hendido.

Reparación de deformaciones residuales

Las deformaciones residuales de la nariz y el labio pueden requerir operaciones adicionales para lograr resultados finales. Las aberturas residuales a la nariz son riesgos para el escape de materiales de impresión dental. Las aberturas del vestíbulo labial hacia la nariz son fuentes de irritación y evitan el sellado periférico en los aditamentos de dentadura. Un cierre de colgajo en dos capas cubre las superficies bucal y nasal con epitelio (fig. 21-21).

Terapéutica de la fonación

El mejor criterio de rehabilitación de la hendidura palatina es el logro de un habla normal. El significado básico del habla en la personalidad y el desarrollo socioeconómico sólo se aprecia cuando se encuentra un individuo incapacitado para hablar. La cirugía puede proporcionar un paladar anatómico, pero suele necesitarse el entrenamiento del habla para lograr la máxima función. El cierre velofaríngeo durante la fonación no se limita a la acción esfinteriana, sino que se trata de un mecanismo completo y exacto. Además de que la acción de válvula determina la nasalidad y calidad de la voz, muchos problemas de la pronunciación guardan relación con la hendidura palatina. Estos problemas pueden ser complejos y requerir la habilidad de un foniatra competente. La situación del tejido linfoide hipertrófico de las adenoides y las amígdalas suele ocasionar confusión. Este agrandamiento del tejido con frecuencia ocupa espacio y compensa el insuficiente cierre velofaríngeo. La tonsilectomía o adenoidectomía puede producir la manifestación brusca de un mecanismo defectuoso con intensa hipernasalidad de la voz. El tejido linfoide en estas áreas sufre atrofia gradual después de la pubertad, pero algunos investigadores creen que la compensación es más favorable si el periodo de atrofia se prolonga. Si las adenoides y amígdalas enfermas están agravando las infecciones del oído, deben ser extirpadas. Se requiere un procedimiento quirúrgico cuidadoso para evitar el excesivo tejido cicatrizal, lo que reduciría más todavía la función del mecanismo velofaríngeo.

El otorrinolaringólogo debe manejar el problema de otitis media serosa crónica que es dos

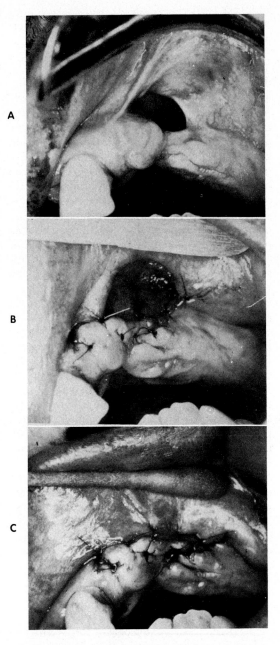

A

B

C

Fig. 21-21. A, fístula buconasal residual en un paciente de mediana edad que requería prótesis completa de dentadura. B, revestimiento mucósico nasal volteado hacia abajo a partir de un colgajo con base en el borde superior del defecto. C, el revestimiento mucósico bucal a partir de un colgajo pediculado movilizado completa el cierre en dos capas.

veces más común en niños con paladar hendido, que en niños con paladar normal y que se encuentra en la edad más temprana de la lactancia. La timpanotomía y la colocación de sondas de plástico temporales, serán eficaces para conservar la audición tan esencial para el desarrollo del habla y la comunicación.

Tratamiento en equipo del paladar hendido

Como los problemas de rehabilitación de la hendidura palatina requieren los servicios de múltiples ramas terapéuticas se han desarrollado grupos que llenan las diversas necesidades. Entre los participantes en este esfuerzo se incluyen el pediatra, cirujano, odontólogo infantil, ortodontista, prostodontista y foniatra. Además del personal clínico, los trabajadores sociales y las enfermeras de salud pública contribuyen en gran parte al funcionamiento de programas terapéuticos de la hendidura palatina. Los problemas especiales requieren los servicios de un psicólogo y gran número de especialistas médicos en algunos casos. Es lógico que se desarrollen centros para el cuidado de los niños con paladar hendido en los lugares en que estos servicios puedan lograrse. El diagnóstico y plan de tratamiento requieren registros de la observación y evolución que se logran por medio de conferencias y la acción unida de los miembros del equipo. El único punto débil en el tratamiento por equipo es el peligro de una atmósfera impersonal que puede evitarse con una buena organización y un interés genuino en todas las actividades de sus miembros.

Es evidente que la cirugía es solamente un eslabón en la cadena vitalmente necesaria para proporcionar al niño con paladar hendido su lugar adecuado en la sociedad.

BIBLIOGRAFIA

1. Braithwaite, F.: Cleft lip and palate repair. In Battle, R. J. V., editor: Clinical surgery (plastic), Washington, 1965, Butterworths.
2. Brauer, R. O., Cronin, T. D., and Reaves, E. L.: Early maxillary orthopedics, orthodontia, and alveolar bone grafting in complete clefts of the palate, Plast. Reconstr. Surg. 29:625, 1962.
3. Fogh-Anderson, P.: Inheritance patterns for cleft lip and cleft palate. In Pruzansky, editor: Congenital anomalies of the face and associated structures, Springfield, Ill., 1961, Charles C Thomas, Publisher.
4. Fukuhara, Tatsuo: New method and approach to genetics of cleft lip and palate, J. Dent. Res. 44(supp.): 1965.
5. Grabb, W. C., Rosenstein, S. W., Bzoch, K. R., and others: Cleft lip and palate; surgical, dental and speech aspects, Boston, 1971, Little, Brown and Co.
6. Graber, T. M.: A congenital cleft palate deformity, J. Amer. Dent. Ass. 48:375, 1954.
7. Harvold, E.: Cleft lip and palate morphologic studies of the facial skeleton, Amer. J. Orthodont. 40:493, 1954.
8. Hayward, J. R., and Avery, J. K.: A variation in cleft palate, J. Oral Surg. 15:320, 1957.
9. Holdsworth, W. G.: Cleft lip and palate, ed. 3, New York, 1963, Grune & Stratton.
10. Longacre, J. J., and deStefano, G.: The role of the posterior pharyngeal flap in rehabilitation of the patient with cleft palate, Amer. J. Surg. 94:882, 1957.
11. McNeil, C. K.: Oral and facial deformity, London, 1954, Pittman & Sons.
12. Pruzansky, S.: Description, classification and analysis of unoperated clefts of the lip and palate, Amer. J. Orthodont. 39:590, 1953.
13. Pruzansky, S.: Factors determining arch forms in clefts of the lip and palate, Amer. J. Orthodont. 41:827, 1955.
14. Pruzansky, S.: Pre-surgical orthopedics and bone grafting for infants with cleft lip and palate: a dissent, Cleft Palate J. 1:164, 1964.
15. Sarnat, D. G.: Palatal and facial growth in macaca rhesus monkeys with surgically produced palatal clefts, Plast. Reconstr. Surg. 22:29, 1958.
16. Schuchardt, Karl: Treatment of patients with clefts of lip, alveolus and palate, Second Hamburg International Symposium, July, 1964, Stuttgart, 1965, Georg Thieme Verlag.
17. Sesgin, M. Z., and Stark, R. B.: The incidence of congenital defects, Plast. Reconstr. Surg. 27:261, 1961.
18. Steffensen, W. H.: Palate lengthening operations—collective review, Plast. Reconstr. Surg. 10:380, 1952.
19. Subtelny, J. D.: A review of cleft palate growth studies reported in the past ten years, Plast. Reconstr. Surg. 30:56, 1962.
20. Swanson, L. T., MacCollum, D. W., and Richardson, S. O.: Evaluation of the dental problems in the cleft palate patient, Amer. J. Orthodont. 42:749, 1956.
21. Webster, R. C.: Cleft palate. Part I. (collective review), Oral Surg. 1:647, 1948.
22. Webster, R. C.: Cleft palate. Part II. Treatment (collective review), Oral Surg. 1:943, 1948; 2:99, 485, 1949.
23. Woolfe, C. M., and Broadbent, T. R.: Genetic and non-genetic variables related to cleft lip and palate, Plast. Reconstr. Surg. 32:65, 1963.

Defectos adquiridos de los tejidos duros y blandos faciales

EDWARD C. HINDS

Desde los primeros tiempos han existido deformidades de la cara y se han hecho intentos de corrección casi desde los principios de la cirugía. Sin embargo, el progreso en este campo ha sido muy lento, con pocos éxitos sobresalientes hasta los años recientes. Los primeros fracasos se debieron a la falta de anestesia adecuada y antibióticos. Además, también estaban implicados los tabúes religiosos y morales respecto a la alteración de los rasgos humanos.

Durante cientos de años los hindúes intentaron la corrección de las deformidades y defectos faciales pegando tejidos a la parte afectada. Hay también pruebas de que utilizaban colgajos en forma de pedículo del carrillo o de la frente para reparar defectos de la nariz o de los labios. Tagliacozzi (1546-1599), a quien se ha dado gran crédito en el resurgimiento de la cirugía plástica durante el Renacimiento, escribió mucho sobre rinoplastia utilizando colgajos en forma de pedículo del brazo. Sin embargo, fue criticado y ridiculizado severamente por sus operaciones plásticas debido a las actitudes religiosas de su tiempo. Se ha dicho que Paré y Falopio también criticaron a Tagliacozzi por su operación. Debido a esta crítica severa de muchas fuentes, la rinoplastia perdió prestigio y no se hizo popular otra vez sino hasta principios del siglo XIX (77, 83).

Von Graefe, Dieffenbach, Lisfranc y Carpue en Europa empezaron entonces el desarrollo de la cirugía moderna reconstructiva. Desde los trabajos de Reverdin acerca de los trasplantes de piel en 1869, ha habido un progreso continuo en los métodos de la cirugía reconstructiva, facilitados extensamente por el desarrollo de la anestesia moderna, de la técnica aséptica y, más recientemente, por el uso de los antibióticos.

De acuerdo con Peer (81), König en 1896 fue el primero en usar trasplante de cartílago en el hombre. Ollier estudió los trasplantes autógenos de hueso en animales y a principios de 1858 consideró este procedimiento como peligroso para los seres humanos (75, 76). Macewen (64) realizó el primer injerto homólogo de hueso en 1878. Sin embargo los injertos de hueso no recibieron ningún ímpetu verdadero hasta la Primera Guerra Mundial.

REPARACION DEL TEJIDO BLANDO

Los defectos de la piel pueden repararse por trasplantación de segmentos libres de piel o por segmentos con irrigación sanguínea mantenida por un pedículo. Los injertos de piel libre pueden ser de espesor parcial o de espesor completo. Los injertos con pedículo o colgajos en general contienen considerable cantidad de tejido subcutáneo junto con la piel y pueden servir para restaurar defectos de contorno así como los defectos de superficie.

Injertos libres

Los injertos libres de piel encuentran gran empleo en las lesiones traumáticas y neoplásicas. Glanz (36) señala que una de las ventajas del empleo de los injertos de piel en los neoplasmas de la cara es que la herida puede dejarse abierta durante el tiempo en que se hacen los cortes patológicos permanentes para determinar la eficacia de la terapéutica. Pueden después cubrirse con un colgajo de piel.

Los injertos de espesor parcial pueden tomarse con relativa facilidad y tienen mejor probabilidad de prender. Una desventaja de estos injertos es su tendencia a experimentar contracción, alteración de color y su falta de grosor para los problemas de contorno. Los injertos no pegan bien en áreas infectadas, en cartílago o hueso

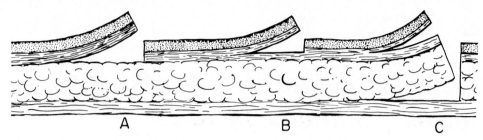

Fig. 22-1. Ilustración esquemática de los injertos de tejido libre. **A,** injerto de todo el grosor de la piel. **B,** injerto de espesor parcial. **C,** injerto dérmico y de panículo adiposo.

expuesto ni en áreas avasculares. Los injertos de espesor parcial pueden usarse para convertir heridas traumáticas primarias en heridas cerradas en las cuales no existe suficiente tejido local. También pueden ser de valor para convertir heridas secundarias en heridas cerradas tal como ocurre en los casos de quemadura o traumatismos (fig. 22-1).

Los injertos de espesor completo son muy superiores a los injertos delgados en lo que se refiere a igualar el color de la cara y tienen menos tendencia a contraerse. Pueden ser de mucha utilidad en diversos tipos de lesión de la cara, especialmente en las que la pérdida de tejido abarca solamente la piel. Se han usado con gran éxito en la corrección del ectropión del ojo y en la restauración de la superficie del labio. Tal vez la única desventaja de un injerto completo es la menor oportunidad que tiene de sobrevivir en comparación con el de espesor parcial.

Los defectos de cavidad bucal, cavidad nasal y órbita, se restauran mejor con injertos de espesor parcial. Al injertar lesiones extensas en cavidad bucal, especialmente después de escisión de contracturas debe comprenderse la importancia de conservar la dilatación por medio de algún tipo de férula durante varias semanas, para evitar recidivas de la contractura. Uno de los problemas más difíciles en cirugía es el manejo de la cavidad bucal con constricción grave como resultado de extenso tejido cicatrizal.

Al reparar un defecto extenso de la mucosa bucal con injerto cutáneo es mejor usar un injerto grueso de espesor parcial y fijarlo con una "férula" de gasa saturada en solución de antibiótico. Deberá dejarse en su lugar de 7 a 10 días. Estos injertos presentan notable tendencia a contraerse; en consecuencia deberá usarse un injerto lo suficientemente grande.

El uso de los injertos cutáneos para extender surcos labiales y bucales fue ideado originalmente por Esser en 1917, modificado más tarde por Waldron, y propugando más recientemente por Obwegeser (72). Esta técnica esencialmente comprende la construcción de una férula para proporcionar el surco deseado sobre el cual se aplica el injerto de piel de manera que la superficie cruenta del injerto quede adyacente a la superficie cruenta del surco recién construido. Se fija en su lugar de 7 a 10 días.

Los injertos cutáneos aplicados a una superficie ósea como el borde alveolar no se contraerán, pero los injertos cutáneos aplicados al tejido blando, manifestarán contracción notable a menos que ésta se contrarreste en cierto grado mediante una férula apropiada.

Colgajos locales

Paletta (78) ha dicho que la reparación más simple y que se parezca más al tejido que se va a reconstruir debe ser el método de elección. Este objetivo probablemente se logra mejor por el uso de colgajos por deslizamiento o rotación cuando sea posible.

Los colgajos pueden clasificarse en locales y distantes. Los colgajos locales utilizan el tejido contiguo e incluyen lo siguiente: deslizamiento (fig. 22-2), rotación y transposición. Los colgajos distantes son los que se hacen en una zona de piel normal con un pedículo que después es seccionado y devuelto al sitio donador. Estos pueden dividirse en directos e indirectos. El colgajo indirecto puede ser llevado en etapas desde un área distante hacia la cara o el brazo.

Los colgajos locales fueron divulgados por un grupo de cirujanos franceses poco después de la descripción de Reverdin del injerto libre epidérmico, y en algunas ocasiones se les conoce como colgajo francés (83). Un ejemplo de su forma más simple es la separación de los bordes de una herida para facilitar su sutura. El colgajo por deslizamiento directo se produce separando la piel de un borde de la herida y haciendo inci-

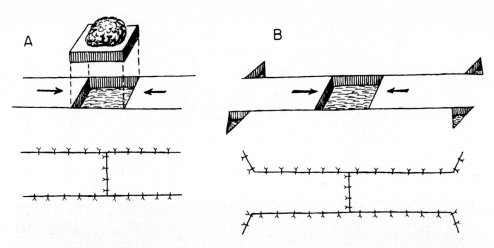

Fig. 22-2. A, colgajo con deslizamiento. **B,** modificación con remoción de triángulos de piel en la base del colgajo.

siones paralelas en los bordes del área operada para cerrar el defecto.

Aunque en el pasado la bermellonectomía se consideraba como una modificación del colgajo de avance (fig. 22-3) en años recientes los cirujanos han llevado a cabo este procedimiento sin hacer un avance auténtico, de la siguiente manera. El área de tejido bermellón alterado que va a cortarse se delinea en forma elíptica, empezando por delante en el borde de la porción bermellón. Se incluyen aproximadamente de 5 a 6 mm de la porción bermellón en la elipse, cerca de la línea media. Las incisiones anteriores y posteriores se delinean y se unen cerca de la comisura. Entonces se lleva la disección hacia abajo, al área muscular y se cortan toda la mucosa y los tejidos submucósicos. La herida se cierra directamente, sin socavar la mucosa posteriormente. Esto permite un cierre ideal sin la equimosis producida cuando se lleva a cabo socavado mucósico extenso. La ligera disminución del espesor de labio es útil para proteger a éste de los rayos solares dañinos. Si un área del labio está más enferma que el resto, deberá realizarse una incisión en cuña en ella, junto con el rebajado labial. El colgajo por rotación se hace con una incisión en el sitio donador de forma semicircular para permitir la rotación hacia el defecto. El colgajo por deslizamiento y el colgajo por rotación pueden ser facilitados ya sea por el corte posterior o por una escisión triangular de la piel (fig. 22-2, *B*). El colgajo por transposición es el que se hace girar en ángulo, pasando por encima de un área normal de tejido para alcanzar el defecto. Otra variedad de colgajo local es el colgajo invaginado, en el cual los márgenes del defecto se cortan, separan y giran hacia dentro para formar la parte posterior del defecto, donde se necesita un revestimiento doble, como ocurre en la fístula nasopalatina o cutánea.

Los colgajos con pedículo suelen tener la ventaja de poseer tejido subcutáneo al mismo tiempo que piel, y proporcionan por lo tanto profundidad y adaptabilidad para la reparación. Los colgajos locales tienen además las ventajas de un color y contextura satisfactorios, así como su simplicidad y la economía de tiempo. Estos colgajos tienen muchas aplicaciones, y se han usado durante muchos años diferentes variacio-

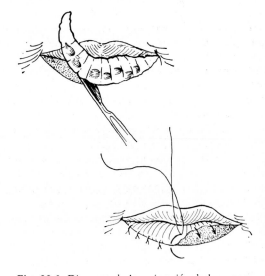

Fig. 22-3. Diagrama de la extirpación de la mucosa externa, con deslizamiento de la restante para formar un nuevo borde coloreado.

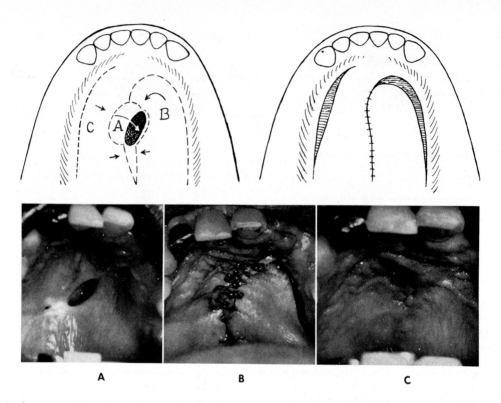

Fig. 22-4. Esquemas del método de combinación de colgajos para cerrar una fístula buconasal traumática: **A**, colgajo girado hacia dentro; **B**, colgajo por rotación; **C**, colgajo por deslizamiento. Las fotografías son de un caso real; el paciente fue operado por el Dr. William H. Bell y el Dr. Robert R. Deves (Jefferson Davis Hospital).

nes para cerrar fístulas bucoantrales. La figura 22-4 demuestra el uso de una combinación de colgajo local para reparar una fístula bucoantral ocasionada por un traumatismo.

Las modificaciones comunes del colgajo local son la incisión en forma de Z y el colgajo en forma de V y de Y (fig. 22-5). La incisión en forma de Z es un colgajo de doble rotación y puede emplearse como una serie de colgajos de transposición. Es el método más eficaz para disminuir la tensión de una contractura lineal. La rotación de los colgajos permite que la dirección de la tensión se altere con la consecuente relajación de la tensión en el eje original (fig. 22-6). También se aplica en los casos en que la comisura de la boca o el ala de la nariz están deprimidas o elevadas. La forma V-Y es un tipo de colgajo de deslizamiento el cual actúa como un procedimiento de alargamiento cuando la incisión se hace en forma de V y se convierte en una Y. Actúa como un acortamiento cuando la incisión se hace en forma de Y y se convierte en una V. Este puede ser de especial utilidad para reparar los defectos deprimidos en los labios. Esto

puede hacerse por deslizamiento de la mucosa solamente o por deslizamiento de todo el grosor tal como lo describieron Gillies y Millard (35).

La comisura de la boca puede extenderse cortando una sección triangular o en forma de punta de flecha en el músculo orbicular y separando y deslizando la mucosa para formar el nuevo revestimiento de la comisura. Palleta (78) describe un método simple para reconstrucción de la comisura después de extirpar las lesiones de esta zona, aplicando el principio de colgajos mucosos deslizados.

Kazanjian y Roopenian (54) describen otros dos métodos para reconstruir la comisura de la boca. El primero implica la escisión de la piel, extensión de la línea de la comisura a través del músculo y deslizamiento del bermellón adyacente, pero no de la mucosa bucal (fig. 22-7). El segundo implica la incisión de la piel, incisión del músculo orbicular y de la mucosa y utilización de colgajos de transposición de la mucosa bucal para cubrir el defecto del bermellón (fig. 22-8).

Las pérdidas de todo el grosor de los labios se reponen mejor por medio de colgajos locales y generalmente pueden hacerse con uno de los siguientes métodos o sus variantes:

1. Colgajo de Abbe o de Estlander
2. Deslizamiento directo con escisión triangular de la piel
3. Colgajo de transposición, como el nasolabial

El método más común para reparar las pérdidas de todo el grosor del labio es probablemente el colgajo por rotación de un labio al otro. Aunque los colgajos por rotación de un labio al otro están asociados a los nombres Abbe y Estlander, Pietro Sabattini reparó en 1837 un defecto del labio superior girando un colgajo del labio inferior en un ángulo de 180 grados (102). Stein en 1847 utilizó dobles colgajos adyacentes del labio superior para reparar un defecto en la línea media del labio inferior. Estlander en 1865 reparó por primera vez un defecto de un labio por medio de un colgajo con pedículo del otro labio y publicó su procedimiento en Alemania por vez primera en 1872. Su técnica se caracterizaba por un colgajo de rotación consistente en una sola cuña de tejido del labio y, si era necesario, una parte del carrillo. El pedículo se localizaba en el ángulo de la boca y la operación por lo general se completaba en un solo tiempo. Abbe en 1898 utilizó un colgajo de rotación del labio inferior para el labio superior. (Véase la fig. 22-9.)

Para extirpar las lesiones del labio inferior debe recordarse que una cuña del labio que tenga hasta un tercio o más del labio inferior frecuentemente puede ser reparada por sutura primaria (fig. 22-10). Recientemente, se ha transferido con éxito un colgajo compuesto en forma de V de un labio al otro, sin utilizar pedículo (28). Sin embargo, no parece aconsejable correr riesgo adicional cuando el trastorno del pedículo es mínimo. También pueden usarse

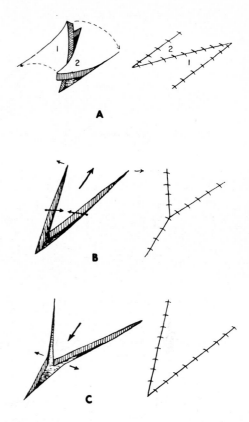

Fig. 22-5. Modificación de colgajos locales. A, incisión en forma de Z para evitar cicatrices lineales o impedir la tensión de la banda cicatrizal. B, procedimiento V-Y para alargar un área localizada. C, procedimiento Y-V para acortar un área localizada de tejido.

con ventaja los colgajos pediculados únicamente de mucosas, de un labio al otro. Schneider (89) ha descrito un cierre en forma de Z partiendo de una escisión en forma de V del labio inferior que proporciona un labio de aspecto más normal.

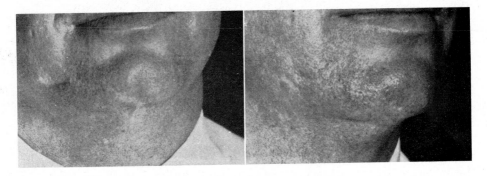

Fig. 22-6. Banda cicatrizal de área segmentaria y cicatriz en el lado derecho de la cara, reparadas por corrección y plastias en Z múltiples.

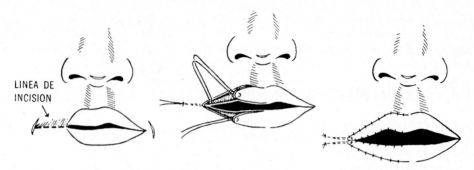

Fig. 22-7. Reconstrucción de la comisura bucal. (Tomado de Kazanjian, V. H. y Roopenian, A.: Amer. J. Surg. **88**:884, 1954.)

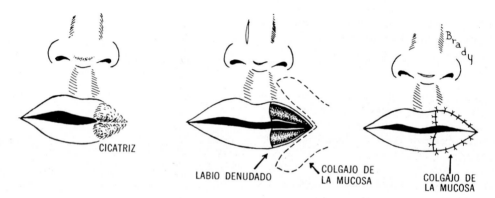

Fig. 22-8. Otro método de reconstrucción de la comisura bucal. (Tomado de Kazanjian, V. H. y Roopenian, A.: Amer. J. Surg. **88**:884, 1954.)

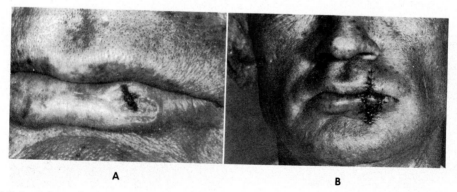

Fig. 22-9. A, carcinoma de células escamosas de porción inferoizquierda del labio inferior. **B**, escisión en cuña y reparación primaria con colgajo de rotación o de Abbe-Estlander del labio superior. Pedículo desprendido y corregido 18 días después de la operación.

La literatura es en cierto modo confusa sobre los primeros en usar el cierre de los defectos labiales escindiendo un triángulo de piel y deslizando los colgajos hacia la línea media. Burow y Bernard se mencionan ambos en relación con este procedimiento. Los métodos de Burow y de Bernard fueron ambos publicados por primera vez en 1853. El método de Burow consistía en la escisión de triángulos laterales del labio superior y una escisión en forma de V de la lesión primaria del labio inferior, seguida del deslizamiento de los colgajos inferiores para reproducir el labio inferior (fig. 22-12). El procedimiento de Bernard consiste en la formación de colgajos laterales de los carrillos en la zona mandibular, lo que permite una escisión más amplia de la lesión primaria con una incisión de forma rectangular y no de V (65) (fig. 22-13).

Se ha empleado gran variedad de colgajos laterales por rotación o transposición para el cierre de defectos del labio. Bruns, Denonvilliers y Nealton y Ombrédanne se encuentran entre los primeros que describieron colgajos de este tipo (102). Las posibilidades de usar este principio son casi ilimitadas.

Debido a la adaptabilidad del tejido del carrillo, pueden corregirse un gran número de defectos por medio de colgajos por rotación, deslizamiento o transposición. Los defectos en la porción anterior del carrillo se prestan a una mejor corrección que los de las partes posteriores. La pérdida de todo el grosor del carrillo generalmente requiere colgajos pediculados de un sitio distante para su reparación.

Colgajos distantes

Se consideran como colgajos distantes aquellos que son transportados de un área de piel normal por medio de un pedículo que más adelante se secciona y regresa al sitio donador. En algunas ocasiones es difícil catalogar todos los procedimientos en categorías exactas. Por

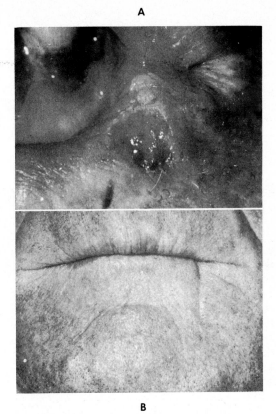

A

B

Fig. 22-10. Carcinoma cerca de la comisura izquierda de la boca, tratado por una combinación de escisión en V y extirpación de bermellón labial. **A,** fotografía preoperatoria. **B,** fotografía posoperatoria.

ejemplo algunos colgajos locales, debido a su complejidad, a la necesidad de espera y al injerto, corresponden más a este grupo y no a la sección sobre rotación de tejidos locales. Generalmente hablando se pueden dividir los colgajos por pedículo, o distantes, en colgajos de la frente o del epicráneo que se supone fueron empleados en la India según la historia antigua, el colgajo con pedículo abierto descrito por Tagliacozzi en Italia y el colgajo con pedículo tubular

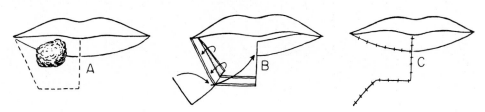

Fig. 22-11. Reconstrucción del labio inferior después de una escisión amplia por cáncer. **A,** lesion primaria y el defecto creado por la escisión. **B,** diagrama del método de reconstrucción efectuado tres semanas después de la escisión primaria. **C,** cierre terminado. (Método ideado y descrito por el Dr. Richard W. Vincent, New Orleans, La.)

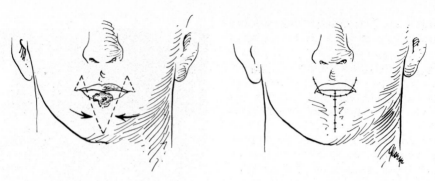

Fig. 22-12. Método de Burow, para la reconstrucción de la boca después de escisión de una gran lesión del labio inferior. (Tomado de Binnie, J. F.: Manual of operative surgery, Philadelphia, 1921, P. B. Blakiston's Son and Co.)

desarrollado más recientemente por Filatov en Rusia y Gillies en Gran Bretaña (83).

Una variedad del injerto tubular es el de forma de almohada o de alfiletero en el cual el colgajo se despega y se enrolla sobre sí mismo. Ambos colgajos, el tubular y el de forma de almohada, evitan una herida abierta. El colgajo de la frente, recubierto algunas veces con injerto libre, ha encontrado mucha aplicación particularmente para la reparación extensa de la nariz. También se ha usado para reparar defectos de todo el grosor del carrillo, en especial los que abarcan la pared del antro. Los grandes colgajos del cuello recubiertos con injertos libres tam-

bién han sido usados para reparar fístulas faríngeas.

Los colgajos tubulares con pedículo parecen ser mejores que los colgajos abiertos. Al hacer un colgajo con pedículo tubular se evita una herida abierta, proporciona mejor circulación y puede ser manejado con mayor facilidad, tanto por el paciente como por el operador. Los colgajos pediculados son necesarios para reparaciones en los sitios en los que ha habido una pérdida extensa de tejido y donde los procedimientos de injerto óseo se han empleado con anticipación y el recubrimiento de los tejidos blandos no es adecuado. De los colgajos pediculados tubulares

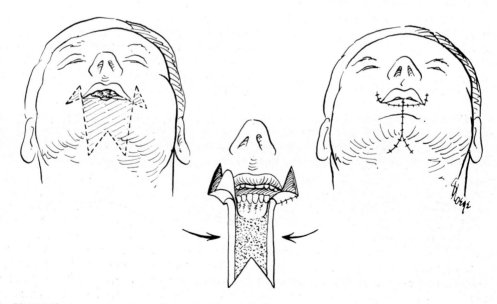

Fig. 22-13. Método reconstructivo de Bernard, en la escisión de una extensa lesión del labio inferior. Triángulos de piel extirpados en cada margen del labio superior, conservando la mucosa para reconstrucción de la mucosa del labio. (Tomado de Martin, H. E.: Surgery of head and neck tumors, New York, 1957, Hoeber-Harper.)

los más empleados son el toracoepigástrico, el acromiopectoral y el colgajo del cuello (fig. 22-14).

Aunque la mayoría de los cirujanos piensan que la reparación de grandes pérdidas maxilares se hace mejor con aparatos protéticos, otros autores (25, 61) han aconsejado recientemente la reparación de estos defectos con colgajos pediculados tubulares. Longacre y Gilby (61) sostienen que la prótesis para reparar un defecto extenso no es satisfactoria y que la eficacia de la prótesis es inversamente proporcional al tamaño del defecto. Han informado la reconstrucción de extensos defectos palatinos con colgajos locales así como colgajos pediculados tubulares. Para las perforaciones y defectos que no exceden de la mitad de los paladares duro y blando, se han utilizado colgajos locales mucoperiósticos. Para pérdidas más extensas, han empleado colgajos pediculados tubulares de diversos sitios donadores como el brazo, el pecho y el cuello.

Edgerton y Zovickian (25) también mencionan dificultades de retención de las prótesis. Ellos utilizan un colgajo tubular insertado a través de una incisión por debajo del borde de la mandíbula en vez de emplear este colgajo a través de la boca. También utilizan el grosor del tubo para llenar el defecto en el área cigomática en los casos en que está indicado.

Gillies y Millard (35) han utilizado colgajos pediculados en tubo para reparar defectos traumáticos palatinos así como hendiduras del paladar. Hay muchos casos en los cuales es necesaria una combinación de colgajos locales y tubulares para una reconstrucción satisfactoria.

RECONSTRUCCION DEL CONTORNO

Tejidos blandos

Las laceraciones del carrillo con frecuencia dejan cicatrices deprimidas, que pueden ser corregidas por escisión de la cicatriz, separación de la piel y superposición de colgajos con panículo adiposo. Los injertos dérmicos libres se han utilizado para llenar defectos de los tejidos blandos, pero tienen límites definidos respecto a la cantidad de corrección que puede efectuarse. Peer (82) prefiere un colgajo libre que contenga tanto dermis como panículo adiposo (fig. 22-1, C). Este es muy eficaz para crear un contorno dúctil y homogéneo en el carrillo y debe insertarse con la dermis colocada profundamente en herida y la grasa superficialmente hacia la piel. Estos injertos casi siempre sufren contracción y por lo

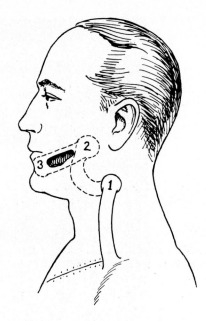

Fig. 22-14. Empleo de un pedículo tubular acromiopectoral para reconstrucción de un defecto de todo el grosor del carrillo. El trasplante se hace en tres etapas.

tanto deben insertarse con una sobrecorrección (fig. 22-15).

Cartílago

La pérdida de contorno en los tejidos duros de la cara generalmente se reconstruye con substancias de contextura semejante. Los defectos de contorno caracterizados por pérdida o desalojamiento de los tejidos de soporte pueden afectar las eminencias frontal, mentoniana o malar, los bordes del piso de la órbita, la nariz y el pabellón de la oreja. Estos defectos se han corregido con diversas substancias, incluyendo tejido autógeno viable así como varios materiales inertes, aunque los injertos dérmicos adiposos se han empleado para llenar algunos defectos faciales de este tipo. Kazanjian y Converse (53) han llenado la prominencia del mentón haciendo girar un colgajo adiposo del cuello por debajo del mentón y Gillies y Millard (35) describen el uso de un colgajo del músculo temporal para restaurar la prominencia malar. Estos problemas suelen resolverse con el empleo de hueso, cartílago o un material inerte como tantalio, vitalio o alguna de las resinas sintéticas. Se han comunicado buenos resultados con gran variedad de materiales, pero en algunas circunstancias esto debe interpretarse como la gran tolerancia que a veces

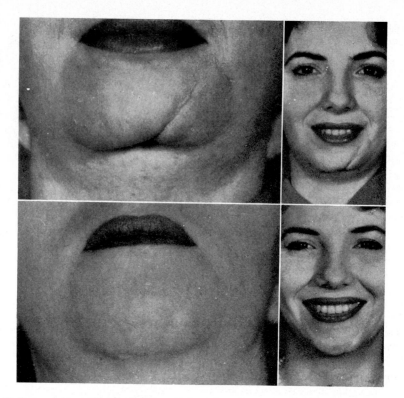

Fig. 22-15. Defecto submentoniano postraumático corregido por medio de injerto dérmico con tejido celular.

presentan los tejidos hacia cualquier clase de cuerpo extraño. Un material de implantación satisfactorio por sí mismo, no garantiza el éxito. Debe emplearse una técnica quirúrgica meticulosa y un lecho adecuado para el injerto, así como un recubrimiento adecuado de piel y tejido subcutáneo.

Es esencial lograr exposición apropiada del lecho del injerto, y esto requiere buen socavado (fig. 22-16). Sin embargo, no debe extenderse innecesariamente el socavado. El área supraorbitaria puede alcanzarse a través de incisiones en la ceja, el hueso malar puede alcanzarse por vía temporal, a través de cicatrices anteriores, o de incisión infraorbitaria. El piso de la órbita se alcanza por vía infraorbitaria. La prominencia del mentón puede alcanzarse por debajo del mismo o a través del vestíbulo bucal. Con cartílago o hueso, puede ser útil usar moldes preconstruidos como patrón para darle forma al implante.

Millard (67) ha informado acerca de varios casos con buenos resultados de implantes en el mentón usando cartílago homólogo y heterólogo insertado a través del surco bucolabial.

Hueso

El hueso sigue siendo popular para corregir defectos de contorno, especialmente si se trata de hueso autógeno fresco. Como ocurre con el cartílago, los injertos óseos han sido de tres tipos: autógenos, homógenos y heterógenos. La fisiología del crecimiento y del injerto óseos es una de las fases más interesantes de la ciencia médica y sigue siendo campo fértil para nuevos descubrimientos. Converse y Campbell (19) y Chase y Herndon (16) han publicado excelentes revisiones históricas sobre el tema.

La gran mayoría de los autores prefieren el empleo de hueso ilíaco para injerto. Esto se debe al parecer a la presencia de grandes espacios en la substancia del hueso esponjoso ilíaco, que permiten una revascularización rápida con supervivencia de muchas de las células del injerto. Abbott y sus colaboradores (1) señalan la nueva formación de trabéculas con los injertos ilíacos, que se demuestran microscópicamente en diez días. Afirman también que el hueso cortical de la tibia tiene muy poco poder osteogenético debido a la necesidad de resorción y reemplazo de gran cantidad de hueso compacto que no sobrevive. Sostienen que lo mismo ocurre con los injertos de costilla, aunque con menos intensidad, y que los injertos de costilla seccionados de manera longitudinal son comparativamente más favorables que los no seccionados con respecto a los injertos iliacos, debido a que presentan mayor número de espacios abiertos para la revascularización.

Durante la Segunda Guerra Mundial Mowlem (70) inició la corrección de los defectos faciales con injertos en fragmentos para facilitar la revascularización y la supervivencia de las células del injerto. Observó que la fijación de estos injertos se obtuvo en unos diez días, utilizando solamente un vendaje de presión.

El hueso iliaco parece más resistente en presencia de infección. Stuteville (94) y más recientemente Obwegeser (73) han informado sobre el empleo de injertos homoplásticos en bloque del hueso iliaco en presencia de infección. Parece evidente que mientras mayor es el área de contacto del hueso receptor mayor y más rápidamente se obtiene la regeneración. La fijación adecuada es esencial, aunque ésta no es problema en los defectos de contorno como ocurre en los defectos de todo el grosor de la mandíbula. Al igual que en todos los tipos de injerto es

de desear un recubrimiento más adecuado por medio de los tejidos blandos, aunque se ha observado cicatrización final en presencia de un cierre incompleto de los tejidos blandos, especialmente cuando se emplean astillas de hueso iliaco.

Los injertos iliacos para los defectos faciales se colocan a través de vías similares a las que se emplean con cartílago en la región temporal, de la ceja, línea del pelo, margen infraorbitario, cicatrices previas y región submentoniana. Ragnell (85) ha obtenido injertos óseos en las áreas de los maxilares y nasal introducidos a través de una incisión en el tabique. Adams y sus colaboradores (2) han aplicado injertos óseos en los maxilares a través de una incisión en el margen del ala de la nariz. Converse y Campbell (19) han obtenido muy buenos resultados insertando injertos iliacos en los defectos faciales por vía intrabucal.

Los injertos en bloque del iliaco son en cierta forma más difíciles de contornear que el cartílago. La forma se logra con gubias o con sierra de Stryker. Con los injertos en bloque se requiere una disección un poco más extensa que con el cartílago y debe exponerse el hueso completamente. Por esta razón, Mowlem (70) ha recurrido a la restauración por medio de injertos en astillas, y sostiene que pueden injertarse con una

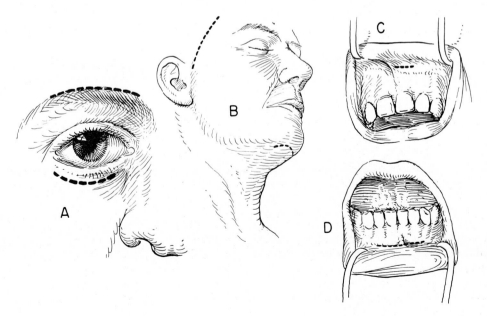

Fig. 22-16. Vías de acceso para implantar materiales de relleno. A, infraorbitaria, supraorbitaria. B, temporal, submental. C, intrabucal, en el maxilar. D, intrabucal, en la mandíbula.

disección mucho menos extensa a través de incisiones más pequeñas, son moldeados con más facilidad y logran una consolidación más rápida.

Puede ser ventajoso combinar el injerto en bloque del hueso iliaco con fragmentos para llenar los contornos. Esto ayuda a lograr exactitud en la restauración y una consolidación rápida. El injerto en bloque puede colocarse con la corteza hacia fuera o hacia la parte que recibe el injerto. La forma puede lograrse con mayor exactitud si la corteza se deja hacia la superficie externa. Generalmente todo lo que se necesita para la fijación es un apósito con presión moderada firme, aunque puede utilizarse la fijación directa con alambres. En los sitios en que se utilizan grandes injertos en bloque en una superficie curva, puede ser necesario cortar o fracturar la corteza para lograr un contorno más exacto del injerto.

Algunos defectos relativamente extensos de los maxilares han sido corregidos con injertos óseos. Gillies y Millard (35) han descrito la reposición de los maxilares con un injerto desde una prominencia molar a la otra. Campbell (14, 15) ha comunicado dos reconstrucciones relativamente extensas de los maxilares. Una de ellas en una lesión resultado de traumatismo, la otra una reparación inmediata al extirpar una lesión maligna. Converse ha comunicado la reconstrucción del piso de la órbita y del hueso malar después de extensa extirpación de una lesión neoplásica.

Injertos artificiales

Aloplastia. El empleo de injertos de cuerpos extraños inertes (aloplastia) en cirugía continúa siendo un asunto muy debatido. Smith (92), Peer (81), Kiehn y Grino (55) están todos contra el empleo de cuerpos estraños. Kiehn y Grino sostienen que con el más ligero trauma los trasplantes aloplásticos pueden infectarse, absorberse o ser expulsados y aconsejan el empleo de trasplantes de tejido autógeno cada vez que sea posible. A pesar de las objeciones, parece haber un creciente uso de tales materiales, especialmente vitalio o tantalio, entre los metales, metil metacrilato, polietileno, Ivalon y Teflon, entre las resinas sintéticas y más recientemente, las siliconas de caucho.

Conley (18) dice que la búsqueda de un cuerpo extraño con propósitos de implantación se inició en 1565, cuando Petronius diseñó una placa de oro para reparar los defectos del paladar hendido. Desde entonces se han probado muchos materiales y algunos, como marfil y parafina, fueron descartados debido a los resultados pobres y a veces nocivos.

A pesar de las ventajas del relleno con cartílago o hueso posee, sin embargo, ciertas desventajas tales como: 1) resorción, 2) distorsión, 3) dificultad para contornearlos, y 4) problema de cirugía adicional. Por esta razón las aloplastias continúan siendo investigadas y utilizadas para reconstrucción de los contornos.

Los criterios para estimar el éxito de un injerto aloplástico varían ligeramente, dependiendo de su función, particularmente con respecto a la contextura del injerto. Sin embargo, en general el injerto con éxito: 1) no debe producir una reacción en los tejidos del cuerpo, 2) no debe producir tumor, y 3) debe ser fácilmente manejable, ya sea duro o blando, elástico o rígido, según las necesidades individuales.

Metales. Antes de los trabajos de Venable y Stuck (98, 99), el uso de los injertos metálicos se caracterizaba por el frecuente fracaso. Venable y Stuck demostraron que la corrosión se efectuaba por un proceso de electrólisis en la mayoría de los metales usados entonces. Sus investigaciones revelaron tres metales que eran suficientemente electropasivos para ser empleados en cirugía: 1) vitalio, que es una aleación de cobalto, cromo y molibdeno; 2) tantalio, elemento metálico descubierto por Ekeburg en Suiza en 1892, y 3) acero 18-8-SMO, una aleación de acero inoxidable que contiene 18 por 100 de cromo, 8 por 100 de níquel y 4 por 100 de molibdeno. Desde entonces estos tres metales se han usado ampliamente en la cirugía de huesos en forma de placas, tornillos, alambres y férulas.

El tantalio y el vitalio han sido usados con éxito para llenar los defectos faciales. El tantalio es fuerte, y debido a su ductilidad puede ser moldeado, troquelado o preparado con formas complicadas. Puede ser manejado con herramientas ordinarias para acero. Se ha empleado en forma de placas para craneoplastias y se adapta fácilmente a los defectos; sin embargo, tiende a dejar un espacio vacío debajo de la superficie.

Las placas de tantalio perforadas se adaptan fácilmente para corregir deformaciones faciales. La figura 22-17 muestra la reconstrucción del piso y el borde infraorbitarios con una placa de tantalio perforada, sostenida con virutas de hueso iliaco autógeno. La construcción de esta placa de tantalio se efectúa como sigue: los contornos óseos de ambas órbitas se palpan y se marcan en la piel con lápiz indeleble para trans-

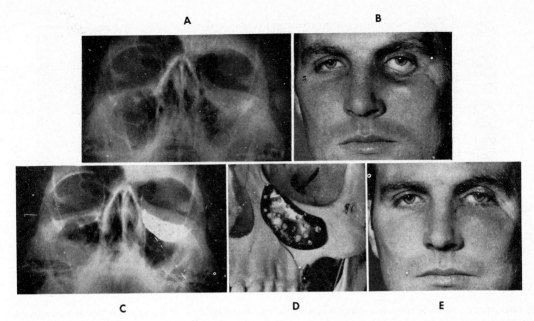

Fig. 22-17. Reconstrucción del margen infraorbitario empleando un injerto de tantalio y fragmentos de hueso iliaco. **A,** radiografía preoperatoria. **B,** fotografía preoperatoria. **C,** radiografía posoperatoria. **D,** injerto moldeado de tantalio, colocado sobre el hueso. Esta fue la placa empleada en C. **E,** fotografía posoperatoria. Nótese que la incisión comienza en el margen lateral de la nariz, sigue por debajo del margen del párpado y lateralmente a lo largo de la cicatriz anterior, lo que permite la reflexión del colgajo sin que la incisión descanse sobre el injerto.

ferirlos a un modelo de yeso. Se toman medidas vertical y horizontal de la órbita sana. La impresión se hace en la cara del paciente, empleando un material hidrocoloide y se vacía en yeso. Con las medidas reales y las radiografías de los huesos faciales (tomadas a 180 cm de distancia), se elige un cráneo que se aproxime a las dimensiones del paciente. Se eliminan las retenciones y se hace una impresión de esa porción del cráneo que representa la órbita correspondiente. El negativo de yeso se emplea como patrón para restaurar el margen de la órbita en el vaciado de la cara. La porción malar del defecto se llena entonces con plastilina hasta igualar el carrillo opuesto. De la parte restaurada de la cara se toma un molde y un contramolde en piedra; el molde debe extenderse cuando menos 2.5 cm por fuera de la periferia del área afectada en todas direcciones. Se emplea una placa de tantalio de 0.04 mm que se perfora con un taladro mecánico. La placa que se va a usar se marca con un patrón de estaño adaptado previamente al defecto. Después se contornea y se adapta sobre el defecto con un martillo de madera.

La adaptación final se logra comprimiendo entre el molde y el contramolde por medio de una prensa de mano.

Reemplazos semejantes pueden hacerse con injertos preconstruidos de vitalio; sin embargo, técnicamente esto puede ser en cierto modo difícil y el ajuste al tiempo de la intervención es imposible.

Beder y colaboradores (6, 7) han hecho recientemente estudios experimentales en perros empleando titanio, metal que se caracteriza por su extrema ligereza, alto grado de dureza, resistencia a la corrosión y poca conductibilidad. Sus estudios indican que los injertos de titanio eran bien tolerados por los perros. Probable ventaja del titanio es que es radiolúcido y cuando se coloca en un área de los huesos faciales permite evaluación radiográfica satisfactoria de los tejidos circunvecinos y subyacentes. El tantalio y el vitalio en cambio son radiopacos e interfieren los estudios radiográficos posoperatorios.

Resinas sintéticas. Para las restauraciones del contorno, las resinas sintéticas han encontrado probablemente un uso más amplio que los metales en los años recientes. Ingraham y sus asociados (48) publicaron una excelente revisión del uso de los materiales plásticos sintéticos en cirugía. De las resinas sintéticas, solamente los productos termoplásticos han sido empleados en procedimientos quirúrgicos. Una resina termo-

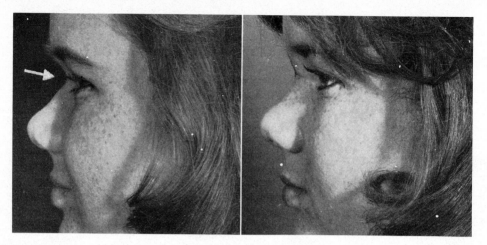

Fig. 22-18. Corrección de defecto de la glabela por medio de implante de silicona de caucho (Silastic).

plástica puede moldearse sin alteración química, por ejemplo ablandándola con calor y presión y enfriándola después de moldeada. De entre estas resinas sintéticas, el metilmetacrilato, el polietileno, el alcohol polivinílico (Ivalon) y el politetrafluoroetileno (Teflon) han sido usados con éxito. Ingraham, Alexander y otros advierten contra el uso de resinas sintéticas que contengan ablandadores y otros irritantes extraños. También señalan que deben llevarse a cabo estudios experimentales controlados antes de utilizar nuevos materiales plásticos.

Freeman (31) ha comunicado el empleo de esponja de Ivalon para la reconstrucción facial en 20 casos. Reportó cuatro complicaciones, dos de las cuales dieron por resultado la remoción de la esponja. En un caso la esponja sobrevivió a un proceso infeccioso localizado. Freeman notó que el resto de los injertos que no tuvieron complicaciones mantenían ampliamente la medida deseada, posición y fijación pero eran más firmes que lo deseado. Notó también que no había pasado el tiempo suficiente para valorar el efecto de la fricción, trauma, contractura cicatrizal y estimulación carcinogénica.

Campbell (15) comunica el uso de polietileno en diferentes defectos de los huesos faciales durante un periodo de cuatro años con resultados satisfactorios. No ha sido necesario remover ninguno de los injertos durante este periodo.

En 1956 Quereau y Souder (84) comunicaron el uso de politetrafluoroetileno (Teflon) para restaurar el piso de la órbita y el contorno maxilar. Refiriéndose a los experimentos de LeVeen y Barberio (58), corroborados por Calnan (13),

indican que el Teflon fue, entre los plásticos, el menos irritante para los tejidos. El material es blanco, la superficie es de contextura de cera y el plástico puede conformarse por medio de un cuchillo afilado igual que la madera blanda. Es el material plástico más inerte químicamente que se ha encontrado. Es estable a temperaturas mayores de 66°C y puede ponerse en autoclave. Tiene una resistencia a la tensión relativamente alta, es flexible, y se recupera casi por completo después de aplicar una fuerza deformante. Nada se adhiere al Teflon con fuerza apreciable y el agua no le moja.

Siliconas de caucho. Actualmente, una silicona de caucho (Silastic) está gozando de gran popularidad y puede resultar uno de los materiales más útiles desarrollados hasta la fecha para procedimientos de corrección de contorno. Posee varias ventajas importantes, por venir en varias formas diferentes y contornearse fácilmente, puede someterse a autoclave, y aparentemente no es irritante (71). De especial interés es una forma inyectable, que actualmente se usa experimentalmente para eliminación de líneas de arrugas así como para corrección de deformaciones de contorno (fig. 22-18) (26, 32).

Indudablemente, habrá de tenerse presente que el uso de materiales aloplásticos se encuentra en etapa experimental. Sin embargo, el eminente cirujano Sir Harold Gillies, sugirió que uno de los materiales plásticos podrá en el futuro tomar el lugar de todos los injertos no autógenos (35).

De especial interés es la tendencia actual hacia la inserción intrabucal (52) de implantes aloplástics. Aparentemente, con las mejoras en técnica estéril, técnica quirúrgica y uso de antibióticos, el margen de seguridad ha aumentado notablemente en lo que se refiere a procedimientos intrabucales.

Recientemente se ha investigado el Proplast, un material de implante microporoso que es un compuesto de politetrafluoroetileno (Teflon) y grafito pirolítico tanto como material de implante como interfase estabilizadora para prótesis metálicas. Sus principales cualidades son permitir a las células tisulares crecer en su substancia, concediendo mayor estabilización, y ser biocompatible (44, 45).

Procedimientos de recolocación

Las fracturas del maxilar inferior pueden corregirse por reducción abierta hasta las seis u ocho semanas después de la lesión. Las fracturas de huesos faciales medios generalmente sanan en tiempo más corto. Incluso después de haber ocurrido la unión ósea, en ciertos casos es posible llevar a cabo osteotomías y recolocar fragmentos desplazados, del mismo modo que se hace en el tratamiento de deformidades del desarrollo.

Dingman y Natvig (24) han descrito los procedimientos que son especialmente aplicables a la dentición superior e inferior. Pueden tomarse impresiones y cortar y colocar de nuevo los modelos para fabricar férulas moldeadas en casos indicados.

De ser factible, son más recomendables estos procedimientos a la corrección de contorno o a las correcciones por extracción de dientes y construcción de prótesis. (Véanse figs. 22-19 y 22-20.)

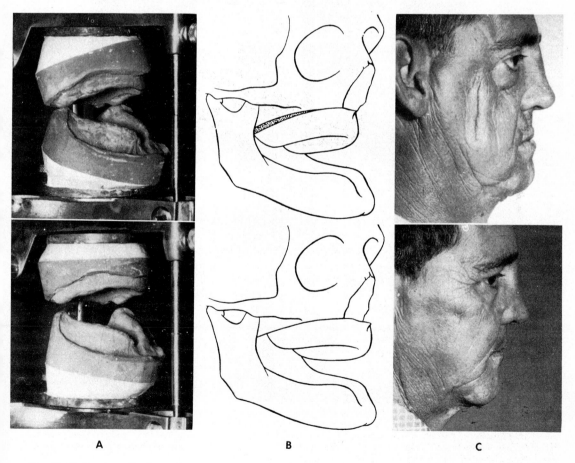

A   B   C

Fig. 22-19. Recolocación de maxilar superior cuatro años después de lesión en accidente automovilístico. **A,** modelos de estudio pre y posoperatorio. **B,** esquemas mostrando procedimiento de recolocación. **C,** fotografías pre y posoperatoria; el paciente lleva dentadura postiza completa en la fotografía posoperatoria, antes era incapaz de llevarla.

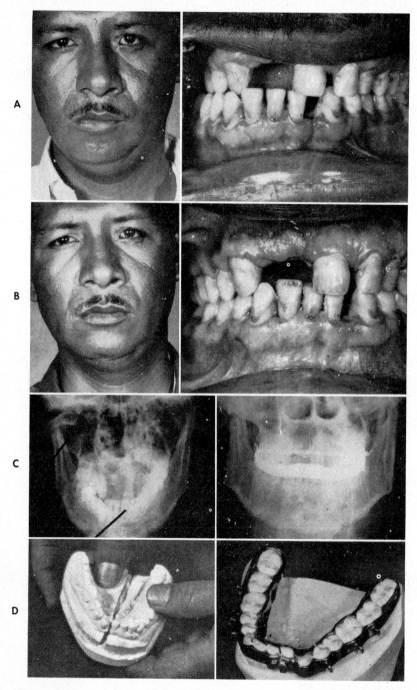

Fig. 22-20. Recolocación de maxilar inferior seis meses después de lesión en accidente automovilístico. Tratamiento inicial con aditamento externo y alambre de Kirschner en malposición. **A,** fotografías preoperatorias mostrando la mordida cruzada. **B,** fotografías posoperatorias. **C,** radiografías mostrando los sitios de osteotomía y posición posoperatoria. **D,** corrección de la mordida cruzada en el modelo. **E,** construcción de la férula en posición corregida.

RECONSTRUCCION DE LA MANDIBULA

La reconstrucción de la mandíbula presenta diversos problemas que no se encuentran en las simples restauraciones de contorno, particularmente en lo que se refiere a una fijación adecuada. La continuidad de la mandíbula puede perderse por infección, trauma o enfermedades neoplásicas, y puede restaurarse con materiales aloplásticos o injertos óseos.

Aloplastia

El empleo de materiales aloplásticos como el vitalio, acero inoxidable y metilmetacrilato está limitado casi a la restauración de la continuidad después de la escisión de una lesión neoplásica especialmente en lo que se refiere a una reparación inmediata. Las prótesis empleadas para restaurar la continuidad de la mandíbula pueden ser en forma de barras intramedulares o alambres de Kirschner o bien en forma de prótesis preformadas construidas de metilmetacrilato o vitalio.

El mantenimiento de la continuidad de la mandíbula es de desearse no solamente desde el punto de vista estético sino también para conservar la deglución, el habla y en algunas circunstancias la respiración adecuada. Las pérdidas de la parte posterior de la mandíbula se toleran más fácilmente que las del área de la sínfisis. Las placas y las barras intramedulares pueden servir la función adicional de mantener los fragmentos en posición hasta que puedan hacerse injertos de hueso en los casos en que no esté indicado un injerto óseo inmediato (fig. 22-21).

Los segmentos de todo el grosor de la mandíbula pueden reemplazarse por barras intramedulares o alambres, generalmente de acero inoxidable. Estos pueden adaptarse fácilmente a la forma. Tienen el problema de enclavarse, lo que puede resolverse por medio de barras ensartadas o haciendo dobleces en forma de L a las barras para evitar una penetración más profunda en la cavidad medular del hueso. Ocupan poco espacio y se cubren fácilmente con los tejidos blandos. Las placas de acero inoxidable o de vitalio, ya sea preconstruidas para el caso individual o seleccionadas de tamaños estándar, pueden emplearse también. Las placas de acero inoxidable se adaptan fácilmente al contorno. Se fijan por medio de dos tornillos a cada fragmento. Los tornillos idealmente deberían abarcar ambas tablas de la mandíbula.

Los injertos de vitalio en diversas partes de la mandíbula pueden ser preconstruidos para el caso individual empleando diversos tamaños de mandíbula como patrones junto con las radiografías del paciente y las medidas reales para la selección del tamaño adecuado. Estos injertos se emplearon con frecuencia en el pasado, y un autor (34) ha comunicado la substitución de toda la mandíbula con una prótesis de vitalio que funciona sin dificultad durante al menos dos años después de la intervención. Dewey y Moore (21) han informado recientemente de 13 casos con buenos resultados en los que diversas porciones del maxilar inferior se substituyeron con prótesis de vitalio.

La figura 22-22 muestra un aditamento que ha permanecido en su lugar y en funcionamiento durante 10 años. Matalon (66) ha modificado la prótesis ajustable de vitalio de Hahn (39) para substitución de segmentos de maxilar inferior perdidos a causa de enfermedades malignas. Estos se vacían en ticonio y no en vitalio, y su

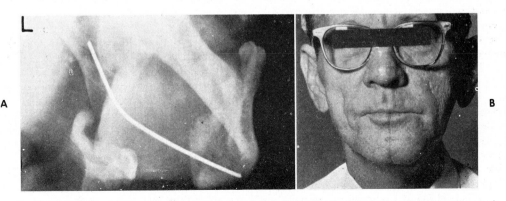

Fig. 22-21. Reconstrucción inmediata de una resección combinada de la mandíbula, con disección del cuello, empleando una barra intramedular. **A,** radiografía posoperatoria. **B,** fotografía mostrando el resultado estético.

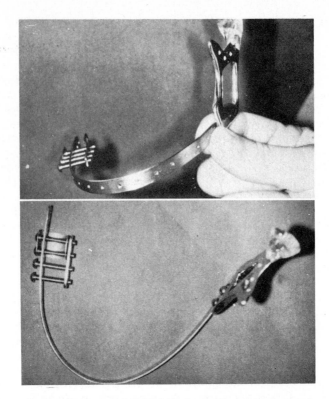

Fig. 22-22. Aparato de acrílico y acero inoxidable, con fijación de tornillos y remaches que ha permanecido en su lugar y funcionando durante 10 años. Construido por el Dr. Joe B. Drane y el Dr. Duni Miglani, de The University of Texas, Dental Branch.

ventaja principal es su uso en resecciones más extensas, que comprendan el área de la sínfisis (fig. 22-23).

Substituciones similares pueden construirse de metilmetacrilato (41). Estas deben ser en cierto modo más pequeñas que el segmento mandibular original para facilitar el cierre de los tejidos blandos. Deben ser perforadas para permitir una fijación mejor, el drenaje de los líquidos y la inserción muscular. Generalmente soló se requiere una fijación directa, aunque ésta puede ser completada por otros métodos, como clavos externos. La fijación de estas prótesis puede facilitarse por el empleo de aditamentos en forma de cuña en cada extremo, que se colocan en la cavidad de la médula ósea.

En todos estos problemas, se encuentra mayor dificultad para reemplazar una pérdida como resultado de una lesión maligna que de una benigna y es más difícil reemplazar el área de la sínfisis que zonas más posteriores.

El autor considera que las múltiples fuerzas ejercidas por el maxilar inferior durante su funcionamiento, tenderían a aflojar la mayor parte

de los implantes artificiales, aunque Freeman (30) observó nuevo crecimiento óseo sobre las cabezas del tornillo en un implante que tuvo que ser extraído debido a exposición. El autor ha usado una placa Sherman como substitución inmediata después de la escisión de un adamantinoma bastante grande del cuerpo del maxilar inferior. Permaneció en su lugar 15 meses, pero tuvo que ser extraída por aflojarse los tornillos en la inserción delantera.

El Proplast (44, 45) puede proporcionar una solución a algunos de estos problemas. El Proplast puede unirse permanentemente a una prótesis metálica como las de vitalio. Se ha informado acerca de tres casos en que se corrigió la anquilosis usando implantes de ticonio con interfase de Proplast, que permitió que células tisulares y hueso se unieran a la prótesis. En un caso en que se corrigió anquilosis bilateral y se hizo avanzar el maxilar inferior, se observó que el implante funcionaba satisfactoriamente durante un periodo de dos años después de la cirugía (43). También se ha estado investigando el Proplast como posible medio para facilitar la fijación a largo plazo de implantes de hoja perforada y para aumentar el borde alveolar (44, 45).

Hueso

A pesar de los éxitos recientes con substancias aloplásticas, es de desearse el reemplazo del tejido perdido de la mandíbula con tejido de naturaleza semejante. Hayward y Roffinella (40) han descrito adecuadamente los problemas peculiares asociados a la reconstrucción de la mandíbula. Describen la mandíbula como una unidad funcional móvil, influida en grado considerable por la fuerza de los músculos adyacentes, conformada y construida de tal manera que complica los problemas de fijación.

Una excelente revisión de los injertos óseos en defectos de la mandíbula fue publicada por Ivy en 1951 (49). Se considera a Bardenheuer (4) como el primero en realizar un injerto de hueso autógeno en la mandíbula en 1891. Esto fue hecho en la forma de un colgajo pediculado de la frente, que contenía piel, periostio y hueso. Se cree que Sykoff (95) (1900) fue el primero en emplear un trasplante libre de hueso para la mandíbula. En 1908 Payr (80) comunicó el uso de trasplantes libres de tibia y de costilla. Durante la Primera Guerra Mundial, Lindemann (59) y Klapp y Schoeder (56) iniciaron el empleo de la cresta iliaca como sitio donador. Klapp también proporcionó datos sobre el uso del cuarto metatarsiano como trasplante para reemplazar la pérdida de la rama ascendente y del cóndilo. Más recientemente, Dingman y Grabb (23) también han informado sobre el uso de hueso metatarsiano para reemplazar el cóndilo. Los ensayos para usarlo como injerto que sea

centro de crecimiento, no han logrado el éxito deseado.

A pesar de la falta de antibióticos y de los aditamentos de fijación adecuados, Ivy (49) comunicó un 76 por 100 de éxitos, 7.7 por 100 de éxitos parciales y 13.5 por 100 de fracasos en 103 operaciones de injerto óseo de la mandíbula durante e inmediatamente después de la Primera Guerra Mundial. En relación con los tipos de injertos, las cifras fueron: 31 casos de injerto pediculado, 87 por 100; 38 casos de injerto osteoperióstico, 71 por 100; siete casos de cresta iliaca, 71 por 100; 17 casos de corteza de tibia, 65 por 100; seis casos de injerto de costilla, 100 por 100 de éxito; tres casos de injerto con deslizamiento de la rama ascendente, dos de los cuales tuvieron éxito; un caso de injerto heteroplástico (injerto de hueso de buey), un fracaso. Blocker y Stout (9) suministraron datos sobre una gran serie de casos de todos los centros plásticos de Estados Unidos que trataban los heridos de la Segunda Guerra Mundial, y encontraron un total de 1 010 injertos mandibulares en la forma que sigue: 90.7 por 100 de éxitos primarios, aumentados a un 97 por 100 cuando se incluyeron reinjertos. Subdivididos según los tipos de injertos, fueron como sigue: 836 del ilion, 151 de la costilla y 23 de la tibia.

Indicaciones para el injerto óseo de la mandíbula. Los injertos de hueso están indicados en los casos de falta de unión de las fracturas de la mandíbula, cuando el refrescamiento de los extremos fracturados daría por resultado una disminución del tamaño de la mandíbula. Los injertos de hueso pueden estar indicados en casos de extrema atrofia de la mandíbula. Pueden emplearse para llenar defectos de contorno y

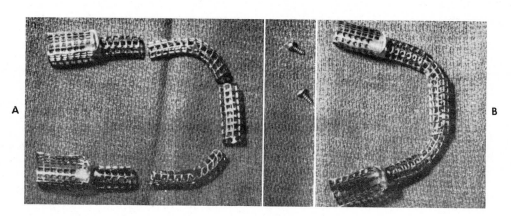

Fig. 22-23. Prótesis ajustable vaciada en ticonio (prótesis Hahn modificada por Matalon). **A,** prótesis desmantelada. **B,** prótesis ensamblada.

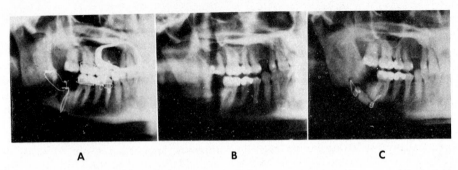

      A   B   C

Fig. 22-24. A, panorex demostrando fractura en el área del molar derecho. **B,** mismo paciente con falta de unión y maxilar inferior flojo subsecuentes. **C,** tres meses después del injerto deslizado sobre el borde inferior del maxilar inferior en cuyo momento se ha producido la unión clínica.

pérdidas de todo el grosor de los segmentos de la mandíbula debida a infección, trauma o extirpación de lesiones neoplásicas.

Watson-Jones (101) ha señalado que existen posibles variantes en el tiempo de cicatrización de una fractura y que la unión retardada no indica necesariamente la falta de unión. La inmovilización adecuada y prolongada puede dar por resultado la unión. En el caso de la mandíbula, debido a la falta de sostenimiento de peso, puede obtenerse unión ósea sin inmovilización si se mantiene al paciente con una dieta controlada.

Se han empleado los tres tipos de injertos de hueso: autoplástico, homoplástico y heteroplástico. El hueso autoplástico se ha empleado más ampliamente y es el injerto de elección. El hueso homoplástico preservado se ha empleado tanto como reemplazo en forma de bloque como en forma fragmentada.

Se han usado ampliamente los injertos homoplásticos de hueso para reparar la falta de unión de fracturas en las cuales los defectos son pequeños. En este caso parecen ejercer un efecto osteogénico de valor indudable. Aunque los reemplazos de todo el grosor de los defectos de la mandíbula con hueso homoplástico han sido comunicados por Converse y Stuteville, su empleo en estos casos parece ser decididamente inferior al hueso autógeno.

Los injertos pueden emplearse en las siguientes formas: 1) bloque de la tibia, costilla o hueso iliaco; 2) injerto osteoperióstico generalmente de la tibia; 3) injertos en astilla del iliaco; 4) injertos pediculados de la mandíbula. El injerto osteoperióstico contiene todos los elementos necesarios para la osteogénesis; es flexible y fácilmente adaptable al tamaño y forma del defecto pero solamente se adapta a pequeños defectos. La técnica para la remoción o inserción es más sencilla que la de otros métodos. El empleo de injertos pediculados también debe limitarse a pequeños defectos. De entre los injertos en bloque, el empleo de la tibia se ha abandonado por razones prácticas. La mayoría de los cirujanos prefieren el iliaco; sin embargo, la costilla todavía es favorecida por algunos.

Joy (50) ha informado sobre la corrección de la falta de unión en una fractura de maxilar por medio de un injerto óseo deslizado desde el borde inferior del maxilar inferior. Este es un método eficaz para corregir un defecto limitado en maxilar inferior, evitando la segunda operación necesaria para obtener injerto óseo de costilla o ilion. La figura 22-24 muestra la falta de unión de una fractura que se trató después usando este principio (50).

Los injertos iliacos en bloque tienen varias ventajas netas. Son muy esponjosos, lo que permite la rápida transmisión de los líquidos tisulares y elementos nutritivos, y proveen gran número de vías para el crecimiento interno de células. Pueden conformarse fácilmente hasta llenar los requisitos de contorno, y debido a la capa cortical y al grosor, pueden emplearse ampliamente como su propio elemento de fijación. Los fragmentos de hueso iliaco se han empleado extensamente en la reconstrucción facial a partir de los informes de Mowlem (70). Este autor estaba impresionado por su resistencia a la infección y por la rapidez con la cual la vascularización y consolidación se efectuaban. Además de los defectos de contorno, los fragmentos iliacos han encontrado uso considerable en el tratamiento de las faltas de unión y como un factor osteogenético adicional en las osteotomías. También se han empleado extensamente en combinación con injertos en bloque para llenar las irregularidades menores y ayudar al estímulo osteogénico.

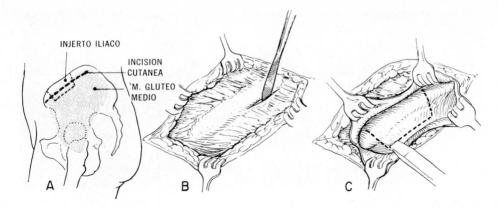

Fig. 22-25. Injerto iliaco. **A,** línea de incisión. **B,** disección del músculo y periostio. **C,** empleo del osteótomo para marcar el colgajo.

El trabajo original de Mowlem contiene una técnica que abarca el empleo de un bloque de hueso esponjoso en la parte interna con partículas de hueso esponjoso lateralmente, empleándose el injerto en bloque para evitar que los tejidos blandos se interpusieran en el defecto mandibular y para proteger las partículas del movimiento transmitido del piso de la boca.

Dick (22) y Abbott y sus colaboradores (1) han hecho excelentes estudios sobre la intervención del iliaco y la obtención del injerto. El iliaco se aborda por medio de una incisión transversal en la piel hecha por debajo de la cresta para evitar la irritación subsecuente por presión (figura 22-25). Se expone después de cortar las inserciones del músculo glúteo por la parte externa, el músculo oblicuo interno por arriba y el iliaco hacia la línea media. Pueden emplearse injertos de todo el grosor o bien de la capa externa o a la interna y de la médula.

Los injertos de fragmentos pueden obtenerse con una gubia después de crear una ventana en la corteza externa dejando así la corteza interna inalterada. Nosotros hemos obtenido segmentos circulares a través de la corteza externa con un trépano de Illif, fijado a una sierra de Stryker para reparar las faltas de unión (fig. 22-26). Se retira un cilindro con un trépano número siete en el sitio de la fractura. El injerto se toma con un trépano número ocho. El diámetro externo del trépano número siete es del tamaño del diámetro interno del número ocho. El injerto se coloca en medio del defecto, proporcionando una adaptación muy exacta.

Las complicaciones después de la remoción de injertos iliacos son poco frecuentes. La más común es la formación de hematomas, que pueden evitarse con una hemostasia cuidadosa al hacer la intervención y con el empleo de esponja de fibrina o cera de hueso. Sin embargo el dolor posoperatorio puede ser más intenso que en el sitio del injerto.

La substitución del ángulo y de la totalidad de la rama ascendente así como la restauración de

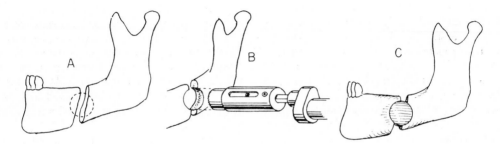

Fig. 22-26. Empleo de trépano de Illif para injerto óseo. **A,** estado preoperatorio. Se ha marcado el sitio donde se va a extirpar la sección ósea. **B,** sección ósea obtenida del sitio de falsa unión con el trépano número 7. **C,** colgajo tomado del ilion con el trépano número 8 e insertado en el defecto. El diámetro externo del trépano número 7 se adapta al diámetro interno del número 8, lo que permite el ajuste perfecto del injerto.

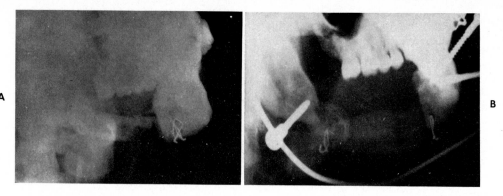

Fig. 22-27. Injerto óseo. **A,** fractura del injerto de costilla atrofiado. **B,** el mismo caso después que el injerto ha sido reemplazado con un bloque de hueso iliaco; se muestra la fijación por alambrado directo y clavos externos. El injerto permanece intacto 11 años después de su inserción.

grandes defectos en la línea media presentan problemas poco comunes en la colocación de injertos óseos en maxilar inferior. Se han empleado dos métodos para restaurar el ángulo y la rama ascendente. Puede emplearse una costilla con una porción del cartílago adyacente; la porción cartilaginosa del injerto se coloca en la fosa glenoidea. La espina superior y la cresta iliaca pueden adaptarse muy bien para reemplazar esta porción de la mandíbula. Sin embargo, es muy probable la resorción de un injerto tan extenso con inserción en un solo extremo. Puede existir cierta ventaja en conservar el fragmento del cóndilo cuando sea posible, para facilitar el funcionamiento y la regeneración. En estos casos, siempre deberá extirparse la apófisis coronoides debido a que la tracción muscular resulta dañina. En la mayor parte de los casos en que deba prepararse un injerto grande es aconsejable construir una férula de metacrilato polimetílico que ayudará a desarrollar el lecho del injerto y a obtener un injerto de forma y tamaño apropiados.

La descripción de la intervención quirúrgica para restaurar el ángulo y la rama ascendente es difícil de encontrar en la literatura. El objeto es crear un plano entre el masetero y el músculo pterigoideo interno. Kazanjian y Converse (53) utilizan tres nervios como referencia para crear este espacio. Estos son el nervio lingual, el dentario inferior y el milohioideo. Debido a dificultades previas, Rehrmann (87) hizo un estudio detallado de la anatomía de esta área y describió un método para preparar la zona con peligro mínimo para nervios y vasos. Empleó el músculo estilohioideo y la apófisis estiloides como puntos de referencia para llegar a la fosita glenoidea.

El área de la sínfisis puede restaurarse con un injerto de costilla seccionado longitudinalmente o un bloque iliaco conformado. Puede restaurarse con un injerto como el descrito por Gillies y Millard (35) que consiste en bloques de cresta iliaca implantados en un alambre de Kirschner y moldeados en una forma adecuada.

Abbott y colaboradores (1), al tratar las ventajas del hueso cortical y esponjoso, mencionaron la posibilidad de una fractura tardía en los injertos corticales que reemplazan grandes separaciones. Ghormley, al comentar el artículo de Abbott, asentó que los injertos corticales después de llegar a una etapa de buena circulación, pasan a un estado de atrofia, durante el cual algunos de ellos pueden fracturarse. A nosotros nos ocurrió este caso con un injerto de costilla (fig. 22-27). Fue necesaria la substitución con injerto iliaco. Por este motivo, en las grandes separaciones, Abbott ha sugerido un procedimiento en dos etapas, en el cual se emplean injertos de hueso esponjoso inicialmente para establecer la vascularización, seguidos de injertos corticales, que pueden entonces vascularizarse en toda su longitud. La necesidad de hacer esto en dos etapas no es convincente, especialmente si se usan costillas seccionadas, que contienen partículas de hueso esponjoso, en la mandíbula. El bloque de hueso canceloso parece más conveniente por su resistencia adecuada, su mayor volumen y la oportunidad para ser su propia férula.

El recubrimiento adecuado por tejidos blandos es de gran importancia para los injertos óseos; si es necesario, el injerto debe posponerse hasta que puedan ser transportados de un sitio distante tejidos blandos. Muchos cirujanos aconsejan diferir el injerto si se ha entrado en cavidad bucal durante la intervención. Considerando los excelentes resultados con cresta iliaca, el trabajo de Converse acerca de injertos intrabucales de hueso, y la tendencia actual hacia el injerto inmediato de hueso, parece ser que la contaminación debida a la penetración en la cavidad bucal no debe ser motivo para diferir el procedimiento. Puede estar indicado extraer dientes cercanos a los extremos de los fragmentos mandibulares antes de colocar el injerto, para evitar cortar a través de las raíces cuando se reavivan los muñones mandibulares.

A pesar de que se han publicado muchos informes de injertos en presencia de infección, la mayoría de los cirujanos actualmente consideran aconsejable eliminar la infección y esperar un periodo conveniente de dos a seis meses. Hoy por hoy, con el empleo de hueso canceloso iliaco y antibióticos, se acepta que en los defectos resultantes de heridas producidas por tiro de escopeta y otros traumas, puede emplearse injerto relativamente pronto después de la lesión, siempre y cuando exista un revestimiento adecuado de tejidos blandos. Esta reparación temprana facilita el injerto, por la cicatrización y la deformación mínimas de los fragmentos. Los muñones mandibulares deben cortarse hasta un área de buena vascularización. Injerto y muñones deben decorticarse en las áreas de contacto. Cuanto mayor sea el área de contacto, tanto más probable que el injerto prenda. El tejido cicatrizal avascular también debe extirparse de la zona muscular.

Probablemente el factor más importante en la colocación de injertos, después de usar el tipo adecuado, sea la fijación. En los injertos mandibulares, donde hay dientes, la fijación intermaxilar es el método de elección. Los problemas de fijación provienen de los fragmentos edéntulos y de los fragmentos proximales posteriores al último diente.

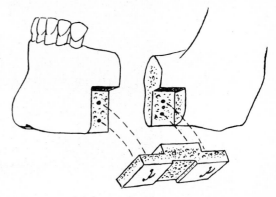

Fig. 22-29. Ilustración que muestra la inserción de un bloque de hueso iliaco, con decorticación parcial para facilitar la revascularización. Fijación por alambrado directo.

Watson-Jones (101) ha señalado que la inmovilización cumple dos importantes propósitos: 1) controla la posición de los fragmentos y 2) protege las células en crecimiento, previniendo la consolidación retardada y la falta de unión. La fijación puede obtenerse de distintas maneras: férulas de tantalio; placas de acero inoxidable, tantalio o vitalio; fijación externa con clavos; clavos intramedulares; o una férula modificada (figura 22-28). Además, la colocación directa de alambre de acero inoxidable de calibre 24 es aconsejable y puede por sí sola proporcionar suficiente fijación. Debe emplearse sutura de colchonero. Decorticar y hacer una entalladura en el sitio de unión del injerto aumenta las oportunidades de unión primaria. La entalladura puede realizarse sosteniendo el injerto con un fórceps de hueso y cortando con una sierra de Stryker. Quitar una porción de la corteza del injerto ayuda a la revascularización, aunque debe conservarse cierta cantidad de corteza para proporcionar fuerza (fig. 22-29).

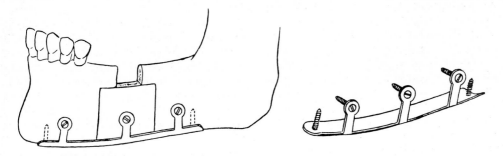

Fig. 22-28. Tipo de férula de acero inoxidable descrito por Smith y Robinson (91).

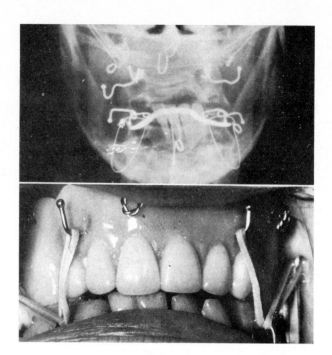

Fig. 22-30. Radiografía y fotografía que muestran la fijación por medio de una férula modificada, de dos piezas, en la cual la parte superior se alambra directamente al pilar cigomaticomaxilar y la inferior se fija por medio de alambrado circunferencial.

Todos estos métodos se han empleado con éxito; debe subrayarse que tal vez más importante que el método, es poner cuidado suficiente en la técnica. Empleando el principio de la férula, yo prefiero la modificación de dos piezas mostrada en la figura 22-30. Walden y Bromberg (100) han evitado la necrosis por presión con este método, construyendo una férula más grande en todas las dimensiones sobre el área de injerto para compensar la presión del edema posoperatorio. La férula superior puede alambrarse directamente al reborde alveolar, la fosita piriforme, al pilar cigomaticomaxilar o al margen infraorbitario. La férula inferior se fija por medio de alambres circunferenciales y la fijación intermaxilar se logra por medio de tracción con elásticos o alambres.

La crítica del empleo de placas es que mantienen los fragmentos separados e impiden la osteogénesis por compresión. Esto no parece justificado, considerando los numerosos informes de éxito. Parece conveniente el empleo de tornillos que abarquen la tabla externa y la interna. El autor prefiere usar alambres directamente en el injerto aumentando la fijación con bandejas portaimpresiones de tantalio o con alambrado directo. La figura 22-31 muestra un injerto sostenido por una bandeja portaimpresiones de tantalio insertada cuando la paciente tenía cinco años de edad, con desarrollo subsecuente normal y simétrico del maxilar durante un periodo de siete años. De usarse fijación intermaxilar, deberá mantenerse durante un periodo de 8 a 12 semanas. Deberán usarse antibióticos en forma sistemática así como también conservarse la salud general y la nutrición del paciente a nivel óptimo.

Boyne (10, 86) aconseja usar injertos de partículas de hueso esponjoso y médula, con un implante metálico con malla cubierta por un material filtrante microporoso, para reconstruir con injerto óseo grandes defectos del maxilar inferior.

La fijación externa con clavos y los clavos intramedulares pueden servir tanto para retener fragmentos en su lugar en el momento de la pérdida original de estructura maxilar como para inmovilizar cuando se injerta. Henny (42) ha obtenido resultados excelentes en estos casos con un clavo de Steinmann con alambre que tenga también apandelas y pernos para lograr estabilización adicional.

En años recientes se ha renovado el interés por la técnica en dos fases con clavo externo

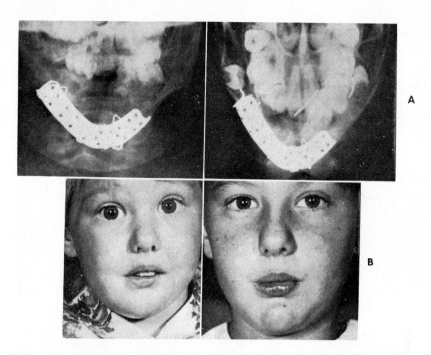

Fig. 22-31. Deformación de lado a lado del maxilar inferior resultante de escisión de displasia fibrosa atípica corregida con injerto de costilla autógeno fijado con bandeja portaimpresiones de tantalio a los cinco años de edad. **A,** radiografías de la paciente a los cinco y 12 años de edad, mostrando desarrollo facial simétrico durante un periodo de siete años. **B,** fotografías de la paciente a los cinco y los 12 años de edad.

desarrollada por Fleming y Morris (29). La férula en dos fases se muestra en la figura 22-32.

La inserción de implantes aloplásticos e injertos óseos, y otros procedimientos quirúrgicos en maxilares inferior y superior se están llevando a cabo cada vez más a través de cavidad bucal y mucosa bucal en vez de por vía extrabucal, con éxito notable por las razones ya mencionadas.

Los factores más frecuentemente concomitantes con el fracaso del injerto parecen ser movilidad, infección y revestimiento inadecuado de tejido blando.

Borde alveolar

La restauración del borde alveolar desdentado puede ser el área más prometedora para el futuro en lo que se refiere a reconstrucción con hueso autógeno. Es cierto que estos esfuerzos en el pasado han resultado en fracasos, pero actualmente algunos autores están dando informes de éxitos.

Genest (34) ha mencionado varios casos afortunados usando fragmentos de costillas autógenas y limitando la reconstrucción a la porción posterior del borde alveolar. Obwegeser (74)

comunica buenos resultados utilizando una incisión extensa sobre la cresta alveolar, con incisión del periostio y desinserción de los músculos para permitir relajación extensa y avance de los colgajos mucósicos. Ha usado con éxito cresta iliaca y costilla.

Un caso así se ilustra en la figura 22-33; el borde alveolar atrófico se reconstruyó con cresta iliaca autógena formada y contorneada a partir de vaciado acrílico preconstruido. Se fija con sutura circular con Mersilene número 1-0. Deberá realizarse una vestibuloplastia, como procedimiento secundario.

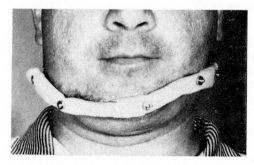

Fig. 22-32. Férula bifásica de Morris.

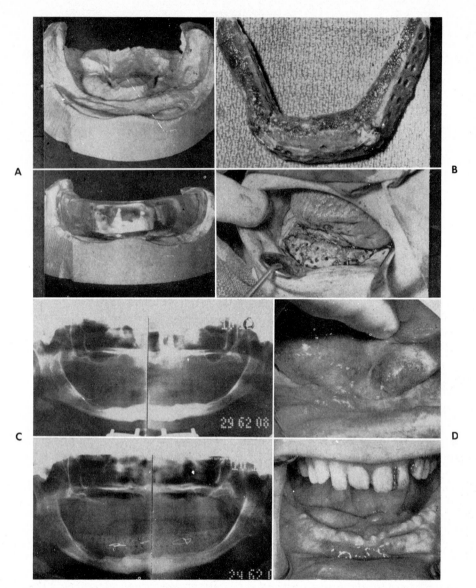

Fig. 22-33. Reconstrucción de borde alveolar con injerto óseo autógeno. **A,** modelo preoperatorio y molde. **B,** injerto iliaco después de contornear y después de insertar. **C,** radiografías pre y posoperatoria. **D,** fotografías pre y posoperatoria de los bordes.

REPARACION INMEDIATA DE DEFECTOS COMPUESTOS RESULTANTES DE CIRUGIA POR CANCER

La tendencia a la reparación inmediata de heridas extensas creadas por extirpación de tejido maligno, observadas al publicar por primera vez este texto, no sólo sobrevive sino que se está volviendo cada vez más popular, como lo prueban artículos recientes.* Estos procedimientos comprenden los métodos expuestos anteriormente incluyendo el uso de injertos óseos libres e injertos cutáneos, la utilización de colgajos pediculados adyacentes en piel, mucosa o músculo y la estabilización de fragmentos del maxilar inferior con clavos metálicos. Esta reconstrucción, hecha cuando se reseca permite exposición

* Véanse las notas 3, 17, 33, 46, 60 y 68.

óptima así como prevención de la contracción tisular y conservación del buen estado de ánimo. Si esta filosofía puede comprometer la cirugía adecuada u ocultar las recidivas de la enfermedad o no sigue siendo tema de controversia. Stark (93) ha revisado recientemente la filosofía actual con respecto a este problema.

BIBLIOGRAFIA

1. Abbott, L. C., Schottstaedt, E. R., Saunders, J. B. deC. M., and Bost, F. C.: The evaluation of cortical and cancellous bone as grafting material, J. Bone Joint Surg. **29**:381, 1947.
2. Adams, W. M., Adams, L. H., and Jerome, A. P.: Iliac bone graft for correction of maxillary retrusion in cases of cleft palate, J. Int. Coll. Surg. **27**:384, sect. 1, 1957.
3. Bakamjian, V., and Littlewood, M.: Cervical skin flaps for intraoral and pharyngeal repair following cancer surgery, Brit. J. Plast. Surg. **17**:191, 1964.
4. Bardenheuer: Verhand. Deutsch. Ges. Chir. **1**:69, 1892.
5. Bauer: Ueber Knochentransplantation, Zbl. Chir. **37**:(Beilage 20-21), 1910.
6. Beder, O. E., and Eade, G.: An investigation of tissue tolerance to titanium metal implants in dogs, Surgery **39**:470, 1956.
7. Beder, O. E., Eade, G., Stevenson, J. K., Jones, T. W., Ploger, W. J., and Condon, R. E.: Titanium metal in alloplasty, J. Dent. Res. **45**:1221, 1966.
8. Bell, W. H.: Personal communication, 1958.
9. Blocker, T. G., and Stout, R. A.: Mandibular reconstruction, World War II, Plast. Reconstr. Surg. **4**:153, 1949.
10. Boyne, P. J.: Use of marrow-cancellous osseus grafts in the regeneration of mandibular bone, Proceedings of the Fourth International Congress of Oral Surgery, Amsterdam, 1971.
11. Brown, J. B., Fryer, M. P., and Ohlwiler, D. A.: Study and use of synthetic materials such as silicone and Teflon as subcutaneous prosthesis, Plast. Reconstr. Surg. **26**:263, 1960.
12. Bush, L. F.: The use of homogenous bone grafts. A preliminary report on the bone bank, J. Bone Joint Surg. **29**:620, 1947.
13. Calnan, J.: The use of inert plastic material in reconstructive surgery, Brit. J. Plast. Surg. **16**:1, 1963.
14. Campbell, H. H.: Reconstruction of left maxilla, Plast. Reconstr. Surg. **3**:66, 1948.
15. Campbell, H. H.: Surgery of lesions of the upper face, Amer. J. Surg. **87**:676, 1954.
16. Chase, S. W., and Herndon, C. H.: The fate of autogenous and homogenous bone grafts, J. Bone Joint Surg. **37A**:809, 1955.
17. Coleman, C. C.: Surgical treatment of extensive cancers of the mouth and pharynx, Ann. Surg. **161**:634, 1965.
18. Conley, J. J.: The use of Vitallium prostheses and implants in the reconstruction of the mandibular arch, Plast. Reconstr. Surg. **8**:150, 1951.
19. Converse, J. M., and Campbell, R. M.: Bone grafts in surgery of the face, Surg. Clin. N. Amer. **34**:375, 1954.
20. Conway, H., and Goulian, D.: Experiences with an injectable Silastic RTV as a subcutaneous prosthetic material, a preliminary report, Plast. Reconstr. Surg. **32**:294, 1963.
21. Dewey, A. R., and Moore, J. W.: Mandibular repair after radical resection, J. Oral Surg. **20**:34, 1962.
22. Dick, I. L.: Iliac-bone transplantation. Preliminary observations, J. Bone Joint Surg. **28**:1, 1946.
23. Dingman, R. O., and Grabb, W. C.: Reconstruction of both mandibular condyles with metatarsal bone grafts, Plast. Reconstr. Surg. **34**:441, 1964.
24. Dingman, R. O., and Natvig, P.: Repair of residual deformities. In Surgery of facial fractures, Philadelphia, 1964, W. B. Saunders Co.
25. Edgerton, M. T., and Zovickian, A.: Reconstruction of major defects of the palate, Plast. Reconstr. Surg. **17**:105, 1956.
26. Farrior, F. T.: Synthetics in head and neck surgery, Arch. Ophthal. **84**:82, 1966.
27. Fischer, W. B., and Clayton, I.: Surgical bone grafting with cultured calf bone, Quart. Bull. Northwestern Univ. M. School **29**:346, 1955.
28. Flanigin, W. S.: Free composite grafts from lower to upper lip, Plast. Reconstr. Surg. **17**:376, 1956.
29. Fleming, I. D., and Morris, J. H.: Use of acrylic external splint after mandibular resection, Amer. J. Surg. **118**:708, November 1969.
30. Freeman, B. S.: The use of Vitallium plates to maintain function following resection of the mandible, Plast. Reconstr. Surg. **3**:73, 1948.
31. Freeman, B. S.: Complications following subcutaneous insertion of plastic sponge, Plast. Reconstr. Surg. **15**:149, 1955.
32. Freeman, B. S., Bigelow, E. L., and Braley, S. A.: Experiments with injectable plastic, Amer. J. Surg. **112**:534, 1966.
33. Gaisford, J. C.: Reconstruction of head and neck deformities, Surg. Clin. N. Amer. **47**:295, 1967.

34. Genest, A.: Vitallium jaw replacement, Amer. J. Surg. **92**:904, 1956.
35. Gillies, H., and Millard, D. R., Jr.: The principles and art of plastic surgery, vol. 2, Boston, 1957, Little, Brown & Co.
36. Glanz, S.: Skin grafting in reconstructive surgery, Texas J. Med. **52**:242, 1956.
37. Gonzales-Ulloa, M., Stevens, E., and Noble, G.: Preliminary report of subcutaneous perfusion of Polysiloxane to improve regional contour, read before the meeting of the American Association of Plastic Surgeons, Chicago, May, 1964.
38. Guillemient, M., Stagnara, P., and Dubost-Perret, T.: Preparation and use of heterogenous bone grafts, J. Bone Joint Surg. **35B**:561, 1953.
39. Hahn, G. W.: Vitallium mesh mandibular prosthesis, J. Prosth. Dent. **14**:777, 1964.
40. Hayward, J. R., and Roffiella J. P.: Iliac autoplasty for repair of mandibular defects, J. Oral Surg. **13**:333, 1951.
41. Healy, M. J., Jr., Sudbay, J. L., Niebel, H. H., Hoffman, B. M., and Duval, M. K.: The use of acrylic implants in one stage reconstruction of the mandible, Surg. Gynec. Obstet. **98**:395, 1954.
42. Henny, F. A.: Personal communication, 1957.
43. Hinds, E. C., Homsy, C. A., and Kent, J. N.: Use of a biocompatible interface for combining tissues and prostheses in oral surgery, Proceedings of the Fourth International Congress of Oral Surgery, Amsterdam, 1971.
44. Homsy, C. A.: Rebuild with Proplast and tissue has a home, Medical World News, Sept. 29, 1972, p. 20.
45. Homsy, C. A., Kent, J. N., and Hinds, E. C.: Materials for oral implantology–biological and functional criteria, J. Amer. Dent. Ass. **86**:817, 1973.
46. Hoopes, J. E., and Edgerton, M. T.: Immediate forehead flap repair in resection for oropharyngeal cancer, Amer. J. Surg. **112**:527, 1966.
47. Inclan, A.: The use of preserved bone graft in orthopaedic surgery, J. Bone Joint Surg. **24**:81, 1942.
48. Ingraham, F. D., Alexander, E., Jr., and Matson, D. D.: Synthetic plastic materials in surgery, New Eng. J. Med. **236**:362, 402, 1947.
49. Ivy, R. H.: Bone grafting for restoration of defects of the mandible, Plast, Reconstr. Surg. **7**:333, 1951.
50. Joy, E. D., Jr.: Nonunion of a mandibular fracture treated by sliding bone graft: report of case, J. Oral Surg. **25**:356, July 1967.
51. Judet, J., Judet, R., and Arviset, A.: Banque d'os et heterogreffe, Presse Med. **57**:1007, 1949.
52. Junghans, J. A.: Profile reconstruction with Silastic chin implants, Amer. J. Orthodont. **53**:217, 1967.
53. Kazanjian, V. H., and Converse, J. M.: The surgical treatment of facial injuries, Baltimore, 1949, The Williams & Wilkins Co.
54. Kazanjian, V. H., and Roopenian, A.: The treatment of lip deformities resulting from electric burns, Amer. J. Surg. **88**:884, 1954.
55. Kiehn, C. L., and Grino, A.: Iliac bone grafts replacing tantalum plates for gunshot wounds of skull, Amer. J. Surg. **85**:395, 1953.
56. Klapp, R., and Schroeder, H.: Die Unterkieferschussbrüche, Berlin, 1917, Hermann Muesser.
57. Kreuz, F. P., Hyatt, G. W., Turner, T. C., and Bassett, A. L.: The preservation and clinical use of freeze-dried bone, J. Bone Joint Surg. **33A**:836, 1951.
58. LeVeen, H. H., and Barberio, J. R.: Tissue reaction to plastic used in surgery with special reference to teflon, Ann. Surg. **129**:74, 1941.
59. Lindemann, A.: Ueber die Beseitigung der traumatischen Defekta der Gesichtsknochen. In Behandlung der Kieferschussverletzungen, vol. 4, Wiesbaden, 1916, p. 6.
60. Longacre, J. J., deStefano, G. A., Holmstead, K., Leichliter, J. W., and Jolly, P.: The immediate versus the late reconstruction in cancer surgery, Plast. Reconstr. Surg. **28**:549, 1961.
61. Longacre, J. J., and Gilby, R. F.: The problem of reconstruction of extensive severely scarred palatal defects in edentulous patients, Plast. Reconstr. Surg. **14**:357, 1954.
62. Losee, F. L., and Hurley, L. A.: Successful cross-species bone grafting accomplished by removal of the donor organic matrix, Naval Medical Research Institute Project NM 004 006.09.01, p. 911, Dec. 5, 1956.
63. Losee, F. L., and Hurley, L. A.: Bone treated with ethylenediamine as a successful foundation material in cross-species bone grafts, Nature. (London) **177**:1032, 1956.
64. Macewen, W.: Observations concerning transplantation of bone, illustrated by a case of inter-human osseous transplantation, whereby over two-thirds of the shaft of a humerus was restored, Proc. Roy. Soc. **32**:232, 1881.
65. Martin, H. E.: Cheiloplasty for advanced carcinoma of the lip, Surg. Gynec. Obstet. **14**:914, 1932.
66. Matalon, V.: Personal communication, June, 1967.

67. Millard, D. R.: Chin implants, Plast. Reconstr. Surg. **13**:70, 1954.

68. Millard, D. R., Jr.: A new approach to immediate mandibular repair, Ann. Surg. **160**: 306, 1964.

69. Mohnac, A. M.: Surgical correction of maxillomandibular deformities, J. Oral Surg. **23**: 393, 1965.

70. Mowlem, A. R.: cancellous chip bone-grafts, report on 75 cases, Lancet **2**:746, 1944.

71. Mullison, E. G.: Silicones in head and neck surgery, Arch. Otolaryng. **84**:91, 1966.

72. Obwegeser, H.: Surgical preparation of the maxilla for prosthesis, J. Oral Surg. **22**:127, 1964.

73. Obwegeser, H.: Simultaneous resection and reconstruction of parts of the mandible via the intraoral route in patients with and without gross infections, Oral Surg. **21**:693, 1966.

74. Obwegeser, H.: Personal communication, June, 1966.

75. Ollier, L.: Recherches experimentales sur les greffes osseuses, J. de Physiol. de l'Homme et des Animaux **3**:88, 1860.

76. Ollier, L.: Traite experimental et clinique de la regeneration des os et de la production artificielle du tissu osseux, Paris, 1867, Victor Masson et Fils.

77. Padgett, E. C., and Stephenson, Kathryn L.: Plastic and reconstructive surgery, Springfield, Ill., 1948, Charles C Thomas, Publisher.

78. Paletta, F. X.: Early and later repair of facial defects following treatment of malignancy, Plast. Reconstr. Surg. **13**:95, 1954.

79. Parkes, M. L.: Chin implants with a newer plastic compound, Arch. Otolaryng. **75**:429, 1962.

80. Payr, E.: Ueber osteoplastischen Ersatz nach Kieferresektion (Kieferdefekten) durch Rippenstücke mittelst gestielter Brustwandlappen oder freier Transplantation, Zbl. Chir. **35**:1065, 1908.

81. Peer, L. A.: Transplantation of tissues, vol. 1, Baltimore, 1955, The Williams & Wilkins Co.

82. Peer, L. A.: The neglected "free fat graft," its behavior and clinical use, Amer. J. Surg. **92**:40, 1956.

83. Pick, J. F.: Surgery of repair, vol. 1, Philadelphia, 1949, J. B. Lippincott Co.

84. Quereau, J. V. D., and Souder, B. F.: Teflon implant to elevate the eye in depressed fracture of the orbit, Arch. Ophthal. **55**:685, 1956.

85. Ragnel, A.: A simple method of reconstruction in some cases of dish-face deformity, Plast. Reconstr. Surg. **10**:227, 1949.

86. Rappaport, I., Boyne, P. V., and Nethery, J.: The particulate graft in tumor surgery, Amer. J. Surg. **122**:748, 1971.

87. Rehrmann, A.: Autoplastic repair of the ramus mandibulae, avoiding a lesion of the facial nerve and of large blood vessels, Plast. Reconstr. Surg. **17**:452, 1956.

88. Reynolds, F. C., Oliver, D. R., and Ramsey, R.: Clinical evaluation of the merthiolate bone bank and homogenous bone grafts, J. Bone Joint Surg. **33A**:873, 1951.

89. Schneider, P. J.: V-excision with Z-closure for carcinoma of the lower lip. Plast. Reconstr. Surg. **18**:208, 1956.

90. Sherman, P.: J. Surg. **94**:869, 1957.

91. Smith, A. E., and Robinson, M.: Individually constructed stainless steel bone onlay splint for immobilization of proximal fragment in fractures of the angle of the mandible, J. Oral Surg. **12**:170, 1954.

92. Smith, F.: Plastic and reconstructive surgery, a manual of management, Philadelphia, 1950, W. B. Saunders Co.

93. Stark, R. B.: Oral cancer: reconstruction and rehabilitation, CA **22**:303, 1972.

94. Stuteville, O. H.: A new concept of treatment of osteomyelitis of the mandible, J. Oral Surg. **8**:301, 1950.

95. Sykoff, W.: Zur Frage der Knochenplastik am Unterkiefer, Zbl. Chir. **35**:881, 1900.

96. Tucker, E. J.: The preservation of living bone in plasma, Surg. Gynec. Obstet. **96**: 739, 1953.

97. Tuffier, T.: Des greffes de cartilage et d'os humain dans les resections articulaires, Bull. Mem. Soc. Chir. Paris **37**:278, 1911.

98. Venable, C. S., and Stuck, W. G.: Three years' experience with vitallium in bone surgery, Amer. Surg. **114**:309, 1941.

99. Venable, C. S., and Stuck, W. G.: General considerations of metals for buried appliances in surgery, Int. Abstr. Surg. **76**:297, 1943.

100. Walden, R. H., and Bromberg, B. S.: Recent advances in therapy in maxillofacial bony injuries in over 1,000 cases, Amer. J. Surg. **93**:508, 1957.

101. Watson-Jones, R.: Fractures and joint injuries, ed. 4, vol. 1, Baltimore, 1955, The Williams & Wilkins Co.

102. Webster, J. P.: Crescentic peri-alar cheek excision for upper lip flap advancement with a short history of upper lip repair, Plast. Reconstr. Surg. **16**:434, 1955.

103. Wilson, P. D.: Surg. **126**:932, 1947.

23

Deformidades de desarrollo de los maxilares

JACK B. CALDWELL
ROY C. GERHARD

Las deformidades de desarrollo de los maxilares son aquellas en que hay maloclusión, relación inadecuada de las arcadas y desfiguración facial asociada. Suelen considerarse congénitas, pero pueden depender de otras causas durante la niñez.

La corrección quirúrgica de estas deformidades de arcadas es uno de los aspectos más desafiantes e interesantes de la cirugía bucal. La satisfacción pura obtenida al ayudar a las personas afectadas es también uno de los servicios más satisfactorios que puedan rendirse.

Los individuos con deformidades de desarrollo de las arcadas invariablemente son conscientes de su facies anormal y suelen tener trastornos de la personalidad. Su primer problema es su aspecto. Sin embargo, cuando se considera la corrección de estas deformidades, no debe tomarse en cuenta exclusivamente el mejoramiento estético. La corrección de las deficiencias funcionales es igualmente importante y debe considerarse cabalmente en el plan de tratamiento. En casi todos los casos, los defectos de la personalidad desaparecen después de la cirugía correctiva.

En aras de la sencillez, las deformidades maxilares se explicarán en sus formas básicas: prognatismo, micrognacia y apertognacia. Sin embargo, debe entenderse que hay muchas variaciones, y se considerarán en el tratamiento. El conocimiento completo de los procedimientos quirúrgicos aplicables a las deformidades básicas debe capacitar al cirujano bucal para tratar adecuadamente todas las deformidades.

Los términos empleados en las deformaciones de desarrollo de los maxilares deben definirse para entender el problema. *Prognatismo* se define como la proyección anormal hacia adelante de una o ambas arcadas. *Micrognacia* denota una disminución en el tamaño de las arcadas, especialmente la inferior; sin embargo, el uso común ha limitado prácticamente la aplicación de ambos términos a la arcada inferior. *La apertognacia* o mordida abierta, es aquella afección en la que hay un espacio entre los dientes superiores e inferiores cuando algunos dientes están en contacto en uno o más puntos. Pueden producirse asimismo diversas malformaciones adicionales, pero generalmente son variantes de estas tres formas básicas. Las asimetrías son un ejemplo y se expondrán más adelante en este capítulo. También se expondrán hipertrofias y agenesia.

No se puede apreciar cabalmente la edad en que vivimos hasta que se toma uno el tiempo de leer las experiencias de los primeros cirujanos que trataron las deformidades faciales. Los detalles de las historias clínicas informadas por los pioneros en este campo son en verdad interesantísimos. En realidad, es una fortuna que hombres como Hullihen y Blair tuvieran el conocimiento básico, la imaginación y el valor para intentar la cirugía que describieron tan vívidamente. Muchas contribuciones originales en este campo de cirugía correctiva son las bases para las operaciones estándar de nuestros días. Los refinamientos en las técnicas quirúrgicas, la mejor comprensión de la fisiología y la anatomía, y los métodos modernos de anestesia y terapéutica, han eliminado o disminuido los peligros, que eran enormes hace unos cuantos años.

A Hullihen (39) puede dársele crédito de la primera operación para corregir relación inadecuada de las arcadas. La paciente cuya historia relató en 1849, de 20 años de edad, sufrió quemaduras graves en cuello y parte inferior de la cara 15 años antes de la intervención. "La cicatriz produjo una deformidad impresionante. La cabeza se encontraba proyectada hacia adelante y hacia abajo con el mentón a 2.5 cm del esternón. La parte inferior de la mandíbula se encontraba arqueada ligeramente hacia abajo y alargada, particularmente su porción superior, que la hacía proyectarse cerca de 3.3 cm por fuera de la arcada superior".* Hullihen estudió el problema de su paciente y lo resolvió quirúrgicamente "aserrando" un segmento de hueso en forma de V de la porción superior alargada, "abarcando tres cuartas partes de la arcada", y después completó la sección horizontalmente hacia adelante, permitiendo así que "la porción de la arcada y los dientes que antes se proyectaban y se inclinaban hacia afuera regresaran a su posición original y adecuada".

Probablemente las contribuciones más tempranas provinieron de Blair, que fue un gran filósofo y autor y notable cirujano. En 1907, Blair (9) escribió: "En tanto que los cirujanos por siglos han gastado todo su dinero y energía en la corrección de las deformidades de todas clases, desde los pies zambos hasta la relación inadecuada de los dientes, tanto por razones estéticas como de utilidad, parecen haberse hecho pocos estudios y trabajos para aliviar esas condiciones agobiantes que provienen de la excesiva asimetría de las arcadas dentarias. Cuando la deformidad era muy grande para ser corregida por métodos de ortodoncia, las víctimas han tenido, por lo que he podido determinar, con la excepción de algunos casos aislados, que transcurrir por la vida sin alivio."** Aún más, el Dr. Blair identificó y clasificó las deformidades faciales muy de acuerdo con los conceptos actuales. El asentó que "La inadecuada relación consistía en crecimiento desproporcionado en la longitud del cuerpo de la mandíbula, en falta de desarrollo de la arcada superior, en falta de desarrollo de la arcada inferior y en encorvamiento hacia abajo de la arcada inferior, en el ángulo o por delante de él."

Esta aseveración es típica de su optimismo: "tenemos que tratar con una arcada superior sólida y una inferior que es un arco de hueso *capaz de casi cualquier ajuste,* y a esta última deben encaminarse nuestros esfuerzos". Describió ostectomías y osteotomías para corrección de

prognatismo, deformidades de mordida abierta y micrognacia. Identificó "tres problemas distintos: 1) cortar el hueso, 2) colocar la arcada en su nueva posición y 3) mantenerla ahí". Este artículo clásico se escribió hace 50 años, pero deben aconsejarse su lectura y su estudio a cualquiera que intente realizar cirugía para corregir estas deformidades.

Después de esto, han aparecido artículos e historias clínicas describiendo diversas operaciones, entre ellas muchas contribuciones sobresalientes. Las dificultades fueron múltiples hasta los últimos años, y probablemente los fracasos no se informaron, en tanto que los éxitos sí se publicaron. Una gran parte de las dificultades encontradas en un principio desaparecieron con el advenimiento de los antibióticos y la divulgación de casos y técnicas. Las mejoras de ciertas técnicas han conducido a su aceptación como métodos sistemáticos. Explicaremos los detalles operatorios de estos procedimientos.

En Europa, el despertar a las posibilidades de la corrección quirúrgica de deformidades faciales empezó al principio de este siglo. Bruhn (11) de la Clínica Maxilofacial de Düsseldorf, en Alemania Occidental, informó en 1927 acerca del interés cada vez mayor por las nuevas técnicas en desarrollo, estimulado por el tratamiento de enfermedades y heridas de los maxilares en Alemania durante la Primera Guerra Mundial. Afirmó: "gradualmente, surgió una nueva esfera de la ciencia médica y la odontológica y pronto se hizo posible un sistema nuevo. Por consiguiente, se encontró una nueva forma de eliminar deformidades del maxilar inferior, especialmente las denominadas macrognacia y micrognacia".* Desafortunadamente ese fue uno de los pocos intercambios importantes de ideas entre cirujanos estadounidenses y europeos antes de 1965. La primera y más obvia razón de esta falta de intercambio era la diferencia de idiomas. La traducción de literatura científica extranjera vino como consecuencia de las comunicaciones cada vez más amplias entre las naciones después de la Segunda Guerra Mundial. Las guerras fueron espadas de dos filos. Produjeron la necesidad de desarrollar nuevos métodos de tratamiento, pero también interrumpieron la comunicación que sirve para mejorar la producción de los conocimientos científicos.

Sea cual sea la razón, los importantes conceptos y procedimientos desarrollados por innova-

---

* Hullihen, S. P.: Case of elongation of the underjaw and distortion of the face and neck, caused by burn, successfully treated, Amer. J. Dent. Sci. 9:157, 1849.

** Blair, V. P.: Operations on the jaw-bone and face, Surg. Gynec. Obstet. 4:67, 1907.

* De Bruhn, C.: The surgical-orthopedical removal of the deformation of the jaws, Int. J. Orthodont. 13:65, 1927.

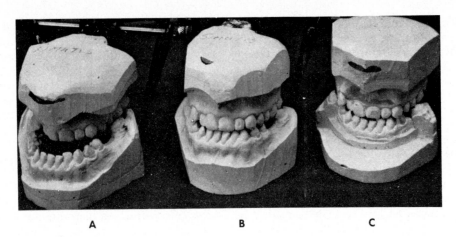

A   B   C

Fig. 23-1. Los modelos de estudio son necesarios para el registro permanente, para el estudio de la relación de los maxilares y de la oclusión, para la determinación de la operación indicada y para lograr el equilibrio preoperatorio de la oclusión. **A,** oclusión preoperatoria. **B,** osteotomía de la rama ascendente. **C,** osteotomía del cuerpo de la mandíbula. (Fotografía del U. S. Army; Letterman Army Hospital.)

dores europeos en técnicas quirúrgicas para la corrección de deformidades faciales, se desconocieron en Estados Unidos hasta el final de la década de los sesentas. Entre esos cirujanos eminentes están Bruhn (11), Ascher (1), Perthes (76) (osteotomía vertical extrabucal de la rama ascendente del maxilar inferior), Immenkamp (40) (modificaciones de osteotomía anterior de maxilar superior), Wassmund (118) (osteotomía anterior de maxilar superior y osteotomía de Le Forte I), Wunderer (119) (osteotomía anterior de maxilar superior, intervención palatina), Pichler (78) (osteotomía de maxilar inferior), Trauner (114) (osteotomía de maxilar inferior en el ángulo), Schuchardt (osteotomía anterior del maxilar superior en dos etapas [94], osteotomía posterior del maxilar superior [95], combinación de osteotomía horizontal del maxilar superior con ortodoncia quirúrgica), Köle (48) (aumento, genioplastia, modificación de osteotomía anterior del maxilar inferior) y Obwegeser (genioplastia de aumento [70] y osteotomía sagital de la rama ascendente del maxilar inferior [72]). Estos cirujanos aplicaron vigorosamente observación de Blair sobre la cirugía del maxilar inferior en el desarrollo de técnicas quirúrgicas para el maxilar superior.

Tessier (108) ha contribuido recientemente a la cirugía maxilofacial. Ha mejorado el concepto original de Gillies sobre la osteotomía Le Forte III. Sus técnicas más nuevas para colocar quirúrgicamente órbitas y hueso frontal son únicas y realmente magníficas.

CRECIMIENTO Y ORTODONCIA

Se han hecho estudios experimentales y clínicos detallados del crecimiento de la mandíbula y no hay necesidad de revisar en este capítulo dicho tema por lo que toca a las deformidades (3, 11, 40, 76, 118). El crecimiento normal de la mandíbula se efectúa de dos modos: 1) por aposición en todos sus bordes excepto el borde anterior de la rama ascendente y 2) por crecimiento en las epífisis de los cóndilos. No existen factores etiológicos definidos a los que se pueda atribuir el prognatismo como generalmente se presenta. Se cree que sea un resultado de hiperactividad del centro de crecimiento del cóndilo de la mandíbula. Clínicamente, he observado que prácticamente todos los desarrollos prognáticos excesivos de la mandíbula se han presentado en algún lugar de la rama ascendente. Esta observación está basada casi por completo en modelos preoperatorios de estudio. Invariablemente los arcos dentales se relacionan en un grado satisfactorio, pero la oclusión puede no ser ideal.

Por el contrario, la micrognacia generalmente resulta de una interferencia en el centro condilar de crecimiento, por causas sistemáticas o locales. El trauma obstétrico, durante la infancia o durante la temprana niñez es el factor etiológico más común. La interferencia del crecimiento puede ser unilateral o bilateral, dando por resultado deformidad asimétrica o simétrica.

Antes de efectuar la corrección quirúrgica de las deformidades mandibulares, el cirujano debe comprobar el hecho de que la situación se encuentre en una etapa estática, y que no depende de trastornos endocrinos, como el gigantismo y la acromegalia que resultan de disfunción hipofisaria. Los tumores y la hipertrofia común deben tomarse en cuenta para el diagnóstico diferencial.

El indicador más seguro sobre el cese del crecimiento de los huesos faciales es la valoración de radiografías cefalométricas. Si los trazos de tres radiografías cefalométricas sucesivas tomadas con seis meses de diferencia pueden sobreponerse con menos de 1 mm de variación, puede considerarse que el crecimiento ha cesado.

Si la cirugía debe ser auxiliar de la ortodoncia, o viceversa, es tema discutible. Hemos visto pacientes con prognatismo extremo que fueron tratados por ortodoncia durante tres o cuatro años sin beneficio ni retardo de la deformidad progresiva. También conocemos pacientes con prognatismo que fueron tratados quirúrgicamente en una edad absurdamente temprana. Las deformidades de desarrollo ciertamente deben tratarse en una etapa adecuada, y es mejor para los intereses del paciente que el cirujano y el ortodontista combinen sus conocimientos y colaboren. La corrección quirúrgica y probablemente la ortodoncia no deben emprenderse hasta que se hayan alcanzado la madurez y el crecimiento máximo. Según las condiciones y la operación prevista, los maxilares inferiores micrognáticos pueden corregirse quirúrgicamente a edades más tempranas. Las deformaciones de mordida abierta no deberán corregirse quirúrgicamente hasta que un especialista en terapéutica del habla haya controlado los hábitos de empuje lingual. A veces es difícil llegar a un acuerdo con pacientes jóvenes, o más especialmente con sus padres, debido a los problemas de personalidad del paciente.

SELECCION DE PROCEDIMIENTO OPERATORIO Y PLANEACION PREOPERATORIA

No existe procedimiento operatorio específico alguno que sea aplicable para corregir deformidades de los maxilares. Para cada problema de deformación individual existe una solución apropiada, pero ésta deberá lograrse usando todo tipo de auxiliares de diagnóstico. El seguir un estudio preoperatorio fijo como el que damos a continuación, indicará claramente los métodos quirúrgicos adaptables a cualquier caso que se presente.

Examen radiográfico. Será necesario realizar un examen radiográfico dental completo o Panorex como procedimiento de diagnóstico antes de la cirugía para: 1) Descartar estados patológicos periapicales o periodontales, cuyo tratamiento pueda requerir movilización de la mandíbula después de la intervención. 2) Para ayudar a estimar la estabilidad de los dientes en los tejidos de sostén y su facultad de soportar el esfuerzo de los aparatos de fijación e inmovilización.

Modelos de estudio. Los modelos de estudio de piedra artificial son necesarios para los estudios preoperatorios de la relación oclusal.

1. Un juego que indique la oclusión preoperatoria exacta es necesario para archivar, en caso de que surja alguna duda después de la cirugía acerca del mejoramiento alcanzado (figura 23-1, A).

2. Se necesita un juego cuando están indicados los ajustes preoperatorios de oclusión. Cuando los dientes inferiores se mueven en conjunto al tiempo de la intervención, la nueva oclusión debe determinarse y establecerse adecuadamente antes de la intervención. Aun cuando esta "equilibración" oclusal preoperatoria es arbitraria, es un procedimiento importantísimo. Cuando los modelos de estudio se ocluyen en la relación deseada, se encontrarán contactos prematuros, pero generalmente no son excesivos y un ajuste oclusal mínimo proporcionará una función normal. En algunas ocasiones serán necesarios procedimientos de ortodoncia después de la cicatrización, como medida auxiliar para una buena oclusión funcional.

La equilibración preoperatoria se logra rebajando uno por uno los planos inclinados de cada diente en el modelo de estudio. El mismo grado de ajuste se hace en la boca en el mismo diente. La equilibración se efectúa entonces de un diente a otro hasta que se haya logrado una oclusión más o menos estable en todos los dientes. La equilibración definitiva se logra cuando las arcadas se movilizan después que la cicatrización ha terminado. Este juego de modelos de estudio equilibrados puede llevarse a la sala de operaciones para ser usado como guía en la colocación de la oclusión cuando se efectúe el movimiento quirúrgico de la arcada (fig. 23-1, B y C).

Si se decide corregir la deformidad por medio de ostectomía en el cuerpo de la mandíbula, los modelos de estudio son necesarios para seccionarlos preoperatoriamente. Al planear la ostectomía para tratar el prognatismo, se cortan secciones medidas a cada lado del arco para deter-

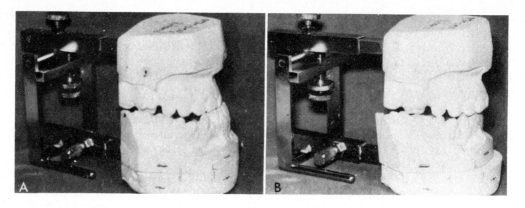

Fig. 23-2. Técnica para precisar el grado de movimiento de los segmentos de osteotomía sobre modelos de trabajo. **A,** posición preoperatoria de los modelos montados en un articulador Obwegeser. En los modelos se registran segmentos premedidos de 15 ó 20 mm, en posiciones que ilustran los cortes seccionados del modelo. **B,** posición posoperatoria planeada con segmentos premedidos alargados mostrando el grado de movimiento.

minar la relación oclusal y de las arcadas. (fig. 23-2). Las mismas medidas se aplican cuando se trata de hacer osteotomías con deslizamiento en la corrección de la micrognacia (retrusión de la mandíbula).

Todas las operaciones sobre los huesos faciales que afectan la oclusión dental deberán realizarse primero sobre modelos de estudio que sean representaciones exactas de los dientes, los bordes alveolares, surcos adyacentes y paladar. Los modelos dentales deberán montarse sobre un articulador en relación mandibular céntrica. La planeación de las operaciones sobre los modelos montados en la mordida de conveniencia del paciente, provoca problemas y errores. La planeación se logra de manera más fácil y exacta cuando los modelos se encuentran montados sobre un articulador, lo que permite seccionar y mover los segmentos del sistema dental mientras las bases permanecen estacionarias.

Con operaciones en modelos ejecutadas acertadamente se logra información valiosa. En este momento se determinan la operación u operaciones que mejor cumplen con las necesidades del caso, la dirección y el grado de movimiento de los segmentos se establecen y se discierne si es aconsejable el empleo de movimiento ortodóntico antes o después de la operación. Se construyen sobre los modelos seccionados soportes guías operatorios exactos y férulas de inmovilización posoperatorias.

Cefalometría. *Las radiografías laterales de cráneo directas (cefalogramas)* incluyendo el maxilar inferior, son esenciales para lograr valoración preoperatoria en todos los pacientes, indepen-

dientemente del tipo de deformación. La cefalometría, usada principalmente en estudios de crecimiento craneofacial y análisis ortodóntico, es extremadamente útil para precisar la localización exacta de las deformaciones maxilares y para seleccionar los lugares operatorios acertados donde realizar la corrección quirúrgica. La aplicación práctica y el valor de las técnicas cefalométricas están bien documentados (78, 94, 114, 119); sin embargo, estos estudios no son sino coadyuvantes y deberán correlacionarse con las observaciones clínicas para llegar a una conclusión acertada.

La aplicación de la cefalometría a los problemas inherentes en cirugía ortodóntica proporciona información indispensable. Los cirujanos bucales reconocen que los esfuerzos iniciales por lograr la estandarización de las mediciones de estructuras óseas craneofaciales, realizados por antropólogos como Krogman y ortodontistas como Angle, Schwartz, Tweed, Sassouni, Reidel, Downs y Steiner, y los trabajos posteriores de Taylor y Hitchcock (107) proporcionaron un medio de valoración continua del tratamiento desde el periodo preoperatorio hasta el posoperatorio.

Las porciones de cada análisis recomendado por estos investigadores tienen aplicación directa sobre la valoración del tratamiento quirúrgico en deformaciones del desarrollo. Cuando se seleccionan las medidas cefalométricas en relación con su capacidad de valorar la configuración preoperatoria y la posición posoperatoria del complejo gnatodental, se reconoce que muchas mediciones útiles para el ortodontista, no lo son para el cirujano. Por tanto, cada cirujano ha seleccionado un método de análisis cefalométrico aplicable universalmente a la valoración del caso tratado esencialmente por cirugía. El más seguro y el más usado es el ángulo SNA formado en el nasión por la intersección de la línea dirigida desde el punto medio de la concavidad de la silla turca (S) al nasión (N), o la línea de silla a nasión y la línea dirigida desde un punto por debajo de la espina nasal (A) que es el de mayor concavidad de la porción anterior del maxilar superior. Un segundo ángulo similar, el SNB, se forma en el nasión por la intersección entre la línea de silla a nasión (SN) y la línea que va desde un punto por arriba del mentón (B), que es el de mayor depresión de la porción anterior del maxilar inferior. El ángulo formado en el nasión por la línea que va desde el punto subespinal (A) al nasión (N) y por la que va desde el punto supramentoniano (B) al nasión (N) se denomina *diferencia ANB.* SNA y SNB relacionan maxilar superior e inferior con la base del cráneo. La diferencia ANB relaciona la porción anterior del maxilar superior con la porción anterior del maxilar inferior. El promedio de SNA es 82 grados y de SNB 80 grados, haciendo que la diferencia ANB sea de dos grados. El ángulo gonial se forma en el ángulo del maxilar inferior por la intersección del plano maxilar inferior (línea a través de gonión y gnatión), y una línea tangente al borde posterior de la rama ascendente del maxilar inferior, que es tangente al punto más posterior cerca del ángulo y al punto más posterior del cóndilo del maxilar inferior. El promedio de este ángulo es 125 grados. Los ángulos de inclinación de los dientes incisivos superiores e inferiores más anteriores establecen el grado de procumbencia o recumbencia de cada uno de ellos. La inclinación del incisivo inferior se relaciona con el plano maxilar inferior. La inclinación normal es de 93 grados. El incisivo superior se relaciona con la línea entre silla turca y nasión. El valor normal de esta medición es de 104 grados. Schwartz (97) reconoció que aunque las mediciones esqueléticas son importantes para el clínico, lo que el paciente, su familia y sus relaciones ven es el tejido blando. Desarrolló un análisis que combinaba la medición de la relación de los puntos de referencia óseos con la valoración de la configuración de la cubierta de tejido blando. Su análisis usaba la línea Frankfort horizontal como base. Se dibujaban líneas perpendiculares a la Frankfort horizontal desde un punto en piel sobre el nasión, y una segunda línea desde un punto en piel sobre el punto más infe-

rior del borde infraorbitario, que también estaba alineado con la pupila. El punto infraorbitario se trasladaba a la radiografía cefalométrica fijando una pieza de plomo a la piel en la posición deseada. Entonces clasificaba los perfiles faciales según la posición de la prominencia mentoniana de tejido blando. También subdividía a los pacientes clasificados en aquellos cuyo plano palatino (es decir, espina nasal anterior unida a espina nasal posterior o ENA-ENP) formaba un ángulo de 85 grados con la línea nasión de tejido blando, aquellos en quienes este ángulo era menor de 85 grados, y aquellos en quienes era mayor de 85 grados. Dentro de estos tres grupos dividió a los pacientes en los que tenían perfiles normales, los que tenían perfiles en protrusión y los que tenían perfiles en retrusión. Consideraba que en el perfil de un hombre, sea cual sea la clasificación, el mentón debería tener una posición más anterior que en el de una mujer. Obwegeser y Gerhard (73) están desarrollando mejoras sobre el análisis de Schwarz añadiendo información más importante para el cirujano.

McNeill y sus colaboradores (60) han publicado recientemente un medio cefalométrico para predecir el perfil posoperatorio. Usan la representación de la línea del perfil de tejido blando según se reproduce en la radiografía colocando un medio radiopaco sobre la línea media de la cara.

Reconocer los principios básicos en la planeación de tratamiento propuestos por Obwegeser (72a) indica la necesidad de poseer más que un ojo práctico y que colocar los modelos dentales. Afirmó que un sistema gnatológico estéticamente agradable, y funcionando correctamente, se logra colocando de manera acertada el hueso basilar inferior y superior, ajustando la inclinación de los dientes anteriores al hueso basilar y estableciendo la mejor oclusión dental disponible. Recientemente han aumentado las posibilidades de corregir quirúrgicamente las deformidades faciales. Esto se debe parcialmente al aumento de los medios de valoración pre y posoperatoria de los procedimientos quirúrgicos.

Procedimiento radiográfico extrabucal adicional. Si no existe cefalómetro disponible, bastará una radiografía lateral del cráneo bien hecha. Para esta proyección se recomienda una distancia de meta a película de 150 cm usando una técnica de 300 miliamperios, 70 kilovoltios y exposición de una décima de segundo. El rayo central debe dirigirse en ángulo absolutamente recto al plano medio sagital de la mandíbula en el gonión (fig. 23-3). Al hacer exposición se debe indicar al paciente que lleve sus dientes fuera de oclusión solamente lo necesario para que los planos oclusales mandibular y maxilar no estén superpuestos (fig. 23-3, C). También debe ha-

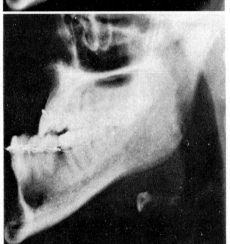

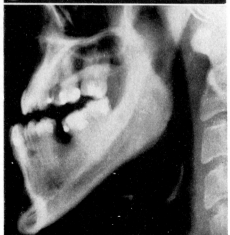

cerse una exposición con los dientes en oclusión, para medir el grado de retrusión, protrusión o mordida abierta.

Con el uso de papel transparente, se traza el perfil de la mandíbula y del maxilar. La superposición de un lado con el otro hace imposible una definición exacta de las superficies oclusales de los dientes. Los planos de oclusión pueden seguirse cuando se ha hecho una radiografía con la mandíbula en la posición de descanso. También deben marcarse en el dibujo los agujeros maxilar y mentoniano y el conducto dentario inferior (fig. 23-4, A).

Este trazo del perfil se transfiere después con papel carbón a cartón delgado (cartón manila para archivar cartas) (fig. 23-4, B), y el trazo resultante se recorta, produciendo así patrones de cartón (fig. 23-4, C). En estos patrones pueden hacerse cortes de prueba hasta que se haya encontrado el sitio adecuado para la osteotomía o la ostectomía (fig. 23-4, D). Las secciones cortadas de los patrones de la mandíbula se colocan después en el trazado en la relación oclusal deseada. La sección que contiene el cóndilo se coloca en su posición preoperatoria precisa, en tanto que la otra sección se ocluye y se adapta para el estudio. Este es un procedimiento diagnóstico de gran valor.

Medidas. La protrusión medida en milímetros en las mandíbulas prognáticas no indica necesariamente la medida de la corrección necesaria. Las medidas varían. En ocasiones el grado de maloclusión de clase III medida en la región del primer molar será desigual bilateralmente. Esta medida no puede relacionarse exactamente con la discrepancia del borde incisal. Por lo tanto, las medidas deben estandarizarse en todas las clínicas. En la nuestra, el grado de protrusión se calcula desde el borde incisal de los incisivos centrales inferiores hasta el punto lingual en los incisivos superiores donde se considera que debe estar la relación incisal ideal.

Fig. 23-3. Comparación entre un cefalograma y una radiografía directa lateral del cráneo. **A,** cefalograma lateral. **B,** radiografía lateral directa del mismo paciente, que se usa en los estudios diagnósticos cuando no se dispone de cefalómetro. La calidad de la radiografía y su utilidad en este estudio son similares a los del cefalograma. Estas radiografías registran exactamente el tamaño real de las estructuras esqueléticas y son de gran valor para planear el tratamiento. **C,** debe tomarse una radiografía lateral con la mandíbula en posición de descanso para que los planos oclusales mandibular y el maxilar no se superpongan. De este modo los trazos para estudio son más fáciles. (Fotografía del U. S. Army; Letterman Army Hospital.)

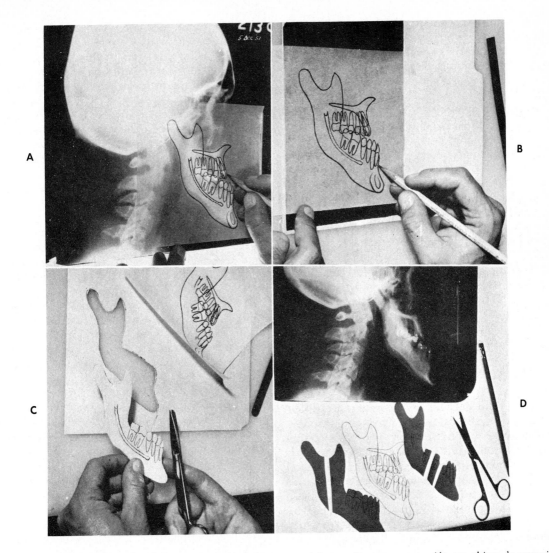

Fig. 23-4. La preparación de placas para el diagnóstico es muy útil para planear una operación con objeto de corregir cualquier deformidad de la mandíbula. **A,** el perfil esquelético de la mandíbula y maxilar se traza en papel transparente. **B,** el trazado de la mandíbula se transfiere con papel carbón a cartón delgado. **C,** se recorta la placa de cartón. **D,** secciones de prueba que ayudan a la selección de la operación apropiada para corregir la deformidad. La radiografía y los trazos son reproducciones bastante exactas del tamaño real y de las medidas, y por lo tanto puede depenederse de ellas. (Fotografía del U. S. Army; Letterman Army Hospital.)

PREPARACION DEL PACIENTE PARA LA INTERVENCION

Procedimientos sistemáticos y preparaciones diversas. Los procedimientos sistemáticos necesarios en el paciente que va a ser sometido a anestesia general y cirugía mayor deben efectuarse el día anterior a la intervención.

En estos casos se consideran esenciales cierto número de preparaciones adicionales. Son las siguientes:

1. *Afeitado y preparación de la piel.* A la mayoría de los varones se les indica que se afeiten meticulosamente la noche anterior a la intervención. Aquellos con barba espesa deben afeitarse temprano en la mañana de la operación. Los pacientes hombres deberán afeitarse hasta el nivel del arco cigomático.

A las mujeres se les indica que recojan su pelo con rizadores o trenzas la noche anterior a la intervención, para que pueda manejarse fácilmente debajo de los paños de campo.

A todos los pacientes se les ordena tomar baños de regadera y champú con jabón antiséptico y detergente la noche anterior a la intervención. Se les indica enjabonarse de cabeza a pies fuera de la regadera durante cinco minutos (con reloj), enjuagarse, enjabonarse de nuevo durante cinco minutos, enjuagarse y secarse.

2. *Antibióticos*. Los antibióticos son opcionales y se recetan sólo por indicación específica o a discreción y juicio del cirujano a cargo del caso.

3. *Aparatos de fijación*. Estos deben colocarse antes del día de la intervención ya que la mayoría de los procedimientos quirúrgicos correctivos son de larga duración y debe hacerse previamente todo aquello que sea posible. Si debe practicarse tratamiento de ortodoncia como auxiliar de la cirugía, conviene tener los aparatos necesarios listos antes de la intervención, y utilizarlos durante el periodo de inmovilización.

4. *Higiene bucal*. Debe efectuarse tratamiento profiláctico si está indicado. Cualquier condición inflamatoria de la encía o de las membranas mucosas debe tratarse y eliminarse.

Anestesia

La elección del anestésico compete al cirujano y al anestesista. Este último debe comprender cabalmente los problemas relacionados con las intervenciones cerca de cara y vías aéreas, y la necesidad de proteger las vías respiratorias en el periodo de recuperación. En la selección de los agentes anestésicos debe tenerse en cuenta la posibilidad de náuseas y las complicaciones relacionadas que puedan ocurrir, porque la mandíbula del paciente está inmovilizada y fija a los maxilares.

La intubación nasoendotraqueal es sistemática, y la vía de aire se mantiene ya que el paciente haya reaccionado de la anestesia. El estómago se vacía por aspiración durante la cirugía y durante el periodo de recuperación por una sonda Levin, controlando así la frecuencia particular de vómito en la mayor parte de los casos.

Preparación de la piel y colocación de los campos

El paciente debe colocarse en decúbito supino en la mesa de operaciones, con la cabeza bien extendida.

Después que ha sido intubado y se encuentra dormido, se colocan 2 sacos de arena envueltos en paños, debajo de los hombros y a cada lado de la cabeza, lo que permite una mayor extensión de la cabeza y hace el área submaxilar más accesible para la luz y la intervención. Los sacos de arena a los lados de la cabeza también sirven para estabilizarla cuando se mueve durante la intervención.

El anestesista debe colocarse a la cabeza de la mesa para tener acceso directo a las vías aéreas y por lo tanto controlar bien el anestésico. De igual modo el grupo de cirujanos tiene fácil acceso a ambos lados del paciente.

Se emplea sistemáticamente un jabón detergente y antiséptico para preparar la piel en el área quirúrgica. Una gran área de la piel se enjabona durante tres o cinco minutos, se limpia de la espuma de jabón, y vuelve a enjabonarse durante tres a cinco minutos. La preparación se inicia en el área inmediata a las incisiones y se lleva en círculos hacia afuera.

La colocación adecuada de los paños de campo es muy importante para mantener un campo quirúrgico limpio, prevenir la infección posoperatoria y para ahorrar tiempo al operar. Los pasos del procedimiento recomendado son estos (figura 23-5):

1. Se emplean una sábana y un paño para cubrir la cabeza. Ambos se llevan a través de la mesa, por debajo de la cabeza del paciente, la que es levantada por el anestesista o la enfermera circulante, teniendo cuidado de no contaminar el área que se ha enjabonado de la cara.

2. El paño de la cabeza se asegura por encima del tubo endotraqueal por medio de pinzas de campo de Backhaus.

3. Se coloca otro paño sobre el de la cabeza, con el borde doblado por encima del labio superior y sobre el tubo endotraqueal. Este se asegura al paño cefálico en ambos lados con pinzas de campo.

4. Se cubre todo el cuerpo con una sábana abierta que se extiende más allá de la cabeza de ambos lados.

5. Después se coloca un paño de campo a cada lado del cuello del paciente, con el borde doblado aproximadamente a 5 cm por debajo del borde inferior de la mandíbula y paralelo a éste. Estos dos paños se unen con pinzas en el punto donde cruzan la línea media por encima del esternón y también se sujetan a los paños de la cabeza de ambos lados. Todos los paños se suturan a la piel con puntos de seda núm. 2-0, separados entre sí por 3.5 a 5 cm.

6. Se coloca entonces por encima de la cabeza del paciente otro paño grande, asegurándolo a los de la cabeza con pinzas de campo y a soportes

para inyección intravenosa de suero en cada lado de la mesa, cubriendo así al anestesista.

7. Un paño más se coloca por la boca del paciente, con el borde plegado justamente por debajo del labio inferior; se dobla hacia la cabeza, dejando de este modo la boca fuera del área operatoria. Este paño también se asegura en cada lado con pinzas de campo y a la piel con puntos separados más o menos por 2.5 cm. Debe suturarse a la piel precisamente por debajo del labio inferior para que todo el mentón quede expuesto, permitiendo la visualización de las áreas inervadas por la rama mandibular del nervio facial; así, cuando el nervio sea estimulado durante la intervención, puede identificarse. El último paño de campo es muy importante y ahorra tiempo. Protege el área quirúrgica extrabucal de la contaminación bucal durante la intervención, y proporciona acceso a la cavidad bucal, ya que puede voltearse hacia abajo sobre la herida quirúrgica.

De este modo, al terminar el ajuste de la oclusión y la fijación de los aparatos, el cirujano se cambia los guantes, esta cortina ajustable se vuelve a colocar hacia atrás por encima de la boca y la intervención continúa.

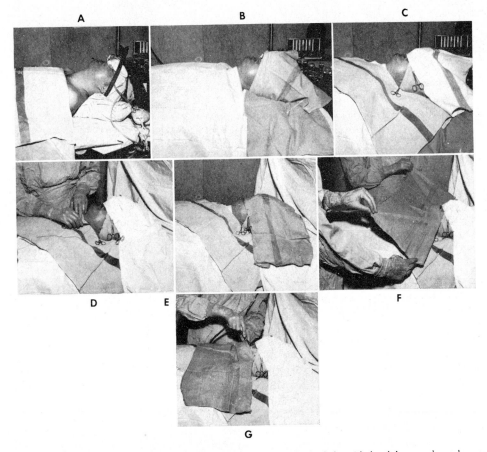

Fig. 23-5. La colocación de los campos para operaciones de corrección de deformidades debe ser adecuada para evitar la contaminación. "Entrar" en la boca, mover al paciente y otros factores tienden a anular la técnica séptica. Para resolver estos problemas y, al mismo tiempo, ahorrar tiempo operatorio, se ilustra la técnica de colocación de los campos. **A,** posición del paciente con el anestesista en la cabeza de la mesa. **B,** todo el cuerpo se cubre con sábanas estériles y se colocan los campos de cabeza. **C,** se cubre el tubo nasotraqueal y se colocan campos a cada lado de la cara. **D,** se coloca una sábana sobre la cabeza del paciente, cubriendo al anestesista. Los bordes de los campos que circundan el área operatoria se fijan a la piel para evitar que se quiten cuando se mueve al paciente durante la operación. **E,** se sutura un campo en forma de "cortina" a través de la cara, cubriendo la boca pero dejando al descubierto el mentón y el área operatoria. **F,** el campo en forma de cortina es ajustable y ahorra tiempo, permitiendo acceso a la boca con la menor posibilidad de contaminación del área quirúrgica estéril. Antes de voltearlo hacia abajo para exponer la boca, el área quirúrgica se cubre con un campo estéril. **G,** después de entrar en la boca, se cambian guantes antes de volver a intervenir en el área quirúrgica. (Fotografía del U. S. Army; Letterman Army Hospital.)

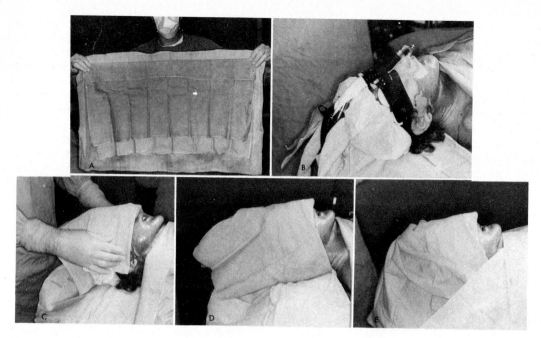

Fig. 23-6. Colocación de lienzos de campo para operaciones intrabucales usando anestesia de perfil inclinado y con el anestesiólogo a un lado de la mesa operatoria. **A,** tres paños para la cabeza. Se colocan una toalla de baño y dos lienzos de campo de manera que la toalla de baño esté sobre la mesa operatoria y los lienzos sobre ella. La toalla sobre la cual descansará la cabeza del paciente se dobla y coloca de manera tal que el borde más cercano a los hombros del paciente esté 3 cm más alejado de éstos que la toalla colocada inmediatamente bajo ella. **B,** se desconecta el tubo de anestesia y se deslizan cuidadosamente las toallas bajo la cabeza del paciente. Se vuelve a conectar el tubo. **C,** se dobla una cuarta toalla sobre un borde y se coloca sobre los tubos de anestesia y los lados de la cabeza del paciente. **D,** se trae hacia adelante la toalla más superior bajo la cabeza del paciente, se dobla sobre la toalla para la cabeza colocada antes, y se fija con pinzas para campos. **E,** se envuelve una sábana de manera que cubra parcialmente la cabeza y se reúna bajo la mesa operatoria. Se coloca una toalla envolvente a cada lado de la cabeza y sobre el pecho. El adaptador de la sonda nasotraqueal al tubo conector corrugado fue diseñado por el Mayor Keith J. Marshall del U. S. Army Dental Corps.

Es importante suturar los paños a la piel en la periferia del campo operatorio, ya que la cabeza del paciente debe moverse de lado a lado durante la intervención. A menos que los campos se aseguren de este modo, tienden a deslizarse y a aflojarse, lo que favorece la contaminación.

En operaciones intrabucales se usa variación en la colocación de lienzos de campo. El aparato de anestesia con perifil bajo permite que el anestesiólogo se coloque al lado de la mesa, de manera que el cirujano pueda operar desde la cabecera de la mesa si así lo desea (fig. 23-6).

TECNICA DE LA INTERVENCION EN LOS TEJIDOS BLANDOS

Se emplea la técnica acostumbrada para descubrir el borde inferior de mandíbula (véase el capítulo 2). Sin embargo, para asegurar el éxito, deben subrayarse algunos aspectos de la técnica,

ya que la facilidad con que se realiza la cirugía de hueso depende directamente de la vía de acceso adecuada. Esto se aplica especialmente al descubrir la rama ascendente para osteotomía.

Debe prestarse cuidadosa atención a la situación de la incisión, para asegurar que los tejidos anatómicos más profundos queden a la vista en relación adecuada. La colocación del paciente puede alterar la relación de la incisión respecto al borde inferior de la mandíbula hasta en 2.5 cm. Las líneas planeadas para la incisión deben marcarse con la punta de un aplicador roto sumergida en un colorante de anilina. *La cabeza del paciente debe centrarse y no extenderse, para que ambos lados se marquen simétricamente y las líneas de incisión puedan hacerse en la relación adecuada al borde inferior de la mandíbula. Entonces se palpan los puntos de referencia como el ángulo gonial y la escotadura sigmoidea y se hacen marcas con colorante en la piel, identificando su localización. Al localizar la línea de incisión para cirugía que corrija el prognatismo, debe recordarse que un ángulo gonial obtuso es característico y parte de la deformación. También debe recordarse que cuando se corrige de manera ideal, deberá desarrollarse un ángulo más pronunciado. Si este es el caso, frecuentemente es aconsejable colocar la línea de incisión algo más abajo de lo normal hacia su lado posterior para lograr buen resultado estético. También deberá tenerse presente que con el paciente relajado por efecto de la anestesia, la boca pueda colgar abierta aproximadamente unos 2.5 cm, dando esto una relación diferente de la piel al borde del maxilar inferior. Por tanto el maxilar inferior deberá mantenerse en posición cerrada y ocluida al localizar las líneas de incisión.*

Las incisiones para cirugía intrabucal requieren el mismo cuidado al planear y llevar a cabo el procedimiento. El cirujano debe pensar en lograr el cierre de la incisión antes de cortar el tejido. Los bordes de la herida deberán colocarse de manera que no coincidan con los cortes óseos subyacentes planeados. Es esencial poseer conocimiento sobre la anatomía precisa de cualquier área por tratarse, para asegurar el aporte sanguíneo más favorable a los colgajos generados durante la cirugía. Siempre deberá tenerse presente el hecho de que la vigorosa retracción para proporcionar mejor observación del lugar quirúrgico puede desplazar suficientemente el tejido blando para provocar que una incisión colocada sobre puntos de referencia conocidos, esté gravemente desplazada. Es extremadamente difícil suturar los bordes del colgajo a la encía fija, o a través de los espacios entre los dientes. Los tejidos gingivales son delgados y frágiles. Por tanto, se prefieren las incisiones paragingivales, las que se colocan en la mucosa movible de la boca, a las localizadas en el surco gingival. El cirujano deberá planear con suficiente antelación la colocación de puntos para cerrar antes de fijar con los alambres las férulas con gran recubrimiento de tejido blando.

PROGNATISMO (MAXILAR INFERIOR)

Desde la primera edición de este libro de texto se han producido grandes progresos en este campo de la cirugía. Notables contribuciones en la literatura indican una tendencia notable a realizar cirugía en la rama para corregir el prognatismo, y no en el cuerpo del maxilar inferior. Las operaciones básicas empleadas comúnmente en años recientes incluyen: 1) osteotomía a través del cuello o en la base del cóndilo (fig. 23-7, *A*); 2) osteotomía subcondilar (u oblicua) en la rama (fig. 23-7, *B*); 3) modificación de

la osteotomía horizontal antigua (9, 32, 45, 65, 101), por corte sagital intrabucal según Obwegeser (fig. 23-7, *C*); 4) ostectomía en el cuerpo del maxilar inferior (fig. 23-7, *D*), y 5) osteotomía vertical en la rama (fig. 23-7, *E*). (*Osteotomía* es el corte quirúrgico del hueso, mientras que *ostectomía* es la escisión del hueso o de una porción ósea.) En el texto expondremos detalladamente las operaciones en estas localizaciones. Los primeros tres procedimientos que vamos a exponer (fig. 23-7, *A, B* y *C*) así como el último (fig. 23-7, *E*) usan el principio de cambiar de posición todo el cuerpo del maxilar inferior mientras que en la ostectomía únicamente se acorta (fig. 23-7, *D*). Unos cuantos cirujanos durante varios años han preferido la osteotomía a través del cuello del cóndilo. Más recientemente se han vuelto populares las osteotomías oblicuas bajo el cuello del cóndilo (subcondilares). La definición de la osteotomía según la dirección, es decir, oblicua, vertical u horizontal, es difícil; por ejemplo, una osteotomía subcondilar "oblicua" en la que el corte se lleva a un punto bajo en el borde posterior de la rama ascendente bien podría estar en dirección vertical. El término osteotomía *oblicua* usado en este texto, incluía originalmente todas las osteotomías subcondilares o las realizadas bajo la cabeza del cóndilo extendiéndose desde la escotadura sigmoidea hasta el lado posterior de la rama. Para lograr mayor claridad y definición, las operaciones de la rama descritas en este texto se denominarán: 1) osteotomía en el cuello condilar, 2) osteotomía subcondilar (oblicua y bajo el cuello o base del cóndilo) y 3) osteotomía vertical al ángulo gonial o anterior a éste.

Existen pocas indicaciones para realizar ostectomía en el cuerpo del maxilar inferior por ser rara la disparidad entre la arcada superior y la inferior. Sólo hemos visto tres pacientes entre más de 200 que no pudieron ser operados usando alguno de los procedimientos en la rama. Hinds (34) encontró uno entre 20 pacientes en quien se aconsejaba ostectomía en el cuerpo maxilar. Mohnac (62) afirma: "En mis series de más de 100 casos, rara vez he encontrado una maloclusión de clase III en la que la región alveolar del maxilar inferior alveolar que lleva los dientes no se encontraba en proporción con la del maxilar superior."[*]

Las mejores técnicas quirúrgicas y mayor conocimiento de los procedimientos operatorios también han llevado a mayor uso de procedi-

---

[*] De Mohnac, A. M.: Surgical correction of maxillomandibular deformities, J. Oral Surg. 23:393, 1965.

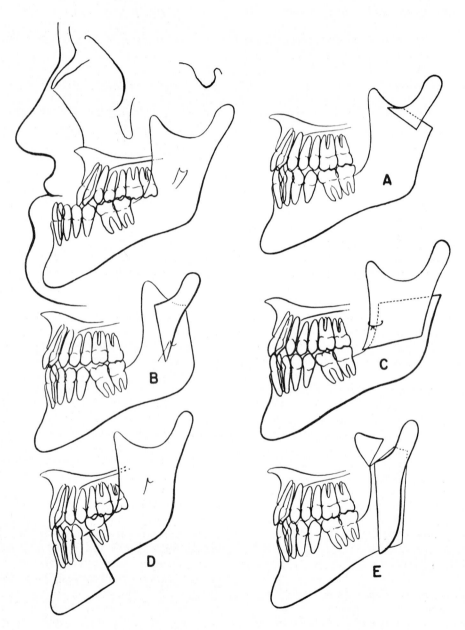

Fig. 23-7. Operaciones básicas usadas para corregir prognatismo. Protrusión de 16 mm de maxilar inferior. **A,** osteotomía a través del cuello o en la base del cóndilo. **B,** osteotomía subcondilar (u oblicua) en la rama sobre el ángulo. **C,** osteotomía intrabucal modificada por división sagital. **D,** ostectomía en el cuerpo del maxilar inferior. **E,** osteotomía vertical en la rama.

mientos de la rama, que ahora parecen menos terribles que hace dos décadas.

Osteotomía en el cuello condilar

La osteotomía en el cuello condilar se logra más comúnmente utilizando una sierra Gigli en corte "ciego". También puede llevarse a cabo a través de una incisión preauricular, una incisión Risdon, o una intervención intrabucal. El objetivo es lograr la sección quirúrgica del cuello del cóndilo, creando fracturas quirúrgicas bilaterales con reposición de todo el maxilar inferior a relación oclusal y maxilar normal. En casos raros, puede no producirse unión ósea, e incluso podría no esperarse, pero se confía en lograr una seudoartrosis funcional satisfactoria.

La historia de esta localización condilar para realizar osteotomía se remonta a 1898, cuando Jaboulay y Berard (41) informaron haber destruido el cóndilo "pedazo a pedazo" "con la ayuda de pinzas dentales de gubia", por medio de una incisión preauricular. Duformental (27) en 1921, también aconsejó condilectomía como medio para corregir "un maxilar inferior en protrusión". Pettit y Walrath (77), en 1932, fueron los primeros en sugerir la osteotomía a través del cuello del cóndilo. Su operación "de arco invertido" se basaba en el principio de interponer aponeurosis temporal y crear una seudoartrosis o articulación movible que ha sido un procedimiento artroplástico estándar en el tratamiento de la anquilosis de la articulación temporomaxilar.

El primer refinamiento en operaciones en esta localización se produjo en 1940 cuando Smith y Johnson (104) sugirieron la eliminación de un corte "paraleloepipedonal" del hueso de la región bajo la escotadura sigmoidea. A esto le siguió la osteotomía horizontal desde ese punto hacia atrás bajo el cuello del cóndilo, para permitir cambiar la posición del maxilar inferior hacia atrás. Posteriormente, Smith y Robinson (105) informaron de 57 casos en que se trató exitosamente a los pacientes con esta ostectomía de la escotadura subsigmoidea.

La ostectomía de la escotadura "subsigmoidea" y la condilotomía sugerida por Smith y colaboradores (104, 105) no ofrece ventaja alguna sobre la osteotomía ciega en el cuello condilar. Este método nunca ha sido popular debido a la anatomía quirúrgica involucrada y las dificultades técnicas de la operación. En cualquier procedimiento quirúrgico abierto a través de una incisión preauricular, los riesgos de lesionar los nervios faciales son casi tan grandes como con el método ciego con sierra de Gigli. La escisión delicada de una sección medida de hueso del área de la escotadura subsigmoidea, según sugiere Smith, es un procedimiento poco aconsejable por ser la profundidad de la herida grande y deberse limitar la retracción de tejidos adyacentes.

En 1955, en el Congreso realizado en Los Angeles de la American Society of Oral Surgeons, Moose sugirió una osteotomía en el cuello del cóndilo por intervención intrabucal similar a la usada para osteotomía horizontal "deslizante" en la rama. Aconsejó establecer una línea

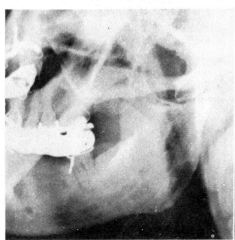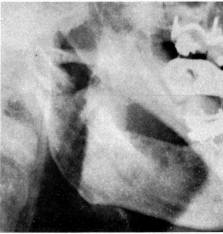

Fig. 23-8. A y **B**, radiografías posoperatorias, izquierda y derecha, de una osteotomía en el cuello del cóndilo por medio de sección intrabucal con fresa y cincel. (Dr. Sanford Moose.) (U. S. Army Photographs; Letterman Army Hospital.)

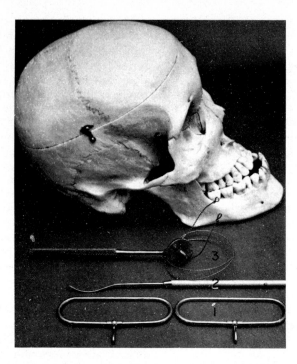

Fig. 23-9. Sierra de Gigli usada en la osteotomía oblicua subcondílea; 1, mangos para la sierra de Gigli; 2, aguja de aneurisma empleada para colocar el alambre de la sierra en su posición; 3, sierra de Gigli introducida en la cánula que se aplica a la herida para proteger los tejidos blandos cuando se hace la sección con la sierra. (U. S. Army Photographs; Letterman Army Hospital.)

de incisión en el hueso con agujeros de trépano, seguida por fractura quirúrgica con cincel y martillo (fig. 23-8). Uno de nosotros (J.B.C.) ayudó en una operación de este tipo en un paciente con sólo 7 mm de protrusión. Se produjo curación a las seis semanas y se obtuvo buen resultado. Moose (66) informa de resultados favorables, usando este método para corregir prognatismo, en 14 pacientes. En muchas otras operaciones encontró que era imposible poder ver bien la rama ascendente a una altura adecuada para osteotomía subcondilar, y recurrió a la operación de "bisección de la rama" (osteotomía horizontal en la rama del maxilar inferior por encima del agujero superior del conducto dentario). Esto, junto con otras desventajas, sugiere la necesidad de seleccionar cuidadosamente a los candidatos a este procedimiento.

Reiter (82, 83) fue uno de los mayores abogados de las operaciones realizadas en esta región condilar, y se afirma que realizó más de 75 operaciones de este tipo, pero no existen informes publicados hasta la fecha sobre resultados exitosos en sus casos. Usó la técnica "ciega" con sierra de Gigli sugerida originalmente por Kostecka (53) para corregir la mordida abierta, y realizada

por Schaefer (93) para corregir el prognatismo. Verne y colaboradores (117) estudiaron 52 casos en los que se emplearon esencialmente las mismas técnicas. Los resultados publicados por ellos son impresionantes.

Técnica de condilotomía a ciegas con sierra de Gigli. Los tiempos son los siguientes:

1. Se hace una incisión de aproximadamente 1 cm de largo a través de la piel, en el borde posterior de la rama ascendente, un poco por debajo de la base del cuello del cóndilo. La incisión de Reiter está aproximadamente a la mitad de la distancia entre el lóbulo de la oreja y el ángulo de la mandíbula.

2. Se llega al hueso por disección roma para evitar de esta forma la lesión del nervio facial o de sus ramas.

3. Se pasa una aguja curva de aneurisma en contacto íntimo con la cara interna de la rama, por debajo del cuello del cóndilo, y en una dirección angular hacia arriba y oblicua hacia adelante, hasta que sale por la escotadura sigmoidea (fig. 23-9, 2).

4. Cuando la piel es levantada por la aguja encima de la escotadura sigmoidea, se hace otra pequeña incisión para permitir su salida.

5. La sierra de Gigli se fija a la aguja y se pasa a través de los tejidos, hasta colocarla en posición para la osteotomía (fig. 23-9, *3*).

6. Se aconseja colocar cánulas a manera de embudo en ambas heridas, pasando el alambre de la sierra a través de ellas, para proteger los tejidos blandos (fig. 23-9, *3*).

7. Terminada la osteotomía y retirada la sierra, se ponen uno o dos puntos en ambas incisiones para cerrar la piel.

8. La mandíbula se coloca en la relación oclusal deseada, y se aplica fijación intermaxilar valiéndose de barras previamente colocadas.

Ventajas

1. La operación es sencilla.

2. El tiempo de operación es breve (30 minutos a una hora).

3. Aunque no se recomienda, puede hacerse en el consultorio o la clínica.

4. Los instrumentos necesarios se pueden conseguir en el comercio.

5. Los aparatos de fijación no son complicados, ya que la inmovilización no requiere más de seis a ocho semanas.

6. La cicatriz externa es casi invisible.

7. Los dientes no tienen que ser sacrificados, ni tampoco las áreas edéntulas del proceso alveolar, que pueden servir para prótesis futuras.

8. La lesión del nervio dentario no es probable.

Desventajas

1. Un procedimiento ciego en esta área lleva los riesgos de:

a) Lesión a las ramas del nervio facial con posibilidad de parálisis facial permanente.

b) Hemorragia profunda, resultado de cercenar la arteria maxilar interna, una de sus ramas principales, o el tronco venoso temporomaxilar con formación de hematoma.

c) Lesión de glándula parótida o su cápsula, y formación de fístula salival.

2. La falta de control de los fragmentos a veces da por resultado falta de unión con articulación movible (fig. 23-10, *B*).

3. También existe la posibilidad bien definida de mordida abierta.

4. Esta última posibilidad aumenta con cada milímetro de corrección requerido que sobrepase los 10 a 12 mm (esto resulta casi totalmente por el fuerte músculo temporal bipeniforme, que prohibe movimiento hacia atrás de la apófisis coronoide en más de 10 mm).

5. Basándose en los núms. 3 y 4, esta operación no es aconsejable para pacientes afectados por un grado de prognatismo más que moderado.

6. Kaplan y Spring (42) informan de siete casos de hiperhidrosis gustativa concomitante con osteotomía subcondilar entre 14 pacientes. Advierten al cirujano para que éste reconozca y comprenda el fenómeno como una complicación relativamente frecuente. Está relacionado con la regeneración mal dirigida de las fibras vasodilatadoras y secretoras cortadas de las ramas del nervio auriculotemporal, que da por resultado sudación y rubor posoperatorios de la piel durante la masticación.

Osteotomía vertical en las ramas ascendentes

La osteotomía vertical en las ramas ascendentes para la corrección del prognatismo es un procedimiento relativamente nuevo. Es una

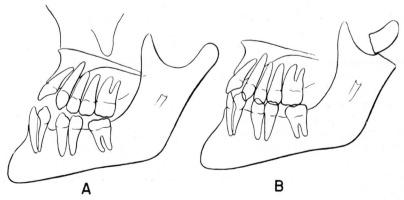

A   **B**

Fig. 23-10. Trazos de los cefalogramas. **A,** preoperatorio, y **B,** posoperatorio, después de la corrección de una protrusión de 7 milímetros por medio de una osteotomía ciega con la sierra de Gigli. Se obtuvo buen resultado después de siete semanas de inmovilización a pesar de la escasa aposición de los bordes cortados del hueso.

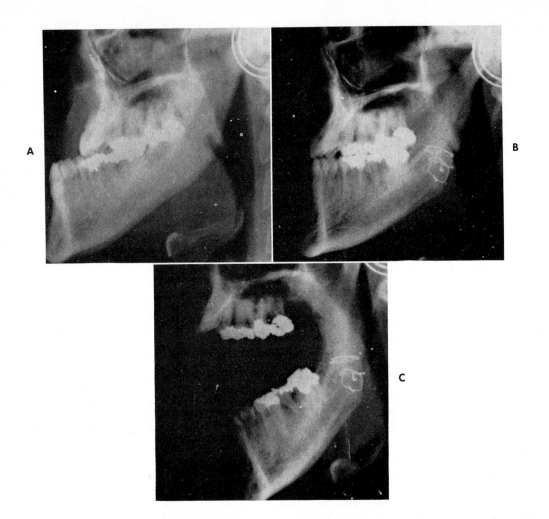

Fig. 23-11. Cefalogramas de un paciente con prognatismo exagerado (20 mm) que fue corregido por osteotomía vertical en las ramas ascendentes. Se inmovilizó durante 28 días. **A,** preoperatorio. **B,** posoperatorio. **C,** resultado funcional. (U. S. Army Photographs; Letterman Army Hospital.)

operación extrabucal con vía de acceso submandibular. Su objetivo es la sección vertical de la rama ascendente en una línea que va desde la porción más inferior de la escotadura sigmoidea, directamente sobre el agujero dentario inferior, hasta el borde inferior de la mandíbula en el ángulo. Por decorticación de una porción del fragmento distal (rama ascendente, anterior a la sección vertical), sobreponiéndose al fragmento proximal y, por lo tanto, creando una ensambladura, todo el cuerpo de la mandíbula se vuelve a colocar posteriormente en una relación oclusal y maxilar normal. Esta es una operación ideal para la corrección de un prognatismo extremo (con exceso de 10 a 12 milímetros) (fig. 23-11), y da excelentes resultados en pacientes completa o parcialmente edéntulos. Los detalles de esta operación fueron descritos por Letterman y Caldwell (18) en 1954. En 1965, 10 años después de la cirugía, se hizo un estudio de vigilancia de los casos originales. En esa fecha posterior (54) los resultados cosméticos y funcionales eran excelentes. Habíamos usado el procedimiento desde 1952 y operado en ocho graves deformidades, cuando se publicó finalmente el artículo original informando sobre tres casos. En 1954 (12) también se recomendó esta operación para pacientes seleccionados en servicios militares, por haberse establecido que el tiempo de curación era corto y la necesidad de inmovilización generalmente no excedía de cuatro semanas. Hemos realizado esta operación en aproxima-

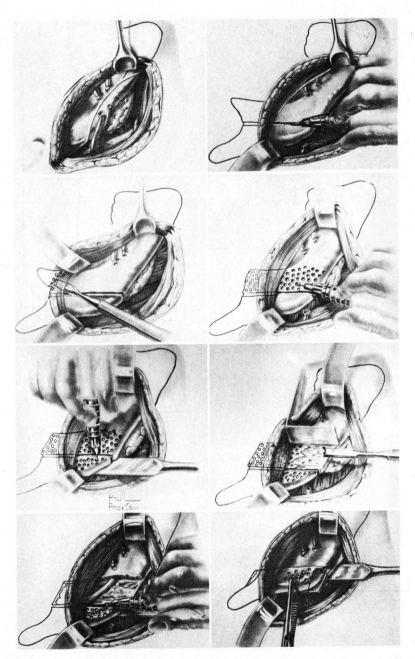

Fig. 23-12. Osteotomía vertical original. En años recientes no se han hecho agujeros de trépano en el fragmento proximal (cóndilo). Asimismo, la línea de incisión vertical en el hueso puede variar, pero generalmente termina en algún punto en el ángulo del maxilar inferior. La decorticación se logra también con técnica más segura y simple. Para mayores detalles véase la figura 23-68, y su texto relacionado. (Dibujos originales de Phyll Anderson.) (De Caldwell, J. B. y Letterman, G. S.: J. Oral Surg. 12:185, 1954.)

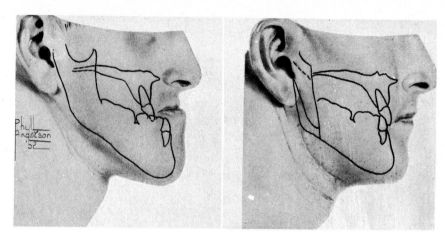

Fig. 23-13. Osteotomía vertical. (Dibujos originales tomados de J. B. Caldwell y G. S. Letterman: J. Oral Surg. 12:185, 1954.)

damente 500 pacientes, logrando en general resultados excelentes. El grupo del Walter Reed Army Hospital bajo la dirección de Shira (98) también ha operado a gran número de pacientes usando este método, y logrando resultados igualmente exitosos.

Técnica de la osteotomía vertical en ramas ascendentes. Se han hecho algunas modificaciones y mejoras técnicas en la osteotomía vertical desde que se comunicó por primera vez en 1954 (figs. 23-12 y 23-13).

1. La operación en los tejidos blandos se describió ya.

2. El lado externo de la rama ascendente se expone hasta la escotadura sigmoidea. Las inserciones musculares en el lado lingual de la rama ascendente no sufren ninguna alteración en este tiempo.

3. Se identifica la saliente situada encima del agujero dentario.

4. Se traza una línea desde el punto más inferior de la escotadura sigmoidea hasta el borde inferior de la mandíbula en el ángulo, pasando directamente por encima de la prominencia del agujero dentario. La punta afilada de un aplicador mojada con colorante de anilina se emplea

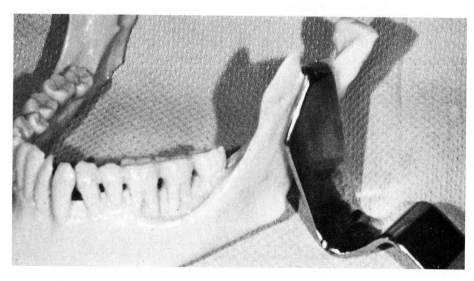

Fig. 23-14. Los retractores de rama Thompson, se enganchan en la escotadura sigmoidea y así sirven como instrumento protector en esta área crítica, y también proporcionan mejor visualización de todo el sitio operatorio en operaciones de la rama. (Cortesía de Medical Illustrations, Rose Memorial Hospital, Denver.)

como marcador; también se emplea una regla de metal con un borde recto.

5. La exposición es amplia cuando el segundo ayudante separa, levanta y protege los tejidos blandos con un par de retractores Ejército-Marina y retractores Thompson de la rama, núm. H135 R y L (fig. 23-14)..

6. Se usa una fresa de carburo de fisura ahusada núm. 703 en pieza de mano recta movida por motor Jordan-Day o Emesco a prueba de explosión y que pueda ponerse en autoclave,

para hacer el corte vertical inicial en la placa cortical lateral. Cualquiera de estas piezas de mano movidas por polea proporciona más torsión que la experimentada con taladros de aire a mayores velocidades, dando por resultado un sentido del tacto más exquisito, que permite cortes de precisión más intrincados en los puntos críticos de la osteotomía. Ambos motores corren aproximadamente a 18 000 revoluciones por minuto, velocidad ampliamente suficiente para lograr cortes óseos exactos y seguros.

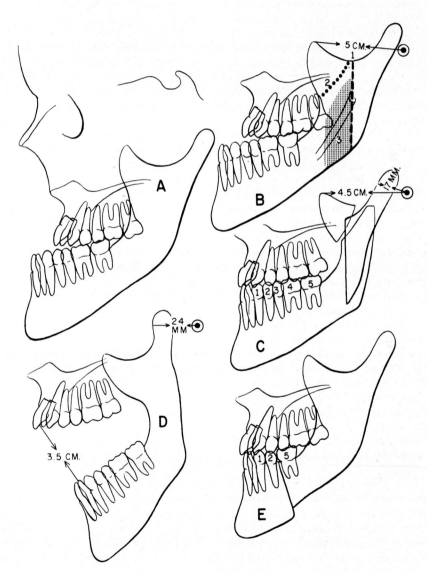

Fig. 23-15. Trazos de un cefalograma del paciente descrito en la figura 23-31. A, trazado preoperatorio. B: 1, línea vertical del corte; 2, perforaciones de la fresa para la coronoidotomía; 3, área sombreada de decorticación. C, trazado posoperatorio de la figura 23-31, B, distancias medidas de los movimientos de la apófisis coronoides. D, trazado de la abertura vertical de la mandíbula y del movimiento condilar. E, la operación hipotética de ostectomía en el cuerpo de la mandíbula de este paciente (la operación fue una osteotomía vertical). Nótense la pérdida de dos dientes y la persistencia del ángulo obtuso del gonión.

7. El primer ayudante mantiene un flujo constante de agua sobre el hueso a medida que se hacen los cortes, aspirando al mismo tiempo para evitar empapar los paños.

8. Este corte inicial se hace cuidadosamente en el área del agujero para evitar penetración completa en la corteza lateral, evitando así lesionar el nervio donde entra al hueso (fig. 23-12, arriba a la derecha, y 23-15, B).

9. La apófisis coronoides se corta si está indicado. Puede dejarse intacta en casos de protrusión menos notable pero si se prevé una corrección de más de 8 a 10 mm, se aconseja realizar una coronoidectomía para lograr movimiento libre del maxilar hacia atrás. De hecho, el procedimiento es tan sencillo y tan libre de contraindicaciones como para realizarlo casi sistemáticamente. (Véase la sección sobre la relación de la musculatura con las correcciones quirúrgicas de las de deformaciones del maxilar.)

10. El seccionar la apófisis coronoides es sencillo. Se hacen agujeros de trépano a poca distancia entre sí en dirección oblicua desde la escotadura sigmoidea al borde anterior de la rama usando un trépano óseo núm. 14. Aquí existe un espacio medular imperceptible, de manera que en cuanto la fresa de alta velocidad ya no encuentre resistencia, se habrá logrado penetración adecuada. Este corte se termina entonces con martillo y cincel fuertes. Generalmente serán suficientes tres o cuatro golpes fuertes y secos con el martillo. (Véase fig. 23-12, arriba la segunda de la izquierda y 23-15, B, 2.)

11. Si existe preocupación especial por lograr un corte vertical recto entre el agujero superior del conducto dentario inferior y la escotadura sigmoidea pueden hacerse agujeros de trépano a poca distancia con mayor seguridad, y esta porción de la osteotomía puede terminarse con cincel y martillo después de haber completado el resto de la osteotomía. Las características del hueso en esta área son las mismas que en la apófisis coronoides, es decir, es delgado y sin espacio medular.

12. Cuando se aconseja *decorticación,* y frecuentemente este es el caso, se ha encontrado un método más sencillo, seguro y rápido que el descrito anteriormente. Se realiza un segundo corte vertical en la placa cortical lateral, aproximadamente paralelo al primer corte vertical y anterior a éste (paso 6) teniendo cuidado de no penetrar en esta corteza, especialmente en el curso del conducto dentario inferior; los dos cortes verticales se conectan entonces con varios cortes horizontales separados por espacios de

aproximadamente 6 a 8 mm (véase fig. 23-68). Estos peldaños horizontales se hacen con fresa de fisura de carburo núm. 703, que crea un efecto de muesca que facilita enormemente la decorticación posterior. Estos peldaños o muescas no necesitan extenderse sobre la prominencia causada por el agujero superior del conducto dentario inferior (fig. 23-15, B, 3). Cualquier choque o interferencia con aposición ósea por encima de este nivel deberá tratarse de la manera descrita en la figura 23-17, E.

13. Usando un cincel plano ancho, de bisel largo y afilado (es ideal el cincel Stout núm. 3) se fracturan los peldaños con muesca de la corteza sin temor a lesionar los nervios y vasos dentales inferiores. Estos segmentos corticales se desprenden limpiamente, exponiendo espacios medulares, e incluso puede observarse generalmente el paquete vasculonervioso así como también identificarse su curso. Es útil saber la localización de esta estructura cuando se completa el corte vertical o cuando se haga un agujero de trépano para la fijación con alambre transóseo.

14. En este momento, cuando todavía está intacto el primer lado, se voltea al paciente hacia el otro lado y se repiten los tiempos del 1 al 13. La operación en el segundo lado se termina entonces de la siguiente manera:

15. Se utiliza una cucharilla núm. 4 de Molt para iniciar la separación del periostio y de la inserción anterior del músculo pterigoideo interno, comenzando en el borde inferior.

16. Una vez iniciada, se emplea un elevador romo de periostio para empujar los tejidos blandos aproximadamente hasta el nivel del borde inferior del agujero dentario inferior. *Puede ocasionarse una hemorragia intensa si el desprendimiento se hace con instrumentos afilados o si estas inserciones se separan mucho en este momento.* Se recomienda un periostótomo de Molt núm. 9.

17. Con este elevador ancho como protector colocado en la cara interna del corte vertical, se termina la incisión desde el nervio dentario inferior (que ya está a la vista) hasta el borde inferior, a través de la tabla interna de la rama ascendente. El empleo de agua y aspiración durante todos los cortes de fresa permite una visión clara de las estructuras y evita lesionar al hueso.

18. La sección vertical por encima del nervio se termina del mismo modo con un martillo y un cincel núm. 3, fracturando el hueso a través de los agujeros hasta la escotadura sigmoidea.

19. La rama ascendente, en la parte posterior a la sección vertical se sujeta con una pinza de

A   B   C   D

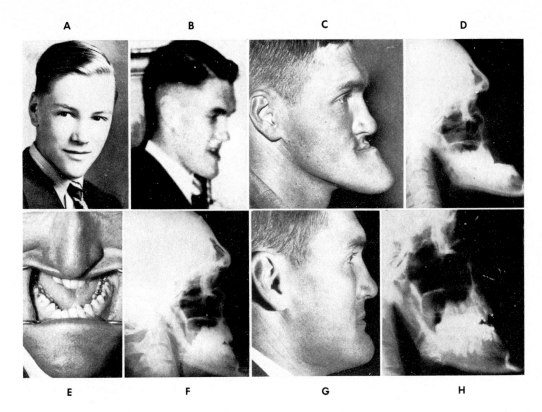

E   F   G   H

Fig. 23-16. A, cuando el paciente tenía 14 años se observaba únicamente una ligera sugerencia de prominencia mentoniana. **B,** a los 20 años se observó prognatismo notable, pero podría considerarse mínimo al compararlo con el observado a los 33 años. **C,** cuando el paciente tenía 33 años y sufría grave prognatismo, medía 2.04 metros de altura y pesaba 120 Kg. Basándose en este cefalograma preoperatorio, se confirmó la corrección necesaria de 32 mm. **E,** el maxilar inferior rodeaba totalmente al superior sin que hubiera oclusión alguna antes de la cirugía. **F,** cefalograma posoperatorio. **G,** perfil del paciente después de *osteotomía vertical modificada.* **H,** aspecto cuatro años y medio después de operar. Se ofreció realizar una genioplastia para lograr buen resultado estético, pero el paciente se declaró satisfecho con haber logrado función masticatoria adecuada.

Kocher grande y el periostótomo de Lane se inserta en el corte vertical. Con movimientos cuidadosos se cortan los delgados restos del hueso alrededor del nervio a nivel del agujero dentario.

20. Con la pinza de Kocher todavía puesta, la sección posterior se hace girar ligeramente y el periostio de su superficie interna se desprende posteriormente.

21. Se hacen ahora agujeros con el taladro a través de ambas tablas en este fragmento, por dos a cuatro centímetros desde el ángulo hacia arriba para asegurar una unión rápida al superponer los segmentos.

22. Las irregularidades del corte vertical se rectifican con un cincel o se quitan con la gubia, hasta lograr una adaptación conveniente de la cara interna del segmento posterior sobre la superficie decorticada del segmento anterior.

23. En esta etapa la cabeza del paciente se voltea nuevamente al primer lado y se repiten los pasos del 15 al 22.

24. Ambas heridas se cubren ahora y el campo en forma de "cortina" se voltea hacia abajo encima del área quirúrgica para exponer la boca. *En la exploración bucal, al inspeccionar la relación mandibular el maxilar inferior deberá caer hacia atrás en relación totalmente libre y no restringida, y deberá ser posible relacionar los dientes en una oclusión predeterminada sin incurrir en esfuerzos forzados. De no ser este el caso, se aconseja realizar coronoidectomía.* Si hay choque en el área de la escotadura sigmoidea (subsigmoidea) o si el ligamento esfenomaxilar está restringiendo el movimiento, deberán tomarse medidas correctivas.

25. Se manipula la mandíbula hasta que se haya logrado la oclusión deseada y se colocan numerosas ligaduras elásticas intermaxilares. Es

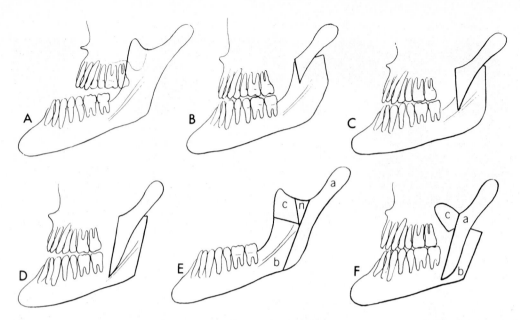

Fig. 23-17. A, basándose en un cefalograma preoperatorio se hicieron trazso y numerosas placas de cartón. **B,** relación que existiría de haber usado el método quirúrgico de condilotomía (Reiter, Verne). Obviamente, la rama se habría retruido excesivamente, resultando en impedimento funcional del maxilar; además, *la apófisis coronoides no puede retruirse 32 mm.* **C,** relaciones de haber empleado osteotomía subcondilar (oblicua) (Hines, Robinson). Se presentan los mismos problemas que en **B** con condilotomía. **D,** osteotomía vertical (Caldwell y Letterman) requiere *modificación* como se ilustra en los recortes **E** y **F. E,** líneas de osteotomía *vertical modificada* según lo planeado. El corte vertical se hizo más paralelo al borde posterior de la rama. Se seccionó y liberó un segmento en forma de V bajo la escotadura sigmoidea denominado **n,** y se oprimió hacia adentro permitiendo así libertad completa de movimiento hacia atrás del maxilar inferior, y eliminando interferencias en la superposición de la porción proximal(segmento **a**) sobre la parte distal (segmento **b**). Frecuentemente la buena forma de ensamble sufre interferencias dentro del área del segmento **n.** Al mismo tiempo, este segmento **n** en forma de V, dio como resultado menor dimensión anteroposterior y eliminó cualquier oportunidad de impedimento por atrás como existía en **B** y **C** en la hilera superior de esquemas. En este caso, era esencial realizar coronoidotomía, como ocurre en todos los casos de operación de prognatismo grave.

necesaria la fijación firme para evitar los desplazamientos mientras se aplica el alambrado transóseo de la osteotomía.

26. El campo en forma de cortina vuelve a colocarse en su posición anterior, se retiran los instrumentos empleados en la boca, se cambian guantes y vuelve a abordarse el área quirúrgica.

27. El fragmento posterior se coloca por encima del área decorticada delante del corte vertical en la relación visualizada preoperatoriamente en los patrones de prueba. Ambas partes se sujetan firmemente y se hacen agujeros para colocar el alambrado. *El fragmento posterior (parte proximal o condiloidea) deberá caer sobre la parte decorticada libremente y sin doblarse ni arquearse. De no ser este el caso, vuelva a comprobarse el paso 22. Puede ser necesario cortar porciones de la corteza media en los puntos de choque; el fragmento posterior puede rotarse hacia afuera en cierto grado para lograr esto. Ocasionalmente, será necesario cortar la porción delgada de la rama bajo la escotadura sigmoidea sobre el agujero*

mentoniano. No necesita extraerse, sino únicamente presionarse hacia la línea media. Véanse figs. 23-16 y 23-17, E y F.

28. Las partes no se fijan con alambre tan fuertemente como antes, porque podrían producirse dos secuelas indeseables. El cóndilo puede deformarse o girar, lo que más adelante dará por resultado peor oclusión que la esperada, o puede producirse dolor crónico en la articulación temporomaxilar. Generalmente, se hace un orificio en posición exactamente anterior al área decorticada, y se pasa por él un solo alambre de acero inoxidable de 6 mm, y se lleva alrededor del muñón del fragmento proximal. Generalmente, el alambre no se retuerce con demasiada fuerza, sino sólo lo suficiente para asegurar buena aproximación de las partes. Una excepción es el caso en que la operación se usa para corregir apertognacia (fig. 23-68). En *todos* los casos deberá uno comprobar siempre, para estar seguro de que la cabeza del cóndilo está

bien asentada en la fosa glenoidea antes de ajustar el alambre y cerrar las heridas. En uno de nuestros casos se produjo la complicación de dislocación condilar operatoria, y fue necesario volver a operar tres semanas después (fig. 23-18, A y B).

29. Las inserciones tendinosas del masetero y del pterigoideo interno se toman y se cierran juntas. El masetero, que tal vez fue desprendido por completo, y el pterigoideo, parcial o, con frecuencia, completamente desprendido, vuelven a ponerse en su posición anatómica normal. Sus relaciones con el hueso desplazado pueden haber cambiado, pero se produce su reinserción en una posición armoniosa y funcional.

30. El cierre de los tejidos blandos se termina de acuerdo con la técnica descrita en el capítulo 2. Debe darse atención especial a la colocación de los tejidos en relación anatómica adecuada para asegurar un buen resultado estético y funcional.

31. Los apósitos a presión no se usan, pero es conveniente la presión ligera para evitar el aumento de volumen excesivo. Es preferible la gasa de Kerlix o un vendaje de algodón elástico aplicado de acuerdo con el método de Barton.

Comentario. La necesidad de seccionar la apófisis coronoides ha sido un punto discutido. Nuestro concepto sobre la falta de elasticidad del músculo temporal explica por qué la estimamos indispensable para obtener resultados perfectos en la corrección del prognatismo moderado o intenso. Si se recuerda que la inserción tendinosa central del músculo temporal se extiende hacia abajo una distancia considerable a lo largo del borde anterior de la rama ascendente y también ampliamente sobre la superficie interna de la apófisis coronoides, se comprenderá el efecto de esta sección. Este resultado es el de una bisagra. En tanto que el cuerpo y la porción anterior de la rama ascendente se vuelven a colocar en dirección posterior, la apófisis coronoides gira hacia adelante permaneciendo su punta en su posición original. Su base, colocada anteriormente, y todavía fija por debajo y hacia la línea media por el tendón del músculo temporal es la unión de la bisagra. Las fuertes fibras de esta inserción tendinosa actúan del mismo modo que las antiguas bisagras de cuero de los graneros. Por último, la unión ósea de la apófisis coronoides se verifica como indica la ilustración (figura 23-15, C y D).

Otro punto que merece ser aclarado es la aplicación de la técnica de la osteotomía vertical a los casos de prognatismo que varían desde ligeros a moderados. Los resultados han sido buenos en todos los pacientes operados, pero los detalles de técnica son más difíciles en los casos que requieren menos de 10 a 12 milímetros de corrección que en los más intensos. Hay dos razones para esto: 1) la decorticación de un área más angosta anteriormente a la línea vertical es más laboriosa que el área más amplia de los casos más intensos, y el nervio suele estar más profundo, probablemente debido a que la rama ascendente es quizá más gruesa (de una tabla a la otra) que en las ramas ascendentes más largas y más obtusas, y 2) existe el procedimiento de superposición y ensambladura, que es más importante. La porción proximal (posterior) de la rama ascendente no se superpone con exactitud y hay la tendencia de este fragmento a curvarse hacia afuera. Esto

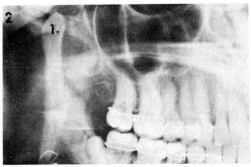
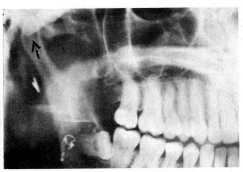

Fig. 23-18. A, la cabeza del cóndilo (1) está completamente dislocada y delante de la fosa glenoidea (2) y la eminencia articular. Observe que los dientes se encuentran en buena oclusión, y el cóndilo derecho estaba en relación normal. Esto fue una complicación operatoria observada tres semanas después de haber realizado osteotomía vertical para prognatismo. **B,** se volvió a admitir al paciente y se redujo quirúrgicamente la dislocación del cóndilo. (Cortesía de Medical Illustrations, Rose Memorial Hospital, Denver.)

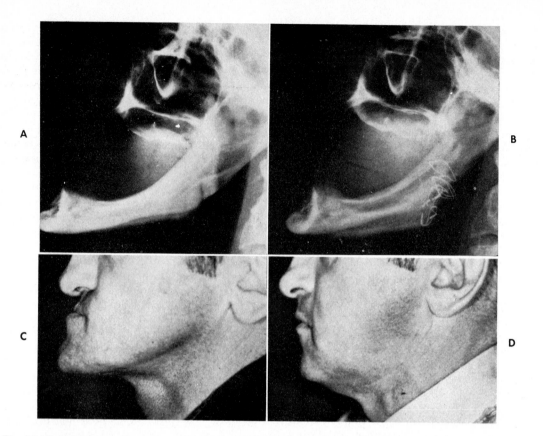

Fig. 23-19. Cefalogramas de un paciente edéntulo, con grado moderado de prognatismo. Fue tratado por osteotomía vertical sin fijación con aparatos. Las prótesis se comenzaron a las tres semanas del tratamiento y se insertaron dos semanas después. A y C, aspecto preoperatorio. B y D, aspecto posoperatorio. (U. S. Army Photographs; Letterman Army Hospital.)

solamente puede impedirse por una decorticación parcial de su superficie interna y otros ajustes óseos como ensambladura que se logra siguiendo la técnica del tiempo operatorio 21. Debido a estas razones, nuestro tiempo de operación en casos de prognatismo mínimo a veces es más largo que en casos más graves; sin embargo, como las técnicas y habilidades operatorias han mejorado, nuestro tiempo de operación nunca sobrepasa tres horas y media, siendo frecuentemente menor de dos horas y media, incluyendo coronoidotomía, decorticación y fijación transósea con alambre. Por estas razones, preferimos la osteotomía vertical en cirugía de prognatismo grave, y *osteotomía subcondilar* en casos menos graves.

En la aplicación de la técnica a pacientes edéntulos, la preparación cuidadosa de los patrones de prueba tomados de los cefalogramas y las medidas de su relación se adaptan arbitrariamente en la osteotomía. El alambrado intraóseo firme de las partes seccionadas proporciona fijación adecuada y la colocación de férulas intrabucales no es indispensable. Shira ha recurrido a la fabricación preoperatoria de férulas relacionadas una a la otra arbitrariamente fijando la inferior por medio de un alambrado circunferencial a la mandíbula. Uno u otro procedimiento son satisfactorios y la cicatrización es tal que las prótesis pueden comenzarse tres o cuatro semanas después de la intervención (figura 23-19).

Ventajas

1. Aunque se adapta a la corrección de todos los casos de esta deformidad que hemos observado durante un periodo de cinco años, el procedimiento es especialmente aplicable en casos de prognatismo intenso. Logra resultados muy buenos en pacientes que requieren 10 milímetros o más de corrección.

2. Clínicamente la unión se efectúa en tres o cuatro semanas y no ha ocurrido la falta de consolidación.

3. El empleo de aparatos de fijación simple es suficiente, eliminando la necesidad de bandas de ortodoncia, de férulas o de arcos complicados. (Usamos alambrado de Stout o intradental de lazadas múltiples en la mayor parte de los casos.)

4. Como resultado de los puntos 2 y 3 antes mencionados, los dientes no salen de sus alveolos ni se dañan por un esfuerzo de tracción.

5. Se utilizan aparatos estándar obtenibles en el comercio.

6. La lesión de los nervios dentarios inferiores y faciales puede evitarse por completo.

7. El cuerpo de la mandíbula no se acorta en su dimensión anteroposterior, y no tienen que sacrificarse dientes como ocurre en la ostectomía.

8. Además de conservar el reborde alveolar, la dimensión vertical se asegura positivamente en los pacientes parcial o completamente edéntulos y las prótesis pueden hacerse pronto (iniciadas a las tres o cuatro semanas) (figs. 23-19 y 23-20).

9. Se asegura la relación normal de la articulación temporomandibular y no han aparecido secuelas de disfunción de la articulación en ningún paciente tratado por este método (fig. 23-15, D).

10. Además de los excelentes resultados funcionales, que son tan importantes, el resultado estético también es muy bueno en todos los casos. El ángulo característicamente obtuso se corrige al mismo tiempo que se logra un buen perfil, en contraste con el resultado obtenido en

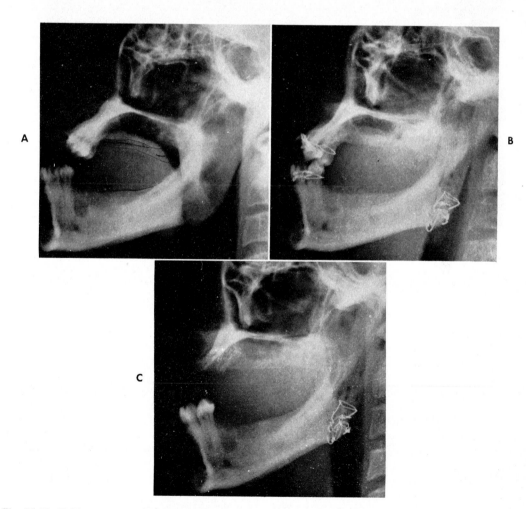

Fig. 23-20. Cefalogramas usando lazada de alambre Ivy, de un paciente parcialmente edéntulo con prognatismo moderado, tratado con osteotomía vertical. **A**, preoperatorio. **B**, posoperatorio. La inmovilización se mantuvo durante 21 días después de la intervención. **C**, más adelante se extrajeron los dientes superiores que quedaban en esta arcada y se construyeron dentaduras superior total e inferior parcial. (U. S. Army Photographs; Letterman Army Hospital.)

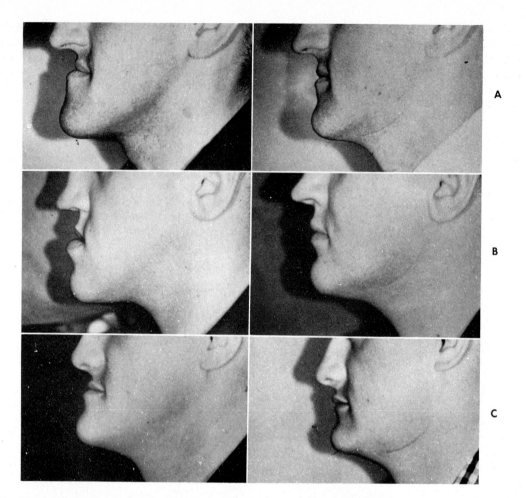

A

B

C

Fig. 23-21. Tres pacientes, con 15 milímetros o más de prognatismo, tratados por osteotomía vertical en las ramas ascendentes que tienen perfiles adecuados. Las escotaduras del borde inferior del cuerpo de la mandíbula son de aspecto normal y la cicatriz es poco visible. Ninguno de ellos fue inmovilizado por más de cuatro semanas. **A,** dos meses después de la intervención. **B,** dos meses después de la intervención. **C,** seis semanas después de la intervención. (U. S. Army Photographs; Letterman Army Hospital.)

la ostectomía (fig. 23-31). Como se logra una positiva unión ósea, no existe la deformidad de mordida abierta que se observa en ocasiones después de una osteotomía horizontal u oblicua para la corrección de una protrusión intensa. Se ilustran ejemplos de contornos faciales normales logrados por medio de osteotomía vertical en la rama ascendente (fig. 23-21).

Desventajas

1. El tiempo de operación, que ordinariamente es de tres y media a cuatro horas y media no se considera excesivo, pero para muchos esto constituye una desventaja.

2. La cicatriz externa es mínima pero es objetada por algunos pacientes.

Osteotomía subcondilar (oblicua)

Robinson (84, 86) (1956-1958) y Hinds (33, 34) (1957-1958) basándose en investigaciones independientes, informaron acerca de osteotomía subcondilar para corregir prognatismo del maxilar inferior. Ambos autores describieron procedimientos abiertos con la línea de osteotomía colocada casi idénticamente en la rama (fig. 23-7, *B*). Robinson usó una sierra nasal para realizar la osteotomía; Hinds hizo agujeros de trépano, usó una fresa redonda núm. 8 para cortar un surco de conexión a lo largo de la línea de los agujeros, y después terminó la osteotomía con un osteótomo. Ambos operaron a través de incisiones cortas (de 2.5 a 4 cm) y ninguno consideró necesario fijar con alambre transóseo. Robinson denominó su operación *subcondilectomía vertical,* y Hinds denominó la suya *osteotomía subcondilar.* Thoma (111) se refiere al mismo procedimiento denominándolo *osteotomía oblicua,* lo considera el método ideal, gracias al cual pueden solucionarse gran cantidad, por no decir la mayor parte de los problemas oclusales. Todas esas osteotomías se encontraban esencialmente en la misma localización anatómica, y todas eran reminiscencias de la "osteotomía vertical" de Caldwell y Letterman (18), la diferencia radicaba en que la línea de incisión ósea era algo más posterior al agujero superior del conducto dentario inferior, no se decorticaba ni se hacían muescas, existía menos riesgo para el nervio maxilar inferior, y todo el procedimiento estaba muy simplificado. La osteotomía subcondilar (oblicua) es operación aceptable para corregir prognatismo del maxilar inferior, especialmente cuando la protrusión no es extrema. Es un procedimiento más deseable que la osteotomía vertical en casos mínimos (menos de 10 ó 12 mm de corrección). Claramente no es la operación a elegir en casos graves (figs. 23-16 y 23-17) y por lo tanto *nunca* deberá descartarse la apreciación preoperatoria. No deberá usarse osteotomía subcondilar sólo por ser técnicamente fácil. Su uso debe limitarse a casos en que esté realmente indicada. Robinson, Hinds, Thoma, Kruger y muchos otros reconocieron la necesidad de lograr una técnica subcondilar estandarizada y simplificada.

Técnica para osteotomía subcondilar (oblicua). Esta operación sigue la misma técnica general que la descrita para osteotomía vertical, excepto por algunas modificaciones.

1. La incisión puede variar en longitud de 2.5 a 4 cm.

2. La línea de osteotomía se dibuja desde el punto más bajo en la escotadura sigmoidea, oblicuamente (puede ser una línea vertical dependiendo del ángulo obtuso del maxilar inferior) hacia abajo, hasta un punto en el borde posterior de la rama, 1 a 2 cm por encima del ángulo del maxilar inferior (fig. 23-7, *B).*

3. La osteotomía puede realizarse usando una sierra nasal (fig. 23-22, *A)* o una fresa de fisura ahusada de carburo núm. 703. En cualquier caso, deberá tenerse cuidado de evitar lesionar los tejidos blandos en la superficie interna de la rama. Sin embargo, no se espera provocar lesión al nervio o vasos dentales, puesto que la línea de

osteotomía está detrás del agujero superior del conducto dentario inferior.

4. La musculatura y el recubrimiento perióstico deberán estar lo suficientemente elevados para permitir la colocación lateral del fragmento proximal (posterior) y movimiento libre del fragmento distal (cuerpo) hacia atrás, en grado satisfactorio.

5. La decorticación de la superficie lateral exactamente por delante de la línea de osteotomía, generalmente no es procedimiento recomendado, pero si es aconsejable obtener mejor aposición ósea de las partes, puede llevarse a cabo de la manera descrita anteriormente en la página 424. En la fase de planeación deberá precisarse la necesidad de este paso (pág. 410). De requerirse decorticación, se realiza más fácilmente antes de completar el corte.

6. Puede usarse o no alambrado transóseo, pero las ligaduras de alambre no deberán aplicarse como medio para superar la tendencia del fragmento proximal a arquearse hacia afuera o desplazarse hacia atrás. De existir alguna de estas dos situaciones, el cirujano meticuloso la corregirá en grado necesario usando decorticación según hemos indicado.

7. La regla que gobierna la coronoidotomía se aplica también a la osteotomía subcondilar. Si el movimiento hacia atrás del maxilar inferior es limitado, independientemente de la medida de corrección, la apófisis coronoides deberá desprenderse del fragmento distal (cuerpo). Si se piensa realizar este procedimiento también es más fácil hacerlo antes de terminar el corte.

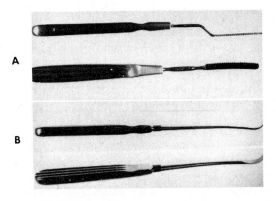

Fig. 23-22. **A,** muchos cirujanos prefieren las sierras nasales para realizar osteotomía subcondilar vertical u oblicua en las ramas. **B,** un elevador del periostio de lados cortantes muy curvado (Obwegeser), esencial para elevar el periostio e inserciones musculares al realizar una osteotomía sagital intrabucal, y necesario para permitir movimiento libre del maxilar seccionado hacia adelante o hacia atrás.

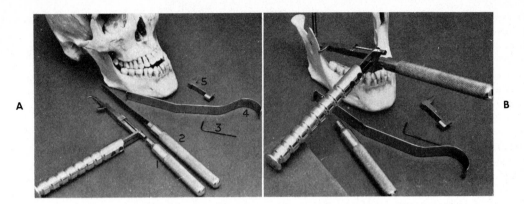

Fig. 23-23. A, instrumentos diseñados especialmente para osteotomía intrabucal horizontal, con deslizamiento de la rama ascendente (Dr. A. C. Sloan): 1, garfio ajustable con dos mangos; el de la izquierda para que el cirujano lo detenga durante la sección, el de la derecha (en la mitad del grabado) se usa para sujetar el garfio a la rama ascendente (se retira durante la operación; véase B); 2, hoja desmontable de la sierra en su mango; 3, llave en forma de L para apretar el tornillo en la hoja de la sierra; 4, retractor; 5, garfio intercambiable para la rama ascendente izquierda. **B,** aplicación del garfio a la rama ascendente, con la sierra colocada en el surco de guía del garfio. (Fotografías del U. S. Army; Letterman Army Hospital.)

8. Los dientes se colocan en oclusión de la manera ya descrita (osteotomía vertical). Sin embargo, deberá lograrse inmovilización usando unas barras de arco bien adaptadas, o férulas, durante seis a ocho semanas para prevenir lesiones innecesarias de los dientes (extrusión), que podrían producirse de usar alambrado intradental ordinario durante este periodo.

Las ventajas y desventajas son similares a las enumeradas respecto a osteotomía vertical, con las excepciones siguientes:

1. Necesidad de periodo de inmovilización más largo (de seis a ocho semanas, en vez de cuatro semanas).
2. Probablemente más adecuada para deformaciones mínimas a moderadas.
3. Tiempo de operación más coro (de una y media a tres horas y no dos y media a tres y media horas como en la osteotomía).

Osteotomía horizontal en las ramas (fig. 23-23)

Blair (9) propuso por primera vez el principio seguido en esta operación en su artículo original sobre deformidades del desarrollo. En el pasado, muchos cirujanos defendían este método, pero actualmente rara vez está indicada esta operación. Como originalmente fue ideado, parecía sencillo y consistía en pasar una aguja larga curva de Blair o una guía para la sierra de Gigli por una pequeña incisión en la piel en el borde posterior de la rama ascendente, introduciendo la sierra de Gigli hacia la superficie interna de la rama ascendente por encima del agujero dentario inferior y haciendo el corte. Los peligros son numerosos, muchos de ellos fuera de control, ya que nadie, por más experiencia que tenga, puede asegurarse de evitarlos en este procedimiento a ciegas. Entre los principales peligros se cuentan estos: 1) lesión a las ramas del nervio facial, dando por resultado una parálisis facial temporal o permanente; 2) hemorragia proveniente de sección de la arteria maxilar interna y formación de hematoma; 3) sección del nervio dentario inferior que puede no regenerarse, lo que resulta en anestesia permanente de los dientes y el labio inferior del lado lesionado, y 4) lesión de la glándula parótida o su cápsula, con formación de una fístula salival.

Por estos peligros, la osteotomía horizontal "ciega" ha sido descartada por la mayoría de los cirujanos bucales. Una de las primeras modificaciones del procedimiento "ciego con la sierra de Gigli" fue ofrecida por Hensel (32) en 1937, en su valoración de las deformidades de la mandíbula. Basado en estudios fotognatostáticos, colocó la osteotomía de la rama ascendente en una línea oblicua que comenzaba en lo alto de la apófisis coronoides y se dirigía hacia abajo y atrás hasta el borde posterior de la rama ascendente, pasando a través del área central de seguridad situada en el punto medio entre la escotadura sigmoidea y el agujero dentario inferior. Aconsejó una intervención quirúrgica directa para asegurar una línea precisa de osteotomía.

Moose (65), en 1945, propuso una osteotomía intrabucal bajo visión directa, la que realizó con una sierra eléctrica ortopédica (diseñada por el Dr. E. A. Cayo, de San Antonio, Texas). Utilizando la vía intrabucal los peligros de la osteotomía "ciega" disminuyeron. La sierra de Cayo ha sido modificada en cierto modo para hacerla más adaptable a esta operación. Moose también ha construido una sierra de mano sugerida por Sloan (102) en 1951. Esta es una sierra diseñada especialmente con una guía enganchada, que se adapta para la osteotomía intrabucal de la rama ascendente (fig. 23-23). Para vencer las desventajas del "colapso vertical de la rama ascendente" y la "mordida abierta", Sloan también sugirió alambrar las partes seccionadas pasando un asa de alambre de acero inoxidable por encima de la escotadura sigmoidea y amarrando el fragmento proximal hacia abajo con el borde anterior del fragmento distal de la rama ascendente a través de un agujero hecho previamente con taladro. Skaloud (101) aconsejó también este método de fijación, aun cuando él realizaba la osteotomía utilizando una sierra de Gigli. Naturalmente el resultado fue colapso vertical y acortamiento anterior de la rama.

En 1941, Kazanjian (45) sugirió la osteotomía horizontal por encima del agujero dentario inferior, por la vía de acceso submandibular extrabucal de Risdon, y realizó la sección utilizando una fresa quirúrgica. En 1951 (46), recomendó una incisión del hueso en ángulo, utilizando un osteótomo afilado. "Biselando de este modo se logra una mayor área de contacto de los extremos cortados, lo que favorece la consolidación temprana." Esta puede haber sido la concepción del procedimiento de corte sagital de Obwegeser (69) y Dal Pont (24) (véase la sección sobre osteotomía sagital intrabucal más adelante).

Las desventajas de una osteotomía horizontal en la rama del maxilar inferior con cualquier método, pueden contrapesar tan fuertemente las ventajas, como para no recomendarlo como sitio o técnica aceptables para osteotomía con objeto de corregir deformidades retrognáticas o prognáticas. Las principales desventajas son las siguientes:

1. Es grande la tendencia a producir mordida abierta anteriormente. Esto es el resultado de varios factores, el principal de los cuales sería la delgadez de la rama y la tendencia de los extremos seccionados a desalojarse y cabalgar como resultado del tremendo poder de los músculos masetero y pterigoideo interno, y la fuerza de tensión del grupo depresor, todo lo cual se combina para crear una palanca de primera clase con los dientes posteriores como punto de apoyo.

2. Simultáneamente a esta tendencia a la mordida abierta se encuentra la posible complicación de falta de unión. La acción del músculo temporal tiende a hacer rotar el fragmento proximal hacia arriba por su inserción en la apófisis coronoides, separando así los extremos del hueso cortado, lo que podría evitar la unión ósea.

3. La curación puede requerir periodos excesivos de inmovilización. Al nivel del corte aconsejado a través de la rama, el hueso es delgado, compuesto casi totalmente de hueso cortical, el cual, por la naturaleza de su estructura densa, tiende a retrasar la unión incluso cuando los extremos cortados están fijados directamente con alambre. Cuanto mayor sea la corrección, menor será el contacto de los extremos óseos cortados; otro factor contribuyente de unión demorada y fijación prolongada (véase fig. 23-24).

Osteotomía sagital intrabucal

Frecuentemente están indicadas las operaciones intrabucales para corregir una gran diversidad de deformidades mandibulares y faciales. Obwegeser (69) describió un método de cortar sagitalmente la rama vertical del maxilar inferior. Modificó quirúrgicamente afecciones observadas en algunas fracturas traumáticas de la rama ascendente. Su método añadió grandes mejoras a operaciones anteriores propuestas por Moose, Schuchardt y Kazanjian. Dal Pont (24) más tarde, añadió modificaciones que Obwegeser reconoció como claras mejoras al procedimiento original. Las modificaciones de Dal Pont aseguraron mayor superficie de contacto óseo y aumento del ángulo gonial.

Técnica para osteotomía sagital intrabucal. El procedimiento sugerido por Obwegeser y modificado por Dal Pont es el siguiente: (fig. 23-25).

1. Se hace una incisión intrabucal sobre el borde anterior de la rama vertical del maxilar inferior y la línea oblicua externa a través de mucosa y periostio desde un punto a 1 cm por arriba de profundidad de la curva en el borde anterior hacia el área externa hasta el segundo premolar. Se toma cuidado de evitar retracción lateral excesiva de tejidos bucales, que causaría dificultades para lograr el cierre final. En esta etapa los instrumentos que mejor retracción proporcionan son los retractores Obwegeser, diseño especial del tipo Ejército-Marina (de Esta-

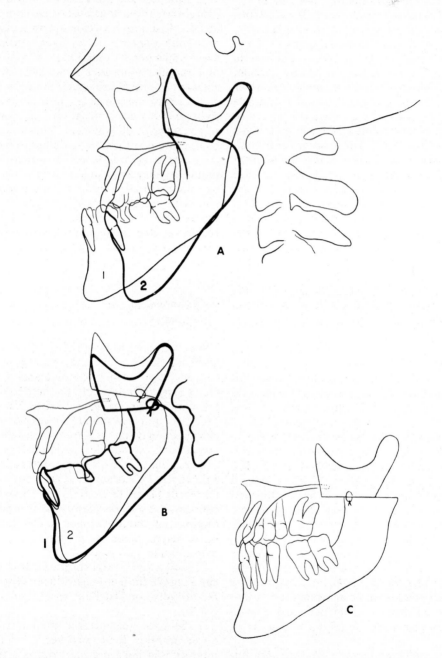

Fig. 23-24. Trazos de cefalogramas del paciente con 15 milímetros de protrusión mostrado en **D**, corregida mediante osteotomía horizontal por deslizamiento con alambrado posterior directo. **A**: 1, trazo preoperatorio (**D**); 2, trazo posoperatorio final siete meses después del tratamiento quirúrgico (**F**). La punta de la apófisis coronoides se ha desplazado 15 milímetros hacia arriba. La punta de la mandíbula (mentón) se ha retraído 23 mm, en tanto que los bordes incisales de los dientes inferiores anteriores se han retraído solamente 13 milímetros. **B**: 1, trazos tomados de un cefalograma un mes después de la intervención; 2, trazos tres meses después de la intervención, cuando se había producido la unión clínica y fue suspendida la inmovilización. **C**, resultados obtenibles por medio de la osteotomía intrabucal con alambrado anterior transóseo, para prevenir la tendencia a la mordida abierta y resistir la fuerza del músculo temporal.

dos Unidos), pero con ramas de retracción más largas.

2. El periostio externo del maxilar inferior se eleva con elevador afilado y de hoja ancha hasta el borde inferior, y hacia atrás hasta el borde posterior de la rama ascendente. Se inserta un retractor Obwegeser de hoja larga hacia adentro, en el espacio entre periostio y hueso, para retraer el colgajo lateral.

3. También se elevan los tejidos internos suprayacentes al agujero superior del conducto dentario inferior del lado interno de la rama ascendente, con un elevador de hoja ancha. Deberá tenerse cuidado de evitar dañar el nervio, la arteria y la vena dentales inferiores. Por esta razón la disección se lleva inicialmente sobre la escotadura sigmoidea. Cuando se ha localizado este punto de referencia, se lleva a cabo la disec-

ción hacia atrás y algo hacia abajo, hasta el borde posterior de la rama ascendente.

4. Cuando se ha elevado suficiente periostio en la parte interna, se inserta con cuidado un retractor de canal del tipo recomendado por Obwegeser para proteger el paquete vasculonervioso dental inferior. Un exceso de retracción interna en este punto puede dañar nervio y vasos, al estirarse éstos sobre los bordes afilados del agujero superior del conducto dentario inferior. La técnica para insertar el retractor de canal es muy parecida a la de elevación del periostio; se inserta hacia la escotadura sigmoidea, y después ligeramente hacia abajo, hacia el borde posterior de la rama ascendente.

5. El periostio externo del maxilar inferior se eleva entonces desde un área localizada entre la escotadura sigmoidea y el segundo premolar.

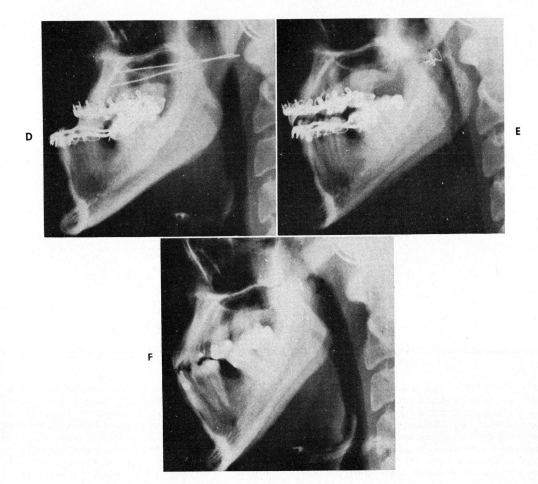

D   E

F

Fig. 23-24. (Continúa.) Cefalogramas preoperatorios y posoperatorios; 15 mm de protrusión corregida por osteotomía deslizante vertical. **D,** preoperatorio. **E,** un mes después de la operación. **F,** estudio a los siete meses de operar. Son muy fuertes la tendencia a mordida abierta anterior y la tendencia a acortarse de la rama vertical, lo que convierte a esta operación en indeseable. (U. S. Army Photographs; Letterman Army Hospital.)

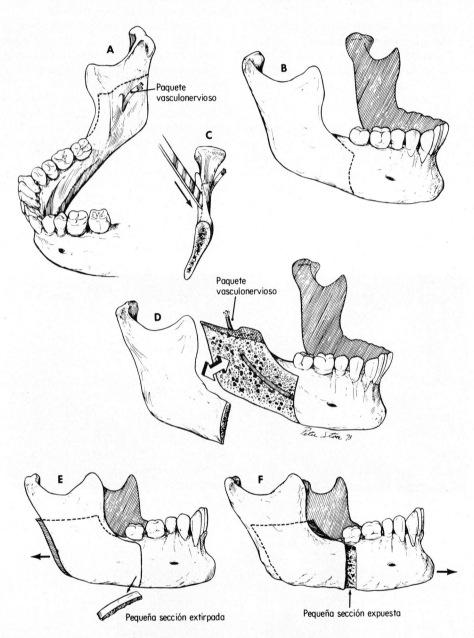

Fig. 23-25. Técnica para osteotomía sagital en maxilar inferior. Este procedimiento requiere precisión en todos sus aspectos. **A,** se hace la incisión ósea horizontal interna desde el borde anterior al posterior, a mitad del grosor interoexterno de la rama ascendente. **B,** la incisión ósea vertical se lleva a los límites anteriores de la línea oblicua externa. La incisión ósea externa se hace en ángulos rectos en relación con el borde inferior de la porción horizontal de la rama del maxilar inferior en hueso sangrante. **C,** la rama se divide con un osteótomo. **D,** la rama dividida se separa a manera de poder disecar el paquete vasculonervioso dental inferior del fragmento proximal. **E,** después de corregir una maloclusión de clase III (Angle) se elimina una pequeña porción de hueso externo para permitir buena aproximación ósea de los segmentos. **F,** después de corregir maloclusión de clase II (Angle) se expone una sección de hueso medular como resultado del alargamiento de la rama horizontal.

Los tejidos restantes adheridos a los bordes posterior e inferior del maxilar inferior se elevan con el elevador perióstico curvado y con borde cortante sugerido por Obwegeser (véase la figura 23-22, *B*). Es esencial lograr la total elevación de estos tejidos para realizar con éxito la operación.

6. La incisión ósea interna se logra obteniendo primero mejor visualización del área, haciendo un surco poco profundo en el extremo anterior del corte planeado, con fresa Hall núm. 1377-07. Se hace un corte horizontal con fresa Hall núm. 1373-15 a un nivel lo suficientemente bajo para abarcar la porción más gruesa de la rama y lo suficientemente alto para evitar el paquete vasculonervioso dental inferior. Este corte se hace del borde posterior al anterior, a una profundidad de la mitad del grosor de dentro a fuera de la rama en esta área. Usar una fuente de luz adicional como la proporcionada por el sistema Viconex, ayuda enormemente a la seguridad que puede tener el operador de lograr visualización adecuada en el campo operatorio.

7. Se hace entonces la incisión ósea sobre la placa cortical externa en el área recomendada por Dal Pont, en su modificación de la operación original de Obwegeser. La configuración anatómica del maxilar inferior por fuera de los molares, es la clave para la colocación del corte externo. En realidad, la anchura del área entre los molares y la línea oblicua externa es el indicador de si la osteotomía sagital es factible quirúrgicamente. La incisión ósea externa se hace perpendicular al borde inferior del maxilar inferior hasta el hueso sangrante, desde la línea oblicua externa al verdadero borde inferior. Cuanto más anterior sea el corte, más fácil se volverá el procedimiento de división.

8. Ahora se conectan los cortes interno y externo a lo largo del borde anterior de la rama con una fresa núm. 700. El corte estrecho prepara el área para la división en fragmentos con osteótomos.

9. El maxilar inferior se divide ahora usando osteótomos gruesos y anchos a los que se les aplica un golpe seco con el martillo quirúrgico. El osteótomo debe dirigirse paralelo a la corteza externa de la rama. Se logra mejor la división torciendo y haciendo palanca con uno o dos osteótomos Obwegeser, al mismo tiempo. Los cinceles ortopédicos comunes, aunque suficientemente grandes, no tienen mangos que faciliten la necesaria acción de torsión.

10. En este momento, generalmente podrá observarse el contenido del conducto dentario inferior. Deberá tenerse cuidado de asegurarse que no esté adherido al fragmento proximal.

11. Ahora se retira el apósito de la garganta y se fijan los dientes en la oclusión predispuesta con fijación intermaxilar. Después se coloca el fragmento proximal y se establece su longitud adecuada en caso de operación de prognatismo o únicamente se coloca bien, en caso de operación de retrognatismo. El llamado alambre de borde superior se coloca por detrás del área del segundo molar, bilateralmente, cuidando de que el cóndilo del maxilar inferior esté en la fosa glenoidea.

12. Se coloca un catéter de aspiración por fuera del maxilar inferior a lo largo de todo el hueso expuesto, y se saca de la herida por una incisión cortante en el surco bucal por delante del punto distal de la incisión operatoria. Entonces se cierra la herida con sutura de colchonero corrediza horizontal. *No se usan vendajes compresivos.* Se recetan sistemáticamente antibióticos y esteroides como la dexametasona (**Decadron**).

Ostectomía en el cuerpo de la mandíbula

Cuando se realiza para tratar el prognatismo, consiste en extirpar una sección medida del cuerpo de la mandíbula para establecer la relación normal de los dientes anteriores y corregir la protrusión de la arcada inferior. Puede realizarse por medio de una intervención intrabucal, extrabucal o combinada, en uno o en dos tiempos.

Blair (9) describió esta operación por primera vez en 1907. Utilizó una sierra de mano para extirpar hueso en la región de los bicúspides o de los molares. En 1912, Harsha (31) informó de un caso en el cual corrigió el prognatismo por escisión de una sección romboidal de hueso en la zona del tercer molar. La sección extirpada era más ancha en la parte superior que en el borde inferior de la mandíbula, con la finalidad de aumentar el ángulo obtuso característico del prognatismo. Utilizó "fórceps para cortar hueso y pinzas de gubia" para realizar la extirpación y colocó suturas de alambre para mantener la aposición del hueso durante la cicatrización. New y Erich (1941) (68) describieron ostectomías en las regiones de los bicúspides o del primer molar; preferían realizar la intervención por un método "abierto", en el cual "la mandíbula se descubre por dentro y por fuera de la boca". Realizaban la ostectomía con sierra circular eléctrica,

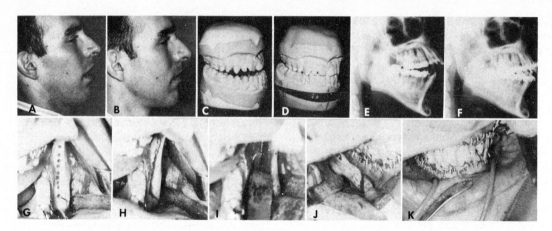

Fig. 23-26. La apertognatia de origen esquelético exhibida por este paciente se trató quirúrgicamente con osteotomía sagital de la rama ascendente del maxilar inferior. Se considera que este método proporciona la mayor cantidad de hueso en aposición después de la operación. La recaída se combate liberando todas las inserciones musculares posibles de los segmentos osteotomizados. A, perfil preoperatorio. B, perfil posoperatorio. C, modelo preoperatorio. D, modelo posoperatorio. E, radiografía cefalométrica preoperatoria. F, radiografía cefalométrica posoperatoria. G, exposición del sitio operatorio mostrando incisión ósea externa y orificios de fresa para la incisión sagital en el borde anterior de la rama. H, incisión ósea sagital terminada. I, segmentos divididos mostrando paquete vasculonervioso expuesto. J, segmento distal inmovilizado y alambre transóseo colocado en el borde superior. K, catéter de aspiración en la herida.

cincel, sierra de Gigli y pinzas de gubia, tratando de preservar la continuidad del nervio dentario inferior. En 1948, Dingman (26) hizo una revisión de la literatura sobre prognatismo, y realizó una valoración detallada de los diversos métodos empleados para su corrección quirúrgica. El autor había descrito previamente, en 1944 (25), un método en dos tiempos, en el cual se evitaban las desventajas de añadir a la herida quirúrgica extrabucal la intrabucal y de lesionar el nervio dentario inferior. Estos artículos fueron clásicos y sirvieron para difundir la ostectomía en el tratamiento del prognatismo. La ostectomía u "operación en dos tiempos de Dingman", como frecuentemente se denomina, probablemente sea el método más usado en la actualidad. La preferencia por esta operación es fácil de comprender, pues no presenta grandes dificultades técnicas. Thoma (112) describió una ostectomía intrabucal realizada por medio de taladros para hueso y osteótomos.

Técnica para ostectomía en el cuerpo del maxilar inferior. Cuando se aconseje corrección del prognatismo por ostectomía, puede llevarse a cabo sea en una operación, o en dos etapas (figs. 23-27 a 23-29). Nosotros opinamos que la intervención en dos etapas está indicada rara vez. Es mucho más aconsejable realizar una ostectomía completa en una sola operación. En operaciones de este tipo, que son abiertas y se comunican directamente con la cavidad bucal, se

aconseja profilaxia con antibióticos, iniciándose ésta el día anterior a la operación.

1. Se prepara especialmente al paciente para la parte inicial de la operación lavándole cuidadosamente la cara con jabón quirúrgico y secando escrupulosamente la cavidad bucal. La colocación de lienzos de campo es la estándar para operaciones en la boca.

2. Se hacen incisiones en las papilas interdentales adyacentes al sitio de la ostectomía y también a través del mucoperiostio en la cresta del proceso edéntulo, si se ha extirpado previamente un diente.

3. Debe hacerse una incisión oblicua en dirección anterior y hacia abajo en el vestíbulo bucal, uno o dos dientes por delante del sitio de ostectomía.

4. Ya que no debe hacerse esta incisión oblicua en la parte lingual de la mandíbula, suele ser necesario cortar las papilas hacia adelante incluso hasta el canino o el incisivo lateral, para poder despegar el periostio lingual sin desgarrarlo.

5. El colgajo mucoperióstico del lado bucal se despega del hueso. Debe tenerse cuidado de proteger el nervio mentoniano. Para la retracción del colgajo intrabucalmente, preferimos un periostótomo de menor tamaño (Molt número 9), y empleamos las cucharillas números 2 y 4 de Molt para desprendimiento y elevación del periostio.

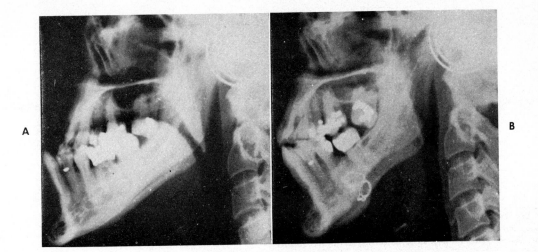

Fig. 23-27. Cefalogramas laterales de paciente con 10 mm de protrusión corregida por ostectomía en dos etapas. **A,** preoperatorio. **B,** posoperatorio. (U. S. Army Photographs; Letterman Army Hospital.)

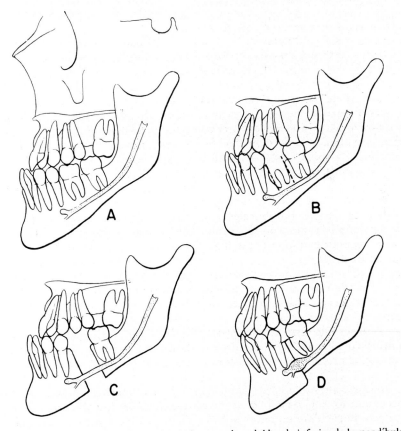

Fig. 23-28. Trazos de encefalograma de la fig. 23-27. **A,** la escotadura del borde inferior de la mandíbula no estaba muy obtusa en el trazo preoperatorio, caso favorable para esta operación. **B,** primera etapa intrabucal de las incisiones óseas. **C,** continuidad no interrumpida del nervio dentario inferior, después de la segunda etapa de la osteotomía. **D,** trazo del cefalograma nueve meses después de la intervención. Existía unión clínica después de 10 semanas de fijación por medio de férulas en los dientes. Este buen resultado de la ostectomía generalmente se observa en pacientes en los cuales no es necesario hacer una corrección de más de 10 a 12 milímetros.

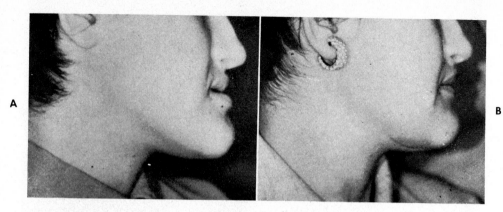

Fig. 23-29. Una muchacha de 20 años con solamente 8 milímetros de protrusión que fue corregida por una osteotomía, en dos etapas, en el cuerpo de la mandíbula con excelentes resultados funcionales y estéticos. **A,** preoperatorio. **B,** posoperatorio. (U. S. Army Photographs; Letterman Army Hospital.)

6. El colgajo lingual se desprende de una manera semejante hacia abajo hasta el músculo milohioideo; no es necesario desprenderlo en esta etapa.

7. Para una incisión precisa en el hueso, se utiliza una placa de metal calibrada.

8. Se hacen cortes verticales a través del borde alveolar con fresa de fisura núm. 703 en motor de 18 000 revoluciones por minuto y con pieza de mano, a nivel libre de riesgo por encima del trayecto del nervio maxilar inferior. Se extienden cuanto más abajo sea posible en las cortezas bucal y lingual, y se elimina la porción alveolar del hueso con pinzas de gubia, cincel o martillo. En esta etapa podrá verse o no el nervio dental inferior.

(Si va a terminarse la operación en una sola etapa, se cubren las heridas intrabucales con compresas de gasa húmedas pero no se cierran. Si se planea una "segunda etapa" tardía se llevarán a cabo los pasos 9, 10 y 11.)

9. Los colgajos de tejido blando se cierran a medida que se termina en cada lado, y las heridas se dejan cicatrizar tres a cinco semanas antes del segundo tiempo de la ostectomía.

10. Durante este periodo entre los dos procedimientos quirúrgicos, los aparatos de fijación (férulas o aparatos de ortodoncia) se preparan y colocan.

11. Puede utilizarse anestesia local para todo el trabajo preparatorio, incluyendo el primer tiempo quirúrgico. El paciente no necesita hospitalizarse, a menos que haya una razón específica para ello.

12. La piel de cara y cuello se prepara de nuevo lavándola con jabón y colocando lienzos de campo para la cirugía extrabucal, se usa la versátil

técnica de cortina por tener que entrar en la boca en una fase posterior de la operación.

13. La disección de los tejidos blandos extrabucales se efectúa como se ha descrito previamente.

14. Cuando se ha llegado al borde inferior de la mandíbula, se corta el periostio; utilizando un periostótomo de Lane con la mano izquierda para retracción de los tejidos blandos, se desprende el periostio con una cucharilla de Molt núm. 4. Como no hay inserciones musculares a lo largo de la porción inferior de la mandíbula en esta área, la elevación del periostio se realiza fácil y rápidamente.

15. El agujero mentoniano se hará visible inmediatamente en la parte lateral de la mandíbula, y la elevación del periostio se lleva superiormente hasta después de él, teniendo cuidado de proteger el nervio. La disección roma de los tejidos blandos alrededor del nervio con una pinza curva de mosquito proporciona relajación del colgajo a medida que se eleva y previene el daño al nervio. Los cortes en la tabla externa se harán visibles para orientación en la fase final de ostectomía.

16. El periostio en el lado interno se eleva de la misma forma, y sin mayor dificultad, hasta observar las inserciones del músculo milohioideo.

17. La superficie interna y la externa del hueso deben estar descubiertas en una extensión de cuatro a cinco centímetros, para lograr una vía de acceso adecuada para la extirpación, sin lesionar los tejidos blandos.

18. Se utiliza una fresa de carburo núm. 703 para completar los cortes de fresa hechos previamente; se continúan hacia abajo, hasta el

borde inferior de la mandíbula. Estos cortes en la parte externa de la mandíbula se hacen a través de la tabla externa solamente. La forma del segmento del hueso dibujado por los cortes de fresa ha sido determinada previamente por medición cuidadosa.

19. Cuando ambos cortes verticales a través de la tabla externa se han terminado, se unen anteroposteriormente en el borde inferior de la mandíbula con la fresa de carburo núm. 703. (Al cortar el hueso con la fresa, debe lavarse con solución salina estéril, para evitar la lesión térmica ósea.)

20. Se coloca un periostótomo ancho de hoja aplanada en el corte de unión hecho en el borde inferior de la mandíbula y se hace girar, desprendiendo así la tabla externa. Puede existir alguna dificultad para desprenderla en la parte superior, y puede ser necesario liberar en este momento las inserciones periósticas restantes. Esto debe hacerse con cuidado para evitar una comunicación intrabucal.

21. El nervio dentario inferior se expone y se identifica quitando el hueso esponjoso con cucharillas.

22. El hueso esponjoso se quita de este modo hasta llegar a la densa substancia de la tabla interna. Las tablas corticales anterior y posterior a los cortes se desgastan ligeramente extirpando más hueso esponjoso para crear un espacio en el cual el nervio y los vasos puedan alojarse cuando los extremos del hueso se aproximen.

23. Se protegen el paquete vasculonervioso dental inferior con un retractor romo (Molt núm. 9) y los tejidos blandos linguales al maxilar inferior con elevador perióstico Lane ancho.

24. Suponiendo que se haya planeado el uso de alambrado transóseo, se hacen agujeros de trépano para acomodarlo en este momento, usando trépano óseo núm. 14 en la pieza de mano, o punta de trépano de torsión núm. 52 en trépano manual Smedberg.

25. Con la protección obtenida como en el paso 12, se completa la ostectomía a través de la corteza lingual usando fresa de carburo núm. 703 a 18 000 revoluciones por minuto bajo irrigación con solución salina. Al eliminar esta placa ósea, deberán disecarse las inserciones musculares milohioideas cortándolas para evitar desgarros.

26. Puede dejarse incompleta la ostectomía lingual sobre el primer lado, hasta terminar el segundo lado, para proporcionar estabilidad al maxilar inferior a medida que progresa la operación.

27. Cuando se van a hacer ostectomías linguales, los alambres transóseos se colocan a ambos lados, pero no deben apretarse completamente en este tiempo sino lo necesario para sostener las partes en relación aproximada, conservándose todavía cierta movilidad.

28. En seguida se entra en la boca. Los aparatos de fijación previamente colocados se aseguran y se logra la inmovilización intermaxilar con los dientes en la relación oclusal deseada.

29. Los instrumentos intrabucales se descartan, se cambian los guantes y las heridas extrabucales vuelven a intervenirse.

30. Si la ostectomía se planeó y ejecutó adecuadamente, los extremos del hueso deben estar en aposición perfecta. Las suturas de alambre se tuercen ahora apretadamente para obtener estabilidad de la mandíbula durante la cicatrización.

31. La herida se cierra en capas como se describió antes, pero debe colocarse un pequeño tubo de drenaje de tela de caucho desde la profundidad de la herida hasta el exterior. Como nosotros mantenemos sistemáticamente los apósitos durante cuatro días, el tubo de drenaje no se retira hasta el cuarto día, cuando también se quita la sutura.

Técnica de la ostectomía intrabucal. La ostectomía intrabucal propuesta por Thoma requiere una reflexión más extensa de los colgajos mucoperiósticos bucal y lingual. En realidad, la exposición bucal debe llegar hasta el borde inferior de la mandíbula, procedimiento difícil de lograr sin dañar al nervio mentoniano. La operación debe hacerse con anestesia general, pues la relajación completa es indispensable. Su aplicación es en cierto modo limitada; los pacientes con bocas grandes y los tejidos fáciles de separar son los más indicados para esta operación.

La escisión del hueso se hace de la manera ya descrita, empleando fresas de carburo núm. 703 en una pieza de mano a gran velocidad, para obtener la remoción de la tabla externa, la exposición e identificación del nervio dentario y después la escisión de la tabla interna. Thoma prefiere usar taladros largos de Henihan en contraángulo, pues son bastante largos para penetrar ambas tablas del hueso. Nosotros encontramos más dificultad para controlar el progreso de la incisión en el hueso con el contraángulo y, además, nunca sabemos la localización exacta del nervio hasta que lo descubrimos. También hemos encontrado dificultad para hacer los cortes en la dirección correcta, no obstante que los músculos faciales estén completamente relajados. Preferimos terminar la ostectomía por vía

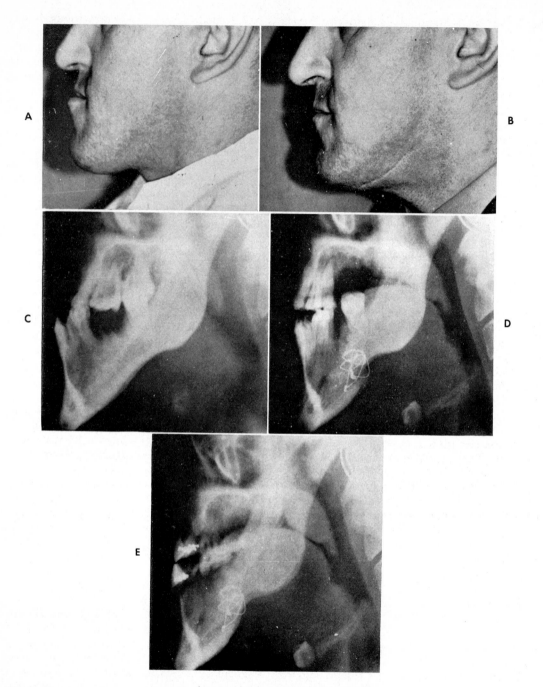

Fig. 23-30. A, este paciente tenía 15 mm de protrusión. **B,** después de corrección por ostectomía simple o de una etapa, en el cuerpo del maxilar inferior parece existir longitud vertical desproporcionada de la cara comparada con la corta longitud anteroposterior. Aunque posee buen perfil posoperatorio, no tiene la corrección apropiada en el ángulo gonial. **C,** cefalograma preoperatorio. Existía enfermedad periodontal moderadamente avanzada, que indicaba la necesidad de extracciones y dentadura postiza completa después de corregir quirúrgicamente el prognatismo. **D,** cefalograma posoperatorio mostrando inclinación hacia abajo de la porción anterior del maxilar inferior causado por la acción de un grupo depresor de músculos, permitida por los dientes inestables periodontalmente afectados, a pesar de férulas interdentales e inmovilización intramaxilar. **E,** mal perfil esquelético con ángulo gonial obtuso presente en cefalograma final. Estos malos resultados son comunes después de casos de ostectomía en prognatismo grave. (U. S. Army Photographs; Letterman Army Hospital.)

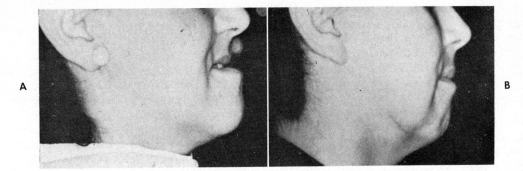

Fig. 23-31. **A,** esta paciente (con prognatismo de 13 milímetros) se trató por ostectomía en el cuerpo de la mandíbula. **B,** la complicación de la falta de unión se presentó en un lado. El ángulo de la mandíbula no mejoró. La cicatriz es muy visible debido al amontonamiento y pliegue de los tejidos blandos al acortar la mandíbula. (U. S. Army Photographs; Letterman Army Hospital.)

extrabucal, a menos que el paciente se oponga resueltamente a una cicatriz externa.

Ventajas de la ostectomía. Son pocas:

1. Accesibilidad. La disección a través de los tejidos blandos hasta el borde inferior de la mandíbula, en la mitad de su cuerpo, es rápida y el acceso adecuado al área de la ostectomía se logra sin dificultad.

2. La extirpación ósea puede hacerse sin lesionar el nervio dentario inferior y, de ocurrir esto, el nervio tiende a regenerarse.

3. Es posible inmovilizar el hueso seccionado cuando existen dientes estables en ambos fragmentos y las partes están fijas con férula intrabucal o aditamentos ortodónticos reforzados con ligaduras de alambre transóseo.

4. Se logra buen resultado estético en casos de prognatismo ligero a moderado (figs. 23-28, *D* y 23-29).

5. La operación puede hacerse en dos etapas, realizándose la última etapa extrabucal sin comunicación con la boca y sin la posible contaminación del área quirúrgica.

Desventajas de la ostectomía. A continuación se mencionan las desventajas que deben tenerse en cuenta:

1. Aunque puede lograrse siempre un buen perfil, no se obtiene un buen resultado estético en casos de protrusión moderada o intensa por la simple razón de que el ángulo obtuso de la mandíbula no se corrige con la intervención. La extirpación del cuerpo sólo acorta el largo del hueso, y la deformidad del ángulo suele acentuarse (figs. 23-30 y 23-31).

2. Si es necesario quitar más de un diente, el sacrificio de las superficies funcionales es muy grande y contraindica el procedimiento en prognatismos moderados o intensos. Cuando dos dientes se sacrifican en cada lado, la diferencia en la distancia transversal entre los dos segundos molares y los dos bicúspides es excesiva, y el grado de rotación hacia la línea media de los fragmentos proximales es demasiado grande (fig. 23-32). Hay que tener en cuenta también la pérdida de área utilizable por el prostodontista si el paciente se hace edéntulo.

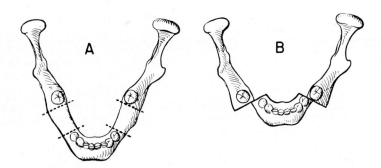

Fig. 23-32. Extirpación de un gran segmento de hueso del cuerpo de la mandíbula (ostectomía) que da por resultado una aposición imperfecta de los extremos óseos. **B,** o una excesiva rotación hacia la línea media de los fragmentos proximales (rama ascendente).

3. La falsa unión, aunque no es frecuente, es una complicación que debe tenerse en cuenta. La consolidación está en proporción directa al grado de la aproximación de los extremos del hueso y a la inmovilización posoperatoria, dejando a un lado la posibilidad de contaminación de la cavidad bucal y de infección posoperatoria. Si a causa de un cálculo incorrecto de la extirpación ósea los extremos del hueso no se ponen en contacto directo puede formarse una falsa unión. Si existe un espacio de dos a tres milímetros, la falta de unión es inevitable. La inmovilización absoluta de las partes es también esencial si se quiere asegurar la unión.

4. La unión clínicamente firme no puede lograrse en menos de ocho semanas en los casos más favorables, y puede requerir tres meses o más.

5. Los partidarios de la ostectomía han citado como una ventaja el hecho de que los músculos de la masticación no son afectados; sin embargo, no se menciona la acción de los músculos depresores, ni su constante tendencia a producir una mordida abierta. Si esto no ocurre, hay la tendencia de los dientes anteriores a sufrir extrusión a causa de la acción muscular. Los hábitos linguales nocivos pueden favorecer estas complicaciones (fig. 23-30).

6. La cicatrización externa es un motivo de objeción a menos que la ostectomía se realice intrabucalmente. No debe ser rechazada cuando la incisión se hace por debajo del borde inferior de la mandíbula y la sutura es cuidadosa; sin embargo, debido a un grosor excesivo de los tejidos blandos, se forma una cicatriz irregular "plegada" (fig. 23-31).

Asistencia posoperatoria y de sostén

Los detalles de la asistencia posoperatoria y de sostén deberán estar regidos por la extensión de la operación y las necesidades de cada paciente en particular.

Con el maxilar inferior inmovilizado por ligamentos elásticos intermaxilares, es práctica sistemática pasar una sonda Levin a través del orificio nasal no usado, hacia el estómago, de manera que éste pueda vaciarse por aspiración durante la operación o inmediatamente después de terminar ésta. Esto ayuda en gran parte a eliminar náuseas, y de producirse vómitos, son de proporción tan mínima como para no crear riesgos en la vía aérea.

Cuando el paciente está listo para ser trasladado de la sala de operaciones a la de recuperación, deberá colocarse en la camilla o en su cama *de lado,* para asegurar el drenaje en declive de líquido bucal. Deberá moverse de un lado a otro, de cuando en cuando hasta que haya reaccionado totalmente. También es importante advertir al paciente que cuando despierte de la anestesia su maxilar estará cerrado con alambres para que no luche contra los aditamentos o sucumba al pánico. Desde este momento en adelante, deberán tenerse para la disposición inmediata al lado de la cama, instrumentos de urgencia como tijeras, cortadores de alambre y un juego de traqueostomía, para permitir acceso inmediato a la faringe bucal en caso de obstruirse la vía aérea.

Los requerimientos de líquidos deben ser satisfechos. Cuando el paciente ha estado privado de líquidos varias horas antes de la intervención, los requerimientos diarios deben suministrarse por vía intravenosa el día de la intervención. El tipo de restitución debe calcularse en cada caso particular. Si ha ocurrido una pérdida excesiva de sangre, parte de la restitución debe hacerse en forma de sangre completa. Si el paciente ha perdido líquidos a través de la piel (transpiración) parte de la restitución puede ser en forma de solución salina. La mayor parte de los líquidos es, sin embargo, en forma de glucosa al 5 por 100 en agua destilada o solución de lactato de Ringer.

Los pacientes sometidos a este tipo de operación pueden requerir antibióticos que los protejan contra la infección, pero esto se decidirá en cada caso. Las operaciones intrabucales exigen protección con antibióticos.

El dolor puede controlarse administrando analgésicos u opiáceos apropiados.

Se ha observado menor edema posoperatorio cuando se emplean drenaje adecuado y esteroides.

Por lo general, si el paciente no ha orinado en las primeras seis a ocho horas después que ha regresado de la sala de recuperación, está indicado el cateterismo.

Si la defecación normal no se ha efectuado al tercer día debe ordenarse una enema.

La deambulación acelera la recuperación. Al paciente se le permite ir al baño el primer día después de la intervención y se favorece su actividad en adelante.

Los apósitos iniciales se dejan en su sitio hasta el cuarto o quinto día después de la intervención, en cuyo tiempo todos los puntos se quitan pero la piel se inmoviliza con una tira de gasa de colodión por otra semana o más.

Relaciones entre los músculos y las correcciones quirúrgicas de las deformidades óseas

Para valorar los diversos métodos quirúrgicos de corrección, las autoridades en la materia invariablemente toman en cuenta el efecto que la musculatura tiene en la cicatrización de la mandíbula y la influencia que puede ejercer para provocar una recidiva o una tendencia a la regresión de las partes a su anormalidad inicial. En el pasado, si se lograba el objetivo estético, se consideraba el resultado satisfactorio, incluso cuando la función estaba deteriorada o no se había producido unión ósea. Esta manera de pensar ya no es válida. Deberán esperarse reparación completa y función adecuada.

Las complejidades de este asunto del equilibrio muscular, de la tensión anormal y del desequilibrio dependiente de la operación varían de acuerdo con la extensión del cambio de posición y de las operaciones realizadas durante la corrección quirúrgica. La capacidad compensadora de la musculatura es con frecuencia suficiente para restablecer la función normal después de la operación correctora, aunque se modifiquen la dirección y la longitud funcional de los músculos. Sin embargo, deben reconocerse ciertas limitaciones a la adaptabilidad de la musculatura y tomarse nota de ellas cuando se selecciona un método de corrección quirúrgica.

El músculo que potencialmente más influye contra los buenos resultados es el temporal. Es un músculo de dos penachos que, de acuerdo con Batson, "son los responsables de la *corta longitud de las fibras musculares* y de la fuerte tracción que ejerce". La descripción hecha por Batson (6) del músculo, sus inserciones, acción y función explica ciertas dificultades que se presentan en la corrección quirúrgica de las deformidades de la mandíbula, especialmente del prognatismo. El afirma que "basándose en los hechos anatómicos, el músculo temporal es capaz de levantar la apófisis coronoides unos 15 milímetros y retraerlo 7 a 8 milímetros".

Probablemente la dificultad más frecuente es la tendencia de la apófisis coronoides a inclinarse hacia arriba después de la osteotomía horizontal (por deslizamiento) por encima del agujero dentario inferior. Esto es un resultado directo de la fuerte tracción del músculo temporal y tiene dos efectos: 1) desalojamiento de los extremos cortados del hueso fuera de su aposición dando por resultado una unión ósea dudosa y 2) acortamiento de la longitud funcional de las fibras del músculo temporal, debilitando indudablemente su eficacia como uno de los principales músculos masticadores. Este desplazamiento hacia arriba de la apófisis coronoides parece estar en relación directa con la extensión de la movilización intentada. En las correcciones menores no hay prácticamente ningún desalojamiento, pero sí es moderado o intenso en las reposiciones de 12 milímetros o más.

Clínicamente hemos observado que el músculo temporal crea una limitación neta a la colocación posterior de la mandíbula en operaciones en las que apófisis coronoides se lleva hacia atrás junto con el cuerpo de la mandíbula (osteotomía oblicua por debajo del cuello del cóndilo y osteotomía vertical en la rama ascendente). Esto limita netamente la amplitud de la corrección que puede lograrse con éxito por medio de la osteotomía a través del cuello del cóndilo. Estamos seguros de que esta limitación es impuesta por el músculo temporal, ya que en la osteotomía vertical por el método abierto no me ha sido posible obtener un movimiento posterior adecuado en ciertos casos después de terminar la sección vertical hasta que es seccionada la apófisis coronoides junto con sus inserciones musculares. Parece que el límite del desplazamiento obtenible libremente sin seccionar la apófisis coronoides es de un centímetro.

El músculo pterigoideo externo es probablemente el menos afectado de todos los músculos de la masticación en cualquiera de las operaciones para corregir el prognatismo. Probablemente también tiene menos efecto o interferencia en la colocación de las nuevas posiciones de la mandíbula. Puede tener tendencia a desplazar la cabeza del cóndilo después de una osteotomía oblicua a través del cuello del cóndilo, y como resultado la unión ósea en esta operación es dudosa, así como la función de la articulación temporomandibular.

El músculo pterigoideo interno y el masetero, debido a su gran fuerza, tienen gran capacidad para ocasionar cabalgamiento de los extremos cortados del hueso después de una osteotomía horizontal (por deslizamiento) por encima del agujero dentario inferior, especialmente si no se ha hecho un alambrado transóseo directo. Esta tendencia, además de la acción del grupo de músculos depresores hioideos, crea una poderosa acción muscular con los dientes posteriores como punto de apoyo, y es la culpable de la tendencia a la mordida abierta en la parte anterior de la boca. De acuerdo con Reiter la razón por la cual la mordida abierta no ocurre en la

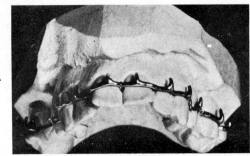
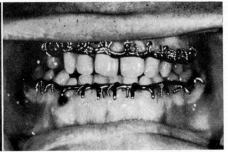

Fig. 23-33. A, arco fabricado individualmente. Se adapta alambre de media caña, para ganchos de núm. 14, a un modelo de piedra y se le sueldan trozos de alambre redondo núm. 18. **B,** arco mandibular hecho para el caso. Arco superior de tipo comercial. Los arcos deben ser adaptados en modelos de piedra a menos que sean hechos de metal maleable y fácilmente adaptable. De lo contrario, es posible que ocasionen movimiento o extrusión de los dientes cuando no están perfectamente adaptados. (U. S. Army Photographs; Letterman Army Hospital.)

osteotomía oblicua del cóndilo, a consecuencia de estos mismos factores, es la acción contraria del músculo temporal. Sin embargo, la fractura bilateral traumática con dislocación de los cóndilos que no ha sido tratada quirúrgicamente ha ocasionado muchos problemas de mordida abierta. Basándose en esto parece ser que toda la musculatura operaría también para producir complicaciones de mordida abierta después de la osteotomía oblicua en el cuello del cóndilo.

La influencia de la osteotomía vertical en la rama ascendente sobre la acción y función del pterigoideo y el masetero es insignificante. Esto es debido a que el masetero se desprende intacto de sus inserciones mandibulares y el pterigoideo interno se desprende parcialmente. Después de que se ha terminado la sección del hueso y las partes se han desplazado, las inserciones musculares regresan aproximadamente a su relación original y sus muñones desprendidos se suturan juntos por debajo del borde del nuevo ángulo establecido. Por lo tanto, la cicatrización y la reinserción pueden ocurrir en posición funcional normal al cambiar la situación de las inserciones musculares.

La musculatura depresora o suprahioidea funciona en armonía con los principales músculos de la masticación y con los músculos infrahioideos. Esta acción de grupo común a los músculos en todo el cuerpo puede estar alterada después de lesión traumática u ostectomía quirúrgica. La interrupción en la unidad del cuerpo de la mandíbula bilateralmente es seguida por una tendencia a la desviación del segmento anterior (fragmento distal) hacia abajo. Por lo tanto, además de la parte que juegan estos músculos en la tendencia a la mordida abierta después de la

osteotomía en la rama ascendente, también ejercen considerable influencia en la separación de los extremos en la mordida abierta en la parte anterior después de la ostectomía del cuerpo de la mandíbula. Aunque no es grande, este defecto ocurre y debe combatirse con aparatos de fijación adecuados.

La compleja musculatura de la lengua es otro factor que merece comentario. Este poderoso grupo de músculos, por virtud de un "hábito" no corregido o no inhibido, es factor potente en la tendencia que tiene el maxilar inferior de volver a su relación preoperatoria en protrusión o en mordida abierta. Además de las acciones del grupo depresor, la musculatura de la lengua ejerce un considerable efecto de desplazamiento después de osteotomía u ostectomía. Todo esto más la acción de los principales músculos de la masticación puede constituir la fuerza local necesaria para vencer los aparatos de fijación después de la osteotomía en la rama ascendente. La fuerza combinada de todos estos músculos ejerce una gran tensión sobre los dientes que llevan los aparatos de fijación. Durante largos periodos de inmovilización, aunque esta musculatura puede relajarse y compensar hasta cierto grado las nuevas relaciones, hay sin duda la posibilidad de dañar en forma irreversible los dientes y estructuras de soporte. En las figuras 23-24 y 23-30 se observan ejemplos de malos resultados debido a estas razones. Si se observa tendencia a recaída después de corregir cualquier deformidad especialmente en casos de apertognacia, puede aconsejarse glosectomía parcial después de la movilización del maxilar inferior.

Además de los hábitos desfavorables de empuje lingual también ha sido tema de preocupación considerable la enorme masa de la lengua en pacientes afectados por protrusión extrema. Como es lógico, podría dar por resultado obstrucción mecánica de la faringe bucal, puesto que la totalidad de la lengua también se vuelve a colocar hacia atrás cuando el maxilar inferior se pone en retrusión hasta la relación oclusal deseada. Además de estos factores mecánicos existe la posibilidad de formación de edema. Es necesaria la observación posoperatoria amplia y precavida.

Aparatos de fijación e inmovilización

Los arcos (fig. 23-33) o férulas vaciadas individuales (fig. 23-34) están indicados para la fijación de la mandíbula después de la osteotomía *horizontal u oblicua.* Deben ser bien adaptados para proporcionar protección a los dientes contra los movimientos de extrusión durante los periodos largos de inmovilización.

Las férulas vaciadas seccionales de tipo de ala con cierre por tornillos (fig. 23-35), recomendadas por Mc Carthy y Burns (58) para los casos de lesiones de guerra, son ideales para la inmovilización después de la ostectomía, pues los aditamentos de conexión son ajustables. Sin embargo, puede ser preferible un aparato del tipo sugerido por Kazanjian (43). Como técnicamente es muy difícil quitar una sección de hueso con absoluta exactitud de medida (como en la ostectomía), deben proyectarse algunos tipos de aparatos ajustables. Muchos cirujanos emplean por esta razón bandas ortodónticas incluso cuando el tratamiento ortodóntico no va a realizarse; este puede ser el aparato más práctico y seguro.

No debe utilizarse el lazo simple de Ivy o el lazo múltiple salvo para la inmovilización después de la osteotomía vertical, debido a que la tracción sobre los segmentos alambrados (durante cuatro a cinco semanas) puede dañar dientes perfectamente sanos. Este tipo de fijación se prefiere en la osteotomía vertical ya que la oclusión deseada puede lograrse con más exactitud (figura 23-36).

Robinson (84) aboga insistentemente por el uso de férula intermaxilar ("oblea" acrílica transparente) interpuesta entre los dientes en el momento de la operación para asegurar oclusión posoperatoria. El uso de esta férula es muy deseable cuando faltan muchos dientes y no puede asegurarse de otra manera relación alguna (figura 23-37). No es aconsejable usar sistemáticamente la férula intermaxilar, ni tampoco recomendable, especialmente si se prevé buena relación maxilar y oclusión apropiada.

Van Alstine y Dingman (116) recomendaron el uso de una férula de acrílico y alambrado circunferencial como auxiliar del alambrado transóseo en pacientes edéntulos para la corrección por ostectomía. Cameron y Stetzer (22) comunicaron un caso de prognatismo intenso en un paciente edéntulo tratado por ostectomía. Ellos estabilizaron el hueso durante la cicatrización por medio de un soporte de tantalio adaptado al borde inferior y alambrado circunferencialmente al hueso. Como este metal suele ser bien tolerado parece que este medio de estabilización es preferible al de la férula intrabucal de acrílico. Como se dijo antes, en nuestra experiencia los pacientes edéntulos con prognatismo pueden ser tratados por ostectomía vertical en la rama ascendente sin férulas intrabucales o inmovilización, siempre que se inserte alambrado transóseo firme. No hay duda de que las dentaduras postizas o férulas de tipo Gunning alambradas al lugar proporcionan mayor estabiliza-

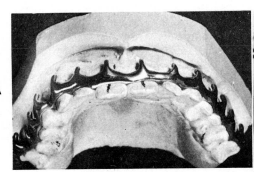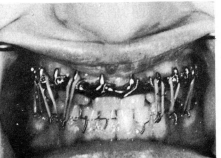

Fig. 23-34. A, las férulas labiales vaciadas son más seguras que los arcos, especialmente cuando es necesario realizar una inmovilización durante un periodo largo (más de 8 a 10 semanas). **B,** este aparato sirve de férula y protege los dientes contra el esfuerzo de la fijación intermaxilar. (U. S. Army Photographs; Letterman Army Hospital.)

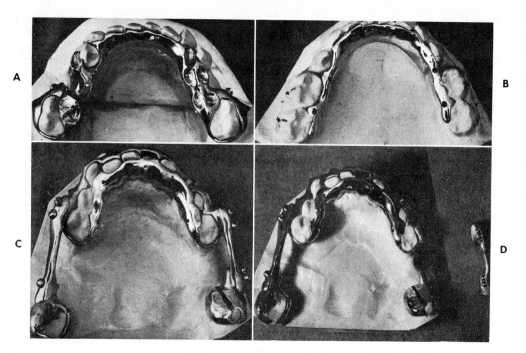

Fig. 23-35. Férulas seccionales vaciadas con cierre de tornillos, utilizadas para la estabilización después de ostectomía por prognatismo o micrognatia. **A,** tipo de cierre de tornillo con ala lingual con oclusión, construido para permitir la aposición de descanso durante el periodo de recuperación. Se utiliza para la fijación después de la corrección del prognatismo. El segmento anterior de la mandíbula se mueve hacia atrás en una relación adecuada, y los dientes de este fragmento se fijan después con alambres a la férula. **B,** simple férula lingual vaciada, que se usa en la misma forma. También puede ser colocada antes de la operación y los dientes de la sección anterior de la mandíbula alambrados a ella después de terminada la sección. **C,** férula seccional con barras conectoras utilizadas para prognatismo y micrognatia. Las coronas posteriores y la férula anterior se colocan antes en la intervención. **D,** las barras conectoras también pueden hacerse de antemano y atornillarse en su lugar, inmediatamente después de la ostectomía. También pueden hacerse después que la mandíbula se ha colocado de nuevo y estabilizado por medio de fijación intermaxilar, tomando impresiones de las vainas del conector y haciendo el vaciado del conector después de la intervención. No son tan complicadas como parece. (U. S. Army Photographs; Letterman Army Hospital.)

ción y aseguran relación maxilar correcta durante la curación.

Discusión

Como afirmábamos anteriormente, no hay operación aislada alguna que sea universalmente aplicable a todas las deformidades del prognatismo. Antes de emprender la corrección quirúrgica de estas deformidades deberá valorarse cuidadosamente el problema con todos los medios coadyuvantes de diagnóstico disponibles. Nunca será demasiado el hincapié que se haga en planear y seleccionar antes de operar una técnica adecuada para corregir cualquier caso dado de prognatismo. Cuando existan diversas técnicas aceptables disponibles, el cirujano deberá seleccionar el método más adecuado para el problema. El tamaño de los individuos varía, y es posible que una mujer pequeña con 1 cm de protrusión en el maxilar inferior se considere como con prognatismo extremo, mientras que un hombre de gran tamaño que necesite igualmente 1 cm de corrección podría considerarse como ligeramente prognato. En promedio, se recomienda osteotomía vertical en casos que requieran corrección de más de 1.5 cm.

Frecuentemente se requieren modificaciones de cualquier operación estándar. Por ejemplo, hemos variado muchas veces la técnica vertical sobre la que informamos en 1954, y en 1963 el prognatismo más grave según nuestra experiencia se trató con una operación vertical modificada (13). El paciente era un hombre de 33 años cuyo prognatismo medía 32 mm. No existía oclusión dental por el tamaño del maxilar inferior, y por rodear éste totalmente al maxilar superior (fig. 23-16). Era evidente que la corrección del problema sólo podría lograrse en la rama. Se pensó en usar osteotomía en la base del cuello condilar, osteotomía subcondilar (oblicua) y osteotomía vertical, pero ninguno de estos procedimientos pareció ser aceptable (fig. 23-17, *B* a *D*). Se planeó una operación vertical modificada, y se llevó a cabo, logrando buenos resultados (fig. 23-17, *E* y *F*). Para lograr la corrección fue necesario realizar decorticación, coronoidotomía y alambrado transóseo. También fue necesario lograr acceso a través de una incisión submaxilar bastante grande, y elevar toda la musculatura involucrada para permitir volver a colocar el maxilar inferior por detrás sin restricciones. Debe concluirse entonces que las técnicas simplificadas tienen su lugar en la cirugía maxilar correctora, pero que también deberán dominarse los procedimientos técnicos más difíciles.

Otra lección importante es saber que no existe regla infalible con respecto a la edad acertada para operar a pacientes prognatos. El paciente que se muestra en las figuras 23-16 y 23-17 aumentó en 5 cm su estatura de los 20 a los 28

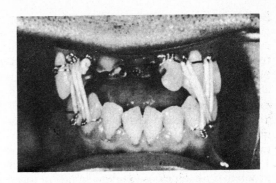

Fig. 23-36. Los simples lazos de Ivy o el alambrado de múltiples lazos bastan para inmovilización después de la osteotomía vertical en el prognatismo. Este ejemplo de alambrado usado en los pocos dientes anteriores restantes es típico de la simplicidad de fijación en esta operación en particular. (U. S. Army Photographs; Letterman Army Hospital.)

años, y estaba seguro de que su maxilar inferior creció más después de los 20 años que durante sus años de adolescencia. Era una excepción rara y no deberá influir en los criterios para progra-

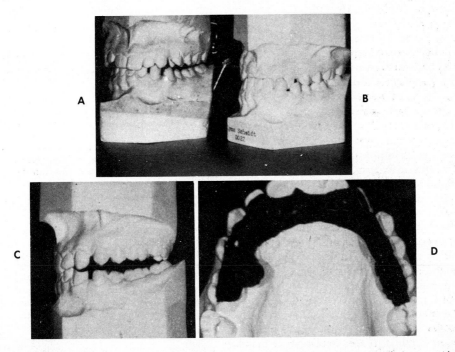

Fig. 23-37. A, la "oblea" de acrílico transparente interpuesta entre los dientes en el momento de la operación, deberá usarse cuando la mandíbula y la oclusión no estén seguras en la nueva posición, o en caso de ser aconsejable bloquear los dientes contra extrusión, o algún otro desplazamiento durante el periodo de inmovilización. **B,** los modelos de estudio muestran falta de oclusión en las áreas molar y premolar. **C,** modelos de estudios con "oblea" interpuesta para evitar extrusión de los dientes que serán movidos después por tratamiento ortodóntico controlado. **D,** cuando la falta de muchos dientes hacen improbable lograr una oclusión estabilizada en el momento de la operación, deberá planearse el uso de una férula tipo Gunning para guiar la recolocación y asegurar relación maxilar apropiada durante el periodo de curación.

mación quirúrgica. Sin embargo, todos los pacientes prognatos deberán ser advertidos sobre esta posibilidad, y para la mayoría de los pacientes adolescentes, físicamente maduros se pospondrá la operación cuando menos durante un año, durante el cual se les medirá cefalométricamente. Consideramos generalmente que la deformidad prognata logra su punto máximo al terminarse el crecimiento y el desarrollo corporal. En los hombres, generalmente de los 16 a los 18 años y en las mujeres unos dos años antes. Los problemas psicológicos y la desadaptación social frecuentemente justifican el pensar en realizar antes la cirugía.

HIPERTROFIA DEL MAXILAR INFERIOR (MACROGNATIA UNILATERAL)

La hipertrofia del maxilar inferior es un exceso de crecimiento raro del maxilar inferior, que se produce sólo en un lado. Hay hiperplasia concomitante de la cabeza del cóndilo, y el cuello condilar está alargado. La deformidad se caracteriza por grave asimetría facial debida al gran agrandamiento del lado afectado, que produce una desviación de la línea media hacia el lado no afectado. Como el maxilar superior crece en concordancia, existe un plano inclinado de oclusión, más bajo en el lado afectado. Hinds y Kent (35) han proporcionado una clasificación muy completa de las asimetrías faciales, las dividen en dos categorías principales: 1) exceso de desarrollo facial unilateral y 2) subdesarrollo facial unilateral, que expondremos más adelante. La afección que discutiremos aquí es uno de los tipos más extremos de exceso de desarrollo unilateral. Al formular el diagnóstico diferencial, deberán descartarse tumores benignos como osteomas y condromas.

El tratamiento de la hipertrofia del maxilar inferior es complejo, especialmente si el maxilar superior ha resultado involucrado y debe operarse también. Si pudiera formularse el diagnóstico tempranamente y llevarse a cabo condilectomía de interceptación en un punto apropiado del desarrollo, tal vez pudiera haberse evitado la osteotomía del maxilar superior. En la hipertrofia común totalmente desarrollada, el maxilar superior debe elevarse, y esto deberá ser la primera etapa del tratamiento (véase la sección sobre osteotomía superior horizontal para exposición de la técnica). La operación del maxilar inferior deberá seguir, hecha en una etapa, con condilectomía y ostectomía del cuerpo del maxi-

lar inferior en el lado afectado realizada por intervención de Risdon extendida. Puede ser necesario realizar osteotomía subcondilar (oblicua) en la rama del lado no afectado, porque permitirá libertad de rotación hacia el lado afectado, y hacia arriba, hasta el maxilar superior elevado antes, sin poner la articulación en el lado no afectado en relación de torsión (21). Se han sugerido la intervención preauricular del cóndilo y la intervención de denudamiento intrabucal del cuerpo hipertrofiado, pero nosotros no preferimos ninguno de los dos procedimientos en este problema particular, por razones técnicas (35). La intervención preauricular está limitada anatómicamente, haciendo que la eliminación de una masa del tamaño de estos cóndilos hiperplásicos sea extremadamente difícil. Asimismo, como puede contornearse el borde inferior del maxilar inferior con mayor exactitud y con menos morbosidad en forma extrabucal, tanto esto como la condilectomía pueden realizarse a través de la misma abertura. Entre nuestras objeciones, el inconveniente más grave de la incisión intrabucal amplia y el "denudamiento" radical, es que la musculatura peribucal frecuentemente se ve tan gravemente dañada como para impedir permanentemente la expresión facial, creando así una segunda deformidad (14).

A continuación, con dos historias clínicas, ilustramos y delineamos una breve revisión de procedimiento y técnica.

Caso núm. 1. Una mujer de 36 años de edad fue enviada por su dentista para valoración y posible tratamiento de grave hipertrofia del maxilar inferior. El lado izquierdo de su cara estaba agrandado, y la línea media estaba distorsionada hacia el lado no afectado (fig. 23-38, *A*). Era característico un aplanamiento del lado afectado con la rama arqueada hacia afuera en el lado no afectado. Observando en forma oblicua hacia el lado afectado, eran obvios la protrusión del maxilar inferior y el borde inferior supradesarrollado. Existía una disparidad de 3 cm entre los bordes inferiores del maxilar inferior según se midieron en el cefalograma lateral (figura 23-38, *B*). El tamaño masivo de la hiperplasia condilar se demuestra en la proyección vértice-submentoniana (figura 23-38, *C*).

El estudio debía incluir transferencia de arco facial y montaje sobre modelos de estudio sobre un articulador, a manera de poder establecer un plano maxilar correcto de oclusión (fig. 23-38, *D*). A partir de este procedimiento de laboratorio, se prepara una férula intraoclusal para insertarla al realizar la osteotomía superior. Se fija entre los dientes posteriores del lado afectado, y se asegura la fijación intermaxilar a ambos lados. Además, se corre un alambre de suspensión desde el arco cigomático para asegurar aún más el maxilar superior en su posición elevada.

El tratamiento incluyó operación de maxilar superior así como procedimiento final en el maxilar inferior. La operación de maxilar superior en este caso se realizó en dos etapas, el procedimiento palatino precedió al segundo procedimiento en 19 días. Se indujo anestesia con metohexital (Brevital) y halotano (Fluotano) en ambos procedimientos. Durante el segundo procedimiento se verificó una pérdida apreciable de sangre, pero la paciente no recibió transfusión en ese momento. Sin embargo, debido a aparición inesperada de anemia, recibió transfusión en el primer día del posoperatorio, y sufrió reacción alérgica a la transfusión. Seis días después de la operación, la paciente presentó ictericia, y cuatro días después se formuló el diagnóstico seguro de hepatitis. Esta complicación se produjo demasiado temprano como para poder atribuirla únicamente a la transfusión sanguínea, y se consideró que la causa era el halotano usado dos veces. Por este problema, se pospuso indefinidamente la operación en el maxilar inferior, y se le colocó una prótesis removible semipermanente en el espacio interoclusal para obtener oclusión funcional (fig. 23-38, E). El plano oclusal superior normal se mantuvo durante este periodo de espera. Una placa Panorex muestra espacio intermaxilar, osteotomía superior bien curada, senos maxilares con aire y cóndilo izquierdo hiperplásico alargado (fig. 23-38, F). Normalmente, la operación final en el maxilar inferior se hubiera programado a las seis u ocho semanas después de la del

maxilar superior. En este caso, se pospuso durante ocho meses.

El procedimiento en maxilar inferior que preferimos y que fue usado en este caso es el siguiente.

1. Se hizo la intervención por debajo del maxilar inferior, hasta el cóndilo en la forma acostumbrada, a través de una incisión bastante larga.

2. Cuando se identifica la escotadura sigmoidea se instala un retractor o separador de rama Thompson, y se eleva aún más el periostio, exponiendo la articulación, tanto como sea posible del cóndilo. El acceso se facilita con fuerte separación de la rama usando pinzas para sostener hueso en el ángulo. El cóndilo se libera tanto como sea posible antes de realizar la osteotomía.

3. Se hace un corte recto hacia adelante con fresa, a través del cuello del cóndilo empezando en la escotadura sigmoidea y extendiéndose horizontalmente hacia el borde posterior. Si la situación lo permite, la osteotomía puede completarse con un cincel, pero puede resultar un muñón irregular y mellado por división vertical inadecuada.

4. Al terminar la osteotomía vertical en el cuello, se vuelve a distraer el maxilar inferior hacia abajo, y se colocan pinzas

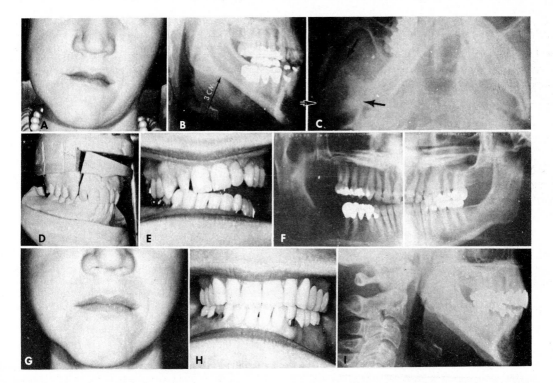

Fig. 23-38. A, hipertrofia macroscópica del maxilar inferior en mujer de 36 años mostrando protrusión y crecimiento macroscópico hacia abajo del cuerpo del maxilar inferior. **B,** el cefalograma lateral muestra una disparidad de 3 cm entre los bordes inferiores del maxilar inferior. **C,** se demuestra hiperplasia condilar masiva en la proyección vértice-submentoniana. **D,** modelo superior seccionado en preparación para osteotomía superior y férula interoclusal. **E,** espacio entre dientes posteriores después de osteotomía en maxilar superior y antes de operar el inferior, que fue corregido por prótesis inferiores temporales hasta poder realizar la operación. **F,** espacio interoclusal y plano de oclusión superior normales después de osteotomía en maxilar superior. Observe el cóndilo agrandado y cuello condilar alargado en el lado izquierdo. **G,** se ha logrado simetría posoperatoria, se ha eliminado la protrusión, y el perfil del maxilar inferior es normal. **H,** dentadura restaurada y plano oclusal normal. **I,** los bordes inferiores, bilateralmente iguales, en cefalograma posoperatorio final. El conducto dentario inferior corre paralelo al borde inferior recién formado, y se ha formado una nueva cabeza condilar articular.

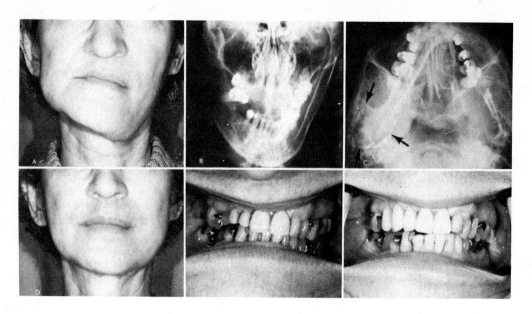

Fig. 23-39. A, asimetría típica de hipertrofia del maxilar inferior, lado afectado muy agrandado, alargado, y aplanado, con la línea media desviada hacia el lado derecho no afectado, que se proyecta hacia afuera. Existe una ligera protrusión de maxilar inferior y grave exceso de crecimiento hacia abajo. **B,** la radiografía posteroanterior muestra un cóndilo muy agrandado y cuello alargado, rama y cuerpo planos y largos en el lado izquierdo afectado, y línea media desviada. **C,** las flechas apuntan a un cóndilo gravemente hiperplásico en una radiografía vértice-submentoniana. **D,** simetría facial posoperatoria. **E,** el aspecto preoperatorio muestra sólo una ligera inclinación del plano oclusal y mala dentadura. **F,** el aspecto posoperatorio muestra un plano de oclusión aceptable pero se observa aún la necesidad de trabajos de restauración.

de Kocher en el cuello del cóndilo. La rotación del cóndilo permite acceso y visualización de la superficie interna, y mayor liberación del cóndilo por disección roma. Es mejor desprender el músculo pterigoideo externo de esta manera, que sencillamente desgarrar el cóndilo y desprenderlo de él, aunque en cualquier condilectomía hay un cierto grado de desalojamiento por desgarro.

5. Cuando se retira el cóndilo, la profundidad de la herida se tapona con compresas de gasa húmedas y calientes.

6. Entonces se inicia la ostectomía del cuerpo hipertrofiado del maxilar inferior marcando en la superficie externa un modelo para el corte, usando fresa de carburo núm. 703. No será necesario ir paralelo al borde inferior, puesto que el contorno, en casos de hipertrofia, es generalmente anormal. Es importante calcular cuidadosamente la distancia del conducto dentario inferior desde el borde inferior y tratar de permanecer exactamente por debajo de este nivel.

7. Si existe alguna duda sobre la localización y nivel del conducto, puede realizarse decorticación de la corteza externa e identificarse el curso del conducto.

8. Generalmente se realiza la ostectomía en forma recta, pero el corte hacia la corteza interna se termina con fresa de menor tamaño (núm. 702 ó núm. 701).

9. Como el lado hipertrofiado generalmente está aplanado y es deficiente en contorno lateral, incluso después de la condilectomía, permitiendo un balanceo hacia el lado afectado, el hueso cortado del borde inferior puede salvarse y sobreponerse en la superficie externa exactamente por encima del borde inferior recién creado. De esta manera puede lograrse efecto de llenado.

10. Si existe cualquier influencia restrictiva del lado no afectado, deberá realizarse en ese lado y en ese momento una

osteotomía subcondilar (oblicua). Como esto es generalmente necesario, deberá planearse la intervención respecto a preparación y colocación de lienzos de campo. En el lado no afectado deberán colocarse los lienzos de modo que quede a la vista en cualquier caso, y así podrán hacerse comparaciones al proyectar y llevar a cabo la ostectomía.

11. El maxilar se inmoviliza durante aproximadamente tres semanas, y después se mantienen ligeras ligaduras elásticas intermaxilares durante otras dos o tres semanas para guiar la oclusión y ayudar a desarrollar una articulación nueva y funcional en el lugar de la condilectomía.

En este caso se ha logrado simetría (fig. 23-38, *G*). Se ha eliminado la protrusión, y el contorno del maxilar inferior en el lado afectado es normal en el periodo posoperatorio. La línea de incisión atraviesa los pliegues de la piel, pero esto fue necesario para lograr buen acceso en la operación ósea. La paciente tuvo rehabilitación completa de su dentadura y ahora posee oclusión funcional excelente con plano normal (fig. 23-38, *H*). El borde inferior del maxilar inferior es igual en ambos lados, como se observa en el cefalograma posoperatorio (fig. 23-38, *E*). En la placa Panorex posoperatoria, el conducto dentario inferior corre paralelo e inmediatamente adyacente al borde inferior en el lado operado. La paciente no sufrió lesión neural alguna. Se formó en el lugar de la condilectomía una nueva superficie articular funcional, y la paciente puede abrir la boca hasta un grado normal con desviación mínima.

Caso núm. 2. Una mujer de 55 años de edad fue enviada por su dentista para corrección de hipertrofia macroscópica del maxilar inferior. El lado izquierdo de su cara estaba agrandado, y la línea media se encontraba distorsionada hacia el lado no afectado. Se veía el aspecto plano característico en el lado afectado y el lado no afectado sobresalía hacia afuera (fig. 23-39, A). El largo alcance circular del maxilar inferior hipertrofiado era notable, y existía ligera protrusión. El plano maxilar de oclusión estaba inclinado hacia abajo, hacia el lado afectado, pero sólo ligeramente, y el estado de la dentadura era en general deficiente. La radiografía posteroanterior de cráneo mostraba exactamente lo que se podría esperar después de examinar la paciente: 1) un cóndilo muy agrandado con cuello alargado, y 2) cuerpo y rama planos y largos en el lado izquierdo afectado, línea media desviada y lado derecho del maxilar inferior, el no afectado rotado (figura 23-39, B). El típico cóndilo izquierdo agrandando macroscópicamente se vuelve a visualizar bien en la proyección vértice-submentoniana (fig. 23-39, C). El plan de tratamiento en este caso no incluía osteotomía maxilar, puesto que el plano de oclusión no estaba tan alejado (fig. 23-39, E), y se esperaba lograr buena oclusión funcional gracias a prótesis dental y rehabilitación. Por tanto, la cirugía para corregir la deformidad se logró en una sola operación. Incluía condilectomía del cóndilo izquierdo hiperplásico, ostectomía de la porción inferior hipertrófica del lado izquierdo del cuerpo del maxilar inferior de injerto de aumento libre en la superficie externa usando el borde inferior escindido. También se realizó osteotomía subcondilar (oblicua) en la rama del lado derecho, el no afectado. El aspecto posoperatorio de la paciente era simétrico (fig. 23-39, D), su perfil normal, y el plano de oclusión aceptable (fig. 23-39, F).

El tratamiento de estos problemas tan raros y difíciles es muy interesante. Los resultados son más seguros y satisfactorios que los obtenidos en los otros estados asimétricos extremos de agenesia descritos más adelante. Tal vez, a medida que se traten más estas deformidades raras y se informe sobre ello, se lograrán mayores conocimientos y podrán rendirse mejores servicios.

MICROGNATIA Y RETROGNATIA

Deberá hacerse una clara distinción entre la *micrognatia* y la *retrognatia*. La micrognatia se define como tamaño anormalmente pequeño de la mandíbula, especialmente del maxilar inferior, mientras que retrognatia sólo implica una posición en retrusión (clase II de Angle) del maxilar inferior, sin disminución. Otro término que merece definición es *microgenia,* o tamaño anormalmente pequeño del mentón. La corrección quirúrgica del maxilar inferior micrognato ha sido siempre un procedimiento más difícil que la corrección de deformidades prognatas. Existen dos razones principales causantes de esta dificultad: 1) la substancia ósea en donde se va a realizar la osteotomía es mínima y 2) la disponibilidad de tejido blando revestidor para cubrir el maxilar alargado quirúrgicamente puede ser también menor que lo adecuado o deseable.

Una técnica quirúrgica ideal para corregir micrognatismo del maxilar inferior deberá proporcionar: 1) oclusión aceptable y mejorada de los dientes a relación de clase I de Angle, 2) beneficios estéticos, incluyendo prominencia del mentón y ángulo gonial pronunciado, 3) beneficios psicológicos, 4) lenguaje mejorado y 5) factibilidad técnica que incluye: *a)* contacto óseo adecuado en el lugar de la osteotomía para asegurar unión ósea, *b)* lesión mínima o ausente de las estructuras anatómicas importantes como el contenido del conducto dentario inferior, *c)* reparación quirúrgica y cierre que asegure que no hay interrupción permanente de la función y *d)* buen tiempo de operación.

Para corregir esta deformación se han sugerido innumerables operaciones. Blair (9), en su artículo publicado en 1907, aconsejó la sección oblicua de la rama al nivel del agujero superior del conducto dentario inferior. En 1909 informó de dos casos tratados de esa manera (10). En 1928, Limberg (56) revisó la literatura sobre este tema. En ese momento, ya se había defendido cierto número de métodos para realizar osteotomía y recolocación anterior del maxilar inferior en micrognatia. Propuso una operación "en peldaño" en el cuerpo del maxilar inferior añadiendo un injerto de costilla. Atribuyó a Pehr Gadd (1906) el concepto original del principio de osteotomía deslizante en peldaño, que ha sido comúnmente empleada para corregir micrognatia o retrognatia. En 1936, Kazanjian (44) describió una osteotomía deslizante en forma de L, aconsejable también para corregir la deformidad. Si hay dientes en el borde por detrás de la localización propuesta para la osteotomía, se prefiere efectuar incisión en forma de L en el hueso, por poderse asegurar así contacto óseo. Obwegeser (69) sugirió el corte vertical (sagital) de la parte posterior del cuerpo del maxilar inferior anteroposteriormente a través de la porción inferior de la rama y ángulo gonial. Caldwell y Amaral (15) y Robinson (85) modificaron la osteotomía de rama vertical usada en casos de prognatismo y añadieron hueso iliaco para permitir avanzar al maxilar inferior. Esta sobreincrustación incrustada en forma de muesca de hueso autógeno proporciona muy buena substancia adicional. El procedimiento se aconseja en casos seleccionados, y será discutido con mayor detalle. Thoma (111) sugiere usar un injerto de costilla en vez de hueso iliaco. Cuando sea aconsejable mayor prominencia en el ángulo gonial, recomienda asegurar la costilla con **cartílago adherido de unión costocondral, puesto que el** cartílago que se proyecte en el ángulo gonial no se resorberá de la manera que ocurre con el

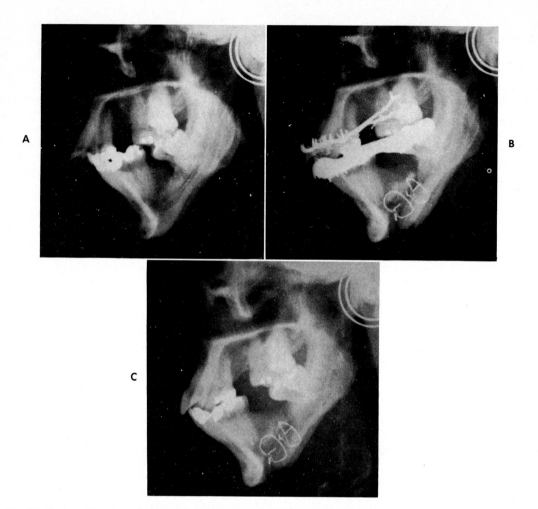

Fig. 23-40. A, cefalogramas de un paciente con micrognatia, en el que fue necesario un movimiento anterior de 11 milímetros. **B,** corregido con osteotomía por deslizamiento y adición de fragmentos de hueso autógeno, fijado con férulas seccionales con cierre de tornillos (fig. 23-35, *C*). Las férulas fueron complementadas por medio de fijación intermaxilar durante un mes. **C,** se ha efectuado la unión después de tres meses de la fijación interdental por medio de férulas. (U. S. Army Photographs; Letterman Army Hospital.)

hueso. Robinson y Lytle (88) informaron de 14 pacientes micrognatos corregidos quirúrgicamente por la misma sección vertical (u oblicua) en la rama pero no se añadió hueso. Se insertaron suturas de alambre para asegurar contacto y unión óseos. Esto es similar al procedimiento sobre el que informó Limberg (55) en 1925 para corregir deformidad de mordida abierta. Por existir la nueva osteotomía vertical en L o C (16), no se recomienda esta osteotomía vertical simple de Robinson, por el mínimo contacto óseo, la pérdida del ángulo gonial, la tendencia a la distracción de la cabeza del cóndilo, y la regresión. En 1968, Caldwell y colaboradores (16) presentaron un nuevo enfoque a este problema difícil, y con su método han eliminado en gran manera muchos de los impedimentos y dificultades técnicas encontrados hasta esa fecha, en las operaciones estándar aceptadas anteriormente. Más adelante en el texto describiremos detalles de la técnica quirúrgica. Esta nueva técnica, satisface mejor los criterios de la intervención quirúrgica ideal para corregir micrognatia o retrognatia.

Preparación para operar

La planeación de la operación para corregir micrognatia deberá ser meticulosa y detallada. El estudio deberá seguir el diseño encontrado en la página 407. Son muy útiles las placas de cartón hechas basándose en radiografías cefalométricas, y los modelos de estudio seccionados (fig. 23-40).

Como en los casos de micrognatia el cuerpo del maxilar inferior es menor de lo normal, si se piensa en realizar osteotomía en esta área, deberá precisarse si existe una cantidad suficiente de hueso entre las puntas de los dientes y la corteza del borde inferior del maxilar inferior, para asegurar aposición y unión óseas. La escotadura sigmoidea anterior al ángulo gonial frecuentemente está acentuada, y es la dimensión vertical desde esta área a los ápices de los dientes molares en superior la que puede limitarse. El tamaño del hueso se determina mejor con el tipo cefalométrico de las radiografías laterales (figura

23-40, A). También es útil el Panorex para formular el diagnóstico. Las radiografías laterales oblicuas sistemáticas del maxilar inferior son equívocas, ya que la imagen del hueso puede agrandarse apreciablemente.

Puede asegurarse la aposición del hueso a lo largo del corte horizontal a medida que se mueve el maxilar inferior hacia adelante en osteotomías en peldaño o en L, en el cuerpo del maxilar inferior, si no existen dientes localizados en posición posterior a la incisión vertical en el borde alveolar. Sin embargo, si los dientes en la porción proximal (posterior) hacen oclusión con los dientes superiores, puede producirse un espacio apreciable entre los fragmentos cortados (fig. 23-41, B). Deberán desecharse los planes para

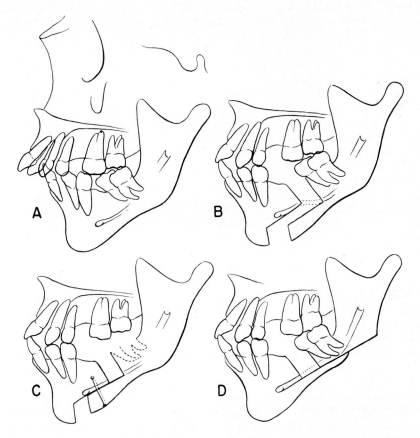

Fig. 23-41. Se ilustra el valor de los trazos en los cefalogramas laterales para planear la osteotomía por deslizamiento en el cuerpo de la mandíbula (caso mostrado en la fig. 23-40). **A,** la falta de espacio medular adecuado entre los ápices de los dientes y la capa cortical relativamente gruesa del borde inferior hacen técnicamente imposible la sección sin lesionar el paquete neurovascular. **B,** la deformidad se corrigió con osteotomía por deslizamiento, para proteger el contenido del canal, pero los espacios creados de este modo tuvieron que ser llenados con fragmentos óseos para asegurar la unión (véase la fig. 23-40, B). **C,** de no haber dientes en el fragmento proximal (posterior), pudo haberse logrado el contacto en el plano horizontal, pero la fijación de una parte a la otra se hubiera hecho tan sólo por medio de alambrado intraóseo. **D,** la osteotomía con deslizamiento en forma de L hubiera alterado completamente el canal dentario inferior, ocasionando un contacto óseo inadecuado; el resultado estético habría sido pobre, sin ningún ángulo gonial.

una operación en peldaño si resulta evidente que el contacto óseo entre las secciones cortadas será inadecuado para que ocurra la unión. Una solución podría ser añadir astillas óseas autógenas del ilion; sin embargo, es mejor seleccionar otra operación. Las operaciones en peldaño del cuerpo del maxilar inferior deberán generalmente restringirse a los casos de retrognatia en que la cantidad de hueso sea amplia.

Si el tercio inferior de la cara es excepcionalmente pequeño, deberá pensarse en usar osteotomía de la rama con adición de hueso iliaco o costilla.

Si la cantidad de hueso parece ser adecuada, indudablemente, el mejor método, será osteotomía en L o C en la rama.

Técnica para osteotomía deslizante en peldaño. Se ha sugerido realizar esta operación en dos etapas, basándose en que existe menos probabilidad de crear una herida compuesta dentro de la cavidad bucal, y se reduce la probabilidad de lesionar el nervio maxilar inferior (26). Esta es una sugerencia digna de consideración, aun cuando es extremadamente difícil evitar lesiones al nervio maxilar inferior. Asimismo, como el periostio no es elástico, es imposible alargar el maxilar inferior en esta osteotomía deslizante en peldaño sin interrumpir la continuidad de los tejidos blandos bucales hasta cierto punto, ya sea por laceración franca o desprendimiento de los bordes gingivales. Se recomienda realizar la osteotomía deslizante en peldaño en una operación, siguiendo básicamente la misma técnica que la descrita para ostectomía en corrección de prognatismo del maxilar inferior (p. 437). Las excepciones a esa técnica y otras consideraciones incluyen:

1. Como regla, la totalidad del procedimiento puede lograrse por vía submaxilar extrabucal; sin embargo, la preparación de piel y la colocación de lienzos de campo deberán incluir cavidad bucal y paño en cortina, puesto que la colocación de férulas e inmovilización intermaxilar deben atenderse al terminar las osteotomías.

2. Si no existe espacio desdentado alguno, puede ser necesario sacrificar un diente para lograr el corte vertical a través del borde alveolar. En casos indicados, la extracción se realiza antes de la cirugía extrabucal.

3. La incisión deberá ser de longitud suficiente para permitir acceso generoso sin provocar traumatismo indebido de tejidos blandos. Como existe necesidad de espacio para manipular instrumentos, esta exposición deberá ser de 6 a 8 cm de longitud.

4. Se usa una sierra oscilante ortopédica Luc o fresa de fisura de carburo núm. 702 para hacer el corte vertical desde el borde inferior del maxilar inferior hacia arriba en la región del canino o primer premolar a un nivel exactamente por debajo del agujero mentoniano

5. Después se hace un corte horizontal que se lleva hacia atrás paralelo al plano de oclusión. Aquí también se usan sierra de Luc o fresas. La línea de este corte no puede medirse con exactitud pero un cálculo aproximado de su dirección puede hacerse preoperatoriamente con el empleo de los patrones de cartón y las medidas. Una placa de metal esterilizable es de gran ayuda para hacer esta medición. Si no se hace ningún intento de conservar la continuidad del nervio dentario inferior, este corte horizontal puede hacerse al mismo tiempo a través de la tabla externa e interna con la sierra oscilante ya que su hoja angosta es suficientemente larga para penetrar a través de ambas tablas. Muchos cirujanos prefieren este método, pues estiman que la exactitud del corte horizontal es más importante que otros factores. También se ahorra tiempo en la operación y el nervio dentario inferior generalmente se regenera.

6. El corte vertical posterior a través del borde alveolar se termina con perforaciones con fresa de tallo largo que se conectan por medio de un cincel de hoja delgada.

7. La separación final de los cortes puede facilitarse con un cincel delgado y plano y un martillo o simplemente colocando el borde de un elevador de periostio de Lane en los cortes y separando el hueso suavemente. Con frecuencia se encuentran áreas que no están completamente cortadas y que pueden liberarse de esta manera.

8. En este punto se penetra en la boca y los dientes se fijan en oclusión previamente determinada. Es esencial que se planifique la aplicación de aparatos ortodónticos o férulas. Las conexiones preparadas se colocan para estabilizar el arco dentario seccionado. (Nosotros preferimos usar una férula seccional con barras conectoras de cierre de tornillo como se ha ilustrado en las figuras 23-35, C y 23-40, B.)

9. Se retiran los instrumentos intrabucales, se cambian guantes y los campos de cortina se reajustan para exponer el área quirúrgica, y los bordes paralelos de los cortes horizontales se fijan entre sí con alambres.

10. Cierre y vendajes como los describíamos anteriormente. Esta técnica se ilustra en las figuras 23-40, 23-41, B y C, y 23-42.

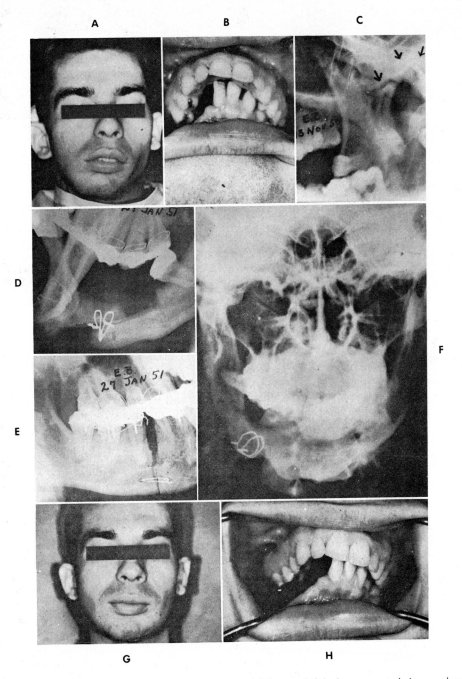

Fig. 23-42. A, deformidad facial unilateral causada por osteomielitis con pérdida de gran parte de la rama derecha y del maxilar inferior cuando el paciente contaba seis años de edad. **B,** maloclusión de clase II resultante. **C,** seudoartrosis de la articulación temporomaxilar derecha (articulación falsa indicada por la flecha más baja, fosa glenoidea por arriba y por detrás). **D,** maxilar inferior derecho alargado por osteotomía deslizante en peldaño. **E,** maxilar inferior izquierdo seccionado para permitir un avance "de balanceo" del lado derecho. **F,** unión del hueso con simetría bilateral. **G,** el lado izquierdo no afectado de la cara fue contorneado con una sobreincrustación de cartílago implantada para lograr simetría facial final. **H,** oclusión mejorada. (U. S. Army Photographs; Letterman Army Hospital.)

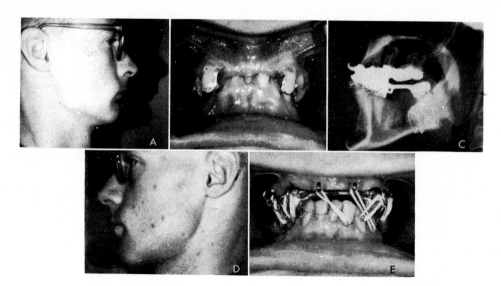

Fig. 23-43. A, hombre joven con retrognatia. **B,** dentadura no restaurable resultado de maloclusión de clase II con versión lingual completa de todos los dientes posteriores inferiores sobre el lado derecho. **C,** la radiografía de perfil posoperatoria muestra la osteotomía deslizante en peldaño y la prominencia retenida del ángulo gonial. **D,** aspecto más fuerte de maxilar y cara con relación de labio inferior mejorada. **E,** la oclusión mejorada permitió rehabilitación dental.

Osteotomía deslizante en L (fig. 23-41, *D*). La osteotomía deslizante horizontal en L es una variación de la operación en "peldaño" que acabamos de describir y se realiza esencialmente del mismo modo. Las incisiones y el acceso al hueso son los mismos que se han descrito en la osteotomía vertical en la rama ascendente para la corrección del prognatismo ya que la osteotomía en forma de L por deslizamiento es en cierto modo más posterior que la osteotomía en peldaño por deslizamiento descrita anteriormente. Se hace un corte vertical a través de la tabla externa desde el borde alveolar hacia abajo hasta un punto por debajo del nivel del conducto dentario inferior. Esta incisión en el hueso se une en ángulo recto con un corte horizontal que se lleva hacia atrás hasta el borde posterior de la rama ascendente. Nuevamente peligra el nervio dentario inferior, pero puede localizarse y hacerse un esfuerzo para dirigir las penetraciones del taladro lejos de él a medida que se debilita la tabla interna. La sección final se hace con cincel y martillo. Es más fácil hacer el corte horizontal con una sierra oscilante de Luc y sacrificar el nervio, lo cual es un procedimiento aceptable en estas circunstancias. Es más fácil establecer la oclusión y aun obtener la aproximación del hueso por medio de esta osteotomía en forma de L que por el procedimiento en peldaño anterior. Después de que se ha establecido la oclusión los bordes cortados del hueso se unen con alambre.

Las osteotomías deslizantes en L y en peldaño tienen ciertas aplicaciones prácticas. En la figura 23-42, un lado del maxilar inferior se alarga con procedimiento deslizante en peldaño, mientras se permite el avance haciendo bisagra sobre el otro lado por medio de una osteotomía recta. La osteotomía deslizante en peldaño puede llevarse a cabo hacia atrás y hacia abajo, hacia el borde inferior del maxilar inferior, con mejor probabilidad de acercarse al hueso (fig. 23-43). Esto en realidad es una modificación de la osteotomía deslizante horizontal en L pero tiene la ventaja de retener el ángulo gonial para lograr beneficio estético.

El principio de las operaciones en peldaño para asegurar alargamiento del maxilar inferior también puede utilizarse para corregir otras anomalías de relación entre las mandíbulas. Por ejemplo, el paciente ilustrado en la figura 23-44 tenía relación maxilar de clase I, pero no había oclusión dental. Toda la arcada inferior estaba en versión lingual en relación con la superior, con las superficies bucales de dientes inferiores en contacto con las superficies linguales de dientes superiores.

En cierto momento, el paciente sufrió grave protrusión de la porción anterior del maxilar superior, pero cuando fue examinado por nosotros por primera vez, se había hecho un esfuerzo por corregir este problema estético con un puente anterior de seis piezas. Se usó la operación en peldaño en este caso para *ensanchar* el maxilar inferior (fig. 23-44, *E*).

Osteotomía vertical en las ramas con injerto óseo

En 1954 Caldwell y Letterman (18) predijeron que la modificación de osteotomía vertical usada para corregir prognatismo también podría corregir la micrognatia. En 1960 se describió totalmente la técnica (15). Los principios de la sección vertical en la rama ascendente, coronoidotomía y decorticación se aplican a esta operación. Los objetivos son: 1) separación de la rama ascendente verticalmente desde la escotadura sigmoidea hasta el borde inferior del ángulo de la mandíbula (fig. 23-45, *B*); 2) sección angular de la apófisis coronoides desde la escotadura sigmoidea oblicuamente hacia abajo y adelante hasta el borde anterior para permitir la reposición distal del fragmento (cuerpo y parte anterior de la rama ascendente) sin interferencia (fig. 23-45, *B*); 3) decorticación de la tabla externa sobre una zona extensa en la parte inferior de la rama ascendente como área recipiente del injerto óseo (fig. 23-45, *D* y *E*); 4) movimiento hacia adelante del fragmento distal (cuerpo de la mandíbula) hasta lograr la relación oclusal deseada (fig. 23-45, *B* y *F*), y 5) interposición en medio de los fragmentos y por encima del área decorticada de una sección de hueso de todo el grosor de la cresta iliaca (fig. 23-45, *G* a *I*).

Técnica de la osteotomía vertical en la rama ascendente con injerto óseo. El enfoque básico es similar al del prognatismo.

1. El paciente se prepara y se colocan los campos en la manera ya descrita. Además, el área del pubis se afeita el día anterior, y el sitio donador del hueso iliaco se prepara y se colocan los campos para la remoción del hueso para el injerto.

2. La cara externa de la rama ascendente se expone de la manera descrita anteriormente y se identifica la prominencia del agujero dentario inferior.

3. Se hace un corte vertical desde la escotadura sigmoidea hasta el borde inferior de la mandíbula tal como se ha descrito para la osteotomía vertical en el prognatismo, y la apófisis coronoides también se separa de igual manera.

4. Se calcula el trayecto del conducto dentario inferior desde el agujero hacia abajo, y se marca con un palillo con colorante.

5. Se hacen múltiples penetraciones con el taladro en la tabla externa desde el agujero dentario y desde el nivel aproximado del conducto dentario hasta el borde inferior de la mandíbula. Se extienden desde el borde posterior hasta un punto aproximadamente 2 centímetros por delante del corte vertical en la rama ascendente (fig. 23-46, *A*).

6. La tabla externa de esta amplia zona se quita con un cincel de bisel largo de Stout núm. 3, creando una superficie plana en la cual el injerto óseo se adaptará posteriormente. Debe tenerse cuidado de no lesionar el nervio dentario inferior durante la decorticación, pero debe ser identificado para evitarlo al practicarse la sección vertical.

7. La herida se tapona, la cabeza del paciente se voltea y el procedimiento anterior se repite del otro lado.

8. En este tiempo el equipo quirúrgico que ha de obtener el injerto debe empezar a operar.

9. El procedimiento en el segundo lado se termina, excepción hecha de la adaptación y colocación del injerto.

10. Las secciones verticales se terminan en ambos lados siguiendo la técnica descrita para el tratamiento del prognatismo.

11. Se observará que la mandíbula y la porción anterior de la rama ascendente se pueden desplazar fácilmente hacia adelante. Se entra en la boca y se colocan las ligaduras elásticas intermaxilares para fijar los dientes en la oclusión deseada. Deben utilizarse arcos de alambre fijos a todos los dientes debido a que debe aplicarse una tracción poderosa para asegurar el mantenimiento de los dientes en oclusión adecuada durante la manipulación necesaria para colocar el injerto óseo.

12. La longitud de la sección del hueso necesaria puede medirse con exactitud calculando la reposición como se ha ilustrado gráficamente en la figura 23-45, *H* e *I*. Puede cortarse exactamente si un ayudante los sostiene firmemente en un bloque de madera en tanto que el cirujano lo corta al tamaño adecuado con la sierra oscilante de Luc. La porción de todo el grosor del injerto debe tener menor ancho hacia arriba ya que el espacio que debe llenar es más estrecho en la parte superior que en el borde inferior (fig. 23-45, *I*). Todo el grosor del injerto con ambas tablas mantenidas en su lugar sirve para mantener la elongación de la mandíbula y la unión del injerto bien ensamblado se realiza en unas ocho semanas.

13. Una vez colocado el injerto se fija con alambres en el área decorticada con suturas finas de acero inoxidable (0.4 mm) (figura 23-46, *B*).

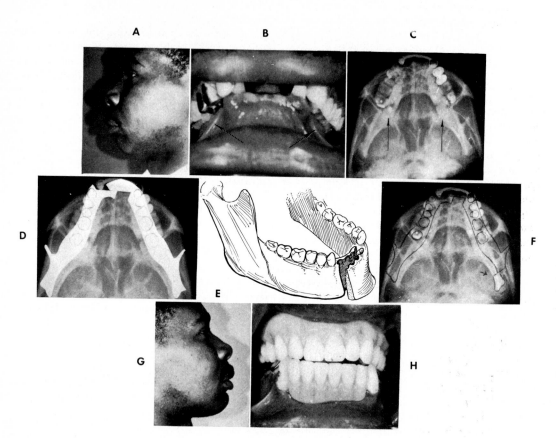

Fig. 23-44. A, el aspecto de perfil de un paciente que parece tener maxilar inferior en receso da una impresión *falsa.* **B,** anteroposteriormente, los dientes están en relación de clase I, pero bucolingualmente *no* existe oclusión –todo el arco inferior se cierra hacia el paladar del maxilar superior. **C,** una radiografía vértice-submentoniana claramente muestra los dientes inferiores en versión lingual en relación con los superiores. **D,** un recorte de papel trazado a partir de la radiografía se cortó en "peldaño" para mostrar cómo podría obtenerse expansión del maxilar inferior para establecer relación oclusal apropiada en los dientes posteriores. Sin embargo, si todo el cuerpo del maxilar inferior se mueve hacia afuera, en cada lado, el cóndilo también se moverá hacia afuera desde la fosa glenoidea. **E,** por medio de intervención extrabucal submentoniana, se realizó la expansión en peldaño de la sínfisis del maxilar inferior por medio de osteotomía a través de la corteza labial en un área incisiva externa cruzando la línea media, y hacia afuera, a través de la corteza lingual en la otra área incisiva externa. Se extrajeron los cuatro dientes incisivos inferiores para permitir el procedimiento. No se experimentó problema para mantener la sínfisis en relación expandida usando férula lingual de metal colado (véase fig. 23-35, *B)* pero existía tendencia a relapsar hacia atrás, con colapso interno a medida que progresaba la curación. **F,** un trazo de línea sobre la radiografía muestra que el problema en **D** fue superado con osteotomía oblicua subcondilar bilateral (flecha). **G,** el resultado final resultó excelente estéticamente. **H,** se proporcionó dentadura postiza superior completa para substituir los dientes superiores naturales, puesto que el soporte óseo alveolar lingual fue totalmente destruido por traumatismo debido a la relación que tenían de los dientes inferiores antes de operar. Se requirieron seis incisivos inferiores para substituir a los cuatro dientes naturales inferiores, que habían sido sacrificados para permitir expansión de sínfisis. Para asegurar expansión lateral del maxilar inferior posteriormente, puede ser necesario realizar coronoidotomías y desprender los ligamentos esfenomaxilares en la espina de Spix bilateralmente, así como osteotomías subcondilares (oblicuas).

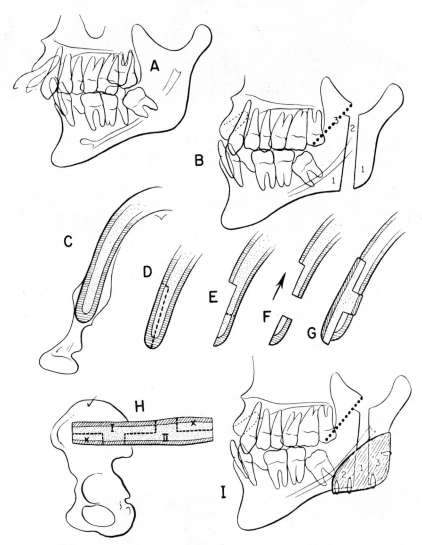

Fig. 23-45. Trazo de cefalogramas laterales de micrognatia corregida por *osteotomía vertical* con injerto óseo. **A,** protrusión de los dientes superiores anteriores y retrusión de la mandíbula. Un centímetro de discrepancia en la relación incisal fue corregido quitando los dientes superiores anteriores y con alveolectomía moderada; otro centímetro de discrepancia fue corregido moviendo toda la mandíbula hacia adelante. **B,** técnica del procedimiento: 1, áreas decorticadas en la superficie lateral de la rama ascendente; 2, sección vertical de la rama ascendente por encima del orifico dentario; 3, sección oblicua de la apófisis coronoides para permitir que permanezca en relación adecuada con el músculo temporal cuando la mandíbula se desplace hacia adelante. **C,** la mandíbula vista desde abajo; las áreas de líneas obscuras representan el borde inferior y la tabla interna y externa. **D,** las líneas interrumpidas gruesas indican la extensión de la decorticación de la cara lateral de la rama ascendente vista desde abajo. **E,** tabla externa removida y sección vertical efectuada (línea punteada gruesa). **F,** cuerpo de la mandíbula desplazado hacia adelante la distancia necesaria. **G,** injerto de hueso del ilion sobrepuesto en la porción desprovista de tabla externa de la rama ascendente con injerto de hueso completo que llena el espacio creado por el desplazamiento anterior de la mandíbula. **H,** injerto iliaco visto desde la cresta del ilion mostrando el método de sección del injerto para ambos lados de la mandíbula: **I,** injerto para el lado izquierdo; **II,** injerto para el lado derecho; **X,** sobrante de hueso esponjoso usado para obtener fragmentos de relleno. **I,** injerto de hueso alambrado, en su lugar: 1, injerto de hueso completo amarrado en su lugar; 2 y 3, injerto seccionado del ilion colocado sobre las superficies decorticadas.

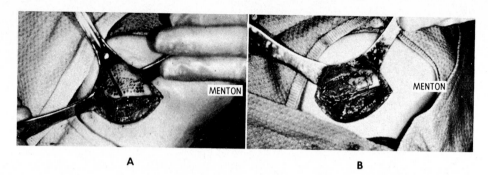

Fig. 23-46. A, exposición de rama ascendente, corte vertical y agujeros de taladro para osteotomía vertical e injerto óseo. **B,** superposición del injerto óseo en la superficie lateral de la rama ascendente, para corrección de micrognatia. (U. S. Army Photographs; Letterman Army Hospital.)

14. Los residuos de hueso esponjoso que se han quitado durante el recorte del injerto se añaden al espacio por encima del bloque del injerto y en todos los otros espacios que no se han llenado o que no están en contacto (figura 23-45, *H,* áreas X).

15. La sutura cutánea y los cuidados posoperatorios son los mismos descritos anteriormente.

Comentario. Hay dos objeciones a este procedimiento que no pueden ignorarse: 1) Es una operación larga, que requiere cerca de cinco horas. Sin embargo, con el paciente adecuadamente sostenido durante y después de la operación, la evolución suele ser favorable. 2) La otra objeción es el empleo del iliaco como sitio donador. Un injerto de costilla no proporciona un grosor adecuado y el hueso de banco no se cree que tenga igual capacidad de prender que los injertos autoplásticos.

Los resultados de los casos de micrognatia tratados por este método han tenido tanto éxito que las desventajas de principio mencionadas anteriormente pueden aceptarse. En comparación con otros métodos la operación tiene las siguientes ventajas:

1. Se adapta a los casos corrientes de micrognatia.

2. Puede lograrse un avance hasta de uno o uno y medio centímetros.

3. El pequeño tamaño y volumen del cuerpo de la mandíbula no son contraindicaciones.

4. La unión clínica firme es rápida, y se logra a las ocho o diez semanas.

5. El resultado estético es excelente debido a que el ángulo de la mandíbula se mantiene o se mejora al tiempo que el cuerpo de la mandíbula se desliza hacia adelante para proporcionar un buen perfil.

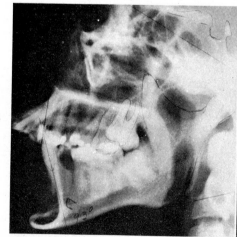
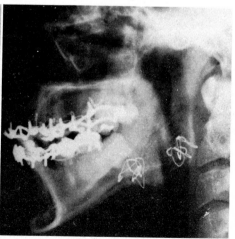

Fig. 23-47. Radiografías de cráneo laterales de las cuales se hicieron trazos (fig. 23-45). **A,** preoperatorio. **B,** posoperatorio. (U. S. Army Photographs; Letterman Army Hospital.)

6. La operación puede hacerse sin lesionar los nervios importantes (mandibular y facial).

7. No hay necesidad de férulas complicadas. Los aparatos ortodónticos o los arcos corrientes bastan para la fijación durante el periodo de inmovilización (fig. 23-47).

Una substitución aceptable a este procedimiento de injerto de hueso iliaco es la descrita por Thoma (111). Un injerto de costilla no proporciona la cantidad de substancia ósea obtenida al sobreponer un bloque proveniente del ilion; sin embargo, es más fácil de obtener y menos incapacitante para el paciente. La técnica quirúrgica es la misma que la descrita para colocación de hueso iliaco. Los bordes del injerto de costilla se decortican para permitir contacto de hueso medular cuando se interpone entre las partes

proximal y distal para obliterar el espacio creado a medida que se hace avanzar la distal (porción del cuerpo).

Osteotomía vertical en L, en L modificada, o deslizante en C (sin injerto óseo)

Cuando no existe necesidad alguna de añadir masa para corregir retrognatia (la micrognatia no es un factor), sino se desea sencillamente hacer avanzar el maxilar inferior a relación de clase I, la osteotomía deslizante en L (o modificada) es un procedimiento excelente, que habrá de tomarse en consideración (16). (Véase fig. 23-48.)

1. Esta operación se logra por vía submaxilar extrabucal, usando paño en cortina para permitir

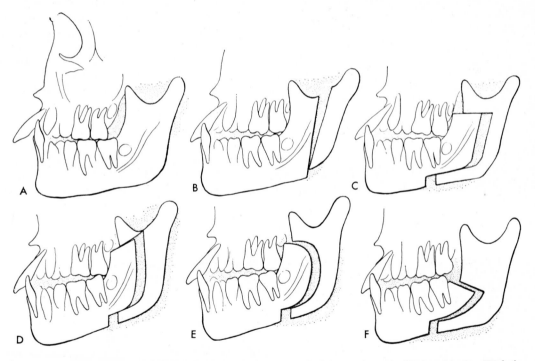

Fig. 23-48. A, trazo de un cefalograma lateral que muestra maxilar inferior retruido y oclusión dental de clase II (obsérvese relación de primeros molares). **B,** la osteotomía vertical (o subcondilar oblicua) en la rama permite hacer avanzar el maxilar inferior, pero no da margen para mucho contacto óseo en el lugar de la osteotomía, y también reduce la prominencia del ángulo gonial. **C,** la L invertida de Pichler y Trauner con corte horizontal hecho entre la base de la apófisis coronoides y el agujero superior del conducto dentario, y después verticalmente, hacia abajo, paralelo al borde posterior de la rama y rodeando anteriormente como en **D. D,** osteotomía en L con línea de incisión ósea hecha desde la escotadura sigmoidea "verticalmente" hacia abajo, paralela al borde posterior de la rama, y después curvada con el ángulo por delante, paralela al borde inferior del maxilar inferior a tanta distancia como sea necesaria para permitir el avance planeado del maxilar inferior y después hacia abajo a través del borde inferior. De esta manera, se da al fragmento proximal forma de "palo de hockey", y a medida que avanza el maxilar inferior, se mantiene contacto deslizante a lo largo de la línea horizontal de osteotomía en el borde inferior. También deberá realizarse coronoidotomía. **E,** otra modificación del corte según Lister, sería en forma de C. El efecto obtenido en C a E es esencialmente el mismo. **F,** la osteotomía sugerida por Hayward es paralela al arco de movimiento de los dientes anteriores inferiores, dando por resultado contacto óseo máximo al hacerse avanzar el hueso después de la osteotomía. La operación se realiza en dos etapas –una intrabucal y la otra extrabucal.

acceso a la cavidad bucal para realizar así inmovilización intermaxilar.

2. La incisión deberá ser de 5 a 6 cm de longitud para asegurar acceso adecuado a la totalidad de la superficie externa de la rama y varios centímetros del borde inferior del maxilar inferior por delante del ángulo.

3. El delineado de la osteotomía deberá grabarse sobre la superficie externa del hueso según se había planeado anteriormente basándose en trazos de cefalograma lateral (fig. 43-48). Esta línea de osteotomía puede ser vertical hacia abajo, desde la escotadura sigmoidea (fig. 23-48, D) u horizontal desde el borde anterior de la rama por encima del agujero superior del conducto dentario inferior y entonces verticalmente hacia abajo hasta aproximadamente 1 ó 1.5 cm antes del ángulo del maxilar inferior (fig. 23-48, C). *La línea de corte se curva entonces hacia adelante* y puede extenderse en esta dirección lo necesario para dar margen al avance "deslizante" del maxilar inferior y para mantener aposición ósea en el plano horizontal en el borde inferior del maxilar inferior. Otra tercera línea de osteotomía podría tomar forma de C rodeando el agujero superior del conducto dentario inferior desde el borde anterior de la rama al ángulo del maxilar inferior y después hacia delante, como ya hemos descrito. Lister usó este corte en C (fig. 23-48, E) (16).

4. Si se planea realizar un corte vertical recto desde la escotadura sigmoidea, deberá realizarse coronoidotomía para eliminar interferencia del músculo temporal en la colocación hacia adelante del maxilar inferior.

5. La osteotomía se lleva a cabo de la manera normal, teniendo gran cuidado con las partes del corte por encima del agujero superior del conducto dentario inferior, puesto que técnicamente no es factible "resguardar" en la superficie interna. Dependemos de los trépanos óseos afilados a 18 000 revoluciones por minuto, así como de la capacidad de percibir para asegurarnos de la falta de resistencia a medida que se produzca la penetración en la corteza interna. Los puntos de osteotomía incompleta se cortan usando golpes secos y cortos con martillo y cincel afilado de hoja ancha.

6. Puede realizarse rápidamente la osteotomía desde aproximadamente la altura del agujero superior del conducto dentario inferior hacia abajo, en dirección paralela al borde posterior de la rama y anteriormente, paralela al borde inferior, puesto que el tejido blando interno puede resguardarse con un periostótomo Lane plano y

ancho. Se usa una fresa de fisura de carburo núm. 702 ó 703 en motor Jordan Day para aprovechar el efecto de corte lateral. A medida que el corte se extiende hacia adelante, paralelo al borde inferior, se graba primero en la corteza externa usando una de las fresas más grandes, y después se termina la osteotomía a través de la corteza interna con fresa de carburo núm. 701. Esto da por resultado escisión ósea mínima y reduce la probabilidad de lesionar el paquete vasculonervioso.

7. Cuando se terminan las osteotomías en ambos lados, se penetra en la boca, y se fija con elásticos intermaxilares fuertes la nueva relación de oclusión. En casos de retrognatia se usa sistemáticamente una "oblea" de acrílico transparente que constituya una placa de guía oclusal.

8. Después de cambiar de guantes, se vuelve a ajustar el paño en cortina, y se vuelve a penetrar en el campo quirúrgico. La libertad del fragmento proximal (posterior, rama y parte condilar) se asegura por ligadura muscular. Se comprueba la aproximación ósea a lo largo del corte horizontal sobre el borde inferior. Se coloca cuando menos un alambre de sutura a cada lado para asegurar control apropiado del fragmento óseo.

9. El cierre del tejido blando sigue la técnica estándar.

La osteotomía vertical deslizante en L (o alguna de las versiones modificadas) representa una clara mejoría sobre los métodos disponibles hasta la fecha, siempre que no se requiera injerto óseo. La técnica satisface mejor todos los criterios establecidos al principio de esta sección sobre micrognatia, y por lo tanto se adopta como técnica estándar. En la figura 23-49 se ilustra un ejemplo de aplicación de técnica en L.

Aquí es necesario hacer una aclaración. La paciente mostrada en la figura 23-49, y de la cual se informó anteriormente (16), ha continuado bajo observación. Su primera operación se realizó en marzo de 1965, cuando la paciente tenía 14 años. Se planeó un tratamiento ortodóntico conjunto, pero no se llevó a cabo. Se produjo regresión. Se desarrolló un hábito de protrusión en un esfuerzo inconsciente por compensar la regresión. Cuando se observó con este resultado en noviembre de 1969, cuatro y medio años después de la operación, la paciente estaba satisfecha y rechazó la sugerencia de una nueva operación. Había *adquirido* una relación mandibular de clase I normal, pero carecía de oclusión posterior. Indudablemente el cóndilo se alojaba mucho más hacia adelante que su posición normal en la fosa glenoidea, la mayor parte del tiempo. En 1972, la paciente entonces de 20 años de edad, había desarrollado una artritis aguda en la articulación temporomaxilar como consecuencia de su hábito de protrusión y relación anormal en la articulación. Aceptó la cirugía para superar el problema. La figura 23-50 ilustra el curso en este caso. De este caso hemos aprendido mucho, resumimos en la siguiente lista dicho aprendizaje.

1. Se reitera que la osteotomía vertical deslizante en L o versión modificada es operación excelente para corregir retrognatia.

2. En afecciones micrognatas, deberá pensarse en usar injerto óseo autógeno, este procedimiento se recomienda.

3. Se pueden esperar mejores resultados cuando el tratamiento se lleve a cabo con apoyo ortodóntico.

4. Siempre deberá tratarse de realizar exceso de corrección, puesto que existe fuerte tendencia a que se produzca cierto grado de regresión.

5. La cabeza del cóndilo no debe desplazarse de la fosa glenoidea durante la cirugía, al avanzar la porción distal (cuerpo del maxilar inferior). Deberá tenerse especial cuidado de asegurarla

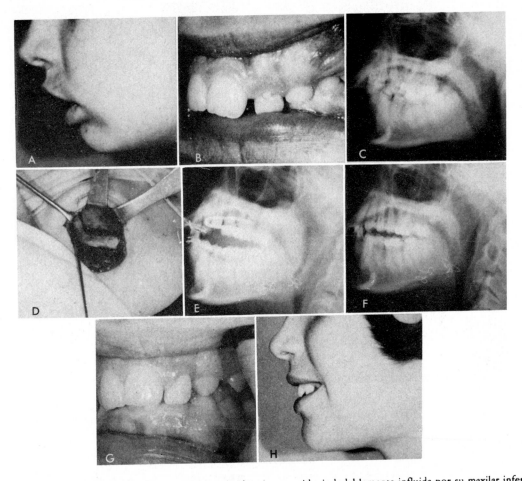

Fig. 23-49. A, esta adolescente de 14 años era tímida e introvertida, indudablemente influida por su maxilar inferior retruido. B, sufría de maloclusión típica de clase II. C, las sobremordidas vertical y horizontal se demuestran en una radiografía de perfil. Los incisivos inferiores se relacionan en punto alto con la mucosa palatina. D. se llevaron a cabo osteotomías bilaterales en L –un lado según la figura 23-48, C, y el otro como se observa en la figura 23-48, D. Fotografía tomada después de la osteotomía antes de hacer avanzar el maxilar inferior y fijar con alambres. E, se colocó una "oblea" para asegurar la oclusión deseada y evitar la extrusión o alguna otra lesión a estos dientes jóvenes durante las seis semanas de inmovilización. F, se observó mejora en la oclusión posterior durante el primer año posoperatorio a medida que los dientes permanentes tomaban el plano oclusal normal. G, aunque aún existía sobremordida un año después de la cirugía, su oclusión podía corregirse ortodónticamente. H, la paciente experimentó notable mejoría en personalidad y aspecto.

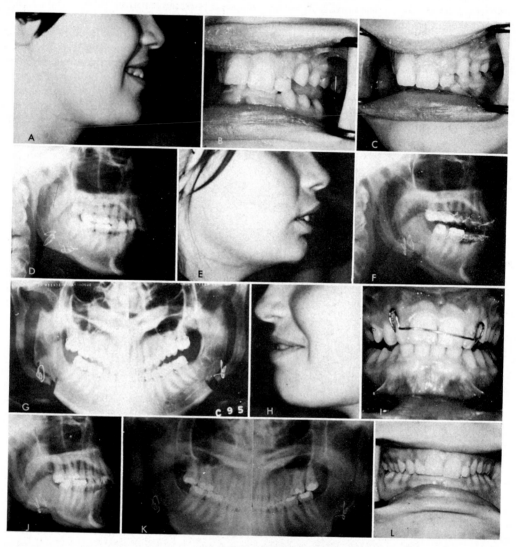

Fig. 23-50. Cuatro años y medio después de la osteotomía en L por retrognatia, la paciente mostrada en la figura 23-49 regresó para examen de vigilancia. **A,** a primera vista tenía perfil agradable. **B,** el examen de oclusión reveló mordida abierta hacia atrás. **C,** con dificultad podía cerrar a relación céntrica normal –precisamente lo que sufría antes de la cirugía hacía cuatro y medio años; en la posición cerrada su perfil era mejor que el observado en la figura 23-49, *A,* pero no era agradable. **D,** cefalograma de la paciente en relación céntrica normal. **E,** su aspecto al regresar en 1972. Sufría artritis aguda en ambas articulaciones temporomaxilares como resultado de la protrusión habitual del maxilar y la mala relación de las cabezas condilares. La oclusión no había cambiado. Se repitió la osteotomía en L en 1972. **F,** cefalograma. **G,** película Panorex (obsérvese la *dirección* de la colocación de alambre transóseo). **H,** el perfil es satisfactorio (sobrecorregido). **I,** la oclusión se retiene con guía incisiva hasta poderse restaurar posteriormente la oclusión con ortodoncia o sobreincrustaciones. **J,** relación maxilar de clase I en céntrica (cefalograma). **K,** unión en el sitio de osteotomía en L (Panorex). **L,** el examen en enero de 1973 revela relación de oclusión estable.

firmemente en la fosa glenoidea. Se dirige el alambrado transóseo de manera que la fuerza de tensión sea hacia el fragmento proximal.

Osteotomía en Z

Una variante del tipo normal de retrognatia se caracteriza por maloclusión de clase II, profunda sobremordida anterior, dimensión vertical anterior muy disminuida (de nasión a pogonión) repliegue mentoniano labial pronunciado, ángulos maxilares inferiores extremadamente cuadrados, y anchura poco común del tercio inferior de la cara. El problema básico es el de un maxilar inferior retruido, pero la composición facial y esquelética exige un nuevo requisito de corrección quirúrgica. En las figuras 23-53 y 23-54, describimos dos historias clínicas y un método de cirugía, de los cuales damos aquí un resumen.

Al tratar a la primera paciente (fig. 23-53), parecieron existir tres objetivos principales: 1) alargar el maxilar inferior para corregir la relación de clase II; 2) aumentar la dimensión de nasión a pogonión y eliminar la sobremordida, mejorando al mismo tiempo el perfil, y 3) reducir los ángulos goniales prominentes para superar el aspecto de cara cuadrada. Los diseños de osteotomía en L y C no eran aplicables; sin embargo, la experimentación con "recortes de papel" sugirió que un diseño en forma de Z era aceptable (fig. 23-51), y todos los objetivos parecen haberse logrado. Basándose en este primer diseño, se desarrolló una modificación, resultado de los problemas técnicos con el corte horizontal por encima del agujero superior del conducto dentario inferior, que se extendía hacia el borde anterior de la rama bajo la apófisis coronoides.

Técnica de la osteotomía en Z

1. Se usa la intervención convencional de Risdon en la rama del maxilar inferior. Al exponer la superficie externa completa de la rama, se engancha un retractor Thompson sobre la escotadura sigmoidea.

2. Se logra coronoidotomía de la manera acostumbrada (estándar).

3. Se identifica la prominencia del agujero superior del conducto dentario inferior y se juzga el trayecto aproximado de este último por comparación de la placa Panorex con la superficie externa tal como ésta se ve.

4. Teniendo presente el curso del conducto se graba una línea curva desde la escotadura sigmoidea verticalmente hacia abajo y hacia atrás del agujero superior del conducto dentario inferior y después se curva hacia abajo y hacia adelante exactamente por debajo de lo que se considere que sea el trayecto de aquel conducto.

5. En un punto anterior a la escotadura antigonial, y a varios milímetros sobre ella, se invierte

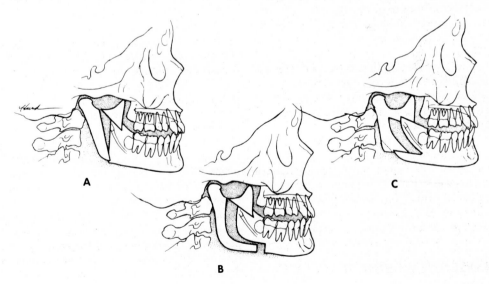

Fig. 23-51. A, la osteotomía vertical (Robinson) redujo el ángulo gonial, pero dejó poco contacto óseo y también giró el cóndilo hacia adelante. **B,** la osteotomía en L sería suficiente pero no logró reducir el ángulo gonial. **C,** el diseño en Z cumplía con todos los objetivos –avanzaba el maxilar inferior a relación de clase I, aumentaba la dimensión de nasión a pogonión, y reducía el ángulo gonial prominente.

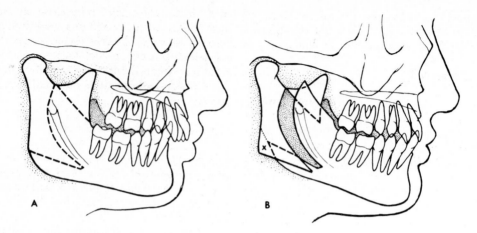

Fig. 23-52. A, diseño de la osteotomía en Z y coronoidotomía. **B,** a medida que se hace avanzar el maxilar inferior, aumenta la dimensión de nasión a pogonión. Al mismo tiempo, se acorta la rama ascendente en la parte delantera, y se reduce la prominencia del ángulo gonial. Puede reducirse incluso más con escisión del hueso desde el borde posterior en el punto X.

el curso del corte óseo en ángulo agudo, y se lleva horizontalmente al borde posterior de la rama, siempre conservándolo varios milímetros sobre el ángulo. En la figura 23-52 presentamos el diseño de esta osteotomía, según se usa en la actualidad.

6. Deberá existir disponible una férula interoclusal u "oblea" para instalarla entre las arcadas a medida que se hace avanzar el maxilar inferior hasta la nueva posición deseada. Esto se realiza para evitar extrusión no controlada de los dientes posteriores durante el periodo de inmovilización, y también para asegurar el emplazamiento del maxilar inferior en relación correcta con el superior.

7. Puede ser necesario hacer ligera decorticación y ensamble en ciertos puntos, en ambos lados de la incisión en Z, para asegurar buena aposición ósea. A cada lado se aplican pequeñas suturas de alambre transóseo.

8. El maxilar deberá ser inmovilizado durante aproximadamente seis semanas.

En ambos casos actualmente, los resultados son buenos y esto parece compensar el procedimiento tan laborioso. Las descripciones de estos casos ilustran el problema y las razones para realizar el procedimiento (figs. 23-53 y 23-54).

MICROGENIA Y GENIOPLASTIA

No siempre es necesario realizar osteotomía y avance o alargamiento del maxilar inferior al retraer caras protruidas. Ocasionalmente la oclusión es satisfactoria y lo único necesario para mejorar el aspecto es añadir substancia al mentón. Al mismo tiempo, puede derivarse gran beneficio psicológico. Ocasionalmente, la genioplastia es coadyuvante al resultado estético después de uno de los procedimientos de osteotomía descritos anteriormente. Para hacer que sobresalga la prominencia mentoniana se han usado hueso, cartílago, malla de tántalo y materiales aloplásticos (5, 47, 61, 103, 110). Se obtiene acceso intrabucal o extrabucal al mentón, según las indicaciones y el plan de tratamiento.

El enfoque menos complicado para tratar este problema es implantar una pieza de caucho de silicona contorneada a medida e insertada intrabucalmente. Se hace una incisión corta y vertical en la línea media y a través de ella se forma una bolsa con disección roma. Se inserta el implante y se coloca apropiadamente, y después de cerrar la herida, se coloca cuidadosamente sobre mentón y maxilar inferior un apósito de semipresión para mantener el implante en posición apropiada durante el curso posoperatorio inmediato. También se "embolsan" supraperiósticamente otras substancias extrañas.

El informe de Robinson y Shuken (89) (1969) era desalentador. Informaron que 12 de cada 14 pacientes con aumento de mentón provocado por implantes plásticos mostraron cierto grado de resorción ósea en las radiografías de vigilancia posoperatoria. Recomiendan un procedimiento sistemático para exámenes de vigilancia, pero no desalientan el uso continuo de este procedimiento para casos de genioplastia. Los implantes de silástico también tienden a ser expulsados de igual manera que el cartílago (fig. 23-56).

La mayor parte de las técnicas para genioplastia que acabamos de mencionar sufren de ciertas limitaciones. Los materiales aloplásticos tienen tendencia a emigrar de la posición en que se colocan durante la operación. Se ha informado de erosión de la prominencia mentoniana contigua al implante. Los pacientes también han informado de sensaciones desagradables en la región del implante al ser ésta expuesta a temperaturas bajas. Recientemente extrajimos un dispositivo de implante silástico, que había emigrado hasta la región submentoniana.

Genioplastia de aumento

En 1958, Obwegeser (70) sugirió una osteotomía deslizante horizontal del borde inferior del maxilar inferior, que era modificación del procedimiento extrabucal anterior de Hofer (fig. 23-56).

1. Se hace una incisión paragingival desde el segundo premolar a su homólogo en el lado opuesto del arco.

2. Se denuda la prominencia del mentón elevando el periostio hacia adelante entre los agujeros mentonianos.

3. Se registra la línea media rayando el hueso con una fresa delgada en el plano medio sagital a través del área de la osteotomía planeada.

4. Se hace un corte de osteotomía horizontal en un plano establecido por tres puntos. Los puntos posteriores se establecen a 3 mm bajo el agujero mentoniano. El punto de línea media anterior se coloca a 2 mm sobre el punto de la mayor prominencia mentoniana.

5. La osteotomía se continúa hacia la corteza interna con hoja de sierra Stryker oscilante.

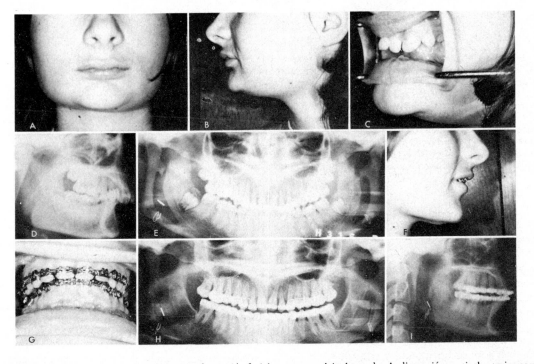

Fig. 23-53. Una adolescente de 16 años con formación facial poco normal, incluyendo: **A,** dimensión vertical anterior corta (nasión o pogonión) y posteriormente, maxilar cuadrado y ancho; **B,** nasión-pogonión muy corto, pliegues labiomentonianos pronunciados y fuertes ángulos cuadrados; **C,** dientes anteriores demasiado juntos y sobremordida profunda, con incisivos inferiores mordiendo hacia el paladar. **D,** el cefalograma preoperatorio muestra retrognatia y oclusión de clase II, sobremordida profunda, dimensión vertical anterior corta, ángulos goniales y ramas gruesas cuadradas. **E,** se planeó una operación como se muestra en la figura 23-51, C. Sin embargo, al realizarla, la porción distal (cuerpo) chocaba bajo la apófisis coronoides y no pudo hacerse avanzar, requiriéndose un corte a cada lado en la escotadura sigmoidea. El vacío en la rama ascendente entre los fragmentos se llenó con hueso nuevo. **F,** hay mejor aspecto y el tercio inferior de la cara se alarga verticalmente. El perfil es normal, con retrusión y sobremordida corregidos. **G,** es esencial llevar a cabo tratamiento ortodóntico para lograr éxito en estos casos debido a la mordida abierta posterior creada con cirugía. **H,** la película Panorex posoperatoria muestra buena generación ósea en la rama a ambos lados. **I,** el cefalograma posoperatorio muestra un perfil relativamente normal.

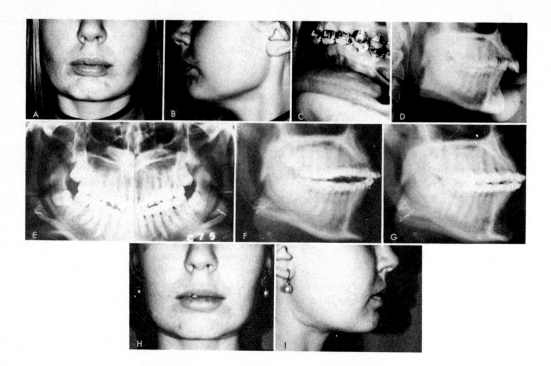

Fig. 23-54. Mujer de 21 años con la misma variante de retrognatia que la observada en la figura 23-53 pero en grado menor. **A,** la paciente tiene dimensión de nasión a pogonión menor que lo normal. Su labio inferior cae hacia afuera y hacia abajo sobre un repliegue labiomentoniano profundo. **B,** el perfil muestra dimensión vertical anterior corta y mandíbula cuadrada. **C,** maloclusión de clase II característica y sobremordida profunda. **D,** el cefalograma operatorio muestra la variante de retrognatia que se está exponiendo. **E,** la operación se diseñó como se ilustra en la figura 23-52 (osteotomía en Z con coronoidotomía). Una radiografía Panorex posoperatoria ilustra claramente la osteotomía. **F,** el tratamiento quirúrgico se hace sólo en cooperación con control ortodóntico y vigilancia. En un cefalograma posoperatorio inicial, la mordida abierta posterior es evidente. **G,** en un cefalograma posoperatorio subsecuente la oclusión se ha cerrado en el área posterior gracias a tratamiento ortodóntico. **H,** la mejoría posoperatoria más clara es el aumento de la longitud en el tercio inferior de la cara y repliegue labiomentoniano normal. **I,** perfil posoperatorio mejorado.

6. Se libera al segmento de todas sus inserciones.

7. Se coloca entonces el segmento en la posición planeada anteriormente y se fija con tres alambres transóseos, cada uno de los cuales toma contacto con la corteza interna del segmento y la corteza anterior del maxilar inferior.

8. Se cierra la incisión, usando material de sutura poliglicólico núm. 3-0 (Dexon) en sutura de colchonero horizontal y continua.

9. Se coloca un vendaje compresivo colocando una compresa de gasa doblada de 10 × 10 cm sobre el labio inferior, y ésta se asegura con esparadrapo de 2.5 cm, alrededor de mentón y cuello.

Este procedimiento versátil puede modificarse para corregir muchas deformaciones de la prominencia mentoniana (fig. 23-57). Los mentones anormalmente prominentes pueden redu-

cirse en tamaño y perfil deslizando hacia atrás el segmento. Puede crearse un mentón más estrecho y finamente contorneado seccionando el segmento en la línea media y eliminando una pieza en forma de cuña. La longitud del tercio inferior de la cara puede reducirse eliminando una sección en forma de oblea suprayacente a la osteotomía original, descartándola y volviendo a colocar el segmento en posición más superior. La retrusión extremada del mentón puede corregirse usando la sección en forma de oblea ya mencionada como punto intermedio entre segmento y maxilar inferior. De esta manera, la oblea se une con alambres en posición más delantera, y el segmento se fija a ella con alambres. Con esta técnica pueden lograrse correcciones entre 15 y 20 mm.

Si se necesitan grandes sobreincrustaciones de hueso, probablemente sea más seguro realizar intervención extrabucal. Por ejemplo, el caso ilustrado en la figura 23-58, requirió colocación de hueso sobre una gran porción de la superficie externa derecha del maxilar inferior, bastante detrás del agujero mentoniano, así como sobre la sínfisis. La incisión aquí fue larga y localizada bajo la sombra del maxilar inferior por dos razones: 1) que la cicatriz no fuera muy visible y 2) que la línea de incisión estuviera alejada del injerto óseo, de manera que el injerto estuviera bien sostenido. En este caso deberá observarse que el lado deformado y acortado era el *izquierdo*, pero se añadió hueso al *derecho* y a la sínfisis para desarrollar una cara simétrica. Las deformidades de este tipo se corrigen idealmente de esta manera.

Los injertos de sobreincrustación presentan otros problemas. De seleccionarse material autólogo, se requerirá un segundo sitio quirúrgico desde donde tomar el material. El hueso o cartílago de banco no proporciona buena oportunidad para un buen injerto viable. Además, la colocación de injertos de hueso o cartílago homólogo o autólogo requieren usar vía extrabucal para la aplicación por la dificultad de cerrar intrabucalmente sobre el material de injerto. Se

produce una cicatriz, pero al colocar la incisión bajo la sínfisis, ésta se oculta suficientemente. Una clara ventaja de la intervención extrabucal, especialmente cuando se usan injertos óseos para aumentar, es la eliminación de contaminantes bucales y, consecuentemente, de la posibilidad de infección.

CRECIMIENTO CONDILAR DETENIDO

Es raro encontrar un grave caso de crecimiento condilar detenido que cause agenesia maxilar (desarrollo imperfecto e incompleto) hasta un grado notable más grave que el observado en las afecciones retrognatas y micrognatas ordinarias. Debido a esta rareza, nunca ha existido oportunidad de estudiar el problema estadísticamente o de manera controlada. Existen variaciones en la definición de diversas entidades, y la etiología no es totalmente clara en todas las afecciones. De manera similar, no existe mucha experiencia en tratar algunas de estas afecciones, especialmente las que se producen en el síndrome de primer arco. Para lograr planeación de tratamiento, Hovell (38) divide la agenesia

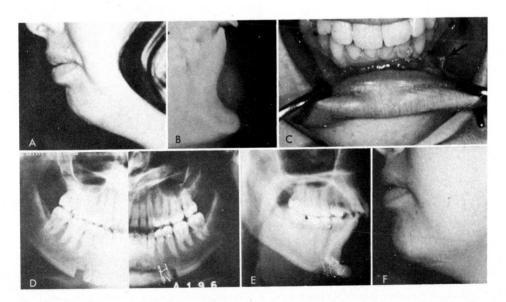

Fig. 23-55. A, mujer de 24 años en quien se había colocado implante de silástico por medio de operación intrabucal un año antes para aumentar la deficiencia del mentón. B, se realizó una radiografía lateral cuando se la admitió por primera vez, que mostraba el implante de caucho de silicona preformado (silástico) sobre el receso supramentoniano (obsérvese la resorción ósea producida en el lapso de un año). C, cuando la paciente fue observada por primera vez, el implante estaba desalojándose (flecha). El cirujano que lo había colocado trató sin éxito de recortar el silástico protruyente y cerrarlo quirúrgicamente, usando antibióticos como complemento. Se extrajo dando por resultado el aspecto mostrado en A. D, después de un periodo de aproximadamente seis meses, se realizó genioplastia deslizante horizontal a través de una intervención extrabucal submentoniana (Panorex). E, el cefalograma muestra buena protuberancia y curación. F, el perfil facial ha mejorado.

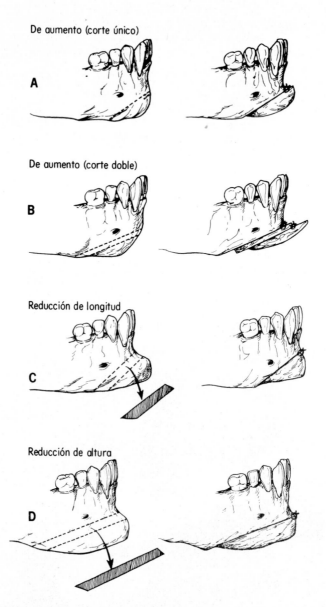

De aumento (corte único)

A

De aumento (corte doble)

B

Reducción de longitud

C

Reducción de altura

D

Fig. 23-56. Genioplastias de reducción y de aumento. Todos estos procedimientos se llevan a cabo por intervención intrabucal. **A,** genioplastia deslizante horizontal de un solo corte. Se colocan alambres transóseos para reducir la posibilidad de recaída. Se emplea ligero exceso de corretción. Las porciones externas del segmento de osteotomía no se contornean en el momento de la operación porque la resorción futura causaría entonces la formación de prominencia mentoniana redondeada y no gracilmente contorneada. **B,** genioplastia deslizante horizontal de corte doble. El corte adicional da margen para mayor aumento de la prominencia mentoniana. **C,** genioplastia para reducción de longitud de prominencia mentoniana. Las incisiones óseas de osteotomía se hacen en un plano más vertical. Se elimina una sección igual a la reducción deseada. **D,** genioplastia para reducción de altura de la porción anterior del maxilar inferior.

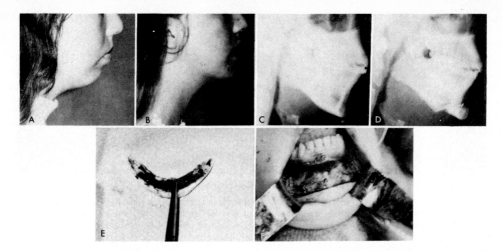

Fig. 23-57. Paciente con oclusión de clase I (Angle) en quien se trató la protuberancia mentoniana retruida con genioplastia deslizante horizontal (Obwegeser). **A,** perfil preoperatorio. **B,** perfil posoperatorio. **C,** radiografía cefalométrica preoperatoria. **D,** radiografía cefalométrica posoperatoria. **E,** borde inferior del maxilar inferior retirado antes de ser vuelto a colocar como injerto libre. **F,** borde inferior avanzado y fijado con alambres transóseos.

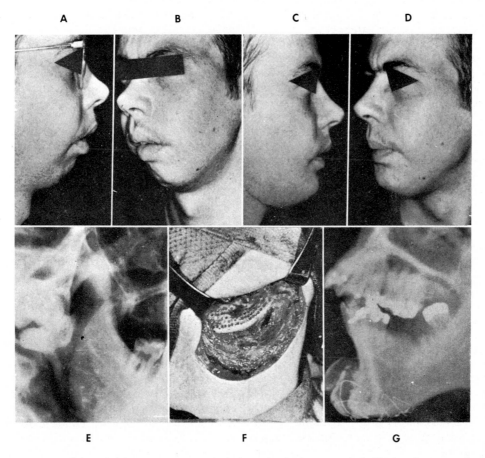

Fig. 23-58. A y B, deformidad facial unilateral, resultado de una lesión al nacer en el cóndilo derecho con maxilar inferior *izquierdo* subdesarrollado. La maloclusión de clase II no pudo mejorarse con medios quirúrgicos. **C y D** resultado estético final. **E,** cóndilo *izquierdo* deformado. **F,** lecho preparado para corregir la deficiencia, que se corregirá añadiendo un injerto óseo completo del ilion al lado *derecho* de maxilar inferior y sínfisis. **G,** injerto óseo de sobreincrustación. (U. S. Army Photographs; Letterman Army Hospital.)

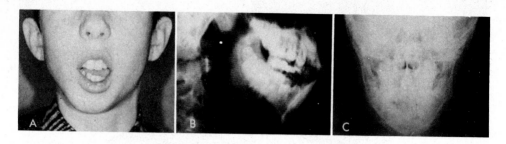

Fig. 23-59. Este muchacho de 11 años siempre había tenido la cara asimétrica, indudablemente debido a trastorno localizado del crecimiento condilar, probablemente por lesión al nacer. A, maxilar inferior desviado con proclinación de dientes y estructuras dentoalveolares anteroinferiores, ángulo gonial prominente, escotadura antigonial pronunciada y rama ascendente y cuerpo del maxilar inferior acortados. B, estas anomalías también se observan en la película Panorex y radiografía lateral de cráneo (C).

maxilar inferior en dos principales grupos etiológicos: 1) afecciones debidas a trastornos de crecimiento localizados en el centro de crecimiento condilar y 2) afecciones determinadas prenatalmente y que son parte del síndrome del primer arco.

La agenesia maxilar inferior del primer grupo puede tener su inicio antes o después del nacimiento, y puede deberse a diversas causas, como compresión intrauterina, lesión al nacimiento (fig. 23-59) y traumatismo subsecuente (figura 23-60), o infección (fig. 23-42, C). En estos casos la deformidad se localiza esencialmente en el maxilar inferior mismo, y por esta razón el lado o lados afectados tienen una forma característica que según Hovell (38) "es diagnóstico absoluto de trastorno localizado de crecimiento condilar". Atribuye el desarrollo de esta forma característica a los tejidos adyacentes normales de revestimiento que en un proceso de crecimiento y moldeado normal, ejercen tensiones normales, pero que al maxilar inferior con detención del crecimiento, le causan displasia del crecimiento. Este aspecto característico incluye: 1) inclinación hacia adelante de dientes y estructuras dentoalveolares anteroinferiores, 2) ángulo gonial prominente, 3) escotadura antigonial pronunciada, 4) dimensión anteroposterior acortada del cuerpo del maxilar inferior y 5) rama vertical acortada y patrones de crecimiento anormales variables en apófisis coronoides, escotadura sigmoidea, y cóndilo (fig. 23-59). Hemos observado este mismo aspecto característico en nuestros casos (figs. 23-59 y 23-60) y observamos una clara diferencia entre estos casos y los de agenesia debida a otras causas.

Excepto en casos de anquilosis, la atención quirúrgica de los problemas de desarrollo debidos a trastornos localizados en el centro de crecimiento condilar sigue los métodos que describimos más adelante.

La *anquilosis* de la articulación temporomaxilar será expuesta ahora ya que el principal factor etiológico es cierta interferencia con el centro de crecimiento condilar. La anquilosis no tratada durante los años de formación, inevitablemente dará por resultado un caso de agenesia. La anquilosis puede ser parcial (fibrosa) o completa, con fusión ósea de la cabeza del cóndilo al área de la fosa glenoidea del hueso temporal. Afortunadamente, la mayoría de los pacientes con anquilosis buscan ayuda médica antes de producirse anquilosis ósea completa. Experimentan grado mínimo de abertura, generalmente entre los 5 y 10 mm, y el examen radiográfico mostrará un vestigio irregular, plano y ancho de una cabeza condilar. También se puede observar una línea transparente irregular, que representa la línea de segmentación fibrosa, la cual permite el grado de abertura que pueda existir. Sobre esta línea de segmentación transparente e irregular, e inmediatamente bajo ella en la superficie articular de la cabeza condilar distorsionada, pueden observarse en diversos grados áreas radiopacas irregulares.

Históricamente, el tratamiento de la anquilosis ha variado desde la condilectomía a diversos procedimientos artroplásticos, incluyendo colocación de cartílago, injertos dérmicos, aponeurosis substancias aloplásticas, casquetes metálicos y combinaciones de substancias extrañas. En pacientes afectados por anquilosis ósea completa, no existe otra elección que establecer una unión quirúrgica inmediatamente bajo la masa de hueso denso en la antigua área articular, e instalar una substancia extraña como un bloque

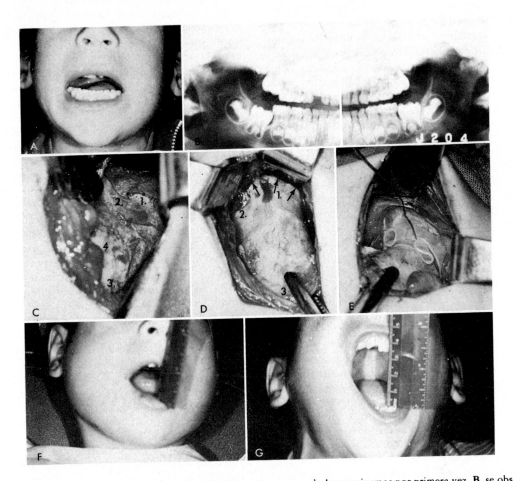

Fig. 23-60. A, este niño de siete años podía abrir la boca 7 mm cuando lo examinamos por primera vez. **B,** se observa claramente *anquilosis* bilateral en ambas áreas de la articulación sobre esta radiografía Panorex. La densidad irregular y ancha en los cóndilos es un hallazgo radiográfico típico. **C,** cuando el paciente fue operado, el objetivo era liberar la mandíbula *sin* realizar condilectomía, ostectomía, ni otro tipo de artroplastia convencional. El procedimiento se realizó con intervención de Risdon, que permitió buena exposición del área de la articulación y del cóndilo: 1) cóndilo; 2) escotadura sigmoidea y apófisis coronoides visible en posición exactamente anterior; 3) ángulo gonial; 4) escotadura antigonial. **D,** suele haber una línea de segmentación fibrosa en todos los casos de anquilosis en niños. A través de esta área se produce el movimiento que permite la ligera abertura observada generalmente. Es identificable quirúrgicamente. Cuando este es el caso en un niño o adulto, el área de segmentación fibrosa puede ser cortada con instrumentos de mano afilados, y otros instrumentos de palanca. Cuando esto es posible, podrá conservarse el centro de crecimiento condilar. En este caso la línea de segmentación está señalada con flechas. Se ha disecado y liberado a ambos lados, y se ha establecido abertura manual a casi 40 mm. **E,** se ha ajustado un casquete de hoja de silástico sobre la cabeza del cóndilo a la superficie interna y se ha recogido alrededor del cuello condilar con un alambre de acero de pequeño calibre. **F,** a este tipo de cirugía le sigue mucho edema e incapacidad, y el aspecto principal es lograr *función temprana* a pesar del dolor y la rebelión del paciente. **G,** a las seis semanas este paciente podía abrir hasta 35 mm sin dolor. Ha mantenido esta función durante tres años. Se han hecho registros anualmente y se observa crecimiento *normal* en el cefalograma. Además, parece existir un alargamiento del cuello condilar comparado con las películas radiográficas Panorex anteriores.

silástico para evitar la reunión. Cualquier técnica que asegure movilización y vuelta de la función se considera satisfactoria.

El tratamiento de anquilosis parcial (fibrosa) especialmente en niños, es totalmente diferente. Durante años hemos intentado tratar este problema disecando a través de la línea de segmentación fibrosa hasta establecer movilidad completa del área, y prosiguiendo después con la condilectomía. Esto también había sido posible en cierto número de casos de anquilosis en pacientes adultos. Recientemente informamos de un caso de anquilosis bilateral en un niño de siete años tratado de esta manera, pero no se incluyó la condilectomía; en vez de ello, se pasó en forma de casquete, una hoja de silástico sobre la cabeza condilar deformada y en la línea de segmentación. Tres años después de la cirugía la boca del paciente se abre a 35 mm, y su maxilar inferior parece estar creciendo normalmente (fig. 23-60). El procedimiento operatorio se llevó a cabo bilateralmente en el mismo momento, lo que es esencial para lograr tratamiento exitoso al estar involucrados ambos lados. Esto se realizó por intervenciones sistemáticas de Risdon. La intervención preauricular no es aconsejable para esos procedimientos, por diversas razones. Se logró exposición de todo el lado externo de la rama (fig. 23-60, D) incluyendo apófisis coronoides, escotadura sigmoidea, cóndilo deformado, escotadura antigonial acentuada y ángulo gonial prominente. Se localizó la línea de segmentación fibrosa y se realizó disección a través de ella usando curetas Molt núm. 4 afiladas, y fuerte presión manual, seguida por la elevación con un periosteótomo Lane, separación en el ángulo del maxilar inferior (buena razón para usar intervención de Risdon) y palanca realizada por un ayudante en la localización de la sínfisis. Ambos lados se abren a manera de establecer simultáneamente acceso a las dos áreas de la articulación. Es esencial lograr inmovilización total, cercenando todo vestigio de tejido fibroso que interfiera para poder crear suficiente espacio totalmente libre en el área de segmentación como para poder deslizar una hoja de silástico sobre ella, hacia la superficie interna y asegurarla en forma de casquete sobre todo el cóndilo (figura 23-60, F). Esto representa una empresa difícil, pero merece el esfuerzo en niños, si con este procedimiento puede conservarse el centro de crecimiento, y permitirse un desarrollo normal.

Además del procedimiento operatorio en sí, deben tomarse en consideración los siguientes factores:

1. La anestesia deberá incluir planes para intubación nasotraqueal ciega, lo que requiere de un anestesiólogo hábil, o traqueostomía prequirúrgica como alternativa a la anestesia.

2. En el momento de la cirugía, especialmente en niños, la pérdida de sangre puede ser importante, por lo que deberá haberse planeado reemplazarla en caso necesario.

3. La reacción tisular posoperatoria inmediata deberá ser mínima, y puede lograrse usando esteroides como dexametasona (Decadron), protección antibiótica, y apósitos de hielo. Deberán recetarse según se ha indicado antieméticos y analgésicos según sean requeridos, y buena asistencia de sostén.

4. Para protegerse contra recurrencia de la anquilosis, es esencial lograr función posoperatoria inmediata. Esto se logra haciendo ejercicio forzado, o ejercicio mientras el paciente está bajo analgésicos. En el curso de un programa regular a largo plazo, se receta mascar goma, usar pincillas de resorte para ropa, etcétera.

Como se observaba anteriormente, el segundo de los principales grupos etiológicos de Hovell (38) es la agenesia maxilar inferior determinada prenatalmente, y en forma única parte de un síndrome más amplio: *el síndrome del primer arco* (síndrome auricular bucomaxilar). Debido a manifestaciones clínicas, anatomía y embriología, McKenzie (59) considera que se producen las siguientes anomalías de cabeza y cuello como resultado de desarrollo anormal del primer arco branquial, y deberán incluirse en este este síndrome del primer arco: 1) síndrome de Treacher-Collins (disostosis facial maxilar inferior), 2) síndrome de Pierre-Robin (hipoplasia del maxilar inferior con glosoptosis), 3) disostosis maxilar inferior, 4) labio leporino y paladar hendido y 5) hipertelorismo, y otros. Obviamente, se incluyen gran número de deficiencias esqueléticas de desarrollo, como agenesia del cóndilo del maxilar inferior e hipoplasia de otros huesos faciales, especialmente el malar, así como numerosas malformaciones del tejido blando suprayacente, como macrostomía, deformidades auriculares (microtia), oblicuidad antimongoloide de las aberturas palpebrales y menores dimensiones bucotraguiana y cantotraguiana. Algunas de estas deformidades surgen por desarrollo anormal del segundo arco branquial, así como del primero.

Estos son problemas muy difíciles para cualquier cirujano interesado en cirugía reconstructiva; sin embargo, el interés del cirujano bucal se dirige principalmente a las mandíbulas y al aparato dental. Si una deformidad en el maxilar inferior afecta el crecimiento del maxilar superior, el interés del cirujano bucal deberá extenderse a esa área, y así sucesivamente. La mayoría de las autoridades en el tema (38, 57, 59, 106) concuerda en que deberá iniciarse la intervención quirúrgica cuanto antes sea posible; por pensarse que, de no producirse el crecimiento esquelético de manera normal, los tejidos blandos tampoco crecerán normalmente; sin embargo, si se logra quirúrgicamente el agrandamiento esquelético, entonces el tejido blando de revestimiento crecerá para acomodarse a él, y podrá lograrse así desarrollo normal del lado afectado.

Los cirujanos partidarios de esta intervención (57, 106) realizan injertos óseos en serie, con injertos de fragmentos de costilla, "por superpo-

sición" ya que la caja torácica es un banco de hueso autógeno que se volverá a llenar de manera natural. *La cresta iliaca, con su centro de crecimiento, no deberá usarse como fuente ósea en pacientes niños.* Cartílago, hueso de banco, e injertos dérmicos, también se han usado para llenar defectos. Stark y Saunders (106) han usado homoinjertos óseos en pacientes incluso de 18 meses. Longacre y colaboradores (57) prefieren iniciar la reconstrucción antes de que el niño tenga cuatro años, para evitar problemas de personalidad y comportamiento. En estos problemas la experiencia y entusiasmo por los homoinjertos tempranos en serie varían. Hovell (38) afirma: "los injertos insertados en casos de displasia del primer arco, se han resorbido totalmente, con recaída total en el patrón esquelético preoperatorio". No existen historias clínicas bien docu-

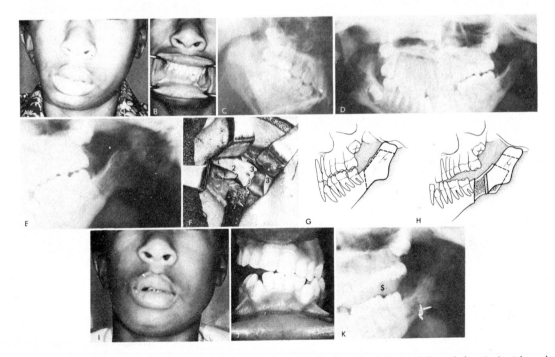

Fig. 23-61. **A,** muchacho de 12 años con subdesarrollo facial notable del lado derecho, deformidad auricular (aletas de orejas) y dimensión cantotragal y ostragal disminuida. **B,** tiene plano oclusal inclinado. **C,** el cefalograma lateral muestra grave disparidad en los bordes posterior e inferior del maxilar inferior, así como pogonión muy retruido. **D,** la película Panorex muestra la diminuta dimensión de la rama derecha típicamente sin cóndilo, escotadura sigmoidea ni apófisis coronoides. **E,** un aspecto más de cerca de la rama corta (un lado del Panorex). **F,** la operación se realizó en dos etapas, la primera intrabucalmente, para iniciar un corte sagital, seguida a las dos semanas por la terminación extrabucal de la operación, esencialmente igual a la de Dal Pont. Podemos observar a continuación: 1) área del ángulo gonial; 2) área de la escotadura antigonial; 3) área en distal al segundo molar. **G,** el trazo hecho a partir de película Panorex preoperatoria ilustra el diseño de corte sagital (delineado). **H,** corte con alargamiento y oclusión abierta resultante en la sección posterior. **I,** simetría mejorada posoperatoriamente. **J,** la oclusión es abierta en el lado operado. Esto se mantuvo a través del curso posoperatorio con una férula interoclusal, substituida más tarde por un retenedor removible, al que siguió un plano de mordida y ninguna prótesis interoclusal para permitir así crecimiento del maxilar superior. **K,** película Panorex a las tres semanas posoperatorias con férula interoclusal en su lugar (s).

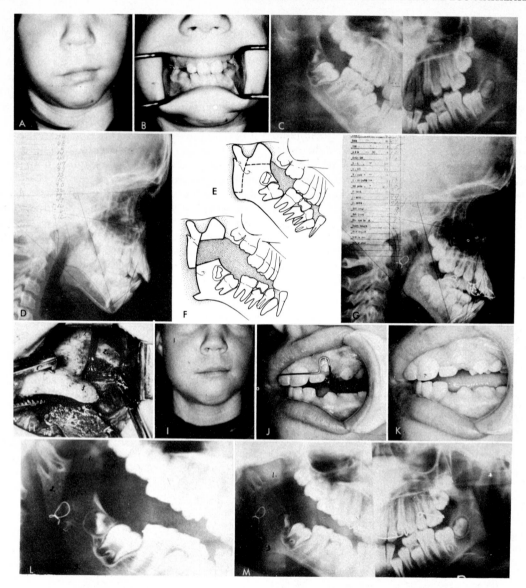

Fig. 23-62. A, niña de 10 años de edad con subdesarrollo facial en el lado izquierdo. **B,** su oclusión se inclinaba hacia arriba en el lado afectado, y sufría microtia con conducto auditivo obliterada y sin audición en ese lado. **C,** la película Panorex preoperatoria mostró una rama atípica en el lado izquierdo con cóndilo pequeño, escotadura sigmoidea estrecha, apófisis coronoides ancha y amuñonada y rama acortada con sugerencia de escotadura antigonial. De no haber sido por otros hallazgos de síndrome de primer arco, podría haberse pensado que la causa radicaba únicamente en el centro de crecimiento condilar. **D,** cefalograma preoperatorio con superposición claramente trazada que muestra la disparidad en delineados maxilares y retrusión. **E,** se diseña el plan operatorio, incluyendo éste una **L** invertida desde la escotadura sigmoidea hasta un punto localizado aproximadamente a 1 cm sobre el ángulo, y después en ángulo recto en relación con el borde posterior. El objetivo era conservar tanta masa como fuera posible para el ángulo gonial. **F,** se planeó realizar coronoidotomía, pero esto no resultó necesario; las inserciones musculares temporales son tan escasas que pueden todas desprenderse de manera que la apófisis coronoides misma pueda distraerse hacia abajo junto con el equilibrio del fragmento distal (cuerpo) del maxilar inferior. **G,** el cefalograma posoperatorio muestra trazo de alineamiento casi perfecto de ambos lados del maxilar inferior, pero con cierta retrusión. **H,** se llevó a cabo la operación de la manera diseñada, el fragmento (cuerpo) distal (1 y 3) se desvía con pinzas de Koch (el ángulo gonial lo denominamos 3) y se observa claramente una brecha de tamaño considerable entre él y el muñón del fragmento proximal (en 2). **I,** aspecto posoperatorio de la paciente con simetría mejorada. **J,** oclusión abierta en el lado operado y mantenida al principio con un retenedor. **K,** más adelante, a la paciente se le ajustó una guía de mordida, pero no se le ajustó prótesis alguna que interfiriera en el crecimiento del maxilar superior. **L,** radiografía Panorex de acercamiento del sitio operatorio cinco días después de haber operado. Observe que la apófisis coronoides (1) podría haberse denudado de fibras temporales y movido hacia abajo con el cuerpo del maxilar inferior, 3. **M,** la curación fue completa y se había producido remodelado en la última película Panorex, cuatro meses después de la operación.

mentadas con vigilancia hasta la madurez, excepto en casos de Hovell, aunque se observaron pacientes de Longacre durante un periodo de seis años, y éstos estaban claramente complacidos con los resultados logrados.

Basándonos en lo que acabamos de mencionar son obvias las razones por las que Hovell considera importante la etiología en agenesia maxilar inferior al planear el tratamiento. Los pacientes con una deformidad (agenesia) principalmente en el maxilar inferior causada por trastornos del crecimiento localizados en el centro de crecimiento condilar, pueden tratarse en cualquier momento y con cualquier técnica apropiada usada en afecciones micrognatas, y también pueden planearse operaciones en serie incluyendo injertos autógenos (excluyendo el ilion como lugar donador). Cuanto antes se formule el diagnóstico y se emprenda el tratamiento, mejores resultados se obtendrán.

Sin embargo, la agenesia maxilar inferior producida como resultado de síndrome del primer arco, no tiene pronóstico favorable después de cualquiera de los procedimientos informados hasta la fecha en que se haya documentado la vigilancia adecuada. Sin embargo, es apropiado emprender cualquier medida que ofrezca mejora o un grado razonable de éxito a temprana edad del paciente.

En concordancia, Rowe (90) nos urgió para que aplicáramos los principios establecidos en su nuevo concepto que no comprende alargamiento o aumento inicial con injerto sino que aprovecha el hueso ya presente (20). Se espera que alargar la rama afectada, estabilizada por férula interoclusal y controlar ortodónticamente el curso posoperatorio, estimulará el crecimiento maxilar superior normal en el lado afectado. Si esto falla se anticipa que puede hacerse osteotomía maxilar superior con injerto óseo para que el maxilar superior caiga en relación adecuada con el inferior.

En las figuras 23-61 a 23-63 ilustramos este concepto de tratamiento quirúrgico de la agenesia cuando ésta es parte del síndrome del primer arco. Se revisan e ilustran brevemente tres casos. En dos de estos casos no parece existir apófisis coronoides ni cóndilo, ni tampoco escotadura sigmoidea, únicamente un botón redondeado de hueso en el lugar de dichas apófisis. Como observa Hovell, ha existido tendencia hacia regresión (contracción) en el maxilar inferior, y no se ha producido crecimiento apreciable en el maxilar superior como se había esperado.

APERTOGNATIA (DEFORMIDAD DE MORDIDA ABIERTA) Y OTRAS ANOMALIAS DE OCLUSION Y MANDIBULARES

Apertognatia, protrusión y retrusión de maxilares superiores, y otras asimetrías e irregularidades mandibulares y de oclusión son corregibles quirúrgicamente, o pueden mejorarse lo suficiente como para facilitar enormemente la asistencia posterior, ortodóntica o dental restaurativa. La selección de una operación apropiada para corregir un problema determinado debe basarse en examen crítico del aspecto del paciente, estudio de modelos, y análisis cefalométricos. La relación del labio superior con los dientes incisivos superiores en posiciones de descanso, lenguaje y sonrisa, correlacionados con la relación de los segmentos seccionados de modelos de estudio, proporcionan la mayor parte de la información preoperatoria. Murphey y Walker (67) recalcan los beneficios de un estudio quirúrgico combinado bucal y ortodóntico, usando fotografías, moldes de estudio y radiografías cefalométricas. Según los resultados de estos estudios, podrá operarse en porción anterior o posterior de maxilar superior, porción anterior de maxilar inferior, ramas del maxilar inferior o en una combinación de más de un sitio.

En esta categoría de deformidades e irregularidades de oclusión, existen gran cantidad de factores etiológicos. Las principales de estas causas son las interferencias en el centro de crecimiento condilar y los hábitos linguales anormales y de chupar dedos y labios. *Cuando la deformidad es causada por un hábito, no deberá emprenderse la cirugía correctora hasta haber vencido este hábito. Esto es particularmente el caso en afecciones apertognatas causadas por hábitos de empuje lingual y deglución invertida.*

Existe cierto número de operaciones *básicas* usadas para corregir estas deformidades y asimetrías oclusales, y describiremos más adelante las técnicas quirúrgicas en esta sección. Estas operaciones básicas, que ahora se aceptan y utilizan generalmente, han evolucionado al paso de los años desde la primera e histórica operación de Hullihen (39) en 1849 (fig. 23-64, *A*). Blair (9) y muchos otros (80, 109, 111), han desde entonces recomendado el procedimiento de modificaciones de ostectomía en forma de V para corregir mordida abierta (fig. 23-64, *B* a *D*). Babcock (4), Limberg (55) y Pichler y Trauner (79) sugirieron operaciones en las ramas ascendentes del

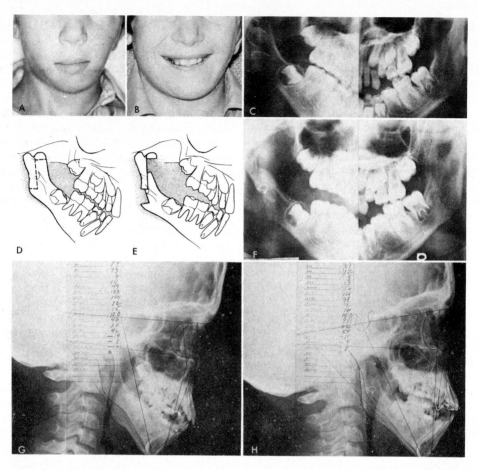

Fig. 23-63. A, niño de 10 años con asimetría facial. Obsérvense la microtia y el aspecto micrognato. B, aspecto posoperatorio. C, la película Panorex preoperatoria muestra agenesia típica como se observa en el síndrome de primer arco, que era de hecho tan diminuta como para hacer dudar de que una osteotomía en L sin injerto óseo fuera una intervención apropiada. D y E, cuando se trazó, el diseño pareció ser factible; sin embargo aquí podría haberse dejado la punta restante de la apófisis coronoides, puesto que prácticamente no había fibras musculares temporales insertadas. F, la película Panorex posoperatoria a los dos meses y medio es importante, mostrando buena curación en el maxilar inferior alargado y la oclusión abierta deseada. G, el cefalograma preoperatorio trazado muestra considerable disparidad entre los bordes inferiores del maxilar inferior, así como retrusión notable. H, el cefalograma posoperatorio muestra ciertas mejoras de dimensión en el lado afectado en comparación con el lado normal.

maxilar inferior para dar margen a la recolocación del maxilar inferior hacia adelante, y cierre de la relación de mordida abierta (fig. 23-64, E a G). El principio de la osteotomía deslizante vertical para alargar la rama fue sugerida en la primera edición de este libro de texto (figs. 23-66 y 23-67).

Cuando la deformidad de mordida abierta es concomitante con prognatismo, se presenta un problema diferente. Thoma (111) sugirió una ostectomía trapezoidal en el cuerpo del maxilar inferior con la cantidad de escisión ósea determinada por la medida geométrica del grado de mordida abierta (fig. 23-65, B a D). Shira (99) aplicó los principios de osteotomía de la rama ascendente en ocho casos de mordida abierta, e informó de "resultados satisfactorios con poca tendencia a recaída" (fig. 23-64, H). También hemos logrado buen éxito con la corrección de mordida abierta por osteotomía deslizante vertical (no oblicua) en las ramas pero hemos observado una tendencia mucho mayor hacia recaída que en casos ordinarios de prognatismo. Como la longitud vertical total de la rama claramente se alarga o extiende (por deslizamiento vertical) nosotros estamos convencidos de que *son esencia-*

les decorticación, alambrado transóseo directo (sobre-corregido) y coronoidotomía. En el momento de operar si la mordida abierta no puede reducirse libremente y sin intervenir en el sitio operatorio, *puede ser necesario desprender el ligamento esfenoma-xilar de la espina de Spix, por debajo del agujero superior del conducto dentario.* Esto también puede realizarse si la operación se está llevando a cabo por división sagital intrabucal. *Es virtualmente imposible lograr alambrado transóseo directo si se usa osteotomía subcondilar (oblicua) para tratar de alar-gar la rama.* Además *nunca se aconseja osteotomía subcondilar (oblicua)* para corregir una mordida abierta anterior. Mohnac (62) sugiere "recolocar la musculatura en un punto más elevado" al ce-rrar el tejido blando en estos casos. *También,*

deberán planearse de seis a ocho semanas de inmovili-zación. Y lo más importante de todo, es corregir preoperatoriamente los hábitos linguales anormales, y el paciente deberá continuar bajo tratamiento con un terapeuta del lenguaje durante varios meses después de la operación. Muchos consi-deran que la lengua se ajustará aún más durante el periodo de inmovilización después de la ciru-gía; sin embargo, de presentarse cualquier tendencia a recaída, no deberá dudarse en realizar glosectomía parcial en cualquier momento.* El desprendimiento quirúrgico del vientre anterior del músculo di-gástrico en su origen, en la superficie interna del borde inferior del maxilar inferior, cerca de la línea media, también puede ayudar a superar la tendencia a recaída. Limberg (55) corta la rama

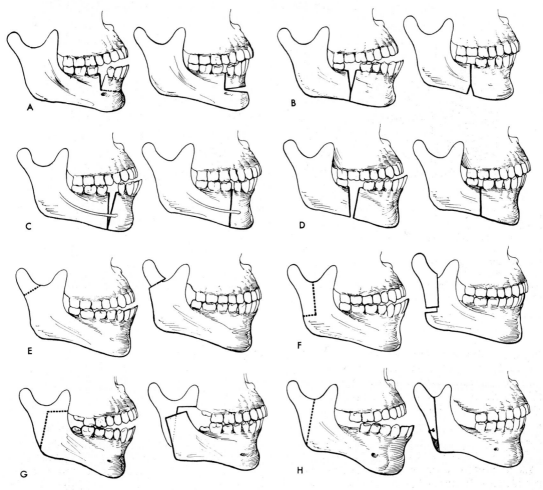

Fig. 23-64. Localizaciones de osteotomía y ostectomía de maxilar inferior usadas para corregir deformidades de mordida abierta. **A,** ostectomía en V de Hullihen. **B,** ostectomía en Y de Thoma. **C,** ostectomía en V de Lane y Pickerill. **D,** ostectomía trapezoidal de Thoma. **E,** osteotomía de Babcock. **F,** osteotomía de Limberg. **G,** osteotomía de Pichler y Trauner. **H,** osteotomía deslizante oblicua de Shira.

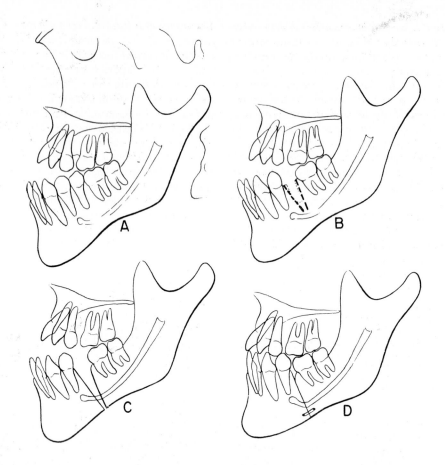

Fig. 23-65. Trazos de cefalogramas de un paciente con mordida abierta, o apertognatia. **A**, relación preoperatoria. **B**, incisiones intrabucales en forma de V extendidas hasta un nivel inmediatamente superior al conducto dentario. **C**, ostectomía en forma de V realizada por medio de una intervención extrabucal submandibular. **D**, alambrado transóseo en el borde inferior de la mandíbula, como complemento a la colocación de férulas y a la fijación intermaxilar.

desde la escotadura sigmoidea oblicuamente hacia abajo, hasta un punto cercano a la porción inferior del borde posterior de la rama, sobre el ángulo, en donde una corta extensión horizontal llevaba la incisión al borde posterior. No mencionó ningún efecto restrictivo que pudiera tener la inserción del músculo temporal, pero encontró necesario desprender el ligamento estilomaxilar para permitir movimiento hacia abajo del cuerpo del maxilar inferior. Según Pichler y Trauner (79), estas dificultades se superaron alternando la incisión ósea. Al seccionar la rama desde su borde anterior sobre el agujero (por debajo de la apófisis coronoides) horizontalmente hacia atrás y después verticalmente hacia abajo, ni el músculo temporal ni el ligamento estilomaxilar impiden movimiento de la parte seccionada. Su incisión ósea vertical era poste-

rior al agujero, evitando así cualquier lesión al nervio.

Ostectomía en forma de V en el cuerpo de la mandíbula

Técnica. El principio y la técnica de la ostectomía en forma de V son en esencia los descritos para la ostectomía en el cuerpo de la mandíbula para corrección del prognatismo. A menos que se encuentren espacios edéntulos en sitios apropiados, debe extraerse a cada lado un diente (generalmente un bicúspide). Debe disponerse de dos juegos de instrumentos, uno para el trabajo intrabucal y otro para el extrabucal. La operación se realiza en un solo tiempo, efectuándose primero la intrabucal.

1. El paciente se prepara y se colocan los campos de la manera habitual con campos en forma de cortina para separar la operación intrabucal de la extrabucal.

2. Se desprenden amplios colgajos mucoperiósticos tanto bucal como lingualmente, teniendo cuidado de proteger el nervio mentoniano.

3. Se utiliza una fresa de tallo largo núm. 703 de carburo para todas las incisiones óseas de esta operación.

4. La incisión posterior, vertical o transversal se hace en el hueso a través de la tabla externa e interna primero, a una profundidad que se estima llega exactamente encima del nervio.

5. La cantidad de hueso que se piensa quitar se mide con compás y se hace la incisión vertical anterior en el hueso, calculando la angulación necesaria para obtener la deseada V (figs. 23-65, B y C, y 23-67, B).

6. El hueso comprendido en las incisiones se extirpa con la gubia. Se hace un esfuerzo para descubrir e identificar el nervio dentario inferior y sus ramas mentoniana e incisiva. Aunque esta parte del procedimiento es muy laboriosa, vale la pena intentar la conservación de la continuidad de los nervios.

7. Ambos lados deben intervenirse antes de iniciar la etapa extrabucal de la operación.

8. Se vuelve a colocar en posición adecuada al paciente y el equipo quirúrgico se prepara para el procedimiento extrabucal.

9. La disección de los tejidos blandos no difiere prácticamente de la ya descrita, salvo que: 1) la rama mandibular del nervio facial está en esta zona en una posición más superior y generalmente no se le encuentra, 2) hay abundantes vasos en la parte profunda del músculo cutáneo del cuello, pero ninguno de ellos tiene el calibre de los vasos faciales y 3) el acceso al hueso es por lo tanto más fácil y se logra más rápidamente.

10. Tan pronto como se llega al periostio, se desprende ampliamente hasta alcanzar y visualizar los cortes de la operación intrabucal.

11. La escisión en forma de V se termina hasta el borde inferior con una fresa núm. 703. Una vez que la parte anterior de la mandíbula se moviliza, el segmento del hueso por debajo del agujero mentoniano puede liberarse y extirparse. El traumatismo ocasionado al nervio puede dar por resultado una anestesia temporal, pero incluso cuando se secciona el nervio suele regenerarse. Debe evitarse la manipulación excesiva de la porción anterior movilizada de la

mandíbula para prevenir el estiramiento o rotura del nervio (fig. 23-65, C).

12. Los extremos del hueso se sostienen firmemente con grandes pinzas de Kocher fijas al borde inferior, mientras el corte óseo se alisa para que ajuste bien, con un cincel plano, principalmente en el fragmento proximal o posterior. Un defecto de aproximación puede producirse en el borde inferior debido al deslizamiento hacia arriba y atrás del fragmento anterior (distal) (109).

13. Se vuelve a entrar en la boca y la oclusión se establece en la porción anterior. Se efectúa la fijación intermaxilar. Aunque no siempre es po-

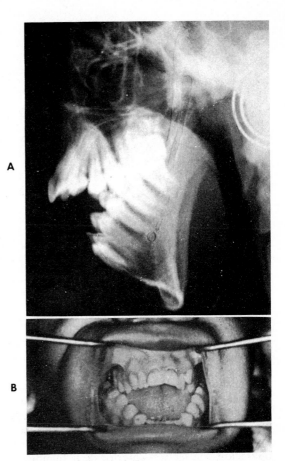

Fig. 23-66. A, cefalograma lateral de niña de 10 años con subdesarrollo grave del maxilar inferior y mordida abierta. Se observó a la paciente en consulta, pero en ese momento no se emprendió procedimiento alguno (1953) debido a su corta edad. Veinte años después sería tratarla quirúrgicamente por procedimientos en etapas como se ilustra en la figura 23-67. B, oclusión de la misma paciente. (U. S. Army Photographs; Letterman Army Hospital.)

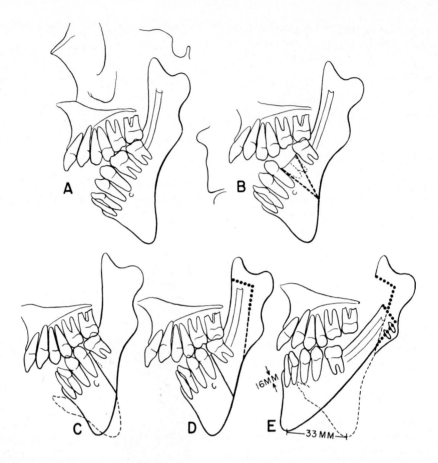

Fig. 23-67. A, trazo original del cefalograma de niña de 10 años mostrada en la figura 23-66. A la edad adecuada puede efectuarse una serie calculada de operaciones. **B** y **C,** la ostectomía en forma de *V* cerraría la relación incisal en unos 12 milímetros y movería el mentón anteriormente unos 10 milímetros. **D** y **E,** osteotomía en forma de *L* por deslizamiento de la rama ascendente (Pichler y Trauner), realizada después; cerrará la relación incisal unos 4 milímetros más y, por decorticación y superposición de los extremos del hueso, el mentón se extenderá anteriormente unos 23 milímetros adicionales, o sea, un total de aproximadamente 33 milímetros. De estar indicada la genioplastia de aumento, sería el procedimiento final.

sible, hemos logrado resultados satisfactorios con una férula lingual vaciada en los dientes inferiores. La férula se vacía de manera que se adapte al modelo de estudio que ha sido seccionado y vuelto a armar. La férula puede colocarse antes de la intervención y fijarse con alambres a los dientes situados posteriormente a la ostectomía. Cuando se ha llegado a esta etapa de la operación y la sección anterior de la mandíbula se lleva a su posición, sus dientes se alambran a la férula lingual, o puede usarse una férula labial metálica colocada con antelación (fig. 23-35, *B*). En todo caso debe haber una fijación firme del arco dentario entre los fragmentos anterior y posterior.

14. Los extremos del hueso se fijan uno al otro con alambre en la parte inferior y las heridas extrabucales se cierran por capas como se ha descrito antes (fig. 23-65, *D*).

15. Los apósitos y los cuidados posoperatorios son los habituales.

16. El tiempo de cicatrización depende de la exactitud de la aproximación del hueso y de la eficacia de la inmovilización.

Osteotomía deslizante para alargar las ramas (vertical o en L invertida)

La osteotomía puede diseñarse de diversas maneras, según sea el problema a tratar. Puede ser apropiada la osteotomía en forma de L invertida descrita por Pichler y Trauner (79), especialmente en ramas pequeñas, como las observadas en casos de agenesia (fig. 23-67, *B* y *E*) o puede elegirse la osteotomía vertical recta (y coronoidotomía) desde la escotadura sigmoidea. Sin embargo, cuando las ramas van a alargarse para corregir un problema ordinario de mordida abierta anterior, se aconseja la siguiente operación.

Técnica para osteotomía deslizante para alargar las ramas

1. La intervención para estas operaciones es totalmente extrabucal y es la misma que ya se ha descrito.

2. De seleccionarse osteotomía vertical recta o en L invertida por la pequeña dimensión de la rama, los cortes se graban sobre la superficie externa con una fresa de carburo núm. 702 y se terminan con una de menor calibre como la 701. Todo el corte en L o corte recto deberá realizarse con estas dos fresas pequeñas, por la delgadez del hueso.

3. De los estudios de modelos (recortes de cartón) se precisa antes el grado de alargamiento necesario en la rama para corregir la mordida abierta, y en caso de existir también prognatismo, el grado de empuje hacia atrás que pueda anticiparse.

4. Deberá planearse un corte vertical *largo* para asegurar suficiente longitud del fragmento proximal a un nivel relativamente bajo sobre la parte distal. Esta osteotomía vertical puede ser recta, curva o angular, y se inicia con una fresa de fisura de carburo núm. 703 cortando hacia la corteza externa desde la escotadura sigmoidea hasta el ángulo (fig. 23-68, *A*).

5. La coronoidotomía es esencial y se logra de manera sistemática con agujeros de trépano No 14 y fractura con cincel y martillo (fig. 23-68, *B*).

6. También es esencial realizar decorticación, puesto que el éxito de la operación depende en parte de la buena aproximación de los fragmentos y alambrado transóseo directo. La primera etapa en la decorticación se logra haciendo un segundo corte vertical en la corteza, básicamente paralelo y anterior al primer corte. Observe la línea anterior negra en la figura 23-68, *B,* que fue determinada por la relación establecida cuando se movió la parte distal (cuerpo) a relación de oclusión apropiada en la figura 23-68, *F*. Después de terminar ambos cortes verticales a través de la corteza externa, teniendo cuidado al ir sobre el trayecto aproximado del conducto dentario inferior, se cortan peldaños horizontales a intervalos de 6 a 8 mm con fresa de fisura de carburo núm. 703 mantenida en ángulo agudo en relación con la superficie ósea. De esta manera se colocan peldaños sin riesgo de penetrar a demasiada profundidad (fig. 23-68, *C*). Pueden hacerse peldaños horizontales tan cerca de la escotadura sigmoidea como sea necesario. Generalmente necesitan extenderse sólo hasta el nivel del agujero. Se cortan entonces los segmentos de placa cortical restantes entre los peldaños horizontales usando un cincel Stout núm. 3 afilado (fig. 23-68, *D*). La decorticación lograda de esta manera es exacta, rápida y tiene poco riesgo de provocar lesión al contenido del conducto dentario inferior.

7. Se completa la osteotomía vertical sólo después de haber llevado a cabo en ambos lados decorticación y coronoidotomía. El corte se termina a través de la corteza interna desde el agujero hasta el borde inferior primero, y después hacia la escotadura sigmoidea.

8. Después de haber completado la osteotomía vertical en ambos lados, se penetra en la cavidad para asegurarse de poder establecer libremente la oclusión en relación de incisivos sin restricción ni fuerza.

9. Si existe algún problema para obtener relación anterior no restringida, se vuelve a penetrar en los sitios operatorios para buscar el obstáculo. Puede ser necesario realizar uno de los siguientes procedimientos: *a)* pueden tener que liberarse inserciones del músculo temporal bajo el sitio de la coronoidotomía, *b)* puede ser necesario desprender el ligamento esfenomaxilar de la espina de Spix o *c)* puede existir interferencia ósea en el área subsigmoidea sobre el agujero superior del conducto dentario que va a cortarse.

10. Cuando se asegura relación oclusal no impedida en el área anterior, se inmoviliza el maxilar inferior en la relación predeterminada. Se prefieren férulas labiales coladas o aditamentos ortodónticos a las barras para arco, puesto que el periodo de inmovilización será largo (de seis a 10 semanas) y la mayor parte de las ligaduras intermaxilares se encontrarán en la parte anterior de los arcos, donde la extrusión de los dientes puede complicar el curso posoperatorio. Las férulas coladas sirven para proteger los dientes así como para proporcionar anclajes de fijación. Al usar férulas, deberá instruirse al paciente para que use un Water Pik, puesto que de no tener buena higiene el paciente, el esmalte podría volverse hipoplástico.

11. Cuando esté asegurada la oclusión, se vuelve a entrar en los sitios operatorios, y se

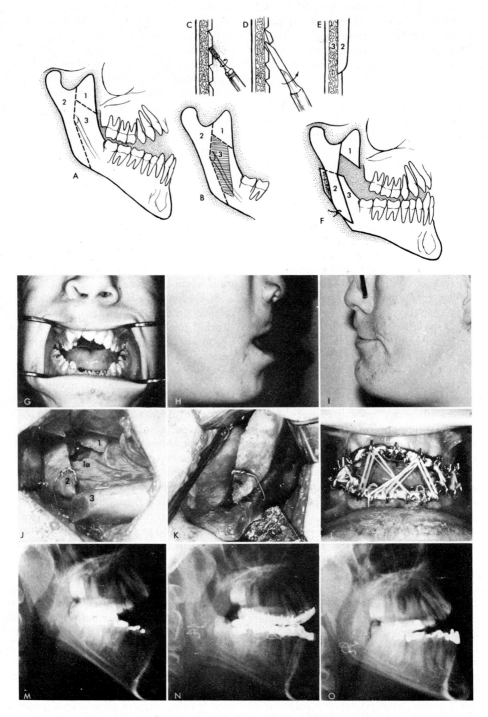

Fig. 23-68. Para el pie de figura, véase la página opuesta.

ajusta el fragmento proximal al área decorticada sobre la parte distal (ósea) (fig. 23-68, *E, área 2 en área 3*). Es aconsejable lograr un resultado de incrustación en muesca, con la punta del fragmento proximal bien ajustada en una muesca en la corteza (área 2). Siempre se requerirá algo de ajuste, y se logrará fácilmente usando en forma adecuada una fresa en los lugares altos, en la parte interna en el fragmento proximal y en la externa en la porción decorticada del fragmento distal (área 2).

12. Cuando finalmente se aproximan entre sí los fragmentos (es buena idea dar cierto margen para exceso de corrección), se mantienen las partes en la relación deseada, y se hace un pequeño agujero de trépano a través de ambos fragmentos. Manteniendo el hueso unido, se pasa a través de él un alambre de acero inoxidable de 0.06 mm. La extremidad doblada se recupera y corta. Entonces se anuda un alambre alrededor del borde posterior, y se lleva el otro a través de otro orificio en posición anterior al primero. De esta manera el fragmento proximal se fija con exactitud a ambos lados (figura 23-68, *J* y *K*).

Cuando las ramas se alargan, como es el caso aquí, se produce casi invariablemente parestesia del labio, por haberse extendido el nervio entre los agujeros ovales en la base del cráneo y el agujero superior del conducto dentario.

La técnica de osteotomía que acabamos de describir nunca deberá modificarse para colocar la línea de incisión a través del hueso en dirección oblicua desde la escotadura sigmoidea hasta el borde posterior de la rama sobre el ángulo, sino que la línea de incisión siempre deberá ir vertical o incluso anterior al ángulo. Se aconseja decorticación, especialmente si coexiste prognatismo con apertognatia. *Siempre se aconseja alambrado directo con exceso de corrección.* Cortar la apófisis coronoides (coronoidotomía) para eliminar la fuerza de tensión del músculo temporal ayuda a evitar recaída cuando se ha hecho un corte vertical recto desde la escotadura sigmoidea. Estas etapas adicionales deberán ser sistemáticas en procedimientos de corrección de apertognatia anterior con esta operación en la rama.

OSTEOTOMIAS SEGMENTARIAS INTRABUCALES

Osteotomía segmentaria anterior del maxilar inferior

El procedimiento de Hullihen (39) para corregir una deformidad de maxilar inferior, consecuencia de contracciones por cicatriz de quemadura, representa la primera osteotomía segmentaria de la porción anterior del maxilar inferior. Las ilustraciones de este procedimiento publicadas en *Dental Cosmos* en 1849 describen una operación en cierto modo parecida a las usadas actualmente para corregir protrusión de dientes inferiores debida a deformaciones dentales y no

---

Fig. 23-68. Ejemplo de mordida abierta. **A**, las líneas punteadas representan un diseño de osteotomía requerido cuando la rama va a alargarse para lograr cierre de mordida abierta anterior. El corte vertical puede ser angular, curvo, o recto, pero debe extenderse cuanto más abajo sea posible de manera que el fragmento proximal sea lo suficientemente largo para proporcionar amplia aproximación sobre el fragmento distal. **B**, el área sombreada denominada 3 es el área de la rama sobre la parte distal (cuerpo) que deberá decorticarse para acomodar el colgajo del fragmento proximal 2. **C**, el procedimiento para decorticación se muestra con fresa núm. 703 aplicada en ángulo agudo en relación con la corteza externa para evitar penetración excesiva y posibilidad de lesión al contenido del conducto dentario inferior. **D**, después de hacer estos nichos a 6 u 8 mm de intervalo hacia arriba por "la escalera" se usa un cincel para cortar los segmentos que intervienen de la corteza externa. **E**, una manera de ayudar a reducir la tendencia de recaída en casos de mordida abierta incluye hacer muescas en la parte proximal (2) en el área decorticada (3). **F**, a medida que se cierra anteriormente la relación de incisivos, se hace funcionar un punto de apoyo en la región molar, y se hace girar hacia abajo la porción de la rama del fragmento corporal, alargando así la rama ascendente. Obviamente, es esencial realizar una coronoidotomía para permitir este movimiento hacia abajo. La relación final que puede esperarse se ilustra con la parte proximal (2) sobrepuesta y ensamblada en el área decorticada (3). **G**, el caso de un adolescente de 17 años ayudará a ilustrar el procedimiento de la rama usado para corregir mordida abierta anterior en casos en que esté indicado. Además de la mordida abierta, acentuada por un paladar hendido reparado, sufría de otras anomalías orgánicas y de desarrollo, así como de dentadura descuidada. **H**, era incapaz de cerrar los labios excepto con gran fuerza, y de perfil presentaba dimensión vertical excepcionalmente larga en el tercio inferior de la cara. **I**, aspecto posoperatorio un año y medio después. **J**, después de la decorticación, se completan la coronoidotomía y la osteotomía vertical, se fijan las partes, es decir, la extremidad del fragmento proximal (2) se superpone (ensambla) en una muesca (3) en la porción más baja del área decorticada y se fija con alambre en su lugar. Observe la brecha entre la apófisis coronoides (1) y el área de la cual ha sido cortada (1a). **K**, articulación ensamblada del otro lado vista de cerca. **L**, férulas coladas aseguradas firmemente a los dientes y pesados elásticos anteriores intermaxilares para inmovilización. **M**, el cefalograma preoperatorio muestra la grave mordida abierta. **N**, el cefalograma posoperatorio muestra mordida abierta anterior reducida. La férula inferior también está sostenida por delante con dos alambres circunmaxilares. **O**, el cefalograma de 12 a 18 meses después de operar muestra cierta regresión, que no era inesperada en este caso tan grave. De haber sido posible vigilar a este paciente tan de cerca como deseábamos, tal vez podría haberse controlado la regresión.

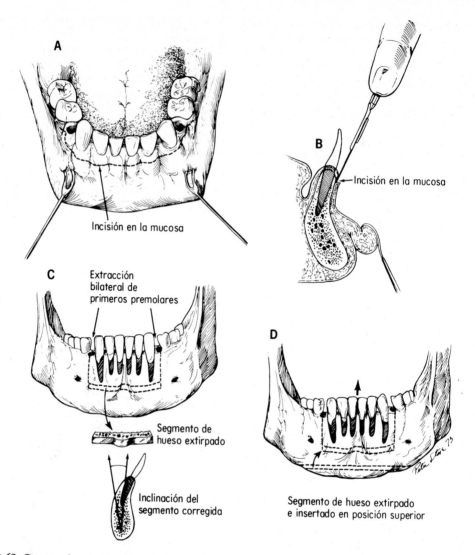

Fig. 23-69. Osteotomía segmentaria anterior de maxilar inferior. **A,** se hace una incisión paragingival completa en la mucosa labial libre. **B,** la incisión mucósica se hace oblicuamente en vez de en ángulos rectos en relación con la superficie de la mucosa. **C,** las incisiones óseas verticales se hacen en el hueso alveolar del cual se ha extraído un premolar. La incisión ósea horizontal se coloca de 2 a 3 mm bajo las puntas radiculares más cercanas. Puede eliminarse un segmento de hueso para dar margen al emplazamiento del segmento en posición más inferior. También, puede ajustarse la inclinación del segmento. **D,** modificación de Köle. Se usa un segmento de hueso extirpado durante la realización de genioplastia deslizante horizontal concomitante, para colocar injerto en el espacio creado cuando se coloca el segmento de osteotomía en posición más superior.

esqueléticas. Hullihen completó el caso usando un segundo procedimiento con el que escindía la cicatriz y colocaba un colgajo de piel en el defecto, mejorando así el contorno del labio.

En 1942, Hofer (36, 37) usó una intervención intrabucal similar para lograr el movimiento hacia adelante del segmento anterior del maxilar inferior. En 1910, Babcock (3) describió una operación extrabucal para lograr movimiento hacia adelante de un segmento de maxilar inferior.

Köle (52) informó sobre el empleo de un alambre circunmaxilar en la línea media para estabilizar el segmento de osteotomía y una incisión intrabucal modificada, que permitiría movimiento hacia adelante libre del segmento.

Técnica para osteotomía anterior de maxilar inferior (Hofer)

1. Se hace una incisión paragingival en la mucosa libre a 2 mm de su unión con la encía fija (fig. 23-69). La incisión se inicia en la posición del primer molar y se lleva hacia adelante, hacia el área de la osteotomía planeada, en donde pasa a la cresta de la encía. Entonces se continúa desde la cresta de la encía por el área paragingival hacia el lugar de osteotomía opuesto, en donde otra vez prosigue hacia la cresta de la encía. Se termina con una extensión paragingivalmente al área del primer molar sobre el lado opuesto.

2. Se forma un colgajo subperióstico, y se denuda la prominencia del mentón de un agujero mentoniano al otro.

3. Se hace una incisión ósea con fresa núm. 703 en el lugar de la osteotomía planeada paralela al eje longitudinal del canino. La incisión se lleva a un punto localizado a 3 mm por debajo de la punta del canino. Se hace una incisión similar en el sitio opuesto a la osteotomía. Los extremos inferiores de estas incisiones se conectan a través de la línea media.

4. Ahora se extraen los dientes en los sitios de osteotomía.

5. Se eleva un colgajo lingual desde la cresta de la encía para incluir una distancia de dos dientes a cada lado del sitio de osteotomía.

6. Se inserta un elevador perióstico para preservar el periostio lingual mientras se realicen las penetraciones en la placa cortical lingual a lo largo de la línea de osteotomía planeada con fresa núm. 703.

7. La incisión ósea horizontal se completa de adelante a atrás con hoja de sierra Stryker oscilante.

8. Entonces se completan las incisiones de osteotomía vertical con un cincel fino y de bisel largo.

9. El segmento liberado se mueve hacia la posición planeada anteriormente. Todas las modificaciones necesarias para ajustar el segmento en su nueva posición deberán hacerse en el maxilar inferior, no en el segmento. La eliminación de hueso del segmento aumenta la posibilidad de lesionar las superficies radiculares o puntas dentales incluidas en el segmento. Todos los segmentos que se cambian de posición deberán caer en su lugar sin usar presión.

10. Se colocan alambres transóseos de calibre 26 a lo largo de la osteotomía horizontal.

11. Se coloca sutura de colchonero horizontal con Dexon núm. 3-0, a través de la cresta gingival en cada sitio de osteotomía.

12. Las férulas quirúrgicas se alambran en su lugar.

13. Se cierran los tejidos blandos, usando Dexon núm. 3-0 en sutura de colchonero horizontal continua.

14. Se coloca vendaje compresivo de gasa que cubra el labio y se mantiene en su lugar con esparadrapo de 2.5 cm de ancho que rodee totalmente maxilar inferior y cuello.

Las osteotomías segmentarias anteriores de maxilar inferior y superior proporcionan refinamiento del perfil labial y oclusión anterior, que proporcionaría el tratamiento ortodóntico de estar éste disponible o indicado (fig. 23-70). Sin embargo, existen dos situaciones en que la operación precede al movimiento ortodóntico. En una situación, se produce resorción idiopática de raíces dentales después de aplicar fuerzas ortodónticas mínimas. La evidencia de resorción radicular aparece radiográficamente después de un mes de haber intentado el movimiento. La recolocación quirúrgica proporcionará la solución adecuada a los problemas inherentes en estos casos. Debe tenerse cuidado de asegurarse de que los segmentos que van a moverse estén totalmente libres antes de aplicar férulas para excluir presiones durante el periodo de estabilización. En la segunda situación en que se requiere tratamiento quirúrgico en vez de ortodóntico, existe mordida abierta anterior de gravedad suficiente para requerir el desplazamiento de los dientes con el borde alveolar. De tratarse ortodónticamente este tipo de casos, se observa gran propensión a recaída.

Osteotomía anterior de maxilar superior

La cirugía para osteotomía superior puede tomar una de tres formas. Cohn-Stock (23a) presentó una discusión inicial sobre las posibilidades de intervención quirúrgica en 1921. Wassmund (118) en 1926 informó por primera vez de la de una etapa, predominantemente por intervención labial. Axhausen (2) añadió un procedimiento de túnel en paladar. Schuchardt (94) prefirió un procedimiento en dos etapas, tratando en primer lugar el lado palatino, y completando la cirugía de cuatro a seis semanas más tarde por intervención labial. Wunderer (119) modificó la operación original de Wassmund en 1962. Su procedimiento en una etapa, orientado palatinamente, posee muchas ventajas que hacen de él el procedimiento de elección para la mayor parte de los padecimientos que requieran

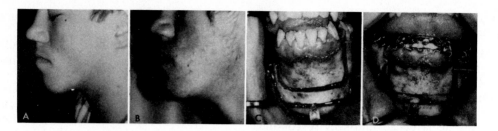

Fig. 23-70. Apertognatia de origen dental que fue tratada con la elevación de un segmento anterior de maxilar inferior con seis dientes usando la técnica recomendada por Köle. **A,** perfil preoperatorio. **B,** perfil posoperatorio. **C,** incisiones óseas de osteotomía e incisión para eliminación del borde inferior de la prominencia mentoniana. **D,** segmento fijado en férula labial moldeada e injerto de hueso autólogo tomado del borde inferior, en posición.

recolocación anterior del maxilar superior. Las operaciones básicas son versátiles. El segmento por tratarse puede incluir bilateralmente ambos premolares, y todos los dientes anteriores o cualquiera de los diversos segmentos dentro de estos límites. Además, dividir quirúrgicamente en la línea media permite mover los dos segmentos, independientemente uno del otro. Cierre de diastemas, recontorneo del arco maxilar superior anterior, recolocación de segmentos hacia atrás, movimiento de segmentos hacia arriba o hacia abajo, de partes, y movimiento hacia adelante con injerto óseo, son todos procedimientos posibles, desde el punto de vista quirúrgico (fig. 23-71).

Técnica para osteotomía anterior de maxilar superior –intervención labial (Wassmund)

1. Se hace un corte paragingival desde un punto proximal en la anchura de dos dientes al área de la osteotomía planeada en el surco bucal, y se lleva hacia adelante, a la cresta gingival en el área de la osteotomía. Esta incisión se continúa paragingivalmente en el surco labial hacia el lugar planeado de osteotomía sobre el lado opuesto del arco dental. Otra vez se lleva aquí a la cresta gingival y se termina paragingivalmente a distancia de la anchura de dos dientes en proximal al lugar de la osteotomía.

2. Se forma por arriba un colgajo mucoperióstico para exponer por los lados los orificios nasales y por delante la espina nasal anterior.

3. Se extraen los dientes en los sitios de osteotomía planeados.

4. Se hacen cortes óseos verticales en la placa cortical superior en el punto medio del lugar de osteotomía planeado. Se llevan éstos por arriba a un punto aproximadamente 3 mm por arriba de la punta del canino. Se terminan las incisiones óseas anteriores continuando los cortes por dentro hasta un punto sobre la dimensión más externa del orifico nasal. Estos cortes óseos se hacen preferentemente con fresa de fisura ahusada estrecha núm. 700 (fig. 23-72).

5. Se dirige ahora atención hacia la porción palatina del procedimiento, donde se forma un

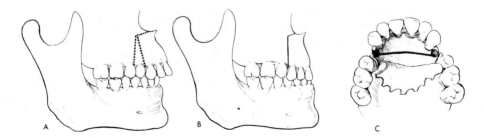

Fig. 23-71. Osteotomía anterior del maxilar superior para corregir prognatismo, retrusión, mordida abierta y mordida cerrada del mismo. **A,** en caso de protrusión de maxilar superior, se lleva a cabo ostectomía en el área del primer premolar, seguida por una osteotomía horizontal por arriba de las puntas de los dientes anteriores. **B,** después de terminar la osteotomía palatina. **C,** se retrae la parte anterior del maxilar superior a relación incisiva normal. (Modificado de Wassmund, M.: Lehrbuch der praktischen Chirurgie des Mundes und der Kiefer, vol. 1, Leipzing, 1935, Johann Ambrosius Barth.)

túnel subperióstico en las áreas de la osteotomía palatina planeada. Immenkamp propuso esta modificación de túnel.

6. Mientras se protegen los tejidos palatinos con retractor apropiado, se lleva la incisión ósea desde la cresta del hueso alveolar en un sitio de osteotomía a través del paladar hacia la cresta del alveolo sobre la porción opuesta del arco. Deberá tenerse gran cuidado de evitar penetración en la sonda nasoendotraqueal.

7. La inserción ósea restante del segmento superior anterior, el tabique nasal, se corta con un osteótomo estrecho de un solo bisel a lo largo del piso de la cavidad nasal.

8. El segmento se libera manualmente cubriéndolo con compresa de gasa, asiéndolo, y manipulándolo hasta que quede libre de todas las inserciones, excepto el pedículo palatino.

9. Se elimina con fresa de fisura ahusada núm. 703 cualquier porción ósea dentro de los lugares de osteotomía que se oponga a la colocación del segmento en su posición posoperatoria. Puede producirse recaída de no recolocarse el segmento con un mínimo esfuerzo. El uso de un

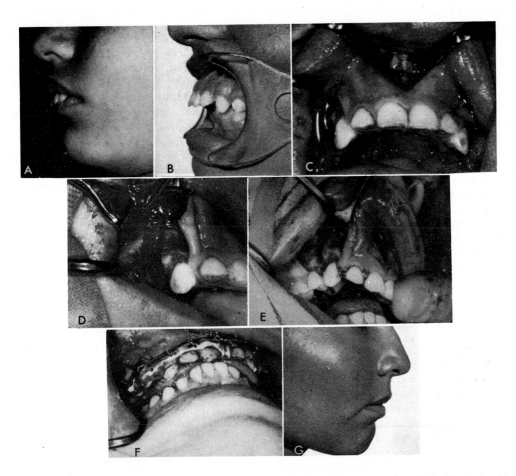

Fig. 23-72. A, perfil de una adolescente de 15 años con protrusión de maxilar superior. **B,** maloclusión de clase II. **C,** a través de una incisión vertical en la línea media se llevó a cabo una osteotomía horizontal. Aunque el hueso cortado *parece* bajo en esta fotografía, está colocado exactamente bajo la espina nasal anterior y el piso de las fosas nasales, muy por arriba de las puntas de los dientes. **D,** se extrae el primer premolar y se lleva a cabo osteotomía en esta área desde la placa bucal a través del paladar, para permitir retrusión de la porción anterior del maxilar superior. **E,** cuando se completan la osteotomía horizontal y la ostectomía vertical, se oprime la parte anterior del maxilar superior hacia atrás, hasta que el espacio del primer premolar esté cerrado, o hasta lograr la relación correcta establecida con antelación. **F,** la férula labial colada se ajusta, se cierran las heridas del tejido blando y la férula se fija con alambre a los dientes. **G,** mejoraron el aspecto y relación incisiva. (Denver General Hospital, con el doctor Paul Rowe.)

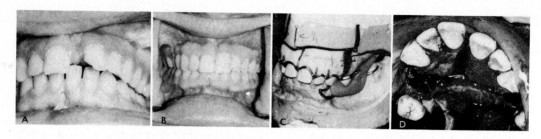

Fig. 23-73. Este paciente con dientes superiores anteriores procumbentes y diastema de 4 mm entre los incisivos centrales superiores, fue tratado cambiándosele la posición de los dos segmentos anteriores con tres dientes cada uno, en una osteotomía segmentaria anterior del maxilar superior, usando la técnica propuesta por Wunderer. **A,** oclusión preoperatoria. **B,** oclusión posoperatoria. **C,** operación en modelo con férula de estabilización en maxilar superior y aditamento de índice oclusal en maxilar inferior. **D,** secciones palatinas con segmentos liberados.

soporte palatino con extensiones oclusales e incisivas, construidas sobre los modelos de planeación posoperatorios, constituye excelente ayuda, durante el perfilado de los sitios de ostectomía.

10. Se aplica sutura de colchonero horizontal para volver a colocar los tejidos labiales y palatinos sobre la cresta alveolar en cada uno de los sitios de osteotomía. Las suturas se colocan en este momento ya que pueden aplicarse con mayor facilidad y exactitud antes de colocar férulas estabilizadoras.

11. Se fijan entonces las férulas quirúrgicas en posición con alambres circundentales.

12. Se cierran las heridas bucales y labiales con sutura horizontal de colchonero continua, usando Dexon núm. 3-0.

Osteotomía segmentaria anterior del maxilar superior (Wunderer)

Wunderer (119) desarrolló su procedimiento para proporcionar una intervención orientada palatinamente para sección y recolocación del segmento superior anterior (fig. 23-73). Como el segmento está pediculado sobre el mucoperiostio labial, es posible girarlo hacia adelante para lograr mejor visualización de los sitios recipientes. De esta manera podrá realizarse el recorte del hueso en condiciones de visibilidad excelentes.

Técnica para osteotomía segmentaria anterior de maxilar superior (Wunderer)

1. Se hace una incisión vertical de 2 cm a distancia de anchura de un diente por detrás de los

sitios de osteotomía planeados, bilateralmente. Se forma un colgajo mucoperióstico para exponer los sitios de osteotomía bilateralmente en el hueso alveolar. Estos colgajos se extienden subperiósticamente más allá de la extensión de la incisión mucósica original haciendo un túnel por arriba y por dentro hasta el borde de los orificios nasales.

2. Se hacen incisiones en la corteza ósea en el área de las osteotomías planeadas con una fresa de fisura. Se llevan hacia arriba hasta un punto colocado a 3 mm sobre la punta dental adyacente, y después se inclinan hacia adentro hasta los orificios nasales.

3. Se dirige ahora atención hacia el paladar, en donde se realiza una incisión paragingival. Esto se planea de manera que se pueda extender desde los primeros molares por delante, alrededor del arco con extensiones a la cresta gingival en las áreas de osteotomía planeadas.

4. Se hacen incisiones óseas en las áreas planeadas a través del paladar con una fresa de fisura. Si se piensa usar sección en la línea media, se extiende también una incisión de osteotomía desde el punto palatino medio de la primera incisión palatina, a un punto emplazado a 3 mm de la cresta del hueso interradicular entre los dos dientes incisivos centrales.

5. La línea media deberá fracturarse en ese momento con un osteótomo delgado y de bisel largo.

6. Las incisiones de osteotomía laterales se desarrollan entonces desde el lado labial hasta el palatino con un osteótomo delgado.

7. El segmento se libera totalmente cubriéndolo con una compresa de gasa, y, con fuerza manual controlada, fracturándolo y liberándolo de sus inserciones restantes.

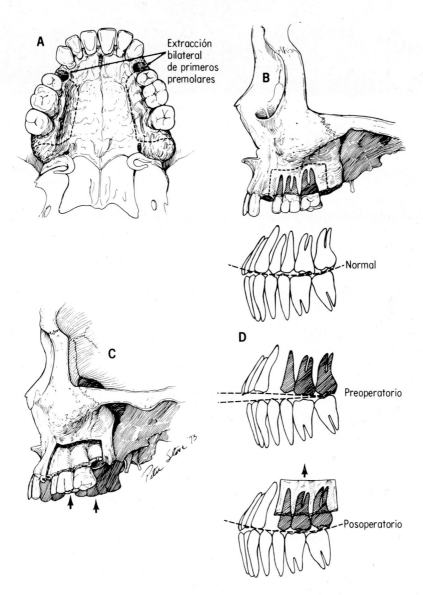

Fig. 23-74. Se desarrolló la osteotomía segmentaria posterior del maxilar superior para corregir casos de apertognatia debidos a interferencia dental al cerrar. Los casos de apertognatia, resultado de malformaciones esqueléticas, se corrigen mejor con osteotomía sagital de maxilar inferior. **A,** este procedimiento se realiza mejor en dos etapas. En la primera etapa se usa un colgajo palatino completo. Se usa el espacio existente detrás de los caninos, o el creado por la extracción de los primeros premolares bilateralmente, para realizar la incisión ósea alveolar vertical. Una incisión ósea horizontal por arriba de las puntas radiculares palatinas, se une a la incisión ósea anterior con una incisión similar por detrás de los últimos dientes del arco o en la fosa pterigomaxilar. **B,** en la segunda etapa se usa un colgajo gingival completo externo. Se hace que las incisiones óseas correspondan con las palatinas. **C,** el segmento alveolar se desplaza hacia arriba hasta la altura necesaria para cerrar la oclusión anterior. **D,** cierre de mordida por recolocación cefálica de los segmentos posteriores.

A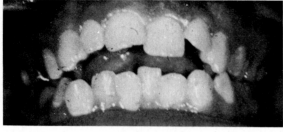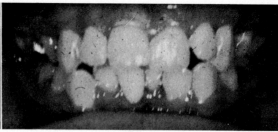

Fig. 23-75. A, mala relación preoperatoria de dientes anteriores con mordida abierta. **B,** debido a la alta línea del labio, se realizó osteotomía posterior para cerrar la relación incisiva.

8. Los sitios recipientes se contornean con fresa.

9. El colgajo mucoperióstico vuelve a colocarse sobre la cresta alveolar con sutura de colchonero horizontal.

10. Se fijan férulas de estabilización en posición.

11. Se cierran los tejidos blandos con sutura de colchonero horizontal continua.

12. Se coloca un soporte o apósito de gasa sobre los tejidos palatinos para evitar la formación de hematomas en paladar.

Osteotomía posterior del maxilar superior

Técnica. Puede usarse osteotomía posterior del maxilar superior para expandir o estrechar el arco superior unilateral o bilateralmente, y para cerrar posteriormente la dimensión vertical para corregir así un caso de mordida abierta. Se logra con una operación en dos etapas, completándose en primer lugar el lado palatino (fig. 23-74).

1. Se hacen incisiones gingivales en la papila interdental desde el segundo molar hacia adelante, hacia el incisivo central sobre el paladar.

2. Se elevan los tejidos mucoperiósticos palatinos desde el margen gingival, exponiendo el agujero palatino posterior y su contenido. Es innecesario retirar en tiras toda la cubierta palatina.

3. Usando fresa de fisura de carburo núm. 703, se hace un corte por delante desde el agujero hasta el área del primer premolar, en donde se angula hacia abajo, hacia el borde alveolar, entre el premolar y el canino. Este corte se mantiene en un plano vertical paralelo al eje longitudinal de los dientes, y se lleva a través de la apófisis palatina del maxilar superior, al seno maxilar. El corte entonces se extiende cuidadosamente en dirección posteroexterna, hacia la fosa pterigomaxilar.

4. Se vuelve a colocar y se sutura el colgajo palatino, y la segunda etapa se retrasa de tres a cuatro semanas para asegurar el restablecimiento del aporte sanguíneo.

5. Después de dicho retraso, se eleva un colgajo bucal grande desde el borde gingival, exponiendo el lado externo del maxilar superior de la prominencia del canino, hacia atrás a la tuberosidad.

6. Se hace un corte vertical delgado entre el canino y el primer premolar usando fresa de carburo núm. 701 ó 702 (ocasionalmente deberá extraerse el primer premolar para permitir la colocación deseada de la parte seccionada).

7. Se hace un corte horizontal con fresa de fisura núm. 703 desde la fosa pterigomaxilar por delante bajo la apófisis cigomática y sobre las puntas de los dientes hacia el seno maxilar y anteriormente, uniéndose al corte vertical en la eminencia canina.

8. Si la parte seccionada va a oprimirse e impactarse hacia arriba, hacia el seno, puede ser necesario eliminar hueso adicional a lo largo del corte óseo horizontal.

9. Generalmente se requiere de un osteótomo delgado plano y ancho para terminar la fractura quirúrgica.

10. Aquí se utiliza una férula labial, colocada también para asegurar unión y resistencia a recaídas. Se aplica ligeramente y sólo entre dientes anteriores fijación intermaxilar con alambre de acero inoxidable de calibre (0.06 mm).

En la figura 23-75 ilustramos un caso mostrando los resultados de este método para cerrar deformidades de mordida abierta.

Osteotomía horizontal del maxilar superior (procedimiento Le Forte I)

Los esfuerzos iniciales para cambiar de posición la totalidad del borde alveolar del maxilar superior, se dirigían a corregir complejos maxilares superiores mal colocados por traumatismo. Los peligros de infección de seno maxilar y fístulas así como la posibilidad de necrosis en los segmentos óseos, desalentaban a muchos cirujanos para intentar esta corrección. Axhausen (2) en 1934 informó sobre la primera osteotomía horizontal del maxilar superior. Wassmund (118) prosiguió con un método de avance que empleaba tratamiento quirúrgico y ortodóntico combinado. Se lograba seccionar la pared externa del maxilar superior, la pared nasal externa, y el tabique nasal, con una única incisión horizontal, desde la tuberosidad a través de la línea media hasta la tuberosidad opuesta. Dos semanas más tarde, se colocaban elásticos sobre aditamentos previamente insertados en el arco. Se usaban éstos para atraer el borde alveolar del maxilar superior parcialmente liberado, hacia la posición deseada. Köle (52) desarrolló una osteotomía total del maxilar superior en dos etapas. En la primera etapa exponía todo el paladar óseo. Se hacía una osteotomía en forma de U en bloque desde el borde posterior del hueso palatino a través del agujero palatino posterior, por delante del área del segundo premolar, y después a través del paladar en el plano frontal, para unirse a una osteotomía similar localizada en el lado opuesto. En la segunda etapa, se hacían cortes desde el orificio nasal hasta la fosa pterigomaxilar, y a lo largo del piso de la nariz para desprender el tabique nasal. Recientemente, Paul (75a) informó de un procedimiento similar en una sola etapa. Mohnac (64) usó un procedimiento similar para reducir una fractura de maxilar superior mal unida. Modificó las osteotomías palatinas continuándolas más allá del segundo premolar para encontrarse en la línea media, en el conducto incisivo.

Técnica para osteotomía horizontal en maxilar superior (Le Forte I)

1. Se hace una incisión a 2 mm por arriba de la unión de la encía libre y la fija desde la apófisis cigomática del maxilar superior cruzando la línea media hasta la apófisis cigomática del lado opuesto (fig. 23-76).
2. Se forma un colgajo mucoperióstico por arriba hasta el agujero infraorbitario, exponiendo la apófisis cigomática del maxilar superior y el orificio nasal.
3. Se hace una incisión ósea con fresa de fisura ahusada núm. 703 desde la base de la apófisis

cigomática del maxilar superior, por delante hasta un punto localizado aproximadamente a 1 cm por encima del piso de la cavidad nasal. Se hace en el lado opuesto un corte de osteotomía similar.
4. Se eleva con un procedimiento de túnel el periostio de la base de la apófisis cigomática hasta la fosa pterigomaxilar.
5. Las placas pterigoideas se fracturan de la porción posterior del maxilar con un osteótomo Obwegeser curvo.
6. Las inserciones de cartílago del tabique nasal y de vómer se cortan del maxilar superior con un osteótomo fino. Deberá tenerse gran cuidado de proteger el área nasofaríngea con el dedo, por existir la posibilidad de perforar la sonda nasoendotraqueal.
7. La pared externa de la cavidad nasal se secciona a un nivel por debajo de la inserción del cornete inferior con un osteótomo delgado.
8. El maxilar superior puede liberarse de sus inserciones restantes siguiendo uno de cuatro métodos. Nosotros preferimos usar pinzas Rowe. El maxilar también puede movilizarse totalmente insertando dos osteótomos curvos, o el instrumento de Tessier por detrás de las tuberosidades maxilares, y con balanceo, liberarlo. En ciertos casos, el maxilar superior puede liberarse totalmente colocando una compresa de gasa sobre los dientes, y manipulando el segmento en todas direcciones con presión manual. Es de esencial importancia colocar el maxilar superior liberado en su posición nueva, ejerciendo fuerza mínima.
9. Los dientes se colocan ahora en la posición posoperatoria y se usan los elásticos intermaxilares para mantener esta oclusión (fig. 23-77).
10. Las secciones rectangulares de la cresta autógena del ilion se cortan en un tamaño que sea igual a la cantidad de movimiento hacia adelante del maxilar superior, a cada lado y estas secciones se insertan entre la tuberosidad y las placas pterigoideas.
11. Se colocan alambres transóseos a través de los sitios de osteotomía en las paredes maxilares externas. Se marcan con hemóstatos.
12. Los sitios externos de osteotomía se injertan y los alambres transóseos colocados antes se retuercen para fijar los fragmentos del maxilar superior y los injertos óseos en la posición apropiada. Estos injertos son triangulares en corte transversal.
13. Las incisiones deben cerrarse con Dexon número 3-0 y sutura de colchonero horizontal continua.

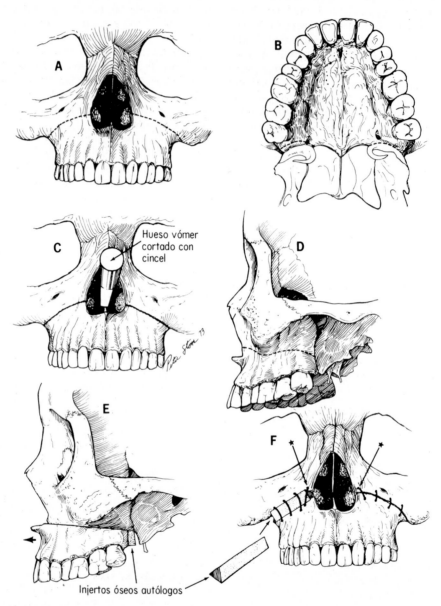

Fig. 23-76. Osteotomía horizontal de maxilar superior. Este procedimiento se emplea para corregir la posición de todo el borde alveolar del maxilar superior en tres planos. **A,** se hacen incisiones óseas horizontales externas en la posición más superior accesible, para colocarlos en la porción más gruesa del maxilar. **B,** se hacen incisiones óseas por detrás de las tuberosidades maxilares, bilateralmente, para separar el maxilar superior de las placas pterigoideas. **C,** el cartílago del tabique nasal y el hueso vómer se separan en forma paralela al piso de la cavidad nasal. **D,** aspecto lateral de las incisiones óseas. **E,** hueso autólogo de la cresta del ilion se coloca bilateralmente por detrás de la tuberosidad del maxilar superior después de colocar el segmento del maxilar superior en su posición posoperatoria. La sección de hueso se corta de tamaño igual al grado de desplazamiento anterior del segmento del maxilar superior. **F,** se coloca una sección de hueso autólogo en las incisiones óseas de osteotomía externa. Se colocan alambres transóseos para fijar el segmento. El alambre más anterior a cada lado deberá colocarse de manera tal que resista la tendencia del segmento a recaer en su posición preoperatoria.

Indicaciones para osteotomía horizontal de maxilar superior sin deficiencia en bordes infraorbitarios. La retrusión del maxilar superior coexistente con la configuración normal del maxilar inferior se trata de mejor manera cambiando la posición de todo el borde alveolar superior. De esta manera se satisfacen dos de los tres principios básicos de Obwegeser. El hueso basilar se coloca en su posición apropiada, e igualmente se mejora la oclusión dental. Cuando se usa tratamiento ortodóntico antes o después de la operación se satisface el tercer principio básico, es decir el ajuste de la inclinación de dientes anteriores al hueso basilar.

La apertognatia debida a mala colocación o deformidad del desarrollo del maxilar superior, y que no se acompaña de labio superior corto, también puede corregirse volviendo a colocar la totalidad del borde alveolar superior. En casos en que haya también labio superior anormalmente corto, la mordida abierta anterior se tratará mejor cambiando la posición de los fragmentos posteriores del maxilar superior en dirección cefálica, utilizando la técnica Schuchardt.

Los efectos residuales después de operar paladar abierto también se tratan frecuentemente cambiando la posición del borde alveolar superior restante.

En la mayor parte de los casos, los defectos alveolares y los defectos palatinos residuales se injertan con hueso como procedimiento secundario después de la colocación anterior de los segmentos alveolares. La técnica para injertar hueso en el paladar es difícil. Deberá tenerse cuidado extremo de asegurar el desarrollo de sellado mucósico nasal impermeable, y que los colgajos palatino y nasal estén firmemente aplicados al material de injerto óseo. De esta manera, se elimina la posibilidad de formación de hematoma entre colgajo y hueso.

Complicaciones después de osteotomía horizontal de maxilar superior. Frecuentemente hay dos complicaciones de la osteotomía horizontal del maxilar superior. Se informa frecuentemente de recaídas. Trauner (115) informa que la posibilidad de recaída se elimina cuando existe suficiente sobremordida en los dientes anteriores superiores, para formar posoperatoriamente una oclusión anterior trabada. Otro impedimento a la recaída será la buena medida y colocación del material de injerto óseo entre la tuberosidad del maxilar superior y las placas pterigoideas bilateralmente. Obwegeser recomienda colocar los alambres transóseos delanteros a través de los sitios de osteotomía horizontal bilateralmente, a manera de resistir la tendencia a recaída del segmento osteotomizado.

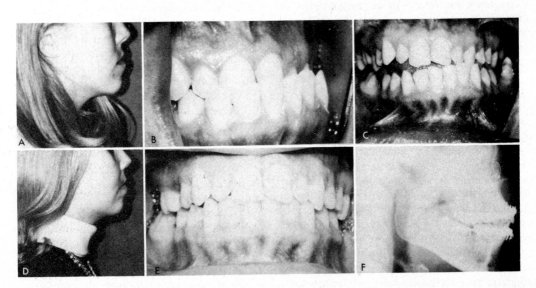

Fig. 23-77. Mujer de 23 años con configuración normal dental y esquelética del maxilar inferior, pero con maxilar superior retruido; fue tratada con osteotomía horizontal del maxilar superior (Le Forte I). Se movió todo el segmento alveolar superior lateralmente, hacia la izquierda del paciente, se hizo girar para corregir la discrepancia de la línea media, se bajó 5 mm en el lado derecho de la paciente y 1 mm en el izquierdo, y se llevó hacia adelante 4 mm. **A**, perfil preoperatorio. **B**, mordida de conveniencia preoperatoria. **C**, relación mandibular céntrica preoperatoria. **D**, perfil posoperatorio. **E**, oclusión posoperatoria. **F**, radiografía cefalométrica posoperatoria.

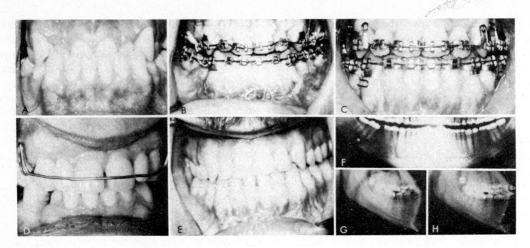

Fig. 23-78. Este paciente con dientes incisivos superiores colocados lingualmente y dientes anteriores inferiores recumbentes fue tratado con osteotomías de segmento pequeño en los seis dientes anteriores, y una osteotomía segmentaria anterior del maxilar inferior. **A**, oclusión preoperatoria. **B**, instrumento de estabilización posoperatoria con férula y banda. **C**, movimiento ortodóntico posoperatorio activo para refinar la oclusión anterior. **D**, aditamento de retención llevado durante seis meses para mantener la posición de los dientes. **E**, oclusión posoperatoria. **F**, radiografía panagráfica posoperatoria. **G**, radiografía cefalométrica preoperatoria. **H**, radiografía cefalométrica posoperatoria.

Una complicación frecuente y molesta después del procedimiento en maxilar superior es la hemorragia secundaria. El periodo crítico parece encontrarse entre los 7 y 10 días después de la operación. Además, el sitio de hemorragia es con mayor frecuencia la mucosa nasal externa. Los cirujanos que informan de menos casos de hemorragia en esta área, seccionan la pared nasal externa con un osteótomo introducido a través del antro maxilar a través de la osteotomía en la pared externa del maxilar superior.

Osteotomías de segmento pequeño

La técnica para movilizar pequeños segmentos alveolares se desarrolló en un esfuerzo por reducir el tiempo requerido para tratamiento ortodóntico (fig. 23-78). Un refinamiento de la técnica anterior de corticotomía desarrollada por Bichlmayr (8) y Köle (49) se desarrolló para pedicular los segmentos en un colgajo palatino, o uno labial en vez de sobre un pequeño segmento de hueso medular contenido dentro de los cortes de osteotomía. Bell mostró con estudios animales que la técnica de corticotomía más antigua no proporcionaba suficiente aporte sanguíneo a los segmentos. Se han aconsejado intervenciones en una y en dos etapas. Kruger prefiere una técnica en una etapa con intervención palatina. Nosotros preferimos la técnica en dos etapas.

Técnica para osteotomías de segmento pequeño

1. Se eleva un colgajo palatino completo (figura 23-79).
2. Se realizan incisiones óseas con fresa núm. 700 en hueso sangrante, paralelas al eje longitudinal de las raíces dentales que van a moverse. Las incisiones se unen a través del paladar.
3. Se vuelve a colocar el colgajo.
4. Cuatro semanas más tarde se eleva un colgajo labial completo.
5. Se hacen incisiones óseas con fresa núm. 700 correspondientes a las localizadas en la superficie palatina, teniendo cuidado de limitar el corte óseo a 2 ó 3 mm desde la cresta del hueso interradicular.
6. Los segmentos individuales se fracturan y liberan de sus inserciones óseas con un osteótomo.
7. Los segmentos se colocan en la posición preplaneada y se fijan a un aditamento que estabilice el arco.
8. El colgajo se vuelve a colocar y se sutura.

Las técnicas para mover pequeños segmentos de hueso alveolar con dientes han gozado recientemente de gran aplicación. Al igual que con todos los procedimientos nuevos, se ha intentado ampliar el alcance de la aplicación más allá de los límites inherentes de las estructuras anatómicas involucradas. La ortodoncia rápida es un mito. Las mismas limitaciones que rigen en segmentos mayores se aplican a segmentos menores. Es igualmente cierto que, de excederse las normas fisiológicas, fuerzas ortodónticas aplicadas a pequeños segmentos causarán los mismos efectos nocivos a la estructura dental. Los dientes movidos en un pequeño segmento requieren cuidadoso examen posterior y diversos periodos de estabilización posoperatoria con un retenedor. Hemos encontrado que mover los pequeños segmentos del arco dental inferior es poco factible o satisfactorio.

COMPLICACIONES

La exposición sobre las complicaciones resultado de procedimientos quirúrgicos debe ir precedida por la comprensión del auténtico significado de los términos *complicación y secuelas.* Incluso los diccionarios médicos no son totalmente lúcidos sobre esta diferencia. En nuestra opinión, complicación es una afección inesperada producida después de una operación y concomitante a ella. Las secuelas, por otro lado, son afecciones que se prevén comúnmente, que ocurren después de las operaciones y son concomitantes a ellas. Por ejemplo, la infección sería una complicación, mientras que inflamación sería secuela de operación de tejido blando. Sin embargo, las secuelas, cuando son graves o no están controladas por asistencia posoperatoria establecida y métodos de manejo, pueden causar complicaciones. De esta manera, la gravedad de la inflamación después de lograr el mismo procedimiento puede variar según el tiempo empleado en terminar el caso, el cuidado con que se manejan los tejidos y los medios mecánicos y médicos usados para controlar edemas posoperatorios.

La primera y la más importante de las medidas preoperatorias necesarias para eliminar o reducir las complicaciones, es la historia clínica. No consideramos adecuado aquí emprender una exposición completa sobre el arte de tomar una historia, por estar explicado con gran exactitud en otros capítulos. El paciente deberá estar física

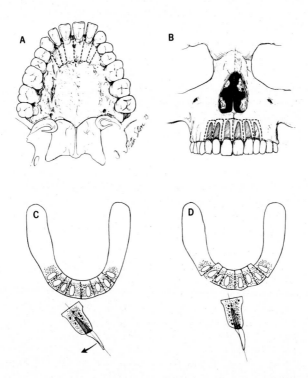

Fig. 23-79. Osteotomía anterior de diente por diente en maxilar superior. Este procedimiento es una versión mejorada de corticotomía. Se realiza mejor en dos etapas. **A,** la etapa uno se logró mejor por intervención palatina. Se eleva un colgajo palatino completo. Se hacen incisiones óseas con una fresa de fisura. **B,** la segunda etapa completa el procedimiento. Se eleva un colgajo labial completo. Se hacen incisiones óseas en el hueso interradicular. Los segmentos individuales se liberan con un osteótomo. **C** y **D,** los segmentos se vuelven a colocar para cerrar diastemas y corregir procumbencia o recumbencia excesivas de los dientes.

y psicológicamente capacitado para hacer frente al insulto quirúrgico.

Según nuestra opinión, la administración preoperatoria de antibióticos apropiados y del esteroide dexametasona (Decadron) es procedimiento de rigor en todos los procedimientos intrabucales que comprendan tejidos contiguos a la vía de aire. Deberá administrarse preoperatoriamente un antibiótico apropiado a todos los pacientes en quienes vayan a realizarse procedimientos intrabucales mayores. Esteroide y antibiótico pueden administrarse intravenosamente mientras el paciente está sobre la mesa antes de iniciar la cirugía.

La cavidad bucal debe limpiarse preoperatoriamente. Terry (107a) recomienda cepillarse los dientes en la sala de operaciones como parte de procedimiento de preparación preoperatoria. En la preparación preoperatoria deberán eliminarse todas las fuentes poco comunes de contaminación intrabucal. Limpiar la boca con timerosal acuoso (Merthiolate) o solución de yodo-povidona (Betadine), deberá seguir a la inserción del apósito en la garganta.

Las incisiones deberán colocarse de manera tal que permitan acceso y visualización al cirujano de la totalidad del sitio operatorio. Las incisiones intrabucales se hacen mejor en posición paragingival en vez de en la cresta gingival. Las incisiones colocadas así pueden cerrarse más fácilmente y con mayor seguridad si se ha logrado sellado impermeable. Preferimos cerrar con un material de sutura de ácido poliglicólico (Dexon) y con sutura de colchonero horizontal continua.

Deberá tenerse extremado cuidado en restringir el campo operatorio a los confines del periostio. Se han recibido informes de hemorragia grave en la mayoría de los casos después de perforación planeada o inadvertente del revestimiento perióstico en regiones en que existen grandes vasos contiguos al campo operatorio. Tres áreas que requieren cuidado especial rodean la rama ascendente del maxilar inferior. Estas áreas son el borde posterior (tronco venoso o temporomaxilar), el área premasetérica (vasos faciales) y el área de la espina de Spix (vasos dentarios inferiores). También puede haber neuropatías por la perforación del periostio. Se ha informado de parálisis del séptimo par. Probablemente son causadas por la perforación del periostio en el borde posterior de la rama ascendente del maxilar inferior, o en el borde inferior.

Conocemos tres casos de hemorragia profusa coexistente con grandes anomalías vasculares contiguas a maxilares inferiores deformados. Todos los casos eran deformidades unilaterales. Ninguno de ellos mostró evidencia radiográfica alguna de participación ósea con la lesión. Entonces parecería prudente ordenar estudios vasculares de carótida externa en el lado de la operación planeada en este tipo de caso.

La planeación preoperatoria y cuidados durante la cirugía deberán dirigirse hacia el mantenimiento de un amplio pedículo vascular a todos los segmentos de hueso que están siendo tratados por osteotomía u ostectomía. Deberá eliminarse cualquier tensión inadvertida sobre los tejidos blandos o el segmento durante la operación.

Las incisiones óseas de osteotomía u ostectomía deberán hacerse en áreas lo más quirúrgicamente posible de las raíces y puntas dentales. Es una máxima sabia hacer todas las alteraciones necesarias para cambiar de posición los segmentos superiores e inferiores en el sitio recipiente, en vez de en el segmento mismo. Los dientes cuyas puntas resultan inadvertidamente expuestas durante la cirugía, deberán tratarse endodónticamente antes de terminar la operación.

Obwegeser (72a), recalca que los segmentos o porciones del maxilar superior e inferior que están siendo movidos a nuevas posiciones, deberán llegar a dicha posición con la menor fuerza posible. De esta manera, el maxilar superior entero liberado por el procedimiento de Le Forte I o el maxilar inferior completo liberado por osteotomía sagital, puede transportarse a posición con pinzas de disección delicadas. Además, no deberá ejercerse tensión indebida para colocar los segmentos dentro de los confines de las férulas quirúrgicas. Las férulas de bandas ortodónticas dan margen para el ajuste exacto y final de la posición de los segmentos sin aplicar tensiones nocivas sobre las estructuras afectadas. De esta manera, los segmentos pueden colocarse en posiciones "besser als Modelen" (mejor que los modelos).

Se recomienda realizar drenaje intrabucal después de la osteotomía sagital del maxilar inferior para reducir la gran cantidad de edema concomitante con este procedimiento. Se perfora al azar un catéter francés núm. 10 aproximadamente a 8 cm del extremo para introducirlo en la herida. Se coloca con una incisión transversal anterior a la incisión operatoria, de manera que la punta se encuentre en la escotadura sigmoidea. Se enchufa durante 24 horas a aspiración intermitente baja (2.8 Kg por cm^2), no se requieren vendajes compresivos al usar este procedimiento. Las incisiones se cierran como se dijo anteriormente, con material de sutura biodegradable.

Informes de complicaciones después de osteotomía sagital del maxilar inferior han sido publicados por Guernsey y DeChamplain (39) y Behrman (7). Números y gravedad de complicaciones coexistentes con este procedimiento indican que el cirujano debe aportar algo más que su habilidad normal y conocimiento sistemático del procedimiento al quirófano. La dificultad técnica dicta que deberá haber observado la ejecución del procedimiento realizado por otro cirujano, con algunos casos exitosos a su favor, es decir casos terminados libres de complicaciones graves. Además, la precisión de las incisiones de osteotomía requeridas, y el acceso limitado por los confines anatómicos, exigen el uso de instrumentos fabricados especialmente. En resumen, la osteotomía sagital de la rama del maxilar inferior, que es operación útil y apreciable, requiere de extraordinaria preparación.

CONCLUSION

Robinson (87) afirma que "es necesario un esquema estandarizado de la técnica quirúrgica para prognatismo en la enseñanza de los médicos residentes". Esperamos que este capítulo proporcione la base para este tipo de esquema de técnica quirúrgica. Sin embargo, la enseñanza nunca deberá volverse un proceso estereotipado "regido por los números" porque de otra manera no podría hacerse frente a las variaciones de lo normal, cuando surgieran éstas. Los estudiantes (residentes) deberán sentirse estimulados a pensar independiente e individualmente, y los preceptores deberán enseñar *todos* los métodos aceptables de cirugía maxilar correctiva, incluyendo los procedimientos más difíciles así como los usados con menor frecuencia. La imaginación y la versatilidad de muchas de las operaciones descritas aquí hacen posible corregir casi cualquier deformidad concebible, pero los resultados dependerán mucho de cuán bien se planee la operación así como de la capacidad quirúrgica del cirujano. La observación clásica de Blair hace 60 años de que el maxilar inferior "es un aro de hueso capaz de casi cualquier tipo de ajuste" es más realista en nuestros días que nunca antes. Astuto y agresivo, Hullihen observaría muchas de las innovaciones actuales en cirugía de maxilar superior e inferior y diría, "Muy bien, ¿pero cuáles son sus nuevos horizontes?"

BIBLIOGRAFIA

1. Ascher, F.: Zum Problem der chirurgischen Obilisierung des prognathen Oberkiefer-Mittelstückes in kieferorthopaedischer Sicht, Fortschritte der Kiefer und Gesichts-Chirurgie, vol. I, Stuttgart, 1955.
2. Axhausen, G.: Über die korrigierende Osteotomie am Oberkiefer, Deutsch. Z. Chir. **248**:515, 1937.
3. Babcock, W. W.: Surgical treatment of certain deformities of jaw associated with malocclusion of teeth, J.A.M.A. **53**:823, 1909.
4. Babcock, W. W.: Field of osteoplastic operations for the correction of deformities of the jaws, Dent. Items Interest **32**:439, 1910.
5. Barsky, A. J.: Principles and practice of plastic surgery, Baltimore, 1950, The Williams & Wilkins Co., p. 312.
6. Batson, O. V.: The temporalis muscle, Oral Surg. **6**:40, 1953.
7. Behrman, S. J.: Complications of sagittal osteotomy of the mandibular ramus, J. Oral Surg. **30**:544, 1972.
8. Bichlmayr, A.: Chirurgische Kieferorthopaedie und das Verhalten des Knochens und der Wurzelspitzen nach derselben, Deutsch. Zahnaerztl. Wschr. **34**:835, 1931.
9. Blair, V. P.: Operations on the jaw-bone and face, Surg. Gynec. Obstet. **4**:67, 1907.
10. Blair, V. P.: Underdeveloped lower jaw, with limited excursion, J.A.M.A. **53**:178, 1909.
11. Bruhn, C.: The surgical-orthopedical removal of the deformations of the jaws, Int. J. Orthodont. **13**:65, 1927.
12. Caldwell, J. B.: Surgical correction of development deformities of the mandible, U. S. Armed Forces Med. J. **3**:362, 1954.
13. Caldwell, J. B.: Surgical correction of extreme mandibular prognathism, J. Oral Surg. **26**:253, 1968.
14. Caldwell, J. B.: Impaired facial expression secondary to "degloving," a case report, submitted for publication.
15. Caldwell, J. B., and Amaral, W. J.: Mandibular micrognathia, corrected by vertical osteotomy in the rami and iliac bone graft, J. Oral Surg. **18**:3, 1960.
16. Caldwell, J. B., Hayward, J. R., and Lister, R. L.: Correction of mandibular retrognathia by vertical-L osteotomy: a new technic, J. Oral Surg. **26**:259, 1968.
17. Caldwell, J. B., and Hughes, K. W.: Prognathism in edentulous and partially edentulous patients, J. Oral Surg. **16**:377, 1958.
18. Caldwell, J. B., and Letterman, G. S.: Vertical osteotomy in the mandibular rami for correction of prognathism, J. Oral Surg. **12**:185, 1954.

19. Caldwell, J. B., and Lister, R. L.: Retrognathia, a variant surgically corrected by Z osteotomy in the rami, submitted for publication.

20. Caldwell, J. B., Lister, R. L., Gerhard, R. C.: Surgical lengthening of the mandibular ramus in agenesis (first arch syndrome), submitted for publication.

21. Caldwell, J. B., Lister, R. L., and Gerhard, R. C.: Surgical treatment of mandibular hypertrophy (unilateral macrognathia), submitted for publication.

22. Cameron, J. R., and Stetzer, J. J.: Bilateral resection of the mandible to correct prognathism, J. Oral Surg. 6:69, 1948.

23. Colle, A. J.: Some clinical applications of cephalometric analysis, J. Canad. Dent. Ass. 20:309, 1954.

23a. Cohn-Stock, G.: Die chirurgische Immediatregulierung der Kiefer, speziell die chirurgische Behandlung der Prognathie, Vjschr Zahn 37:320, 1921.

24. Dal Pont, G.: Retromolar osteotomy for the correction of prognathism, J. Oral Surg. 19:42, 1961.

25. Dingman, R. O.: Surgical correction of mandibular prognathism, an improved method, Amer. J. Orthodont. Oral Surg. (Oral Surg. Sect.) 30:683, 1944.

26. Dingman, R. O.: Surgical correction of developmental deformities of the mandible, Plast. Reconstr. Surg. 3:124, 1948.

27. Duformental, L.: Le traitement chirurgical du prognathisme, Presse Med. 24:235, March 23, 1921.

28. Engel, M. B., and Brodie, A. G.: Condylar growth and mandibular deformities, Surgery 22:976, 1947.

29. Graber, T. M.: In Salzmann, J. H., editor: Roentgenographic cephalometrics; proceedings of the workshop conducted by the special committee of the American Association of Orthodontists, Philadelphia, 1961, J. B. Lippincott Co., pp. 21-34.

30. Guernsey, L. H., and DeChamplain, R. W.: Sequelae and complications of the intraoral sagittal osteotomy in the mandibular rami, Oral Surg. 32:176, 1971.

31. Harsha, W. M.: Bilateral resection of the jaw for prognathism, Surg. Gynec. Obstet. 15:51, 1912.

32. Hensel, G. C.: The surgical correction of mandibular protraction, retraction and fractures of the ascending rami, Int. J. Orthodont. 23:814, 1937.

33. Hinds, E. C.: Surgical correction of acquired mandibular deformities, Amer. J. Orthodont. 43:160, 1957.

34. Hinds, E. C.: Correction of prognathism by subcondylar osteotomy, J. Oral Surg. 16:209, 1958.

35. Hinds, E. C., and Kent, J. V.: Surgical treatment of developmental jaw deformities, St. Louis, 1972, The C. V. Mosby Co., pp. 176, 185, and 190.

36. Hofer, O.: Die vertikale Osteotomie zur Verlangerung des einseitig verkurzten aufsteigenden Unterkieferastes, Oest. Z. Stomat. 34:826, 1942.

37. Hofer, O.: Operation der Prognathie und Mikrogenic, Deutsch. Zahn. Mund. Kieferheilk. 9:121, 1942.

38. Hovell, J. H.: The surgical treatment of some of the less common abnormalities of the facial skeleton, Dent. Pract. 10:170, 1960.

39. Hullihen, S. P.: Case of elongation of the underjaw and distortion of the face and neck, caused by burn, successfully treated. Amer. J. Dent. Sci. 9:157, 1849.

40. Immenkamp, A.: A. Beiträge zur maxillo fazialen Chirurgie unter besonderer Berücksichtigung der Korrektur von Fehlbildungen des Mittelgesichtes, Fortschritte der Kiefer und Gesichts-Chirurgie, vol. VII, Stuttgart, 1961.

41. Jaboulay, M., and Berard, L.: Traitement chirurgical du prognathisme inferieur, Presse Med., No. 30:173, April 19, 1898.

42. Kaplan, H., and Spring, P. N.: Gustatory hyperhidrosis associated with subcondylar osteotomy, J. Oral Surg. 18:50, 1960.

43. Kazanjian, V. J.: Surgical treatment of mandibular prognathism, Int. J. Orthodont. 18:1224, 1932.

44. Kazanjian, V. J.: Surgical correction of deformities of the jaws and its relation to orthodontia, Int. J. Orthodont. 22:259, 1936.

45. Kazanjian, V. H.: The inter-relation of dentistry and surgery in the treatment of deformities of the face and jaws. Amer. J. Orthodont. Oral Surg. (Oral Surg. Sect.) 27:10, 1941.

46. Kazanjian, V. H.: The treatment of mandibular prognathism with special reference to edentulous patients, Oral Surg. 4:680, 1951.

47. Kazanjian, V. H., and Converse, J. M.: Surgical treatment of facial injuries, Baltimore, 1949, The Williams & Wilkins Co., p. 433.

48. Köle, H.: Beitrag zur Beseitigung des tiefen Bisses nach der prognathieoperation, Zahnaerztl, Rundsch. 67:157, 1958.

49. Köle, H.: Corticallisschwachung zur Unterstützung bei der kieferorthopädischen Behandlung, Fortschritte der Kiefer und Gesichts-Chirurgie, vol. IV, Stuttgart, 1958.

50. Köle, H.: Formen des offenen Bisses und ihre chirurgische Behandlung, Deutsch. Stomat. **9**:753, 1959.

51. Köle, H.: Personal communication, International Congress for Maxillo-Facial Surgery, Graz, Austria, May, 1959.

52. Köle, H.: Surgical operations on the alveolar ridge to correct occlusal abnormalities, Oral Surg. **12**:277, 413, 515, 1959.

53. Kostecka, F.: A contribution to the surgical treatment of open bite, Int. J. Orthodont. Dent. Child. **20**:1082, 1934.

54. Letterman, G., Caldwell, J. B., Schurter, M., and Shira, R. B.: Vertical osteotomy in the mandibular rami for correction of prognathism—a ten year follow-up study. Excerpta Medica International Congress, Series No. 66, Proceedings of the Third International Congress of Plastic Surgery, Washington, D. C., October, 1963.

55. Limberg, A. A.: Treatment of open bite by means of plastic oblique osteotomy of the ascending rami of the mandible, Dent. Cosmos **67**:1191, 1925.

56. Limberg, A. A.: A new method of plastic lengthening of the mandible in unilateral microgenia and asymmetry of the face, J. Amer. Dent. Ass. **15**:851, 1928.

57. Longacre, J. J., Destefano, G. A., and Holmstrand, K.: The early versus the late reconstruction of congenital hypoplasia of the facial skeleton and skull, Plast. Reconstr. Surg. **27**:489, 1961.

58. McCarthy, W. D., and Burns, S. R.: Screw lock sectional splint, J. Oral Surg. **4**:343, 1946.

59. McKenzie, J.: The first arch syndrome, Arch. Dis. Child. **33**:477, 1958.

60. McNeill, R. W., Proffitt, W. R., and White, R. P.: Cephalometric prediction for orthodontic surgery, Angle Orthodont. **42**:154, 1972.

61. Millard, D. R.: Adjuncts in augmentation mentoplasty and corrective rhinoplasty, Plast. Reconstr. Surg. **36**:48, 1965.

62. Mohnac, A. M.: Surgical correction of maxillomandibular deformities, J. Oral Surg. **23**:393, 1965.

63. Mohnac, A. M.: Lecture, Rocky Mountain Society of Oral Surgeons, annual meeting, June, 1966.

64. Mohnac, A. M.: Maxillary osteotomy in the management of occlusal deformities, J. Oral Surg. **24**:303, 1966.

65. Moose, S. M.: Correction of abnormal mandibular protrusion by intraoral operation, J. Oral Surg. **3**:304, 1945.

66. Moose, S. M.: Surgical correction of mandibular prognathism by intraoral subcondylar osteotomy, J. Oral Surg. **22**:197, 1964.

67. Murphey, P. J., and Walker, R. V.: Correction of maxillary protrusion by ostectomy and orthodontic therapy, J. Oral Surg. **21**: 275, 1963.

68. New, G. B., and Erich, J. B.: The surgical correction of the mandibular prognathism, Amer. J. Surg. **53**:2, 1941.

69. Obwegeser, H.: The surgical correction of mandibular prognathism and retrognathia with consideration of genioplasty. I. Surgical procedures to correct mandibular prognathism and reshaping of the chin, Oral Surg. **10**:677, 1957.

70. Obwegeser, H.: Die Kinnvergrosserung, Oste. Z. Stomat. **55**:535, 1958.

71. Obwegeser, H. (Zahnärztliches Institut der Universität, Zürich, Switzerland): Personal communication, Nov., 1959.

72. Obwegeser, H.: Vorteile und Möglichkeiten des intraoraler Vorgehens beider Korrektur von Unterkiefer-Anomalien, Fortschritte der Kiefer und Gesichts-Chirurgie, vol. VII, 1961.

72a. Obwegeser, H.: Personal communication, Zurich, Switzerland, 1970.

73. Obwegeser, H., and Gerhard, R. C.: Unpublished data.

74. Parnes, E. I., Torres, I., and Galbreath, J. C.: Surgical correction of maxillary protrusion, J. Oral Surg. **24**:218, 1966.

75. Pascoe, J. J., Hayward, J. R., and Costich, E. R.: Mandibular prognathism, its etiology and a classification, J. Oral Surg. **18**:21, 1960.

75a. Paul, J. K.: Correction of maxillary retrognathia, J. Oral Surg. **27**:57, 1969.

76. Perthes, G.: Operative Korrektur der Progenie, Zbl. Chir. **49**:1540, 1922.

77. Pettit, J. A., and Walrath, C. H.: A new surgical procedure for correction of prognathism, J.A.M.A. **99**:1917, 1932.

78. Pichler, H.: Über Progenieoperationen, Arch. Klin. Chir. **1**:11, 1927.

79. Pichler, H., and Trauner, R.: Mund und Kieferchirurgie, part 1, vols. 1 and 2, Wien, 1948, Urban & Schwarzenberg, p. 626.

80. Pickerill, H. P.: Double resection of the mandible, Dent. Cosmos **54**:1114, 1912.

81. Reid, R., Hinds, E. C., and Mohnac, A. M.: Surgical correction of facial asymmetry associated with open bite, J. Oral Surg. **24**: 527, 1966.

82. Reiter, E. R.: Surgical correction of mandibular prognathism, Alpha Omegan **45**:104, 1951.

83. Reiter, E. R.: Mandibular prognathism: bilateral osteotomy through the neck of the condyle, lecture course, 36th annual meeting, American Society of Oral Surgeons, Nov. 4, 1954, Hollywood, Fla.

84. Robinson, M.: Prognathism corrected by open vertical condylotomy, J. S. California Dent. Ass. **24**:22, 1956.

85. Robinson, M.: Micrognathism corrected by vertical osteotomy of ascending ramus and iliac bone graft: a new technique, Oral Surg. **10**:1125, 1957.

86. Robinson, M.: Prognathism corrected by open vertical subcondylotomy, J. Oral Surg. **16**:215, 1958.

87. Robinson, M.: Teaching outline for prognathism surgery at Los Angeles County Hospital, J. Oral Surg. **21**:227, 1963.

88. Robinson, M., and Lytle, J. J.: Micrognathism corrected by vertical osteotomies of the rami without bone grafts, Oral Surg. **15**:641, 1962.

89. Robinson, M., and Shuken, R.: Bone resorption under plastic chin implants, J. Oral Surg. **27**:116, 1969.

90. Rowe, N. H.: Personal communication.

91. Sarnat, B. G., and Engel, M. B.: A serial study of mandibular growth after removal of the condyle in the macaca rhesus monkey, Plast. Reconstr. Surg. **7**:364, 1951.

92. Sarnat, B. G., and Robinson, I. B.: Surgery of the mandible, some clinical and experimental considerations, Plast. Reconstr. Surg. **17**:27, 1956.

93. Schaefer, J. E.: Correction of malocclusion by surgical interference, Am. J. Orthodont. Oral Surg. (Oral Surg. Sect.) **27**:172, 1941.

94. Schuchardt, K.: In Bier, Braun, and Kümmel: Chirurgische Operationslehre, vol. II, Leipzig, 1954.

95. Schuchardt, K.: Formen des offenen Bisses und ihre operativen Behandlungsmöglichkeiten, Fortschr. Kiefer Gesichtschir. 1955.

96. Schuchardt, K.: Experiences with the surgical treatment of some deformities of the jaws: prognathia, micrognathia, and open bite, International Society of Plastic Surgeons, Transactions of Second Congress, London, 1959 (Wallace, A. B., editor) Edinburgh, Scotland, 1961, E. & S. Livingstone, Ltd., p. 73.

97. Schwartz, A. M.: Lehrgang der Gebissregelung, vol. I, 1958.

98. Shira, R. B.: Personal communication.

99. Shira, R. B.: Surgical correction of open bite deformities by sliding osteotomy, J. Oral Surg. **19**:275, 1961.

100. Sicher, H.: Growth of the mandible, Amer. J. Orthodont. **33**:30, 1947.

101. Skaloud, F.: A new surgical method for correction of prognathism of the mandible, Oral Surg. **4**:689, 1951.

102. Sloan, A. C.: Intraoral osteotomy of ascending rami for correction of prognathism, Texas Dent. J. **69**:375, 1951.

103. Small, I. A., Brown, S., and Kobernick, S. D.: Teflon and Silastic for mandibular replacement: experimental studies and reports of cases, J. Oral Surg. **22**:377, 1964.

104. Smith, A. E., and Johnson, J. B.: Surgical treatment of mandibular deformations, J. Amer. Dent. Ass. **27**:689, 1940.

105. Smith, A. E., and Robinson, M.: Surgical correction of mandibular prognathism by subsigmoid notch ostectomy with sliding condylotomy; a new technic, J. Amer. Dent. Ass. **49**:46, 1954.

106. Stark, R. B., and Saunders, D. E.: The first branchial syndrome, Plast. Reconstr. Surg. **29**:229, 1962.

107. Taylor, W. H., and Hitchcock, H. P.: The Alabama analysis, Amer. J. Orthodont. **52**:245, 1966.

107a. Terry, B. C.: Washington, D. C., 1973.

108. Tessier, P.: Osteotomies totales de la face, Syndrome de Crouron, Syndrome d'Apert, Oxycéphalies, Scaphocéphalies, Turricéphalies, Ann. Chir. Plast. **12**:103, 1967.

109. Thoma, K. H.: Y shaped osteotomy for correction of open bite in adults, Surg. Gynec. Obstet. **77**:40, 1943.

110. Thoma, K. H.: Genioplasty with tantalum gauze, Oral Surg. **2**:65, 1949.

111. Thoma, K. H.: Oral surgery; ed. 4, St. Louis, 1963, The C. V. Mosby Co., pp. 1162, 1168, 1169, 1141, 1142, 1147.

112. Thoma, K. H.: Oral surgery, ed. 5, St. Louis, 1969, The C. V. Mosby Co., p. 1144.

113. Trauner, R.: Personal communication, International Congress for Maxillo-Facial Surgery, Graz, Austria, May, 1959.

114. Trauner, R.: Eine neue Operationsmethode bei der Progenie, Dtsch. Zahn. Mund. Kieferheilkd. **49**:77, 1967.

115. Trauner, R.: Personal communication, 1972.

116. Van Alstine, R. S., and Dingman, R. O.: Correction of mandibular protrusion in the edentulous patient, J. Oral Surg. **11**:273, 1953.

117. Verne, D., Polachek, R., and Shapiro, D. N.: Osteotomy of condylar neck for correction of prognathism: study of fifty-two cases, J. Oral Surg. **15**:183, 1957.

118. Wassmund, M.: Lehrbuch der praktischen Chirurgie des Mundes und der Kiefer, vol. 1, Leipzig, 1935, Johann Ambrosius Barth.

119. Wunderer, S.: Surgical correction of the profile by operation on the maxilla, Proceedings of the Second Annual Meeting Swiss Society of Plastic and Reconstructive Surgeons, Zurich, Switzerland, Nov. 1965.

24

Aspectos quirúrgicos de los tumores bucales

CLAUDE S. La DOW

Los tumores o neoplasmas son formaciones nuevas de tejido anormal que aparecen en la cavidad bucal al igual que en otras partes del cuerpo. Pueden aparecer en los labios, carrillos, piso de la boca, paladar, lengua, huesos maxilares y mandíbula. Estas nuevas formaciones pueden ser de tejido epitelial, conectivo o nervioso; sin embargo, los tumores neurogénicos son extremadamente raros en la cavidad bucal.

Los tumores pueden ser benignos o malignos según su comportamiento y estructura celular. El tumor benigno crece lentamente y generalmente está encapsulado. Se agranda por expansión periférica, empuja las estructuras vecinas y no produce metástasis. El tumor maligno, por el contrario, pone en peligro la vida del paciente en virtud de su rápida extensión por infiltración en las vitales estructuras vecinas y por el fenómeno de metástasis, pues provoca neoplasias secundarias en partes distantes del cuerpo, generalmente a través de las corrientes linfática y sanguínea.

El tratamiento de los tumores consiste esencialmente en su extirpación, pero la intervención quirúrgica difiere según la naturaleza del neoplasma. Algunos neoplasmas benignos de la boca poseen características rara vez encontradas en otras partes del cuerpo. Estas características guardan relación con los tumores de origen dentario.

Los tumores bucales pueden ser de origen dentario o no. Los de origen dentario provienen de inclusiones epiteliales que permanecen dentro de los huesos de las arcadas después de que ha terminado la formación del diente. Esto ocurre cerca de los dientes y en las líneas de sutura de la mandíbula y maxilares en desarrollo. Los tumores epiteliales pueden producir secreción o no, dependiendo de la presencia de epitelio secretor, como ocurre en los quistes.

TUMORES DE LOS TEJIDOS DUROS DE LA CAVIDAD BUCAL

Tumores odontógenos

Los quistes odontógenos se tratan con detalle en el capítulo 14. Los tumores dentales que se forman en los huesos de los maxilares y de la mandíbula pueden dividirse en odontomas y ameloblastomas.

Odontomas. Los *odontomas calcificados, las perlas simples de esmalte* y los *cementomas* generalmente están formados de una o más clases de elementos dentarios. Las perlas de esmalte constan de esmalte. Los odontomas, de dentina. Los cementomas son de cemento. Los odontomas son compuestos cuando contienen dos o más tejidos dentarios. Estos tumores dentígeros simples provienen de alguna aberración del germen dentario al principio del desarrollo. La intervención quirúrgica se practica a una edad temprana para impedir alteración de la dentición permanente. En años subsecuentes suelen aparecer cerca de las raíces de los dientes cementomas múltiples y fibromas osificantes. Los dientes permanecen vitales y no hay síntomas. La intervención quirúrgica en estos tumores innocuos es innecesaria, ya que frecuentemente alcanzan una etapa de inactividad y se calcifican dentro de los huesos sin perturbar la función y sólo se notan en las radiografías. Los odontomas compuestos se extirpan, ya que contienen diversas formaciones dentales que tienden a formar quistes destructivos. Algunas de estas masas crecen hasta alcanzar tamaño considerable en el joven, interfiriendo así con la erupción de los dientes permanentes. Pueden ocasionar mucha destrucción ósea. El diagnóstico radiográfico puede ser la única

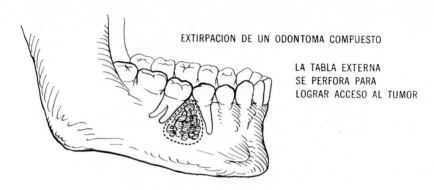

EXTIRPACION DE UN ODONTOMA COMPUESTO

LA TABLA EXTERNA
SE PERFORA PARA
LOGRAR ACCESO AL TUMOR

Fig. 24-1. Incisión local de un tumor benigno.

prueba importante de su presencia, además de una ligera alterción de las estructuras vecinas. La remoción quirúrgica de estos tumores benignos es siempre conservadora. Pueden intervenirse extirpando el hueso suprayacente (fig. 24-1). Estas masas son enucleadas de las estructuras óseas adyacentes de los maxilares por medio de fresas quirúrgicas o cinceles. La disección precisa y controlada se prefiere al empleo de elevadores, ya que los tejidos vecinos pueden ser lesionados cuando se aplica la fuerza no controlada del elevador. El cierre primario del sitio de la intervención después de la obliteración de la cavidad con tapones resorbibles es el tratamiento de elección. Las complicaciones de la extirpación de los odontomas comprenden parestesia del labio inferior y de la mandíbula cuando la masa tumoral está en contacto con el nervio dentario inferior, hemorragia de la cavidad cuando no se controlan las áreas de sangrado, e infección secundaria con separación de las suturas. No se han comunicado casos de recurrencia de estos tumores benignos.

Ameloblastoma. El ameloblastoma es un tumor que proviene de las células embrionarias de los dientes en desarrollo. Aunque la mayoría de sus formas son similares a otros tumores benignos de crecimiento lento, otras pueden transformarse en malignas. Se ha visto su degeneración carcinomatosa. Puede haber pocos síntomas subjetivos durante el crecimiento del tumor. El agrandamiento del tumor puede empujar las tablas externa, interna y palatina. Los dientes pueden ser móviles y presentarse síntomas de presión, especialmente en la región de los senos maxilares. El examen radiográfico puede revelar tipos unilocular o multilocular. Los ameloblastomas uniloculares pueden confundirse con quistes benignos. Los tumores suelen invadir el alveolo alrededor de las raíces de los dientes y pueden resorber sus ápices (figura

24-2). Se presentan en ambas arcadas. La metástasis es rara pero los fragmentos del tumor pueden lograr acceso a los pulmones por aspiración. Los ameloblastomas crecen por extensión en los tejidos adyacentes y pueden perforar el hueso que los recubre. La biopsia debe preceder al tratamiento ya que estos tumores suelen tener características individuales. Algunos son tumores expansivos de crecimiento lento que requieren muchos años para manifestar síntomas subjetivos. Otros crecen más rápidamente con tendencia neta a la malignidad. La biopsia se realiza satisfactoriamente con anestesia local. La capa cortical de hueso que los recubre se expone a través de una incisión mucoperióstica y se extirpa con cuidado una porción del hueso con fresas quirúrgicas o cinceles. Se secciona una parte de la masa tumoral sin hacer raspado. Se sutura el mucoperiostio que lo recubre. La extensión de la operación depende de la estructura histológica del tumor y del grado de invasión de los tejidos vecinos.

Los métodos de tratamiento comprenden la extirpación, la resección radical de la mandíbula, la cauterización química y la electrocauterización. La extirpación local de un pequeño tumor accesible está indicada en los jóvenes, siempre y cuando accedan a revisiones subsecuentes y a una resección radical si recidivan. Las recurrencias son frecuentes después del raspado. El tratamiento quirúrgico incompleto puede estimular el crecimiento de las células tumorales. Los ameloblastomas se exponen ampliamente extirpando el hueso que los recubre, incluyendo la tabla externa, hasta la base del tumor. La tabla externa puede ser muy delgada por el crecimiento expansivo del tumor. Siempre que sea posible se conserva el borde inferior de la mandíbula para mantener la continuidad maxilar. La sección en bloque del hueso afectado debe extenderse has-

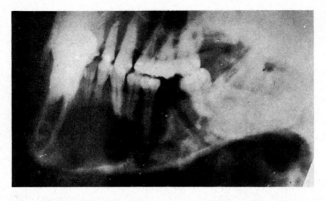

Fig. 24-2. Ameloblastoma. Absorción del alveolo y de las raíces de los dientes.

ta incluir parte del hueso periférico alrededor de la masa tumoral (fig. 24-3). Se emplean instrumentos cortantes afilados para separar el área enferma de las estructuras óseas normales. Toda la base y los márgenes vecinos se electrocauterizan después para destruir completamente las células tumorales residuales. Se coloca un apósito sedante para drenar, reducir el dolor y permitir la cicatrización por segunda intención desde el fondo de la cavidad. El mucoperiostio se aproxima parcialmente, dejando un orificio para la remoción y cambio del apósito. El apósito de la herida se renueva y gradualmente se reduce su tamaño cada vez que se cambia el taponamiento durante el proceso de reparación.

Los ameloblastomas que se han extendido dentro de los maxilares pueden perforar el mucoperiostio palatino y la mucosa nasal. La resección radical del tumor y de las estructuras óseas vecinas es el tratamiento de elección. Como estos tumores crecen por extensión dentro de los tejidos vecinos, se efectúa su adecuada resección quirúrgica. Frecuentemente se retiene un muñón de hueso normal en uno de los extremos de la resección, como por ejemplo en la región del cóndilo (fig. 24-3). Este hueso puede utilizarse como base de inserción para la reconstrucción de la sección extirpada de la mandíbula por medio de injertos óseos. Los injertos óseos pueden colocarse en este tiempo de la intervención quirúrgica debido a la poca frecuencia de metástasis. Siempre que se realicen procedimientos quirúrgicos para erradicar el ameloblastoma, se harán esfuerzos conservadores para mantener la función y la estética.

El fibroma ameloblástico y el adenoma ameloblástico son también tumores relacionados con el epitelio dental. Estos neoplasmas benignos

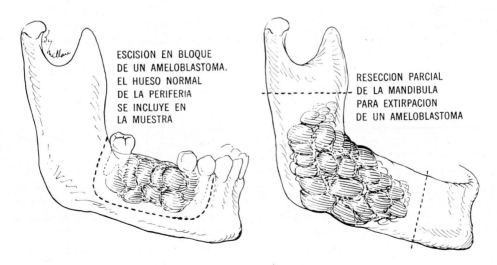

ESCISION EN BLOQUE DE UN AMELOBLASTOMA. EL HUESO NORMAL DE LA PERIFERIA SE INCLUYE EN LA MUESTRA

RESECCION PARCIAL DE LA MANDIBULA PARA EXTIRPACION DE UN AMELOBLASTOMA

Fig. 24-3. La extensión del tumor a través de las tablas compactas es indicación para la resección parcial.

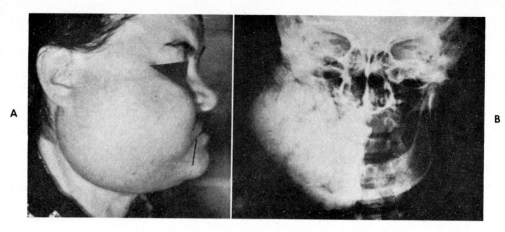

Fig. 24-4. A, fibroma osificante. El borde inferior curvo de la mandíbula es el resultado de la expansión de la tabla del hueso. **B,** radiografía del mismo caso. Veinticinco años de duración.

crecen lentamente y expanden las placas corticales de los maxilares. Pueden parecerse a los ameloblastomas en exámenes radiográficos y clínicos. Estos tumores se producen con mayor frecuencia en la segunda y tercera décadas de la vida, y son indoloros en sus etapas iniciales de crecimiento. El tratamiento quirúrgico se lleva a cabo por escisión local completa después de haber realizado biopsia por incisión preoperatoria.

Tumores osteógenos

Los neoplasmas que surgen de los huesos maxilares se clasifican como osteomas, fibroosteomas o displasias fibrosas, mixomas, condromas, sarcomas, tumor de Ewing y el tumor de célula gigante central.

Osteomas. Los osteomas de los maxilares se presentan como zonas circunscritas de neoplasias óseas benignas. Los osteomas que provienen de la superficie interna de la tabla ósea se llaman *enostosis* u *osteomas centrales.* Los tumores de esta clase se forman con tejido cortical denso que se extiende dentro del tejido esponjoso del maxilar. Pueden ponerse de manifiesto en las radiografías como tumores óseos densos y circunscritos. Quizá no necesiten tratamiento, a menos que aparezca dolor por la presión sobre las fibras nerviosas, o ulceración superficial de los tejidos suprayacentes. Todas las formas de osteoma presentan una sombra radiopaca en las radiografías . Los osteomas formados de hueso esponjoso son menos densos, con límites más difíciles de diferenciar del hueso adyacente.

Algunas formas de osteoma provienen del periostio propiamente, de células aberrantes de cartílago y de las tablas corticales. En ocasiones adquieren gran tamaño, que causa deformación, en cuyo caso está indicada la remoción quirúrgica para restablecer la armonía facial y corregir el trastorno funcional. Estos osteomas están compuestos de hueso esponjoso y tienen una delgada capa cortical. Producen ligeras sombras en las radiografías. Estos tumores pueden ser netamente separados en su base, donde se continúan con la tabla ósea de las arcadas. Los osteomas rara vez recurren después de una extirpación completa.

Los neoplasmas óseos circunscritos que se desarrollan por fuera de las tablas corticales se llaman exostosis u osteomas periféricos. Estas formaciones óseas son benignas, de crecimiento lento y aparecen en adultos jóvenes. Pueden ser consecutivas a traumatismos o irritaciones. Las áreas de exostosis pueden presentarse en las inserciones musculares o en la unión de dos huesos. Un sitio frecuente de exostosis es la línea media de la región del paladar duro. Esto se conoce como torus palatino. El torus mandibular puede ocurrir en la parte lingual de la mandíbula y en las regiones de los premolares y molares.

Osteofibroma. El osteofibroma o displasia fibrosa del hueso, es un tumor benigno de crecimiento lento que tiende a alcanzar su mayor desarrollo en la segunda década de la vida. Es un tumor difuso, poco diferenciado, endóstico, que reemplaza el tejido esponjoso normal con tejido fibroso. Pueden presentarse áreas irregulares de calcificación al aparecer nuevas formaciones óseas en el tumor. El neoplasma en crecimiento puede desplazar los dientes y levantar las tablas del maxilar. El osteofibroma tiende a ser más frecuente en las mujeres que en los hombres y es más común en los maxilares que en la mandíbula. Este tumor puede obliterar los senos maxilares y extenderse a los huesos vecinos. No invade las estructuras nasales. Esto tiene importancia diagnóstica pues tanto en las hiperostosis como en la enfermedad de Paget los meatos nasales están obliterados. Este tumor se confunde en ocasiones con el fibrosarcoma debido a que su estructura histológica es parecida. El osteofibroma crece lentamente. El fibrosarcoma, por el contrario, crece rápidamente. El osteofibroma presenta radiopacidad a medida que experimenta calcificación. La invasión extensa de la mandíbula da lugar a un borde inferior curvo y agrandado. El tratamiento de estos tumores benignos es la operación conservadora. La masa del tumor puede separarse del hueso normal por medio de raspado local sólo cuando es pequeña. Algunos tumores se tornan grandes e invaden la zona esponjosa (fig. 24-4). La escisión de un gran osteofibroma comprende la resección del segmento invadido de la arcada. Los osteofibromas grandes que se expanden dentro de la cavidad bucal, e interfieren la función y producen deformidad facial, se recortan quirúrgicamente para restablecer la simetría facial normal y mantener la función. La irradiación puede ser útil juntamente con el tratamiento quirúrgico para inhibir el crecimiento. Estos tumores tienden a sangrar con facilidad después de operados y se necesitará taponamiento a presión y electrocoagulación para controlar la hemorragia. El osteofibroma suele recidivar cuando se trata a edad temprana. Se conocen casos operados varias veces sin signos de transformación maligna.

Mixoma y condroma. El mixoma y el condroma son tumores íntimamente relacionados de origen embrionario, formados por hueso inmaduro o por células cartilaginosas. El mixoma puede semejar una lesión quística por su aspecto de panal en las radiografías. Hay expansión de la corteza ósea con material mucoide que reemplaza la estructura ósea. El condroma proviene de cartílago fetal aberrante en regiones específicas de la mandíbula como la sínfisis, la apófisis coronoides y el cóndilo y los cartílagos alveolomalar y paraseptal de los maxilares. El condroma puede producir en las radiografías una ligera sombra por fuera del hueso. El condroma puede calcificarse y cesar de crecer en cuyo caso se le denomina osteocondroma. Ambas formas se presentan en los primeros años de la vida. Los mixomas, condromas y osteocondromas pueden descubrirse clínicamente por el dolor, el aumento de volumen y limitación de los movimientos. Estos tumores crecen con lentitud. Se extirpan quirúrgicamente.

Algunos osteocondromas tienden a sufrir transformación maligna, convirtiéndose entonces en condrosarcomas. Los condrosarcomas están compuestos de masas cartilaginosas y áreas de osificación y degeneración mucoide. En individuos jóvenes se presentan entre el hueso y el periostio en áreas de crecimiento activo del hueso. La corteza ósea y la zona esponjosa pueden ser invadidas secundariamente. Estos tumores son extremadamente difíciles de extirpar, por lo que nunca se intenta la intervención quirúrgica conservadora. La ausencia de síntomas subjetivos tempranos permite el desarrollo de la enfermedad. La histopatología del condrosarcoma es muy obscura, lo que hace difícil su diagnóstico. La intervención quirúrgica, con su inevitable traumatismo, estimula la actividad celular. La resección radical del condrosarcoma se hace incluyendo la parte del hueso normal adyacente a la masa del tumor (fig. 24-5). La cavidad resultante se electrocauteriza adecuadamente. Aunque este tumor se disemina principalmente por extensión local, también tiende a producir metástasis en otras partes del organismo. La terapéutica por radiación no parece tener ningún efecto benéfico en los condrosarcomas.

Sarcomas. Los sarcomas osteogénicos se originan en células productoras de hueso. Estos tumores sumamente malignos son raros y suelen presentarse en niños durante los periodos de crecimiento activo. Se conocen tres tipos generales.

1. Sarcomas *osteolíticos,* que se acompañan de considerable destrucción ósea, células tumorales inmaduras y escasa formación de hueso nuevo.
2. Sarcomas *osteoblásticos,* que producen hueso nuevo en abundancia con signos de pequeñas áreas de actividad tumoral diseminadas en el hueso.
3. Sarcomas *telangiectásicos,* que son muy vascularizados, se desarrollan más rápidamente e invaden por extensión los tejidos blandos vecinos.

Se considera el traumatismo el principal factor etiológico de todos los sarcomas osteogénicos. Los síntomas incluyen dolor, aumento de volumen del hueso, interferencia con las funciones de la arcada y movilidad y desalojamiento de los dientes. Puede existir anestesia del labio y del maxilar. Las radiografías ponen de manifiesto una masa tumoral de bordes difusos con áreas de

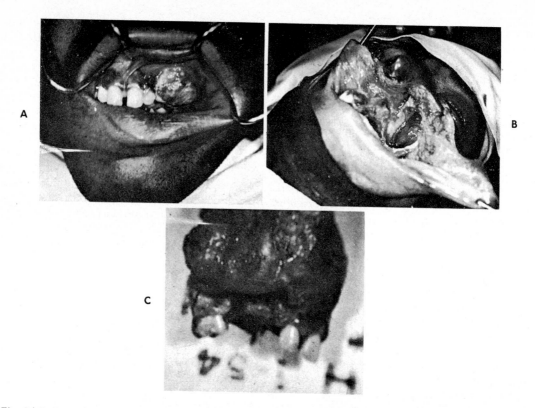

Fig. 24-5. A, condrosarcoma del maxilar. El tratamiento temprano con rayos X y aplicación de radio no dio buenos resultados. **B,** escisión del área del tumor por medio de una intervención externa. Se ha producido la invasión de la fosa nasal y de la porción anterior del seno maxilar. La exposición es suficiente para la extirpación del tumor. **C,** pieza operatoria con el tumor y tejidos adyacentes.

destrucción ósea y áreas de formación de nuevo hueso con aspecto punteado. El característico aspecto de rayos solares en los sarcomas osteoblásticos proviene de las espículas radiadas del hueso que se extienden hacia afuera desde la capa cortical. Las formas menos diferenciadas de sarcoma osteogénico se desarrollan rápidamente e invaden los tejidos vecinos. Las formas esclerosantes y osteoblásticas parecen crecer lentamente. Todos los tipos de sarcoma producen metástasis a los pulmones a través de la corriente sanguínea. El tratamiento del sarcoma osteogénico se instituye tempranamente y consiste en resección radical del hueso que contiene el tumor. La irrigación sanguínea de la masa tumoral se incluye en todo intento de resección. Se toman radiografías del tórax tempranamente para buscar cualquier lesión metastática. Se aplican rayos X a estas áreas metastáticas. Algunos clínicos creen que la irradiación preliminar en los sitios primarios es de gran ayuda para reducir la frecuencia de las lesiones metastáticas. La colo-

cación de injertos óseos en la porción seccionada del hueso no está indicada en el momento de la intervención quirúrgica, debido a la gran frecuencia de metástasis y a la exposición de las áreas a la radiación. Un aparato prostético se coloca inmediatamente después de la resección para mantener la continuidad de la mandíbula hasta que sea posible colocar el injerto óseo (fig. 24-6). Esto mantiene la forma de la cara y ayuda a la función de la mandíbula. El pronóstico es muy malo, pues en gran parte depende de la accesibilidad del tumor, de su estado de actividad, de la presencia de metástasis y de la amplitud de la intervención quirúrgica.

Tumor de Ewing. La etiología del tumor de Ewing no es bien conocida. Se cree que proviene del revestimiento endotelial de los vasos sanguíneos o linfáticos. Algunos patólogos se refieren al tumor como un linfoma primario del hueso. El trauma es el factor común de importancia en su etiología. Este neoplasma se observa en las primeras dos décadas de la vida. Entre los síntomas

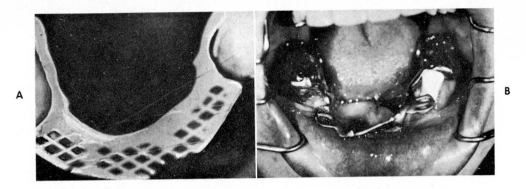

A
B

Fig. 24-6. A, defecto después de la escisión de un sarcoma osteógeno. Aparato metálico colocado para mantener la relación mandibular. **B,** aparato intrabucal fijo, en posición para mantener las relaciones mandibulares y la función.

se incluyen elevación de la temperatura del cuerpo, dolor, aumento de volumen e interferencia con la función de la mandíbula. Los últimos tres síntomas son la tríada común de los sarcomas del hueso. Las radiografías ponen de manifiesto la expansión de la tabla ósea con áreas de densidad aumentada. El periostio está engrosado y separado del hueso. Se forman nuevas zonas óseas sobre las áreas destruidas. El tratamiento del tumor de Ewing es principalmente la irradiación, pues es sumamente radiosensible. Esta puede ir seguida de la operación radical después de desaparecer los síntomas agudos ocasionados por la irradiación. Las metástasis se presentan en casi todos los casos de tumor de Ewing. Los sitios predilectos para las formaciones metastáticas son los pulmones, los ganglios linfáticos, el raquis y las costillas. Su pronóstico es muy malo, ya que menos de 20 por 100 sobreviven después de aparecer las metástasis.

Mieloma múltiple. El mieloma múltiple puede presentarse en cualquier parte del cuerpo, pero el primer signo de su presencia puede aparecer en la mandíbula (fig. 24-7). Este tumor es de etiología desconocida. Se cree que se origina en las células de la médula ósea. Los mielomas múltiples aparecen en individuos de edad avanzada, desde la cuarta a la séptima décadas. Las costillas, el esternón, las clavículas y las vértebras presentan, en el 90 por 100 de los casos, pequeñas lesiones redondas radiolúcidas. El cráneo y los maxilares están menos afectados pero deben estudiarse radiográficamente en todos los casos de esta enfermedad.

Un síntoma sobresaliente es el dolor de tipo migratorio. La presencia de cuerpos de Bence-Jones en la orina es un signo diagnóstico. El nivel sanguíneo de fosfatasa alcalina es normal en el mieloma múltiple. La hipercalcemia es frecuente. La biopsia local de una lesión accesible confirma el diagnóstico. Esta enfermedad se acompaña de anemia. Se observan fracturas cuando están afectados los huesos largos, las costillas o la mandíbula. El tratamiento consiste en irradiación de las áreas afectadas para detener el crecimiento de las células tumorales y aliviar el dolor. La quimioterapia sirve como auxiliar del tratamiento. Las hormonas y la mostaza nitrogenada se emplean como complementos de la terapéutica. Las hormonas ayudan a aliviar el dolor. La quimioterapia puede retardar la evolución de la enfermedad.

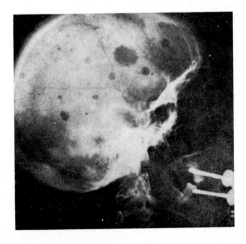

Fig. 24-7. Mieloma múltiple con participación craneal en paciente de 48 años. Síntomas de dolor e inflamación del maxilar antes de las lesiones osteolíticas de cuello y huesos largos. Fracturas patológicas del maxilar inferior sostenidas por clavo externo y fijación con tornillo. La biopsia local del maxilar estableció el diagnóstico.

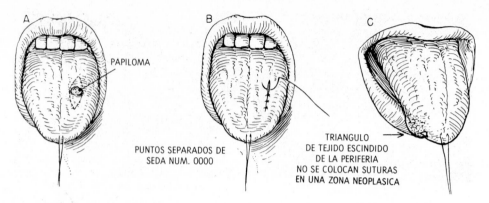

PAPILOMA

PUNTOS SEPARADOS DE
SEDA NUM. 0000

TRIANGULO
DE TEJIDO ESCINDIDO
DE LA PERIFERIA
NO SE COLOCAN SUTURAS
EN UNA ZONA NEOPLASICA

Fig. 24-8. A y **B,** biopsia por escisión. **C,** biopsia por incisión.

Tumor central de células gigantes. El tumor central de células gigantes es un neoplasma benigno que se desarrolla en el hueso de origen cartilaginoso. La sínfisis, los ángulos de la mandíbula y la fosa canina de los maxilares son sitios típicos de localización. Estos tumores se presentan en la segunda o tercera décadas de la vida; se sospecha que el traumatismo interviene en su etiología. El dolor y aumento de volumen de la mandíbula con fracturas ocasionales se presentan siempre cuando el tumor tiene gran tamaño. El crecimiento expansivo de la mandíbula reduce la vitalidad del tejido, lo que favorece las fracturas. Las radiografías no muestran una imagen siempre uniforme del tumor central de células gigantes, pues la neoplasia se presenta como zonas multiquísticas de límites irregulares y finas trabéculas. Los dientes suelen estar móviles, con signos de resorción radicular. La biopsia es indispensable para establecer el diagnóstico. Este tumor destruye el hueso esponjoso y tiende a adelgazar las tablas óseas hasta convertirlas en una cubierta quebradiza, lo que facilita su perforación. El tejido del tumor es blando, muy vascularizado y tiende a sangrar mucho cuando se traumatiza. Este tumor puede ser de color rojo amarillento por el pigmento de la sangre.

El tratamiento consiste en la enucleación del tumor después de su exposición completa. Las paredes y el fondo de la cavidad resultante se electrocauterizan completamente para destruir las posibles zonas residuales que puedan conducir a su reproducción. Como este tumor es benigno y de crecimiento lento, el tratamiento conservador preserva la continuidad de la mandíbula.

El granuloma reparador de célula central gigante es un tumor caracterizado histológicamente por muchas células gigantes y parece producirse más frecuentemente en el maxilar inferior en la primera y segunda décadas de la vida. Parece que el traumatismo es factor importante en la etiología de este tumor. La inflamación gradual por expansión de placas corticales que engloban al neoplasma de hueso medular puede ser el único dato objetivo. Los síntomas pueden estar ausentes, retrasando por ello la consulta dental. Los exámenes radiográficos pueden demostrar expansiones de las placas corticales y erosión de las superficies radiculares. Como esos exámenes no son un diagnóstico, será esencial realizar una biopsia preliminar. El tratamiento quirúrgico consistirá en la enucleación de los bordes vasculares delgados del tumor después de aspirar el área hemorrágica. La amplia exposición a través de la placa cortical bucal expandida, proporciona acceso suficiente a los bordes periféricos del tumor. Las lesiones más pequeñas pueden enuclearse y dejarse sanar por intención primaria. Las lesiones grandes se taponan con gasa medicada y se les deja sanar por intención secundaria después de la escisión.

TUMORES DE LOS TEJIDOS BLANDOS DE LA CAVIDAD BUCAL

Papiloma. Los papilomas son tumores benignos que se forman en el tejido epitelial de las membranas mucosas de la cavidad bucal. Pueden ser pediculados o sésiles y están formados de epitelio queratinizado sobre una base de tejido conectivo. Los papilomas generalmente son pequeños, pero pueden crecer hasta el tamaño de una uva antes de que el paciente solicite tratamiento. Estos tumores sufren irritación por la dentadura natural o por aparatos artificiales. Las alteraciones malignas pueden ser consecuencia del traumatismo. El papiloma se trata por extirpación quirúrgica y electrocauterización de la base de tejido conectivo. Se extirpa por medio de una incisión curva que circunda el tumor y se extiende lo suficiente en el tejido normal para lograr la remoción completa de la base de fijación (fig. 24-8). El sangrado puede controlarse con el electrocauterio (fig. 24-9, A). El cierre se logra por coaptación con suturas no resorbibles. Las recurrencias no son frecuentes cuando se ha logrado una escisión adecuada.

Fibromas. Los fibromas (fig. 24-9, B) son tumores benignos que se originan en los tejidos conectivos submucoso y subcutáneo de la boca y cara como consecuencia de traumatismos. Pueden provenir también del periostio de las arcadas. El fibroma es un tumor pedunculado o sésil. Generalmente es redondeado y firme. Los fibromas son más vascularizados que los papilomas. Pueden alcanzar gran tamaño y ser traumatizados por las dentaduras y la masticación. El tratamiento del fibroma es su extirpación qui-

rúrgica por medio de una incisión curva en el tejido normal alrededor del tumor. Los bordes de la herida resultante pueden requerir su separación en cierta extensión para permitir la coaptación de los bordes por suturas no resorbibles. Los fibromas no recidivan cuando se logra la escisión completa que incluya la base. Los fibromas pueden formarse del periostio de las arcadas así como del tejido conectivo de la submucosa. Estos tumores pedunculados o sésiles se llaman frecuentemente épulis fibrosos.

Epulis fibrosos. Los épulis fibrosos (fig. 29-9, C), se observan con mucha frecuencia y parecen formarse por irritación crónica del periostio del hueso o del periodonto dental. Los épulis pueden alcanzar el tamaño de una uva grande y pueden ser irritados fácilmente por la masticación. El tratamiento de los épulis fibrosos requiere la completa separación del tumor de los tejidos gingivales siempre que se originen del periostio del hueso. El épulis del periostio dental requiere la remoción del diente afectado para evitar la recurrencia y asegurar la cicatrización

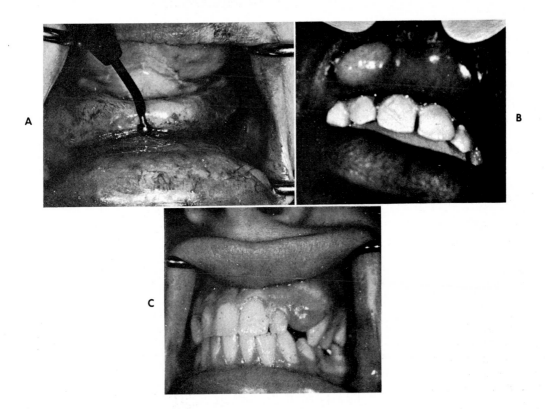

Fig. 24-9. A, electrocoagulación de una zona sangrante después de la escisión de una pequeña tumefacción de la encía. Punta de bola empleada con 30 miliamperios. **B,** fibroma del labio. La irritación ocasionó hiperplasia del tejido conectivo. **C,** épulis fibroso. La escisión completa puede abarcar los dientes vecinos.

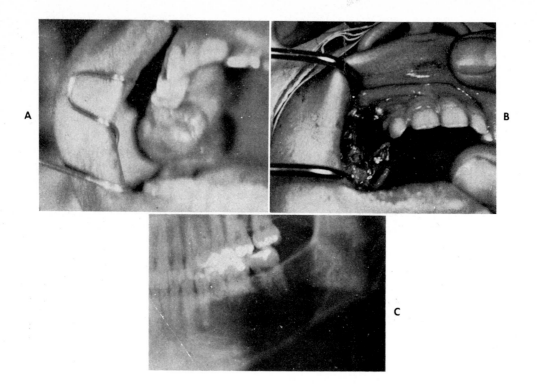

Fig. 24-10. A, tumor periférico de células gigantes. El tumor se extiende hacia arriba, destruyendo el hueso alveolar. **B,** cavidad después de la escisión y electrocoagulación de la base. **C,** granuloma reparador de células gigantes en maxilar inferior. Ausencia de síntomas subjetivos. Tratado por escisión intrabucal.

adecuada. Aunque el épulis es benigno, tiende a recurrir si no se le extirpa completamente. El hueso expuesto después de la escisión del épulis se protege con una cubierta de cemento quirúrgico para permitir la granulación normal y para que actúe como un apósito analgésico. Un tapón con cemento quirúrgico de este tipo puede dejarse por un periodo de siete a diez días.

Tumor periférico de células gigantes. El tumor periférico de células gigantes se denomina en algunas ocasiones épulis de células gigantes. Proviene del tejido conectivo del periostio dental que proporciona a los dientes su fijación al alveolo. Este tumor generalmente es rojo azuloso debido a su gran cantidad de vasos. Puede ser pedunculado o sésil. El tumor periférico de células gigantes aparece a cualquier edad y más frecuente en las mujeres. Puede alcanzar un gran tamaño y desplazar los dientes de su posición normal. Invade el hueso adyacente a medida que aumenta de tamaño (fig. 24-10). El tratamiento de estos tumores es quirúrgico. Los dientes adyacentes deben extirparse para lograr acceso a la masa del tumor. Una porción del

tejido gingival sano y de hueso debe incluirse en la escisión. La cavidad resultante se electrocauteriza para destruir cualquier residuo y controlar la hemorragia. La cavidad se llena finalmente con un tapón sedante para permitir la granulación normal y aliviar el dolor. El tumor periférico de células gigantes no recurre cuando se ha hecho una extirpación completa.

Tumor del embarazo. Los tumores del embarazo se forman en los tejidos gingivales de las arcadas como proliferaciones pedunculadas durante la gestación a causa de una reacción hormonal desconocida. Se presentan alrededor del segundo o tercer mes del embarazo y persisten hasta el parto, cuando empiezan a desaparecer. El épulis del embarazo está formado por tejido conectivo sumamente vascularizado. Es de color rojo azuloso y se torna ligeramente blanco a la compresión; se presenta en cualquiera de las dos arcadas dentales y sangra fácilmente al menor traumatismo. Los tumores del embarazo alcanzan gran tamaño, y pueden interferir con la masticación. El tratamiento de los tumores del embarazo consiste en extirpación seguida de electrocoagulación cuando el tumor es grande, para tranquilizar a la paciente. Cuando persisten la intervención quirúrgica tiene mejores resultados después del parto ya que falta el factor hormonal estimulante. Los tumores del embarzo pueden ser múltiples.

Hemangiomas y linfangiomas. Los hemangiomas y los linfangiomas se forman en relación con los vasos sanguíneos y linfáticos. Son tumores benignos, parecen tener tendencia hereditaria y se presentan en los jóvenes. Se ignora su etiología y han sido atribuidos a restos embrionarios aberrantes de tejido sanguíneo y linfático en áreas en las que no suelen encontrarse.

Los *hemangiomas* pueden ser capilares o cavernosos. El hemangioma capilar se conoce como "mancha de vino". Puede presentarse en la cara o dentro de la boca. Este tumor se torna pálido a la compresión y presenta una coloración rojo azulosa. El hemangioma cavernoso tiene grandes senos sanguíneos y tiende a invadir los tejidos blandos o destruir las estructuras óseas vecinas por compresión. Puede encontrarse pulsación en los hemangiomas de tipo cavernoso. Nunca deberá intentarse en el consultorio hacer biopsia preliminar de estas lesiones azuladas y pulsátiles debido a la hemorragia extensa.

El *hemangioma capilar* ha sido tratado por extirpación cuando el tumor es pequeño. Se ha empleado la inyección de agua hirviente en los vasos aferentes para esclerosar los vasos. También se han empleado la nieve carbónica, las aplicaciones de radio y los rayos X para obtener el mismo resultado. Las medidas conservadoras se aplican en los niños. La escisión y el injerto de piel es el tratamiento de elección en los adultos cuando la intervención quirúrgica se justifica. Las aplicaciones de radio y los rayos X no se emplean en los niños siempre que sea posible para evitar lesionar los dientes y maxilares en desarrollo.

Los *hemangiomas cavernosos,* que comprendan los tejidos blandos de la cavidad bucal pueden cortarse con un bisturí o con cuchilla endotérmica. La escisión deberá extenderse alrededor del tumor en el tejido normal. Los vasos alimentarios se aíslan y ligan antes de extirpar el tumor. Se han empleado exitosamente soluciones esclerosantes para reducir el tamaño de los hemangiomas más grandes antes de iniciar tratamiento quirúrgico fibrosando el aporte sanguíneo. Se inyecta una solución al 5 por 100 de morruato sódico en las áreas inmediatamente circundantes, en aplicaciones pequeñas y múltiples. La reducción resultante del tamaño del tumor disminuye la lesión a estructuras vitales adyacentes y mejora el resultado estético.

Los hemangiomas interóseos no presentan aspecto radiográfico definido y pueden parecerse a otras lesiones óseas como tumores de células gigantes, quistes óseos traumáticos, displasias fibrosas y ameloblastomas. Los cambios en arquitectura ósea normal están mal definidos, con áreas líticas en la porción medular. Un antecedente de inflamación, pigmentación de color rojo azulado, hemorragia espontánea sin traumatismo grave, y movilidad de los dientes, deberá ser una advertencia de hemorragia incontrolable después de haber realizado algún procedimiento quirúrgico poco importante en el área sospechosa.

El examen preoperatorio de lesiones óseas centrales no diagnosticadas de etiología vascular dudosa, deberán incluir datos objetivos de algún ruido escuchado por el estetoscopio, compresión de tejidos suprayacentes que son descomprimidos por el sistema vascular, y movimiento dental en armonía con pulsos periféricos. Deberá llevarse a cabo una arteriografía selectiva para determinar circulaciones arteriovenosas anómalas y extensiones de los lechos de tumor (fig. 24-11, *A*).

El manejo de estos neoplasmas vasculares puede llevarse a cabo según diversos métodos divergentes. Pueden tratarse control y reducción del lecho del tumor y su suministro sanguíneo aplicando rayos X o radio cerca del área vascular, y también en ella. Las fibrosis resultantes pueden eliminar el neoplasma o permitir resección sin pérdida excesiva de sangre. Generalmente se usa amplia resección con la necesaria substitución de sangre mientras el paciente se encuentra bajo anestesia hipotensiva y ligaduras de los principales vasos sanguíneos. La crioterapéutica, que congela el lecho del tumor y provoca necrosis posterior, es una técnica nueva. Se usa embolización selectiva, con músculo estriado y macerado que ocluya la circulación proximal y el lecho del tumor con la consolidación fibrosteolítica resultante. Ha tenido éxito la embolización usando las principales arterias seleccionadas que lo nutren con comprimidos de silicona de 0.5 a 1 mm para lograr oclusión similar (fig. 24-11, *B*).

El *linfangioma* es un tumor benigno frecuente en los labios y los carrillos, pero puede presentarse en la nasofaringe y en la lengua. Da a los tejidos una contextura de masa blanda. La piel que lo cubre tiende a presentar aspecto arrugado. La distorsión resulta de los periodos de

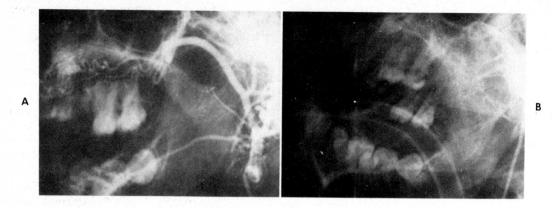

Fig. 24-11. A, vasos agrandados y tortuosos que irrigan el lecho de tumor del maxilar superior. Se observó por medio de estudios angiográficos gracias a la cateterización de las arterias superiores con colorante opaco. **B,** bloqueo de vasos anormales y dilatados con comprimidos de silicona por cateterización y embolización selectiva del lecho del tumor y del aporte sanguíneo arterial.

crecimiento activo seguidos de la formación de tejido fibroso. El tratamiento del linfangioma es la extirpación quirúrgica cuando el tumor no ha alcanzado gran tamaño. Los tumores grandes pueden reducirse quirúrgicamente por extirpación parcial en operaciones seriadas. Se han empleado soluciones esclerosantes con cierto grado de éxito para lograr reducción posterior de conductos de drenado a estos tumores. El linfangioma es radiorresistente. De realizarse una escisión completa no se provocará recidiva, pero esto se logra muy pocas veces.

Lipoma. El lipoma es un tumor benigno formado por tejido adiposo; se desarrolla en cualquier parte de la cavidad bucal donde haya tejido

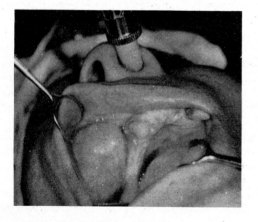

Fig. 24-12. Tumor mixto, del tipo cistadenoma papilar. El tratamiento de elección es la escisión local con disección cuidadosa de la cápsula.

adiposo. Los labios y carrillos son localizaciones frecuentes de este tumor. La mucosa que los cubre puede estar distendida por la presión del lipoma en crecimiento. El lipoma es una masa firme y móvil, de color amarillento. Se ve radiográficamente como una masa nebulosa en los tejidos blandos. El lipoma puede ser único o múltiple y puede enviar prolongaciones a los tejidos blandos vecinos. Este tumor crece lentamente.

El tratamiento del lipoma consiste en su extirpación quirúrgica. El tumor se diseca hasta liberarlo de los tejidos blandos vecinos. El cierre primario se logra con suturas no resorbibles en el tejido mucoso y suturas absorbibles en las capas profundas de los tejidos como el músculo.

Miomas. Los miomas son tumores musculares benignos, bien limitados que suelen observarse en la lengua, los labios y el paladar blando. Se presentan como masas firmes de base amplia que pueden no estar encapsuladas. El mioma presenta pocos síntomas. El paciente puede percibir el abultamiento doloroso en la lengua, los carrillos o los labios. El tumor se traumatiza fácilmente por la masticación. La escisión quirúrgica es el tratamiento de elección. La masa se libera por disección roma de las estructuras vecinas a través de una incisión en la mucosa suprayacente o en la piel. La herida se cierra con puntos de coaptación. Los miomas rara vez recurren después de una escisión completa.

Nevos pigmentarios. Los nevos pigmentarios son tumores epiteliales benignos que se presentan a veces en la cavidad bucal, en la mucosa del carrillo, la encía y la lengua. Contienen melanina. Los nevos bucales pueden variar en color desde azul pálido hasta negro. Pueden ser aplanados, de base amplia o en forma papilar. El nevo puede semejar un papiloma pigmentario, un hemangioma o las áreas normales pigmentadas de los habitantes de climas tropicales. Este tumor puede experimentar transformación maligna como resultado de la irritación crónica continuada. Los signos de la transformación maligna son: aumento rápido en el índice de crecimiento, obscurecimiento, ulceración superficial y sangrado al menor traumatismo. El nevo generalmente precede al melanoma maligno. El melanoma maligno puede producir metástasis tempranamente, a través de los canales linfáticos, en los pulmones y el hígado. El tratamiento consiste en extirpación muy amplia y disección completa de los ganglios linfáticos regionales al principio de la enfermedad. Este tumor es radiorresistente. El pronóstico es malo no obstante la extensa extirpación radical.

Tumores mixtos. Los tumores mixtos son neoplasias originadas en los tejidos de las glándulas salivales. Pueden presentarse en los labios, carrillos, piso de la boca, paladar duro o blando, en las zonas de distribución de las glándulas salivales mayores o menores. Casi un 90 por 100 de todos los tumores mixtos se forman en la glándula parótida. La mayoría de los clínicos están de acuerdo en que estos tumores son de origen epitelial. Pueden encontrarse células linfoides y células productoras de mucina. Los tumores mixtos son encapsulados y pueden distinguirse de las estructuras normales por palpación. Pueden ser lobulados, firmes y ligeramente móviles. El tumor puede estar fijo por bandas al tejido normal de la glándula o presentar extensas prolongaciones de la cápsula dentro de las estructuras vecinas. Los tumores mixtos grandes de la cavidad bucal y de las glándulas salivales principales tienden a recurrir después de su remoción, como resultado del crecimiento de los restos de estas prolongaciones. El índice de crecimiento es lento, pero la intervención quirúrgica incompleta tiende a activar las recidivas. Aunque los tumores mixtos de la cavidad bucal son esencialmente benignos, algunos pueden volverse malignos, ya que la recurrencia es frecuente.

El diagnóstico de tumor mixto se logra por medio del examen clínico y la biopsia. La presencia de un tumor encapsulado, firme, lobulado, de bordes bien definidos y antecedentes de crecimiento lento generalmente indica tumor mixto. La confirmación del diagnóstico se logra con la biopsia.

El tratamiento de los tumores mixtos es la completa extirpación quirúrgica después de la exposición adecuada de la masa tumoral, pues la mayoría de estos tumores son radiorresistentes. Los tumores mixtos conocidos como cistadenomas papilares (fig. 24-12), pueden extirparse fácilmente, incluyendo su extensión capsular. Los cilindromas (fig. 24-13), por el contrario, son difíciles de extirpar completamente, ya que tienden a recurrir por su naturaleza sumamente maligna. Puede ser necesaria la electrocauterización en algunos casos para destruir todas las células tumorales residuales. El pronóstico depende de las características patológicas del tumor y del éxito de la operación.

Adenocarcinoma. El adenocarcinoma es un tumor sumamente maligno que se forma en los tejidos de las glándulas salivales. Este tumor puede presentarse en el tejido de las glándulas aberrantes de los labios, carrillos, paladar y bu-

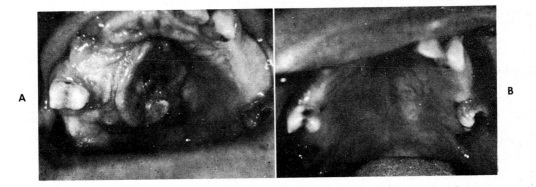

Fig. 24-13. A, tumor mixto, tipo cilindroma. Este tumor es altamente maligno. La escisión amplia, seguida de electrocauterización, es necesaria para extirpar el neoplasma. **B,** fotografía posoperatoria un año después.

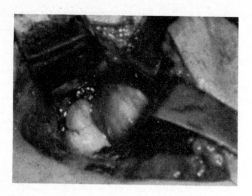

Fig. 24-14. Intervención quirúrgica submaxilar de un fibrosarcoma en la fosa pterigoidea derecha. El maxilar inferior se seccionó en ángulo. Disección a través del músculo pterigoideo interno. El paciente se presentó con anestesia del labio inferior y dolor temporomaxilar desde hacía tres años. El tratamiento anterior consistió en la equilibración de dientes y psicoterapia.

cofaringe, así como en las glándulas salivales principales. Los adenocarcinomas primarios pueden diferenciarse del tumor mixto benigno por su rápido crecimiento, dolor temprano ocasionado por compresión de los nervios sensitivos e inmovilidad de la masa del tumor por sus extensiones en los tejidos adyacentes. El adenocarcinoma produce metástasis a los ganglios linfáticos de la región, pulmones y esqueleto.

El diagnóstico se establece por biopsia. Las radiografías del tórax son aconsejables para descubrir las lesiones metastáticas. El tratamiento del adenocarcinoma incluye la extirpación radical del tumor y sus prolongaciones accesibles. La terapia por irradiación puede emplearse para tratar las lesiones metastáticas. El pronóstico es mucho menos favorable cuando aparecen metástasis.

No sería anormal encontrar la secuela de adenocarcinoma en metástasis hacia los maxilares desde la glándula de la próstata en el hombre y los tejidos de los senos en las mujeres. Puede encontrarse sin que haya evidencia radiográfica temprana. La anestesia del labio en el lado involucrado de un paciente con antecedentes de cirugía en la próstata o el seno puede ser indicación importante de metástasis. Deberá procederse a examinar cuidadosamente la historia clínica pasada y realizarse biopsias óseas selectivas.

Fibroma neurogénico. El fibroma neurogénico es un tumor muy raro que se origina en el tejido nervioso. Este tumor crece lentamente por expansión y por lo tanto es de tipo osteolítico. Este tumor benigno puede transformarse

en fibrosarcoma maligno y por lo tanto debe ser extirpado ampliamente. El fibrosarcoma del hueso que proviene de elementos neurogénicos se trata quirúrgicamente por resección extensa de la arcada atacada.

Fibrosarcoma. Raras veces se desarrolla en los tejidos blandos de la cavidad bucal. Estos tumores se encuentran a veces en la región faríngea, y la mucosa de tejidos bucales (fig. 24-14). Es rara la ulceración de estos tumores duros y lisos y, según Padgett (40a), su origen es desconocido. Se aconseja escisión local amplia.

Neurinoma y ganglioneuroma. Los neurinomas y ganglioneuromas son tumores nerviosos raros. Estos tumores no son poco comunes y se producen principalmente alrededor del tejido nervioso del maxilar superior e inferior. Los estudios radiográficos normales resultan ser negativos. Para ayudar a localizar el área del tumor se pueden usar tomogramas y estudios miográficos. Los síntomas subjetivos son vagos. La mialgia y anestesia en áreas de involucración de nervios periféricos pueden ser indicación de actividad de tumor. Como estos tumores son potencialmente malignos, deberá realizarse su biopsia a la mayor brevedad posible. Las variaciones malignas de estos neoplasmas nerviosos son difíciles de erradicar. Entran en todos los agujeros del cráneo, siguen la raíz nerviosa, y pueden causar muchos síntomas subjetivos extraños. El tratamiento quirúrgico requiere amplia exposición y escisión extensa y vigorosa.

CARCINOMA DE LA CAVIDAD BUCAL

El *carcinoma* se forma en la superficie cutánea de la cara o en la membrana mucosa de la boca. La forma basocelular del carcinoma se desarrolla en la piel de los labios y la cara. El carcinoma epidermoide se presenta en el bermellón y en la mucosa de la boca. El carcinoma de la boca abarca aproximadamente el 5 por 100 de todos los carcinomas del hombre. El carcinoma de la cavidad bucal se desarrolla como resultado de invasión de células epiteliales malignas a través de la capa bucal intacta hacia los tejidos subcutáneo y submucoso. Se ignora su etiología, pero deben tenerse en cuenta algunos factores secundarios. La irritación crónica por sobreexposición de los labios a la luz solar y traumatismos por dientes afilados y dentaduras mal adaptadas se encuentran entre los factores predisponentes en algunos individuos. Se considera al tabaco como un factor etiológico. Zonas de leucoplaquia suelen preceder al carcinoma epidermoide como lesiones premonitorias. La leucoplaquia es lesión de las membranas mucosas que se presenta como una placa indolora y dura de color blanco azuloso. Se observa en pacientes de edad avanzada como consecuencia de irritación crónica. Las placas de leucoplaquia pueden sufrir transformación maligna por medio de células malignas de la mucosa que invaden los tejidos subyacentes (fig. 24-15, A).

Puede lograrse la agrupación clínica de los carcinomas en la cavidad bucal haciendo un examen cuidadoso del área local y regional antes de realizar la biopsia. Los hallazgos objetivos con la lupa de aumento, la palpación cuidadosa del tumor y tejidos periféricos y las palpaciones bilaterales de los ganglios linfáticos regionales, proporcionarán importante información. Los síntomas subjetivos de dolor local o irradiado, trismo del maxilar, fijación de musculatura local y parestesia, son ayuda para clasificar clínicamente la enfermedad neoplásica.

El sistema TNM aconsejado por la American Joint Commission for Cancer Staging and End Results usa la T para tumor primario, la N para metástasis regional y la M para metástasis distante. La T puede proyectarse para designar tamaños de tumor de la manera siguiente: T^1 indica un carcinoma in situ; T^2 un tumor de 2 cm o menos; T^3 un tumor de 2 a 4 cm de diámetro y T^4 un tumor de 4 cm o más de diámetro. La metástasis regional (N) y la metástasis distante (M) pueden proyectarse de manera similar.

El carcinoma puede presentarse como lesión ulcerosa verrugosa (fig. 24-15, B). El carcinoma epidermoide y el basocelular invaden la submucosa y los tejidos subcutáneos, incluyendo el hueso. Pueden iniciarse insidiosamente con poco dolor al principio de su crecimiento. El paciente puede tener una vesícula en el labio, una úlcera o bien un abultamiento persistente en la boca. El examen clínico puede poner de manifiesto un área ulcerada persistente, elevada o con bordes enrollados con infiltración e induración en los márgenes. Al principio puede faltar

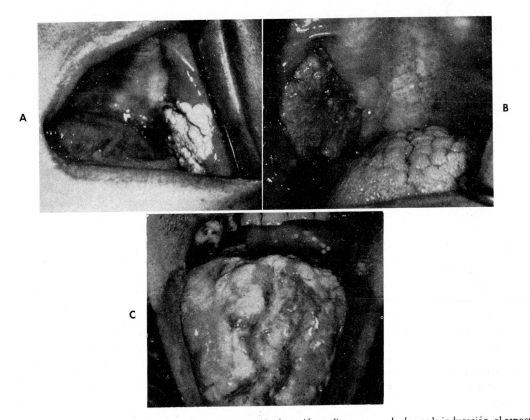

Fig. 24-15. A, leucoplaquia del labio que empieza a mostrar alteración maligna comprobada por la induración, el aspecto coriáceo y las fisuras de la superficie. B, carcinoma escamoso de tipo verrugoso en la mucosa bucal. El tratamiento consiste en la irradiación e implantación intersticial de radio. C, carcinoma del dorso de la lengua con lesión sifilítica suprayacente.

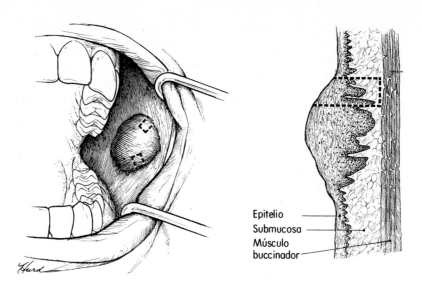

Epitelio
Submucosa
Músculo
buccinador

Fig. 24-16. Técnica de biopsia: incisión desde el área de crecimiento activo. La incisión deberá extenderse a través de la mucosa hacia la capa muscular para determinar la extensión del tumor en las capas submucósicas. Puede ser necesario usar múltiples muestras para demostrar histológicamente las características de las diversas áreas del tumor.

la induración de los tejidos circunvecinos. La ulceración superficial de las áreas de leucoplaquia puede preceder al neoplasma. Las lesiones sifilíticas pueden complicar al carcinoma de la lengua (fig. 24-15, C). El carcinoma de la boca produce metástasis a los ganglios linfáticos de la región durante su extensión. Las metástasis a los ganglios cervicales pueden descubrirse por la palpación de los sitios locales de drenaje linfático. Los ganglios metastáticos pueden ser discretos y difíciles de palpar; sin embargo, la diseminación linfática del neoplasma ha avanzado. Grandes ganglios metastáticos, fijos y extensos revelan un tumor primario avanzado.

El diagnóstico se establece por medio de una biopsia que se toma tan pronto como sea posible. La anestesia local está indicada para efectuar la biopsia, siempre que la inyección no se efectúe en el área del tumor. La biopsia por escisión se practica cuando la lesión es muy pequeña. Cuando la lesión es grande, se hace una biopsia por incisión antes de la intervención quirúrgica. Esto se logra extirpando un segmento del tumor en forma de cuña con el bisturí o el electrocauterio (fig. 24-8, C). El electrocauterio es ventajoso porque controla la hemorragia ya que cierra los vasos sangrantes y evita el paso de las células del tumor a la circulación. Se evitan las suturas para prevenir la extensión del neoplasma. Puede ser necesario tomar múltiples muestras del perímetro del tumor para llegar a un diagnóstico

exacto. El material de biopsia deberá extenderse hacia los tejidos submucósicos de la manera demostrada en la figura 24-16. La biopsia por aspiración es útil en casos de metástasis profundas en sitios inaccesibles. La biopsia por aspiración se hace con una aguja de grueso calibre especialmente construida y una jeringa de cristal. Algunas células del tumor se aspiran en la jeringa después de introducir la punta de la aguja en el tumor. Esta técnica es muy difícil aun en las manos de un clínico experimentado.

El material de la biopsia puede obtenerse frotando el tumor suavemente con un aplicador y trasladando así algunas de las células para su examen histológico. Este es un método apropiado para examinar grandes números de pacientes en quienes se sospeche la presencia de lesiones bucales. Se ha empleado con resultados satisfactorios en ginecología, y se conoce como la prueba Papanicolaou. Un informe patológico negativo podría ser equívoco ya que la superficie del tumor puede contener únicamente exudado inflamatorio o tejido necrótico. Un informe positivo aún requeriría de biopsia por incisión o escisión para confirmar el diagnóstico.

Tratamiento

El plan de tratamiento en los tumores malignos depende del resultado de la biopsia, de la localización del neoplasma, de su radiosensibilidad, del grado de metástasis y de la edad y condición física del paciente.

La localización del tumor en la cavidad bucal puede complicar el tratamiento. Los neoplasmas de la parte posterior de la boca son menos accesibles y suelen atacar estructuras vitales. La terapéutica por radiación puede estar indicada en ciertos casos. El 80 por 100 de los cánceres del labio pueden tratarse con éxito por medio de una terapéutica inmediata, pero el carcinoma del piso de la boca, de la lengua y de las encías tiene peor pronóstico. El carcinoma de la parte posterior de la boca no siempre se diagnostica y se trata oportunamente al principio de la enfermedad. Estos carcinomas infiltran rápidamente las estructuras adyacentes y producen metástasis tempranas a los ganglios linfáticos cervicales. Menos del 25 por 100 de estos neoplasmas puede tratarse con éxito después de formar metástasis extensas.

La edad y estado físico del paciente son importantes para el plan terapéutico. Pacientes de edad avanzada y debilitados sólo soportan procedimientos quirúrgicos extensos después de cuidadosa preparación. Esto puede retardar el tratamiento y permitir el avance de la enfermedad.

Terapéutica por irradiación. La sensibilidad del tumor a la radioterapia influye en el tratamiento. Los tumores radiosensibles pueden tratarse ventajosamente con rayos X o emanaciones de radio solos o combinados con la cirugía.

El tratamiento del carcinoma es de la responsabilidad de un grupo integrado por un patólogo, radiólogo, internista, oncólogo y cirujano bucal. La radioterapia para el tratamiento de los neoplasmas malignos se basa en el hecho de que las células del tumor en las fases de crecimiento activo son más susceptibles a la radiación que el tejido adulto. Mientras más indiferenciadas son estas células histológicamente, más radiosensibilidad tiene el tumor. Cuanto más se parecen las células a las formas adultas, tanto menos reaccionan a la radiación. El modo de acción de la irradiación sobre el crecimiento activo del neoplasma consiste en la muerte inmediata o tardía

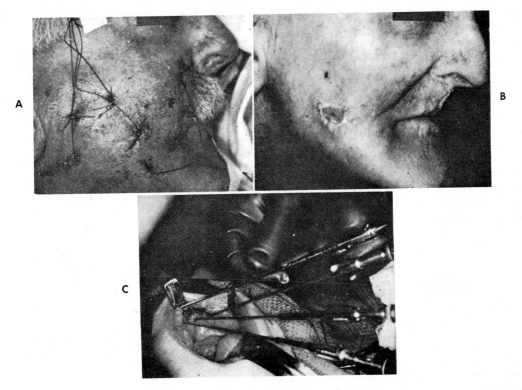

Fig. 24-17. **A,** implantación intersticial de agujas de radio en el carcinoma escamoso de la mucosa bucal. **B,** eritema de la piel cuatro semanas después de la implantación intersticial de radio. **C,** implantación de semillas de radón por medio de aplicadores en un neoplasma de la mucosa del carrillo. La inserción se efectúa a una profundidad determinada y a una distancia calculada con respecto al centro del neoplasma.

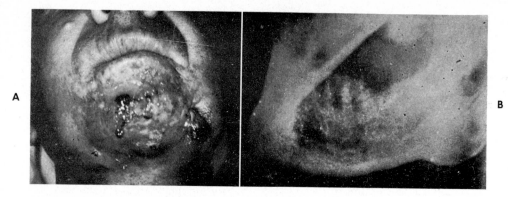

Fig. 24-18. A, osteorradionecrosis de la mandíbula con fístulas en los tejidos blandos suprayacentes. **B,** osteorradionecrosis incipiente, cinco años después de la irradiación de la región tonsilar. No se proporcionó protección a las estructuras óseas durante el tratamiento.

de las células del tumor y en la supresión de su reproducción. Los agentes empleados para la irradiación son los rayos roentgen de onda corta a los rayos gamma del radio. Aunque estos agentes tienen un efecto selectivo sobre los tejidos neoplásicos activos, el tejido normal debe ser protegido.

Suelen emplearse tres métodos para aplicar la irradiación. Las emanaciones se aplican al área del tumor a distancia, los agentes radiactivos se implantan dentro del tumor y por último una combinación de ambos métodos puede emplearse con o sin cirugía.

Los rayos X suelen emplearse para esterilizar el tumor desde una distancia fuera de la cavidad bucal. Pueden emplearse filtros de aluminio y cobre para proteger los tejidos. Se han diseñado conos intrabucales para aumentar la dosis para el tumor y reducir la exposición de los tejidos sanos. El radio también puede aplicarse mediante una bomba extrabucal; esto no siempre es práctico debido al costo de grandes cantidades de radio que se necesitan en este método. Entre los métodos de tratamiento más modernos se incluyen otros metales radiactivos. El cobalto radiactivo se emplea extensamente para irradiar tumores. El aumento de kilovoltaje del equipo de rayos X se emplea en la actualidad para reducir los efectos secundarios de la irradiación.

Los agentes radiactivos como radio, gas de radón o el iridio activado pueden implantarse directamente en el neoplasma (fig. 24-17, A). El radio y el gas radón se encierran en oro o platino para reducir la necrosis inmediata de los tejidos y lograr la distribución homogénea de las emanaciones. Es esencial un plan cuidadoso de tratamiento por irradiación para obtener una distribución adecuada de los agentes radiactivos y esterilizar el tumor. Deben tenerse en cuenta los tejidos normales vecinos, pues reciben parte de las emanaciones. Las áreas irradiadas presentan eritema (fig. 24-17, B), y la función normal de los tejidos se altera. La tolerancia de la piel a la radiación debe determinarse para evitar una lesión grave. La necrosis del hueso también se presenta después de un tratamiento intenso. La osteorradionecrosis puede complicar la terapéutica por irradiación debido a la interferencia con la nutrición del hueso normal por medio de los agentes radiactivos en presencia de infección (fig. 24-18). La necrosis progresiva puede abarcar toda la mandíbula, haciendo necesaria la extirpación del secuestro o la resección. Los dientes en el área irradiada deben extirparse antes de iniciarla para evitar este proceso retrógrado.

Tratamiento quirúrgico. El tratamiento quirúrgico de los tumores malignos de la cavidad bucal requiere extirpación amplia. El carcinoma epidermoide de la mucosa bucal invade los tejidos adyacentes y produce metástasis con más facilidad que el carcinoma cutáneo. El tratamiento adecuado y rápido es esencial para suprimir la neoplasia. La escisión amplia es importante ya que el crecimiento del tumor invade los tejidos vecinos normales; a veces esta invasión no es perceptible al examen clínico. Para extirpar el tumor se emplean el bisturí y el electrocauterio. La cicatrización primaria no siempre se logra después de la escisión con el electrocauterio, ya que la formación del tejido cicatrizal es extensa. El tejido cicatrizal se extirpa después de un tratamiento favorable de una lesión maligna, ya que la extensa formación cicatrizal perjudica la función.

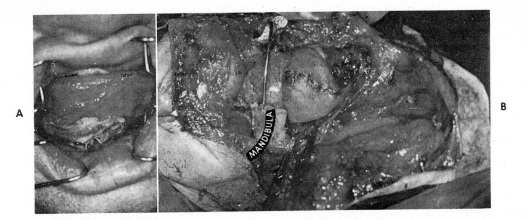

Fig. 24-19. A, carcinoma ulcerado con infiltración de los músculos intrínsecos y extrínsecos de la lengua. Se han producido metástasis a los ganglios cervicales de ambos lados. **B,** resección del tercio inferior de la lengua y piso de la boca, con resección parcial de la mandíbula y disección bilateral del cuello. Se colocó un clavo de Zimmer para estabilizar la mandíbula.

La extensión del neoplasma dentro del periostio y hueso requiere la resección parcial o total de la mandíbula. La resección puede ser extensa cuando las tablas del hueso están invadidas. La resección parcial puede estar indicada en los casos en que únicamente el periostio está invadido. Los tumores malignos pueden invadir el hueso esponjoso, dando por resultado zonas osteolíticas visibles en las radiografías. El carcinoma infiltrante de la mandíbula puede ocasionar parestesia al invadir las ramas del trigémino. Las resecciones extensas de las arcadas en el carcinoma epidermoide deben incluir la adecuada resección de los vasos sanguíneos del lado afectado. El tejido blando adyacente debe sostenerse cuando sea posible por medio de aparatos prostéticos fijados a los muñones óseos (fig. 24-19). No es aconsejable la colocación inmediata de injertos de hueso después de una resección radical por carcinoma. Es necesario un periodo de observación para asegurarse de que no hay recidiva.

El carcinoma epidermoide puede producir metástasis a los ganglios linfáticos cervicales al principio de la evolución de la enfermedad. Los ganglios linfáticos de la región se agrandan y pueden identificarse por palpación. Estos ganglios linfáticos se extirpan ampliamente antes de que ocurra una extensión más amplia. Los colgajos de piel se separan ampliamente para exponer los tejidos subyacentes atacados (fig. 24-20). Aunque algunos ganglios linfáticos del campo operatorio pueden parecer normales, hay que extirparlos en bloque con las inserciones aponeuróticas. Algunas estructuras normales se sacrifican en este procedimiento. Es necesario ligar y extirpar algunos vasos sanguíneos para controlar la hemorragia y quitar completamente los tejidos linfáticos vecinos. El cierre se logra con suturas no resorbibles después de colocar

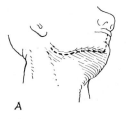
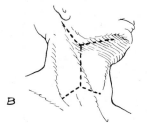

Fig. 24-20. A, línea de incisión para la hemisección de la mandíbula. La extensión hacia el labio es opcional cuando un segmento anterior de hueso se reseca en la sínfisis. **B,** línea de incisión para los colgajos de piel en una disección radical de los ganglios linfáticos del cuello. La incisión superior expone todo el borde inferior de la mandíbula y las estructuras vecinas.

tubos de drenaje para reducir la formación de hematomas. Los vendajes a presión son útiles para ayudar a la cicatrización.

Quimioterapia. Los nuevos avances en la terapéutica, el mejor manejo del paciente y la técnica de anestesia avanzada han mejorado el pronóstico de los carcinomas bucales. La infusión de agentes quimioterápicos en los vasos sanguíneos principales que irrigan las áreas del tumor alrededor de la cavidad bucal, ha sido exitosa en ciertos casos.

Parece que estos agentes tienen predilección por los tejidos anaplásicos y destruyen el tumor. Los antimetabolitos son un grupo prometedor de agentes químicos sintéticos usados para tratar cáncer bucal. Estos agentes químicos interfieren con el metabolismo de las células cancerosas en rápido crecimiento y división. Los agentes como el metotrexato, y 5-fluoruracil, se introducen bajo presión controlada en la corriente arterial que alimenta el sitio del tumor. La cantidad de compuesto químico necesaria para efecto cancericida consistente puede tener que reducirse en concentración debido a los efectos depresores del sistema hematopoyético del paciente. Náuseas, vómitos y malestar general son síntomas previstos. Se provoca suspensión de la actividad del tumor, y el sitio local generalmente se esfacela. El tratamiento de continuación puede ser triple y consistir de agentes quimioterápicos adicionales, rayos X y extirpación quirúrgica de un tumor menor y menos agresivo.

Criocirugía. Las recientes mejoras en la congelación de tejidos seleccionados han dado nuevo ímpetu al tratamiento de neoplasmas benignos y malignos, y recientemente, se ha intentado con éxito la criocirugía para tratar tumores. La técnica de congelar áreas seleccionadas en cavidad bucal se lleva a cabo tocando con la punta de una sonda el tejido neoplásico después de que nitrógeno líquido haya entrado a la punta en cantidades controladas. La temperatura de los tejidos tocados se baja a aproximadamente 180°C. Como resultado de este breve contacto se provoca lesión y muerte celular. A este tratamiento le siguen consecuencias normales de inflamación, necrosis y esfacelación de los tejidos afectados.

Las ventajas de usar agentes de infusión quimioterápicos y criocirugía selectiva, son poder incluir el paciente que represente un mal riesgo, afectado por enfermedad neoplásica avanzada, conservar soporte óseo para los tejidos blandos contiguos afectados por el tejido del tumor, pérdida sanguínea mínima debido al tratamiento

más conservador, y menos dolor posoperatorio y deformación estética.

Comentario

El dentista tiene la oportunidad de examinar sistemáticamente a los pacientes en busca de cualquier aspecto de enfermedad bucal. Deberá siempre ser muy precavido con respecto a cualquier cambio encontrado en las características de la mucosa bucal. Poder reconocer cambios malignos tempranos en los tejidos bucales debe tomarse como un reto y estimular al dentista a estudiar y mejorar su capacidad para formular el diagnóstico. Para lograr resultados satisfactorios es extremadamente importante enviar prontamente a los pacientes a instituciones donde reciban tratamiento definitivo.

BIBLIOGRAFIA

1. Ackerman, L. V., and Del Regato, J. A.: Cancer: diagnosis, treatment and prognosis, ed. 3, St. Louis, 1962, The C. V. Mosby Co., pp. 100, 109, 111, 218, 282.
2. Anderson, W. A. D.: Pathology, ed. 4, St. Louis, 1961, The C. V. Mosby Co., p. 1319.
3. Balogh, G., and Inovay, I.: Recurrent mandibular myxoma: report of case, J. Oral Surg. **30:**121, 1972.
4. Bennett, J., and Zook, E. G.: Treatment of arteriovenous fistulas in hemangiomas of face by muscle embolization, Plast. Reconstr. Surg. **50:**84, 1972.,
5. Bhaskar, S. N., Cutright, D. E., Beasley, J. D., III, and Perez, B.: Giant cell reparative granuloma (peripheral): report of 50 cases, J. Oral Surg. **29:**110, 1971.
6. Blair, V. P., Moore, S., and Byars, L. T.: Cancer of the face and mouth, St. Louis, 1941, The C. V. Mosby Co., pp. 174, 180.
7. Blair, V. P., and Ivy, R. H.: Essentials of oral surgery, ed. 4, St. Louis, 1951, The C. V. Mosby Co., pp. 342, 507, 533.
8. Bojrab, D. G., and Topazian, R. G.: Large myxoma of the mandible, J. Oral Surg. **29:** 371, 1971.
9. Brown, J. B., and Byars, L. T.: Malignant melanomas, Surg. Gynec. Obstet. **71:**409, 1940.
10. Cade, S.: Malignant disease and its treatment by radium, vol. 1, Baltimore, 1948, The Williams & Wilkins Co., p. 167.
11. Cahn, W. G.: Cryosurgery of malignant and benign tumors, Fed. Proc. **24:**S 241, 1965.
12. Catlin, D., Das Gupta, T., McNeer, G., and others: Noncutaneous melanoma, CA **16:**75, 1966.

13. Conley, J.: Treatment of malignant tumors of the salivary glands, Bull. N. Y. Acad. Med. **46:**511, 1970.

14. Crowe, W. W., and Harper, J. C.: Ewing's sarcoma with primary lesion in mandible, report of a case, J. Oral Surg. **23:**156, 1964.

15. Cundy, R. L., and Matukas, V. J.: Solitary intraosseous neurofibroma of the mandible, Arch. Otolaryng. **96:**81, 1972.

16. Curphey, J. E.: Chondrosarcoma of the maxilla: report of a case, J. Oral Surg. **29:**285, 1971.

17. Curreri, A. R.: Current concepts and practices in cancer chemotherapy, Cancer **16:**5, 1966.

18. Doner, J. M., Granite, E. L., Laboda, G., and Finkelman, A.: Primary oral carcinoma with pulmonary metastasis, report of a case, J. Oral Surg. **25:**173, 1967.

19. Emmings, F. G., Koepf, S. W., and Gage, A. A.: Cryotherapy for benign lesions of the oral cavity, J. Oral Surg. **25:**321, 326, 1967.

20. Emmings, F. G., Neiders, M. E., Greene, G. W., Koepf, S. W., and Gage, A. A.: Freezing the mandible without excision, J. Oral Surg. **24:**145, 1966.

21. Freeman, F. J., Beahrs, O. H., and Woolner, L. B.: Surgical treatment of malignant tumors of the parotid gland, Amer. J. Surg. **110:**532, 1965.

22. Geschickter, C. F., and Copeland, M. M.: Tumors of bone, ed. 3, Philadelphia, 1949, J. B. Lippincott Co., pp. 194, 415.

23. Gingrass, P. J., Gingrass, R. P.: Lymphangioma of the oral cavity: report of three cases with long-term follow-up, J. Oral Surg. **29:**428, 1971.

24. Ivy, R. H., and Curtis, L.: Adamantinoma of the jaw, Ann. Surg. **105:**125, 1937.

25. Kennett, S., and Cohen, H.: Central giant cell tumor of the mandible: report of a case, J. Oral Surg. **29:**492, 1971.

26. Kennett, S., Jr., and Curran, J. B.: Giant cemento-ossifying fibroma: report of a case, J. Oral Surg. **30:**513, 1972.

27. La Dow, C. S., Henefer, E. P., and McFall, T.: Central hemangioma of the maxilla with Von Hipple's disease, a case report, J. Oral Surg. **22:**252, 1964.

28. Leban, S. G., Lepow, H., Stratigos, G. T., and Chu, F.: The giant cell lesion of jaws: neoplastic or reparative? J. Oral Surg. **29:**398, 1971.

29. Lewin, R. W., and Cataldo, E.: Multiple myeloma discovered from oral manifestations, report of a case, J. Oral Surg. **25:**72, 1967.

30. Lichtenstein, L., and Jaffe, H. L.: Fibrous dysplasia of bone, Arch. Path. **33:**783, 1942.

31. Longacre, J. J., Benton, C., and Unterthiner, P. A.: Treatment of facial hemangioma by intravascular embolization with silicone spheres; a case report, Plast. Reconstr. Surg. **50:**618, 1972.

32. Loré, J. M., Jr.: Head and neck surgery, Philadelphia, 1962, W. B. Saunders Co., pp. 316, 317.

33. Luessenhop, A. J., Kachmann, R., Jr., Shevlin, W., and Ferrero, A. A.: Clinical evaluation of artificial embolization in management of large cerebral arteriovenous malformations, J. Neurosurg. **23:**400, 1965.

34. Marchetta, F. C., Sako, K., and Camp, F.: Multiple malignancies in patients with head and neck cancer, Amer. J. Surg. **110:**538, 1965.

35. Martin, H., Del Valle, B., Ehrlich, H., and Cahan, W. G.: Neck dissection, Cancer **4:** 441, 1951.

36. Martin, H.: Surgery of head and neck tumors, New York, 1957, Hoeber-Harper, pp. 246, 248.

37. Martis, C., and Karakasis, D.: Central fibroma of the mandible, J. Oral Surg. **10:**758, 1972.

38. Matsumura, T., and Kawakatsu, K.: Verrucous carcinoma of oral mucosa: histochemical patterns and clinical behaviors, J. Oral Surg. **30:**349, 1972.

39. Matsumura, T., Sugahara, T., Wada, T., and Kawakatsu, K.: Recurrent giant cell reparative granuloma: report of case and histopatterns, J. Oral Surg. **29:**212, 1971.

40. Pack, G. T., and Boyki, G. V.: Resection of mandible for medullary osteosarcoma, Amer. J. Surg. **43:**754, 1939.

40a. Padgett, E. C.: Surgical diseases of the mouth and jaws, Philadelphia, 1938, W. B. Saunders Co., p. 697.

41. Robinson, H. B. G.: Ameloblastomas–survey of 379 cases from the literature, Arch. Path. **23:**831, 1937.

42. Rush, B. F., Jr., and Klein, N. W.: Intra-arterial infusion of the head and neck; anatomic and distributional problems, Amer. J. Surg. **110:**513, 1965.

43. Schroll, K.: Results of tumor operations in the Department of Oral Surgery of Graz, Oest. Z. Stomat. **66:**191, 1969.

44. Seldin, H. M., Seldin, D. S., Rakower, W., and Jarrett, W. J.: Lipomas of the oral cavity, report of 26 cases, J. Oral Surg. **25:**271, 1967.

45. Sherman, R. S., and Sternbergh, W. C.: The roentgen appearance of ossifying fibroma of bone, Radiology **50:**595, 1948.

46. Sullivan, R. D., and McPeak, G. J.: A favorable response in tongue cancer to arterial infusion chemotherapy, J.A.M.A. **179:**294, 1962.

47. Sullivan, R. D.: Continuous intra-arterial infusion chemotherapy for head and neck cancer, Trans. Amer. Acad. Ophthal. Otolaryng. **66:**111, 1962.

48. Taylor, G.: Ameloblastomas of the mandible: a clinical study of 25 patients, Amer. Surg. 34:57, 1968.

49. Thoma, K.: Oral surgery, ed. 5, St. Louis, 1969, The C. V. Mosby Co., pp. 1042, 1044, 1119.

50. Waite, D. E.: Textbook of practical oral surgery, Philadelphia, 1972, Lea & Febiger.

51. Ward, G. E., and Hendrick, J. W.: Diagnosis and treatment of tumors of the head and neck, Baltimore, 1950, The Williams & Wilkins Co., pp. 315, 324, 325, 326, 351, 738.

52. Ward, G. E., Williamson, R. S., and Robben, J. O.: The use of removable acrylic prostheses to retain mandibular fragments and adjacent soft tissues in normal positions after surgical resection, Plast. Reconstr. Surg. 4: 537, 1949.

53. Ward, T. G., and Cohen, B.: Squamous carcinoma in a mandibular cyst, Brit. J. Oral Surg. 1:12, 1963.

54. Wilde, N. J., Tur, J. J., and Call, D. E.: Hemangioma of the mandible, report of a case, J. Oral Surg. 24:549, 1966.

25

Glándulas salivales y sus conductos

DONALD E. COOKSEY

ESTRUCTURA DE LAS GLANDULAS SALIVALES

Las glándulas salivales pueden dividirse para su descripción en mayores y menores. Las glándulas salivales mayores son parótida, submaxilar y sublingual. Las glándulas salivales menores son las glándulas pequeñas y grupos de las mismas en paladar, mucosa del carrillo y piso de la boca, que secretan principalmente moco. Como las glándulas salivales se describen en textos de anatomía, histología y cirugía, este tratado se limita solamente a las descripciones que son pertinentes a los problemas de cirugía bucal.

Anatomía macroscópica

Glándula parótida. La parótida (fig. 25-1, *A*) es una glándula par, bilobular, serosa, sobrepuesta al músculo masetero. Se extiende hacia arriba hasta el conducto auditivo y hacia abajo hasta el borde inferior de la mandíbula, frecuentemente más allá del mismo. Por su parte posterior se pliega sobre sí misma alrededor del borde posterior de la mandíbula, y por su parte anterior se extiende dentro de la bola adiposa de Bichat, en la cual se desprende su conducto excretor. Dentro de la substancia adiposa, generalmente existe un pequeño lóbulo de la glándula que se fija al conducto. El lóbulo superficial y el lóbulo profundo están unidos por un istmo en el borde posterior de la glándula.

La porción motriz del nervio facial emerge del agujero estilomastoideo y pasa por fuera y por delante del istmo, en donde se divide en dos ramas principales. Estas ramas pasan por encima y por debajo del istmo entre los lóbulos, ramificándose y volviendo a reunirse a lo largo de su curso. Por lo tanto, el nervio facial se encuentra colocado profundamente con relación al lóbulo superficial de la parótida, y pasa entre los lóbulos

y no por el parénquima glandular. Basándose en esto, es posible extirpar el lóbulo superficial sin seccionar el nervio.

El conducto parotídeo o de Stenon, se desprende en la parte anterior e interna de la glándula, a lo largo del borde externo del músculo masetero y se dobla en ángulo recto alrededor del borde anterior del mismo músculo. Después atraviesa el músculo buccinador y la mucosa bucal y desemboca al nivel del cuello del segundo molar superior, en una pequeña carúncula. Por lo tanto, una porción del conducto que varía entre 1.5 y 3 cm es accesible desde la boca. La disección a través de la boca después de la curvatura en ángulo recto en el borde anterior del músculo masetero es bastante difícil; implica cierto riesgo, ya que hay porciones del nervio facial a este nivel.

Glándula submaxilar. La submaxilar (fig. 25-1, *B*) es una glándula par, serosa, que se encuentra en el espacio submaxilar. Se extiende hacia abajo hasta el músculo digástrico, por su parte superior hasta el músculo milohioideo, anteriormente hasta la mitad del cuerpo de la mandíbula y por su parte posterior hasta el ángulo del maxilar inferior. Se encuentra limitada hacia afuera por el borde interno de la mandíbula, y hacia adentro por el músculo hiogloso. En la parte inferior y externa está cubierta por piel y músculo cutáneo del cuello.

A nivel del borde posterior del músculo milohioideo, la glándula submaxilar se dirige hacia arriba y hacia adelante, penetrando en el espacio submaxilar y emitiendo su conducto excretor o de Wharton; éste tiene dirección anterosuperior, entra en el espacio sublingual y se abre dentro de la boca, por debajo de la porción anterior de la lengua, en una carúncula lateral al frenillo lingual. El conducto sigue un trayecto de afuera dentro y de abajo arriba, cruzando por debajo del nervio lingual a nivel del tercer molar y después por encima del nervio lingual

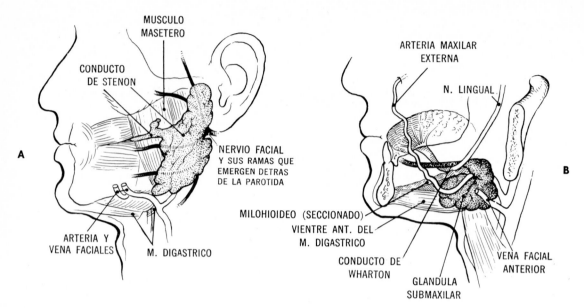

Fig. 25-1. A, relaciones anatómicas de la glándula parótida y de su conducto. **B,** relaciones anatómicas de la glándula submaxilar y de su conducto.

a nivel del segundo molar. Por lo tanto, en una intervención intrabucal para extirpar un cálculo, el nervio lingual podrá encontrarse por encima del conducto en la parte posterior, y por debajo de él, o no encontrarse del todo en la porción que comprende del segundo molar hacia adelante.

La arteria maxilar externa pasa de atrás y adentro de la glándula hacia arriba y por encima de la misma emerge del espacio submaxilar hacia el lado externo y se continúa en la cara a nivel del borde anterior del músculo masetero; por lo tanto, no se encontrará en la incisión para extirpar la glándula, sino tendrá que identificarse por disección. Su situación suele ser indicada por la presencia de dos ganglios linfáticos, prevascular y retrovascular, que están por encima de ella a nivel del borde inferior de la mandíbula. En la parte superior y profundamente en relación con estos ganglios se encuentra la rama mandibular marginal del nervio facial, y por detrás de los ganglios se halla la vena facial. Como la vena facial está por fuera de la glándula, puede cortarse en la incisión y no puede dependerse de ella como punto de referencia una vez que se ha lesionado.

Exactamente por dentro del curso de la arteria maxilar externa, en el polo superior de la glándula y en el borde posterior del músculo milohioideo, se encuentran diversas conexiones del nervio lingual. El ganglio submaxilar se incluye en

este plexo pero rara vez se identifica durante la intervención. El nervio lingual puede identificarse por encima de estas conexiones; sigue una dirección anterointerna en el espacio sublingual, cerca del conducto de Wharton.

El nervio hipogloso y la vena sublingual cruzan la superficie externa del músculo hiogloso en la pared interna del lecho submaxilar. Se encuentran separados de la cápsula de la glándula por una delgada capa aponeurótica, a través de la cual pueden identificarse; por ello, no necesitan ser tocados. El nervio hipogloso y la vena sublingual, junto con el borde posterior del músculo milohioideo y la polea del músculo digástrico, forman un triángulo que tiene como piso al músculo hiogloso. Separando las fibras del músculo hiogloso en este punto, puede descubrirse la arteria lingual.

Glándula sublingual. La sublingual es una glándula par, mucosa, que se encuentra en el espacio sublingual, por encima del músculo milohioideo, y en una línea paralela al trayecto del conducto de Wharton. Su punto de referencia es un puente llamado *plica sublingual,* que corre en dirección anteroposterior en el piso de la boca. Secreta principalmente moco de una serie de pequeños conductos cortos, los cuales varían en número de persona a persona y rara vez participan en los trastornos de la submaxilar y la parótida. En ocasiones, hay glándulas que ocupan la posición anatómica de la glándula sublingual y se unen al conducto submaxilar y se abren dentro de él en vez de terminar en la boca.

Glándulas salivales menores. Se encuentran diseminadas en la membrana mucosa de la boca y son simplemente grupos de ácinos mucosos fijos a pequeños conductos que terminan en cavidad bucal. En ocasiones se encuentran agrupados, como los situados debajo de la lengua, y sus conductos emergen en grandes números en áreas relativamente pequeñas. Estas glándulas son muy superficiales, y se encuentran inmediatamente por debajo de la mucosa.

Anatomía microscópica

Microscópicamente, todas estas glándulas tienen constitución semejante; están compuestas de acinos mucosos, serosos o combinaciones de ambos. La diferencia principal en determinado fragmento de tejido es el número relativo de acinos mucosos o serosos; la glándula parótida es casi por completo serosa.

Ya que las glándulas menores y las glándulas sublinguales son sistemas muy sencillos, sus conductos excretores recubiertos de epitelio son pequeños y cortos. Los sistemas de conductos de las glándulas parótida y submaxilar están formados de una serie de conductos muy pequeños que drenan un solo acino y se unen para formar conductos de mayor calibre. Estos drenan lóbulos y a su vez se unen al conducto excretorio principal en la boca. Por lo tanto, si la distribución de los conductos se viera en su totalidad, semejaría un árbol sin hojas; la terminación de cada pequeña ramita sería un acino individual, las ramas más grandes los conductos interlobulares, y el tronco el conducto excretor principal (fig. 25-2).

Los principales elementos tisulares vistos microscópicamente son: epitelio glandular representativo de la porción secretora de la glándula, epitelio cuboide que reviste los conductos, compartimientos de tejido conectivo que dividen los lóbulos individuales y cápsula de tejido conectivo.

Debilidades anatómicas

El estudio de las glándulas salivales pone de manifiesto debilidades anatómicas netas. Las glándulas menores y las glándulas sublinguales tienen sistemas de conductos cortos, rectos y sencillos; rara vez son afectadas por alteraciones inflamatorias pero pueden reaccionar a cualquier factor que ocasione oclusión parcial o rotura del conducto. De ello suele resultar un mucocele. La oclusión completa produce atrofia de la glándula.

Los otros sistemas tienen debilidades más importantes. En primer lugar, la glándula submaxilar y su sistema de conductos se encuentran en una posición declive, que predispone a la invasión retrógrada por microorganismos bucales. En segundo lugar, el conducto submaxilar y el parotídeo tienen calibre algo más grande en su trayecto que en su desembocadura. Esto permite la acumulación de secreciones, que pueden verterse de inmediato como respuesta a un estímulo, sin esperar al proceso secretor. Este reservorio relativamente estático permite la acumulación de células epiteliales y el espesamiento de la saliva, lo que tiende a formar obstrucciones y crea nidos apropiados para la actividad bacteriana. En tercer lugar, el conducto de Wharton y el de Stenon describen un ángulo agudo en su trayecto. El conducto submaxilar se dobla mucho en el borde posterior del músculo milohioideo, precisamente por delante del hilio de la glándula. El conducto de Stenon se dobla en ángulo casi recto en el borde anterior del músculo masetero, muy cerca de la carúncula. Estas dos áreas son sitios favoritos de obstrucciones, hecho lógico considerando la mecánica de esta disposición. Finalmente, como ambas glándulas están supeditadas a un solo mecanismo para eliminar los líquidos secretados, cualquier cosa que tienda a disminuir el flujo tiende también a alterar la composición y la función de las glándulas.

ENFERMEDADES DE LAS GLANDULAS SALIVALES

Enfermedades inflamatorias
Sialadenitis aguda

Cualquier inflamación aguda de las glándulas salivales puede denominarse sialadenitis aguda. Sin embargo, en este caso, nos referimos a las adenopatías agudas inespecíficas que no guardan relación con otra alteración.

Síntomas. La tumefacción suele ser de comienzo rápido, aunque puede ser la fase aguda de un padecimiento crónico. La glándula se vuelve sensible y tensa, generalmente en un solo lado, y puede apreciarse pus en el orificio del conducto, o bien se extrae exprimiendo el sistema de conductos. La temperatura del paciente puede estar elevada, y el cuadro sanguíneo reve-

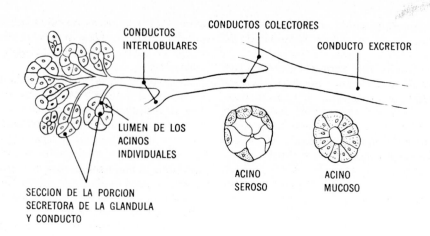

Fig. 25-2. Anatomía microscópica de las glándulas salivales.

lará la toxicidad relativa de la infección. Si no se tratan, estas infecciones a veces se localizan debajo de la piel y requieren incisión y drenaje.

Etiología. Los frotis y los cultivos para determinar el organismo predominante revelan muy diversas bacterias, la mayoría de las cuales se encuentran normalmente en la cavidad bucal. Entre ellas se incluyen estreptococo salival, estreptococo verde, neumococo y estafilococos piógenos dorado y blanco. En ocasiones se encuentran levaduras. Por lo tanto, no hay una causa específica ni un agente patógeno predominante. La estomatitis aguda rara vez tiene papel importante en el comienzo de estas alteraciones.

Tratamiento. El tratamiento de estas infecciones es médico. Están indicados antibióticos o sulfonamidas para controlar infección aguda. Si puede obtenerse una muestra de pus es de gran ayuda un antibioticograma. Al hacer el cultivo, debe cuidarse de obtener secreciones del conducto y no muestras de la flora bucal.

Después de que ha cedido la fase aguda de la infección, o cuando el paciente se encuentra bajo un control adecuado con antibióticos, el conducto puede dilatarse con una sonda roma para favorecer el drenaje. Los sialogramas ayudan a estimar la causa y la magnitud del daño, y a menudo son útiles auxiliares terapéuticos, por el efecto antimicrobiano de las soluciones yodadas empleadas para hacerlos. La hidratación adecuada del paciente es de gran importancia así como el uso de sialagogos para aumentar el flujo salival y producir una acción de lavado que puede ser beneficiosa.

Pronóstico. Una vez establecida, esta alteración tiende a recurrir. La enfermedad recurrente a menudo se torna crónica o subaguda, y más adelante en el curso de la enfermedad, pueden presentarse obstrucción de conductos o formación de cavidades en el parénquima glandular.

Diagnóstico diferencial. Algunas alteraciones pueden confundirse con sialadenitis aguda, y viceversa. La parotiditis epidémica unilateral, por ejemplo, debe considerarse siempre en el diagnóstico diferencial. Con frecuencia se ven casos de lo que se ha llamado parotiditis o adenitis submaxilar idiopáticas, a falta de un mejor conocimiento de las alteraciones. En estas circunstancias, la glándula se ha vuelto dura e hipersensible. No hay fiebre ni formación de pus. Los sialogramas no revelan signos de enfermedad y el parénquima glandular y los conductos tienen aspecto normal. Esta alteración es recurrente y desaparece después de emplear diversas medidas, como administración de antibióticos, antihistamínicos, gotas de limón, masaje, e incluso descuidándola. Se han propuesto dos explicaciones de este fenómeno: 1) que depende de la presencia de pequeños tapones mucosos que eventualmente se expulsan por la carúncula salival cuando se someten a presión suficiente y 2) que resulta de la transmisión de un estímulo nociceptivo a los nervios simpáticos que se distribuyen en los acinos mucosos, lo cual produce hipersecreción de moco y estasis relativa, por el aumento de la viscosidad.

No es raro que los ganglios linfáticos de la glándula submaxilar se agranden. La tumefacción puede ir acompañada de adenopatía de los ganglios prevasculares y retrovasculares adyacentes, y suele resultar de una infección más alta en cabeza o maxilares; pero simula inflamación de la glándula submaxilar. Por palpación, los nódulos vasculares pueden separarse de la glándula y mantenerse contra la mandíbula; sin embargo, los ganglios intraglandulares permanecen con la glándula, y es difícil distinguirlos de la adenopatía glandular, excepto por el tamaño y la textura del resto de la glándula. Una alteración semejante se presenta en la glándula parótida; su causa más frecuente son las infecciones menores del ojo.

Sialadenitis crónica

Cualquiera de las infecciones de las glándulas salivales que hemos explicado puede volverse crónica. Sin embargo, la enfermedad crónica es más frecuente detrás de una obstrucción que ha producido largos periodos de estasis. En esta alteración, los conductos se dilatan y ejercen presión contra la glándula adyacente. La obstrucción y la estasis aumentan la presión, y producen atrofia y fibrosis de la glándula. Esta se torna firme y dura y puede estar dolorosa a la palpación o no estarlo, según la fase de alteración inflamatoria y el grado de cronicidad. Pueden aparecer abscesos y quistes en el parénquima y exigir drenaje, o bien permanecen durante años con una serie de remisiones y exacerbaciones. El tratamiento conservador, que consiste en eliminar la obstrucción, dilatar el conducto y efectuar

sialografía diagnóstica y terapéutica, puede curar la enfermedad. Desgraciadamente, la recidiva es frecuente y puede necesitar la extirpación quirúrgica de la glándula.

La sialadenitis crónica puede también presentarse después de anestesia general prolongada, debilitamiento general, neumonía u otras enfermedades que van acompañadas de fiebre elevada, o de cualquier otro factor que tienda a producir largos periodos de deshidratación; esto permite que las bacterias penetren y se desarrollen en el sistema de los conductos. La sialodoquitis resultante produce constricciones en el conducto, estasis, dilatación e infección crónica, rebeldes al tratamiento.

Enfermedades por obstrucción
Sialolitiasis

La sucesión de fenómenos que conduce a alteraciones inflamatorias crónicas, macroscópicas y microscópicas, de las glándulas salivales no se ha dilucidado cabalmente. Sin embargo, está comprobado que uno de los factores más notables es la producción de cálculo salival o sialolito. La teoría más aceptada sobre la formación de sialolito es que alrededor y dentro de tapones blandos de moco, bacterias o células epiteliales descamadas, se acumulan sales minerales. Esta teoría parece estar bien fundada, pues algunos sialolitos son muy radiopacos y bien calcificados, en tanto que otros son blandos, de consistencia de

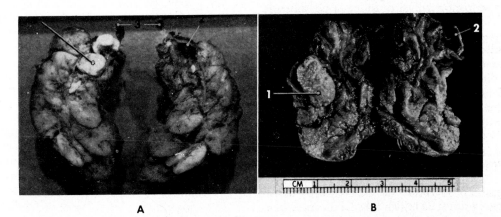

A   B

Fig. 25-3. A, ejemplar quirúrgico de glándula salival submaxilar conteniendo varios cálculos grandes. **1,** acúmulo de cuatro cálculos en la pelvis de glándula. **2,** pelvis de la glándula mostrando dilatación debida a los cálculos. **3,** conducto submaxilar demostrando el tamaño relativo de los cálculos comparados al conducto. **B,** muestra quirúrgica de glándula salival submaxilar conteniendo un gran cálculo. **1,** cálculo solitario en la pelvis de la glándula. **2,** conducto de la glándula demostrando la diferencia de tamaño entre conducto y cálculo. Los cálculos semejantes a los mostrados en las figuras **A** y **B** son difíciles de eliminar transbucalmente, y con cierta frecuencia provocan suficiente daño a la glándula como para requerir su eliminación final.

caucho y no pueden demostrarse radiográficamente. Los sialolitos se presentan en gran variedad de tamaños y formas; ello indica que su desarrollo es progresivo después que se han alojado en el conducto. El sialolito inevitablemente causa estasis e infección del sistema de conductos, y produce las alteraciones descritas como sialadenitis crónica.

Síntomas. La glándula afectada puede aumentar de volumen, especialmente durante los alimentos, y volverse tensa y dolorosa. La tumefacción y la hipersensibilidad pueden desaparecer, sólo para recurrir más adelante. Puede verse pus en el orificio de la carúncula, que puede estar inflamada; pueden obtenerse saliva turbia o pus, por expresión de la glándula. El cálculo puede palparse por manipulación bimanual y quizá pueda moverse hacia arriba y hacia abajo en el conducto. El cálculo puede visualizarse por radiografía; la dilatación en el sitio del cálculo y en el sistema de conductos se hará evidente en el sialograma.

Tratamiento. El tratamiento es quirúrgico. Generalmente el cálculo puede extirparse por vía intrabucal; sin embargo, la extirpación de la glándula puede estar indicada por daño extenso de la misma, o por recidiva de la enfermedad después de la remoción intrabucal del cálculo (fig. 25-3).

Sialoangiectasia

La palabra denota dilatación intensa de la glándula y su sistema de conductos, debida a estasis de la secreción salival ocasionada por obstrucción. La causa más frecuente es un sialolito, aunque puede depender de una simple constricción. Es relativamente frecuente una larga historia de infección crónica sin causa aparente, en casos con diltación extensa de este tipo.

El pronóstico para estas glándulas es malo, ya que su evolución natural es la de ataques repetidos agudos que finalmente llevan a extirpar la glándula.

Quistes de retención

Resultan de rotura de un conducto dentro del parénquima de la glándula. La rotura se llena con secreción salival y eventualmente se encapsula con tejido conectivo fibroso. Puede haber un revestimiento epitelial completo o parcial, o puede no haberlo.

Como estos quistes se excluyen espontáneamente del sistema de conductos, no se llenan con la substancia radiopaca de contraste en el sialograma; por lo contrario se manifiestan radiográficamente como espacios radiolúcidos en el parénquima glandular. Pueden tener una abertura pequeña hacia un conducto, la cual les permite vaciarse y llenarse periódicamente, pero que no admite el aceite radiopaco. Por esta razón, tienden a agrandarse y a desaparecer, características que los distingue de los tumores mixtos, los cuales no desaparecen. En la palpación, generalmente son blandos, pueden tener consistencia fluctuante o pastosa; a veces duelen al palparlos (los tumores mixtos son duros y rara vez dolorosos).

Tratamiento. La extirpación quirúrgica es el tratamiento de elección. Esta es necesaria no sólo para eliminar la lesión, sino para establecer el diagnóstico. La incisión y el drenaje generalmente dan por resultado la recidiva eventual. No debe pensarse en la exteriorización del quiste.

Atrofia

La magnitud tiene papel importante en el efecto de la obstrucción en el tejido glandular. La obstrucción parcial resulta en sialoangiectasia; la obstrucción con rotura del conducto produce quiste de retención; las obstrucciones parciales generalmente van acompañadas de infección; la obstrucción completa origina atrofia. La obstrucción completa que produce atrofia es rara; suele resultar de un accidente quirúrgico en el cual el conducto excretorio principal se liga y todas las vías de escape del líquido se obliteran. Otra causa notable de la atrofia de la glándula salival son las dosis masivas de irradiación, de ordinario durante el tratamiento de tumores malignos.

La pérdida de una glándula salival ocasionada por atrofia o extirpación tiene poca importancia. La pérdida de varias glándulas salivales mayores produce xerostomía y caries atípicas.

La falta de secreción salival, el colapso del conducto y la imposibilidad de inyectar el aceite yodado para la sialografía, son caracteres típicos de esta alteración. No existe tratamiento una vez que se ha presentado la atrofia.

Tumores de glándulas salivales

Como los tumores en casi todos los sitios, las neoplasias primarias de las glándulas salivales mayores y menores pueden clasificarse en dos grupos generales: benignas y malignas. Sin embargo incluso esta clasificación es discutible, pues al menos dos tumores, el tumor mixto y el tumor mucoepidermoide, benignos por su comportamiento biológico inicial, experimentan alteraciones malignas comprobadas. Además, una anomalía embriológica, el quiste de hendidura branquial, clínicamente se parece tanto a un tumor que el diagnóstico diferencial es dificilísimo sin la biopsia. Por ello, explicaremos estos tumores según su comportamiento biológico observado clínicamente. Para comprender mejor estas lesiones, debe hacerse estudio de la abundante literatura acerca del tema.

Tumores benignos

Adenoma salival. Es una proliferación neoplásica benigna de las células secretorias de una glándula salival. Suele circunscribirse al parénquima de la glándula parótida. Es firme, indoloro, generalmente está bien encapsulado, crece lentamente y se mueve fácilmente de su lugar de crecimiento al aplicar presión, volviendo a su posición original al suspender ésta. Este es un signo importante, pues casi todas las neoplasias malignas están induradas y no pueden desplazarse en esta forma. Las alteraciones apreciables en el sialograma son escasas o nulas; el diagnóstico diferencial no puede hacerse concluyentemente sin biopsia. Este tumor se considera biológicamente benigno. El tratamiento es quirúrgico.

Cistadenoma papilar linfomatoso (tumor de Warthin). Este tumor benigno de crecimiento lento puede aparecer en cualquier parte dentro de la glándula parótida o cerca de ella, generalmente en la región del ángulo o de la rama ascendente de la mandíbula, o bien por debajo del lóbulo de la oreja. Es firme, no duele a la palpación y puede estar lo suficientemente circunscrito para presentar peloteo. Las alteraciones en el sialograma son mínimas hasta que el tumor ha alcanzado volumen suficiente para producir un defecto de llenado debido a la substancia del tumor que desplaza los tejidos. Aún entonces, el diagnóstico diferencial es difícil sin la biopsia. El tumor de Warthin es más frecuente en varones durante la quinta década, pero puede aparecer en cualquier sexo y en edad más temprana o más avanzada. El tratamiento es quirúrgico.

Quiste branquial. El quiste branquial es una anomalía embriológica, no neoplásica ni maligna, que se origina del epitelio incluido entre los arcos branquiales al tiempo en que se funden. Generalmente se manifiesta como un aumento de volumen en la cara lateral del cuello o en el piso de la boca; se ha presentado en sitios vecinos o dentro de las glándulas salivales principales; en tales casos es difícil diferenciarlo por medios clínicos de tumores de la glándula.

El quiste branquial es firme pero más blando, en general, que cualquier otra neoplasia verdadera. Puede sufrir remisiones periódicas, signo que nunca presenta una neoplasia verdadera. Puede haber movimiento pero no siempre es característico, ya que el quiste puede fijarse a estructuras que se mueven con dificultad, o bien puede haber experimentado un episodio inflamatorio previo que produjo fibrosis periférica. Durante su existencia puede presentar dolor a la palpación, y entonces generalmente es tenso y firme.

El quiste branquial se muestra en el sialograma como un defecto de llenado, semejante en muchos aspectos a otras lesiones quísticas o macizas de las glándulas salivales. Sin embargo, no suele presentar la deformidad de pelota en la mano, frecuente en los tumores mixtos.

Tumores mixtos. Existe un gran desacuerdo entre los anatomopatólogos acerca de la naturaleza esencial de los tumores mixtos, y entre los cirujanos acerca del método adecuado de tratarlos. Para fines clínicos, la pregunta más discutida es: ¿son malignos o benignos? Tal vez la mejor manera de que el clínico conteste la pregunta sea señalar que como los tumores mixtos generalmente no dan metástasis, y cunado no se tocan sólo son invasores en etapa muy avanzada de su desarrollo, pueden considerarse como benignos. Desgraciadamente, tienen una gran propensión a recurrir. Las recidivas probablemente dependan de extirpación quirúrgica incompleta, o de origen multicéntrico de la lesión; las recidivas a menudo son más graves que la lesión primaria, porque se han abierto vías de invasión. Algunos autores opinan que los tumores mixtos pueden sufrir metaplasia después de una intervención quirúrgica y recurrir en la forma de neoplasia maligna verdadera. Esta teoría conduce a discrepancias entre los cirujanos, pues aconsejan diversos métodos, como enucleación, escisión amplia o resección radical de la glándula, del nervio facial, de los tegumentos y de los tejidos que contienen ganglios linfáticos relacionados con el área. La mejor solución probablemente sea intermedia, con extirpación amplia de la lesión junto con la porción de la glándula que la posee. Rara vez es necesario sacrificar el nervio facial durante este procedimiento, y la curación es la regla y no la excepción. Cuando se hace necesa-

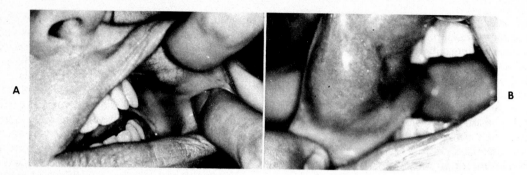

Fig. 25-4. A, tumor mixto benigno (adenoma pleomórfico) con origen en la glándula salival accesoria en mujer de 24 años. El tumor era duro, crecía lentamente con antecedente de tres años de duración, y se movía fácilmente. Se extirpó totalmente con tejidos normales marginales, clínica y microscópicamente. Estos procedimientos se realizan fácilmente en el consultorio empleando anestesia local o anestesia general para paciente externo. El cierre se hace por intención primaria. **B,** tumor benigno mixto en el labio en hombre de 48 años. El principal rasgo clínico a diferenciar entre mucocele y tumor mixto es la consistencia dura y medular del neoplasma.

rio volver a operar debido a una recidiva, es más común el ataque del nervio facial y la frecuencia de cura disminuye. Este hecho pone de manifiesto la necesidad de un tratamiento adecuado en la operación original.

Clínicamente, los tumores mixtos son muy duros, probablemente en parte debido a que están formados de elementos de tejidos epitelial y conectivo. Generalmente están encapsulados por tejido fibroso y son fácilmente móviles; sin embargo, a medida que aumentan de volumen, abarcando más tejidos, pueden volverse fijos y aun dar la impresión de induración. Los tumores recidivantes, en cambio, casi sin excepción están muy fijos. Los tumores mixtos generalmente son nodulares a la palpación y dan la impresión de estar formados de una o más masas globosas.

Los tumores mixtos se presentan con mayor frecuencia en la glándula parótida, generalmente en el ángulo de la mandíbula o por debajo del lóbulo de la oreja. Son menos comunes en glándula submaxilar y las glándulas salivales menores del paladar y los labios. (El autor no ha encontrado este tumor en las glándulas sublinguales, aun cuando no parece haber razón para que éstas no estén afectadas.)

Los tumores mixtos son indoloros, de crecimiento lento, y generalmente los descubre el paciente por el tacto al afeitarse, aplicarse maquillaje, etc. Con frecuencia el paciente cree que son quistes sebáceos debido a su proximidad con un área de quistes epidermoides. Por esta razón, algunos tumores mixtos son grandes cuando se ven por primera vez, en tanto que otros son relativamente pequeños.

Es difícil diferenciar los tumores mixtos de otros tumores benignos del área, o de ganglios linfáticos hiperplásicos. El examen histológico es el método más fidedigno, y el estudio de cortes por congelación suele permitir un diagnóstico lo bastante exacto para que el cirujano decida terminar el procedimiento. Al tratar tumores sospechosos de ser mixtos de glándulas salivales accesorias, el método preferido será la biopsia por escisión total (figs. 25-4 y 25-5), ya que estas lesiones son generalmente de buen tamaño cuando se descubren por primera vez. En los problemas de glándulas accesorias la sialografía no es útil. Los sialogramas de glándulas mayores pueden mostrar desalojamiento de la estructura glandular, especialmente del lóbulo superficial de la glándula parótida. Como resultado de este desalojamiento, los conductos colectores se cuervan alrededor de la lesión, dando el aspecto de una mano que lleva una pelota. Desgraciadamente, esta característica no es exclusiva de los tumores mixtos y para que aparezca es necesario que el tumor tenga volumen suficientemente grande. Por ello, como en casi todos los tumores extrínsecos del sistema de conductos, los sialogramas son de poca utilidad en el diagnóstico de tumores mixtos.

El tratamiento es siempre quirúrgico. Ya que estas lesiones no producen metástasis a menos que hayan sufrido metaplasia y se comporten como un verdadero tumor maligno, la disección del área que contiene los ganglios linfáticos parece ser excesivamente radical. Por otra parte, en vista de la bien conocida tendencia a recurrir, intentar originalmente la enucleación parece ser peligrosamente conservador. Por lo tanto, cabe que la técnica de elección sea la extirpación adecuada y amplia del área, tratando de preservar los tejidos importantes. Los tumores mixtos no responden a la irradiación.

Neurilemoma (schwannoma). Este tumor se incluye en este capítulo no porque se presente en el tejido de las glándulas salivales, sino a causa de que en ocasiones afecta ramas del séptimo par craneal o nervio facial, y porque tiene gran semejanza clínica con los tumores mixtos, al grado de que la diferenciación clínica es casi imposible.

Este tumor es benigno, de crecimiento lento y asintomático. Es encapsulado y fácilmente movible.

Sólo hay signos sialográficos cuando el tumor alcanza volumen considerable; entonces el sialograma muestra desalojamiento de la substancia glandular, semejante en todos los aspectos al que se encuentra en el tumor mixto.

El problema principal inherente a un tumor de este tipo es su extirpación. El neurilemoma se encuentra firmemente unido a la vaina del nervio, y aun cuando el tumor no tiene efecto especial en la función nerviosa su extirpación generalmente provoca daño o sección del nervio en el punto de fijación. Como esta lesión no suele experimentar transformación maligna, será mejor dejarla sin tratamiento. Sin embargo, con mucha frecuencia el daño del nervio ocurre durante la investigación y el diagnóstico llega muy tarde. Un neurilemoma no responde a la radiación.

Tumores malignos

Tumores mucoepidermoides. Antes se dividían en dos grupos: malignos y benignos. Aún ahora parece estar justificado creer que algunos son de un grado mayor de actividad biológica que otros, y por lo tanto, más malignos. Sin embargo, estos tumores son, en general, malignos y deben considerarse y tratarse como tales.

Los tumores mucoepidermoides pueden crecer rápidamente o con lentitud. Rara vez presentan dolor, a menos que se presenten infección o invasión de estructuras vitales. Son más frecuentes en la glándula parótida, pero pueden aparecer en cualquier sitio donde existe tejido salival. Por palpación se sienten, firmes, indurados, y fijos a los tejidos vecinos; no presentan peloteo.

Ya que los tumores mucoepidermoides abarcan acinos y conductos de la glándula, pueden observarse alteraciones en el sialograma. Puede haber signos de cavidades en los sitios donde se ha producido necrosis, de hiperplasia glandular con formación de nuevos conductos, o bien de constricción ocasionada al llenarse un conducto por tejido neoplásico. Como cualquiera de estos signos puede ser típico de una enfermedad inflamatoria, debe tenerse cuidado de relacionar los datos clínicos y sialográficos cuidadosamente antes de arriesgar un diagnóstico. En última instancia, el examen histológico es el único método que permite el diagnóstico exacto.

El tratamiento de estos tumores es quirúrgico. A veces la resección debe ser más radical que en los tumores mixtos, por la extensión del tumor. El tratamiento conservador del nervio facial no debe considerarse importante; por el contrario, el cirujano debe guiarse por la extensión en que la lesión ha invadido tejidos adyacentes. Esto no implica que el nervio deba siempre ser sacrificado. Si conservar el nervio pone en peligro la cura quirúrgica, la extirpación del

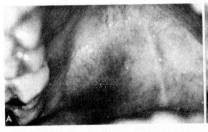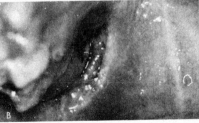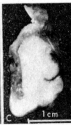

Fig. 25-5. **A,** tumor mixto del paladar en hombre de 28 años. Estos tumores deberán escindirse ampliamente y no enuclearse, por tener tendencia de recurrir. La presencia de una cápsula es ilusoria, y el tumor puede frecuentemente demostrarse fuera de lo que parece ser la membrana capsular. **B,** el defecto puede ser difícil de cerrar por intención primaria y debe curar por intención secundaria, como éste lo hizo después de una semana. La protección prostética puede aumentar la comodidad del paciente. **C,** ejemplar quirúrgico de la lesión observada en B después de haber seccionado a través de su centro. Estos tumores frecuentemente son más grandes de lo que podría sugerir el aspecto superficial. Las lobulaciones son frecuentes. El periostio frecuentemente debe incluirse en la escisión. La duración conocida de este tumor fue de cuatro meses.

nervio está indicada. Las disecciones radicales del cuello no suelen ser necesarias, a menos que existan signos de metástasis en los ganglios regionales; sin embargo, algunas escuelas consideran la disección profiláctica del cuello durante la operación original como el método de elección.

La irradiación puede ser beneficiosa para controlar las metástasis o como procedimiento paliativo, pero no se considera curativa ni indicada como método profiláctico posoperatorio.

Carcinoma epidermoide. Al igual que los tumores mucoepidermoides, el carcinoma epidermoide se origina del revestimiento epitelial de las glándulas salivales y sus conductos. Sin embargo, a diferencia de los tumores mucoepidermoides, no hay duda acerca de la malignidad de los carcinomas, sino sólo acerca del grado relativo de la misma. Se acepta que estos tumores probablemente se originan dentro de los conductos, aunque la invasión del tejido glandular vecino es temprana. Las metástasis a los ganglios de la región pueden ser tempranas o tardías, dependiendo del comportamiento individual del tumor.

Los síntomas, signos y prueba sialográfica de estos tumores son semejantes a los que se encuentran en los tumores mucoepidermoides y no hay entre ellos una diferencia clínica neta.

El tratamiento también es similar en todos aspectos, con la disección radical del cuello como parte importante del mismo según la mayoría de los cirujanos.

La irradiación tiene un efecto apreciable contra esta lesión y sus metástasis, y en especial contra los tipos más anaplásicos. Alivio, más que cura, es el principal objetivo de la irradiación.

Adenocarcinoma. Existen numerosas lesiones, a las cuales se han dado muchos nombres, que pueden agruparse con la denominación general de adenocarcinoma. Se incluyen en ésta: al carcinoma basocelular seudoadenomatoso (tumor mixto basaloide adenoquístico o cilindroma), al adenocarcinoma papilar, al adenocarcinoma de células serosas, al adenocarcinoma de células mucosas, al oncocitoma maligno y al tumor mixto maligno. Estos y muchos otros términos sirven principalmente para confundir al clínico. Para mayor claridad, al pensar en estas lesiones debe entenderse que todas son malignas, todas son asesinos potenciales y todas requieren alguna forma de cirugía o irradiación radical para curarlas.

Los síntomas de estas lesiones, con la notable excepción del cilindroma, son generalmente los que se han visto en el tumor mucoepidermoide

y el carcinoma epidermoide. El cilindroma suele ser una lesión de crecimiento lento; sus características histológicas y su crecimiento de aspecto benigno pueden hacer creer al cirujano que no es una lesión agresiva. En realidad, tiene una poderosa tendencia a la recurrencia y a la extensión invasora con destrucción local, dando origen con frecuencia a sucesivas operaciones y, finalmente, a la producción de metástasis distantes en la fase final de la enfermedad.

Otros adenocarcinomas pueden crecer con gran rapidez y ser tan anaplásicos en sus caracteres microscópicos que dificultan su clasificación.

La identificación sialográfica de un adenocarcinoma es dudosa, ya que el aspecto de su estructura interna puede ser similar al de cualquier otra lesión que produzca necrosis central. Sin embargo, en algunos de los tumores de crecimiento más lento, los intentos del tumor para formar tejido morfológicamente semejante al tejido original producen estructuras acinosas anormales capaces de recibir el aceite yodado y simular la substancia glandular hipertrófica.

El tratamiento de elección suele ser la cirugía radical. Puede hacerse disección radical del cuello cuando esté indicada.

La irradiación es eficaz en algunos casos individuales pero de ninguna manera en todos. El cilindroma en particular es muy radiorresistente. Si el tumor es accesible a la radiación eficaz, generalmente lo es también a la cirugía. Por esta razón la irradiación suele reservarse para control, como medio paliativo y, en algunos casos, profiláctico, y no como tratamiento primario. Deben tenerse en cuenta el estado del paciente y su perspectiva de vida, así como el tamaño, grado y localización de la lesión.

DIAGNOSTICO DIFERENCIAL DE LAS LESIONES DE LAS GLANDULAS SALIVALES

Uno de los problemas principales relacionados con el tratamiento de las lesiones de las glándulas salivales es la decisión del clínico respecto al tipo de lesión que se está tratando y a su localización anatómica en las diversas estructuras. El examen citológico se está volviendo cada vez más importante al formular un diagnóstico, debido a las mejoras de técnica y comprensión de los ejemplares obtenidos. La validez de este examen y de la biopsia con aguja depende en gran parte de la exactitud de técnica con que se obtuvieron los tejidos, así como del entrenamiento y capacidad del patólogo responsable de analizar éstos. Se puede depender de las biopsias verdaderas, pero implican cortar la cara y están contraindicadas en las lesiones inflamatorias. El clínico debe decidir con los medios no quirúrgicos a la mano, cuáles, si es que se necesitan, son los pasos indispensables para lograr un diagnóstico exacto. Los medios de que se dispone son principalmente la historia, el examen físico y el examen radiográfico. Con éstos puede determinarse un curso de tratamiento lógico o bien otros estudios diagnósticos. A veces, los exámenes clínicos de laboratorio ayudan a tomar una decisión.

Historia

Una historia de la lesión de que se trata frecuentemente ayuda a definir su naturaleza.

Duración. La duración de una lesión es un factor importante. Si la lesión es vieja y tiene una historia de remisiones y exacerbaciones es probablemente de naturaleza inflamatoria. Si es vieja y tiene historia de crecimiento lento y continuo generalmente es un tumor benigno o de escasa malignidad. Si es una lesión nueva con síntomas agudos, sugiere inflamación. Una lesión nueva con aumento de volumen indoloro, sin embargo, sugiere malignidad desde el principio.

Forma de iniciación. La forma del comienzo puede dar alguna clave. Si el comienzo es gradual e indoloro, pero continuo, sugiere tumor. Si es repentino y doloroso el diagnóstico de inflamación es más adecuado aunque no puede descartarse el tumor de crecimiento rápido con infección agregada.

Rapidez de crecimiento. La rapidez de crecimiento es un punto diagnóstico importante que indica el grado de malignidad. Una lesión de crecimiento lento pero continuo es raras veces inflamatoria o de un grado avanzado de malignidad. Una lesión de crecimiento rápido puede ser una u otra; sin embargo, el dolor, el exudado, la fiebre o las alteraciones hemocitológicas con tendencia a la inmadurez suelen acompañar a las inflamaciones. Debe recordarse que los tumores no son dolorosos hasta que invaden los tejidos vecinos sensitivos o se infectan. Las lesiones de crecimiento rápido con historia de resolución y remisión son frecuentemente inflamatorias. Las lesiones de crecimiento lento con historia de remisiones generalmente son quistes o algún otro fenómeno de retención. No es típico que ningún neoplasma desaparezca o disminuya; sin embargo, algunos tienen periodos de inactividad biológica.

Estados asociados. La historia de otros estados asociados al síntoma actual con frecuencia ofrece una clave o una explicación del problema. Una historia de tuberculosis juvenil o de tuberculosis en la familia puede explicar la presencia de un cuerpo calcificado en la región de la glándula salival cuando no puede demostrarse ninguna conexión con la glándula. La historia de neumonía por neumococo u otra enfermedad febril aguda puede señalar el comienzo de una sialadenitis crónica, especialmente de la glándula parótida.

Las anestesias generales prolongadas, generalmente con empleo de antisialogogos, son datos importantes, al igual que cualquier otro estado caquéctico o de deshidratación.

Examen físico

Un examen físico adecuado es el factor individual más importante en el diagnóstico diferencial de cualquier trastorno. Además del examen físico general para determinar los factores generales que puedan intervenir, debe llevarse a cabo un examen cuidadoso de las glándulas anexas. Es importante recordar que tanto las glándulas submaxilares como las parótidas tienen ganglios linfáticos adyacentes y dentro de la estructura glandular misma. Las infecciones adyacentes o los tumores situados en las áreas de drenaje de estos ganglios ocasionan con frecuencia aumentos de volumen que parecen ser primarios de las glándulas. Ejemplos típicos de éstos son las infecciones oculares que producen aumento de los ganglios parotídeos, o las de los dientes que ocasionan agrandamiento de los ganglios submaxilares. Los tumores de la piel de la cara, como el melanoma, de la cavidad bucal y de las estructuras faciales pueden producir agrandamientos de los ganglios linfáticos de la cabeza y cuello. Las metástasis distantes son relativamente raras, aunque la invasión de estos ganglios por los linfomas malignos es frecuente.

Es necesario el examen bimanual de estas lesiones, y puede recogerse mucha información con el dedo examinador. El examen manual se efectúa correctamente colocando un dedo dentro de la boca y la mano opuesta sobre la lesión. La manipulación cuidadosa de ambas manos puede proporcionar los datos que a continuación se dan.

Localización de la lesión. Las lesiones de los conductos se palpan mejor por dentro de la boca cuando la lesión se encuentra en el conducto

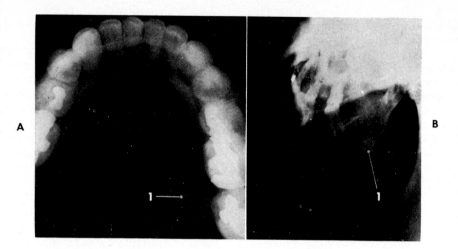

Fig. 25-6. **A,** cálculo submaxilar (sialolito, 1) en la porción posterior del conducto demostrado en proyección oclusal. **B,** sialolito submaxilar (1) en la pelvis de la glándula demostrado por una radiografía lateral y oblicua de mandíbula.

submaxilar o en el tercio anterior del conducto parotídeo. Las lesiones del hilio de la glándula submaxilar inmediatamente por delante del punto en que pasa por debajo del músculo milohioideo también se palpan mejor por dentro de la boca. La mayoría de los cálculos salivales corresponden a esta categoría.

Las lesiones situadas por fuera de la musculatura de la boca pueden ser desplazadas hacia afuera por el dedo intrabucal y palparse con más facilidad con la mano extrabucal. Pueden desplazarse porciones de la glándula misma y su contextura apreciarse fácilmente. Los ganglios y tumores pueden sujetarse e identificarse. Las lesiones que no son palpables o movibles desde el interior de la boca se juzgan en relación con su localización. Exprimir la glándula y el conducto bimanualmente permite estimar la naturaleza de la secreción y, por lo tanto, de la localización de la lesión. Las lesiones situadas fuera de los conductos rara vez producen pus dentro del sistema canalicular a menos que estén tan avanzadas que los ocluyan por presión.

Consistencia de la lesión. Las lesiones circunscritas tales como los tumores mixtos, ganglios inflamatorios aumentados y schwannomas se mueven y pueden desplazarse fácilmente. De este fenómeno se saca en conclusión que la lesión no ha invadido los tejidos vecinos y no está rodeada de exudado inflamatorio difuso. Areas inflamadas en forma aguda, abscesos, tumores malignos invasores o sus extensiones linfáticas no se mueven fácilmente, por haber infiltrado la enfermedad los tejidos circundantes.

Una excepción es el ganglio linfático invadido por metástasis tempranas y que todavía no ha perdido su integridad capsular.

Las lesiones duras tienen peor pronóstico. Aunque el signo diferencial primario entre una lesión maligna y una lesión inflamatoria leñosa es la presencia o ausencia de dolor, no se puede depender de este signo, ya que puede haber infección en cualquier neoplasia maligna avanzada. En general, la induración del área en cuestión es un signo grave, especialmente si faltan los signos cardinales de infección o no se encuentran en proporción con la historia del trastorno. La induración es típica de las lesiones invasoras malignas y este signo debe considerarse como diagnóstico hasta que no se pruebe lo contrario.

La consistencia del resto de la glándula es muy importante. Las lesiones malignas rara vez abarcan la totalidad de la glándula a menos que estén infectadas o muy avanzadas. Por lo tanto, una porción de la glándula aparece normal a la mano examinadora. Las infecciones, por el contrario, generalmente producen tensión en toda la glándula, lo mismo que la obstrucción de los conductos.

La separación de la glándula de las lesiones que en realidad no la afectan es también muy importante. En muchas ocasiones la tumefacción corresponde aparentemente a la glándula, pero la palpación y sujeción digital de la glándula o de la lesión, demuestran que ésta sólo tiene una relación anatómica y no histológica con la glándula. Esto es particularmente cierto en el quiste branquial, en los quistes dermoides, en las hipertrofias ganglionares y en los aumentos de volumen inflamatorios primarios de los dientes. En estos casos la consistencia de la glándula no afectada es normal.

Muchas lesiones tienen consistencia típica. Los abscesos son generalmente fluctuantes; los quistes dermoides y otros quistes de pared gruesa generalmente tienen consistencia pastosa; los cálculos son duros y pueden ser estrellados; la glándula infectada u obstruida generalmente es firme y tensa. Es obvio que la consistencia de la lesión es un signo diferencial importante.

Reacción subjetiva. La respuesta subjetiva del paciente al examen bimanual con frecuencia varía de acuerdo según la naturaleza de la enfermedad.

Los estados inflamatorios por lo general se acompañan de dolor, que aumenta con la manipulación. Debe recordarse que los tumores que se han infectado o que han invadido estructuras sensoriales pueden también ser dolorosos, pero ese dolor generalmente es un signo de malignidad tardío y no temprano.

Los tumores benignos, los de poca milignidad y los tumores malignos que comienzan rara vez son dolorosos. La manipulación puede llevarse a cabo sin queja del paciente a menos que se prolongue lo suficiente para provocar molestias. Por otro lado, los tejidos que recubren un cálculo salival casi siempre son sensibles a la palpación debido a la incompresibilidad del cálculo, a los procesos agudos algunas veces presentes y a la inflamación de los conductos vecinos.

Valoración radiográfica

Las radiografías comunes son de poco valor excepto en presencia de un cálculo calcificado o de invasión avanzada de las estructuras óseas vecinas.

Por esta razón la radiografía común puede ser omitida a menos que el examinador tenga una razón para sospechar estas alteraciones. Cuando se sospecha un cálculo salival, las placas oclusal y lateral oblicua de la mandíbula son de gran valor para localizar los cálculos submaxilares (fig. 25-6). Las radiografías posteroanterior y lateral de la cara, con placa oclusal colocada en las paredes bucales y con exposición muy breve (medio a tres cuartos de segundo) pueden ser de valor para localizar cálculos de la parótida. La radiografía occipitosubmentoniana que limite el arco cigomático también puede ser útil.

El sialograma da más información diagnóstica. Este estudio especial se realiza inyectando aceite radiopaco en el sistema de conductos de la glándula y tomando las radiografías que estén indicadas. Se han descrito numerosas técnicas y equipos para realizar este estudio. Una que ha sido útil en manos del autor se ilustra aquí (fig. 25-7).

Materiales. Se necesitan los siguientes:

1. Tubos de polietileno de diferentes calibres y aproximadamente 46 cm de largo, uno de cuyos extremos tiene bisel agudo.
2. Un conector Luer-Lok del tipo utilizado para la anestesia raquídea continua.

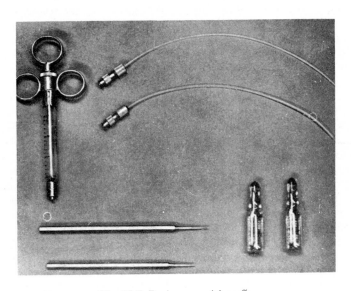

Fig. 25-7. Equipo para sialografía.

3. Una jeringa con mango de anillos tipo Luer-Lok de tres centímetros cúbicos.
4. Un explorador roto, cuyo extremo se ha redondeado y pulido para usarlo como dilatador.
5. Cualquier aceite radiopaco como medio de contraste.

Método. Se toma un tubo de polietileno de calibre adecuado y se adapta al conector. Se llena la jeringa con la substancia de contraste y se fija al conector. Se saca todo el aire del sistema. El aceite sobrante sirve de lubricante.

Se quita la jeringa y el conducto en cuestión se canaliza. Si se produce dolor, se aplican unas gotas de anestésico local alrededor de la carúncula. Si la colocación de la cánula se dificulta puede introducirse el explorador para dilatar la abertura del conducto. Los factores que originan dificultades en la colocación de la cánula son los siguientes:

1. Un tubo de calibre muy grueso
2. Un bisel áspero del tubo
3. Un bisel corto o muy romo del tubo
4. Falta de lubricación del tubo

El tubo se inserta bien dentro del conducto. En el conducto de la parótida, generalmente se encuentra un obstáculo en el punto en que el conducto se dobla alrededor del borde anterior del músculo masetero. En el conducto submaxilar suele bastar una distancia de tres o cuatro centímetros.

Se pide entonces al paciente que cierre la boca, y el tubo puede mantenerse en su lugar con cualquier fijación sin comprimirlo. Vuelve a conectarse la jeringa y se instruye al paciente que la sostenga contra su pecho. De este modo puede moverse al paciente y colocarlo como quiera el radiólogo. Cuando el radiólogo ha colocado al paciente satisfactoriamente, se inicia la inyección del medio de contraste. Se instruye al paciente para que levante su mano cuando sienta presión y nuevamente cuando experimente dolor. Las cantidades de solución están sujetas a variación individual, y puede dependerse más del llenado sintomático que de cantidades predeterminadas.

Se mantiene la presión por diez segundos después de aparecer dolor y se toma entonces el sialograma. Se mantiene ligera presión durante la colocación del paciente para radiografías adicionales. Las radiografías posteroanterior y lateral del cráneo pueden tomarse como quiera el operador.

Después de tomar todas las radiografías, el tubo puede retirarse y instruye al paciente para

que ayude a vaciar la glándula por masaje. El aceite residual en la glándula y sistema de conductos no es dañino y puede ser benéfico en algunas ligeras alteraciones inflamatorias.

El sialograma puede proporcionar bastante información, especialmente si ésta se relaciona con los signos clínicos. Sin embargo, no todas las lesiones tienen datos sialográficos típicos, y en muchos casos el diagnóstico final depende de la biopsia. Afortunadamente la mayoría de las lesiones inflamatorias tienen manifestaciones típicas cuando se relacionan con el curso clínico, en tanto que los tumores con frecuencia se caracterizan por la ausencia singular de signos sialográficos. En la figura 25-8 vemos un ejemplo de mala interpretación de hallazgos equívocos.

La interpretación sialográfica se hace mejor integrando los datos sialográficos, los datos clínicos, la historia y los conocimientos de las ciencias básicas. Con este fin se presentan un grupo de casos típicos en los cuales los hallazgos sialográficos y los datos clínicos fueron suficientemente claros para llegar a un diagnóstico exacto (figs. 25-9 a 25-25).

Procedimientos de laboratorio

Hay varios procedimientos de laboratorio útiles en el diagnóstico diferencial de las lesiones de las glándulas salivales. Las paperas, la mononucleosis infecciosa y la sialadenitis aguda, que tienden a semejarse en sus primeras etapas, pueden diferenciarse por el examen de la sangre y del plasma. La mononucleosis infecciosa suele tener elevado porcentaje de linfocitos atípicos, así como número aumentado de linfocitos. La sialadenitis, si es aguda, puede revelar aumento de los leucocitos polimorfonucleares inmaduros en sangre. La prueba de aglutinación heterófila del plasma sanguíneo es útil para identificar la mononucleosis infecciosa.

La mayoría de los patólogos estiman que no puede depenedrse de los frotis de Papanicolaou para diferenciar las lesiones de las glándulas salivales. Las biopsias por aspiración o con aguja son difíciles de interpretar debido a las pequeñas cantidades de tejido disponibles. Las secciones por congelación y las biopsias corrientes aportan datos de los que puede dependerse plenamente y completan los exámenes de laboratorio generalmente empleados.

La cuenta completa y la diferencial de los glóbulos sanguíneos pueden indicar la toxicidad relativa de la enfermedad; sin embargo, no son de ningún modo específicas, ya que muestran sólo la respuesta de la sangre a un proceso infeccioso.

Pueden realizarse los exámenes citológicos si se sospecha una afección maligna del sistema de conductos. Debe recordarse, sin embargo, que la saliva simple de la boca no es una muestra útil y que el material para este examen debe obtenerse del conducto de la glándula sospechosa por medio de la canalización. La utilidad de este examen es limitada y cuando los resultados son negativos no son por ningún motivo definitivos.

Los frotis, cultivos y pruebas de sensibilidad a los antibióticos son de valor cuando hay que emplear el antibiótico específico. La muestra debe tomarse también del conducto canalizado para evitar la contaminación bucal.

PROCEDIMIENTOS QUIRURGICOS

Con la posible excepción del tratamiento quirúrgico de los quistes de retención como mucoceles y ránulas, la sialolitotomía intrabucal es la operación más frecuentemente empleada en el sistema salival (fig. 25-26). Es una operación simple, frecuentemente olvidada por los médicos no entrenados en cirugía bucal a favor de la enucleación de la glándula. Si el cálculo está localizado favorablemente, su remoción a través de la boca conserva la glándula y, por lo tanto, su función. Aunque se sabe que los sialolitos recurren y las glándulas pueden estar tan alteradas por la infección que requieran su extirpación posterior, en la operación original suele estar indicado un procedimiento más conservador

debido a su éxito en manos de la mayoría de los operadores.

La glándula submaxilar puede extirparse sin consecuencias si la operación se realiza adecuadamente. Sin embargo, antes de extirparla deben considerarse los resultados de la pérdida de su función, aunque en pacientes con secreción salival normal en el resto de las glándulas su remoción no tiene consecuencias.

La extirpación de la glándula parótida es de mayor trascendencia. Siempre hay el peligro de lesionar el nervio facial, aunque una operación cuidadosa permite extirparla generalmente con sólo ligeros trastornos pasajeros del nervio.

La remoción de cualquiera de las glándulas tiene por resultado una pequeña deformidad facial. En el caso de la glándula submaxilar, queda la cicatriz y una depresión o más exactamente una falta de llenado en la región submaxilar. Cuando se trata de la glándula parótida queda una cicatriz retromandibular y una pérdida de parte del contorno facial. Estos factores no son importantes si la operación es necesaria, pero la contraindican cuando los métodos conservadores son suficientes.

Sialolitotomía intrabucal del conducto submaxilar

La sialolitotomía intrabucal se efectúa mejor con el paciente bajo anestesia local y en posición sentada.

El cálculo se localiza primero adecuadamente por medio de radiografías y por palpación. Si es

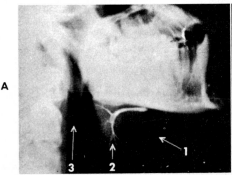 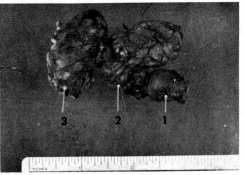

Fig. 25-8. Este paciente presentaba una pronunciada inflamación en la región submaxilar. No se encontraron hallazgos de laboratorio u otros hallazgos físicos de importancia. **A,** el sialograma preoperatorio demostró fuerte desplazamiento de la arquitectura de glándula (1) por cierta tumefacción. Por lo demás, la glándula era normal. La inflamación principal (2) posterior a esta área no se observa en el sialograma. La lesión (3) resultó ser hiperplasia linfoide notable cuando se la investigó quirúrgicamente. **B,** el ejemplar quirúrgico de la glándula submaxilar y dos ganglios linfáticos acompañantes. El ganglio preglandular (1) es el mismo que el 1 en A. La glándula salival (2) está ligeramente deformada por delante por la hipertrofia del ganglio preglandular. El ganglio retroglandular (3), como no estaba firmemente limitado, no afectó a la glándula.

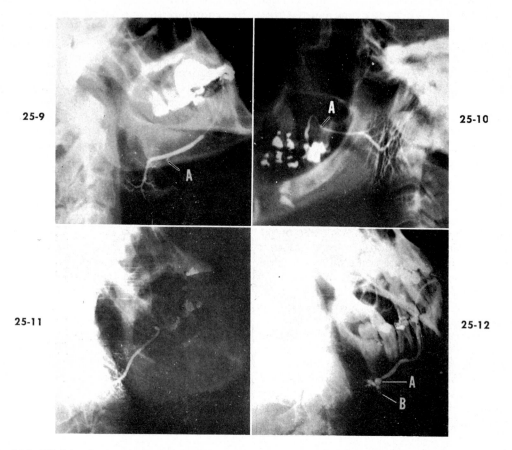

Fig. 25-9. Glándula submaxilar normal. En la placa normal, se nota que el conducto principal tiene un calibre mayor que cualquiera de los conductos colectores. La presencia de conductos complementarios (**A**) con pequeñas glándulas en el área sublingual no es rara. Los conductos colectores son de tamaño relativamente pequeño, y los acinos terminales se llenan sin dilatarse. Una radiografía subsecuente a los 20 minutos revelaría poco o ningún residuo de aceite en la glándula si la función secretoria es adecuada.

Fig. 25-10. Glándula parótida normal. Se aprecia bien el trayecto del conducto excretor alrededor del borde anterior del músculo masetero (**A**). El conducto parotídeo generalmente es en cierto modo de calibre menor que el del conducto submaxilar y su volumen quizá no luzca igual al volumen total de los conductos colectores. La estructura acinosa parece un árbol sin hojas, y los conductos colectores son finos. (El tejido de la glándula accesoria que frecuentemente se encuentra en la bola adiposa no se demuestra en este grabado, pero puede verse fácilmente en la figura 25-19.)

Fig. 25-11. Sialadenitis. Este sialograma muestra el aspecto típico en "árbol con hojas" en el cual los acinos terminales de la parótida están dilatados. Este es un signo temprano de inflamación tal como se aprecia en el sialograma y generalmente es reversible con tratamiento adecuado.

Fig. 25-12. Sialolito. Este sialograma demuestra un pequeño cálculo submaxilar (**A**) en el hilio de la glándula, que bloquea las secreciones glandulares y produce una dilatación en forma de "cadena de chorizos" (**B**) en los conductos colectores detrás del cálculo.

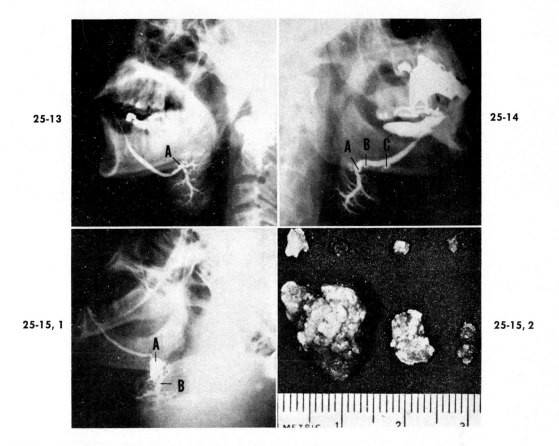

Fig. 25-13. Sialolitiasis de la glándula submaxilar. El espacio dilatado (**A**) en el hilio de la glándula representa un cálculo pequeño escasamente calcificado que entorpece pero no interrumpe la excreción. Hay dilatación ligera del sistema de conductos por detrás de la obstrucción. La sialolitotomía intrabucal es el tratamiento de elección en estos casos. El acceso a estos cálculos tan distales suele ser técnicamente difícil.

Fig. 25-14. Sialolitiasis múltiple de la glándula submaxilar y su conducto. Este paciente tenía varios cálculos en el conducto y la glándula y había sufrido sondeos repetidos y procedimientos quirúrgicos para su remoción. La dilatación (**A**) en el hilio de la glándula representa el principal cálculo salival. Las dilataciones (**B**) y (**C**) de los conductos complementarios sublinguales son típicas de obstrucción subsecuente y representan defectos residuales por cálculos. Se aprecia una sialoangectasia considerable en los conductos colectores. Esta glándula continuó supurando y con síntomas después de la remoción del cálculo principal y finalmente tuvo que ser extirpada.

Fig. 25-15. 1, sialolitiasis; un ejemplo de cálculo submaxilar extremadamente grande (**A**) que ocupa el hilio de la glándula; gran dilatación de los conductos (**B**) por detrás de la obstrucción. Este paciente se trató con éxito por medio de una sialolitotomía intrabucal. 2, algunos de los cálculos más grandes extirpados de la glándula mostrada en 1. Nótese la forma estrellada de estos cuerpos extraños calcificados. La superficie rugosa impide el movimiento de los cálculos dentro del conducto.

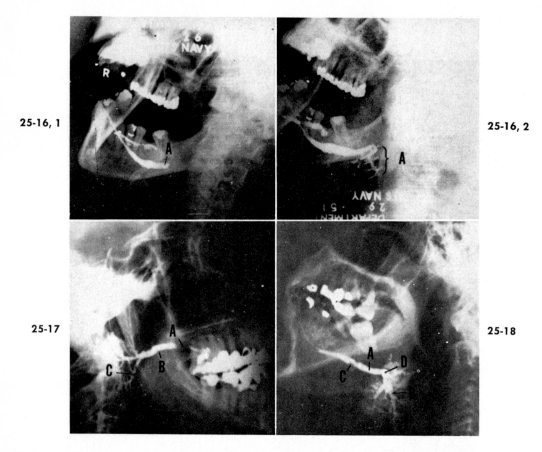

25-16, 1

25-16, 2

25-17

25-18

Fig. 25-16. 1, sialolito. Este paciente tenía síntomas de obstrucción de la glándula submaxilar. El sialograma no mostró la glándula debido a la imposibilidad de forzar el medio de contraste detrás de la obstrucción (**A**). Se extirparon 7 cálculos salivales por vía intrabucal. 2, sialograma posoperatorio del mismo caso ilustrado en 1. Nótense el conducto ampliamente dilatado y la forma de palillos de tambor y la dilatación de los conductos colectores (**A**). A pesar de la extensa lesión glandular, no fue necesario extirparla.

Fig. 25-17. Parotitis obstructiva con sialolito y sialoangiectasia. La interrupción (**A**) en el conducto excretorio principal, precisamente por detrás del segundo molar, representa un sialolito escasamente calcificado que ocupa totalmente la luz del conducto. La extrema dilatación del conducto (**B**) se aprecia detrás del defecto. Las interrupciones (**C**) en los conductos colectores representan líquido salival concentrado que podría formar el centro de nuevos cálculos. Esta obstrucción fue accesible por los procedimientos quirúrgicos que se describirán más adelante.

Fig. 25-18. Sialoangiectasia debida a un sialolito y a estrechez. La gran dilatación del conducto excretor (**A**) se aprecia con dilatación concomitante de los conductos colectores (**B**). El defecto de llenado (**C**) en la porción media del conducto excretor representa una estrechez, mientras que la gran dilatación (**D**) en el hilio de la glándula representa un sialolito liso. Este cálculo pudo desplazarse por manipulación bimanual desde su posición posterior hacia adelante, hasta la estrechez. Fue extirpado por vía intrabucal desde su posición anterior después de que se fijó por medio de una sutura que se pasó en su parte posterior. El paciente ha continuado sin síntomas a pesar de que parece haber mayor alteración estructural en esta glándula que en la mostrada en la figura 25-14. Tales diferencias en las respuestas individuales son difíciles de explicar y la decisión para extirpar la glándula debe basarse en la presencia de síntomas.

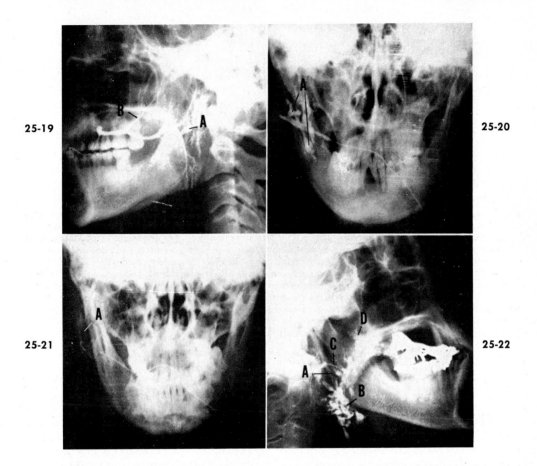

Fig. 25-19. Sialoangiectasia de glándula parótida. Esta disposición glandular es típica de una sialadenitis crónica con áreas de sialoangiectasia del sistema de conductos. El defecto de llenado más o menos grande (**A**) representa la destrucción del parénquima de la glándula por la formación de un absceso. Estas áreas de destrucción pueden ser más grandes o más pequeñas, según la gravedad de la enfermedad. La dilatación y alargamiento de los acinos terminales proporciona a los conductos colectores el aspecto áspero típico de la estasis salival. Un dato accidental en este sialograma es la presencia de la glándula (**B**) en la bola adiposa del carrillo. Es una variación anatómica relativamente frecuente y de ningún modo anormal.

Fig. 25-20. Sialoangiectasia con sialadenitis crónica. La intensa destrucción se nota en esta glándula. Este fue un padecimiento crónico recurrente que al final exigió la extirpación de la glándula. Este padecimiento era bilateral y se presentó después de un ataque intenso de neumonía con deshidratación y fiebre alta.

Fig. 25-21. Quiste de retención de la glándula parótida. El pequeño defecto de llenado (**A**) en el parénquima de la glándula parótida ha desplazado la arquitectura normal. En la operación se encontró que el defecto era un quiste de retención lleno de líquido salival.

Fig. 25-22. Quiste de desarrollo de la glándula parótida. Este paciente tenía una masa blanda en la glándula parótida, cuyo tamaño variaba y se tornaba dolorosa al agrandarse. El gran defecto de llenado (**A**) ha desplazado una parte del parénquima de la glándula. El resto de la glándula, especialmente el polo inferior (**B**), se encuentra grandemente dilatado, sugiriendo que la masa obstruye el drenaje de los conductos e impide la excreción. El aspecto del polo superior es más normal y puede verse al conducto pasar alrededor del polo superior del quiste (**C**). Se ven glándulas accesorias (**D**) a lo largo del conducto. Al extirpar la lesión se pudo ver que tenía los caracteres histopatológicos de un quiste branquial. La sialoangiectasia se debió al bloqueo provocado por el agrandamiento del quiste. Se produjo una infección retrógrada después del bloqueo.

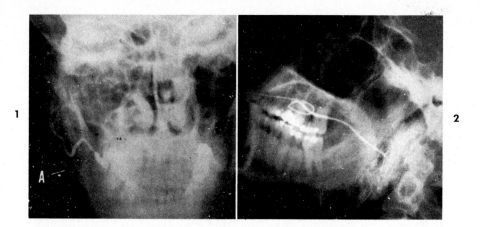

Fig. 25-23. 1, tumor mixto de glándula parótida. La glándula parótida en este caso es normal por lo que toca al sialograma. La constricción vista en el tercio anterior del conducto es más técnica que anatómica. El único carácter notable es que la glándula está separada del ángulo de la mandíbula (**A**) por un defecto de llenado que ha desplazado el lóbulo superficial de la glándula. El aspecto es el de una alteración fuera de los conductos, que puede ser ocasionada por un ganglio linfático agrandado, un quiste de desarrollo, un tumor mixto, o cualquier otra tumefacción que tienda a desalojar las estructuras de la glándula parótida. 2, esta vista lateral del paciente mostrada en 1 no da ningún dato sobre la presencia o tipo de la lesión, que en este caso era un tumor mixto de la glándula parótida, pero que pudo haber sido cualquier otro de los tumores extrínsecos. La sialografía en estos casos no es de valor diagnóstico, como ocurre en las alteraciones que afectan la glándula o el sistema de conductos, pero siempre hay alguna manifestación clínica susceptible de verse o palparse. Los sialogramas pueden o no ayudar a mantener las impresiones clínicas; sin embargo, la ausencia de datos sialográficos es de gran valor para determinar si la enfermedad está fuera de los conductos o de la glándula.

posible, y especialmente si el cálculo es pequeño y liso, se pasa una sutura a través del piso de la boca por debajo del conducto y detrás del cálculo y se liga para evitar que el cálculo se deslice hacia atrás. Se coloca una pinza de campo a través de la punta y si es necesario también en un lado de la lengua para obtener retracción y control de ésta. Este paso es especialmente importante en personas obesas o en aquellas que no son capaces de controlar la lengua voluntariamente. En personas delgadas o muy cooperadoras, la lengua puede sostenerse con un pedazo de gasa. La forma como la lengua puede controlarse y retraerse debe ser resuelta durante el examen, pero en todo caso deben incluirse en el instrumental las pinzas de campo.

Se palpa la glándula extrabucalmente y se empuja hacia arriba, hacia el piso de la boca, para poner los tejidos intrabucales en tensión y hacer más fácil la palpación del cálculo.

Cuando se hace la incisión, deben tenerse en cuenta dos estructuras: el nervio lingual y la glándula sublingual. En la parte posterior el nervio lingual se encuentra por encima y afuera del conducto, lo cruza en el extremo posterior del reborde milohioideo y pasa hacia dentro. Por lo tanto, si el cálculo es posterior, la incisión es poco profunda y se emplea disección roma in-

mediatamente para evitar lesionar al nervio lingual. Si el cálculo es más anterior, la incisión debe hacerse hacia la línea media con respecto a la plica sublingual (fig. 25-27), de lo contrario el operador encontrará la glándula sublingual entre su instrumento y el cálculo, y una porción de la glándula será seccionada. Por lo tanto, la incisión para un cálculo anterior se hace encima del cálculo y por dentro del pliegue sublingual.

Tan pronto como el operador atraviesa la mucosa, se emplea disección roma. Tanto la incisión como la abertura obtenida separando los tejidos deben ser suficientemente grandes para permitir el paso del dedo examinador, pues suele ser necesaria la reorientación. La disección roma continúa por los tejidos laxos hasta encontrar el conducto. Si se encuentra el nervio lingual en la incisión, debe separarse con cuidado pero nunca debe cortarse. La hemorragia es raras veces importante, pero en caso necesario debe detenerse con ligaduras antes de continuar la operación.

El conducto se identifica mejor a nivel del sitio en que el cálculo se ha alojado. Si se presenta dificultad en esta etapa, puede pasarse una sonda dentro del conducto para ayudar a localizarlo. Cuando se ha localizado el conducto, se hace un corte longitudinal directamente por encima del cálculo. El conducto no debe cortarse transversalmente ya que la retracción puede completar su división dando por resultado una fístula. La abertura debe poner de manifiesto el cálculo y ser lo suficientemente larga para permitir sacarlo. El cálculo generalmente puede ser extirpado con una pinza pequeña, pero los cálculos grandes estrellados quizá tengan que ser fragmentados con una pinza. Después de sacar el cálculo, puede pasarse una pequeña cánula aspiradora hacia la glándula para retirar pus, tapones de moco o cálculos satélites que pueda haber. Se pasa después una sonda desde el orificio del conducto hasta la abertura quirúrgica para asegurar la continuidad de la porción anterior del conducto.

No se hace nada para cerrar el conducto propiamente. Los bordes de la herida se suturan a nivel de la mucosa solamente y la recanalización se efectúa sin ninguna otra intervención.

Sialolitotomía intrabucal del conducto parotídeo

El acceso a las calcificaciones del conducto parotídeo puede ser más difícil que en la glándula submaxilar. La razón de esto es la peculiaridad anatómica del conducto parotídeo. Después de seguir un curso superficial y corto desde su abertura, el conducto parotídeo se dobla hacia afuera y rodea el borde anterior del músculo masetero, siguiendo después hacia atrás para unirse a la glándula. Por lo tanto, la extracción directa de los cálculos de este conducto sólo es posible cuando están colocados por delante del borde anterior del músculo masetero. Como la mayoría de los cálculos del conducto parotídeo se alojan en un punto posterior a éste, la incisión directa es rara vez eficaz. Abrir el conducto para seguirlo hacia atrás suele lesionarlo, lo mismo que a la carúncula, provocando estrecheces que causan nueva estasis y formación de cálculos.

El procedimiento aconsejado, por lo tanto, consiste en hacer una incisión semilunar de arriba a abajo por delante de la carúncula (fig. 25-28, A y B). La carúncula, el colgajo de mucosa y el conducto se separan hacia la línea media, el carrillo se empuja hacia afuera y se obtiene acceso libre a los segmentos más posteriores del conducto siguiéndolo simplemente por disección roma. Este procedimiento permite también

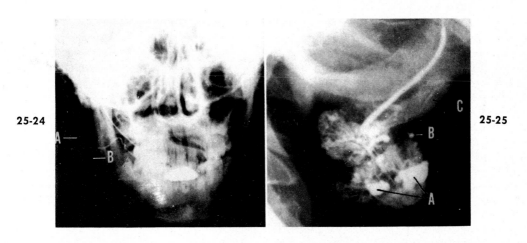

Fig. 25-24. Tumor mixto de la parótida. El sialograma muestra la deformidad típica como de bola en mano (**A**). Hay gran desplazamiento del lóbulo superficial de la parótida, lo que hace que éste sobresalga (**B**) del cuerpo de la mandíbula y recubra la masa tumoral.

Fig. 25-25. Carcinoma escamoso primario de la glándula submaxilar. Esta glándula submaxilar está claramente afectada por un neoplasma que ha invadido su parénquima. Los conductos son normales pero la substancia de la glándula tiene un aspecto reticulado poco común, que sugiere la completa arborización del parénquima glandular. Los numerosos espacios llenos con substancia radiopaca (**A**) son típicos de las áreas necróticas destruidas por el tumor. En un punto, la cápsula de la glándula se ha roto y permite a la substancia radiopaca (**B**) penetrar en el espacio circunvecino. Es de interés la gran extensión de la glándula sublingual (**C**), la cual presenta hipertrofia como una respuesta al progreso de la enfermedad. Esta extensión hipertrófica también estaba invadida por tumor, al igual que la mandíbula y los ganglios linfáticos continuos del cuello. Es imposible predecir el tipo de células en estos tumores; pero esta figura sialográfica, junto con los datos clínicos de una masa firme, indurada, no dolorosa, de varios años de evolución, contribuyen a hacer el diagnóstico de una lesión maligna de la glándula submaxilar. Antes de hacer la biopsia se pensó que esto podría ser un adenocarcinoma o un carcinoma mucoepidermoide, cualquiera de los cuales puede presentar estos signos clínicos y cuadro sialográfico. Solamente por medio de biopsia puede establecerse un diagnóstico acertado.

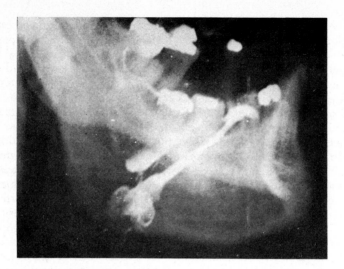

Fig. 25-26. Sialolito retenido después de una intervención quirúrgica incompleta. La glándula submaxilar de este paciente fue extirpada por un cirujano general antes de intentar la extirpación del cálculo por vía intrabucal. Los síntomas persistieron y el pus fluía continuamente por la carúncula salival. El sialograma demuestra la causa de esto. El paciente todavía tiene el cálculo salival y parte de glándula permanece por debajo del músculo milohioideo. Es obvio que la alteración que produjo la disfunción de la glándula no ha sido corregida. Generalmente es prudente intentar la remoción de los cálculos por vía intrabucal antes de quitar la glándula. Si se hace necesario extirpar la glándula, el operador debe procurar seguir un procedimiento adecuado para seccionar el conducto por encima del área ocupada por el cálculo.

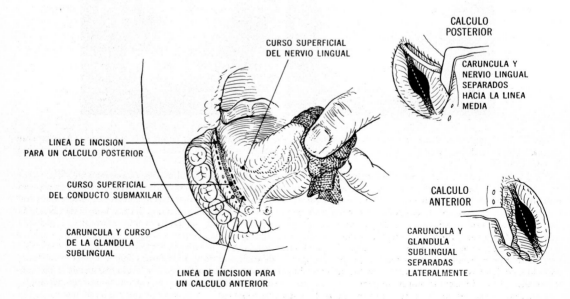

Fig. 25-27. Límites intrabucales y líneas de incisión para la sialolitotomía intrabucal del conducto submaxilar.

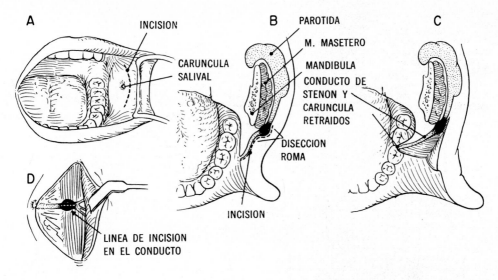

Fig. 25-28. **A,** vista intrabucal de la línea de incisión para la sialolitotomía intrabucal del conducto de la glándula parótida. **B,** vista transversal de la línea de incisión y de la disección roma para una sialolitotomía intrabucal del conducto parotídeo. **C,** retracción para la remoción de un cálculo del conducto de la parótida, vista transversal. **D,** retracción e incisión del conducto para la remoción de un cálculo del conducto de la parótida, vista intrabucal.

que el conducto pueda llevarse hacia adelante de manera que el cálculo salga por la herida. Cuando el cálculo se hace accesible, se practica una incisión longitudinal en la parte externa del conducto y se saca (fig. 25-28, *C* y *D*). El conducto no necesita ser suturado, ya que el simple cierre del colgajo de mucosa con suturas profundas de colchonero permite su recanalización.

Extirpación de la glándula submaxilar

En algunas ocasiones, debido a las lesiones causadas por estasis e infección crónica, se hace necesaria la extirpación de la glándula submaxilar. Esta no suele efectuarse hasta que se hayan agotado las medidas conservadoras.

La incisión extrabucal sigue una dirección paralela al músculo digástrico. Para apreciar este curso, el cirujano palpa la mastoides, la superficie externa del hueso hioides y la apófisis geni. Una línea curva que una estos tres puntos representa la dirección de los vientres posterior y anterior del músculo digástrico. Se hace una incisión de cinco centímetros a lo largo de esta línea (fig. 25-29) directamente por encima del polo inferior de la glándula y se corta el músculo cutáneo del cuello.

La primera estructura que se encuentra es la vena facial anterior, que se liga y secciona. A nivel de la aponeurosis profunda, la rama cervical del facial se encuentra en el punto en que

comunica con los nervios superficiales del plexo cervical. Esta rama en general puede separarse hacia atrás con una cinta para hernia, aunque su sección no tiene importancia, ya que sólo proporciona una inervación parcial al músculo cutáneo del cuello de un lado. Por debajo de la aponeurosis se encuentra el nicho submaxilar. La disección roma entre la polea del músculo digástrico y la glándula liberará la porción anterior e inferior de la glándula. Se continúa la disección alrededor del polo posterior dejando las porciones interna y superior de la glándula todavía adheridas.

Las estructuras vitales que deben tenerse en cuenta en este punto son la arteria maxilar externa, el nervio lingual y el conducto submaxilar. La arteria maxilar externa se dobla hacia arriba y por encima de la cara superior de la glándula y emerge en el lado externo de la mandíbula, en el borde anterior del masetero. Esta arteria generalmente puede ser localizada por la presencia de los ganglios linfáticos prevascular y retrovascular a ambos lados del vaso. En la mayoría de los casos conviene identificarla y aplicarle doble ligadura por debajo de la glándula para separarla antes de continuar la disección, pues sus ramas glandulares suelen ser cortas y difíciles de ligar y el vaso está generalmente en su parénquima.

La glándula puede entonces ser separada hacia atrás y desprendida de sus conexiones con el ganglio submaxilar. El nervio lingual puede ser

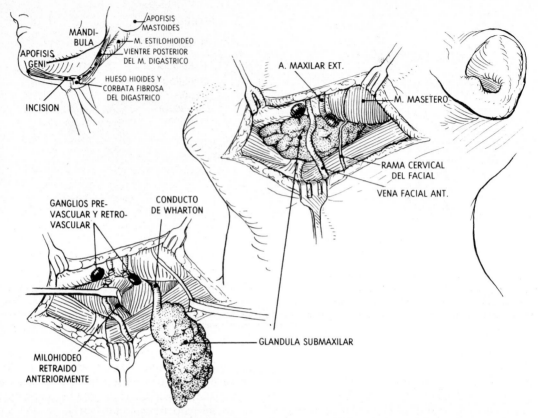

Fig. 25-29. Puntos de referencia y línea de incisión para la extirpación de la glándula submaxilar.

ahora identificado, pero el ganglio rara vez se ve durante la intervención.

A medida que continúa la disección roma el conducto submaxilar puede verse pasar por la parte superior y anterior, por encima del techo del nicho submaxilar, que está formado por el músculo milohioideo. Este músculo debe separarse hacia adelante y el conducto hacia atrás, y colocarse una ligadura por delante de la lesión del conducto, si es que hay. Se coloca una segunda ligadura por detrás de la primera pero todavía anterior a la lesión del conducto, y se secciona éste entre ambas. Este procedimiento evita el derrame en la herida de material infectado del resto del conducto o de la glándula. La glándula puede extirparse y entonces se procede al cierre de la herida.

El espacio muerto que resulta de la remoción de la glándula debe ser cerrado o drenado. El cierre generalmente se efectúa aproximando la aponeurosis del músculo digástrico, del estilohioideo, del hiogloso y del milohioideo con suturas resorbibles de catgut. Si esto no puede hacerse y permanece el espacio muerto o si

existe alguna razón para pensar que la cavidad se ha contaminado o infectado, debe insertarse en ella un dren de Penrose. Debe utilizarse una segunda capa de suturas resorbibles para cerrar la aponeurosis profunda y el músculo cutáneo del cuello.

Se utiliza una tercera capa de suturas resorbibles subcutáneas o subcuticulares para cerrar la piel, y los bordes de ésta se aproximan cuidadosamente con puntos separados con seda de 4-0 o más delgada.

La herida siempre debe cubrirse con un vendaje a presión. El drenaje, si se pone, debe sobresalir de la herida en el punto más bajo, que suele ser la parte posterior de la herida. Este drenaje puede retirarse después de 24 a 48 horas si no ha habido supuración. Después de cuatro días el vendaje a presión y la mitad de las suturas pueden quitarse. Deben colocarse vendoletas de tela adhesiva en la incisión o bien un apósito firme de colodión. El resto de las suturas puede retirarse el quinto o séptimo día, pero deben colocarse vendoletas de sostenimiento en la herida cuando menos durante dos semanas.

Extirpación de la glándula parótida

En general, la extirpación de la glándula parótida no se considera dentro del campo del cirujano bucal. Pero debido a adiestramiento especial o por circunstancias locales, el cirujano bucal puede incluir esta operación en su repertorio. En todo caso debe tener conocimiento de sus problemas para poder tomar decisiones terapéuticas.

A causa del peligro de lesión permanente del nervio facial, esta operación generalmente no se efectúa sin indicaciones ineludibles. La presencia o sospecha de un tumor, o una enfermedad inflamatoria crónica que resiste el tratamiento conservador, son la razón principal para llevar a cabo este procedimiento. La mayoría de los cirujanos hacen todos los esfuerzos para conservar el nervio facial con una disección cuidadosa o bien por extirpación parcial de la glándula. Sin embargo, tratándose de una lesión maligna, no existe tal compromiso y cuando se trata quirúrgicamente debe extirparse sin hacer caso de la posible deformidad resultante.

La incisión va de la inserción superior de la oreja hacia abajo, se dobla hacia adelante en el ángulo de la mandíbula y termina en el hueso hioides. Una segunda incisión puede hacerse por detrás de la oreja, y se une a la primera en su margen inferior (fig. 25-30). La oreja se separa del campo operatorio y el colgajo de piel se desprende en el lado del carrillo.

El facial puede ser localizado por uno de los métodos siguientes: 1) encontrando la porción periférica al salir del borde anterior de la glándula para disecarlo hacia atrás; 2) o bien, disecarlo directamente hacia dentro en la parte posterior de la glándula identificando el tronco principal entre su entrada a la glándula y el agujero estilomastoideo (véase fig. 25-1, A). Un estimulador eléctrico es de gran ayuda en esta maniobra. Después de identificado el nervio se siguen sus troncos y el lóbulo superficial se libera de sus inserciones. Se liga el conducto y se corta. Algunas de las conexiones más pequeñas entre los troncos principales pueden ser lesionadas, lo que ocasiona un trastorno facial posoperatorio. Sin embargo, la conservación de las ramas principales del nervio asegura la recuperación final de toda su función.

Después de liberado el lóbulo superficial de la glándula y de que se han identificado las ramas principales del facial, se puede intervenir el lóbulo profundo. Este lóbulo se envuelve alrededor del borde posterior de la mandíbula; la disección en este espacio reducido se facilita con la retracción posterosuperior de la oreja. Debe tenerse cuidado de proteger la arteria carótida externa y la vena facial posterior durante esta maniobra. Puede ser prudente ligar estos vasos, pues uno de ellos o ambos pueden estar contenidos en el parénquima glandular en parte de su trayecto y la hemorragia de la arteria maxilar interna, rama de la carótida externa, puede ser muy difícil de detener.

La cápsula de la parótida es muy resistente a lo largo de su inserción posterior, especialmente en el lugar en que la glándula se encuentra con el músculo esternocleidomastoideo y el agujero auricular. Debe tenerse cuidado al separar la oreja, de no cortar el conducto auditivo externo durante la separación de la glándula.

La mayor parte del espacio muerto puede cerrarse suturando cuidadosamente después de quitar la glándula. Puede estar indicado el drenaje de la herida, especialmente si se extirpa una porción de la glándula y se espera que haya acumulación de saliva.

CONCLUSION

Una parte de la misión de la cirugía bucal es el diagnóstico y tratamiento de ciertas enfermedades de las glándulas salivales. El diagnóstico cuidadoso es la llave del éxito y generalmente indica el método de tratamiento. Es muy importante la capacidad para distinguir los padecimientos cuyo tratamiento es parte del entrenamiento de la cirugía bucal y aquellos que están dentro del

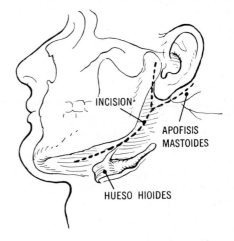

Fig. 25-30. Puntos de referencia y línea de incisión para la extirpación de la glándula parótida.

campo de alguna de las especialidades médicas. Son necesarios el conocimiento de la anatomía de las glándulas salivales, el examen adecuado, una historia completa y las radiografías diagnósticas. Los procedimientos de laboratorio clínico pueden ser útiles. La biopsia es el único método seguro de hacer un diagnóstico categórico cuando una lesión maligna no puede descartarse por otros medios.

BIBLIOGRAFIA

1. Abaza, N. A., El-Khashab, M. M., and Fahim, M. S.: Adenoid cystic carcinoma (cylindroma) of the palate, Oral Surg. 22:429, 1966.
2. Alaniz, F., and Fletcher, G. H.: Place and technics of radiation therapy in the management of malignant tumors of the major salivary glands, Radiology 84:412, 1965.
3. Blatt, I. M.: Systemic diseases and their relation to the major salivary glands, Trans. Amer. Acad. Ophthal. Otolaryng. 69:1115, 1965.
4. De la Pava, S., Karjoo, R., Mukhtar, F., and Pickren, J. W.: Multifocal carcinoma of accessary salivary gland; a case report, Cancer 19:1308, 1966.
5. Eisenbud, L., and Cranin, N.: The role of sialography in the diagnosis and therapy of chronic obstructive sialadenitis, Oral Surg. 16:1161, 1963.
6. Frank, R. M., Herdly, J., and Philippe, E.: Acquired dental defects and salivary gland lesions after irradiation for carcinoma, J. Amer. Dent. Ass. 70:868, 1965.
7. Frazell, E. L., Strong, E. W., and Newcombe, B.: Tumors of the parotid, Amer. J. Nurs. 66:2702, 1966.
8. Garusi, G. F.: The salivary glands in radiological diagnosis, Bibl. Radiol. 4:1, 1964.
9. Huebsch, R. F.: Acute lesions of the oral cavity, Dent. Clin. N. Amer., p. 577, Nov., 1965.
10. Kashima, H. K., Kirkham, W. R., and Andrews, J. R.: Postirradiation sialadenitis; a study of the clinical features, histopathologic changes and serum enzyme variations following irradiation of human salivary glands, Amer. J. Roentgen. 94:271, 1965.
11. Morel, A. S., and Firestein, A.: Repair of traumatic fistulas of the parotid duct, Arch. Surg. 87:623, 1963.
12. Moskow, R., Moskow, B. S., and Robinson, H. L.: Minor salivary gland sialolithiasis; report of a case, Oral Surg. 17:225, 1964.
13. Prowler, J. R., Bjork, H., and Armstrong, G. F.: Major gland sialectasis, J. Oral Surg. 23:421, 1965.
14. Rosenfeld, L., Sessions, D. E., McSwain, B., and Graves, H., Jr.: Malignant tumors of salivary gland origin; 37 year review of 184 cases, Ann. Surg. 163:726, 1966.
15. Ross, D. E., and Castro, E. C.: Recurrent inflammatory swellings of the salivary glands: emphasis of sialangiectasis, Amer. Surg. 30:434, 1964.
16. Simons, J. N., Beahrs, O. H., and Wollner, L. B.: Tumors of the submaxillary gland, Amer. J. Surg. 108:485, 1964.
17. Wallenborn, W. M., Sydnor, T. A., Hsu, Y. T., and Fitz-Hugh, G. S.: Experimental production of parotid gland atrophy by ligation of Stensen's duct and by irradiation, Laryngoscope 74:644, 1964.
18. Waterhouse, J.: Inflammation of the salivary glands, Brit. J. Oral Surg. 3:161, 1966.
19. White, N. S.: Sjögren's syndrome, J. Oral Surg. 22:163, 1966.

26

Trastornos neurológicos de la región maxilofacial

JOHN M. GREGG

El aparato neurológico de la región maxilofacial es único en muchos aspectos. Posee características anatómicas especiales como la más alta densidad de inervación sensorial en el cuerpo (48) y un entrelazado periférico de ramas de los nervios craneales principales cuyas conexiones centrales no siguen la segmentación ordenada, típica de la inervación de la médula espinal. Desde el punto de vista del desarrollo, los tejidos bucales son los primeros en reaccionar por reflejo a estimulación táctil in utero (37). Estos tejidos realizan simultáneamente los procesos vitales de alimentación, percepción sensorial, actividad respiratoria y comunicación externa por medio de expresión facial y lenguaje. A pesar de su importancia para el organismo, los nervios maxilofaciales siguen un curso tortuoso a través de fosas, canales y conductos óseos y corren peligrosamente cerca de las superficies cutáneas y mucósicas en donde son vulnerables a diversos tipos de lesiones. Las ramas terminales deben coexistir con tejidos locales que tienen muy alta frecuencia particular de enfermedades: senos paranasales, dientes y periodonto. Por lo tanto, no es sorprendente que el aparato nervioso maxilofacial sea un blanco excelente para la patología característica que es frecuentemente diferente de la neuropatología en otras regiones del cuerpo.

Existen trastornos neurológicos maxilofaciales de sensación somática y actividad motora y visceral. Muchos son reacciones a lesiones agudas en tejidos adyacentes, como parálisis del séptimo par que resulta de un carcinoma avanzado en la glándula parótida. Otros son partes de estados de enfermedad general como neuropatía trigémina diabética. El estado patológico puede ser primario de tejidos nerviosos, como ocurre en la neuralgia del trigémino causada por esclerosis múltiple. Finalmente, cuando se presenta dolor parcial crónico, los síntomas por sí solos pueden tomar las dimensiones de un proceso o enfermedad, puesto que los trastornos nerviosos en la región facial llevan un impacto emocional especialmente importante para muchos individuos.

El diagnóstico de los problemas nerviosos maxilofaciales depende del proceso ordenado de: 1) interpretar los *signos y síntomas* de la neurofisiología alterada, 2) precisar la *localización anatómica* del proceso de enfermedad, 3) comprender los *procesos patológicos* básicos que existen, y, en casos posibles, 4) identificar los *factores etiológicos* o *precipitantes*. El tratamiento de estos problemas es un problema para los operadores en muchas disciplinas, y la eficacia de la acción puede depender de un enfoque en equipo. Sin embargo, el operador clínico educado odontológicamente se encuentra en posición de hacer una gran contribución en este campo debido a su gran conocimiento de síntomas y signos, anatomía, fisiología y patología del área maxilofacial.

PSICOFISIOLOGIA

Terminología. Los efectos clínicos de la fisiología nerviosa alterada han recibido ciertos nombres útiles. *Parálisis* significa pérdida o impedimento de la función motora en alguna parte del cuerpo, y *paresia* es una parálisis incompleta.

Estoy profundamente agradecido a los doctores Gustav Kruger, Ernest Small, Andrew Dixon y Warren Ramp por su experta colaboración a la preparación de este capítulo. Esta investigación fue subsidiada por la beca de Investigación NIH núm. DE 02668 del National Institute of Dental Research y por la beca NIH núm. RR 05333 de la Division of Research Facilities and Resources.

Aunque estos términos generalmente se reservan para describir algún déficit neuromuscular, también pueden aplicarse a las disfunciones de los nervios autónomos. *Anestesia* se refiere a la pérdida de toda sensación, y deberá distinguirse de la pérdida de sensaciones específicas, que sería *agenesia* para el gusto y *analgesia* que sería la pérdida de sensibilidad a estímulos dolorosos. *Hiperestesia* significa aumento de la sensibilidad e *hipoestesia*, también denominada *hipestesia*, es la disminución de la sensibilidad, especialmente al sentido del tacto. La *hiperalgesia* es el aumento de la sensibilidad a estímulos dolorosos y la *hipoalgesia* implica disminución de la sensibilidad al dolor.

En casos de sensibilidad alterada, se introduce el concepto de los umbrales, y se han descrito dos umbrales al dolor, útiles clínicamente: los umbrales de detección de dolor y de tolerancia al dolor. *El umbral de detección al dolor,* que es el menor nivel en que un estímulo dado se considera doloroso, es muy similar en muchos humanos, y está poco influido por factores ambientales menores. El umbral de detección se altera en ciertos casos raros de insensibilidad congénita al dolor, y en afecciones neuropatológicas como hiperalgesia resultado de regeneración nerviosa incompleta. El *umbral de tolerancia al dolor* es el nivel del estímulo que se tolera al máximo y varía enormemente de una persona a otra, así como en una misma persona dada, examinada en momentos diferentes. La tolerancia está fuertemente influida por factores culturales, psicológicos y ambientales, y es éste un umbral al dolor que frecuentemente se cambia terapéuticamente gracias a técnicas hipnóticas y farmacológicas.

La *disociación sensorial* se refiere a la pérdida de ciertos sentidos con mantenimiento simultáneo de otros sentidos. Por ejemplo, se observa disociación sensorial en bloqueo anestésico local, en que se pierde una sensación táctil y de picadura de aguja, aunque se conserva la propiocepción y consecuencia de dolores profundos. Los términos *parestesia y disestesia* se usan ambos para describir anomalías de la cualidad sensorial, y ambos se producen espontáneamente. Las parestesias comunes de la región maxilofacial incluyen sensaciones urentes, escozor, entumecimiento, hormigueo, y ocasionalmente sensaciones de tejidos "fantasmas" como sentirse consciente de algún diente extraído anteriormente o de lengua quemada después de glosectomía. Aunque muchas de estas parestesias se producen comúnmente en la población normal, frecuentemente no motivan al paciente a quejarse o buscar alivio.

Sin embargo, el dolor es una forma muy común de parestesia, y su naturaleza misma da fuerza al paciente y al operador clínico a intervenir.

Componentes y mecanismos del dolor. El dolor puede definirse como una experiencia desagradable que incluye tres componentes principales: 1) *percepción,* 2) *afecto o emoción* y 3) *reacción.* El primer componente propuesto, la *percepción* sensorial somática, hace surgir la pregunta de si el dolor sea realmente una sensación específica, como vista, tacto y gusto, que tienen formas específicas de energía en el medio, receptores especializados que pueden excitarse por mediadores químicos, y transmisión a lo largo de vías precisas a los centros nerviosos aislados. El apoyo clínico para esta *teoría de la especificidad del dolor* viene de la observación de que la patología y cirugía de muchos niveles del sistema nervioso puede inducir una disociación sensorial en que se elimina el dolor y se retienen otras sensaciones primarias. Sin embargo, en apoyo de la *teoría del patrón de dolor* opuesta, se sabe que el dolor puede iniciarse por estimulación excesiva de muchos tipos de receptores, y por muchos tipos de estimulaciones mecánicas, térmicas, eléctricas y químicas. Según esta teoría, la transmisión sensorial a los centros depende de los patrones temporales y espaciales de los impulsos establecidos en la periferia. Las teorías modernas de fisiología del dolor incorporan rasgos de la teoría de especificidad y de la teoría de patrón (68). Generalmente se concuerda en que el principal "receptor del dolor" es una terminación nerviosa libre con redes nerviosas perivasculares y no mielinizadas que pueden excitarse preferentemente por liberación de aminas biógenas como la serotonina (53). Los mecanismos receptores del dolor reaccionan más fácilmente que otros tipos de receptores a las energías *nociceptivas,* es decir los acontecimientos que amenazan o causan realmente destrucción tisular. La transmisión de los impulsos establecidos por estímulos nocivos se produce por los nervios periféricos, con diámetros de fibra nerviosa que varían desde menos de 1 a 20μ o más en las ramas del nervio trigémino. Las teorías actuales recalcan que la transmisión de "impulsos de dolor" a los centros más elevados de integración se ve influida por los equilibrios e interacciones entre estos extremos de tamaño. Específicamente, el efecto de red de actividad de fibras gruesas en la transmisión de información *nociceptiva* más allá de la región sináptica primaria trigémina del tallo encefálico es inhibidora (48). Recíprocamente, los componentes de fibras de entrada menores, si no son inhibidos por fibras mayores, tenderían a favorecer la transmisión de impulsos dolorosos a centros más elevados. Este fenómeno fisiológico se conoce como "inhibición aferente" y es factor básico de la teoría de *control por compuerta del dolor* según lo describen Melzack y Wall (59) (fig. 26-1). Un punto clave de la inhibición aferente para la región maxilofacial y la "compuerta" a través de la cual tiene que pasar la información dolorosa, se considera estar ubicado en las porciones caudales de las regiones sinápticas trigéminas del tallo encefálico, específicamente en el subnúcleo caudal del haz trigémino descendente (19). De esta teoría se puede deducir que cualquier proceso que trastorne los equilibrios inhibidores de los conjuntos de fibras de entrada pequeñas y grandes, que llegan al subnúcleo caudal, tendrían el efecto de cambiar la cantidad y la naturaleza de la información dolorosa transmitida a los centros más elevados. Más adelante se demostrará que muchas afecciones de la neuropatología maxilofacial pueden trastornar el equilibrio de los conjuntos de fibras de entrada. En extensiones más recientes de la teoría de control por compuerta del dolor, se ha hecho hincapié en que la inhibición aferente en la compuerta del tallo encefálico también puede verse influida por la actividad de fibras que convergen en esta área desde otras regiones del cerebro como la formación reticular y la corteza (25) (véase *Corticofugo,* fig. 26-1). De esta manera, la transmisión real de información de dolor que llega a las regiones sinápticas periféricas puede ser sometida a corto circuito en la compuerta por procesos corticales como pensamiento, emoción y otros procesos asociados a influencias culturales (14).

Cuando los impulsos del dolor pasan a través de la compuerta en el sistema trigémino, viajan rápidamente y directamente a lo largo de haces ascendentes secundarios ventrales y discretos al tallo encefálico para hacer sinapsis en el tálamo lateral, y finalmente distribuirse difusamente a muchas áreas de la neocorteza (véase *Componente de percepción,* fig. 26-1). El corte neuroquirúrgico de los conductos trigeminotalámicos elimina la fase perceptiva e informativa de la experiencia de dolor (89). Pero como se demuestra desgra-

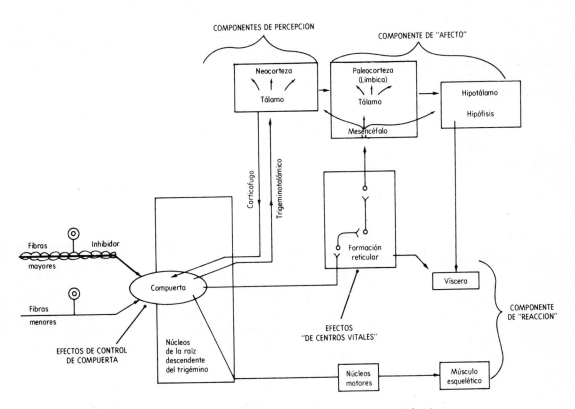

Fig. 26-1. Mecanismos y componentes del dolor maxilofacial.

ciadamente en muchos de estos casos, la fase perceptiva de dolor no constituye la totalidad de la experiencia dolorosa.

El segundo componente principal del dolor, el *efecto o la emoción* es también inseparable de la experiencia del dolor. La percepción de un estímulo nocivo sin sentir emoción no es reconocida como dolor por el individuo. Se sospecha que la fase efectiva del dolor es llevada por vías anatómicas totalmente diferentes y llega a regiones de integración cerebral que son muy diferentes del componente de percepción. Específicamente, las proyecciones fibrosas de los núcleos de la raíz descendente del trigémino entran en la formación reticular a muchos niveles del tallo encefálico caudal donde activan grupos fibrosos difusos y multisinápticos (83). La formación reticular en estas regiones también contiene los centros vitales de mantenimiento de conciencia y los que controlan las funciones pulmonar y cardiaca básicas. Estas asociaciones ànatómicas pueden explicar por qué los estímulos dolorosos evocan cambios reflejos profundos, tanto en niveles de atención consciente como de las funciones pulmonar y cardiaca (véase *Efectos en centros vitales,* fig. 26-1). En posición anterior a estos centros vitales en la materia gris del mesencéfalo y en el tálamo medio, se encuentran núcleos de formación reticular que probablemente reciben proyecciones de fibras relacionadas con el dolor, y cuya estimulación provoca una reacción de aversión extrema (10). Estos centros reticulares se proyectan hacia adelante, a muchas regiones de la paleocorteza en el centro ventral del cerebro, conocidos colectivamente como lóbulos límbicos. La corteza límbica se ha considerado durante mucho tiempo como centro de integración importante para la emoción humana, y se sabe también que ejerce poderosa influencia sobre el hipotálamo, e indirectamente sobre la glándula hipófisis (véase *Componente afectivo,* figura 26-1). Por lo tanto, por medio de las complejas proyecciones de la formación reticular del tallo encefálico a corteza límbica, hipotálamo, e hipófisis la información dolorosa logra acceso a la sede de la emoción humana y a las fuentes en sistema nervioso central tanto del sistema nervioso autónomo como de las glándulas endocrinas principales. A este respecto, una reacción emocional se vuelve parte directa de la experiencia del dolor, y también se extiende a través del cuerpo una reacción "visceral". Es posible que estas asociaciones sean las que vinculen el dolor crónico con enfermedades generalizadas viscerales ampliamente diseminadas de naturaleza "psicoso-

mática", como hiperacidez gástrica y cefalalgia vascular.

El tercer componente del dolor, la *reacción,* por lo tanto incluye una fase visceral automática que frecuentemente puede detectarse clínicamente observando señales como elevaciones de presión arterial y pulso, dilatación de las pupilas, sudor y cambios en la consistencia de la saliva. También existe una fase de reacción de músculo esquelético en la reacción al dolor, que resulta más obvia (véase *Componente de reacción,* fig. 26-1). Los estímulos dolorosos provocan gestos faciales reflejos, giros de la cabeza y trabado protector de los músculos masticatorios. La reacción del músculo esquelético al dolor crónico puede también provocar focos secundarios de dolor, como el síndrome de disfunción de dolor muscu-loaponeurótico en la articulación temporomaxilar.

En resumen, la experiencia del dolor es el problema más común en neuropatología maxilofacial, y deberá considerarse como más que una sensación específica previsible o una señal de alarma de enfermedad. Más bien el dolor puede convertirse en un síndrome de enfermedad en sí. Los factores patológicos que trastornan el equilibrio de excitación-inhibición central y periférica, deberán ser detectados, y la intensidad relativa de los componentes de percepción, emoción y reacción deberá tomarse en consideración para cada individuo en particular. Habiendo logrado esto, el control del problema de dolor puede entonces ajustarse para contrarrestar cada uno de los componentes afectados del dolor.

ASPECTOS ANATOMICOS

Inervación sensitiva microscópica. La sensación somática de la región maxilofacial es llevada principalmente por ramificaciones de las ramas maxilares superior e inferior del nervio trigémino, que se ramifican extensamente antes de entrar en el cráneo. Debido a esta separación periférica de las ramas, existen lesiones agudas (como infección, compresión y neoplasia) que frecuentemente causan síntomas altamente específicos, que ayudan a localizar la enfermedad. Sin embargo, los síntomas neurológicos experimentados en los tejidos periféricos también pueden ser resultado de lesiones tan centrales como en ganglio de Gasser, y su raíz sensitiva, porque los campos periféricos de inervación se proyectan precisamente en regiones específicas del sistema trigémino central. Este concepto se denomina *organización somatotópica* y puede explicar el efecto mímico de la enfermedad periférica y los "puntos desencadenantes" localizados muy arriba que son parte de muchos estados de neuralgia del trigémino. Por ejemplo, ciertas formas de neuralgia del trigémino aguda y localizada muy arriba pueden deberse a irritación y destrucción de grupos de fibras específicos en el ganglio trigémino por encima de un aneurisma de arteria carótida (45). A pesar de la especificidad ocasional de los síntomas neurológicos, es más típico que las lesiones maxilofaciales crónicas o subagudas produzcan síntomas mal localizados. Frecuentemente son cambiables o inapropiados para los estímulos, e incluso pueden ser *irradiados,* una situación en que los síntomas se sienten en tejidos distantes y no están relacionados con el verdadero lugar enfermo. Estas características pueden explicarse parcialmente en base en las características anatómicas del complejo trigémino del tallo encefálico. Todo ingreso sensitivo de la región maxilofacial tiene su terminación sináptica primaria en una región columnar ubicado lateralmente, los núcleos la raíz descendente del sistema trigémino, que se extiende desde la protuberancia hasta el nivel de la tercera o cuarta vértebra cervical. Se caracteriza por muchas fibras que hacen sinapsis una sobre la otra, y producen considerables superposición y convergencia de fibras en neuronas secundarias comunes (46). Estos intercambios complejos y convergencias pueden ayudar a explicar lo difuso y también la irradiación de los síntomas maxilofaciales. Por ejemplo, una afección patológica irritante de una osteítis alveolar en el alveolo de un tercer molar, puede provocar dolor delante de la oreja porque las mismas regiones sinápticas del tallo encefálico dentales inferiores irritadas son compartidas por las fibras convergentes del nervio auriculotemporal. De manera similar, el dolor que acompaña a la angina de pecho puede irradiarse a regiones del ángulo supraclavicular y maxilar inferior porque las fibras aferentes del plexo cervical convergen en las porciones caudales del núcleo del trigémino descendente (46).

Inervación sensitiva microscópica. Los tejidos somatosensitivos maxilofaciales también poseen características microanatómicas especiales que ayudan a explicar la patología en esta región. Basándose en el tamaño de la fibra, las ramas del nervio trigémino contienen la mayor proporción de axones mielinizados y la menor proporción de axones no mielinizados del sistema sensitivo somático (49). Esto lleva a prede-

cir que las enfermedades primarias que afectan las vainas de mielina, mostrarán cierta predisposición por el sistema trigémino. Este parece ser el caso en afecciones de esclerosis múltiple, enfermedad desmielinizante en la que se produce neuralgia del trigémino en hasta el 5 por 100 de los casos (75). Es también importante la preponderancia de fibras mielinizadas en los nervios periféricos en aquellos estados de enfermedad general en que la patología vascular es un rasgo importante, porque las células de Schwann, que depositan y conservan las vainas de mielina, son especialmente vulnerables a la isquemia (88). Este es el caso en la diabetes sacarina, en que los nervios trigéminos pueden mostrar *polineuropatía,* que se define como la degeneración sintomática de muchos nervios.

Se sabe que las mismas células del ganglio de Gasser son más grandes en promedio que las células de ganglio espinal. Esto puede explicar la alta frecuencia particular de trastornos virales en el ganglio trigémino, como herpes zoster trigémino en el que los cuerpos de inclusión preferentemente habitan los cuerpos celulares mayores del ganglio (63). Un efecto selectivo en una población celular trigémina específica puede ser importante en ciertos trastornos congénitos como el síndrome Riley-Day, y en casos de insensibilidad congénita al dolor (1). Se ha sugerido que estas afecciones son resultado de una interferencia en la maduración de un segmento particular del ganglio sensitivo. En el caso del ganglio de Gasser, parece que las células ganglionares pueden desarrollarse a partir de cuando menos dos fuentes separadas, la cresta neural y la plácoda epidérmica (42). Una influencia teratológica puede actuar preferentemente sobre una de estas fuentes celulares.

Inervación autónoma. La *inervación simpática* de la región maxilofacial se origina en la médula cervical, y siguiendo sinapsis en el segmento cervical de la cadena simpática laterovertebral, se distribuye en glándulas y músculos lisos cursando en forma de red a lo largo de las arterias de cabeza y cuello. Las lesiones de las fibras simpáticas en cualquier punto distal al ganglio cervical, pueden producir signos y síntomas en la región maxilofacial. Por ejemplo, una interrupción de las funciones simpáticas en la órbita puede dar por resultado síndrome de Horner, que se caracteriza por ptosis palpebral, contracción de la pupila (miosis), y anhidrosis local. El síndrome de Horner puede ser resultado de lesiones tan diversas como tumor del seno carótido, celulitis en la fosa infratemporal, y edema retroorbitario después de traumatismo facial.

La localización perivascular de las redes nerviosas simpáticas también las hace vulnerables a estimulación refleja causada por estimulación inadvertida durante la administración de anestesia local. El contacto mecánico de los nervios con aguja de anestesia o depósito intraarteriolar de solución con vasoconstrictor, puede desencadenar un grave espasmo distal al punto de contacto con las fibras nerviosas perivasculares. Eso produce dolor y empalidecimiento rápidos en el tejido a lo que a veces sigue una reacción de edema. Este fenómeno es tal vez más común con bloqueos nerviosos infraorbitarios en los que la estimulación de fibras autónomas y también sensitivas en el agujero infraorbitario desencadena la función de ramas autónomas por reflejo axónico.

Las neuronas *parasimpáticas* que inervan la región maxilofacial surgen en columnas celulares del tallo encefálico denominadas como porciones de los nervios craneales tercero, séptimo y noveno; las prolongaciones nerviosas van hacia afuera, para hacer sinapsis en los ganglios ciliar, esfenopalatino, ótico, submaxilar y otros ganglios menores antes de distribuirse en músculo liso, glándulas salivales y glándulas lagrimales. Estas fibras son de diámetro pequeño y alcanzan su destino final cursando con las ramas mayores no autónomas de los nervios craneales, principalmente del trigémino. Por esta razón, las lesiones de nervios somáticos también afectan la función parasimpática como en disfunciones de glándula sublingual y submaxilar que pueden ser resultado del corte del nervio lingual en la región retromolar.

Debido a la complejidad que presenta la distribución de las fibras autónomas se producen errores ocasionales en patrones de regeneración nerviosa, que pueden dar por resultado síndromes reflejos extraños. Por ejemplo, el *síndrome de sudación gustativa* puede ser resultado de interrupción del nervio auriculotemporal y sus fibras autónomas acompañantes causada por traumatismo en la fosa maxilar, lesión de glándula parótida o fractura condilar (18). En este síndrome, se produce rubor y sudación, molestia en la cara sobre la distribución del nervio auriculotemporal como reacción a un estímulo gustativo. Esto es probablemente resultado de una regeneración inapropiada de las fibras parasimpáticas del noveno par a lo largo de vías simpáticas vacantes que terminan en glándulas sudoríparas y no en acinos salivales.

Inervación motora. El control consciente del músculo esquelético en la región maxilofacial que incluye grupos extraoculares, masticatorios, faciales, linguales y palatofaríngeos, se origina en la corteza cerebral como "neuronas motoras superiores". Estos nervios descienden en haces cruzados y no cruzados a muchos niveles del tallo encefálico, en donde terminan en grupos nucleares motores secundarios de "neuronas motoras inferiores" (fig. 26-2). Estas últimas neuronas son las que envían prolongaciones extracraneales periféricas al músculo esquelético y constituyen los nervios craneales. Los nervios craneales salen del cerebro en puntos muy separados entre sí, y van desde el mesencéfalo hasta la médula cervical. Por esta razón los pacientes que presentan signos de déficit múltiple de nervio motor craneal, probablemente no sufren una lesión en las neuronas motoras inferiores. Por el contrario, quien formule el diagnóstico deberá sospechar una lesión de las neuronas motoras superiores en el tallo encefálico más cefálico o de tejidos cerebrales en que las prolongaciones de neuronas motoras superiores están más agrupadas. Además, puesto que todos los nervios craneales motores excepto el cuarto par no se cruzan en su trayecto a músculos esqueléticos, cualquier lesión de los nervios motores inferiores produce un déficit en todos los músculos inervados por ese nervio. Por ejemplo, las lesiones del séptimo par craneal en un lado causarán también déficit en todos los músculos faciales ipsolaterales, mientras que una lesión de las neuronas motoras superiores que van a los núcleos motores del séptimo par, causa un déficit principalmente en los músculos faciales inferiores, pero se conserva la actividad muscular facial superior. Esto se debe a los patrones de cruzado y descruzado de los nervios motores superiores que dan por resultado inervación doble de ciertas porciones del núcleo motor facial (fig. 26-2).

La mayor parte de los nervios motores craneales está anatómicamente bien resguardada contra lesiones. Por ejemplo, la rama de los nervios trigéminos que va a los músculos masticatorios desde los nervios maxilares inferiores ubicados a profundidad, que rara vez es afectada por enfermedades periféricas. Por tanto, si existen signos de déficit neuromuscular masticatorio, quien formule el diagnóstico deberá sospechar una enfermedad localizada centralmente, tal vez dentro de la cavidad craneal.

Por desgracia el séptimo par no está bien protegido y es especialmente vulnerable a traumatismo facial lateral. Por ejemplo, la paresia del séptimo par puede ser resultado de compresión sobre la mastoides y en el ángulo maxilar durante anestesia general usando mascarilla facial (81). También se sabe que el séptimo par está especialmente predispuesto a los efectos de isquemia, tal vez debido a su largo trayecto dentro del rígido conducto óseo facial. Esto puede explicar la parálisis facial transitoria ocasional resultado de anestesia por bloqueo maxilar inferior en la que la inyección intravascular ha producido isquemia en la distribución de las arterias estilomastoidea y auricular posterior (81). El nervio facial también reacciona a la hipocalcemia según se demuestra en el empleo de la prueba de Chvostek para hipocalcemia generalizada, en la que golpear los troncos nerviosos provoca tetania de los músculos faciales.

HISTOPATOLOGIA

Aunque las enfermedades neurológicas maxilofaciales pueden ser causadas por una gran diversidad de lesiones que actúan en muchos niveles del sistema nervioso, ciertos procesos histopatológicos básicos ayudan a explicar el curso de la enfermedad y su cuadro clínico.

Lesiones reversibles. En los nervios periféricos, muchas lesiones irritantes comunes causadas por leve traumatismo, irritación química e infección necrótica pueden inducir parestesia

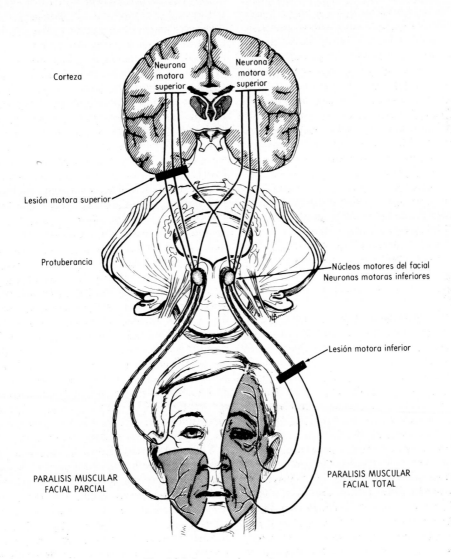

Fig. 26-2. Lesiones de nervios motores.

transitoria así como leve paresia muscular. Un incidente típico es la compresión de las ramas nerviosas dentales inferiores durante extracción de diente o retracción roma excesiva de las ramas del séptimo par. El proceso histopatológico esencial en estos casos comprende desgarro, hemorragia, microinfartos e infiltrados celulares de las vainas perineural y epineural sin daño del tejido endoneural. Como estas lesiones no comprenden daño importante de los axones ni de las vainas de mielina, son reversibles si los factores irritantes se eliminan rápidamente.

Degeneración. Existen dos formas de degeneración observadas en nervios periféricos que producen síntomas y signos específicos, que pueden dar por resultado cambios nerviosos irreversibles: *desmielinización segmentaria y degeneración de Waller.* La *desmielinización segmentaria* es una disolución selectiva de los segmentos de vaina de mielina y se caracteriza por una velocidad de conducción menor, ya que los impulsos nerviosos viajan lentamente en axones denudados. El cuadro clínico frecuentemente es de *polineuropatía,* que se caracteriza por participación simultánea de varias ramas nerviosas, y la distribución de síntomas tiende a ser "por áreas" y a cruzar límites neuroanatómicos naturales. Los síntomas son típicamente los de parestesia o disestesia en la que se retienen algunas de las sensibilidades como dolor profundo, aunque otras sensibilidades como la del tacto o aquella a picaduras de alfiler se pierden o retrasan. La desmielinización segmentaria coexiste con mayor frecuencia con trastornos de los tejidos conectivo y vascular que producen pequeños infartos en los segmentos nerviosos mielinizados y susceptibles a isquemia.

La *degeneración de Wallerian* es un proceso de enfermedad que muestra desintegración de las fibras nerviosas y vainas de mielina periféricas que se extiende distalmente desde el punto de la primera degeneración. Los productos de rotura se fagocitan rápidamente, dejando prominentes columnas de células de Schwann que una vez contuvieron los elementos nerviosos. Aunque esta reacción se conoce mejor como reacción invariable a la sección nerviosa traumática, puede ser causada por cualquier lesión destructiva que ataque al nervio periférico, incluyendo isquemia, inflamación o tumor. Además, puede producirse la degeneración de Wallerian de las prolongaciones nerviosas periféricas siempre que los cuerpos celulares de las neuronas están enfermos y no puedan mantener sus citoplasmas nerviosos periféricos. Por ejemplo, la necrosis

de las células del ganglio de Gasser resultado de invasión por virus del herpes zoster, también se acompaña de degeneración de Wallerian en los nervios trigéminos periféricos. Un accidente vascular cerebral en la protuberancia anular adyacente al núcleo motor del séptimo par también puede dar por resultado la degeneración de las ramas nerviosas periféricas en la cara. En ciertos casos, puede producirse una forma peculiar de degeneración de Wallerian en la que la degeneración comienza en los tejidos nerviosos periféricos, y progresa hacia el centro desde ese punto. Esta afección, conocida como neuropatía "retrógrada" ha coexistido en el sistema trigémino especialmente con intoxicaciones metabólicas causadas por envenenamiento con metales pesados, con terapéutica de isoniacida y penicilina y en estados de desnutrición (1, 79). En estos casos, anestesia y parestesia aparecen periféricamente, y a medida que la enfermedad progresa, las ramas nerviosas localizadas más centralmente se vuelven sintomáticas.

Estos cambios degenerativos se producen todos en un plazo de 48 horas después de la lesión primaria, y clínicamente los tejidos distales al punto de degeneración se vuelven rápidamente no reactivos. En zonas desnervadas, desaparecen los reflejos monosinápticos como el reflejo de sacudida maxilar, cesa la sudación disminuye la salivación, y se desarrolla inmediatamente una zona de anestesia. Inicialmente, la zona aguda de anestesia consiste en una zona central *autónoma* que está absolutamente libre de sensaciones, y una zona estrecha circundante *intermedia* de hipoestesia, que es resultado de la superposición de fibras de nervios intactos adyacentes. A los pocos días después de desnervarse, el diámetro de la zona autónoma se vuelve menor por el "brote" de nuevas terminaciones sensitivas de nervios normales adyacentes hacia la zona autónoma (36). Puede producirse un fenómeno similar en regiones musculares fláccidas y desnervadas cuando las placas terminales neuromusculares brotan desde nervios intactos adyacentes. Esto tiene el efecto de reducir parcialmente el tamaño de la zona totalmente fláccida.

Efectos neurotróficos. Si los tejidos permanecen desnervados durante largos periodos, se producirán ciertos cambios clínicos, denominados *efectos neurotróficos.* En músculos esqueléticos, los espasmos musculares espontáneos tempranos van seguidos por una parálisis fláccida con atrofia progresiva y falta de tono y definición muscular. La mucosa y la piel desnervadas pueden volverse típicamente frías, secas y rígidas con mayor susceptibilidad a lesión y con mala capacidad para curar. La queratinización es irregular, y las superficies cutáneas pueden resultar agrietadas y con escamas, con aspecto cianótico y brillante. Las estructuras articulares pueden deteriorarse, especialmente si se ven sometidas a tensión intermitente. Aunque mucho de los efectos tisulares neurotróficos pueden ser resultado de la interrupción de fibras simpáticas eferentes encargadas de la vasoconstricción, también se ha postulado que un factor nutricional sea causa de efectos neurotróficos (24). Debido a la posibilidad de efectos neurotróficos destructivos, deberá hacerse todo esfuerzo posible por proteger los tejidos desnervados de daño y estimular artificialmente las estructuras intactas restantes hasta que pueda producirse reinervación adecuada. En estos casos deberán aplicarse las técnicas de terapéutica ocupacional y físicas clásicas, como lubricación y protección de los tejidos superficiales contra traumatismo, estimulación manual de los tejidos glandulares calentamiento y control de temperatura para asegurar circulación eficaz y estimulación eléctrica de unidades motoras intactas.

Regeneración normal. La regeneración de nervio periférico puede empezar en 24 horas, si se ha eliminado la causa de la degeneración original. El muñón nervioso central del nervio interrumpido envía una maraña abultada de fibras recién brotadas, denominada *cono de crecimiento,* que avanza a través del área de cicatriz de la degeneración original, buscando contacto con los tubos de células de Schwann residuales y ahora vacíos en el nervio periférico degenerado. Si las fibras del cono de crecimiento alcanzan los pasajes distales, entran al azar, crecen en forma distal aproximadamente 1.5 mm cada día, y finalmente hacen contacto con los receptores terminales y las placas terminales neuromusculares. Las delgadas fibras entonces engrosarán gradualmente para llegar a su diámetro original, y la célula de Schwann elaborará nuevas vainas de mielina. Clínicamente, el avance del cono de crecimiento regenerador puede detectarse observando el *signo de Tinel,* en el que un ligero golpe en el cono de crecimiento o muñón proximal provocará parestesias. Cuando se hacen los contactos funcionales, la zona autónoma de la anestesia gradualmente se encoge de tamaño, primero con el retorno de propiocepción y reacción a los estímulos dolorosos por presión profunda que pueden localizarse mal, y que son de carácter urente, escuecen o "estallan"; sin embargo, faltan las reacciones a estimulación por

picadura de alfiler y las reacciones de tacto finas. Aunque estos desequilibrios neurológicos generalmente desaparecen cuando los nervios regenerados continúan su maduración, puede producirse una persistencia de este patrón sensorial y se denomina *hiperpatía.*

Regeneración anormal. Desgraciadamente, otros factores pueden impedir el retorno de la función apropiada en nervios periféricos regenerados. Por ejemplo, la unión satisfactoria de la brecha entre el muñón central intacto y los pasajes de células de Schwann distales puede verse impedida por cicatriz y barreras de cuerpos extraños. Cuando esto ocurre, el cono de crecimiento puede continuar proliferando en la unión cicatrizada provocando un tumor de fibras pequeñas que constituyen un *neuroma traumático* (fig. 26-3). En otros casos, pueden resultar regiones tubulares mal mielinizadas en el nervio regenerado, denominadas *neuromas en continuidad,* y se parecen de muchos aspectos a las discretas lesiones de desmielinización segmentaria. Como los tejidos nerviosos de los neuromas periféricos rara vez maduran y se mielinizan adecuadamente, su estimulación puede dar por resultado brotes dolorosos de dolor intermitente y parestesias raras. Este fenómeno puede explicarse basándose en el establecimiento de *sinapsis artificiales,* en que los impulsos de una fibra desmielinizada pueden excitar fibras desmielinizadas vecinas, provocando resultado de reacción en cadena anormal al estímulo original (34). El concepto de la sinapsis artificial que ocurre en zonas nerviosas periféricas patológicas, como sugieren White y Sweet (94), puede ser una explicación común de muchas neuralgias trigéminas como las que acompañan a las lesiones de esclerosis múltiple y el dolor paroxístico del tic doloroso (fig. 26-3). Se ha usado explicación similar para aclarar el dolor urente profundo de la *causalgia* postraumática, que puede ser causado por la excitación de segmentos nerviosos sensoriales desmielinizados por fibras simpáticas no mielinizadas adyacentes (23). Además de formación de neuroma, existen otros posibles accidentes en la regeneración. Se sabe que la reubicación de fibras del cono de crecimiento en los pasajes de células de Schwann distales, es básicamente un proceso de selección inespecífico, y puede no producirse la coincidencia idéntica de las nuevas fibras regeneradoras con sus antiguos receptores tisulares. Las fibras pueden llegar a inervar los tejidos equivocados. Cuando esto se produce en músculo esquelético y glándulas reinervados, el control motor es inapro-

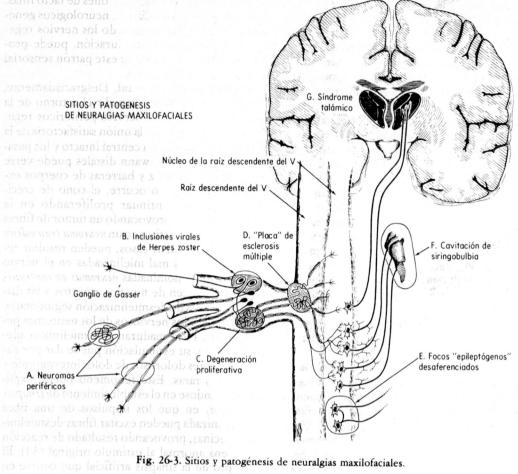

SITIOS Y PATOGENESIS
DE NEURALGIAS MAXILOFACIALES

G. Síndrome talámico

Núcleo de la raíz descendente del V

Raíz descendente del V

B. Inclusiones virales de Herpes zoster

D. "Placa" de esclerosis múltiple

F. Cavitación de siringobulbia

Ganglio de Gasser

C. Degeneración proliferativa

A. Neuromas periféricos

E. Focos "epileptógenos" desaferenciados

Fig. 26-3. Sitios y patogénesis de neuralgias maxilofaciales.

piado. Se sabe poco sobre accidentes similares en tejidos sensitivos. También se sabe que las fibras regeneradas rara vez llegan a tener sus diámetros originales, y las distancias entre los nódulos de Ranvier son más cortas en nervios regenerados (64). Estos dos factores pueden dar lugar a reducción de las velocidades de conducción nerviosa así como a números desproporcionadamente elevados de fibras más pequeñas. Según las teorías de control del dolor por compuerta y la modulación sensitiva, esbozadas anteriormente, este desequilibrio en los diámetros de fibras aferentes podría producir anomalías sensitivas como hiperpatía.

Además de los desequilibrios que pueden inducirse por estados histopatológicos de las fibras nerviosas periféricas, importantes desequilibrios pueden también ser causados por efectos selectivos sobre los cuerpos celulares nerviosos en sí. Por ejemplo, existe considerable evidencia

de que los cuerpos celulares del glanglio de Gasser pueden perderse selectivamente como resultado de muchos procesos vitales y patológicos (63). La necrosis de neurona se produce más fácilmente en células inmaduras, y posiblemente en células más grandes por causas tan diversas como traumatismo, enfermedad metabólica, e infección viral. En aquellas circunstancias en que los cuerpos celulares de neurona son incapaces de sobrevivir, existe no solamente degeneración walleriana del nervio periférico, sino también desintegración de las prolongaciones nerviosas centrales. Esto logra el efecto de cortar la conexión sináptica funcional con los centros de transmisión secundaria, reflejo, e integración, en el sistema nervioso central. En los sistemas sensitivos la pérdida de fibras periféricas y contactos sinápticos que normalmente llegan a las regiones sinápticas primarias se denomina *desaferenciación* y ahora se sabe que la del trigémino

Elementos de diagnóstico de los principales trastornos neurológicos maxilofaciales

	Disfunción dolorosa musculoaponeurótica	Neuralgia del trigémino idiopática (tic doloroso)	Cefalalgia migrañosa periódica	Migraña	Neuropatía postraumática	Neuropatía por enfermedad generalizada
Edad al comienzo	Adulto joven	Adulto a anciano	Adulto joven	Púber		Adulto a anciano
Factor sexual	Mujer (intenso)	Mujer (ligero)	No	Mujer (intenso)	No	No
Factor hereditario	No	No	No	Sí (moderado)	No	Variable
Factor emocional	Sí (intenso)	No	Sí (ligero)	Sí (intenso)	No	Variable
Duración del síntoma	Variable	De segundos a minutos	5 a 20 minutos	De horas a días	Variable	Variable
Estímulo del síntoma	Masticación	Táctil superficial	Vasodilatación	Vasodilatación	Presión profunda	Espontáneo
Localización común	Preauricular, gonial	Rama V_3 derecha	Parte media de la cara	Parte superoexterna de cara	Sitio de lesión	Apéndices, músculos extraoculares, alveolos
Sensaciones	Dolorosa, de tirantez	Dolor intenso eléctrico	Urente, dolorosa	Terebrante, dolorosa	Fantasmas, urente entumecimiento	Variable según la región
Signos sensitivos	No	No	No	No	Disestesias	Disestesias
Signos autónomos	Raros	No	Descarga local (intensa)	Descarga generalizada (intensa)	Variable	Variable (moderado)
Efectos generales	Otros efectos psicosomáticos	No	Raros, variables	Gastrointestinal	No	Metabólico (intenso)
Características especiales	Maloclusión	Paroxismos	Por temporadas	Efectos sensitivos viscerales prodrómicos	Efectos neurotróficos	Efectos neurotróficos
Efecto de bloqueo diagnóstico	Masa muscular —alivio parcial	Zona desencadenante —alivio total	Fosa pterigopalatina —alivio total	Alivio con presión sobre arteria carótida	Bloqueo nervioso —alivio parcial	Bloqueo nervioso —poco alivio
Efecto de la medicación general	Analgésicos, tranquilizantes de sostén —alivio parcial	Analgésicos —ineficaces; antiepilépticos —eficaces	Analgésicos —poco alivio; vasoconstrictores generales —eficaces	Analgésicos —poco alivio; vasoconstrictores generales —eficaces	Analgésico —alivio parcial	Analgésicos —eficaces

puede inducir cambios morfológicos y fisiológicos en los núcleos de la raíz descendente del trigémino (93). Las regiones del centro cerebral desaferenciadas adquieren características eléctricas estereotipadas y extrañas, que han sido denominadas *focos epileptógenos* porque se parecen a los modelos electroencefalográficos, que típicamente inician el ataque (fig. 26-3). También se ha afirmado que estos modelos epileptógenos pueden representar el cambio fisiológico causante de los estados de neuralgia paroxística y atípica (2). Los efectos de la desaferenciación podrían explicar la causa de afecciones tan mal entendidas como neuralgia del trigémino, neuralgia posherpética y dolor de miembro fantasma.

NEURALGIAS

Neuralgia puede definirse como un dolor intermitente intenso y paroxístico generalmente restringido a ramas nerviosas específicas de cabeza y cuello. Según la opinión moderna, los dolores maxilofaciales paroxísticos pueden tener histopatología común, que sería una falla en los mecanismos aislantes entre axonas sin destruirlas (94). Esta afección primaria puede producirse en las ramas nerviosas periféricas, en los tejidos de ganglios sensitivos o en las raíces posteriores. Existe buena evidencia de que estas lesiones periféricas puedan causar dolor creando desequilibrios aferentes y estableciendo fondos comunes anormales de neuronas centrales secundarias en los núcleos de la raíz descendente del trigémino, posiblemente del tipo de los focos epileptógenos (fig. 26-3) (2).

Neuralgia del trigémino idiopática. La neuralgia más espectacular y mejor conocida es el *tic doloroso* que muestra las características clásicas y de diagnóstico del dolor paroxístico que es: 1) extremo, "punzante" o como de "choque", que dura de segundos a minutos, 2) se puede provocar rápidamente con suave estimulación sobre las "zonas desencadenantes" superficiales, 3) restringido a las distribuciones de las ramas del nervio trigémino, 4) unilateral y no cruza la línea media en ningún paroxismo y 5) sin pérdida motora ni sensitiva objetivas en la región afectada. (Véase el cuadro en la pág. 563.) En algunos casos, las características de neuralgia atípica pueden sobreponerse en este cuadro clínico, incluyendo sensación dolorosa o urente no provocada que persiste entre los paroxismos, dolor que puede irradiarse hacia cuello y parte posterior del cuero cabelludo, y la presencia de hipestesias leves. La neuralgia del trigémino idiopática se produce con mayor frecuencia en la sexta década de la vida, y más frecuentemente en las mujeres (más de 58 por 100), tiene predilección por el lado derecho (más del 60 por 100) y puede ser cíclico o de temporada con más del 50 por 100 de los pacientes experimentando remisiones tempranas de 6 meses antes del regreso del dolor activo (94). El dolor se produce con mayor frecuencia en los tejidos perbucales superiores que son normales macroscópica y microscópicamente, y el dolor puede desencadenarse por un ligero toque o por movimientos faciales durante el habla o la masticación. Aunque el dolor de las zonas desencadenantes y la distribución de las fibras dolorosas frecuentemente imitan dolor de origen en dientes o en seno maxilar, y hace que los pacientes busquen extracciones dentales indiscriminadas; no han existido correlaciones comprobadas entre sepsis antral o dental y aparición del tic doloroso.

La lesión histopatológica de la neuralgia del trigémino idiopática ha sido ahora establecida como formación de microneuronas, desmielinización segmentaria, e hipermielinización que se localiza en las porciones ventrales del ganglio de Gasser y en sus fibras radiculares posteriores adyacentes (5). Se ha afirmado que esta lesión actuaría patofisiológicamente como una sinapsis artificial estableciendo descargas anormales a través de toda la maraña de fibras desmielinizadas (94). Asimismo, según la teoría de control por compuerta del mecanismo del dolor, la degeneración selectiva de las fibras mielinizadas mayores en estas lesiones podría tener el efecto de bajar la inhibición del dolor de las fibras menores en los núcleos trigéminos del tallo encefálico.

Se desconoce la causa de este proceso patológico. Los factores vasculares como isquemia transitoria y reacciones de hipersensibilidad autoinmunitaria han sido propuestas como causas de la desmielinización. También se han postulado, los factores mecánicos tales como la acción de aneurismas sobre la porción intrapetrosa de la arteria carótida, que pueden erosionar a través del piso de la fosa intracraneal para ejercer irritación pulsátil en el lado ventral del ganglio de Gasser (45).

El diagnóstico de este síndrome se basa principalmente en reconocer las características clínicas. Los bloqueos de anestesia local para diagnóstico aplicados en el punto de desencadenamiento deberán eliminar todos los paroxismos del dolor y ayudar a diferenciar entre neuralgia atípica y otras formas de neuralgia del trigémino o estados de neuritis. El tratamiento de esta afección es médico y quirúrgico. Sin embargo, los analgésicos, sedantes y las previamente aconsejadas inyecciones de vitamina B_{12} no poseen efecto terapéutico importante sobre los dolores del tic doloroso. Los mejores resultados médicos se han obtenido con agentes antiepilépticos como la difenilhidantoína (Dilantina) que mejora los síntomas del dolor aproximadamente el 50 por 100 del tiempo y más recientemente se ha usado carbamacepina (Tegretol) que proporciona alivio importante o total del dolor en un alto porcentaje de casos, que llega a 100 por 100 en algunas de las series de casos estudiados (73). La eficacia de los agentes antiepilépticos en el control de dolores paroxísticos presta apoyo al concepto de los focos epileptógenos como factor en la patofisiología del dolor paroxístico. Los informes sobre el uso de carbamacepina han desvanecido la cautela inicial sobre su toxicidad, aunque hasta la fecha se desconoce su eficacia para control del dolor a largo plazo.

Las intervenciones quirúrgicas para neuralgias maxilofaciales son diversas y se expondrán más adelante con mayor detalle (fig. 26-4). Consisten en: 1) procedimientos de temporización como inyección de alcohol y neurectomía periférica para eliminar los efectos desencadenantes periféricos, 2) descompresión y resección completa de ganglio, fibras radiculares posteriores y fascículos trigéminos aferentes y 3) interrupción de vías ascendentes centrales del trigémino. Además, las técnicas de estimulación neurofisiológicas basadas en la teoría de control por compuerta del mecanismo del dolor parecen ser una promesa para el control futuro del tic doloroso.

Neuralgia vagoglosofaríngea. Denominada antes neuralgia glosofaríngea, el síndrome de la neuralgia *vagoglosofaríngea* se produce menos de una octava parte en frecuencia que la neuralgia del trigémino idiopática, y es un padecimiento de las fibras motoras, autónomas y sensitivas de los pares craneales noveno y décimo (74). El comienzo se verifica originalmente en la cuarta década de la vida, y no parece existir predilección especial por ningún sexo. El lado izquierdo se ve más frecuentemente afectado que el derecho, y son raros el dolor bilateral o combinaciones con neuralgia del trigémino idiopática. Los dolores se sienten en base de la lengua, pilares del velo del paladar adyacentes, y ocasionalmente paladar blando y conducto auditivo externo. Los paroxismos pueden ser de menor intensidad que el dolor del tic del trigémino, con periodos refractarios intermitentes. El comienzo

del dolor se ve frecuentemente causado por deglución o estimulación superficial en lengua o faringe, y ocasionalmente el dolor seguirá a estimulación gustativa provocada por alimentos muy condimentados o amargos. Como parte del ataque paroxístico también existe salivación excesiva lagrimeo, ligero vértigo y movimientos involuntarios de faringe y laringe, que pueden dar por resultado tos y vómitos graves. Puede producirse síncope así como hipotensión progresiva y bradicardia, en casos extremos los registros de electrocardiograma han demostrado asístoles de más de un minuto, y existen registros de paro cardiaco acompañante (74).

El hallazgo histopatológico es similar al descrito para neuralgia del trigémino idiopática, y las complejas características clínicas pueden explicarse más fácilmente basándose en una lesión sináptica artificial indiscriminante de los componentes mezclados del noveno y el décimo par craneal.

La distribución de las fibras dolorosas en lengua y faringe y las fibras gustativas del tercio posterior de la lengua se conocen como componentes del noveno par. La irritación de las ramas mayores del nervio petroso superficial mayor explican el aumento de la función de la glándula parótida, y los reflejos motores faríngeo y laríngeo sugieren participación de los plexos nerviosos faríngeos noveno y décimo (94). De mayor importancia es que los efectos cardiovasculares extremos de este síndrome reflejan un padecimiento del nervio de Hering, que es la causa de la iniciación de actividad refleja del seno carotídeo.

Las causas posibles incluyen desmielinación radicular posterior debido a presión de aneurisma intracraneal, y también se han correlacionado infecciones paratonsilares anteriores. También se ha demostrado neuralgia coexistente, con ligamento estilohioideo alargado y osificado, que causa *síndrome de Eagle,* en el que pueden ejercerse presiones crónicas y funcionales sobre el complejo nervioso vagoglosofaríngeo en la región del agujero redondo menor o esfenoespinoso (26). En estos casos puede observarse radiográficamente el ligamento estilohioideo firme y agrandado, puede palparse en el paladar blando lateral o en el pilar anterior, y frecuentemente se precipitará el dolor paroxístico si la cabeza se voltea hacia el lado afectado. En un estudio retrospectivo, se encontró un ligamento estilohioideo osificado en 70 por 100 de los casos de neuralgia vagoglosofaríngea, y la osteotomía intrabucal de la apófisis estiloides ha provocado curación en 11 de cada 12 pacientes mencionados en la literatura (94).

En esta afección también ha sido útil la terapéutica medicamentosa similar a la usada para tratar neuralgia de trigémino. Los procedimientos quirúrgicos de neurectomía periférica no han sido eficaces para dar alivio en estos casos, y la mayor parte de la atención se ha dirigido hacia rizotomías intracraneales de las raíces posteriores del noveno y el décimo par craneal así como procedimientos de tractotomía idénticos a los usados en el control de la neuralgia del trigémino (fig. 26-4).

Neuralgia intermedia (geniculada). Es un dolor paroxístico raro, descrito como un "hierro al rojo vivo" que se siente a profundidad dentro del conducto auditivo externo, la oreja, y ocasionalmente el paladar blando; se atribuye a participación de las porciones intermedias o sensitivas del séptimo par craneal. Esta afección unilateral también se conoce como el *síndrome de*

Ramsey-Hunt, tiene gran predilección por las mujeres, no tiene preferencia por el lado derecho o el izquierdo, y se produce inicialmente por regla general en la mujer joven o adulta (38). Los dolores son típicamente de mayor duración que los paroxismos de neuralgia del trigémino idiopática, y frecuentemente no pueden provocarse aunque se han identificado zonas desencadenantes en el pabellón de la oreja. Otros rasgos clínicos poco comunes incluyen salivación y secreciones nasales excesivas, tinnitus, ligero vértigo, y sabor amargo en la boca. El diagnóstico puede confirmarse estimulando el plexo timpánico y nervioso de la cuerda del tímpano en el oído medio del paciente despierto. Después de identificar por estimulación las ramas nerviosas específicamente afectadas, puede aliviarse el dolor realizando una neurectomía de esas ramas.

Neuralgia migrañosa periódica. La neuralgia migrañosa periódica, también conocida como "cefalalgia histamínica" también comprende los

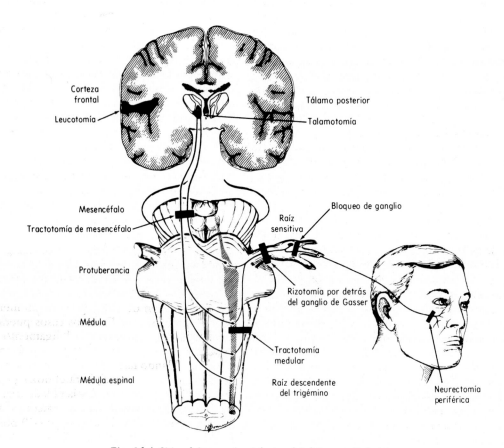

Fig. 26-4. Sitios del control quirúrgico del dolor maxilofacial.

síndromes de neuralgia ciliar, neuralgia vidiana y neuralgia esfenopalatina (de Sluder) (94). Sus características clínicas son intermedias entre la neuralgia trigémina y cefalalgia migrañosa, ya que combina paroxismos dolorosos con trastornos autónomos faciales prominentes (véase el cuadro en la pág. 563). El dolor es urente o punzante, generalmente comienza a profundidad, en la parte media de la cara detrás o bajo el ojo, y después "emigra" unilateralmente a frente, sienes y luego a la parte inferior de la cara. Los ataques aumentan en gravedad de 5 a 20 minutos antes de ceder, se producen en grupos o "racimos" durante un intervalo de dos a tres meses, seguido por periodos libres de dolor que van de semanas a años. La frecuencia general es menor que en casos de migraña clásica, y no se sabe que tenga base hereditaria alguna. Aunque se discute el papel de los factores psicógenos, comúnmente existe una relación tanto con tensión emocional como con personalidades compulsivas (95). No existe punto de inicio conocido o punto de provocación, aunque la ingestión de alcohol y las inyecciones subcutáneas de histamina precipitan los ataques. Junto con los ataques dolorosos existe una rápida inyección de los vasos mucósicos nasales y conjuntivos, gran salivación y lagrimeo y a menudo se desarrolla un signo de Horner transitorio de ptosis y miosis. Los vasos temporales se vuelven dilatados e hipersensibles, la mucosa bucal y los párpados pueden inflamarse y la cara puede adquirir un aspecto rojo y brillante.

Se concede generalmente que este trastorno es resultado de una dilatación arterial, lo mismo que ocurre en la migraña clásica, pero en la neuralgia migrañosa periódica el punto de neuropatología se encuentra en alguna parte del curso del nervio petroso superficial mayor, ya sea dentro del cráneo, en su curso petroso y timpánico, en el conducto vidiano o en el ganglio esfenopalatino mismo. El dolor y los signos autónomos típicos de este síndrome parecen explicarse basándose en descargas excesivas anormales en este nervio parasimpático mixto.

El diagnóstico y el alivio del dolor pueden ayudarse con un bloqueo de anestesia en el ganglio esfenopalatino a través del agujero palatino posterior. Aunque en ciertos casos refractarios pueda aconsejarse neurectomía petrosa, generalmente se logra buen alivio de los ataques de neuralgia usando tartrato de ergotamina o metisergida (Sansert, Deseril) que parecen actuar por vasoconstricción y antagonismo con la sero-

tonina (28). La carbamacepina parece no lograr beneficio alguno.

Neuralgia de esclerosis múltiple. Como característica de esclerosis múltiple, puede producirse una neuralgia maxilofacial paroxística en la que el dolor es indistinguible del de neuralgia trigémina idiopática (75). Los dolores están bien limitados y tienen carácter punzante o de choque y pueden iniciarse por estimulación táctil. Sin embargo, en contraste con la neuralgia trigémina idiopática, la neuralgia de esclerosis múltiple afecta con mayor frecuencia múltiples ramas del trigémino y con mayor frecuencia se vuelve bilateral. Aunque los paroxismos puedan ser el síntoma inicial del proceso de la enfermedad, generalmente coexisten con otros trastornos diversos y progresivos que caracterizan esta enfermedad. En ciertos casos, los dolores paroxísticos han seguido a un entumecimiento facial transitorio y pérdida del gusto en un lado; al proseguir el proceso de la enfermedad, el dolor facial puede volverse constante a medida que resultan afectadas las vías dolorosas centrales secundarias.

La esclerosis múltiple es una enfermedad degenerativa que predomina en climas septentrionales; su causa es desconocida. Presenta un curso episódico variado durante un periodo de 10 a 30 años, y comprende incapacidad motora y sensitiva ampliamente diseminada y progresiva. El comienzo agudo generalmente se produce en la tercera década y aparece típicamente como debilidad en miembros inferiores, visión trastornada y pérdida de la sensibilidad objetiva en aproximadamente la mitad de los casos. A los signos tempranos les siguen típicamente periodos largos de remisión. La lesión histopatológica de esclerosis múltiple es la "placa" esclerótica, un foco discreto de pérdida de mielina con mantenimiento de los segmentos axónicos y proliferación glial. Las placas pueden observarse en muchos tejidos cerebrales ampliamente divergentes, pero los paroxismos de neuralgia trigémina parecen estar relacionados específicamente con las placas que cubren la unión de la entrada de la raíz posterior del trigémino en la protuberancia (fig. 26-3) (94).

El diagnóstico diferencial de este trastorno depende de poder identificar las características de un trastorno múltiple del sistema nervioso. No existe cura conocida contra el proceso básico de la enfermedad, pero el dolor facial puede controlarse eficazmente con las mismas técnicas quirúrgicas usadas para neuralgia trigémina idiopática. La carbamacepina alivia el dolor de la neuralgia trigémina de esclerosis múltiple en aproximadamente 80 por 100 de los casos (73).

TRASTORNOS POSTRAUMATICOS DE LA SENSIBILIDAD

El traumatismo de los nervios periféricos de la región maxilofacial es una consecuencia común de la vida diaria, ya sea el daño causado por accidente o por fuentes yatrogénas. Debido a las características especiales de la degeneración y la regeneración del tejido nervioso puede producirse una gran diversidad de estados patológicos postraumáticos (36). Los problemas clínicos pueden variar desde parestesias casi imperceptibles causadas por pequeñas neuronas en continuidad o en el otro extremo, neuralgia profunda con características fantasmas que refleja patofisiología del sistema nervioso central.

Neuropatía trigémina postraumática. Actualmente se reconoce al traumatismo maxilofacial como factor común en los síndromes de dolor facial, que antes habían sido clasificados en la categoría común de "dolor facial atípico". (Véase cuadro en la pág. 563.) El tipo de traumatismo que precede a este síndrome generalmente comprende desgarro directo o compresión intensa de los nervios sensitivos periféricos; el traumatismo repetitivo es de especial importancia incluso con fuerza moderada. Los ejemplos específicos que han sido citados son fracturas de los huesos maxilofaciales como base del cráneo, fracturas cigomáticas y supraorbitarias comprendiendo los nervios infraorbitarios y fracturas desplazadas del maxilar inferior, en las que los nervios traumatizados coexisten con conductos óseos interrumpidos (94). En muchos casos de fracturas que preceden a la neuropatía, los segmentos óseos desplazados no están firmemente fijos, permitiendo movilidad continua y lesión repetida de los nervios sensitivos que se están regenerando. El desarrollo de la neuropatía puede relacionarse con traumatismo yatrógeno directo e indirecto, como puede ser ablación del revestimiento de los senos frontal y maxilar, irritación crónica por aleta de dentadura postiza, infecciones curadas de los espacios masticatorios, osteítis alveolar y, la más común de todas, lesión del nervio dental inferior durante extracción del tercer molar (32). Aunque se ha informado acerca de comienzo agudo del síndrome doloroso en el momento de la lesión, frecuentemente existe al principio, un periodo de anestesia en la zona nerviosa traumatizada, seguida por un comienzo gradual de síntomas

desde los dos meses hasta los 15 años después de la lesión. Cualquiera de las distribuciones nerviosas craneales o sensitivas puede participar, aunque la más afectada es la tercera rama del nervio trigémino. El dolor acompañante es urente, terebrante, o como tracción, está mal localizado a lo largo de las líneas anatómicas, y se extiende desde la zona original de la lesión nerviosa. Generalmente no se puede provocar o desencadenar, pero permanece y aumenta gradualmente, aunque en ciertos casos pueden sobreponerse ataques de dolor paroxístico. El examen neurológico de las áreas dolorosas es importante ya que frecuentemente existen sensibilidades a picaduras de alfiler y táctiles finas, aunque reducidas, así como paresias y efectos neurotróficos, como atrofia de músculo masticador.

La naturaleza no provocable y extendida del dolor y su inicio tardío sugieren un foco en sistema nervioso central de hiperexcitabilidad, similar tal vez a los focos epileptógenos descritos anteriormente (fig. 26-3). Sin embargo, se ha recalcado que los lugares más periféricos de patología, como neuroma traumático, también pueden dar por resultado sensibilidad anormal. Por tanto, deberán hacerse todos los esfuerzos posibles por identificar cualquier fuente de irritación nerviosa periférica, como podrían ser fragmentos óseos desplazados a conductos vasculonerviosos, agujeros por donde pasan nervios ocluidos, o cuerpos extraños, como alambres transóseos, que choquen con haces nerviosas.

Aunque los procedimientos de neurectomía periférica pueden ser de beneficio en ciertos casos, la calidad urente persistente de este síndrome frecuentemente es refractaria, incluso a rizotomía por detrás del ganglio de Gasser. El tratamiento médico con carbamacepina ha sido eficaz en las formas más paroxísticas del dolor postraumático, pero menos eficaz para aliviar el síndrome de neruopatía general (73).

Causalgia. Como síndrome, causalgia significa literalmente "dolor urente" y se produce en los apéndices, como resultado de heridas por proyectil penetrantes que lesionan nervios periféricos mixtos (23). El dolor comienza, después de un retraso poslesión de cuando menos dos semanas, profundo o urente y se extiende desde la zona lesionada hasta más allá de los límites nerviosos naturales. No es paroxístico ni provocable, aunque se producen ataques por causa de dolor ligero o estimulación táctil de la región, secando los tejidos, o por estímulos ambientales, como ruidos de volumen alto. Los tejidos afectados sudan excesivamente, pueden estar cálidos o fríos, y muestran cambios de color y cambios tróficos degenerativos. Todos los síntomas se identifican con tensión emocional. Parece no existir predilección sexual o racial aparente, y el síndrome se observa con mayor frecuencia en personas vigorosas de mediana edad.

La causalgia mayor se ha descrito rara vez para la región maxilofacial, sin embargo los estados de tipo causalgia menor pueden ser la causa de algunas de las manifestaciones bastante comunes en encía, paladar, lengua y labios de sensación urente, postraumática, focal y persistente (29). Tal vez las más comunes sean las manifestaciones de sensación urente persistente en los sitios de posextracción, que se producen junto con los sutiles cambios tróficos y vasomotores y se intensifican por tensión emocional. El mecanismo específico del dolor de causalgia puede ser la sinapsis artificial de fibras simpáticas eferentes con fibras sensitivas somáticas dentro de los neuromas que se han formado en el sitio de la lesión nerviosa original. La iniciación de impulsos simpáticos para este patrón de producción de actividad nerviosa tan extraño, probablemente se produce en el eje límbico-hipotalámico, que generalmente regula la actividad simpática general. Esta interacción puede explicar la influencia que tienen los factores emocionales para elevar el dolor. Las lesiones patológicas de causalgia maxilofacial tienen preponderancia a localizarse en los sitios en que los nervios sensitivos somáticos y los simpáticos se entrelazan dentro de conductos óseos rígidos como supraorbitario, troclear, infraorbitario y dentario inferior en las que se encuentran paquetes vasculonerviosos mixtos.

El diagnóstico diferencial de lesiones del tipo de la causalgia en la región maxilofacial incluye reacciones psicológicas, histéricas, afecciones patológicas locales persistentes y los más difusos cambios tisulares como hipersensibilidades superficiales. Puede ayudar el bloqueo selectivo de tejidos con vasoconstrictor únicamente para formular el diagnóstico, ya que los ataques verdaderos de causalgia se alivian por bloqueo simpático. La causalgia mayor ha sido tratada eficazmente con simpatectomía, y aunque las causalgias menores han sido ocasionalmente curadas al identificar y cortar neuromas, no ha sido aún precisado el mejor tratamiento para lesiones de tipo causalgia maxilofaciales.

Dolor fantasma facial. Los pacientes que han sufrido escisión de una parte corporal, general-mente experimentan una sensación de conciencia de la parte ausente denominada *fenómeno fantasma*. En casos de amputación de miembros, en los que se conoce mejor el fenómeno fantasma, los fantasmas son dolorosos en aproximadamente 30 por 100 de los casos, y persisten en 5 a 10 por 100 (58). Los paroxismos son de aproximadamente 10 minutos de duración, y se describen como dolores punzantes con escozor y dolor urente extremo así como presión en la parte ausente. Pueden ser provocados por estimulación táctil, y generalmente se alivian con un bloqueo de anestesia local de los muñones nerviosos periféricos. Aunque se sabe poco sobre la frecuencia particular y la patogénesis del dolor fantasma en la región maxilofacial, deberá tomarse en consideración al hacer el diagnóstico diferencial de dolor facial y no deberá rechazarse como evidencia de trastornos psicológicos. Pueden anticiparse quejas de pacientes que han sufrido escisiones radicales como en casos de exenteraciones orbitoantrales, glosectomía y operaciones de maxitectomía inferior para control del cáncer. Las quejas de dolor de dientes y "dientes fantasmas" en lugares de extracciones dentales no son raras, especialmente cuando el paciente sufría síntomas crónicos antes de la extracción.

Aunque el que los neuromas se produzcan en la superficie del muñón nervioso regenerado puede contribuir a este síndrome, parece que el lugar primario del mecanismo de dolor se localiza en el tallo encefálico. Después de amputar un miembro, aproximadamente la mitad de las neuronas asociadas mueren, y las fibras regeneradas del muñón generalmente son pequeñas, mal mielinizadas y de lenta conducción (94). La estimulación de estos tejidos de muñón por tanto, puede tener el efecto de activar un mecanismo desequilibrado del control de compuerta en el tallo encefálico, y causar fenómenos sensitivos inapropiados como podría ser el dolor fantasma. La palpación y el bloqueo de diagnóstico pueden revelar la presencia de un neuroma contribuyente, y en estos casos, puede tenerse éxito volviendo a amputar los nervios a niveles más proximales. En casos más graves el dolor puede eliminarse realizando una cordotomía anterolateral, aunque el darse cuenta de los tejidos fantasmas se elimina rara vez. La terapéutica con carbamacepina da por resultado diversos grados de éxito, y frecuentemente en los casos menos graves puede ser adecuado dar confianza y cuidados de sostén al paciente, ya que el dolor fantasma parece disminuir con el tiempo.

Anestesia dolorosa. Cuando las fibras aferentes de las raíces sensitivas de nervios craneales se dividen en forma central al ganglio en procedimientos de rizotomía, existe un entumecimiento profundo y permanente en los tejidos desnervados. Sin embargo, la mayoría de estos pacientes experimenta algún tipo de parestesia dentro de la zona de anestesia, y para un desafortunado número (3 al 15 por 100) estas sensaciones se vuelven intolerablemente dolorosas (67). El dolor, denominado *anestesia dolorosa* tiene un inicio gradual en periodo de semanas a meses después de haber realizado una rizotomía, es constante, urente, compresivo, "de sensación trituradora", se produce con mayor frecuencia en las regiones oftálmicas, y no es provocable. La probabilidad de que se produzca anestesia dolorosa en un paciente puede predecirse con exactitud observando los efectos a largo plazo de desnervaciones de prueba por neurectomía periférica o bloqueo con alcohol de los nervios. El sitio del trastorno está probablemente a niveles más altos del sistema nervioso central, posiblemente en la corteza, y el manejo médico es de valor dudoso. El tratamiento más eficaz hasta la fecha parece ser realizar leucotomía bilateral del lóbulo frontal y lesiones de las vías trigeminotalámicas.

TRASTORNOS INFECCIOSOS

Pocas infecciones primarias afectan los nervios de la región maxilofacial. La lepra es la única infección directa conocida de las fibras periféricas, pero las infecciones herpéticas de los ganglios de nervios craneales son infecciones virales comprobadas, y también se conocen raras infecciones por hongos del ganglio de Gasser. Sin embargo, numerosas infecciones afectan los tejidos nerviosos centrales secundariamente, porque causan síntomas y signos periféricos, y de esta manera deberán tomarse en consideración, por poder estas infecciones surgir en los tejidos maxilofaciales y extenderse intracranealmente.

Herpes zoster (neuralgia trigémina posherpética). El *herpes zoster,* comúnmente conocido como zona, puede producirse en las distribuciones nerviosas sensitivas de los pares craneales séptimo, noveno y décimo. El *herpes zoster* coexiste con anomalías sensitivas en su fase aguda, pero lo que es más importante, puede dar por resultado graves neuralgias faciales posherpéticas muy difíciles de tratar. La enfermedad aguda afecta el nervio trigémino en el 18 por 100 de los casos, que sigue en lugar al tórax en frecuencia de enfermedad (86). Los brotes se observan más comúnmente en la rama oftálmica. Las erupciones agudas son vesículas ligeramente dolorosas con bases eritematosas que corresponden en distribución a las ramas nerviosas particulares, que pueden comprender piel, mucosa y superficies córneas. Aparece principalmente en personas de edad, aunque se conoce una variedad neonatal que pone en peligro la vida. Es probablemente contagiosa y parece tener temporadas predilectas. La enfermedad puede surgir después de una intoxicación o un trastorno metabólico generalizado, pero con mayor frecuencia sigue al traumatismo de las ramas nerviosas sensitivas periféricas. En la región maxilofacial por ejemplo, el herpes zoster puede seguir a daño del nervio dental inferior, causado por extracción dental. El herpes zoster es la única enfermedad claramente viral del sistema nervioso periférico y puede deberse a la reactivación de los virus de varicela latentes en los tejidos por una infección específica de los cuerpos celulares nerviosos mayores en los ganglios sensitivos (fig. 26-3). Este efecto selectivo, en ciertos casos ha dado por resultado la pérdida relativa de las fibras nerviosas trigéminas mayores, y la desviación del espectro de fibra posherpética hacia los elementos menores (63). Basándose en los conceptos de control por compuerta del mecanismo del dolor, este fenómeno puede explicar las complicaciones ocasionales de la neuralgia posherpética. Clínicamente, esta afección consiste en una sensación dolorosa o urente constante, que a menudo se acompaña de anestesia profunda agravante dentro de la región del brote herpético original. Además pueden provocarse graves dolores paroxísticos punzantes con leves estimulaciones táctiles. Desafortunadamente la neuralgia posherpética ha sido muy refractaria al tratamiento quirúrgico, y la mayor parte de los esfuerzos encaminados a controlar el dolor con carbamacepina han fracasado.

Meningitis infecciosa. Está bien establecido que los focos de infección en los tejidos maxilofaciales pueden extenderse hacia la cavidad intracraneal. Cuando el proceso es agudo, puede provocar la muerte a los 10 días y ciertos expertos consideran que las formas crónicas de las infecciones del sistema nervioso central causadas por focos maxilofaciales, pueden ser la causa de extrañas formas de epilepsia y también contribuir a la aparición de esclerosis múltiple (82). Las exacerbaciones de la infección que causan inflamación y cicatriz en las raicillas del nervio craneal que pasan a través de las meninges, pueden causar enfermedad neurológica focal como paresia de músculos extraoculares y pueden dar por resultado parálisis transitoria (de Bell) de los nervios trigémino y facial. Los signos de meningitis aguda son dolor de cabeza progresivo con rigidez de nuca y flexión del cuello, y nivel decreciente de conciencia con déficit de memoria. Al proseguir la enfermedad, aparecen signos focales como hemiparesia, pérdida del tono de músculos extraoculares, vértigo, papiledema y dolor facial. La punción lumbar generalmente revelará leucocitosis en el líquido cefalorraquídeo, y los angiogramas y el gammagrama del cerebro pueden revelar una masa de absceso en expansión. Un cultivo directo de microorganismos idénticos tanto del absceso del cerebro como de la infección maxilofacial, confirmará el diagnóstico.

Las principales rutas de infección son vías venosas y extensión directa, aunque la extensión perineural y las bacteremias arteriales y linfáticas pueden también infectar el cerebro (35). La ruta más común de diseminación venosa es a partir de focos anteriores en maxilar superior a lo largo de las venas angulares faciales a anastomosis con las venas oftálmicas superior e inferior. Como estas venas faciales carecen de válvulas, los émbolos infecciosos pueden alcanzar el seno maxilar a lo largo de esta ruta. Puede producirse una extensión similar a partir de infecciones en el espacio infratemporal que afectan al plexo venoso pterigoideo y que se comunican fácilmente con los senos venosos intracraneales adyacentes a los lóbulos temporales. Los abscesos del lóbulo temporal también pueden ser resultado de la erosión directa del hueso temporal por celulitis en las fosas temporal e infratemporal (87). Las pulsaciones directas de los microorganismos hacia el espacio subaracnoideo se producen casi sistemáticamente en fractura de base del cráneo. Los sitios probables de diseminación en estos casos son los lóbulos frontales localizados por arriba de las placas cribiformes, y los lóbulos temporales adyacentes a la cavidad del oído medio. Los focos maxilofaciales más comunes para la diseminación venosa y la invasión directa son los dientes superiores, pericoronitis en los terceros molares inferiores, amígdalas y agujas contaminadas introducidas en el espacio pterigomaxilar. La prevención de la diseminación intracraneal depende de poder establecer la evacuación en declive segura y temprana del cultivo de la herida, y de lograr altos niveles sanguíneos con antibióticos, preferentemente penicilina. Sin embargo, puede hacerse necesario realizar craneotomía y evacuación directa del absceso para evitar necrosis cerebral y elevadas temperaturas intracraneales.

Neuropatía leprosa. La lepra es la neuropatía más común en el mundo y es causada por una infección transmisible provocada por el bacilo acidorresistente *Mycobacterium leprae* que penetra en superficies de piel o membrana mucosa e invade las ramas nerviosas periféricas, con la capacidad de ascender hasta los ganglios sensitivos (21). Tiene una afinidad especial por las partes corporales más frías, especialmente la región maxilofacial en donde aparecen lesiones deformantes incluyendo nódulos nerviosos subcutáneos en cejas, orificios nasales y mejillas y orejas de coliflor y despigmentación cutánea. Frecuentemente una paresia en placas de las ramas del séptimo par craneal produce ptosis palpebral y de las comisuras de la boca y pequeñas áreas anestesiadas sobre la división del nervio trigémino, hacen que dicho paciente sea sensible al traumatismo.

La lesión histopatológica esencial es el nódulo leproso, un granuloma de colonias bacterianas, células fibroblásticas y epitelioides y células plasmáticas. El nódulo rodea un área de desmielinización y después causará degeneración walleriana en los nervios. Los nódulos leprosos pueden diferenciarse de la tuberculosis y la actinomicosis de aspecto similar analizando raspados nasales o por biopsia del nervio. La quimioterapia moderna con sulfas evita mayor destrucción nerviosa por estos microorganismos.

Neuropatía diftérica. La difteria es una neuropatía aguda causada por la exotoxina de *Corynebacterium diphtheriae* que se disemina a lo largo de los conductos perineurales periféricos para producir desmielinización segmentaria (30). La mayor parte de los nervios craneales puede verse afectada, produciendo parálisis facial, paresia de músculos extraoculares, sordera nerviosa y paresia hipoglósica. En más del 75 por 100 de los casos de neuropatía diftérica, existe predilección no explicada por las fibras motoras del vago que inervan los músculos esqueléticos de paladar, faringe y laringe. Los niños susceptibles se infectan por gotillas en amígdalas y tejidos nasofaríngeos, produciéndose una seudomembrana gris en estas áreas. Los síntomas tempranos incluyen hipernasalidad, regurgitación nasal acompañada de úvula desviada y falta de elevación palatina en los reflejos nauseosos. La enfermedad puede progresar hasta incluir miocarditis y puede complicarse por pulmonía. Normalmente se induce inmunización activa en el primer año de vida del niño, pero si se encuentra la enfermedad aguda, deberá administrarse antitoxina diftérica. Después de la recuperación puede presentarse parálisis posdiftérica de nervio craneal en el paladar que requerirá de algún aditamento para ayudar al habla.

Neurosífilis y tabes dorsal. La neurosífilis se produce en el 10 por 100 de las personas infectadas por *Treponema pallidum* y el microorganismo puede alcanzar al sistema nervioso en la etapa primaria antes del desarrollo de cualquier lesión cutánea (6). En la etapa secundaria del proceso de enfermedad, se producen comúnmente dolores de cabeza y parálisis oculares. Ocasionalmente, se produce polineuritis que puede afectar los nervios craneales. Sin embargo, es la forma terciaria de neurosífilis, la que puede llevar a malfunciones neurológicas maxilofaciales más graves. La lesión patológica esencial es una inflamación vascular que da por resultado reacción granulomatosa y necrótica de meninges denominada *goma*. Las lesiones gomatosas de meninges pueden afectar secundariamente las raíces craneales, y típicamente provocan la parálisis de los pares craneales tercero cuarto y sexto, así como parálisis total o parcial del séptimo par. El nervio trigémino también puede verse afectado causando dolor paroxístico espontáneo mal localizado y diseminante. El diagnóstico de la sífilis terciaria depende de reconocer los síntomas neurológicos ampliamente diseminados y obtener historia exacta y una prueba V.D.R.L. positiva.

Una forma especial de neurosífilis terciaria crónica, denominada *tabes dorsalis,* comprende degeneración selectiva y desmielinización de las mayores fibras de las raíces dorsales y de vías aferentes de nervios craneales, que se proyectan a través de los haces dorsales de médula espinal y tallo encefálico. El dolor de esta afección se describe como un "relámpago" con una sensación urente o de "desgarramiento de la carne" que persiste algunos segundos y después se desplaza a otro lugar. Aunque el dolor tabético se produce más comúnmente en las extremidades, pueden también verse afectados los nervios glosofaríngeo y trigémino. El examen puede revelar pérdida de sensibilidad propioceptiva y al dolor, con pérdida ocasional de gusto y olfato. El tratamiento del dolor tabético es sintomático.

NEUROPATIAS MAXILOFACIALES DE ORIGEN GENERAL

Una gran gama de los estados de enfermedad generalizada comunes, incluyendo trastornos metabólicos y nutricionales, intoxicación, y enfermedades del tejido conectivo, puede afectar la función neurológica en la región maxilofacial. Estas manifestaciones son típicamente menos predictibles en localización, intensidad y curso que las afecciones neuropatológicas primarias, y frecuentemente afectan simultáneamente funciones autónomas, sensitivas y motoras. Las neuropatías pueden deberse a desmielinización segmentaria, degeneración walleriana o degeneración retrógrada y las características clínicas pueden prestarse a confusión por existir a menudo simultáneamente degeneración y regeneración nerviosa.

Neuropatías por enfermedad de tejido conectivo. Las neuropatías del trigémino han sido vinculadas cada vez más con los trastornos colágenos mayores, incluyendo lupus eritematoso, síndrome de Sjögren (44), artritis reumatoide (33), escleroderma (7), poliarteritis nudosa (4) y diabetes mellitus (72). El agrupar estas enfermedades no es fruto de la coincidencia, su relación con la neuropatía trigémina se basa en un modo bastante común de patogénesis. Se produce una vasculitis inespecífica en los vasos que nutren los nervios periféricos, causando microinfartos e isquemia de los segmentos nerviosos. Se desarrolla rápidamente una desmielinización segmentaria con preservación inicial de las fibras nerviosas. La posición inespecífica de las áreas patológicas en tejidos más periféricos, y la selectividad de las porciones mielinizadas de los nervios, pueden ayudar a explicar ciertas características clínicas. Se producen regiones de parestesia en placas, frecuentemente descritas como entumecimiento "tenso" o con hormigueo, con dolores fulgurantes infrecuentes. Los trastornos frecuentemente tienen varios focos y comprenden regionalmente nervios autónomos sensitivos y motores, y pueden cambiar de posición gradualmente a medida que se produce regeneración nerviosa en ciertas áreas. Las neuropatías del trigémino frecuentemente van precedidas, en semanas o años, por la aparición del fenómeno de Raynaud, afección en la cual los dedos de manos y pies reaccionan a tensiones emocionales y al frío con palidez, cianosis y cambios cutáneos tróficos causados por vasospasmos. La combinación de fenómeno de Raynaud y neuropatía del trigémino es importante por la gran correlación con el desarrollo de alveolo seco refractario después de extracción (10).

El examen neurológico de las neuropatías colágenas del trigémino revela sensibilidad reducida a vibración, pinchazo con alfiler temperatura, y toque leve, y molesta hiperpatía provocada por estimulación de presión profunda. Las pruebas clínicas y estudios de conducción nerviosa pueden revelar que los reflejos profundos de tendones como el reflejo a los golpes en la glabela, y el reflejo de empuje maxilar están disminuidos. En ciertos casos puede observarse déficit vasomotor.

El estado de enfermedad coexistente más comúnmente con neuropatías de todos los tipos es la diabetes sacarina (72). Las neuropatías diabéticas del trigémino tienden a ser disestesias motoras y sensitivas diseminadas y, como ocurre en los trastornos colágenos puros, los trastornos neurológicos, pueden mejorarse sólo ligeramente controlando los procesos de enfermedad subyacentes. La terapéutica generalizada con esteroides puede comprobar la progresión de las neuropatías del trigémino, pero existe evidencia circunstancial de que los esteroides en sí pueden actuar como agentes neurotóxicos.

Neuropatías nutricionales y tóxicas. En afecciones de graves privaciones nutricionales y en reacciones a substancias extrañas, el metabolismo celular nervioso puede trastornarse de manera tal que no pueda ya conservar sus prolongaciones periféricas, produciéndose entonces una degeneración walleriana retrógrada (70, 88). Estas neuropatías metabólicas se caracterizan por entumecimiento y parestesias que se inician en las porciones más distales de nervios y ramas nerviosas, afectando más agudamente los sentidos de vibración y posición.

Las neuropatías nutricionales generalmente se producen en los apéndices, pero pueden también afectar la región maxilofacial. Generalmente se relacionan con deficiencias mixtas del complejo vitamínico B (66). Las deficiencias de vitamina B_1 (tiamina) causan beriberi y pueden resultar en sordera nerviosa, parálisis laríngea y parestesia o anestesia del trigémino en placas.

Este síndrome también puede ser observado como parte de la encefalopatía de Wernicke, que es causada por deficiencia de tiamina en alcoholismo crónico (91). La pelagra, resultado de deficiencia de niacina (vitamina B_2) se caracteriza por estomatitis, glositis, dermatitis eritematosa, diarrea, y neuropatía sensitiva inespecífica del trigémino. La neuropatía de anemia perniciosa es causada por la absorción incompleta de vitamina B_{12} en intestino delgado, y puede causar parestesias urentes en la región bucofacial.

Se sabe que las graves intoxicaciones por metales inducen específicamente necrosis en los ganglios sensitivos incluyendo el de Gasser y el geniculado (31). Los metales que han sido relacionados con mayor frecuencia con neuropatías maxilofaciales han sido el mercurio, el plomo, el cadmio, el bismuto y el arsénico (12).

Entre los no metales conocidos como intoxicantes del sistema nervioso, algunos de ellos muestran preferencia específica por el sistema trigémino. El tricloroetileno, usado antes extensamente para analgesia en obstetricia, produce neuropatía trigémina por necrosis selectiva de las células ganglionares. El triortocresilfosfato ("Gengibre de Jamaica"), un contaminante ocasional del licor de contrabando, produce polineuropatía en muchas regiones corporales incluyendo la cara (15). También se ha vinculado a la intoxicación aguda de alcohol etílico una neuropatía del trigémino transitoria con parestesias perbucales (77).

Finalmente, las neuropatías sensitivas del trigémino han sido vinculadas a cierto número de medicamentos conocidos, incluyendo penicilina, cortisona, estilbamidina, isoniacida y nitrofurantoína (33, 88).

CEFALALGIA

Más del 90 por 100 de la población ha experimentado cefalalgias maxilofaciales y la mayor parte de éstas son resultado de combinaciones de factores orgánicos y psíquicos que actúan cíclicamente y se fortalecen entre sí (95). Los tipos más frecuentes de cefalalgia son de origen vascular, resultado de vasodilatación excesiva de vasos extra o intracraneales, como ocurre en las migrañas o debido a patología directa de la pared del vaso como ocurre en arteritis temporal. Los dolores de cabeza leves más comunes son "dolores de tensión" causados por contracciones anormales de músculo esquelético. Un dolor de cabeza por tensión bastante común es el síndrome relacionado con la articulación temporomaxilar de disfunción dolorosa musculoaponeurótica.

La arteriopatía coronaria puede causar dolores de cabeza irradiados a la parte inferior de cara y cuello, y la enfermedad hipertensiva puede inducir dolores de cabeza crónicos y difusos. Un traumatismo craneal grave puede producir dolores de cabeza postraumáticos crónicos o agudos, y se sabe que a la anestesia espinal y la punción lumbar les siguen dolores de cabeza definidos. Los dolores de cabeza no localizados pueden ser señal de enfermedad intracraneal progresiva como sería infección o tumor. Finalmente, los dolores de cabeza maxilofaciales irradiados, son consecuencia frecuente de neuritis aguda en tejidos nasal, paranasal, ótico, ocular y dental.

Migraña. La migraña, auténtica enfermedad, frecuentemente sus dolores son debilitantes y pulsátiles y se sienten en un lado, en la región temporal (95). Las mujeres se ven afectadas dos veces más que los hombres, y el inicio se observa generalmente antes de los 16 años. Existe tendencia familiar en 57 por 100 de los casos, y la personalidad de migraña estereotípica es angustiada, rígida, perfeccionista y puede parecer resentida y fatigada. Los ataques duran minutos o incluso algunos días, y los dolores de cabeza pueden estar separados por meses o semanas, y precipitarse por menstruación e ingestión de ciertos alimentos o alcohol. Los ataques van precedidos por un pródromo o "aura" de vértigo, rubor o palidez faciales, y cierta ceguera en manchas o fogonazos de luz en los campos visuales. A medida que progresa el dolor de cabeza se producen irritabilidad psíquica mayor, naúseas, vómitos y estreñimiento o diarrea.

La migraña es causada por la vasodilatación excesiva de vasos extracraneales como la arteria facial y las porciones durales de la meníngea media por estar ambas inervadas por el nervio trigémino. Los síntomas prodrómicos se deben probablemente a vasoconstricción preparatoria de estos mismos vasos. El diagnóstico puede afirmarse observando rápido alivio del dolor después de ejercer presión digital sobre las arterias carótida externa o carótida primitiva, y también obteniendo alivio con tartrato de ergotamina. Esta afección debe diferenciarse de la neuralgia del trigémino, la neuralgia migrañosa periódica y la disfunción dolorosa musculoaponeurótica (véase el cuadro en la pág. 563). Su tratamiento es casi totalmente médico, la aspirina puede ayudar en los casos más leves, actuando sobre los mecanismos de vasodilatación periféricos. Sin embargo, las formas más graves generalmente reaccionan a tartrato de ergotamina general, vasoconstrictor que puede combinarse con cafeína (Caffergot) (28). El síndrome puede evitarse en ciertos casos usando el antagonista de la serotonina, metisergida (Sansert). También puede ser útil en muchos casos dar consejo psicológico.

Arteritis temporal. La arteritis temporal es un trastorno arterial primario que aparece más comúnmente en mujeres entre los 55 y los 80 años de edad (20). Causa dolores de cabeza unilaterales y terebrantes en parte externa del maxilar superior, cigoma, región preauricular, región temporal y región occipital. Se siente sobre el cuero cabelludo un dolor irradiado difuso. El dolor se inicia por la masticación en más del 50 por 100 de los casos, puede agravarse al inclinarse o acostarse, y la presión digital aplicada sobre la carótida externa producirá alivio temporal del dolor. Existe cierta sensibilidad sobre los trayectos de las arterias temporal superficial, transversal de la cara y supraorbitaria, y la palpación puede revelar nódulos tortuosos y desprovistos de pulso sobre estos vasos. Como las arterias oftálmica y retiniana pueden también estar afectadas, en más de un tercio de los casos se observa inicio gradual de ceguera.

La característica patológica es una arteritis con infiltrados inflamatorios crónicos y de células gigantes, engrosamiento de la íntima y trombosis frecuentes. El tratamiento con cortisona y ACTH da por resultado control exitoso de las cefalalgias, y de instituirse tempranamente en el curso de la enfermedad evitará la ceguera. En casos extremos el dolor también puede aliviarse por resección selectiva de pequeñas porciones de los vasos enfermos.

Cefalalgia por enfermedad coronaria. El que un dolor profundo y opresivo se irradie a regiones de cabeza y cuello es una manifestación confusa de alguna cardiopatía. No es difícil reconocer la relación entre dolor facial y cardiopatía cuando el dolor se inicia durante esfuerzos o tensiones emocionales, y se extiende desde el pecho hasta el cuello, al ángulo del maxilar, que es su localización facial más común. Sin embargo, el dolor facial también puede producirse sin ninguno de los signos de angina clásicos de dolor en el pecho y brazo izquierdo, y los síntomas pueden localizarse en maxilar superior, mejilla, cuerpo del maxilar inferior, órbita u occipucio, y pueden persisitir durante periodos más largos que un ataque de angina típico.

Al igual que en la angina de pecho clásica, se cree que el dolor se origina por estimulación de fibras aferentes cardiacas por isquemia miocárdica. Estas fibras entonces convergen hacia una región sináptica común con fibras sinápticas somáticas que llegan desde una región corporal diferente.

En este caso, la convergencia de fibras cardiacas se lleva a cabo con el plexo cervical y fibras del trigémino en los segmentos de la médula cervical superior. Al igual que en otras formas de dolor de angina, estas cefalalgias irradiadas pueden controlarse usando tabletas de nitroglicerina.

Disfunción dolorosa musculoaponeurótica. La mayor parte de los dolores de cabeza de tipo neurálgico en la parte inferior de la cara son causados por espasmo muscular en el aparato masticatorio (15). En su forma aguda, esos espasmos producen trismo, desviación maxilar al lado afectado, incapacidad de ocluir los dientes, y un fuerte dolor al cerrar fuertemente las mandíbulas. El dolor se siente con mayor frecuencia en la articulación temporomaxilar o en el ángulo gonial, y menos frecuentemente en las regiones cigomática, temporal submaxilar, u occipital. Pueden existir "nudos" palpables y sensibles en los músculos masetero y temporal, que pueden aliviarse inyectando anestesia local directamente a los músculos. El síndrome agudo frecuentemente sigue a un traumatismo como sería subluxación o dislocación del maxilar inferior, y cambios radicales en los patrones de masticación, pero el factor precipitante más importante parece ser la tensión emocional. Las formas crónicas de este síndrome también se correlacionan bien con tensiones emocionales subyacentes que pueden promover hábitos mandibulares lesionantes y amplificar los efectos de las incongruencias oclusales. Los síntomas crónicos son los de inicio más gradual, aparecen cuatro veces más en mujeres que en hombres, y se observan con mayor frecuencia en la edad adulta joven, durante la pubertad y durante la menopausia. Son comunes los movimientos del maxilar inferior en sacudidas y el rechinar la articulación y se sobreponen dolores intensos a un dolor sordo y "tenso" en la parte inferior de la cara.

El síndrome de dolor musculoaponeurótico debe diferenciarse de osteoartritis verdadera, neuralgias migrañosas y arteritis temporal, así como de neuritis agudas, como sinusitis maxilar y dolor odontógeno irradiado. La osteoartritis temporomaxilar primaria puede producir características clínicas agudas idénticas a las del dolor agudo musculoaponeurótico. Se hace la diferenciación observando radiográficamente la hipocalcificación y el labiado de la cabeza condilar, la resorción del tubérculo articular, y la calcificación articular distrófica.

El tratamiento de fase aguda del dolor muscoloaponeurótico trata de interrumpir el ciclo de espasmo muscular con: 1) terapéutica *de sostén* con analgésicos, tranquilizantes y relajantes musculares como el diacepam, y fisioterapia como calor húmedo local y 2) desarticulación del aparato masticatorio evitando cuidadosamente cerrar con fuerza, inyectando a los músculos sensibles con anestesia local, y usando férulas oclu-

sales temporales. En este momento debe insistirse en la necesidad de descanso y deberá iniciarse el tratamiento psicológico. El tratamiento de los problemas crónicos dependerá en mayor parte de los consejos psicológicos para identificar y compensar los hábitos musculares anormales. Sólo deberá procederse a corregir las discrepancias oclusales después de haber controlado los mioespasmos agudos. Los tratamientos quirúrgicos como inyecciones de cortisona en la articulación, artroplastia y condilectomía, están indicados únicamente después de haber confirmado la presencia de osteoartropatía o anquilosis.

NEURITIS MAXILOFACIAL

El término *neuritis,* frecuentemente mal empleado, significa literalmente "inflamación del nervio" y se usará aquí para identificar irritaciones reversibles y agudas de los nervios maxilofaciales. La neuritis puede producirse en los nervios autónomos motores o sensitivos, y es resultado de patología periférica que infecta, comprime, atrapa o erosiona los nervios adyacentes. La neuritis es importante, porque es señal de afección patológica aguda, y porque de dejarse persistir la neuritis, ésta podría en el futuro progresar hasta volverse neuropatía degenerativa e irreversible. La neuritis sensitiva se manifiesta casi siempre como dolor, pero su carácter depende de la localización y la naturaleza de la lesión primaria. También se caracteriza por la disminución de los umbrales al dolor, probablemente como resultado de la alteración en los mecanismos de control de compuerta central. Por ejemplo, con neuritis crónica debida a un absceso periapical, la irritación de las fibras menores, sensibles al dolor, parece tener el efecto de sensibilizar las regiones sinápticas del tallo centroencefálico, y hacer reaccionar más fácilmente a culaquier tipo de estimulación aferente. Esta ligera abertura de la compuerta puede explicar por qué la ligera estimulación de presión o tacto en los tejidos alrededor de los abscesos periapicales dará por resultado reacciones dolorosas, incluso bajo anestesia local.

Parálisis de Bell. La parálisis de Bell es una parálisis facial aislada, con inicio súbito, causada por neuritis del séptimo par craneal dentro del conducto facial (90). Se produce frecuentemente en el hombre adulto joven con antecedente de exposición reciente a frío local, como sería dormir junto a una ventana abierta, o también en ciertos casos se produce después de infecciones en los espacios masticatorio o de la nasofaringe. El aspecto clínico es flaccidez unilateral de todos los músculos faciales con pérdida de las arrugas de cejas y entrecejo, postración de las cejas, aplanamiento del surco nasolabial, caída de la comisura de los labios y acumulación de alimentos en el vestíbulo bucal. Los pacientes son incapaces de fruncir el ceño o elevar las cejas, y no pueden cerrar los ojos ni fruncir los labios. Si la neuritis se ha extendido tanto hacia el centro como hasta el punto en que el nervio de la cuerda timpánica se une al tronco nervioso facial, entonces el sentido del gusto estará deteriorado en los dos tercios anteriores de la lengua en ese lado. Los pacientes también pueden quejarse de intensificación de los sonidos fuertes debido a la lesión en el nervio del músculo estapedio. El signo histopatológico de la parálisis de Bell es edema en la porción rígida del conducto facial. No se sabe si esta fuente precisa de inflamación se encuentra en las fibras nerviosas en sí, en tejidos conectivos relacionados, o en el periostio de las paredes del conducto. Después de su rápido inicio, la parálisis empieza a ceder a las dos o tres semanas, y se produce recuperación completa gradual en más del 85 por 100 de los casos. Es necesario diferenciar entre las lesiones nerviosas motoras inferiores aisladas de la parálisis de Bell y las lesiones motoras superiores más complejas que pueden ser resultado de lesiones vasculares o lesiones neoplásicas en la protuberancia. En estas lesiones "motoras superiores" la función muscular facial superior no se ve afectada (fig. 26-2).

En las etapas iniciales de la parálisis de Bell, la inflamación puede suprimirse usando cortisona general o ACTH. La descompresión quirúrgica del conducto facial puede también ayudar a controlar el edema si se realiza ésta durante los primeros días (16). La estimulación galvánica de los músculos faciales puede contrarrestar los efectos neurotróficos. La córnea debe protegerse contra abrasión aplicando lubricantes, o en ciertos casos, suturando los párpados. Si la parálisis es permanente, se le puede dar a los tejidos faciales sostén artificial por medio de un instrumento prostético o injertando soportes masetéricos o de fascia lata. En ciertos casos, ha sido eficaz la redirección quirúrgica del nervio accesorio hacia los tejidos degenerados del séptimo par craneal, para restaurar parte de la función muscular facial (57).

Otras neuritis motoras craneales. Se ha descrito una neuritis trigémina rara similar a la parálisis de Bell y que a veces acompaña a ésta (27).

Esta neuritis es unilateral y da por resultado anestesia total o dolor generalmente en la rama maxilar inferior. También se relaciona con una pérdida total unilateral de función en los músculos masticatorios inervados por el nervio trigémino. La causa es desconocida, y en la mayor parte de los casos se ha informado de recuperación gradual y completa.

Los pares craneales tercero, cuarto y sexto frecuentemente se ven afectados por lesiones traumáticas, sea por una lesión directa, o indirectamente por edema orbitario. La neuritis del tercer par se confirma observando las características del síndrome de Horner, que incluye ptosis, miosis y anhidrosis. Con esta lesión también se dificulta mirar hacia arriba. La neuritis troclear aparece como incapacidad de girar el globo del ojo hacia abajo y hacia afuera. La parálisis del séptimo par craneal da por resultado deterioro de la vista a los lados. En cada uno de estos casos la neuritis primaria puede diferenciarse del encarcelamiento muscular local por un movimiento forzado de los músculos en particular.

Neuritis de senos paranasales. Menos del 5 por 100 de todos los dolores de cabeza están relacionados con sinusitis paranasal, y estas neuritis dolorosas generalmente vienen acompañadas por síntomas de secreción nasal, epistaxis, otalgia, y molestias en los oídos (9). El seno maxilar se ve afectado con mayor frecuencia, golpea ligeramente las regiones infraorbitarias y cigomáticas, provoca una reacción de dolor sordo. Sin embargo, el dolor también puede irradiarse a los dientes superiores. El diagnóstico de la sinusitis se confirma generalmente observando pus en el meato medio y detectando zonas opacas en las radiografías de los senos.

Neuritis mucósica y de glándula salival. Las causas más comunes de neuritis en la glándula salival son la infección de las glándulas y obstrucción de los conductos por tapones bacterianos o sialolitos. En ambos casos la sensación de presión y de dolor sordo se correlacionan con la alimentación o con "ordeñar" la glándula.

La neuritis mucósica tiene muchas causas locales. Por ejemplo, una mucositis intensa con dolor punzante puede ser causada por la idiosincrasia medicamentosa aguda. El escozor es típico en neuritis por abuso de antibióticos generales. El galvanismo, resultado de la presencia de metales restauradores disimilares y adyacentes, puede también dar por resultado ulceración urente.

Neuritis odontógena. La enfermedad pulpar es la causa más común del dolor dental, y en la fase inicial de hiperemia el dolor frecuentemente es grave y reacciona exageradamente a estímulos de frío o calor. A medida que progresa la enfermedad pulpar, el dolor de pulpitis se vuelve más espontáneo, fuerte y pulsátil, debido a la inflamación de nervios mal mielinizados en las cámaras pulpares con paredes rígidas. Sin embargo, cuando las pulpas se vuelven necróticas, el dolor es menos intenso y se provoca con mayor probabilidad golpeando o presionando el diente afectado, ya que la irritación nerviosa se debe ahora esencialmente a presiones de líquido en los tejidos apicales y periapicales.

El dolor de la enfermedad periodontal es generalmente menos intenso, sordo y corrosivo, y sin las pulsaciones producidas en casos de neuritis pulpar. La extensión de la pericoronitis a lo largo de los planos aponeuróticos y musculares adyacentes, puede causar síntomas de neuritis, aunque el cuadro clínico en estos casos puede ir dominado por señales de trismo y espasmo musculoaponeurótico. Las enfermedades alveolar y perióstica agudas pueden establecer neuritis irradiada como el dolor preauricular que se produce durante un alveolo seco en la región del tercer molar inferior.

TRASTORNOS CENTRALES

La mayor parte de la patología del sistema nervioso central es de origen vascular, y los ataques a muchos niveles del cerebro pueden causar trastornos neurológicos en la región maxilofacial. Por ejemplo, la oclusión frecuente de las ramas de la arteria basilar interrumpe el aporte sanguíneo a las raicillas emergentes del tercer al séptimo par craneal, así como las largas vías motoras y sensitivas que cursan en la parte ventral de la protuberancia. Esto produce déficit neurológicos simultáneos en muchos nervios craneales junto con hemiparesia y hemianestesia, un patrón que ayuda a diferenciar esta lesión de otras enfermedades periféricas más aisladas. Los síntomas de la neoplasia intracraneal varían enormemente, y también pueden imitar enfermedades periféricas. Sin embargo, las características diferenciales incluyen dolores de cabeza progresivos y constantes, deterioro mental, y convulsiones generalizadas. Entre los tumores intracraneales más localizados, las lesiones de neurofibromatosis (enfermedad de Recklinghausen) pueden afectar nervios craneales sensitivos (17). Los neuromas acústicos frecuentemente producen paresia secundaria de nervios trigémino y facial, por compresión. Los tumores trigéminos primarios son extremada-

mente raros (40). Existen otras formas de enfermedad intracraneal que pueden presentar problemas en la diferenciación de trastornos neurológicos maxilofaciales. Incluyen esclerosis múltiple, neurosífilis terciaria, siringobulbia, síndrome talámico, meningitis y psicalgia.

Siringobulbia. La siringobulbia es una enfermedad lentamente progresiva y degenerativa del bulbo raquídeo que causa una amplia gama de cambios neurológicos maxilofaciales (2). La característica clínica más sobresaliente es una pérdida disociada de la sensibilidad en la que existe pérdida de las sensibilidades al dolor y al calor, con retención del tacto. Otros signos clásicos incluyen atrofia lingual, vértigo, parálisis palatina, nistagmo, debilidad facial, síndrome de Horner y especialmente ronquera. Aunque dolor y parestesia son poco comunes, puede existir sensación de dolor y sensación urente del trigémino que se asemeja al dolor en casos de tabes dorsal. Los hombres se ven afectados con mayor frecuencia, generalmente antes de los 30 años y después de un inicio insidioso, la enfermedad se desarrolla rápidamente en las primeras semanas.

La histopatología de la siringobulbia y de la siringomielia relacionada con ella, es cavitación y gliosis que se inician cerca del conducto central, de tallo encefálico o la médula espinal y luego se agranda ventralmente para interrumpir gradualmente las grandes vías de fibras motoras y sensitivas que cruzan sobre estas regiones ventrales (fig. 26-3). Las cavitaciones (siringes) se inician con mayor frecuencia en las regiones cervicotorácica (siringomielia) y causan pérdida de la sensibilidad y destrucción de los pequeños músculos de la cabeza. La cavitación frecuentemente se extiende cefálicamente en la médula (siringobulbia) para afectar los núcleos del doceavo y el décimo par craneales, afectando después a otros núcleos de nervios craneales. La causa es desconocida, pero existen indicaciones de que las lesiones surgen en forma congénita. El principal diagnóstico diferencial en siringobulbia es con esclerosis múltiple, poliomielitis y tabes dorsal. No existe tratamiento satisfactorio, y debido a su curso lento, deberán seguirse activamente fisioterapia preventiva y asistencia dental.

Síndrome talámico. El síndrome talámico es una afección de dolor rara causada por lesiones de los núcleos talámicos laterales en el lado opuesto al de los síntomas (94). Los dolores son urentes y corrosivos, se extienden unilateralmente y se sienten profundamente en las regiones faciales anchas y en el tronco. El umbral al dolor para la sensación de pinchazo con alfiler se eleva en esta afección, pero muchos tipos de estímulos, especialmente presiones profundas, harán surgir dolor tardío e inapropiado. A este respecto, el síndrome talámico se parece a la hiperemia observada en neuropatías postraumáticas de los nervios periféricos. La patogénesis es desconocida, pero han sido implicadas las lesiones traumáticas y vasculares que afectan tejidos corticales y diencefálicos. Esta afección debe diferenciarse de causalgia, neuromas periféricos y tumores intracraneales. El tratamiento con narcóticos es sólo parcialmente eficaz, y en ciertos casos puede surtir efecto una leucotomía prefrontal (fig. 26-3).

Psicalgia. Se desconoce la frecuencia particular de la psicalgia maxilofacial, que es dolor de origen mental y verdaderamente no orgánico, pero para el paciente este dolor puede ser muy grave y real. Estos dolores tienden a ser vagos e inespecíficos, desviándose sobre distribuciones nerviosas mal definidas, y generalmente no pueden provocarse con estímulos específicos. Aunque el dolor es manifestación común, conversiones histéricas pueden dar por resultado anestesia, parestesia, ceguera, sordera y signos objetivos como parálisis facial fláccida, tics, erupciones cutáneas, vómitos, e incluso edemas angioneuróticos (51). Los síntomas están muy correlacionados con tensión emocional y otros signos de trastorno del carácter o psicosis pueden también ser sobresalientes. Casi cualquier forma de tratamiento quirúrgico o médico, incluso un substitutivo inofensivo, proporcionará alivio temporal del síntoma, y estos pacientes frecuentemente se recetarán su propio tratamiento e incluso buscarán diferentes cirugías deformantes. Debido a la alta frecuencia particular de trastornos del carácter relacionados con la psicalgia, las pruebas de examen psicológico, como Minnesota Multiphasic Personality Index (MMPI) pueden ser útiles. El único tratamiento eficaz es la psicoterapia (69).

El diagnóstico de la psicalgia no deberá hacerse a la ligera o como último recurso. Deberá reconocerse que los problemas neurológicos maxilofaciales, especialmente el dolor, casi siempre se ven complicados por un factor emocional (fig. 26-1). La identificación de un componente psicológico incluso poderoso no deberá ser la señal para abandonar la investigación y el tratamiento de los problemas orgánicos. Tampoco deberá relegarse a la categoría de psicalgia a aquellos pacientes cuyos síntomas parezcan extraños o incluso graciosos ("sensación de hormi-

gueo, de estar al revés, de hincharse, etc."). La sensación facial es puramente personal, y el paciente honesto puede no "sentir" su anomalía según los términos encontrados en los libros de texto.

DIAGNOSTICO

Al formular un diagnóstico final de los problemas neurológicos maxilofaciales, el interrogatorio y la exploración física deberán conducir a la descripción de cuatro elementos básicos de la enfermedad: 1) *síntomas y signos,* 2) *patología,* 3) *localización* y 4) *etiología* (véase el siguiente esquema).

I. Interrogatorio
  A. Clasificación del síntoma o signo
    1. Sistema
      a) Sensitivo (dolor, entumecimiento, parestesia)
      b) Motor (debilidad, espasmo, etc.)
      c) Autónomo (nasal, ocular, cutáneo, gástrico)
      d) Sensorial (visual, auditivo, olfativo, gustativo)
    2. Calidad
      a) Intensidad (leve, moderada, grave)
      b) Comienzo (espontáneo, inducido, provocado)
      c) Duración (momentáneo, minutos, días, constante, paroxístico)
      d) Naturaleza (sordo, doloroso, urente, pulsátil, punzante, escozor)
    3. Localización
      a) Precisa ($V_1V_2V_3$, VII, IX y otros)
      b) Unilateral o bilateral
      c) Migratorio, diseminado, irradiado
      d) Difuso
    4. Influencias
      a) Movimiento o función (cara, mandíbula, cuerpo)
      b) Posición (cabeza, mandíbula, cuerpo)
      c) Actividades (esfuerzo, alimentación, habla)
      d) Tensiones emocionales o fatiga
      e) Tiempo del día, el mes o la estación
    5. Evolución de síntomas y signos
      a) Sin cambios
      b) Reacción a terapéutica (medicamentosa, quirúrgica, otras)
      c) Cambios de carácter
  B. Factores generales y ambientales
    1. Trastornos metabólicos (anemia, diabetes sacarina, uremia)
    2. Trastornos del tejido conectivo (artritis, escleroderma, lupus eritematoso, síndrome de Sjögren)
    3. Intoxicaciones (metales pesados, agentes químicos orgánicos, alimentos, fármacos, alcohol)
    4. Trastornos nutricionales
    5. Trastornos infecciosos (herpes zoster, meningitis, sífilis, lepra, difteria)
    6. Trastornos vasculares (arteriopatía, coronaria, arteritis temporal, síndrome de Raynaud, hipertensión)
  C. Trastornos primarios psiquiátricos y nerviosos
    1. Neuralgia (trigémina, vagoglosofaríngea, intermedia, migrañosa periódica)

2. Migraña
3. Trastornos centrales (siringobulbia, síndrome talámico, trastornos convulsivantes)
4. Neurosis (psicalgia)
5. Psicosis
6. Esclerosis múltiple
D. Factores neuríticos
   1. Traumatismo maxilofacial (fractura facial, irritación prostética, yatrógena)
   2. Infección (odontógena, periodontal, facial)
   3. Sinusitis paranasal
   4. Otalgia
   5. Trastornos de la glándula salival (sialolito, adenitis)
   6. Trastornos mucósicos (mucositis, úlceras herpéticas)
   7. Neuritis motoras (parálisis de Bell, parálisis oculares, síndrome de Horner, miestesia)
   8. Disfunción musculoaponeurótica
II. Exploración física
   A. Función cerebral general
      1. Nivel de conciencia
      2. Movimientos macroscópicos
   B. Función de nervios craneales
      1. Funciones motoras
         a) III, IV, VI (función de músculos extraoculares)
         b) V (función de músculos masticatorios)
         c) VII (función de músculos faciales)
         d) IX, X (función laríngea, faríngea, palatina)
         e) XI (función de los músculos trapecio y esternocleidomastoideo)
         f) XII (función lingual)
      2. Funciones somatosensitivas (V, VII, IX pares craneales)
         a) Sensibilidad a pinchazo de alfiler
         b) Sensibilidad a presión dolorosa
         c) Sensibilidad al probador de pulpa
         d) Sensibilidad táctil fina y de dos puntos
         e) Sensibilidad a la vibración
         f) Sensibilidad al frío y al calor
      3. Funciones especiales
         a) I (olfato)
         b) II (visión)
         c) VII, IX (gusto)
         d) VIII (audición)
      4. Funciones autonómas
         a) Simpáticas (dilatación pupilar, tono de los párpados, sudación, vasoconstricción, salivación)
         b) Parasimpáticas (contracción pupilar, salivación serosa)
   C. Pruebas o reflejos especiales
      1. Reflejo córneo
      2. Sacudidas maxilares
      3. Electromiografía
      4. Estudios sobre conducción nerviosa
      5. Minnesota Multiphasic Personality Index
   D. Lesiones neuríticas maxilofaciales agudas
      1. Odontógena (caries, enfermedad periodontal)
      2. Osea perióstica (quistes, osteomielitis)
      3. Musculoaponeurótica
      4. De glándulas salivales (obstrucción del conducto, adenitis)
      5. Mucósica (mucositis)
      6. De seno paranasal
      7. Vascular

E. Bloqueos de diagnóstico
   1. Efectos de placebos
   2. Efectos de vasoconstrictores
   3. Efectos de anestésicos

Historia clínica

Manifestación principal y enfermedad actual. Los síntomas de la enfermedad deberán expresarse primero según los términos personales del paciente, y después el clínico deberá estimar si el problema es motor, sensitivo, autónomo o una combinación de ellos, y también deberá establecer naturaleza básica, intensidad, localización, comienzo y curso de la manifestación. En este momento puede formularse un *diagnóstico sintomático* de presunción (por ejemplo, neuralgia, cefalalgia, parálisis, disestesia).

Antecedentes. La historia neurológica deberá comenzar con preguntas sobre la enfermedad general y factores ambientales que posean efectos neurológicos conocidos sobre la región maxilofacial. Después, deberá interrogarse a los pacientes sobre antecedentes de trastornos psiquiátricos y neurológicos importantes. Después de haber tomado en consideración los factores generales, ambientales, neurológicos primarios, y de enfermedad psiquiátrica, deberá dirigirse el interrogatorio a la frecuencia y la naturaleza de lesiones directas en los tejidos maxilofaciales mismos. Basándose únicamente en la información obtenida en la historia clínica neurológica, puede ser posible formular un *diagnóstico patológico* (por ejemplo, infeccioso, degenerativo, artrítico, desmielinizante) o un *diagnóstico etiológico* (por ejemplo, postraumático, odontógeno, psicógeno, diabético).

Exploración física

Los objetivos principales de la exploración física para investigar trastornos neurológicos maxilofaciales deberán ser la *detección* de fuentes de lesiones agudas de neuritis dentro de los tejidos, y la *localización* del proceso de enfermedad y el sitio enfermo. La enfermedad se localiza examinando primero las funciones generales y después las funciones más específicas. Deberá empezarse con una observación de las funciones cerebrales con nivel de conciencia y movimientos básicos, y continuarse con un examen de las funciones reflejas de nervios craneales específicos. Además de las técnicas clásicas de inspección, palpación del tejido y estimulación refleja, el diagnosticador puede beneficiarse con el uso de pruebas especiales como electromiografía, estudios sobre conducción nerviosa, EEG, y punción lumbar. En este momento también puede estudiarse la personalidad con pruebas como la MMPI. Finalmente, deberá realizarse una búsqueda detallada para encontrar fuentes específicas y locales de neuritis aguda, usando todas las técnicas y coadyuvantes, sistemáticos para diagnóstico dental, como inspección, palpación, radiografía y electrodiagnóstico.

Una técnica sencilla y muy reveladora para localizar y caracterizar lesiones neurológicas es el bloqueo diagnóstico. Puede precisarse el nivel de una lesión particular depositando pequeñas cantidades de solución de anestésico local, primero en los niveles nerviosos más superficiales, progresando después hacia niveles más centrales. Después de cada inyección, deberá interrogarse cuidadosamente el paciente sobre los cambios de los síntomas, especialmente en reacción a estimulación directa de puntos desencadenantes o tejidos sensibles. Estos bloques pueden llevar directamente a un *diagnóstico de localización*. Por ejemplo, los bloqueos en el ganglio esfenopalatino inyectando profundamente dentro del conducto palatino posterior pueden ser diagnóstico de neuralgia migrañosa periódica. Los bloqueos diagnósticos también son útiles para diferenciar entre las zonas desencadenantes superficiales precisas de las neuralgias clásicas, y los sitios más difusos y profundos de las neuritis y neuropatías. El alivo parcial de los síntomas puede sugerir que se bloqueó un área de dolor irradiado o irradiación de síntoma, o también que la lesión no es exclusivamente neurológica, como ocurre con el dolor musculoaponeurótico. De existir alivio parcial o de corta duración, incluso cuando se han bloqueado troncos nerviosos principales, deberá sospecharse un foco de patología en el sistema nervioso central.

También deben darse usos especiales a los bloqueos nerviosos para diagnóstico. La inyección adecuada de solución salina en substitución de un fármaco, puede revelar algo sobre naturaleza y grado del componente psicógeno. Un problema neurovascular sospechoso como causalgia o cefalalgia vascular, puede ser revelado por inyecciones perivasculares selectivas de soluciones de adrenalina diluida (1:100 000).

En resumen, cuando se ha completado la historia neurológica y la exploración física de un paciente con trastorno neurológico maxilofacial, puede hacerse diagnóstico diferencial (véase el cuadro en la pág. 563). En cada caso, deberán haberse investigado los cuatro elementos claves del diagnóstico. Un diagnóstico completo sería por ejemplo: *neuralgia postraumática debida a neuroma infraorbitario* (etiología, síntoma, localización y patología).

TRATAMIENTO

Como los tejidos nerviosos frecuentemente no resisten ni se recuperan totalmente de insultos repetidos por infección, inflamación, intoxicación metabólica y especialmente traumatismo, el tratamiento *preventivo* deberá iniciarse eliminando fuentes de neuritis aguda y barreras a la regeneración nerviosa. También resulta claro que los problemas neurológicos de la región maxilofacial son variados, puesto que comprenden sistemas motor, autónomo y sensitivo junto con los diversos componentes del dolor (fig. 26-1). Por tanto, el tratamiento eficaz deberá tener base ampliamente similar en medicina, cirugía, fisioterapia y psicoterapia.

Tratamientos médicos

Analgésicos. El tipo de analgésico seleccionado para controlar el dolor está determinado por la gravedad y la naturaleza de los síntomas así como la localización de la lesión neurológica. La neuritis crónica ligera causada por inflamación de piel, mucosa, articulaciones, o en lugares donde haya edema y vasculitis, se maneja mejor con analgésicos ligeros como salicilatos, propoxifeno, o paraaminofenoles, cuyo sitio de acción se cree que está en el tejido periférico, y los receptores paravasculares (69). Los analgésicos potentes como narcóticos, antagonistas narcóticos y agentes sintéticos como pentazocina, se aconsejan para dolor más grave, cuando el componente efectivo del dolor y el sufrimiento son predominantes. Como estos agentes parecen actuar en las regiones subcortical, reticular y de la corteza límbica, son más eficaces contra dolores más difusos y centrales como dolores periósticos y viscerales, invasiones nerviosas por carcinoma, neuropatías, siringobulbia y síndrome talámico. Sin embargo, ni aun los narcóticos más potentes son eficaces para aliviar el auténtico dolor paroxístico como en las neuralgias del trigémino, las intermedias o las vagoglosofaríngeas. Son de valor marginal en dolor posherpético, migraña, neuralgias postraumáticas, tabes dorsal y neuralgia migrañosa periódica. Debido a la posibilidad de adicción los síndromes de dolor crónico no deberán manejarse únicamente con analgesia por narcóticos.

Anticonvulsivantes. Básandose en el concepto de que muchos dolores paroxísticos se deben a mecanismo epileptiforme (fig. 26-3), los agentes anticonvulsivantes han probado ser eficaces para tratar graves neuralgias. La difenilhidantoína (Dilantina) administrada en dosis de 100 mg 4 veces al día, ha controlado el dolor de neuralgia idiopática del trigémino en aproximadamente 50 por 100 de los casos (8). Aunque la difenilhidantoína ha sido un agente seguro para uso crónico, no es eficaz en las etapas tardías de la neuralgia. Se sabe que actúa en la transmisión de nervio periférico, y por la depresión de la función de los núcleos del trigémino en el tallo encefálico. Sin embargo, en los últimos cinco años, el fármaco anticonvulsivo preferido para graves estados de neuralgia ha sido la carbamacepina. Este agente actúa de manera similar a la difenilhidantoína, como depresor de transmisión nerviosa periférica, pero posee efecto más potente sobre los sistemas polisinápticos en la raíz descendente del trigémino en bulbo y finalmente, en los núcleos talámicos relacionados con la transmisión de dolor en cabeza y cuello. En un gran número de series clínicas, la carbamacepina administrada en dosis de 200 a 800 mg diariamente, ha sido eficaz para controlar el tic doloroso en 85 a 100 por 100 de los casos (73). Este fármaco también ha sido útil para controlar neuralgias postraumáticas, por esclerosis múltiple, vagoglosofaríngea e intermedia. Sin embargo, ha sido eficaz en menos del 50 por 100 de los casos en afecciones de neuralgia posherpética, dolor fantasma y neuralgia migrañosa periódica. Al administrar carbamacepina los efectos secundarios incluyen ligera sedación, mareo, náusea y ocasionalmente erupciones. Aunque la frecuencia de complicaciones es baja, se ha informado en aproximadamente 7 por 100 de los casos acerca de agranulocitosis, trombocitopenia y parestesias del trigémino; estos efectos tóxicos parecen ser más prominentes en pacientes débiles y de edad avanzada. A pesar de los prometedores resultados informados con el uso de carbamacepina, el dolor de neuralgia del trigémino recurre en aproximadamente 10 por 100 de los pacientes.

Vasoconstrictores y antihistamínicos generales. La migraña clásica y otros dolores de cabeza vasculares han sido manejados con tartrato de ergotamina, del que se sabe que contrarresta directamente dilatación dolorosa de las arterias craneofaciales. Más recientemente, las preparaciones de metisergida, que puede actuar como antagonista de serotonina e histamina, han sido eficaces en hasta dos tercios de los casos de neuralgia migrañosa periódica (28).

Corticosteroides. Se aconsejan agentes como ACTH y corticosteroides suprarrenales, cuando el trastorno neurológico es resultado sea directo o indirecto de inflamación. Pueden ser útiles en las etapas tempranas de la neuritis del séptimo par craneal (parálisis de Bell) para evitar degeneración del tronco nervioso dentro del conducto facial (90). Los esteroides pueden también ser eficaces indirectamente para evitar mayor degeneración cuando la vasculitis sea un factor, como ocurre en enfermedades de tejido conectivo, neuropatía diabética y arteritis temporal.

Tranquilizantes. Los tranquilizantes menores como benzodiacepinas (Valium, Librium) no poseen efecto analgésico directo, pero pueden ser útiles como coadyuvantes en el manejo general de un dolor crónico, en el que el aspecto afectivo es un importante componente de dicho dolor. También pueden ser útiles para aliviar las etapas agudas de dolores de cabeza por tensión y disfunción dolorosa musculoaponeurótica, debido a los efectos relajantes indirectos en músculo esquelético de estos agentes.

Tratamiento de las lesiones nerviosas

Aunque frecuentemente no pueden evitarse las lesiones de los nervios, es posible disminuir la frecuencia y gravedad de los problemas clínicos tomando medidas para evitar regeneración aberrante (véase la sección sobre histopatología). Por ejemplo, un impedimento importante de la regeneración adecuada sería la irritación secundaria de los nervios lesionados. Por tanto, deberá intentarse evitar compresiones nerviosas de fuentes como podrían ser puntas radiculares desplazadas, fragmentos de hueso alveolar o instrumentos prostéticos que choquen contra las ramas nerviosas. Después de una fractura facial, deberán protegerse los nervios para que no sean atrapados por segmentos óseos mal colocados, contra irritación debida a alambres transóseos, y contra desgarramiento causado por fracturas móviles. Otros pasos en el tratamiento de las lesiones nerviosas serían favorecer la regeneración de las fibras nerviosas en sus tejidos distales apropiados, y evitar la formación de barreras a la regeneración como serían los tejidos cicatrizados.

Los nervios cortados que pueden exponerse directamente, deben suturarse inmediatamente cortando primero hacia atrás en los muñones nerviosos proximal y distal hasta lograr un corte transversal simétrico del nervio que sangre libremente. Entonces, se suturan las vainas perineurales de ambos cilindros nerviosos preparados con hilo (Tevdek núm. 10-0) o alambres finos, con los dos extremos orientados apropiadamente entre sí, mientras se sutura el resto de la circunferencia del nervio (47). Para proteger el lugar de reparación aún más contra el crecimiento de tejido de cicatrización extraño, se recomienda envolver el nervio en un filtro Millipore (60). El nervio reparado deberá entonces estabilizarse suturándolo de manera laxa a los tejidos blandos adyacentes. Aunque el momento óptimo para suturar un nervio es generalmente cuando se produce la lesión aguda, si la herida ha sido contaminada macroscópicamente con importante pérdida tisular, puede ser aconsejable marcar los extremos nerviosos cortados con suturas y retrasar la reparación del nervio cuando menos 10 días. Cuando no ha existido evidencia de un retorno de la función nerviosa a las cuatro a seis semanas después de la lesión, es aconsejable explorar el lugar de la misma. El objetivo de esta exploración es *descomprimir* el nervio evacuando hematoma, eliminando fragmentos óseos o cuerpos extraños incrustados, resecando segmentos de neuroma y finalmente, *volver a unir* los segmentos nerviosos usando las técnicas de sutura que acabamos de mencionar.

El pronóstico de que retorne función adecuada después de una lesión nerviosa es menor cuando los nervios motores han sido lesionados y cuando se han perdido largos segmentos del nervio. Aunque el injerto nervioso ha sido usado exitosamente en la región maxilofacial para reparar grandes déficit nerviosos, en este momento se sabe poco sobre las condiciones ideales y pronóstico de este procedimiento (57). En todos los casos de lesión nerviosa, es importante proteger y conservar los tejidos no neurológicos que han sido desnervados para asegurar su función máxima cuando se produzca la regeneración.

Control quirúrgico del dolor maxilofacial

En el control quirúrgico del dolor maxilofacial, se hacen lesiones selectivas a cuatro niveles principales de la vía nerviosa sensitiva: 1) nervios periféricos, 2) ganglios sensitivos y sus raíces, 3) tallo encefálico y 4) corteza-tálamo (fig. 26-4). La cirugía puede realizarse usando secciones nerviosas simples, coagulación por radiofrecuencia,

cauterización, criocirugía y necrosis química y mecánica. El objetivo en la mayor parte de estas técnicas es la desnervación de las regiones dolorosas. En todos los casos, los efectos potencialmente nocivos de la desnervación misma, como sería formación de neuromas, causalgia, anestesia dolorosa y dolores fantasmas, debe contraponerse con la gravedad del dolor original. Los procedimientos de desnervación, por tanto, se reservan generalmente para estados graves de dolor maxilofacial como neuralgia y casos de neoplasia invasora.

Desnervación periférica. Los objetivos de la desnervación periférica son dar alivio rápido y sostenido del dolor grave, sea como medida paliativa temporal, o para evitar los riesgos de procedimientos de craneotomía radical. Se aconseja especialmente en pacientes de edad avanzada y débiles, en casos en que la primera y la segunda ramas del sistema trigémino se vean afectadas y en neuralgia con mayor probabilidad de dolor bilateral como en casos de esclerosis múltiple. La desnervación periférica puede ayudar a familiarizar a los pacientes con las sensaciones y disestesias que acompañan a la desnervación antes de ser realmente sometidos a los procedimientos de desnervación permanente con procedimientos radicales. La interrupción de los nervios periféricos puede producirse inyectando una solución de 95 por 100 de etanol, o realizando exposición quirúrgica y seccionando la rama nerviosa afectada. Aunque ambas técnicas producen eficazmente degeneración walleriana en las ramas periféricas, las técnicas de corte directo pueden preferirse a las inyecciones de alcohol, por ser más precisas y por poderse realizar más fácilmente las neurectomías repetitivas (71). Los objetivos específicos de la neurectomía periférica son eliminar cuanto más sea posible de la rama nerviosa afectada, y también tratar de bloquear su regeneración. Por tanto, después de haber expuesto el nervio y antes de cortarlo, deberá procederse a la disección distalmente hacia los tejidos terminales, cuanto más lejos sea posible. Proximalmente, deberá avulsionarse la cantidad máxima de tejido nervioso enrollando el nervio alrededor de un hemóstato. Finalmente, el agujero del nervio deberá obliterarse con palillos de madera estériles, amalgama o tapones óseos para bloquear la regeneración nerviosa ulterior.

En la tercera rama del trigémino, los nervios dental inferior y lingual se resecan comúnmente (fig. 26-5). El nervio lingual puede exponerse más fácilmente en la superficie interna del maxilar inferior en la región del tercer molar, ha-

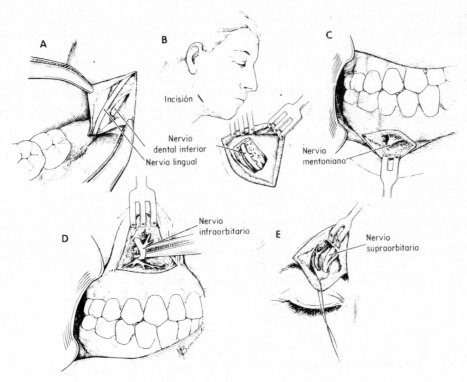

Fig. 26-5. Técnicas de neurectomía maxilofacial.

ciendo un corte vertical en la línea oblicua interna. Esta misma incisión puede usarse para intervenir y cortar el nervio dental inferior en el agujero superior del conducto dentario inferior (fig. 26-5, *A*). Sin embargo, es más sencillo realizar intervención extrabucal para la resección dental inferior, y esto posee las ventajas de evitar lesión al nervio lingual, y permitir obliteración directa del conducto dentario inferior (fig. 26-5, *B*). En este procedimiento se hace una incisión de 1 cm en el borde inferior del maxilar, en la región de la escotadura antigonial. La disección se lleva directamente al hueso, y usando un espéculo nasal para retraer el masetero, puede observarse el perfil del conducto dentario inferior con la ayuda de transiluminación intrabucal. La placa ósea externa del conducto se elimina, se hace avulsión del nervio, y finalmente se oblitera el conducto. Cuando este procedimiento se ha combinado con resección del nervio mentoniano (fig. 26-5, *C*) a menudo puede extirparse el nervio dental inferior intacto en toda su longitud dentro del maxilar inferior.

La mayoría de los clínicos prefieren la intervención intrabucal para realizar neurectomía infraorbitaria (fig. 26-5, *D*). Las ramas nasal externa y labial superior del nervio deberán disecarse y liberarse, y entonces podrá observarse, claramente el agujero infraorbitario. Después de avulsión, obliteración del conducto y sutura, deberá mantenerse presión firme sobre la región infraorbitaria durante cuando menos una hora para evitar la hemorragia excesiva que podría seguir a este procedimiento.

Las ramas de la primera rama del trigémino, incluyendo los nervios supraorbitario, frontal y frontal interno, pueden exponerse a través de una incisión en la porción media de la ceja no afeitada (fig. 26-5, *E*). Deberá tenerse cuidado de evitar dañar la glándula lagrimal en la parte externa del techo de la órbita.

Las neurectomías periféricas son operaciones menores que pueden realizarse cómodamente con anestesia local y sedación, puesto que existe poco riesgo, incluso en personas ancianas o pacientes débiles. Esta operación puede ser totalmente curativa en ciertos casos, especialmente si se realizan neurectomías repetitivas, y más del 60 por 100 de los pacientes pueden esperar estar libres de dolor durante cuatro años después de haberse iniciado las neurectomías (71). Sin embargo, el dolor suele recurrir lentamente a medida que se produce la regeneración axónica y, como las neurectomías pueden servir para retrasar un tratamiento radical inevitable, es importante seleccionar cuidadosamente los casos en consulta con el neurocirujano.

Procedimientos de ganglio y raíz sensitivos. Se usan técnicas percutáneas y de craneotomía para dañar porciones seleccionadas de ganglios sensitivos y sus raíces (fig. 26-4). Con el uso de anestesia "crepuscular" y control radiográfico, se pasan percutáneamente agujas largas y se guían 1 cm a través del agujero oval hacia la fosa de Meckel, que es la localización del ganglio de Gasser. Con la aguja en sitio, pueden provocarse lesiones con medios mecánicos (agua hirviendo) (39), medios químicos (gotas de alcohol) (41), o coagulación por radiofrecuencia (94). El objetivo específico es inducir gradualmente traumatismo mientras se interroga al paciente sobre la pérdida de sensibilidad en las zonas periféricas de la sensación dolorosa. Aunque estas técnicas son rápidas y presentan pocos riesgos, los efectos traumatizantes no son precisos, y puede haber destrucción indeseada de fibras de nervio craneal motor, o fibras de la rama oftálmica que inervan la córnea. Con estas técnicas percutáneas el índice de recurrencia del dolor es aproximadamente de 20 por 100.

Las lesiones más precisas de ganglios sensitivos y tejidos radiculares se hacen por craneotomías directas. Con esta técnica, se realiza una incisión simple de la dura que rodea a ganglios y raíces sensitivos, seguida por liberación suave y manipulación del ganglio y sus raíces. Por razones desconocidas, esta manipulación tiene el sorprendente efecto de eliminar el dolor con retención de los sentidos de propiocepción y tacto (85). Estos controversiales procedimientos de descompresión, no han sido valorados lo suficiente en casos a largo plazo, pero el índice último de recurrencia del dolor puede resultar ser elevado.

La mejor técnica para eliminar dolor grave como el del tic doloroso sigue siendo practicar una rizotomía por detrás del ganglio de Gasser (fig. 26-4) (43). Con esta técnica, las fibras sensitivas de la raíz se lesionan selectivamente en cierto punto entre el gangio y su punto de entrada radicular en la protuberancia. La rizotomía se lleva a cabo más frecuentemente por intervención temporal de la fosa media de la base del cráneo, aunque también sería eficaz una intervención de fosa posterior, pero más peligrosa. Las fibras radiculares se lesionan selectivamente por corte, electrocoagulación o electrocirugía, lo

que da por resultado degeneración completa y permanente de los cuerpos celulares nerviosos y sus fibras que se proyectan centralmente. A pesar de la permanencia aparente de este procedimiento, existe un índice de recurrencia neurálgica del 13 al 15 por 100, que puede ser resultado ya sea de lesión incompleta del nervio o de la acción de fibras sensitivas aberrantes en la raíz motora del trigémino (94). Esta operación puede verse complicada por lesiones de herpes zoster dolorosas, ulceraciones de córnea, cierta variedad de lesiones tróficas y las dolorosas parestesias de anestesia dolorosa. Además de en la neuralgia relacionada con el nervio trigémino, la rizotomía también se aconseja para controlar neuralgia vagoglosofaríngea intermedia, neuralgia migrañosa periódica y neoplasmas no controlados de cabeza y cuello.

Procedimientos de tractotomía. Las vías descendentes primarias de las fibras sensitivas del trigémino, así como de los pares craneales octavo, noveno y décimo, pueden ser interrumpidas por lesiones colocadas 4 mm bajo el obex en el cuarto ventrículo (fig. 26-4) (89). Frecuentemente se produce disociación sensorial adecuada con esta operación, en la que se retiene el sentido del tacto, pero se pierde la sensibilidad al dolor. Se aconseja especialmente cuando el dolor es bilateral o cuando muchos nervios craneales se ven afectados simultáneamente. Sin embargo, la tractotomía medular tiene un índice de mortalidad bastante más elevado que la rizotomía, y se ha encontrado que el dolor puede recurrir en hasta el 50 por 100 de los pacientes un año después de operar (94).

La tractotomía también puede realizarse a nivel de la protuberancia o mesencéfalo para controlar dolores maxilofaciales como neuralgia posherpética (fig. 26-4). Sin embargo, ninguno de los procedimientos de tractotomía descritos aquí han sido eficaces para eliminar el sufrimiento o componente efectivo del dolor (fig. 26-1). Por tanto, estos procedimientos que una vez fueron tan apreciados, han visto gradualmente limitarse su uso en la década pasada, y han cedido su lugar a la rizotomía o lesiones quirúrgicas hechas en el tálamo o en la corteza.

Procedimientos de talamotomía y leucotomía cortical. Las lesiones selectivas en el tálamo y la corteza son los únicos tratamientos quirúrgicos conocidos para la mayor parte de las variedades de dolor central como dolor fantasma, síndrome talámico, tabes dorsal y neuralgia facial posherpética (fig. 26-4) (92). Las lesiones del tálamo medio posterior se hacen con electrodos de radiofrecuencia, implantados crónicamente para permitir agrandamiento repetitivo de la lesión original, adaptando así el tamaño de la lesión para compensar la extensión de la enfermedad dolorosa (13).

La leucotomía cortical consiste en lesiones de materia blanca en los lóbulos frontales, y posee el interesante resultado de disminuir el sufrimiento o componente emocional del dolor sin causar por ello cambio importante en los umbrales de percepción. Los pacientes no se quejan de dolor espontáneamente, pero describirán los estímulos dolorosos con gran detalle, si se les interroga sobre ello. Por esta razón se aconseja esta técnica cuando el miedo y el sufrimiento sean características prominentes de la enfermedad, lo que frecuentemente es el caso en pacientes con tumores malignos de las regiones faríngea y bucal; su dolor viene acompañado de miedo a sofocarse y desangrarse. Un peligro importante con los procedimientos de leucotomía es la posibilidad de inducir importantes defectos de personalidad y pérdida del "sentido social". Por esta razón estos procedimientos generalmente se reservan para casos de "dolor con sufrimiento" que no pueda manejarse por neurectomía periférica, rizotomía sensitiva o terapéutica medicamentosa o psiquiátrica.

Nuevos enfoques del tratamiento

Aun cuando las técnicas médicas y quirúrgicas actuales son eficaces en muchos problemas neurológicos, muchos de estos enfoques proporcionan sólo control temporal o parcial, y frecuentemente, las técnicas disponibles, como la cirugía del sistema nervioso central, son demasiado drásticas para ser aplicadas a los numerosos síndromes más leves encontrados en la región maxilofacial. Los efectos secundarios de las terapéuticas tradicionales pueden ser más problemáticos que los problemas originales de la enfermedad. Por estas razones, se observa una búsqueda continua de nuevos tratamientos para trastornos neurológicos, especialmente para afecciones de dolor idiopático y crónico.

Inhibición fisiológica del dolor. En el transcurso de la década pasada, algunos clínicos han empezado a aplicar los nuevos principios de inhibición aferente y teoría de control de compuerta del dolor, con resultados muy alentadores. Si estas técnicas continúan mejorando, puede predecirse una era nueva en el control del dolor patológico y crónico, en la que exista una alternativa de la terapéutica quirúrgica y médica.

En la mayor parte de los experimentos clínicos informados hasta ahora, se ha usado un estímulo eléctrico para amplificar los mecanismos inhibidores naturales que se considera existen en muchos niveles del sistema nervioso. Se ha logrado la mayor experiencia con técnicas de médula espinal denominadas *estimulación de columna dorsal* en la que transmisores eléctricos subcutáneos han producido alivio del dolor en más de la mitad de los casos de dolor crónico en la espalda, así como en casos difíciles de dolor de miembro fantasma y dolor por carcinoma invasor (62). La estimulación diaria por sistemas similares de electrodo-transmisor colocados adyacentes a las raicillas de trigémino, también ha probado ser eficaz para aliviar dolores paroxísticos (78). Incluso las estimulaciones del nervio periférico se han mostrado promisorias usando esta técnica. Por ejemplo, se han pasado ondas de radiofrecuencia y bajo voltaje a través de la superficie, y de electrodos de aguja que fueron implantados en los nervios auriculotemporal, lingual e infraorbitario de los pacientes afectados con neuralgia del trigémino idiopática (84). Esta estimulación ha provocado alivio del paroxismo y el dolor, incluso en pacientes que habían sido resistentes a tratamientos con carbamacepina.

Aunque el mecanismo de acción de estas técnicas aún permanece desconocido, sobresalen dos teorías. En primer lugar la estimulación puede amplificar selectivamente las grandes fibras inhibidoras de los nervios periféricos, así como los impulsos aferentes corticófugos que convergen en la compuerta de control de la percepción del dolor (fig. 26-1). En segundo lugar, las estimulaciones centrales pueden actuar indirectamente sobre las vías de formación reticular, intermediarias del dolor efectivo y determinantes al estado de vigilia en los humanos. Aunque se ha logrado poca experiencia aplicando estas técnicas neurofisiológicas a las parestesias y los dolores crónicos más comunes de la región maxilofacial, el potencial parece ser grande.

Acupuntura. En la actualidad debe considerarse seriamente la acupuntura como un enfoque fisiológico parapsicológico de control del dolor y de tratamiento neurológico. La teoría de la acupuntura se basa en un sistema invisible de comunicación entre diversos órganos del cuerpo, que es distinto de los aparatos y sistemas circulatorio, nervioso y endocrino según los conoce la medicina occidental. Los pocos informes objetivos y estadísticas disponibles son impresionantes. En una serie, la anestesia quirúrgica fue afortunada en 90 por 100 de 1 500 pacientes que iban a ser sometidos a una amplia diversidad de operaciones, incluyendo toracotomía, procedimientos ortopédicos y craneotomía para tumores cerebrales (22). Se ha llevado a cabo tiroidectomía en 504 casos consecutivos con un índice de éxito de 98 por 100. Como técnica de anestesia quirúrgica, posee las ventajas de conveniencia, gran seguridad, estabilidad de funciones vitales, hidratación ininterrumpida del paciente, falta de náusea o vómitos, así como de complicaciones respiratorias posoperatorias. También se han controlado dolores patológicos en casos de apendicitis, úlcera péptica, abscesos hepáticos y cólico renal biliar que se han aliviado totalmente, así como dolores de dientes, insertando agujas en el dorso de la muñeca (el punto "hoku") (56).

En la técnica de acupuntura, se insertan y retuercen finas agujas de cualquier tipo de metal y se mueven verticalmente sobre los puntos seleccionados elegidos entre más de 800. Recientemente, se ha eliminado la necesidad de manejar la aguja con la mano insertando corrientes eléctricas fásicas de seis a nueve voltios, a 105 ciclos por minuto (cpm) a los pabellones de las agujas. En ciertos casos, se han inyectado fármacos como morfina en los sitios de la aguja, y la mayoría de los pacientes reciben pequeñas cantidades de clorhidrato de meperidina por vía intravenosa.

Los pacientes aparentemente experimentan "entumecimiento, distensión, pesadez y calor" en lugares específicos, además de una elevación general de sus umbrales. Otros efectos físicos notables incluyen mayor tiempo de circulación y leucocitosis transitoria. En animales experimentales ha habido regresión del choque profundo y se han inducido con agujas patrones EEG de sueño (22).

Sean cuales sean los mecanismos de la terapéutica de acupuntura (55), los hechos de su eficacia están siendo ahora aceptados por muchos clínicos y científicos occidentales. Habrá que esperar a la investigación objetiva para conocer la extensión total de su aplicación a problemas neurológicos maxilofaciales.

Enfoques psicológicos. Puede lograrse importante control de los síntomas neurológicos gracias a técnicas psicofisiológicas como *audioanalgesia, hipnosis* y *psicoterapia.* En la *audioanalgesia,* el paciente escucha un ruido blanco a través de audífonos y los niveles de volumen son autocontrolados cuando el paciente prevé o experimenta dolor (61). Las grandes discrepancias del éxito mencionado con esta técnica pueden

deberse al hecho de que su acción principal se basa en el umbral de tolerancia al dolor tan lábil con poco efecto sobre los niveles de detección del dolor.

Esta técnica tiene un empleo limitado para controlar el dolor crónico o para aliviar la neuritis aguda o los dolores paroxísticos. Sin embargo, la hipnosis es otra técnica parafisiológica con acción primaria sobre los umbrales de tolerancia al dolor, que es promisoria para controlar dolores faciales crónicos. Ciertos pacientes, seleccionados cuidadosamente, pueden, habiendo recibido adiestramiento en autosugestión, lograr negar o aceptar eficazmente su dolor.

Gran parte del manejo psicológico de los pacientes con problemas neurológicos, especialmente dolor, debe dirigirse hacia la prevención. El dolor curable deberá aliviarse rápidamente, y no deberá permitirse que se vuelva crónico, porque un dolor que persiste más de seis meses en un individuo neurótico, frecuentemente se vuelve demasiado valioso en términos de relaciones interpersonales como para dejarlo escapar fácilmente. Como se sabe que existe alta frecuencia de dolor maxilofacial en personas paranoicas y psicópatas, el clínico deberá permanecer alerta buscando señales de trastornos de personalidad (69). Al consultar con el psicólogo clínico o el psiquiatra, pueden identificarse pacientes con personalidades susceptibles, frecuentemente con la ayuda de técnicas de examen como el Minnesota Multiphasic Personality Index (MMPI). No deberá permitirse que los pacientes se vuelvan demasiado dependientes de un terapeuta dado. Si el paciente exige tratamientos repetitivos e innecesarios, se deberá, con tacto, presentarle oposición. Frecuentemente es útil discutir abiertamente con los pacientes el papel casi universal de los componentes psicológicos en los problemas neurológicos, especialmente en trastornos dolorosos para poder incluir en el tratamiento total consejo y psicoterapia.

Es obvio que los problemas neurológicos maxilofaciales requieren amplia gama de experiencia profesional. El tratamiento futuro puede depender ampliamente de centros especializados de envío, servicios de diagnóstico auxiliados por computadora, y enfoques clínicos multidisciplinarios del dolor, para hacer frente a los problemas en este campo. El clínico dental tiene una función importante en el desarrollo y la utilización de estos nuevos enfoques de manejo del dolor maxilofacial.

BIBLIOGRAFIA

1. Aguayo, A. J., Nair, P. V., and Bray, G. M.: Peripheral nerve abnormalities in the Riley-Day syndrome, Arch. Neurol. 24:106, 1971.

2. Anderson, L. S., Black, R. G., Abraham, J., and Ward, A. A.: Neuronal hyperactivtiy in experimental trigeminal deafferentation, J. Neurosurg. 35:444, 1971.

3. Appleby, A., Foster, J. B., Hankinson, J., and Hudgson, P.: The diagnosis and management of the Chiari anomalies in adult life, Brain 91:131, 1968.

4. Ashworth, B., and Tait, G. B. W.: Trigeminal neuropathy in connective tissue disease, Neurology 21:609, 1971.

5. Beaver, D. L.: Electron microscopy of the gasserian ganglion in trigeminal neuralgia, J. Neurosurg. 26(supp.):138, 1967.

6. Beerman, H., Nicholas, L., Schamberg, I. L., and Greenberg, M. S.: Syphilis: review of the recent literature, Arch. Intern. Med. 109: 323, 1962.

7. Beighton, P., Gumpel, J. M,. and Cornes, N. G.: Prodromal trigeminal sensory neuropathy in progressive systemic sclerosis, Ann. Rheum. Dis. 27:367, 1968.

8. Blom, S.: Tic douloureux treated with a new anticonvulsant, Arch. Neurol. 9:285, 1963.

9. Boles, R.: Paranasal sinuses and facial pain. In Alling, C. C., editor: Facial pain, Philadelphia, 1968, Lea & Febiger.

10. Bonnette, G. H., and Arentz, R. E.: Raynaud's disease and extraction wound healing, J. Oral Surg. 26:185, 1968.

11. Bowsher, D., Mallert, A., Petit, D., and others: A bulbar relay to the centre median, J. Neurophysiol. 31:288, 1968.

12. Browne, R. C.: Metallic poisons and the nervous system, Lancet 1:775, 1955.

13. Carr, E. M.: Chronically implantable radio-frequency electrode for lesion production, J. Neurosurg. 35:495, 1971.

14. Casey, K. L., and Melzack, R.: Neural mechanisms of pain: a conceptual model. In Way, E. D., editor: New concepts in pain and its clinical management, Oxford, England, 1967, Blackwell Scientific Publications.

15. Cavanagh, J. B.: The toxic effects of tri-ortho-cresyl-phosphate on the nervous system, J. Neurol. Neurosurg. Psychiat. 17:163, 1954.

16. Crabtree, J. A.: Facial nerve decompression, Arch. Otolaryng. 95:395, 1972.

17. Crowe, F. W., Schull, W. J., and Neel, J. V.: Multiple neurofibromatosis, Springfield, Ill., 1956, Charles C Thomas, Publisher.

18. Daly, R. F.: New observations regarding the auriculotemporal syndrome, Neurology 17: 1159, 1967.

19. Darian-Smith, I.: Presynaptic component in the afferent inhibition observed within trigeminal brain-stem nuclei of the cat, J. Neurophysiol. 28:695, 1965.

20. Das, A. K., and Laskin, D. M.: Temporal arteritis of the facial artery, J. Oral Surg. 24: 226, 1966.

21. Dastur, D. K.: The peripheral neuropathology of leprosy. In Antia, N. H., and Dastur, D. K., editors: Symposium on leprosy, Bombay, 1967.

22. Dimond, E. G.: Acupuncture anesthesia; Western medicine and Chinese traditional medicine, J.A.M.A. 218:1558, 1971.

23. Doupe, J., Cullen, C. H., and Chance, G. Q.: Post-traumatic pain and the causalgic syndrome, J. Neurol. Neurosurg. Psychiat. 7: 33, 1944.

24. Drachman, D. B.: Is acetylcholine the trophic neuromuscular transmitter? Arch. Neurol. 17:206, 1967.

25. Dubner, R., and Sessle, B. J.: Presynaptic modification of corticofugal fibers participating in feedback loop between trigeminal brain-stem nucleic and sensorimotor cortex. In Dubner, R., and Kawamura, Y., editors: Oral-facial sensory and motor mechanisms, New York, 1971, Appleton-Century-Crofts.

26. Eagle, W. W.: Elongated styloid process; symptoms and treatment, Arch. Otolaryng. 67:172, 1958.

27. Eggleston, D. J., and Haskell, R.: Idiopathic trigeminal sensory neuropathy, Practitioner 208:649, 1972.

28. Ekbom, K., and Olivarius, B. F.: Chronic migrainous neuralgia—diagnostic and therapeutic aspects, Headache 11:97, 1971.

29. Elfenbaum, A.: Causalgia in dentistry: an abandoned pain syndrome, Oral Surg. 7:594, 1954.

30. Fisher, C. M., and Adams, R. D.: Diphtheritic polyneuritis: a pathological study, J. Neuropath. Exp. Neurol. 15:243, 1956.

31. Gabbiani, G.: Action of cadmium chloride on sensory ganglia, Experientia 22:261, 1966.

32. Goldstein, N. P., Gibilisco, J. A., and Rushton, J. G.: Trigeminal neuropathy and neuritis, J.A.M.A. 184:458, 1963.

33. Good, A. E., Christopher, R. P., and Koepke, G. H.: Peripheral neuropathy associated with rheumatoid arthritis, Ann. Intern. Med. 63: 87, 1965.

34. Granit, R., Leskell, L., and Skoglund, C. R.: Fibre interaction in injured or compressed region of nerve, Brain 67:125, 1944.

35. Hollin, S. A., Hayashi, H., and Gross, S. W.: Intracranial abscesses of odontogenic origin, Oral Surg. 23:277, 1967.

36. Hubbard, J. H.: The quality of nerve regen-

eration: factors independent of the most skillful repair, Surg. Clin. N. Amer. **52**:1099, 1972.

37. Humphrey, T.: Reflex activity in the oral facial area of the human fetus. In Bosma, J. F., editor: Second symposium on oral sensation and perception, Springfield, Ill., 1970, Charles C Thomas, Publisher.

38. Hunt, R.: The sensory field of the facial nerve: a further contribution to the symptomatology of the geniculate ganglion, Brain **38**:418, 1915.

39. Jaeger, R.: The results of injecting hot water into the Gasserian ganglion for the relief of tic douloureux, J. Neurosurg. **16**:656, 1959.

40. Jefferson, G.: The trigeminal neurinomas with remarks on malignant invasion of the Gasserian ganglion, Clin. Neurosurg. **1**:11, 1955.

41. Jefferson, G.: Trigeminal root and ganglion injections using phenol in glycerine for the relief of trigeminal neuralgia, J. Neurol. Neurosurg. Psychiat. **26**:345, 1963.

42. Johnston, M. C., and Hazelton, R. D.: Embryonic origins of facial structure related to oral sensation and motor functions. In Bosma, J. F., editor: Third symposium on oral sensation and perception. Springfield, Ill., 1972, Charles C Thomas, Publisher.

43. Kahn, E. A.: Trigeminal rhizotomy: the temporal approach, J. Neurosurg. **25**:242, 1966.

44. Kaltreider, H. B., and Talal, N.: The neuropathy of Sjögren's syndrome: trigeminal nerve involvement, Ann. Intern. Med. **70**:751, 1969.

45. Kerr, F. W. L.: The etiology of trigeminal neuralgia, Arch. Neurol. **8**:31, 1963.

46. Kerr, F. W. L., and Olafson, R. A.: Trigeminal and cervical volleys; convergence on single units in the spinal gray at C-1 and C-2, Arch. Neurol. **5**:171, 1961.

47. Khodadad, G.: Microsurgical techniques in repair of peripheral nerves, Surg. Clin. N. Amer. **52**:1157, 1972.

48. King, R. B.: Interaction of peripheral input within the trigeminal complex. In Bosma, J. F., editor: Second symposium on oral sensation and perception, Springfield, Ill., 1970, Charles C Thomas, Publisher.

49. Kruger, L.: A critical review of theories concerning the organization of the sensory trigeminal nuclear complex of the brain stem. In Dubner, R., and Kawamura, Y., editors: Oral-facial sensory and motor mechanisms, New York, 1971, Appleton-Century-Crofts.

50. Laskin, D. M.: Etiology of the pain-dysfunction syndrome, J. Amer. Dent. Ass. **79**:147, 1969.

51. Lesse, S.: Atypical facial pain syndromes; a study of 200 cases, Arch. Neurol. **3**:100, 1960.

52. Lewis, D. C.: Intern. Med. **116**:518, 1965.

53. Lim, R. K. S.: Revised concepts of the pain mechanism. In Knighton, R. S., and Dumke, P. R., editors: Pain, Boston, 1964, Little, Brown & Co.

54. Lim, R. K. S.: A revised concept of the mechanism of analgesia and pain. In Knighton, R. S., and Dumke, P. R., editors: Henry Ford Hospital international symposium on pain, Boston, 1966, Little, Brown & Co.

55. Man, P. L., and Chen, C. H.: Acupuncture 'anesthesia'—a new theory and clinical study, Curr. Ther. Res. **14**:390, 1972.

56. Mann, F.: Acupuncture: the ancient Chinese art of healing, New York, 1962, Random House.

57. Marmor, L.: Nerve grafting in peripheral nerve repair, Surg. Clin. N. Amer. **52**:1177, 1972.

58. Melzack, R.: Phantom limbs, Psychol. Today, Oct., 1970.

59. Melzack, R., and Wall, P. D.: Pain mechanisms: a new theory, Science **150**:971, 1965.

60. Merril, R.: Oral-neurosurgical procedures for nerve injuries. In Walker, R. V.: Oral surgery: transactions of the third international conference on oral surgery, Edinburgh, 1970, E. & S. Livingstone.

61. Morosko, T. E., and Simmons, F. F.: The effect of audio-analgesia on pain threshold and pain tolerance, J. Dent. Res. **45**:1608, 1966.

62. Nashold, B. S., and Friedman, H.: Dorsal column stimulation for control of pain; preliminary report on 30 patients, J. Neurosurg. **36**:590, 1972.

63. Noordenbos, W.: Pain: problems pertaining to the transmission of nerve impulses which give rise to pain, Amsterdam, 1959, Elsevier.

64. Orgel, M., Aguayo, A., and Williams, H. B.: Sensory nerve regeneration? an experimental study of skin grafts in the rabbit, J. Anat. **111**:121, 1972.

65. Paine, R.: Vascular facial pain. In Alling, C. C., editor: Facial pain, Philadelphia, 1968, Lea & Febiger.

66. Pant, S. S., Asbury, A. K., and Richardson, E. P.: The myelopathy of pernicious anemia, Acta Neurol. Scand. **44**:6, 1968.

67. Peet, M. M., and Schneider, R. C.: Trigeminal neuralgia; a review of six hundred and eighty-nine cases with a follow-up study on 65% of the group, J. Neurosurg. **9**:367, 1952

68. Perl, E. R.: Is pain a specific sensation? J. Psychiat. Res. **8**:273, 1971.

69. Pilling, L. F., Brannick, T. L., and Swenson, W. M.: Psychologic characteristics of psychiatric patients having pain as a presenting syndrome, Canad. Med. Ass. J. **97**:387, 1967.

70. Prineas, J.: The pathogenesis of dying-back neuropathies, J. Neuropath. Exp. Neurol. **28**:571, 1969.

71. Quinn, J. H.: Repetitive peripheral neurectomies for neuralgias of the second and third divisions of the trigeminal nerve, J. Oral Surg. 23:600, 1965.

72. Raff, M. C., and Asbury, A. K.: Ischemic mononeuropathy and mononeuropathy multiplex in diabetes mellitus, New Eng. J. Med. 279:17, 1968.

73. Rasmussen, P., and Riishede, J.: Facial pain treated with carbamazepam (Tegretol), Acta Neurol. Scand. 46:385, 1970.

74. Rushton, J. G.: Glossopharyngeal neuralgia: a study of 116 cases, Thesis for American Neurological Association, 1966.

75. Rushton, J. G., and Olafson, R. A.: Trigeminal neuralgia associated with multiple sclerosis, Arch. Neurol. 13:383, 1965.

76. Sacerdote, P.: The place of hypnosis in the relief of severe protracted pain, Amer. J. Clin. Hypn. 4:150, 1962.

77. Sauerland, E. K.: Effect of ethyl alcohol on trigeminal sensory neurons, Bull. Los Angeles Neurol. Soc. 35:16, 1970.

78. Sheldon, H. C., Pudenz, R. H., and Doyle, J.: Electrical control of facial pain, Amer. J. Surg. 114:209, 1967.

79. Simpson, J. A.: Peripheral neuropathy: etiological and clinical aspects, Proc. Roy. Soc. Med. 64:291, 1971.

80. Sjoqvist, O.: Ten years' experience with trigeminal tractotomy, Brasil Med. 10:259, 1948.

81. Spielberger, L., and Mazzia, V. D. B.: Anesthesia and Bell's palsy, Anesth. Analg. 50:77, 1971.

82. Stortebecker, T. P.: Dental infectious foci and diseases of the nervous system, Acta Psychiatr. Scand. 36:1, 1961.

83. Stewart, W. A., and King, R. B.: Fiber projections from the nucleus caudalis of the spinal trigeminal nucleus, J. Comp. Neurol. 121:271, 1963.

84. Sweet, W. H., and Wepsic, J. G.: Treatment of chronic pain by stimulation of fibers of primary afferent neurone, Trans. Amer. Neurol. Ass. 93:103, 1968.

85. Taarnhoj, P.: Decompression of the trigeminal root and the posterior root of the ganglion as a treatment in trigeminal neuralgia; preliminary communication, J. Neurosurg. 9:288, 1952.

86. Tatlow, W. F. T.: Herpes zoster ophthalmicus and post-herpetic neuralgia, J. Neurol. Neurosurg. Psychiat. 15:45, 1952.

87. Tatoian, J. A., La Dow, C. S., Jr., Disque, F., and others: Meningitis and temporal lobe abscess of dental origin, J. Oral Surg. 30:423, 1972.

88. Thomas, P K.: The morphological basis for alterations in nerve conduction in peripheral neuropathy, Proc. Roy. Soc. Med. 64:295, 1971.

89. Tiwari, I. B., and Keane, T.: Hemifacial palsy after inferior dental block for dental treatment, Brit. Dent. J. 128:532, 1970.

90. Tonkin, J. P.: J. Aust. 2:824, 1970.

91. Victor, M., and Adams, R. D.: On the etiology of the alcoholic neurological diseases with special reference to role of nutrition, Amer. J. Clin. Nutr. 9:379, 1961.

92. Watts, J. W., and Freeman, W.: Frontal lobotomy in the treatment of unbearable pain, Res. Publ. Ass. Res. Nerv. Ment. Dis. 27:715, 1948.

93. Westrum, L. E., and Black, R. G.: Changes in the synapses of the spinal trigeminal nucleus after ipsilateral rhizotomy, Brain Res. 11:706, 1968.

94. White, J. C., and Sweet, W. H.: Pain and the neurosurgeon, Springfield, Ill, 1969, Charles C Thomas, Publisher.

95. Wolff, H. G.: Wolff's headache and other facial pain, ed. 3, New York, 1972, Oxford University Press.

27

Asistencia preoperatoria, operatoria, y posoperatoria del paciente hospitalizado por cirugía bucal

DANIEL GORDON WALKER

CUIDADO PREOPERATORIO

La necesidad, sea ésta real o imaginada, hace que el paciente se presente para recibir asistencia; de esta manera se inicia una relación de trabajo entre paciente y cirujano. Mayer resumió los requerimientos básicos de esta relación como confianza y comunicación (15).

Valoración y selección del paciente para operación. La tensión dinámica emocional relacionada con la cavidad bucal excede a la de cualquier otro orificio del cuerpo. De esta manera, el cirujano bucal puede, incluso en un examen totalmente inofensivo, representar para el paciente una amenaza de importancia variable.

Es responsabilidad del cirujano decidir si un procedimiento operatorio se justifica, habiendo tomado en consideración su necesidad y sus posibles resultados, y luego deberá aconsejar al paciente en concordancia. También deberá informarse a los padres o tutores legales del paciente si éste es menor. En la página 591 mostramos un formulario de consentimiento.

Las motivaciones de un paciente litigante o descontento se complican por consejeros legales, búsqueda de ganancias económicas e intervención de terceras partes de las compañías de seguros. Esta intervención íntima directamente la relación entre médico y paciente –es "la tierra en que crecen las demandas legales" (16). El cirujano deberá proceder con cautela al valorar al paciente que posea una o varias de las siguientes circunstancias o disposiciones:

1. Múltiples experiencias quirúrgicas intercaladas con enfermedades incapacitantes o procedimientos múltiples en un aparato o sistema orgánico.

2. Quejas múltiples desproporcionadas y sin relación con los hallazgos clínicos.

3. Más preocupación por mejorar su aspecto, real o imaginario, que por corregir algún impedimento funcional.

4. Antecedentes de usar múltiples medicaciones, particularmente sedantes, tranquilizantes y estimulantes.

5. Una familia o amigos dominantes que están coaccionando al paciente para que se someta al procedimiento.

6. Trastornos nerviosos y síntomas de angustia y depresión.

7. Urgencia intensa: un paciente que no puede esperar a que se realice el procedimiento.

8. Desconfianza obsesiva de un paciente exigente que formula preguntas detalladas y meticulosas sobre las técnicas.

9. Reserva excesiva, especialmente en pacientes que evitan respuestas a preguntas directas o indirectas formuladas por el cirujano.

10. Indecisión (el cirujano no deberá urgir al paciente con respecto a la operación para resolver la indecisión).

Las preguntas de "¿Qué resultados esperaba de esta operación?" y "¿Por qué quiere *usted* esta operación?", deberán formularse al paciente. Las respuestas a estas preguntas frecuentemente son muy reveladoras.

Los pacientes que parecen ser emocionalmente inestables deberán recurrir a consulta psiquiátrica antes de proceder con la cirugía electiva. "Cuando se aconseja un procedimiento quirúrgico como resultado de alguna amenaza a la vida del paciente, un estado mental trastor-

Consentimiento especial para operación u otro procedimiento

Nombre del paciente_____

1 Por la presente autorizo e instruyo al Dr. _____ o a sus asociados o ayudantes de

su elección o a todas estas personas a realizar lo siguiente:_____

_____

(Descripción de operación o procedimiento)

y todas las operaciones o procedimientos terapéuticos adicionales que a su juicio puedan ser necesarios, basándose
en la operación o el procedimiento mencionados.

2 He discutido con el mencionado médico, y otros médicos acerca de la naturaleza o el propósito de la operación o
procedimiento, la posibilidad de que surjan o se desarrollen complicaciones, los riesgos que pueden estar comprendidos,
y los posibles métodos alternativos de tratamiento.

3 Estoy perfectamente consciente de que no se ha dado garantía o seguridad respecto a resultados o curación.

4 Autorizo y dirijo al médico mencionado o a sus asociados o asistentes o a todas estas personas a proporcionar los
servicios adicionales que ellos consideren razonables y necesarios, incluyendo, pero no limitándose a: administración
y mantenimiento de la anestesia, administración de sangre y productos sanguíneos, y realización de servicios que
comprendan patología y radiología.

5 Este hospital puede conservar cualesquiera tejidos o partes extirpadas quirúrgicamente, o disponer de ellos según
su práctica acostumbrada.

6 Habiendo recibido una explicación y habiendo concedido mi consentimiento, por la presente, estoy de acuerdo en liberar
a este hospital, sus empleados, agentes y personal médico de toda responsabilidad con respecto al permiso para
este procedimiento u operación.

7 Excepciones: _____
(De no haber ninguna escríbase "ninguna")

*He leído cuidadosamente este formulario antes de firmarlo, y se me ha concedido oportunidad de interrogar a mi médico
de cabecera sobre esta operación o procedimiento.*

_____   _____
Testigo (debe ser adulto)   Firma*

Fecha: _____,   Hora: _____ ☐ AM   ☐ PM

*Cuando el paciente sea incapaz de firmar y otra persona firme por él, complete la siguiente información:

Aclare por qué el paciente no es capaz de dar su consentimiento personalmente (ni firmar este formulario).

Explicación:

☐ Menor - cualquier hombre o mujer soltero que no haya cumplido 21 años
☐ Inconsciente
☐ Estado físico
☐ Otros _____

Relación del firmante con el paciente: _____

Si el paciente es menor, nombre del padre o tutor legal: _____

Identificación del paciente

nado en éste no se considera contraindicación de la operación" (15).

Preparación del paciente para la operación. Es de esencial importancia tomar en consideración los sentimientos de la persona enferma para preparar al paciente para un procedimiento quirúrgico. El cirujano debe trazar la estrecha línea que existe entre proporcionar suficiente información para lograr consentimiento informado, y proporcionar información que podría causar alarma indebida; esta responsabilidad es muy exigente y depende mucho de la habilidad y sabiduría del cirujano para comunicarse con el paciente. Deben discutirse con el paciente, con la persona legal responsable o con ambos, preferentemente en presencia de un miembro del personal del consultorio del hospital, los posibles riesgos involucrados, el resultado previsto aunque no garantizado y las posibles o probables complicaciones. Deberán hacerse anotaciones comprobadas en el registro del consultorio o en el expediente del paciente. Incluso en situaciones de urgencia deberán tomarse estos factores en consideración.

En todo caso posible, las cuestiones relacionadas con el tipo de anestesia por usarse, el método de administrar la anestesia, la necesidad de valoración médica preoperatoria y la valoración del laboratorio, etc., deberán discutirse con el paciente y la persona legal responsable antes de admitir al paciente. La seguridad de que la anestesia general mantendrá al paciente dormido a lo largo de todo el procedimiento quirúrgico, así como la afirmación de que generalmente no se usan enemas preoperatorias para preparación de cirugía bucal, serán de gran ayuda para calmar el tormentoso mar preoperatorio.

Revisión de posibles problemas médicos, pasados y presentes. No existe substitutivo alguno del conocimiento que posee el médico sobre el paciente. El médico, y sus ayudantes tienen obligación moral y legal de conocer suficientemente el estado emocional y físico del paciente, y de estar alerta a posibles circunstancias complicantes. Debe obtenerse historia clínica adecuada del paciente o de algún individuo responsable. En todo caso posible esto se obtiene haciendo que el paciente llene un cuestionario escrito. En dicho cuestionario deberá aparecer la firma del paciente o de la persona legal responsable, con reconocimiento específico de haber leído y terminado el formulario. En la página 593 mostramos un ejemplo de un cuestionario médico. Cuando el tiempo lo permite, las historias médicas, tratadas por computadora y más deta-

lladas, frecuentemente son útiles para separar información importante de la menos importante en la historia clínica. La mayor parte de los cuestionarios computados dirigen la atención del médico a las áreas en las cuales se desea historia médica más detallada. Se considera que la siguiente lista de preguntas es pertinente en una historia clínica preoperatoria.

1. ¿Ha presentado usted reacción a algún fármaco o alimento?
2. ¿Ha experimentado usted alguna alergia principal como asma, fiebre del heno, eccema o urticaria?
3. ¿Está usted ahora o ha estado recientemente bajo asistencia médica? (Si la respuesta es afirmativa, se aconseja llamar a dicho médico.)
4. ¿Está usted tomando *cualquier* tipo de medicamento, o acaba de terminar recientemente un tratamiento médico? (Deberán formularse preguntas específicas para conocer el uso anterior de hormonas adrenocorticales, tranquilizantes, sedantes, anticoagulantes, antimetabolitos y terapéutica de rayos X. Es también extremadamente importante que el paciente comprenda por qué el cirujano está interesado en esta información, y las preguntas deberán hacerse en forma que sean comprensibles para el paciente.)
5. ¿Limita usted sus actividades físicas por alguna razón? ¿Evita usted subir escaleras? Al realizar ejercicios violentos, ¿siente que le falta el aire o dolor en el pecho?
6. ¿Ha sufrido alguna vez una depresión nerviosa?
7. ¿Está usted embarazada?

Debido a que actualmente se realiza un número cada vez mayor de procedimientos quirúrgicos en personas ancianas, a la tendencia a las operaciones quirúrgicas más extensas y a la cantidad creciente de asistencia quirúrgica requerida para traumatismos y otros problemas quirúrgicos de urgencia, todo cirujano tiene la responsabilidad cada vez mayor de valorar adecuadamente el estado pulmonar del paciente (12, 16). Deberán posponerse las operaciones electivas en personas afectadas por sinusitis activa, amigdalitis, bronquitis aguda o resfriado, hasta haber eliminado la infección durante cuando menos una a dos semanas. Fumar cigarrillos es la causa más común de bronquitis simple, y "cualquiera que haya fumado más de 20 cigarrillos por día, puede considerarse como sufriendo de función pulmonar anormal" (12).

Los siguientes hallazgos positivos en la historia preoperatoria, pueden ser claves de problemas de ventilación posoperatorios: 1) infeccio-

Cuestionario médico

1 ¿Ha sido usted paciente en un hospital en los últimos dos años? En caso afirmativo,   SI____   NO____

¿por qué fue usted hospitalizado? _____

_____.

2 ¿Está usted ahora o ha estado usted bajo cuidado de un médico (incluyendo un psiquiatra)   SI ____   NO ____
durante los últimos dos años? En caso afirmativo, ¿cuál fue la causa del tratamiento?

_____

_____.

3 Enumere medicinas o fármacos ingeridos durante el último año y la razón de la ingestión.   SI ____   NO ____

_____

_____.

4 ¿Ha tomado usted cortisona u otros medicamentos hormonales? En caso afirmativo favor   SI____   NO ____

de enumerar._____

_____.

5 ¿Se ha sometido a algún procedimiento quirúrgico en el pasado? En caso afirmativo   SI ____   NO ____
describa._____

_____.

6 En caso de haberse realizado alguna operación, dé el nombre del cirujano:_____

7 ¿Ha sufrido usted alguna reacción a algún medicamento como penicilina, sulfa, aspirina?   SI ____   NO ____

Favor de describir. _____

_____.

8 ¿Tiene usted fiebre del heno o alergias? En caso afirmativo describa.   _____   SI ____   NO ____

_____.

9 Cuando se corta o le extraen un diente, ¿sangra usted tanto como para tener que ir   SI ____   NO ____
a ver a un médico para que le detenga la hemorragia?

10 ¿Ha tenido usted alguna reacción durante o después de tratamiento dental o cirugía   SI ____   NO ____
bucal?

11 Rodee con un círculo el nombre de cualquiera de los siguientes padecimientos que haya
usted sufrido:

Problemas cardiacos	Fiebre reumática	Enfermedad cardiaca congénita
Presión arterial alta	Ataques	Diabetes
Asma	Tuberculosis	Trastornos de riñón o vejiga
Sífilis o enfermedad venérea	Enfermedad de la sangre	Anemia
Hepatitis (ictericia)	Artritis	Pulmonía
Tratamiento de rayos X	Cáncer	Trastornos nerviosos
Convulsiones (epilepsia)	Ulceras de estómago	**Enfermedades del tiroides**

12 ¿Se desmaya usted fácilmente?   SI ____   NO ____

13 ¿Se queda sin aliento fácilmente?   SI ____   NO ____

14 ¿Ha perdido o ganado más de siete kilos últimamente?   SI ____   NO ____

15 ¿Fuma usted? ¿cuántos cigarrillos al día? _____.   SI ____   NO ____

16 ¿Tiene úlceras o tumores en la boca?   SI ____   NO ____

---

17 ¿Ha sufrido usted alguna lesión grave en cara o mandíbulas? Describa.   SI ____   NO ____

_____

_____ .

18 MUJERES: ¿Está usted embarazada?   SI ____   NO ____

19 ¿Tiene usted alguna enfermedad, afección o problema, que no esté enumerado en este   SI ____   NO ____

formulario y que considere usted que deberíamos conocer? _____

_____

_____ .

_____

Firma

---

nes respiratorias en la infancia, 2) pulmonía o pleuresía antes de la era de los antibióticos, 3) bronquitis a menudo relacionada con fumar cigarrillos, 4) presencia de esputos en la mañana, 5) antiguas lesiones en el pecho, 6) actividad física actual y 7) asma. Frecuentemente son valiosas las radiografías torácicas preoperatorias. Sin embargo, debe recordarse que las radiografías no son pruebas de funcionamiento pulmonar, sino únicamente fotografías estáticas del parénquima pulmonar y las estructuras torácicas.

La valoración cardiovascular preoperatoria se ayuda enormemente con una historia clínica exacta en donde la buena tolerancia al ejercicio indica buena reserva cardiovascular. Antecedentes de ortopnea, disnea nocturna paroxística, angina o disnea de pequeños esfuerzos, sugieren alguna cardiopatía grave. La evidencia de retención de líquidos, presión venosa aumentada y hepatomegalia, indica baja reserva cardiaca, y en estos casos deberá evitarse la cirugía electiva. La radiografía torácica es útil para estimar el tamaño del corazón y el electrocardiograma proporciona datos indirectos.

En una historia clínica para admitir a un paciente al hospital por cualquier razón deberán incluirse antecedentes exactos sobre fármacos administrados. Si existe cualquier duda sobre alguna dependencia a fármacos, deberá someterse al paciente a dosis de mantenimiento del fármaco al cual se haya habituado, para poder evitar de esta manera los ataques de gran mal posoperatorios. La suspensión abrupta en pacientes fisiológicamente adictos a sedantes barbitúricos o no barbitúricos, como meprobamato (Miltown, Equanil), glutetimida (Doriden), metiprilona (Noludar), etclorvinol (Placidyl), clorhidrato de clordiacepóxido (Librium), diacepam

(Valium) y etinamato (Valmid) puede producir delirio, convulsiones o ambos (6). No se considera que las fenotiacinas produzcan adicción fisiológica, y éstas pueden suspenderse generalmente de manera radical sin producir delirio ni convulsiones, según afirma Hastings (11).

La capacidad de curar que tiene el tejido está controlada por muchos factores; uno de los más importantes es el estado nutricional del paciente. Por esta razón es importante conocer el estado nutricional del paciente antes de operar. El paciente quirúrgico deberá mantenerse en o restaurarse hasta un equilibrio nutricional durante todas las fases de diagnóstico y terapéutica, así como durante la convalecencia (5). En un paciente sano de cirugía bucal, todo lo requerido para lograr equilibrio nutricional será un programa parenteral no complicado o un programa bucal de alimentación o ambas cosas, que mantenga volúmenes circulatorios adecuados, evite la deshidratación o el desequilibrio de electrólitos y evite la lisis de proteínas corporales. Este programa puede suministrarse con cantidades apropiadas de agua, glucosa, sal y potasio, en caso de aconsejarse alimentación parenteral. La administración intravenosa de soluciones de dextrosa al 5 por 100 (salina al 0.25 por 100), dentro de la tolerancia del volumen líquido diario (de 2 500 a 3 000 ml en el adulto promedio sano) proporcionarán aproximadamente un tercio de los requisitos calóricos (de 500 a 600 calorías) de un adulto promedio, sano, en reposo y sin fiebre. Las restantes necesidades de energía del paciente son suministradas por catabolismo de glucógeno almacenado, grasas y proteínas. Fiebre, traumatismo, infección o necesidad de extensa reparación tisular, pueden aumentar los requerimientos calóricos hasta cinco veces más.

Se requieren planeación más cuidadosa e hiper-alimentación para un paciente que, en estado preoperatorio, esté gravemente debilitado por enfermedad crónica o desnutrición o para el paciente incapaz de comer adecuadamente a causas de traumatismo, sepsis, o complicaciones quirúrgicas. No deberá descartarse la necesidad de un complemento vitamínico, y puede administrarse bucal o parenteralmente con algunas de las preparaciones comerciales disponibles. En un paciente con disfunción hepática, o en uno que esté tomando antibióticos de amplio espectro, deberá administrarse vitamina K para reducir la posibilidad de hipoprotrombinemia. Por esta razón, el adolescente sometido a tetraciclina durante meses o años para controlar acné vulgar, puede mostrar tendencia a desarrollar más equimosis y sufrir de formación deficiente de coágulos sanguíneos al realizarse cirugía electiva.

El paciente de cirugía bucal que requiera dieta líquida a largo plazo puede combinar su imaginación con un triturador de alimentos y mantener el equilibrio nutricional adecuado. Las dietas nuevas formuladas químicamente y libres de masa (Vivonex H-N, Codelid 62H) proporcionan sostén nutricional aunque son algo caras. Los pacientes que rechacen el sabor de esta dieta elemental pueden ser alimentados a través de una sonda nasogástrica de pequeño calibre (French transnasal intragástrica núm. 8 de tamaño para lactante). Cuando hay función intestinal, esta forma de hiperalimentación se prefiere a la de hiperalimentación parenteral administrada a través de un catéter de la vena subclavia a la vena cava.

Estudios de laboratorio preoperatorios. El estudio de laboratorio preoperatorio deberá incluir sistemáticamente una hematimetría completa con valoración de los índices de hematócrito y de hemoglobina, fórmula blanca completa con cuenta diferencial y valoración de plaquetas circulantes, así como análisis de orina microscópico y general. Un interrogatorio y una exploración física registrados cuidadosamente dirigirán la atención a la presencia de cualquier trastorno hemorrágico lo suficientemente grave como para tener consecuencias. En caso de existir este trastorno, puede requerirse una consulta hematológica. Frecuentemente, para examinar posibles tendencias hemorrágicas antes de la operación, se usan prueba parcial de tiempo de tromboplastina (PTT) y una valoración del número de plaquetas circulantes. Se usa preoperatoriamente en muchos hospitales progresistas, la batería de selección SMA-12/60 (Analizador múltiple en serie). (Deberá hacerse en una muestra de sangre tomada en ayunas.) Deberán preverse las desviaciones permisibles por encima de lo normal, así como niveles de fosfatasa alcalina elevados en niños en crecimiento, y no deberán causar preocupación indebida.

Ordenes preoperatorias. En todo caso posible deberá evitarse dar órdenes por teléfono. Las órdenes deberán enviarse manuscritas o mecanografiadas, junto con el paciente, cuando éste sea admitido en el hospital. Existen bases prácticas y medicolegales obvias para sugerir esto. En ciertos servicios hospitalarios no se permite aceptar órdenes dadas por teléfono. Las órdenes preoperatorias típicas, generalmente incluyen los siguientes incisos:

1. *Diagnóstico de admisión.* La mayor parte de los hospitales requiere incluir esto en el expediente del paciente a las 24 horas después de admitirlo, y suponen que esto es un diagnóstico de trabajo que para cuando el paciente sea dado de alta puede modificarse o cambiarse totalmente.

2. *Ordenes dietéticas.* Deberán ser específicas, según los requerimientos dietéticos indicados, (v.gr.: nada por la boca, poca sal, alimentos blandos, dieta alta en proteínas de 2 500 calorías, líquidos quirúrgicos, etc.).

3. *Restricciones físicas.* Se desea especificación (por ejemplo, reposo en cama, ambulación, puede ir al cuarto de baño, cabeza elevada, reposo en cama con cómodo al lado de la cama, etc.).

4. *Investigaciones de laboratorio y pruebas especiales.* Deberá existir razón específica para ordenar cada una de estas pruebas. Muchas pruebas realizadas en un paciente son molestas y costosas para éste. Sin embargo esto es un principio de doble filo; deberá recordarse que no ordenar pruebas de laboratorio necesarias e indicadas, sólo para evitar un gasto al paciente y no ocasionarle molestias, no sería defensa satisfactoria ante un jurado laico.

Con "pruebas sistemáticas de laboratorio" en la mayor parte de los hospitales generalmente se indica hematimetría completa, análisis de orina microscópico y general y serología. "Pruebas especiales de laboratorio" incluyen ciertos procedimientos de pruebas definitivos o tal vez la batería de selección SMA-12/60 o algún otro procedimiento químico. Bajo este nombre suelen ordenarse pruebas hematológicas especiales relacionadas con factores de coagulación. "En esta era científica, los médicos necesitan recordar que una prueba de laboratorio no es un diagnóstico. Esto último es un juicio basado en la historia del paciente y en los resultados de la exploración física y el examen epidemiológico. Las pruebas de laboratorio simplemente confirman la opinión" (8). Si se prevé necesidad de sangre después de haber realizado estas pruebas, se requerirán pruebas sanguíneas de tipo y cruzadas para el volumen o las unidades deseadas.

5. *Investigaciones con rayos X.* Es de esencial importancia ser específico al ordenar estudios radiológicos y estar seguro de que el radiólogo posee suficiente información clínica sobre el paciente o su problema es de la mayor importancia de manera que se pueda lograr un diagnóstico radiográfico definido.

6. *Medicaciones.* El uso apropiado de los antibióticos puede reducir la frecuencia de infección y morbilidad posoperatoria en muchos procedimientos quirúrgicos bucales como terceros molares impactados, osteotomías, cistectomías, apicoectomías, injertos óseos y otros. La necesidad del uso profiláctico de antibióticos en un paciente con valvulopatía cardiaca, con o sin prótesis valvular, ha sido bien documentada por la American Heart Association. Actualmente, parece que la terapéutica de penicilina bucal, parenteral o combinada es el método profiláctico preferido. Sin embargo, ciertas autoridades consideran que es adecuado un espectro más amplio de protección para proteger al individuo de algunos de los microorganismos gramnegativos y resistentes a la penicilina que han sido cultivados de pacientes afectados por endocarditis bacteriana (17).

El uso sensato de cantidades apropiadas de glucocorticoides para suprimir las reacciones inflamatorias de dolor y edema después de traumatismo en cabeza y cuello, yatrógeno o de otro tipo, es práctico en cirugía bucal. El efecto antipirético de los glucocorticoides reduce la utilidad de diagnóstico de la fiebre como señal de infección. Las dosis masivas de corticosteroides para reducir edema cerebral provocado por lesiones cerradas en cabeza, así como en el síndrome de pulmón de choque, y en septicemias gramnegativas, son ahora aceptadas y están bien documentadas (19). Se usa protección con antibióticos de amplio espectro en conjunción con esta terapéutica. Cuando la cirugía comprende la eliminación de terceros molares impactados, especialmente si está involucrado el paquete vasculonervioso dental inferior, se justifica usar preoperatoria y posoperatoriamente, corticosteroides y antibióticos de amplio espectro. Los corticosteroides también son útiles para reducir el edema y contra la molestia posoperatoria en casos de corrección quirúrgica de deformidades maxilares. Contraindicaciones absolutas de este tratamiento son: tuberculosis (activa o curada), herpes simple ocular, y psicosis aguda. Las contraindicaciones relativas son diverticulitis, úlcera péptica activa o latente, anastomosis intestinal reciente, insuficiencia renal, hipertensión, tendencias tromboembólicas, osteoporosis, diabetes sacarina, infecciones agudas y crónicas, incluyendo enfermedades por hongos y virales (viruela), miastenia grave y otras.

7. *Fármacos sedantes.* Los fármacos que habrán de administrarse la noche antes del día de la operación, deberán elegirse con cuidado, siguiendo una historia clínica de fármacos adecuada del paciente. En pacientes con antecedentes de empleo excesivo de fármacos, deberán administrarse dosis de mantenimiento de sedantes y deberán evitarse barbitúricos en pacientes muy jóvenes, o ancianos. Es de gran beneficio para todas las personas involucradas cooperar con el departamento de anestesia del hospital al recetar estos fármacos.

8. *Ordenes especiales.* La administración de agentes vasoconstrictores intranasales, como clorhidrato de fenilefrina al 0.25 por 100 (Neo-Sinefrina) en forma de geles o rocíos nasales inmediatamente después de llevar al paciente a la sala de operaciones, es frecuentemente aconsejable si se planea realizar intubación endotraqueal. Esta maniobra facilitará la respiración a través de la nariz durante un procedimiento quirúrgico bucal realizado con el paciente bajo anestesia local.

Deberá solicitarse a las pacientes que eliminen todo maquillaje de los ojos antes de dormir la noche anterior.

ASISTENCIA OPERATORIA

Estado del quirófano. La responsabilidad del cirujano con su paciente en el quirófano se inicia antes de empuñar el bisturí. Puede hacerse mucho por la comodidad del paciente colocándolo en un medio tranquilo fuera de la actividad hospitalaria y lejos del sentido del humor, a veces algo subido de tono del personal del quirófano. Colocar a un paciente sedado en una camilla en el pasillo o ante la puerta del quirófano, durante algo más que momentos deberá considerarse como tratamiento cruel e irrazonable. La mayor parte de las salas de operaciones bien equipadas tendrán una sala de inducción para anestesia para proteger al paciente contra estos trastornos.

Uniformes quirúrgicos y mascarillas limpios, gorros y cubiertas para zapatos usados por el personal de sala de operaciones, reducirán la contaminación de heridas por fuentes aéreas. Si estas prendas se llevan fuera del área restringida del quirófano, deberán substituirse por prendas nuevas al entrar a éste, para asegurarse de que el cirujano y sus ayudantes están haciendo todo lo posible por reducir la contaminación exterior. Siempre habrá de hacerse hincapié en la importancia de la autodisciplina para excluir personal con aunque sea una pequeña lesión séptica de aspecto innocuo.

Posición y preparación del paciente y colocación de lienzos de campo en la mesa de operaciones. La mesa operatoria para uso general es más flexible para colocar al paciente en posición que cualquier mesa con sillón contorneado más cómodo. El paciente que va a ser sometido a cirugía en cabeza y cuello generalmente se coloca mejor con cabeza y espalda elevados, caderas y rodillas flexionadas y pies en un nivel exactamente por encima de las rodillas. Esta posición permite mejor el drenaje venoso en piernas, reduce la presión venosa en cabeza y cuello y permite una función cardiopulmonar más fisiológica, puesto que el peso de las vísceras no está sobre el diafragma. Deberán evitarse puntos de presión en talones, codos y manos para no provocar lesión nerviosa periférica y daño por estasis en piel.

No puede lograrse esterilización completa de la piel o cavidad bucal. Sin embargo, puede reducirse enormemente el número de bacterias. Deberá afeitarse la piel pilosa el menor tiempo posible antes de la operación, para evitar colonización bacteriana de las abrasiones inevitables causadas por el instrumento de afeitar. Subsecuentemente, el lugar operatorio puede limpiarse vigorosamente con un detergente apropiado. Actualmente para limpiar son populares los preparados de yodo o yodo-povidona. Scopp (20) demostró en un estudio doble que los enjuagues bucales de yodo-povidona reducían la bacteremia durante procedimientos de exodoncia. De los pacientes tratados con preparado de yodo, 28 por 100 sufrieron bacteremia en comparación con 56 por 100 del grupo que recibió un substitutivo de este preparado. Se recomiendan preparados intrabucales bien hechos complementados con profilaxia de antibióticos apropiados para pacientes susceptibles a endocarditis (20). Se recomienda preparación preoperatoria sistemática de la cavidad bucal con un enjuague bucal apropiado para el paciente bajo anestesia local, o con lavado físico y aplicación de un preparado de yodo en pacientes bajo anestesia general antes de extraer dientes o iniciar algún otro procedimiento quirúrgico intrabucal.

Después de limpiar el sitio quirúrgico, el cirujano y sus asistentes deberán lavarse las manos apropiadamente y ponerse batas estériles para operar y guantes de caucho. Debe recordarse que, además de proteger al paciente de contaminación externa, el cirujano y sus ayudantes también se están protegiendo asimismo de material posiblemente infectado como sangre, pus, saliva, y otros líquidos corporales, posiblemente contaminados. Es especialmente importante reconocer esto por el índice existente de agentes transmisorios de hepatitis.

Antes de aplicar los lienzos de campo, estando el paciente ya bajo anestesia general, deberán cerrarse cuidadosamente los párpados de manera que no haya pestañas volteadas bajo ellos, y deberán mantenerse cerrados con cinta adhesiva de papel para proteger la córnea y la esclerótica. Los ojos se cubren entonces con compresas oftálmicas estériles o alguna forma de protectores oculares metálicos como el escudo ocular de Fox, que se adhiere desde el borde supraorbitario hasta la eminencia molar. Las gotas de metilcelulosa (lágrimas artificiales o Liquifilm) o algún ungüento oftálmico cuya posibilidad de actuar como alergeno sea baja, pueden colocarse en el pliegue conjuntival como medida adicional. Es importante pedir a las pacientes que eliminen todo maquillaje de los ojos la noche antes de la operación.

El paciente está ahora listo para ser envuelto en sábanas y toallas estériles apropiadas para el procedimiento quirúrgico indicado. La reciente disponibilidad de lienzos de campo de plástico transparentes o semitransparentes, desechables y estériles, con aberturas grandes o pequeñas, ha proporcionado nuevo refinamiento a la colocación de lienzos de campo para procedimientos realizados dentro o fuera de la boca.

Después de haber anestesiado e intubado al paciente ya sea nasoendotraquealmente o bucoendotraquealmente, o si se está administrando anestesia a través de una sonda de traqueostomía, es aconsejable insertar alguna forma de apósito de gasa estéril humedecido en la bucofaringe para separarlo de la cavidad bucal. La mayor parte de tubos endotraqueales tienen un manguito para evitar el paso de sangre, agua y secreciones hacia la tráquea alrededor de la sonda endotraqueal. Sin embargo, por diversas razones, este manguito puede no proporcionar sellado completo. Durante procedimientos prolongados es aconsejable desinflar el manguito periódicamente para evitar posibles presiones contra la mucosa traqueal. El apósito deberá colocarse cuidadosa y suavemente a manera de evitar irritación innecesaria de mucosa faríngea y bucal. El apósito colocado de esta manera funciona como biombo protector, evitando el paso de cuerpos extraños hacia la faringe.

Al preparar al paciente para un procedimiento intrabucal, deberán untarse cuidadosamente labios y comisuras labiales con una crema soluble en agua, preferentemente que contenga alguno de los agentes corticosteroides para reducir la queilitis posoperatoria. Los lubricantes como la vaselina y otros no son apropiados como las cremas sugeridas, ya que la substancia con base de vaselina tiende a macerar la piel. El uso repetido de cremas corticosteroides a través de todo el procedimiento reduce notablemente la frecuencia de necrosis por presión y queilitis después de cirugía bucal. Esto es especialmente útil en un paciente con dermatografía (14).

Complicaciones operatorias. La hipertermia maligna es una grave complicación operatoria que deberá siempre tener presente el cirujano. Esta complicación se describe como un síndrome de rápido aumento de la temperatura mientras el paciente está bajo anestesia. Se produce generalmente en niños y adultos jóvenes aparentemente sanos, con edad promedio de 21 años. No existe predilección sexual, el síndrome puede seguir un patrón conocido, indicando dominancia autosómica no ligada al sexo. Se considera que las causas metabólicas están relacionadas con la falta de enlace de la fosforilación oxidativa. Otras teorías sugieren que existe anomalía en el control hipotalámico o que puede relacionarse con miotonía conocida o latente, que produce rigidez muscular después de la administración de cloruro de succinilcolina. Otras causas de la elevación de la temperatura pueden ser las siguientes: 1) pérdida de mecanismos de enfriamiento por radiación, evaporación, conducción o convección; 2) infección; 3) deshidratación; 4) reacciones alérgicas; 5) derivados de la belladona; 6) escalofríos; 7) mecanismos endocrinos como tirotoxicosis o feocromocitoma. El cuadro clínico se desarrolla aproximadamente dos horas después de iniciarse la anestesia. Se presenta aumento de la temperatura, acompañado de rubor y sudación; la temperatura se eleva aproximadamente 0.56°C cada 10 a 15 minutos. Taquicardia, taquipnea e hipoxia secundaria a elevación metabólica, acidosis metabólica (se han registrado pH tan bajos como 6.7), recipiente caliente de cal sodada a causa de producción de bióxido de carbono elevada, hipovolemia debida a pérdida de líquido extracelular, convulsiones, sialadenopatía, coagulación intravascular diseminada, mioglobinuria, son todos síntomas relacionados con este síndrome generalmente mortal (10, 26, 27).

El tratamiento de hipertermia maligna consiste en enfriar rápida e inmediatamente al paciente. Todo lo demás será inútil a menos que esto se lleve a cabo. Se puede realizar siguiendo los métodos siguientes:

1. Usar mantas mojadas, hielo, lavados gástricos fríos, soluciones intravenosas frías de lactato de Ringer, bomba conectada a un sistema enfriador, si se tiene al alcance.
2. Hiperventilación con oxígeno al 100 por 100.
3. Corrección de acidosis y administración de solución de bicarbonato, amortiguador THAM, o amortiguador TRIS.
4. Administración de iones de calcio.
5. Diuresis para evitar insuficiencia renal secundaria a mioglobinuria.
6. Relajantes musculares no despolarizantes (de eficacia dudosa).
7. Haloperidol para bloquear la falta de enlace (27).

ASISTENCIA POSOPERATORIA

Uno de los periodos más críticos, para el paciente quirúrgico, es la fase posoperatoria inmediata, que cubre el periodo desde el final de la operación hasta el momento en que vuelve en sí. Durante esta fase es cuando adquiere mayor importancia el peligro de aspiración, paro cardiaco y depresión circulatoria o respiratoria.

Paso del quirófano a la sala de recuperación. El mejor método de retirar al paciente de la mesa de operaciones y llevarlo a la sala de recuperación generalmente es colocándolo sobre una camilla rodante protegiendo así la columna vertebral tanto del paciente como del auxiliar. El cirujano a cargo o el ayudante responsable, deberán acompañar al paciente a la sala de recuperación, con una nota de esta sala en el expediente del paciente y con órdenes posoperatorias escritas.

Método de Aldrete ("Apgar"). Aldrete ha descrito un método para valorar pacientes que se recuperan de los efectos de anestesia, similar a la valoración de Apgar del recién nacido (1). Este método se basa en estimación repetida de presión arterial, respiración, color, estado de la conciencia y actividad, que se miden cada 15 minutos. Se dan valores de 0 a 2 a cada uno de los signos vitales medidos, dando así al personal de sala de recuperación guías más definidas para apreciar cuándo el paciente podrá volver sin riesgo a su habitación o ir a la unidad de cuidado intensivo, según sea necesario. Una valoración de 10 en esta escala indica que el paciente está en el mejor estado posible, las calificaciones de 8 a 9 se consideran seguras, pero los pacientes que se califican con 7 o menos se consideran en peligro (7).

Notas de sala de recuperación. La nota de la sala de recuperación escrita por el residente de cirugía deberá incluir un comentario sobre los siguientes factores: 1) nivel de conciencia, 2) tamaño pupilar, 3) permeabilidad de vías aéreas, 4) modelos de respiración, 5) velocidad y volumen del pulso, 6) calor y color de la piel, 7) temperatura corporal y 8) si el paciente está sondado excreción de orina de 30 a 50 ml por hora.

Notas quirúrgicas. Las notas quirúrgicas deberán describir la operación en términos específicos, de la manera siguiente: 1) procedimiento, 2) cirujano y ayudantes, 3) anestesia (tipo, nombre y agentes), 4) hallazgos y 5) estimación de pérdida de sangre.

Ordenes posoperatorias. Deberá hacerse una revisión de las alergias e idiosincrasias a fármacos conocidas del paciente, después podrán escribirse las órdenes de la manera siguiente:

1. Signos vitales, o clasificación "Apgar". Deberán valorarse cada 15 minutos hasta que sean estables.

2. Observar vías aéreas para investigar si hay obstrucción. Usese oxígeno humedecido por máscara, catéter o algún otro dispositivo, si se desea. Véase la sección sobre complicaciones para órdenes especiales. (PO_2 menor de 40, PCO_2 mayor de 65 con pH arterial menor de 7.25 son indicaciones absolutas, en la mayor parte de los casos para respiración ayudada.) Se aconseja lograr atmósfera húmeda proporcionada por vaporizador de rocío frío o vaporizador ultrasónico. También pueden ser aconsejables aparatos de respiración por presión positiva intermitente con inhaladores apropiados, para ayudar a la ventilación del paciente. Puede usarse, si está indicado, alguna forma de acetilcistina o isoprotere-

nol (Isuprel) particularmente para tratar atelectasia o neumonitis o en grandes fumadores para licuar secreciones espesas y así liberarlas para que puedan expulsarse espontáneamente por tos.

3. Posición. Elévese la cabeza de 20 a 30° (puede ir al cuarto de baño, cómodo junto a la cama, o reposo en cama, según esté indicado).

4. Bolsas de hielo o compresas frías en áreas deseadas si está indicado (la aplicación de bolsas de hielo planas bilaterales en sitios de osteotomías o extracciones del tercer molar, mantenidos en su lugar con una venda elástica de 10 cm, ayuda a reducir edema y sangrado posoperatorio).

5. Las órdenes del líquido parenteral, si se necesitan, y el tipo de líquido y volumen y la velocidad del flujo (por ejemplo, siga la I.V. actual con 1 000 ml de dextrosa al 5 por 100 en solución salina normal al 2 por 100, a 125 ml por hora; ingreso y excreción, si está indicado, habrán de registrarse). (Véase la sección sobre líquidos y electrólitos.)

6. Analgésicos. Medicación para dolor posoperatorio que se administrará bucal o parenteralmente, según deseado; trociscos o tabletas en casos deseados para aliviar irritación faríngea. (Esto frecuentemente es útil para reducir la molestia en el periodo después de la intubación, y frecuentemente contienen anestésicos tópicos; habrá de cuidarse de las alergias.)

7. Antibióticos. Esto es generalmente una continuación del fármaco iniciado el día antes de la operación o durante ésta, o puede ser un agente quimioterápico añadiendo más tarde según lo descubierto en la operación.

8. Fármacos antiinflamatorios. Puede aconsejarse la continuación de glucocorticosteroides que fueron administrados antes o durante la operación. (Cuando el procedimiento ha sido corto y el traumatismo mínimo, 4 mg de dexametasona administrados intravenosamente antes o durante la inducción de anestesia, generalmente son adecuados. Si se inició una dosis bucal de 0.75 mg de dexametasona la noche antes de la operación frecuentemente se continuará hasta el primer día del posoperatorio. El uso de glucocorticosteroides es beneficioso en el lactante o el adulto como medio para reducir laringitis o traqueítis de posintubación.) (24)

9. Antieméticos. Estos se administran parenteralmente o con supositorio, según se requiera. (La hemostasia meticulosa en procedimientos intrabucales y evitar líquidos por la boca hasta que el paciente haya recobrado totalmente la con-

ciencia, frecuentemente eliminarán la necesidad de un antiemético.) Las fenotiacinas seleccionadas continúan proporcionando los mejores resultados.

10. Los medicamentos sedantes, ya sean estos indicados o deseados, dependen de las necesidades del paciente.

11. Otras medicaciones u órdenes especiales (v.gr.: vuelva a seguir las órdenes del Dr. Jones respecto a la terapéutica de insulina del paciente, etc.).

12. Ordenes dietéticas. Si el paciente ha sido adecuadamente hidratado antes y durante la operación, y se ha reiniciado el funcionamiento gastrointestinal después de la anestesia general, es aconsejable iniciar al paciente en una dieta de líquidos claros o líquidos quirúrgicos y progresar desde allí a una dieta líquida completa o blanda. (Estos alimentos deberán retrasarse hasta que el paciente haya vuelto totalmente en sí. Es esencial recetar la mejor dieta posible teniendo presentes factores del momento, es decir, encontrar una dieta elevada en proteínas, nutritiva y completa administrada en cantidades suficientes para cumplir con los requerimientos de energía del paciente. No es suficiente que el cirujano ordene una dieta alta en vitaminas, calorías y proteínas. Esta prescripción puede ser un fracaso total debido a las siguientes razones: la dieta administrada al paciente no es la especificada; la dieta presentada puede no ser ingerida total o parcialmente a causa de anorexia, falta de palatabilidad o falta de cuidado por parte de la enfermera para alentar al paciente a comer; los alimentos ingeridos pueden perderse total o parcialmente debido a diarrea o vómitos. El cirujano deberá saber lo suficiente sobre los detalles y los principios fundamentales de la nutrición para aplicarlos y asegurarse de que se lleven a cabo acertadamente) (22).

Visitas posoperatorias. Todos los pacientes en estado posoperatorio deben valorarse totalmente en busca de evidencias de complicaciones que puedan poner en peligro o retrasar su recuperación (2).

Las observaciones sobre el progreso durante la fase posoperatoria deberán incluir una valoración de los siguientes factores:

1. Nivel de conciencia
2. Permeabilidad de vías aéreas
3. Valoración del sistema cardiopulmonar del paciente
4. Velocidad y volumen del pulso, presión arterial y temperatura corporal
5. Calor y color de la piel

6. Ingreso y excreción
7. Estado de la herida
8. Revisión de las notas de la enfermera (no necesariamente en este orden, pero es de la mayor importancia)
9. Quejas específicas del paciente

Complicaciones posoperatorias. El suministro de oxígeno a las diversas células tisulares es probablemente la unión más frágil entre el hombre y su ambiente. Por esto, la *insuficiencia ventilatoria aguda* es la más urgente de todas las complicaciones pre o posoperatorias, y las causas comunes son obstrucciones por secreción, cuerpos extraños, traumatismo local o inflamación. La insuficiencia ventilatoria puede eliminarse o superarse inmediatamente practicando intubación o traqueostomía. La posición de cabeza y cuello del paciente puede ser la causa sutil de una grave obstrucción de vías respiratorias altas en un paciente inconsciente. Deberán administrarse narcóticos y sedantes con mucho cuidado en el paciente inquieto, hasta asegurarse de que esta inquietud no está relacionada con hipoxia cerebral y no con dolor. Las ventajas de la intubación traqueal sea por sonda endotraqueal o sonda de traqueostomía, son obvias al producirse estos problemas. La asepsia estricta, especialmente con respecto al catéter de aspiración en cualquier paciente con intubación traqueal es absolutamente esencial. Es imprescindible usar catéter y guantes estériles. Los equipos de aspiración traqueal desechables y estériles ayudan a evitar la entrada de microorganismos patógenos en el árbol traqueobronquial. Según Kinney (12), se acepta intubación traqueal durante cuatro a siete días; de esta manera se elimina en muchos casos la necesidad de una traqueostomía. "La traqueostomía de urgencia se justifica, por tanto, únicamente en casos en que no sea posible realizar intubación traqueal" (12). Se recomienda consultar en la división de terapéutica respiratoria. Pontoppidian (18) recomienda intubación o traqueostomía y ventilación en el paciente adulto cuya frecuencia respiratoria sea mayor de 35 por minuto, con capacidad vital de menos de 15 ml por Kg, y fuerza respiratoria menor de 25 cm de agua, y gradiente de oxígeno alveoloarterial mayor de 350 mm de Hg y la proporción de espacio muerto, volumen de ventilación pulmonar mientras se administra terapéutica de oxígeno con máscara sea mayor de 0.6. En un paciente que se está recuperando de insuficiencia respiratoria, la respiración espontánea requiere la capacidad de producir capacidad vital mínima de 10 ml por kilogramo.

Cuando la capacidad vital excede de 15 a 20 ml por Kg, y el paciente está respirando de manera espontánea, generalmente puede retirarse la sonda de traqueostomía o endotraqueal. Cuando el gradiente de oxígeno arterial alveolar, es mayor de 350 mm de Hg, en la mayor parte de los casos no se logra con éxito apartar al paciente del ventilador mecánico (18).

La *aspiración del contenido gástrico o de sangre* en el momento de la lesión o durante la inducción o recuperación de la anestesia, puede provocar graves problemas ventilatorios pulmonares. Inquietud hasta el punto de beligerancia, taquicardia, taquipnea y ocasionalmente cianosis, deberán prevenir al cirujano con respecto a esta posibilidad. Pueden usarse exploración física de tórax, auscultación de los ruidos respiratorios, radiografía del tórax erguido para confirmar casi invariablemente el diagnóstico. Al reconocer tempranamente y eliminar rápidamente el material extraño del árbol traqueobronquial, pueden reducirse o evitarse las consecuencias nocivas. Se recomienda uso profiláctico de corticosteroides cada seis horas, y dosis importantes de agentes antibióticos de amplio espectro complementadas por terapéutica de ventilación adecuada. Estas complicaciones pueden evitarse frecuentemente asegurándose de que el paciente llegue con el estómago vacío a la operación. Intubar al paciente en la posición de cabeza hacia abajo y mantenerlo sobre su lado o en una posición de cabeza inclinada durante el periodo de inconsciencia, reducirá las probabilidades de aspiración. Se recomienda usar sondas endotraqueales con manguitos, pero no deberá confiarse totalmente en estos instrumentos, porque el manguito podría estar mal inflado, y podría dejar filtrar suficiente aire como para permitir el paso de sangre o contenido gástrico a la tráquea (23).

Otra complicación sería *edema de vías aéreas* después de haber realizado intubación bucal o nasal. Este problema tiene más probabilidades de ocurrir en lactantes y niños, debido a la anatomía especial de la tráquea subglótica. El cirujano a cargo del caso y los otros responsables del cuidado del paciente deberán permanecer constantemente alertas buscando evidencias de obstrucción súbita o gradual de vías aéreas. El uso sensato de glucocorticoides, nebulizadores ultrasónicos con terapéutica de oxígeno y reintubación o traqueostomía, son medidas que deberán estar disponibles en el armamentario posoperatorio. La traqueostomía en un lactante es un procedimiento muy peligroso y deberá evitarse en todo caso posible por las graves complicaciones que podrían surgir a largo plazo. La respiración por máscara o bolsa o respiración de boca a boca, forzará aire a través de un espasmo laríngeo en casi todos los casos.

La *epistaxis* después de intubación nasal puede reducirse o controlarse con agentes vasoconstrictores nasales pre o posoperatorios (solución de adrenalina al 0.25 por 100) la elevación de la cabeza del paciente, sedación y en caso necesario taponamiento suave y adecuado del sitio de hemorragia con una compresa de gasa bien lubricada de 0.8 a 1.25 cm. Si fallaran estas medidas, puede ser necesario insertar un taponamiento nasal posterior.

La *faringitis* no es complicación rara después de intubar, y deberá explicarse la posibilidad de esta situación incómoda al paciente antes de la operación. El uso de un vaporizador con rocío frío o nebulizador ultrasónico así como trociscos bucales que contengan un agente anestésico tópico (si el paciente no es alérgico al anestésico tópico) tiene mucho éxito en reducir las manifestaciones posoperatorias de este tipo. Los molestos síntomas generalmente desaparecen a las ocho o 10 horas después de intubar. En caso de empeorar, el cirujano deberá estar alerta sobre la posibilidad de desgarros de la mucosa faríngea e infección, que después podría extenderse a los espacios faríngeos o al mediastino.

La llegada de los agentes anestésicos generales administrados parenteralmente ha tendido a reducir la frecuencia de *náuseas y vómitos posoperatorios* como proceso normal de recuperación después de anestesia general. Cuando se producen náuseas y vómitos prolongados en el periodo posoperatorio, esto generalmente indica que se ha producido algo más grave. La *dilatación gástrica aguda* si no se alivia, puede ser mortal en una o dos horas. Taquicardia, postración e hipotensión frecuentemente acompañan a este problema notablemente indoloro. El epigastrio timpánico y dilatado se extiende muy arriba en la cavidad torácica izquierda. La elevación del diafragma izquierdo y la evidencia radiográfica de una gran burbuja gástrica, son muy característicos. Moyer (16) recomienda instituir la aspiración gástrica en cualquier caso de náusea y vómito prolongados. Es muy aconsejable insertar una sonda nasogástrica del tamaño apropiado antes de que cese la anestesia general y la extubación se recomienda ampliamente. Cuando se inserte la sonda nasogástrica, deberá estar conectada a un aparato de aspiración nasogástrica de baja presión. A veces esto facilitará vaciar el estómago de toda sangre deglutida, y de esta manera reducirá la posibilidad de vomitar durante e inmediatamente después de salir el paciente de la anestesia general. Si no hay obstrucción intestinal, ni desequilibrio electrolítico, el mantenimiento de aspiración gástrica continua deberá restaurar el estómago a tono funcional en un periodo de 36 a 48 horas. Debido a la pérdida corriente de sales de potasio y sodio después de la operación, estos elementos deberán reponerse junto con los líquidos apropiados para restituir el equilibrio químico del cuerpo. Otras causas de náusea y vómitos posoperatorios incluyen íleo, insuficiencia cardiaca e infecciones, así como los innumerables fármacos eméticos o con tendencia emética. La aparición de vómitos en proyectil indica la necesidad de valoración neurológica en busca de elevación de la presión intracraneal. Si pueden eliminarse como causas posibles de náuseas y vómitos, íleo, uremia, atonía gástrica e hipopotasemia entonces puede aconsejarse una fenotiacina apropiada para controlar náuseas y vómitos. También por otras razones puede ser necesario suspender los fármacos administrados.

Generalmente, es apropiado evitar todos los líquidos y medicamentos por la boca hasta que el paciente esté reaccionando bien y haya ruidos intestinales. Hasta haber alcanzado este estado, medicamentos, líquidos y nutrientes deberán administrarse por vía parenteral. Cuando se ha llevado a cabo operación intrabucal, se requerirá una hemostasia para evitar ingestión de sangre desde la herida quirúrgica. Las medicaciones bucales generalmente se toleran con mayor éxito si se toman con alimentos; esto diluye cualquier efecto irritante sobre la mucosa gástrica.

El *edema* en el paciente de cirugía bucal puede tener muchas causas, las más comunes son traumatismo físico, infección, aumento de la presión venosa y disminución del flujo linfático. Otras causas menos comunes serían disminución del flujo arterial, disminución de la presión oncótica intravascular, retención excesiva de sodio, e insuficiencia cardiaca e inmovilidad. Esta complicación posoperatoria indeseable puede reducirse manteniendo la mesa de operaciones en posición tal que el campo quirúrgico esté elevado sobre el nivel del corazón, manteniendo buna hemostasia con el buen manejo cuidadoso de los tejidos, administrando juiciosamente corticosteroides antes de operar y enfriando y comprimiendo el área quirúrgica, durante el periodo posoperatorio inmediato.

Las causas más comunes de *fiebre posoperatoria* son infección de la herida, infección de vías urinarias, complicaciones pulmonares, tromboflebitis y aumento de la osmolaridad debido a falta de agua o exceso de sal. La bacteremia o la septicemia secundaria a tromboflebitis aguda que complica una infusión intravenosa continua, se ha vuelto causa prominente de "fiebre quirúrgica del tercer día". Cuando es necesario administrar antibióticos u otras soluciones irritantes por vía intravenosa, deberán hacerse llegar éstas al sistema intravenoso por medio de un aparato de dilución del tipo Dol-U-Set en vez de administrar el agente no diluido directamente en los catéteres.

El empleo descuidado de catéteres intravenosos es muy criticable, y la tendencia a dejarlos dentro cuanto más tiempo sea posible, deberá asimismo evitarse. En todo caso posible, se prefiere la aguja para vena del tamaño apropiado para administrar líquidos parenterales. Cuando se requieren soluciones intravenosas continuas en un periodo de días, se recomienda cambio del equipo de venoclisis con 24 a 48 horas de intervalo, con cambio del sitio de venipuntura (3). Las causas más sutiles y menos comunes de fiebre posoperatoria son reacciones a fármacos, paludismo recurrente, trastornos neurológicos centrales, enterocolitis bacteriana, y situaciones artificiales, como calentar un termómetro con líquidos calientes o una cerilla, tomando la temperatura después de ingerir algún alimento o después de que el paciente haya terminado de fumar un cigarrillo.

No es necesario decir que el sentido común exige posponer la cirugía electiva en un paciente febril hasta haberse éste restablecido. Esto no significa que habrá de posponerse la cirugía cuando pueda representar un movimiento crucial de diagnóstico para establecer el proceso causante de la fiebre.

Una temperatura bucal de 37.7°C en el periodo inmediatamente posoperatorio, o fiebre que persista más de seis horas, según Allison (2), deben hacer que el cirujano piense en ciertos problemas específicos que frecuentemente complican la recuperación. En un intento por precisar la causa de la fiebre posoperatoria, deberán iniciarse inmediatamente los siguientes procedimientos:

1. Deberá valorarse cuidadosamene todo el estado clínico del paciente, haciendo mención especial del estado de hidratación, la relación del curso febril con cualquier medicación que se esté usando, y la posibilidad de que haya un fenómeno de hipersensibilidad en la historia médica del paciente.

2. Examen de las heridas, quirúrgicas y otras, y cultivos si existe posible evidencia de infección.

3. Deberá realizarse valoración clínica de pulmones y vías urinarias, estudios apropiados de orina y esputo con cultivos cuando esté indicado. También pueden ser útiles los exámenes de tinción de Gram de esputo u orina.

4. Deberán obtenerse hemocultivos siempre que exista la menor sugerencia de sepsis, bacteriemia o colapso vascular periférico de causa no explicada.

5. Deberán tomarse radiografías de tórax en caso de sospecharse embolia o infección pulmonares.

6. Puede ser útil emplear un electrocardiograma posoperatorio, para localizar la fuente de la fiebre especialmente si ha habido valoración electrocardiográfica preoperatoria.

Deberá recordarse que la fiebre como signo de infección posoperatoria, puede faltar o ser muy baja si el paciente ha sido sometido a fármacos corticosteroides.

El *choque* es descrito por MacLean (13) como "flujo sanguíneo inadecuado a órganos vitales, o insuficiencia de las células de órganos vitales para utilizar el oxígeno". El tratamiento rápido, expedito y preciso del choque según Hardy "depende de un enfoque ordenado al diagnóstico, reconociendo las prioridades fisiológicas" (9). El choque en sala de recuperación o en un paciente posoperatorio puede relacionarse con hipoxia, hipercapnia (ventilación inadecuada), insuficiencia coronaria, arritmia o desequilibrio electrolítico. Otras causas pueden ser choque endotóxico, embolia pulmonar y medicación excesiva. Las causas diversas pueden estar relacionadas con reacciones a fármacos, reacciones a transfusiones, embolia grasa, insuficiencia hepática y anafilaxia. Según McLean (13), deberán tratarse ocho medidas al valorar inicialmente y en la vigilancia de todos los pacientes en choque:

1. Presión arterial (variación normal del hombre adulto, 120/80)
2. Frecuencia del pulso (80 por minuto)
3. Presión venosa central (5 cm de H_2O)
4. Flujo de orina (50 ml por hora)
5. Indice cardiaco (3.2 litros por minuto por metro cuadrado)
6. Sangre arterial Po_2 (100 mm de Hg); Pco_2, (40 mm de Hg) y pH (7.4)
7. Lactato sanguíneo arterial (12 mg/100 ml)
8. Hematócrito (35 a 45 por 100)

El diagnóstico y el tratamiento de estas complicaciones se exponen detalladamente en el capítulo 13, por lo que no se tratarán en éste.

El *síndrome de embolia grasa* se produce al aparecer grasa en la sangre circulante, en gotas lo suficientemente grandes para obstruir arterias y capilares. Los glóbulos de grasa pueden presentarse en orina y esputo. Los niveles de tributirinasa y lipasa séricas se elevan entre el tercero y el séptimo días después del traumatismo. El caso clásico se describe como una persona que se está recuperando de un accidente que comprenda fracturas de huesos largos, pelvis o costillas, o de una operación; o una persona en buena salud que de repente empieza a perder el aliento y después se vuelve febril y desorientada. A este estado le sigue hipertensión con pulso débil y rápido, y oliguria y finalmente, el paciente se vuelve comatoso. El diagnóstico se asegura descubriendo petequias en cuello y parte anterior de tórax y lado interno de músculos. El nivel de lipasa sérica es de valor diagnóstico porque el parénquima pulmonar produce lipasa en un intento de eliminar los émbolos de grasa neutral del pulmón.

Los productos secundarios de esta hidrólisis de grasa son los ácidos grasos, y éstos causan graves daños al endotelio capilar pulmonar y reducen la actividad tensioactiva del pulmón.

Debido a su posición en el equipo de traumatología, el cirujano bucal puede ocasionalmente verse en la necesidad de reconocer esta entidad. La terapéutica actual consiste en dosis masivas de corticosteroides, administrados intravenosamente durante tres días, junto con ventilación de presión positiva ayudada por diuréticos de acción rápida en los casos indicados (4). La heparina intravenosa, ya sea sola o con alcohol, es de valor dudoso.

En el periodo posoperatorio inmediato, no es raro encontrar *trastornos emocionales* transitorios. Generalmente se vuelven manifiestos aproximadamente al tercer día del periodo posoperatorio como reacción de angustia o depresión que puede producir insomnio, poco apetito, miedo, aprensión y umbral al dolor disminuido. La angustia en casos raros puede progresar hasta un punto de despersonalización aguda, haciendo que el paciente intente atacar a los demás o suicidarse (15). La mayor parte de estos trastornos emocionales posoperatorios son de naturaleza tal que el paciente reacciona si el cirujano discute con él y lo tranquiliza y si se usan discriminadamente sedantes. Frecuentemente una visita del especialista en dietética o la atención especial del servicio de enfermería, serán de gran ayuda para el paciente que experimente este difícil episodio.

Ocasionalmente, la *hipertensión* en vez de la hipotensión será el problema al manejar posoperatoriamente a un paciente de cirugía bucal. Si la afección se ha producido preoperatoriamente, y ha sido de duración bastante larga, el paciente probablemente estará bajo tratamiento específico, y tal vez se conozca el diagnóstico. Una elevación persistente de la presión sanguínea diastólica, sobre 90 a 95 mm de Hg con la elevación correspondiente de presión sistólica de 150 a 200 mm de Hg, es causa de preocupación en el paciente posoperatorio, a menos de haber sido ésta una presión a la cual estaba el paciente acostumbrado durante cierto tiempo. Las causas obvias de hipertensión son dolor posoperatorio, hipercapnia, errores mecánicos al tomar las medidas o administración de agentes vasopresores o catecolamínicos. Si estos factores pueden eliminarse fácilmente y la hipertensión continúa subiendo, la administración intravenosa de uno de los derivados de la *Rauwolfia* (reserpina, 5 mg) puede ser útil para evitar una elevación de presión arterial hasta el punto de que el paciente llegue a insuficiencia cardiaca izquierda o sufra un accidente vascular cerebral. Pueden ser causas también un feocromocitoma no diagnosticado o hipercalcemia, relacionada con actividad hiperparatiroidea o la infusión de sales de calcio (25). Una fenotiacina, como sería cloropromacina administrada en cantidades de 25 a 50 mg parenteralmente, puede ser útil para controlar la hipertensión si este fármaco no está contraindicado debido a que haya depresión del sistema nervioso central.

Las *convulsiones* pueden ser una de las anomalías más molestas del periodo posoperatorio. Las causas más comunes de la aparición de convulsiones, particularmente en niños, son hipertermia, anoxia, tetania hipocalcémica y toxemia resultante de una infección o de sensibilidad al fármaco. Sea cual sea la causa debe investigarse, y deberá instituirse terapéutica específica y definitiva, para corregir la situación. La administración intravenosa de diacepam o barbitúricos apropiados, como amobarbital o secobarbital administrados inicialmente por vía intravenosa, por regla general controlarán las convulsiones. Se administra cantidad suficiente para detener las convulsiones. Debe dirigirse la atención hacia la ventilación respiratoria adecuada del paciente.

LIQUIDOS Y ELECTROLITOS

El manejo de líquidos y electrólitos antes, durante y después de la operación es un aspecto necesario de la asistencia quirúrgica. Revisaremos ciertos aspectos fundamentales. Este tema puede estudiarse con mayor profundidad en los libros citados en la bibliografía.

Desde un punto de vista práctico, la mayor parte de las pérdidas o ganancias de líquidos corporales, viene del volumen del líquido extracelular, que comprende aproximadamente el 20 por 100 del peso corporal, 5 por 100 intravascular (plasma), y 15 por 100 extravascular (intersticial).

Fase preoperatoria. El reemplazo preoperatorio del líquido extracelular es de gran importancia, ya que un reemplazo incompleto del líquido puede llevar a hipotensión rápida con la inducción de la anestesia. El paciente no anestesiado puede compensar un leve déficit de volumen, y por tanto, el colapso circulatorio puede parecer insidioso en el paciente despierto. La valoración preoperatoria del paciente y el reemplazo de la sangre perdida en casos indicados, es un aspecto en el que nunca será demasiado el hincapié que se haga.

Manejo intraoperatorio de líquidos. Generalmente se reconoce que deberá existir un reemplazo completo de la sangre perdida, más aproximadamente 450 a 500 ml por hora operatoria de solución de lactato de Ringer, que llegue hasta un total de 3 000 ml. La sangre deberá reemplazarse a medida que se pierda, con excepción de los primeros 500 ml (21).

Manejo posoperatorio de líquidos. Cuando ya se encuentre en la sala de recuperación, debe valorarse el estado de los líquidos del paciente. Este examen comprende una revisión del estado líquido preoperatorio, el volumen ganado o perdido durante la operación y la valoración clínica de los signos vitales del paciente y su excreción urinaria. Se escriben órdenes para cubrir el reemplazo de déficit conocidos de líquidos que haya, además del mantenimiento para el resto del día. Para un paciente gravemente enfermo que ha recibido o perdido un gran volumen de líquido, el reemplazo se ordena de litro en litro y el estado del paciente se revisa frecuentemente hasta asegurarse de que sea estable. El manejo del volumen líquido posoperatorio requiere mediciones exactas de pérdidas importantes, así como la toma de líquido y electrólitos de todas las fuentes, y un cálculo de las pérdidas insensibles y reemplazo, en caso indicado, con líquido apropiado, electrólitos o ambas cosas. Es innecesario y probablemente poco sensato administrar potasio durante las primeras 24 horas después de la operación, a menos de existir gran déficit de este mineral. Shires (21) sugiere que en el periodo posoperatorio tardío, deberá administrarse aproximadamente un litro para reemplazar el volumen de orina necesario para manejar la carga de excreción (de 800 a 1 000 ml); toma como ejemplo el hombre por lo demás sano de 70 Kg. Las pérdidas sensibles como líquidos gastrointestinales y fístulas salivales se reemplazan volumen por volumen, mientras que esto no se verifica con el volumen de orina. La pérdida insensible se calcula en 600 a 900 ml, por día a menos de que haya fiebre, hiperventilación, traqueostomía no humidificada o hipermetabolismo; entonces el volumen perdido puede llegar a 1 500 ml. En un paciente con curso posoperatorio no complicado, la estimación de sodio y otros electrólitos es generalmente innecesaria si no se continúa la terapéutica de líquido parenteral como única fuente de ingreso durante dos o tres días. La elección del líquido para reemplazar las pérdidas importantes o menos importantes no tiene que ser complicada. Puede usarse dextrosa al 5 por 100 en solución salina normal al 0.2 por 100, administrada a una velocidad de 100 a 125 ml por hora. Después de las primeras 24 horas, si se mantienen los líquidos parenterales, pueden añadirse a ese volumen 40 meq de solución de cloruro de potasio. Algunas autoridades prefieren 2 000 ml de dextrosa al 5 por 100 en agua con 40 meq de potasio y 500 ml de dextrosa al 5 por 100 en solución salina normal.

Complicaciones en el equilibrio de líquidos. Los problemas más frecuentes e importantes en el equilibrio de líquidos en un paciente quirúrgico se relacionan con cambios en el volumen del líquido extracelular. La inestabilidad circulatoria manifestada por hipotensión y taquicardia es frecuentemente el signo posoperatorio más temprano de déficit del volumen del líquido extracelular. Además, habrán de valorarse nivel de conciencia, tamaño de la pupila, permeabilidad de vías aéreas, patrón respiratorio, temperatura corporal, frecuencia y volumen del pulso y color de la piel. Una excreción de 30 a 50 ml de orina por hora es mínima. El reemplazo del líquido extracelular perdido en la fase posoperatoria reduce la frecuencia de cambios en la composición y concentración del agua extracelular. Conceder atención a los signos clínicos de exceso de líquidos, como serían aumento de peso, párpados pesados, ronquera y disnea, suele evitar el desarrollo o el progreso de esta anomalía del volumen líquido.

Los trastornos del equilibrio de líquidos pueden afectar cambios en los siguientes aspectos:

1. Volumen de líquido extracelular (se aumenta o pierde solución salina isotónica)
2. Concentración de partículas activas osmóticamente (se pierde o gana sólo agua libre de iones)
3. Composición cuando se altera la concentración de iones que no sea de sodio
4. Alteración de la distribución cuando hay pérdida de líquido extracelular en un espacio no funcional como ocurre en quemaduras, ascitis o choque hemorrágico

Factores afectados por desequilibrio acidobásico. Como resultado del desequilibrio acidobásico, pueden producirse las siguientes cuatro entidades clínicas:

1. Puede producirse *acidosis respiratoria* por cualquier afección o combinación de afecciones que dé por resultado ventilación inadecuada (atelectasia, pulmonía, obstrucción de vías aéreas). Los signos clínicos de intranquilidad, hipertensión y taquicardia en un paciente en el posoperatorio pueden indicar la presencia de hipercapnia. El tratamiento consiste en proporcionar ventilación adecuada y corregir el problema pulmonar si es posible.

2. La *alcalosis respiratoria* en el paciente quirúrgico generalmente es causada por hiperventilación secundaria a aprensión, dolor, lesión cerebral o exceso de ventilación debido a respiradores mecánicos. Si la afección es ligera, no se requiere terapéutica alguna. Cuando puede precisarse y corregirse la causa de la hiperventilación, se elimina el problema.

3. La *acidosis metabólica* puede producirse como resultado de insuficiencia circulatoria aguda o daño renal, exceso de cloruro, pérdida de líquidos gastrointestinales, administración de soluciones salinas no balanceadas y diabetes sacarina no controlada. La corrección de la acidosis metabólica prolongada puede requerir el uso de bicarbonato de sodio. Cuando se produce paro cardiopulmonar, se requiere restauración del volumen sanguíneo, ventilación pulmonar y administración de bicarbonato de sodio.

4. Puede aparecer *alcalosis metabólica* cuando exista cierto grado de hipopotasemia. Se produce cuando hay pérdida de ácidos no complicada (ion H) o retención de base. Debido a la hipopotasemia concomitante, pueden desarrollarse arritmias cardiacas, íleo paralítico, intoxicación por digital y tétanos. La hipopotasemia peligrosa (mayor de 6 meq por litro) es rara si hay función renal normal. Generalmente es poco aconsejable administrar potasio en las primeras 24 horas después de la operación a menos que haya

hipopotasemia definida. Estos déficit deberán reemplazarse después de haberse obtenido excreción urinaria adecuada. El reemplazo diario de potasio para excreción renal es de 40 meq más 20 meq para pérdida gastrointestinal en casos indicados; no deberá administrarse parenteralmente en concentraciones mayores de 40 meq por litro como el cloruro de potasio (12, 21).

INDICACIONES PARA TRANSFUSION DE SANGRE (12)

La transfusión de sangre está indicada en los siguientes casos:
1. Para mantener el volumen de sangre y tratar el choque o intentar evitarlo (se reemplaza la sangre perdida que se ha medido, a medida que esto ocurre, en caso de choque hipovolémico, el grado de reemplazo depende de los hallazgos clínicos con respecto al pulso, presión arterial, circulación periférica, presión venosa y excreción de orina)
2. Para mejorar o conservar la capacidad de transportar oxígeno
3. Para promover o conservar la coagulación
4. Para exsanguinotransfusión en recién nacidos
5. Como preparación para un aparato biomecánico, como el oxigenador de bomba

Complicaciones. Las posibles complicaciones coexistentes con transfusiones de sangre son las siguientes:
1. Sangre incompatible (ABO) –este problema puede evitarse en la mayor parte de los casos identificando apropiadamente el recipiente que recibe la prueba cruzada apropiada
2. Reacciones hemolíticas, se producen reacciones simultáneas en 0.2 a 1 por 100 de los casos de transfusión, y tienen una mortalidad del 36 por 100; las reacciones hemolíticas tardías se producen varios días después de la transfusión con una mortalidad de 1.8 por 100
3. Reacciones alérgicas
4. Reacciones piógenas
5. Reacciones febriles
6. Embolia gaseosa
7. Sobrecarga circulatoria
8. Paros cardiacos
   a) Hipotermia
   b) Toxicidad de citrato
   c) Hiperpotasemia
9. Tromboflebitis
10. Transmisión tardía de enfermedad
    a) Hepatitis 1 por 100 con sangre completa y 12 por 100 con plasma de varios donadores
    b) Síndrome de posinfusión
    c) Sífilis
11. Hemorragia filtrante: esto se produce en 33 por 100 de los pacientes que reciben 10 o más unidades de sangre completa

Los síntomas de reacción desfavorable a una transfusión generalmente se manifiestan durante los primeros 50 a 100 ml de cada unidad de infusión.

Velocidad de la infusión. La velocidad de la infusión al principio suele ser de 2 a 3 ml por minuto y se aumenta de la manera siguiente:

1. Para una transfusión electiva en un aparato circulatorio normal, de 8 a 10 ml por minuto con 60 a 80 minutos por transfusión.

2. En el aparato cardiovascular alterado, especialmente en pacientes ancianos, 4 a 5 ml por minuto, 130 minutos por transfusión.

3. En hipovolemia aguda, a la velocidad máxima que pueda obtenerse, hasta lograr presión sanguínea sistólica de 100 mm de Hg.

La atención cuidadosa en la asistencia pre y posoperatoria le asegura al paciente quirúrgico condiciones óptimas para recuperarse.

BIBLIOGRAFIA

1. Aldrete, A. J., and Kroulik, D.: A postanesthesia recovery score, Anesth. Analg. **40**:924, 1970.
2. Allison, F. J.: Post operative fever. In Hardy, J. D., editor: Critical surgical illness, Philadelphia, 1971, W. B. Saunders Co.
3. Altemeier, W. A., and others: Third day surgical fever, Arch. Surg. **103**:158, 1971.
4. Bivins, B. A., Madauss, W. C., and Griffen, W. O., Jr.: Fat embolism syndrome: a clinical study, J. South. Med. Ass. **65**:937, 1972.
5. Dudrick, S. J.: Intravenous hyperalimentation. In Hardy, J. D., editor: Critical surgical illness, Philadelphia, 1971. W. B. Saunders Co.
6. Essig, C. F.: Newer sedative drugs that can cause states of intoxication and dependence of barbiturate type, J.A.M.A. **196**:714, 1966.
7. Figueroa, M. Jr.: The postanesthesia recovery score: a second look, J. South. Med. Ass. **65**: 791, 1972.
8. Fiumara, N. J.: A laboratory test is not a diagnosis, J.A.M.A. **217**:71, 1971.
9. Hardy, J. D.: Shock and cardiac arrest. In

Hardy, J. D., editor: Critical surgical illness, Philadelphia, 1971, W. B. Saunders Co.

10. Harpman, J. A.: Anesthetic malignant myopathy hyperthermia, Arch. Otolaryng. 96:264, 1972.

11. Hastings, D. W.: Treatment of drug withdrawal, delirium and convulsions, Mod. Med. 40:58, May, 1972.

12. Kinney, J. M., Egdahl, R. H., and Zuidema, G. D.: Ventilation and ventilatory failure. In Kinney, J. M., editor: Manual of pre-operative and post-operative care. ed. 2, Philadelphia, 1971, W. B. Saunders Co.

13. MacLean, L. D.: The patient in shock. In Kinney, J. M., editor: Manual of pre-operative and post-operative care, ed. 2, Philadelphia, 1971, W. B. Saunders Co.

14. McGovern, J. P., Haywood, T. J., and Walker, D. G.: Allergies of the oral cavity: including delineation of a new symptom-complex of physical allergy about the commissures, J. South. Med. Ass. 55:714, 1962.

15. Meyer, E., and Mendelson, M.: Psychiatric consultations with patients on medical and surgical wards: patterns and processes. Psychiatry 24:197, 1961.

16. Moyer, C. A.: The assessment of operative risk and non-operative surgical care. In Rhodes, J. E., editor: Surgery principles and practice, ed. 3, Philadelphia, 1970, J. B. Lippincott.

17. Polk, H. C.: Post-operative wound infection: a prospective study of determinant factors and prevention, Surgery 66:97, 1967.

18. Pontoppidian, H., Laver, M. B., and Geffin, B.: Acute respiratory failure in the surgical patient. In Welch, C. E., editor: Advances in surgery, vol. 4, Chicago, 1971, Year Book Medical Publishers.

19. Schumer, W., and Nyhus, L. M.: Corticosteroid effect on biochemical parameters of human oligemic shock, Arch. Surg. 100:405, 1970.

20. Scopp, I. W., and Orvieto, L. D.: Gingival degerming by povidone-iodine irrigation; bacteremia reduction in extraction procedures, J. Amer. Dent. Ass. 85:1294, 1971.

21. Shires, T. G.: Fluid and electrolyte therapy. In Kinney, J. M., editor: Manual of pre-operative and post-operative care, ed. 2, Philadelphia, 1971, W. B. Saunders Co.

22. Walker, D. G.: Nutrition in oral surgery and its relationship to wound healing and infection, Oral Surg. 7:797, 1954.

23. Walker, D. G.: Prevention and treatment of postoperative pulmonary complications, J. Oral Surg. 30:813, 1972.

24. Wassion, W. H., Rosenbluth, B., and Kux, M.: Protective effect of methylprednisone against lung complications in endotoxic shock, J. South. Med. Ass. 65:941, 1972.

25. Weidmann, P.: Blood pressure effects of acute hypercalcemia, Ann. Int. Med. 76:741, 1972.

26. Wilson, R. D.: Malignant hyperpyrexia with anesthesia, J.A.M.A. 202:183, 1967.

27. Wilson, R. D.: Biochemical changes in malignant hyperpyrexia, Lancet 1:1137, May 30, 1970.

Indice alfabético

Vitales, signos, 599
Vitamina(s), avitaminosis como reacción a terapéutica de antibióticos, 150
como coadyuvante en terapéutica, 600
K, 16

Vómer, colgajo de, operación de, 366
desarrollo de, 356
Vómito, 602
Von Langenbeck, operación de, 365
V-Y, colgajos en, 101, 378

WARDILL, operación con tracción posterior de, 368

Warthin, tumor de, 533

YESO, gorra de, para la cabeza, 333

Z, incisión plástica en, 378
para frenillo agrandado, 100-101
osteotomía en, 467

Esta obra se terminó de imprimir el día 27 de julio de 1979, en los talleres de Edimex, S. A., Calle 3 núm. 9, Naucalpan de Juárez, Edo. de México.

La edición consta de 2 000 ejemplares

PRIMERA REIMPRESION